The Oncology Volume

Interpretation
of Clinical Pathway
and Therapeutic Drugs

2022年版

临床路径治疗药物释义

INTERPRETATION OF CLINICAL PATHWAY AND THERAPEUTIC DRUGS

肿瘤疾病分册

《临床路径治疗药物释义》专家组 编

中国协和医科大学出版社
北 京

图书在版编目（CIP）数据

临床路径治疗药物释义·肿瘤疾病分册/《临床路径治疗药物释义》专家组编.—北京：中国协和医科大学出版社，2022.7

ISBN 978-7-5679-1982-2

Ⅰ.①临… Ⅱ.①临… Ⅲ.①肿瘤-用药法 Ⅳ.①R452

中国版本图书馆 CIP 数据核字（2022）第 077682 号

临床路径治疗药物释义·肿瘤疾病分册

编　　者：《临床路径治疗药物释义》专家组
责任编辑：许进力　王朝霞
丛书总策划：张晶晶　冯佳佳
本书策划：张晶晶　刘　雪

出版发行：中国协和医科大学出版社
（北京市东城区东单三条 9 号　邮编 100730　电话 010-65260431）
网　　址：www.pumcp.com
经　　销：新华书店总店北京发行所
印　　刷：北京天恒嘉业印刷有限公司

开　　本：787mm×1092mm　1/16
印　　张：48.75
字　　数：1300 千字
版　　次：2022 年 7 月第 1 版
印　　次：2022 年 7 月第 1 次印刷
定　　价：286.00 元

ISBN 978-7-5679-1982-2

肿瘤疾病临床路径及相关释义编审专家名单

（按姓氏笔画排序）

于会明　北京大学肿瘤医院
马　兰　国家癌症中心/国家肿瘤临床医学研究中心/中国医学科学院北京协和医学院肿瘤医院
王　俊　北京大学人民医院
王　翔　国家癌症中心/国家肿瘤临床医学研究中心/中国医学科学院北京协和医学院肿瘤医院
王　镇　国家癌症中心/国家肿瘤临床医学研究中心/中国医学科学院北京协和医学院肿瘤医院
王　鑫　国家癌症中心/国家肿瘤临床医学研究中心/中国医学科学院北京协和医学院肿瘤医院
王一澎　国家癌症中心/国家肿瘤临床医学研究中心/中国医学科学院北京协和医学院肿瘤医院
王淑莲　国家癌症中心/国家肿瘤临床医学研究中心/中国医学科学院北京协和医学院肿瘤医院
王雅棣　中国人民解放军陆军总医院
介建政　中日友好医院
巴　一　天津医科大学肿瘤医院
邓　婷　天津医科大学肿瘤医院
石远凯　国家癌症中心/国家肿瘤临床医学研究中心/中国医学科学院北京协和医学院肿瘤医院
卢介珍　厦门大学附属第一医院
叶盛威　湖北省肿瘤医院
乔学英　河北医科大学第四医院
刘　鹏　国家癌症中心/国家肿瘤临床医学研究中心/中国医学科学院北京协和医学院肿瘤医院
刘文胜　国家癌症中心/国家肿瘤临床医学研究中心/中国医学科学院北京协和医学院肿瘤医院
刘彦国　北京大学人民医院
刘爱民　中国医学科学院北京协和医院
刘跃平　国家癌症中心/国家肿瘤临床医学研究中心/中国医学科学院北京协和医学院肿瘤医院
孙　辉　吉林大学中日联谊医院
孙　燕　国家癌症中心/国家肿瘤临床医学研究中心/中国医学科学院北京协和医学院肿瘤医院
孙永琨　国家癌症中心/国家肿瘤临床医学研究中心/中国医学科学院北京协和医学院肿瘤医院
杜向慧　浙江省肿瘤医院
杜晓辉　中国人民解放军总医院
李　肖　国家癌症中心/国家肿瘤临床医学研究中心/中国医学科学院北京协和医学院肿瘤医院
李　青　国家癌症中心/国家肿瘤临床医学研究中心/中国医学科学院北京协和医学院肿瘤医院
李　明　北京大学肿瘤医院
李书梅　河北医科大学第四医院
李正江　国家癌症中心/国家肿瘤临床医学研究中心/中国医学科学院北京协和医学院肿瘤医院
李高峰　北京医院
杨　林　国家癌症中心/国家肿瘤临床医学研究中心/中国医学科学院北京协和医学院肿瘤医院

杨　晟	国家癌症中心/国家肿瘤临床医学研究中心/中国医学科学院北京协和医学院肿瘤医院
杨　跃	北京大学肿瘤医院
肖　刚	北京医院/国家老年医学中心
肖文彪	福建医科大学附属协和医院
肖泽芬	国家癌症中心/国家肿瘤临床医学研究中心/中国医学科学院北京协和医学院肿瘤医院
宋　岩	国家癌症中心/国家肿瘤临床医学研究中心/中国医学科学院北京协和医学院肿瘤医院
宋永文	国家癌症中心/国家肿瘤临床医学研究中心/中国医学科学院北京协和医学院肿瘤医院
张　俊	上海交通大学医学院附属瑞金医院
张　彬	北京大学肿瘤医院
张　雯	国家癌症中心/国家肿瘤临床医学研究中心/中国医学科学院北京协和医学院肿瘤医院
张福泉	中国医学科学院北京协和医院
陈　伟	中国医学科学院北京协和医院
陈舒兰	国家癌症中心/国家肿瘤临床医学研究中心/中国医学科学院北京协和医学院肿瘤医院
武爱文	北京大学肿瘤医院
林岩松	中国医学科学院北京协和医院
易俊林	国家癌症中心/国家肿瘤临床医学研究中心/中国医学科学院北京协和医学院肿瘤医院
周　俭	复旦大学附属中山医院
周永建	福建医科大学附属协和医院
周宗玫	国家癌症中心/国家肿瘤临床医学研究中心/中国医学科学院北京协和医学院肿瘤医院
周爱萍	国家癌症中心/国家肿瘤临床医学研究中心/中国医学科学院北京协和医学院肿瘤医院
周福祥	武汉大学中南医院
赵　平	国家癌症中心/国家肿瘤临床医学研究中心/中国医学科学院北京协和医学院肿瘤医院
赵　琳	首都医科大学宣武医院
律　方	国家癌症中心/国家肿瘤临床医学研究中心/中国医学科学院北京协和医学院肿瘤医院
姜文奇	中山大学附属肿瘤医院
姜志超	国家癌症中心/国家肿瘤临床医学研究中心/中国医学科学院北京协和医学院肿瘤医院
姚宏伟	首都医科大学附属北京友谊医院
秦安京	首都医科大学附属复兴医院
顾　晋	北京大学肿瘤医院 北京大学首钢医院
高　黎	国家癌症中心/国家肿瘤临床医学研究中心/中国医学科学院北京协和医学院肿瘤医院
高树庚	国家癌症中心/国家肿瘤临床医学研究中心/中国医学科学院北京协和医学院肿瘤医院
高禹舜	国家癌症中心/国家肿瘤临床医学研究中心/中国医学科学院北京协和医学院肿瘤医院
唐平章	国家癌症中心/国家肿瘤临床医学研究中心/中国医学科学院北京协和医学院肿瘤医院
黄鼎智	天津医科大学肿瘤医院
彭亦凡	北京大学肿瘤医院
董恒磊	天津医科大学附属肿瘤医院
蒋宁一	中山大学附属第七医院
蒋国梁	复旦大学附属肿瘤医院
谢丛华	武汉大学中南医院
赫　捷	国家癌症中心/国家肿瘤临床医学研究中心/中国医学科学院北京协和医学院肿瘤医院

蔡红兵　武汉大学中南医院
谭　建　天津医科大学总医院
熊　斌　武汉大学中南医院
樊　英　国家癌症中心/国家肿瘤临床医学研究中心/中国医学科学院北京协和医学院肿瘤医院
樊　嘉　复旦大学附属中山医院

《临床路径治疗药物释义》编审专家名单

编写指导专家

金有豫　首都医科大学
孙忠实　中国人民解放军总医院第六医学中心
李大魁　中国医学科学院北京协和医院
王汝龙　首都医科大学附属北京友谊医院
孙春华　北京医院
贡联兵　中国人民解放军第305医院
李玉珍　北京大学人民医院
王育琴　首都医科大学宣武医院
汤致强　中国医学科学院肿瘤医院
郭代红　中国人民解放军总医院第一医学中心
胡　欣　北京医院
史录文　北京大学医学部
翟所迪　北京大学第三医院
赵志刚　首都医科大学附属北京天坛医院
梅　丹　中国医学科学院北京协和医院
崔一民　北京大学第一医院

编　委（按姓氏笔画排序）

丁玉峰　华中科技大学同济医学院附属同济医院
卜书红　南方医科大学南方医院
马满玲　哈尔滨医科大学附属第一医院
王伟兰　中国人民解放军总医院第一医学中心
王咏梅　首都医科大学附属北京佑安医院
王晓玲　首都医科大学附属北京儿童医院
方建国　华中科技大学同济医学院附属同济医院
史亦丽　中国医学科学院北京协和医院
吕迁洲　复旦大学附属中山医院
朱　珠　中国医学科学院北京协和医院
朱　曼　中国人民解放军总医院第一医学中心
刘丽宏　中日友好医院
刘丽萍　中国人民解放军总医院第五医学中心
刘皋林　上海交通大学附属第一人民医院
孙春华　北京医院

孙路路　首都医科大学附属北京世纪坛医院
杜　光　华中科技大学同济医学院附属同济医院
杜广清　首都医科大学附属北京康复医院
李　静　煤炭总医院
李国辉　中国医学科学院肿瘤医院
李雪宁　复旦大学附属中山医院
杨会霞　清华大学第二附属医院
杨莉萍　北京医院
吴建龙　深圳市第二人民医院
沈　素　首都医科大学附属北京友谊医院
张　渊　上海交通大学附属第六人民医院
张相林　中日友好医院
张艳华　北京大学肿瘤医院
陆奇志　广西壮族自治区江滨医院
陆瑶华　上海交通大学附属第六人民医院
陈瑞玲　首都医科大学附属北京天坛医院
林　阳　首都医科大学附属北京安贞医院
周　颖　北京大学第一医院
屈　建　安徽省立医院
侯　宁　山东省立医院
侯连兵　南方医科大学南方医院
徐小薇　中国医学科学院北京协和医院
郭海飞　北京大学第六医院
陶　玲　中山大学附属第三医院
蔡　芸　中国人民解放军总医院第一医学中心

《临床路径治疗药物释义·肿瘤疾病分册》参编专家名单

（按姓氏笔画排序）

丁玉峰	卜书红	于会明	马　兰	马满玲	王　俊	王　翔	王　镇
王　鑫	王一澎	王伟兰	王汝龙	王咏梅	王育琴	王晓玲	王淑莲
王雅棣	介建政	方建国	巴　一	邓　婷	石远凯	卢介珍	叶盛威
史亦丽	史录文	吕迁洲	朱　珠	朱　曼	乔学英	刘　鹏	刘文胜
刘丽宏	刘丽萍	刘彦国	刘皋林	刘爱民	刘跃平	汤致强	孙　辉
孙　燕	孙永琨	孙忠实	孙春华	孙路路	贡联兵	杜　光	杜广清
杜向慧	杜晓辉	李　肖	李　青	李　明	李　雪	李　静	李大魁
李书梅	李玉珍	李正江	李国辉	李高峰	杨　林	杨　晟	杨　跃
杨会霞	杨莉萍	肖　刚	肖文彪	肖泽芬	吴建龙	沈　素	宋　岩
宋永文	张　俊	张　彬	张　雯	张　渊	张相林	张艳华	张福泉
陆奇志	陆瑶华	陈　伟	陈舒兰	陈瑞玲	武爱文	林　阳	林岩松
易俊林	金有豫	周　俭	周　颖	周永建	周宗玫	周爱萍	周福祥
屈　建	赵　平	赵　琳	赵志刚	胡　欣	侯　宁	侯连兵	律　方
姜文奇	姜志超	姚宏伟	秦安京	顾　晋	徐小薇	高　黎	高树庚
高禹舜	郭代红	郭海飞	唐平章	陶玲中	黄鼎智	梅　丹	崔一民
彭亦凡	董恒磊	蒋宁一	蒋国梁	谢丛华	赫　捷	蔡　芸	蔡红兵
谭　建	翟所迪	熊　斌	樊　英	樊　嘉			

序 言

随着我国医疗卫生体制改革的深入，如何在保证医疗服务质量的前提下，合理利用医疗资源，控制医疗费用成为亟待解决的问题。美国早在1984年就提出了“临床路径”这一新的管理模式，之后传入英、法、日本等26个国家并迅速推广，取得了显著的成绩。

临床路径是指针对某一疾病建立的一套标准化治疗模式和治疗程序，以循证医学证据和疾病诊疗指南为指导来促进治疗和疾病管理的方法，最终起到规范医疗行为，减少变异，提高各医疗机构之间诊治水平的同质性，控制成本，提高疾病诊治的整体水平。

为更好地贯彻党中央国务院医药卫生体制改革的精神，帮助各级医疗机构开展临床路径管理，保证临床路径试点工作顺利进行，受原国家卫生和计划生育委员会委托，中国医学科学院承担了组织编写《临床路径释义》的工作。中国协和医科大学出版社在组织专家编写《临床路径释义》过程中，根据《临床路径》及《临床路径释义》内容，又组织我国临床药学、药理学专家共同编写了《临床路径治疗药物释义》，就临床路径及释义中的“治疗方案选择”和“选择用药方案”部分所涉及的药物相关信息做了补充说明。这本《临床路径治疗药物释义·肿瘤疾病分册》就是该丛书中的重要一本。

真诚希望本书能对治疗肿瘤疾病医师的临床工作有所裨益，并对提高医疗质量发挥积极作用！

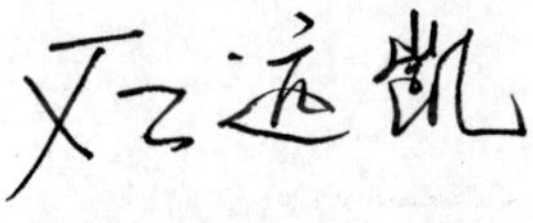

国家癌症中心副主任
中国医学科学院肿瘤医院副院长
中国医师协会肿瘤医师分会会长
中国抗癌协会肿瘤临床化疗专业委员会前任主任委员
2022年2月

前言

临床路径是由医院管理人员、医师、护师、药师、医技师等多学科专家共同参与，针对特定病种或病例组合的诊疗流程，整合检查、检验、诊断、治疗和护理等多种诊疗措施而制定的标准化、表格化的诊疗规范。开展临床路径工作是实现医疗保健优化、系统化、标准化和全程质量管理的重要途径。

为更好地贯彻国务院办公厅医药卫生体制改革的有关精神，帮助各级医疗机构开展临床路径管理，保证临床路径工作顺利开展，受国家卫生和计划生育委员会委托，中国医学科学院承担了组织编写《临床路径释义》的工作。在此基础上，中国协和医科大学出版社组织国内临床药学、药理学等领域的专家共同编写了《临床路径治疗药物释义》，就临床路径及相关释义中涉及药物的部分进行了补充释义和拓展阅读。

参加本书编写的专家大多数亲身经历了医院临床路径试点工作。他们根据临床路径各病种的具体特点，设计了便于临床医师在诊疗过程中查阅的药品表单，对药物信息进行了系统、简明阐述。本书为2018出版的《临床路径治疗药物释义·肿瘤疾病分册》的再版图书。全书涵盖了药品的政策和学术来源，并在临床路径及相关释义中，对“治疗方案选择”“选择用药方案”“术前、术中、术后”用药、“医师表单医嘱用药”等项下涉及相关药物的信息进行了归纳整理。

随着医药科技的不断进步，临床路径将根据循证医学的原则动态修正；与此同时，不同地域的不同医疗机构也应根据自身情况，合理制定适合本地区、本院实际情况的临床路径。因时间和条件限制，书中的不足之处在所难免，欢迎同行诸君批评指正。

编　者

2022年2月

目 录

第一篇　肿瘤疾病临床路径及相关释义

第一章　鼻咽癌临床路径释义 …… 3
第二章　下咽癌临床路径释义 …… 27
第三章　喉癌临床路径释义 …… 43
第四章　食管癌手术治疗临床路径释义 …… 60
第五章　食管癌化疗临床路径释义 …… 77
第六章　食管癌放射治疗临床路径释义 …… 88
第七章　分化型甲状腺癌临床路径释义 …… 106
第八章　分化型甲状腺癌术后^{131}I治疗临床路径释义 …… 119
第九章　胃癌根治手术临床路径释义 …… 134
第十章　胃癌术前化疗临床路径释义 …… 155
第十一章　胃癌术后辅助化疗临床路径释义 …… 172
第十二章　晚期胃癌姑息化疗临床路径释义 …… 184
第十三章　胃癌放射治疗临床路径释义 …… 202
第十四章　乳腺癌改良根治术临床路径释义 …… 218
第十五章　乳腺癌保留乳房手术临床路径释义 …… 235
第十六章　乳腺癌辅助化疗临床路径释义 …… 253
第十七章　乳腺癌术后放疗临床路径释义 …… 270
第十八章　原发性肺癌手术临床路径释义 …… 287
第十九章　小细胞肺癌化疗临床路径释义 …… 302
第二十章　非小细胞肺癌化疗临床路径释义 …… 315
第二十一章　肺癌放疗临床路径释义 …… 330
第二十二章　肝胆管细胞癌化疗临床路径释义 …… 346
第二十三章　原发性肝细胞癌临床路径释义 …… 358
第二十四章　原发性肝癌经皮肝动脉化疗栓塞术（TACE）临床路径释义 …… 380
第二十五章　肾细胞癌内科治疗临床路径释义 …… 396
第二十六章　结肠癌根治切除手术临床路径释义 …… 409
第二十七章　结肠癌化疗临床路径释义 …… 428
第二十八章　直肠癌低位前切除手术临床路径释义 …… 445
第二十九章　直肠癌腹会阴联合切除手术临床路径释义 …… 463
第三十章　直肠癌术前放疗临床路径释义 …… 487
第三十一章　直肠癌放射治疗临床路径释义 …… 502
第三十二章　直肠癌化疗临床路径释义 …… 521

第三十三章 结直肠癌术后化疗临床路径释义 …… 539

第二篇 肿瘤疾病临床路径释义药物信息表

第一章 细胞毒类药 …… 553
第二章 激素类药物 …… 590
第三章 生物反应调节药 …… 594
第四章 靶向治疗 …… 599
第五章 免疫系统用药 …… 605
第六章 血液系统用药 …… 608
第七章 其他治疗药物 …… 610
第八章 抗肿瘤中成药及辅助用药 …… 624
第九章 手术预防用抗菌药物 …… 637
第十章 治疗用抗感染药物 …… 651
药品名称索引（汉英对照） …… 747
名词缩略语 …… 755
参考文献 …… 757
致读者 …… 762

第一篇

肿瘤疾病

临床路径及相关释义

Interpretation of Clinical Pathway

第一章

鼻咽癌临床路径释义

【医疗质量控制指标】（专家建议）

指标一、诊断需结合临床表现、临床分期检查和病理学结果。

指标二、多学科团队应结合分期给予个体化标准治疗推荐。

指标三、非远处转移患者应选择以放疗为主的综合治疗。

指标四、远处转移患者应选择化疗为主的治疗，视疗效补充局部区域放疗。

一、鼻咽癌编码

疾病名称及编码：鼻咽癌（ICD-10：C11）

二、临床路径检索方法

C11

三、国家医疗保障疾病诊断相关分组（CHS-DRG）

MDC 编码：MDCD（头颈、耳、鼻、口、咽疾病及功能障碍）

ADRC 编码：DR1（头颈、耳、鼻、咽、口恶性肿瘤）

四、鼻咽癌临床路径标准住院流程

（一）适用对象

第一诊断为鼻咽癌（ICD-10：C11）。

释义

■ 适用对象编码参见第一部分。

■ 本路径适用对象为临床新诊断为非转移性鼻咽癌（M_0）的患者，如晚期患者姑息对症支持治疗，常规采用非放化疗、非手术的治疗手段，不适用于本路径。

（二）诊断依据

根据《临床诊疗指南·耳鼻咽喉头颈外科分册》（中华医学会编著，人民卫生出版社，2009 年）。

1. 症状：涕血、鼻出血、鼻塞、耳鸣、听力减退、头痛、颈部淋巴结肿大、脑神经损害或远端转移症状。

2. 体征：鼻咽部新生物、颈部肿大淋巴结。

3. 辅助检查：间接鼻咽镜、纤维或电子鼻咽镜、鼻咽部增强 CT 和 MRI、血清 VCA-IgA，EBV-DNA 全身骨扫描或 PET 检查。

4. 病理学（鼻咽部和/或颈部转移灶）明确诊断。

释义

■ 本路径的制订主要参考国内权威诊疗指南及由 CSCO/ASCO 共同制定的国际指南。

■ 病史和典型的临床症状是诊断鼻咽癌的初步依据，鼻咽肿物侵犯鼻咽周围组织会导致涕血、鼻出血、鼻塞、耳鸣、听力减退、头痛以及面部麻木、复视等脑神经损害症状，鼻咽癌容易出现颈部淋巴结转移。体格检查和鼻咽镜检查可见鼻咽占位和/或颈部淋巴结肿大，合并有脑神经损害时有相应的临床体征。鼻咽活检病理和/或颈部淋巴结穿刺细胞学可明确诊断，需尽可能获取鼻咽原发灶病理诊断，申请检测原发肿瘤 EGFR 表达情况。避免单纯采用颈部淋巴结穿刺和/或活检替代鼻咽原发灶诊断，除非鼻咽原发灶经过多次活检未能获得原发灶病理。采用颈部淋巴结作为诊断者，颈部淋巴结需要原位杂交检测 EBER 阳性，增加诊断的准确性。骨扫描等分期检查是确保患者后续接受正规治疗的必需检查。其他分期相关检查还需要增加胸部 CT（推荐）或 X 线胸片，腹部超声或 CT（推荐）除外远端转移。对于具有远转高危因素的患者（T_4 和/或 $N_{2\sim3}$），建议行 PET-CT 检查除外隐匿的远地转移。

■ 还需要增加血常规、血生化检查，以便判断是否能够接受同期放化疗以及营养状态好坏。

■ 治疗前需要检查甲状腺功能，垂体功能等以了解基线水平；并请专业口腔医师进行放疗前口腔状况评估和处理；应监测 EBV-DNA 拷贝数变化以指导患者预后判定。

（三）治疗方案的选择

根据《临床治疗指南·耳鼻咽喉头颈外科分册》（中华医学会编著，人民卫生出版社，2009 年）、《头颈肿瘤综合治疗专家共识》（中国抗癌协会头颈肿瘤专业委员会，中国抗癌协会放射肿瘤专业委员会，中华耳鼻咽喉头颈外科杂志，2010 年）、《中国鼻咽癌诊疗指南》（中国抗癌协会鼻咽癌专业委员会，2007 年）、《2010 鼻咽癌调强放疗靶区及剂量设计指引专家共识》（中国鼻咽癌临床分期工作委员会，中华放射肿瘤学杂志，2011 年）、《2012ESMO 临床实践指南：鼻咽癌的诊断、治疗与随访》（欧洲肿瘤内科学会）、《CSCO/ASCO 指南：Ⅱ-ⅣA 期鼻咽癌根治性放化疗》（中国临床肿瘤学会和美国临床肿瘤学会，2021 年）。

鼻咽癌分期对预后意义重大，也是影响治疗方案选择的主要因素。目前主要采用 2017 中国鼻咽癌分期和 2017 第八版世界抗癌联盟/美国癌症联合委员会标准，以 MRI 检查作为分期依据。根据分期选择不同治疗方案，其原则是：放射治疗为主，辅以化学治疗和手术治疗。

1. 早期：鼻咽癌Ⅰ期（$T_1N_0M_0$），单纯放射治疗。
2. 中期：鼻咽癌Ⅱ期（$T_1N_1M_0$，$T_2N_0M_0$，$T_2N_1M_0$），无淋巴结转移者可考虑单纯放疗；伴淋巴结转移者同步放化疗。
3. 晚期：鼻咽癌Ⅲ、ⅣA、ⅣB 期。多采用同步放化疗，联合辅助化疗；Ⅲ-ⅣA 期（除 $T_3N_0M_0$ 外）可采用新辅助诱导化疗+同步放化疗。
4. 出现远处转移者，采用化疗为主的治疗模式，可在保证患者耐受性和临床安全的前提下选择化疗联合免疫治疗，或化疗联合抗 EGFR 靶向治疗，或化疗联合抗 VEGF 靶向治疗，根据全身治疗后缓解情况以及转移病灶数量补充局部区域放疗。
5. 放疗后残留或复发局限者可考虑手术切除。
6. 复发鼻咽癌，早期（$rT_{1\sim2}$）可选择手术治疗或放射治疗；局部晚期（$rT_{3\sim4}$）可选择放疗或放化疗。

7. 放疗技术包括：调强放疗、适形放疗、近距离放疗及立体定向放疗；外照射放射源采用直线加速器或^{60}Co；近距离采用^{192}Ir。对行放射治疗的鼻咽癌患者，推荐每日在影像指引下进行调强放疗，每周5天，1次/天，2~2.12Gy/次，总剂量70Gy。
8. 化疗药物：同步放化疗，化疗药物多选择顺铂（P），对有顺铂相关禁忌的患者，可选择奈达铂、卡铂或奥沙利铂；辅助及新辅助化疗方案为顺铂+5-FU（PF）、顺铂+紫杉醇（TP）、顺铂+紫杉醇+5-FU（TPF）或吉西他滨+顺铂（GP），每21天重复1次，4~6个疗程。

释义

■ 本病确诊后，应根据临床分期和治疗原则，给予合适的治疗，鼻咽癌首选放射治疗，以根治性放疗或以放疗为主的综合性治疗为主要治疗选择，早期一般采用单纯放射治疗；局部晚期采用同步放化疗±辅助化疗；Ⅲ-ⅣA期（除$T_3N_0M_0$外）推荐采用新辅助诱导化疗+同步放化疗；治疗后残存或早期复发病例可行手术挽救治疗。

■ 放疗一般推荐采用适形或调强放疗技术，以最大程度保护正常组织，保证患者远期生活质量。腔内近距离放疗及立体定向放疗多用于外照射后残存灶的补量照射。鼻咽癌靶区中大体肿瘤区（GTV）包括鼻咽原发肿瘤（GTVnx）及咽旁（GTVr-pn）/颈部转移淋巴结（GTVnd）；临床靶区（CTV）根据受累的危险程度分为：CTV1（鼻咽原发灶周围以及阳性淋巴结引流区）和CTV2（需要预防照射的淋巴引流区）；计划靶区（PTV）应根据系统误差和摆位误差实测和计算获得，调强放疗技术建议在GTV/CTV基础上外放3~5mm形成PTV。同期放化疗条件下，建议采用常规分割模式。调强放疗技术建议采用同期补量技术（SIB-IMRT）。建议有条件的单位在定位CT的体位下，行磁共振定位并与CT图像融合，以指导靶区的勾画；当多学科团队决定患者先接受诱导化疗时，需要先行诱导化疗前的放疗定位，诱导化疗后需要重新定位，将两次定位图像进行融合，以帮助评估诱导化疗后肿瘤大小和位置改变对后续放疗的靶区确定的影响。放射治疗需要在诱导化疗后3~4周内开始。

■ 鼻咽癌计划性的化疗、放疗综合治疗包括新辅助化疗、同步放化疗和辅助化疗。临床研究数据表明同步放化疗时以铂类单药获得好的疗效同时不良反应可以耐受。新辅助化疗可以降低局部和区域的肿瘤负荷和消除微小转移灶，从而提高局部控制率、降低远端转移率，常用的新辅助化疗放疗为TPF或PF。同步放化疗不仅可以提高局部控制，还可以降低远端转移的发生。单纯的辅助化疗未能提高鼻咽癌的疗效。同步放化疗±辅助化疗可以作为局部晚期鼻咽癌的治疗手段之一，常用的辅助化疗方案为TPF/PF/GP。

■ 挽救性手术对于放疗后鼻咽部或颈部未控或复发的早期病例有效，患者全身状况较好，鼻咽肿物无咽旁或颅底骨质侵犯，颈部淋巴结未固定并未累及颈部血管鞘。挽救手术后是否需要再行放化疗，应视手术术式和病理结果而定。

（四）标准住院日

1. 单纯放疗和同步放化疗者≤63天。
2. 非首次化疗者≤7天。
3. 原发部位或颈部残留或复发采用手术切除者≤21天。

释义

■ 鼻咽癌行放射治疗/化疗/挽救手术入院前完成临床所需各项检查及治疗前准备，治疗定位和治疗计划设计需要1~2周时间。放射治疗时间为6.5~7.5周（根据肿瘤分期不同而异），治疗结束需要约1周时间完成疗效评价相关检查，总住院时间为8.5~10.5周。

■ 如患者先行诱导化疗，根据化疗方案，每化疗周期住院天数可以≤7天。

■ 如果患者为原发部位或颈部残存淋巴结，或者早期复发病例，选择手术治疗时，包括术前准备、手术后恢复时间，需要观察手术恢复及术后并发症，总住院时间为21天符合本路径要求。

（五）进入路径标准

1. 第一诊断必须符合鼻咽癌疾病编码（ICD-10：C11）。
2. 当患者同时具有其他疾病诊断，但在住院期间不需要特殊处理也不影响第一诊断的临床路径流程实施时，可以进入路径。

释义

■ 进入本路径的患者第一诊断为非转移性鼻咽癌，需除外鼻咽大出血、严重感染和恶病质等肿瘤相关并发症。

■ 入院后常规检查发现有基础疾病，如高血压、冠状动脉粥样硬化性心脏病、糖尿病、肝肾功能不全等，经系统评估后对肿瘤诊断治疗无特殊影响者，可进入路径。但可能增加医疗费用，延长住院时间。

（六）住院期间检查项目

1. 必需的检查项目：
（1）血、尿常规。
（2）肝功能、肾功能、电解质、血糖、凝血功能。
（3）感染性疾病筛查（乙型肝炎、丙型肝炎、梅毒、艾滋病等）。
（4）胸部X线片、心电图、腹部超声。
（5）间接鼻咽镜、纤维或电子鼻咽镜、鼻咽部增强MRI和/或CT。
（6）标本送病理学检查，并可加做EGFR、VEGF、P53、Ki-63、PD-L1免疫组化检查。
2. 根据患者病情，可选择检查项目：颅脑、胸部、腹部CT或MRI，血清VCA-IgA，EB-DNA，肺功能，输血准备，全身骨扫描或PET检查等。

释义

■ 血常规、尿常规、便常规是最基本的三大常规检查，感染性疾病筛查、肝肾功能、电解质、血糖、凝血功能、心电图、X线胸片或者胸部CT可评估有无基础疾病及肺部转移灶，是否影响住院时间、费用及其治疗预后；鼻咽镜可明确鼻咽肿物腔内及黏膜下浸润范围，通过鼻咽镜或直视下活检可获得病理确诊，并可通过免疫组化协助判断患者预后及指导下一步生物靶向治疗的实施。鼻咽CT或MRI可协助判断鼻咽及邻近结构受侵情况，明确分期及判断预后，胸腹影像、骨扫描等检查可排除是否存在远端转移，胸腹影像学、骨扫描等分期检查应该在入院前完成，以便明确诊断和制订治疗方案。

■ 分子指标如 EGFR、VEGF、P53、Ki-63、PD-L1 可以用来帮助评估对治疗敏感性，预后分析和指导综合治疗方案指定。

■ 本病需与其他引起鼻咽肿块和颈部淋巴结肿大的疾病相鉴别，如恶性淋巴瘤、纤维血管瘤、脊索瘤、鼻咽结核或慢性炎症增殖性疾病以及腺样体肥大等，鼻咽镜活检病理组织学检查是最为直接的鉴别手段。

（七）预防性抗菌药物选择与使用时机

按照《抗菌药物临床应用管理办法》（卫生部令〔2012〕84 号）和《抗菌药物临床应用指导原则（2015 年版）》（国卫办医发〔2015〕43 号）合理选用抗菌药物。

释义

■ 应严格按照国内相关原则把握预防性抗菌药物使用，选用的抗菌药物必须是疗效肯定、安全、使用方便及价格相对较低的品种，总的用药时间不超过 24 小时，个别情况可延长至 48 小时。对于手术前已形成感染者，抗菌药物使用时间应按照治疗性应用而定。

（八）需要采取手术者手术日为入院后 5 天内

1. 麻醉方式：全身麻醉。
2. 手术：见“（三）治疗方案的选择”。
3. 术中用药：止血药、抗菌药物。
4. 输血：视术中情况而定。
5. 标本送病理检查。

释义

■ 应依据手术术式及拟切除范围决定抗菌药物、止血药物以及是否需要进行输血。

■ 手术标本必须送病理检查，证实是否有癌，残存患者同时可以了解肿瘤对治疗的反应。

（九）术后住院治疗 7~16 天

1. 抗菌药物：按照《抗菌药物临床应用管理办法》（卫生部令〔2012〕84 号）和《抗菌药物临床应用指导原则（2015 年版）》（国卫办医发〔2015〕43 号）合理选用抗菌药物。
2. 鼻腔冲洗。
3. 伤口换药。

释义

■ 应严格按照国家标准合理应用抗菌药物。鼻腔冲洗对于促进黏膜早日恢复，有利于防止分泌物和坏死物局部附着引发感染，如无禁忌，应鼓励患者长期保持，并应对其进行相应指导。

（十）出院标准

1. 一般情况良好。
2. 没有需要住院处理的并发症。

释义

■ 患者出院前应完成所有治疗后评估，一般情况良好，无明确的药物相关或治疗相关不良反应，如存在可门诊处理的并发症可予以口服药物对症处理。

（十一）变异及原因分析

1. 治疗过程中出现并发症，需要特殊诊断治疗措施，延长住院时间。
2. 伴有影响本病治疗效果的合并症，需要采取进一步检查和诊断，延长住院时间。

释义

■ 按标准治疗方案出现需要住院特殊处理的并发症，则需要延长总的治疗时间，观察直至临床医师评估可安全出院，治疗中出现病情变化，如新出现远端转移等，则需要终止目前路径，转入相应路径继续治疗。

■ 认可的变异原因主要是指患者入选路径后，在检查及治疗过程中发现患者合并存在事前未预知的、对本路径治疗可能产生影响的情况，需要终止执行路径或延长治疗时间、增加治疗费用。医师需在表单中明确说明。

■ 因患者方面的主观原因导致执行路径出现变异，需医师在表单中予以说明。

五、鼻咽癌常用化疗方案

（一）用药选择

根据近期指南推荐，常用的鼻咽癌化疗方案如下。

1. 顺铂+5-FU（PF）：5-FU 1000mg/m^2 civ 96 小时，第 1～4 天；顺铂 100mg/m^2 ivgtt，第 1 天（正规水化利尿 3 天），21 天为 1 周期。
2. 顺铂+紫杉醇（TP）：紫杉醇 135mg/m^{2}ivgtt，第 1 天；顺铂 75mg/m^2 ivgtt，第 1 天（正规水化利尿），21 天为 1 周期。
3. 顺铂+紫杉醇+5-FU（TPF）：紫杉醇 135mg/m^{2}ivgtt，第 1 天；顺铂 20mg/m^2 ivgtt，第 1～4 天，5-FU 500mg/m^2 civ 120 小时，第 1～5 天。
4. 多西他赛+顺铂+5FU（TPF）：多西他赛 60mg/m^2 ivgtt，第 1 天；顺铂 60mg/m^2 ivgtt，第 1 天，5-FU 600mg/m^2 civ 120 小时，第 1～5 天。
5. 吉西他滨+顺铂（GP）：吉西他滨 1 g/m^2 ivgtt 第 1 天和第 8 天；顺铂（80 mg/m^2 ivgtt，第 1 天。

（二）药学提示

1. 顺铂不良反应包括：①消化道反应：严重的恶心、呕吐为主要限制性毒性；②肾毒性：累积性及剂量相关性肾功能不良是顺铂的主要限制性毒性，一般剂量每日超过 90mg/m^2 即为肾毒性的危险因素。主要为肾小管损伤。急性损害一般见于用药后 10～15 天，血尿素氮（BUN）及肌酐（Cr）增高，肌酐清除率降低，多为可逆性，反复高剂量治疗可致持久性轻至中度肾损害。目前除水化外尚无有效预防本品所致的肾毒性的手段；③神经毒性：神经损害如听神经损害所致耳鸣、听力下降较常见。末梢神经毒性与累积剂量增加有关，表现为不同程度的手、脚套样感觉减弱或丧失，有时出现肢端麻痹、躯干肌力下降等，一般难以恢复。癫痫及视盘水肿或球后视神经炎则较少见；④骨髓抑制：骨髓抑制（白细胞和/或血小板下降）一般较轻，发生概率与每疗程剂量有关，若≤100mg/m^2，发生概率约 10%～20%，若剂量≥120mg/m^2，则约 40%，但亦与联合化疗中其他抗癌药骨髓毒性的重叠有关；⑤过敏反应：可出现脸肿、气喘、心动过速、低血压、非特异斑丘疹类皮疹；⑥其他：心脏功能异常、肝功能改变少见。

2. 紫杉醇不良反应：①可有白细胞、血小板减少、贫血（血红蛋白减少）、感染、黏膜炎、出血、过敏反应、低血压、心动过缓、心电图异常、关节痛、肌肉痛、转氨酶和胆红素升高、脱发、恶心及呕吐；②对紫杉醇有过敏者及骨髓抑制患者忌用。

3. 5-FU 不良反应：①骨髓抑制：主要为白细胞减少、血小板下降；②食欲缺乏、恶心、呕吐、口腔炎、胃炎、腹痛及腹泻等胃肠道反应；③注射局部有疼痛、静脉炎或动脉内膜炎；④其他：常有脱发、红斑性皮炎、皮肤色素沉着手足综合征及暂时性小脑运动失调，偶有影响心脏功能。

4. 多西他赛主要不良反应：①可有中性粒细胞减少，贫血常见，少数患者有重度血小板减少；②过敏反应，轻度过敏反应表现为瘙痒、潮红、皮疹、药物热、寒战等，严重过敏反应不多见，其特征为支气管痉挛、呼吸困难和低血压；③体液潴留和水肿；④皮肤反应，主要见于手、足，亦可在臂部、脸部和胸部出现皮疹，可伴瘙痒。⑤胃肠道反应，表现为恶心、呕吐和腹泻。

5. 吉西他滨主要不良反应：①可有贫血、白细胞减少症和血小板减少症，发热性中性粒细胞减少症也常有报告；②肝功能异常非常常见，但是往往只是轻度和非进展性的；③恶心和恶心伴有呕吐非常常见，腹泻和口腔炎也经常被报告。

（三）注意事项

1. 顺铂用药时，为了减轻毒性反应，用药期间应多饮水或输液，强迫利尿；药前先给甲氧氯普胺和氯丙嗪等减轻消化道反应。

2. 紫杉醇使用前先用地塞米松、苯海拉明及 H_2 受体拮抗剂。

3. 鼻咽癌的化疗分为诱导化疗、辅助化疗和同步放化疗，目前常用的诱导和辅助化疗方案为 TPF 或 TP/GP；同步放化疗推荐方案为单药顺铂 100mg/m^2，21 天/周期，共 2～3 周期。

六、鼻咽癌护理规范

1. 放疗期间患者要穿柔软舒适的无领或者是低领的衣服，对照射区域皮肤要尽量保持清洁，干燥，不要使用酒精等刺激性的化学药品。

2. 注意观察涕中带血或鼻腔口腔出血情况，避免鼻部碰撞，勿抠鼻、大力擤鼻等冲击力强的动作；保持鼻黏膜湿润。

3. 加强血象观察。

4. 观察患者精神、情绪变化情况。

5. 记录患者饮食、睡眠，情绪状态。

6. 观察和记录患者同期放化疗的相关副作用，如恶心、呕吐，有无便秘等症状。

七、鼻咽癌营养治疗规范

1. 所有患者入院后应常规进行营养筛查和营养状况评估和综合测定。

2. 治疗过程中每周至少为患者评估1次，以便尽早发现患者出现营养风险并采取早期干预。

3. 营养治疗方式的选择：①为了降低感染风险，首选经口摄入；②出现重度口腔/口咽黏膜炎影响吞咽功能者或产生较强的胃肠道反应的患者，肠内营养应经管饲给予。

4. 患者的每日供给量推荐为每日25~30kcal/kg，如患者合并严重消耗，每日供给量推荐为每日30~35kcal/kg。

5. 蛋白质供给量为每日1.0~1.5g/kg。

6. 根据胃肠功能状况尽早经口营养补充肠内营养制剂。如口服摄入不足目标量的60%时，推荐管饲肠内营养。肠内营养不能达到目标量60%时可选用肠外营养药物，胃肠耐受情况好转立即过渡到肠内营养。根据病情变化及营养耐受性选择或调整肠外肠内营养方案。

八、鼻咽癌患者健康宣教

1. 鼻咽癌患者在接受放疗之前，阅读放疗相关科普知识，对放疗有一定的了解，可以消除紧张和害怕心理，对可能发生的并发症有一定的了解。

2. 在放疗期间一定要保持口腔的卫生，用软毛刷和含氟的牙膏刷牙，进食后立即漱口，保持口腔干净。

3. 鼻咽癌目前治疗效果好，大部分患者可以治愈。调整心态，消除紧张情绪，积极配合治疗。

4. 禁烟禁酒，保证充足的睡眠，足够的营养，保持健康生活饮食习惯，保证治疗顺利进行。

九、推荐表单

（一）医师表单

鼻咽癌手术临床路径医师表单

适用对象：第一诊断为鼻咽癌（ICD-10：C11）
拟行原发灶或颈部残留或复发灶切除术

患者姓名：	**性别：　　年龄：　　门诊号：**	**住院号：**
住院日期：　　年　月　日	**出院日期：**　　年　月　日	**标准住院日：**≤21天

时间	住院第1天	住院第1~3天 （手术准备日）	住院第2~5天 （手术日）
主要诊疗工作	□ 询问病史及体格检查 □ 完成病历书写 □ 上级医师查房与治疗前评估 □ 初步确定治疗方式和日期 □ 完善检查	□ 上级医师查房 □ 完成术前准备与术前评估 □ 进行术前讨论，确定手术方案 □ 完成必要的相关科室会诊 □ 签署手术知情同意书、自费用品协议书、输血同意书 □ 向患者及家属交代围术期注意事项 □ 麻醉前评估，签署麻醉同意书	□ 手术 □ 术者完成手术记录 □ 住院医师完成术后病程 □ 上级医师查房 □ 向患者及家属交代病情及术后注意事项
重点医嘱	**长期医嘱：** □ 耳鼻咽喉科护理常规 □ 二级护理 □ 饮食：根据患者情况 □ 患者既往疾病基础用药 **临时医嘱：** □ 血常规、尿常规 □ 肝功能、肾功能、血糖、电解质、凝血功能、感染性疾病筛查（乙型肝炎、丙型肝炎、梅毒、艾滋病等） □ 胸片、心电图、腹部超声 □ 电子鼻咽镜检查 □ 病理学检查 □ 酌情增强CT和/或MRI或超声，肺功能和输血准备	**长期医嘱：** □ 耳鼻咽喉科护理常规 □ 二级护理 □ 普通饮食 □ 患者既往基础用药 **临时医嘱：** □ 术前医嘱：明日全身麻醉下行鼻咽部肿物切除和/或颈部淋巴结清扫术* □ 术前禁食、禁水 □ 术前抗菌药物 □ 术前准备 □ 留置鼻饲管（术前或术中，激光手术除外） □ 其他特殊医嘱	**长期医嘱：** □ 全身麻醉术后常规护理 □ 鼻咽部肿物切除和/或颈部淋巴结清扫术*术后常规护理 □ 气管切开术后常规护理 □ 一级护理 □ 鼻饲饮食 □ 抗菌药物 □ 其他特殊医嘱 **临时医嘱：** □ 标本送病理检查 □ 酌情心电监护 □ 酌情吸氧 □ 其他特殊医嘱
病情变异记录	□ 无　□ 有，原因： 1. 2.	□ 无　□ 有，原因： 1. 2.	□ 无　□ 有，原因： 1. 2.
医师签名			

*：实际操作时需明确写出具体的术式

时间	住院第3~19天 （术后1~18天）	住院第7~21天 （术后5~19天，出院日）
主要诊疗工作	□ 上级医师查房 □ 住院医师完成常规病历书写 □ 注意病情变化 □ 注意观察生命体征 □ 注意引流量，根据引流情况明确是否拔除引流管	□ 上级医师查房，进行手术及伤口评估 □ 完成出院记录、出院证明书 □ 向患者交代出院后的注意事项
重点医嘱	**长期医嘱：** □ 一/二级护理 □ 酌情停用鼻饲饮食 □ 酌情停用抗菌药物 □ 其他特殊医嘱 **临时医嘱：** □ 换药 □ 其他特殊医嘱	**出院医嘱：** □ 出院带药 □ 酌情肿瘤综合治疗 □ 门诊随诊
病情变异记录	□ 无 □ 有，原因： 1. 2.	□ 无 □ 有，原因： 1. 2.
医师签名		

（二）护士表单

鼻咽癌手术临床路径护士表单

适用对象：第一诊断为鼻咽癌（ICD-10：C11）
拟行原发灶或颈部残留或复发灶切除术

患者姓名：	**性别：　　年龄：　　门诊号：**	**住院号：**
住院日期：　　年　月　日	**出院日期：**　　年　月　日	**标准住院日：**≤21天

时间	住院第1天	住院第1~3天 （手术准备日）	住院第2~5天 （手术日）
主要护理工作	□ 入院宣教 □ 介绍主管医师、护士 □ 介绍病室环境、设施 □ 介绍常规制度及注意事项 □ 介绍疾病相关注意事项 □ 核对患者，佩戴腕带 □ 建立住院病历 □ 评估患者并书写护理评估单 □ 卫生处置：剪指（趾）甲、沐浴，更换病号服 □ 一/二/三级护理 □ 晨晚间护理 □ 患者安全管理 □ 遵医嘱通知实验室检查	□ 宣教、备皮等术前准备 □ 手术前物品准备 □ 手术前心理护理	□ 一级护理 □ 酌情心电监护 □ 酌情吸氧生命体征记录 □ 24小时出入量记录 □ 全身麻醉术后常规护理 □ 鼻咽部肿物切除和/或颈部淋巴结清扫术* 术后常规护理 □ 气管切开术后常规护理 □ 鼻饲管护理 □ 术后心理与生活护理
重点医嘱	□ 详见医嘱单	□ 详见医嘱单	□ 详见医嘱单
病情变异记录	□ 无　□ 有，原因： 1. 2.	□ 无　□ 有，原因： 1. 2.	□ 无　□ 有，原因： 1. 2.
护士签名			

*：实际操作时需明确写出具体的术式

时间	住院第3~19天 （术后1~18天）	住院第7~21天 （术后5~19天，出院日）
主要护理工作	□ 观察日常护理 □ 术后常规护理 □ 气管切口护理 □ 鼻饲管护理 □ 饮食指导 □ 执行医嘱 □ 术后心理与生活护理	□ 指导患者办理出院手续 □ 指导术后随访时间
重点医嘱	□ 详见医嘱	□ 详见医嘱
病情变异记录	□ 无 □ 有，原因： 1. 2.	□ 无 □ 有，原因： 1. 2.
护士签名		

（三）患者表单

鼻咽癌手术临床路径患者表单

适用对象：第一诊断为鼻咽癌（ICD-10：C11）

患者姓名：	**性别：　　年龄：　　门诊号：**	**住院号：**
住院日期：　　年　月　日	**出院日期：**　　年　月　日	**标准住院日：**≤21 天

时间	住院第 1 天	住院第 1~3 天 （手术准备日）	住院第 2~5 天 （手术日）
医患配合	□ 配合询问病史 □ 请务必详细告知既往史、用药史、过敏史 □ 配合测量生命体征，进行体格检查 □ 接受入院宣教 □ 遵守医院的相关规定和家属探视制度 □ 有不适症状及时告知医师和护士	□ 配合医师完成术前评估 □ 签署手术知情同意书、自费用品协议书、输血同意书 □ 向患者及家属交代围术期注意事项 □ 麻醉前评估，签署麻醉同意书	□ 手术 □ 术者完成手术记录 □ 住院医师完成术后病程 □ 上级医师查房 □ 向患者及家属交代病情及术后注意事项
重点诊疗及检查	□ 准备好既往相关医学资料 □ 熟悉病房情况 □ 熟悉消防应急通道 □ 熟悉医院相关规定 □ 知晓管床医师和主治医师 □ 配合医师完成病史采集、体格检查和专科检查 □ 了解治疗大致方案	□ 配合医师完成术前准备 □ 详细了解手术方案 □ 了解自费项目 □ 了解手术风险，麻醉风险 □ 确定手术日 □ 术前备皮 □ 了解手术前夜准备 □ 了解手术当天准备 □ 签署手术知情同意书、自费用品协议书、输血同意书 □ 麻醉前评估，签署麻醉同意书	□ 手术 □ 手术后的护理 □ 知晓饮食要求和方法 □ 支持治疗 □ 了解伤口自我护理
完成情况	□ 完成　□ 未完成，原因： 1. 2.	□ 完成　□ 未完成，原因： 1. 2.	□ 完成　□ 未完成，原因： 1. 2.
患者签名			

时间	住院第3~19天 （术后1~18天）	住院第7~21天 （术后5~19天，出院日）
医患配合	□ 等待伤口愈合 □ 等待鼻饲管拔除 □ 营养支持治疗 □ 了解手术病理情况	□ 配合进行手术及伤口评估 □ 确定能否出院 □ 了解出院后相关事宜 □ 了解随访要求
重点诊疗及检查	□ 检查伤口 □ 定期伤口换药 □ 监测体温，生命体征 □ 保证足够营养支持 □ 知晓手术病理结果 □ 鼻饲管是否能拔除 □ 气管套管能否拔除	□ 了解出院后随访要求 □ 办理出院相关手续 □ 了解出院后饮食要求 □ 如带鼻饲管出院，了解鼻饲管拔除条件 □ 如带气管套管出院，了解拔除气管套管条件
完成情况记录	□ 完成 □ 未完成，原因： 1. 2.	□ 完成 □ 未完成，原因： 1. 2.
患者签名		

（四）医师表单

鼻咽癌放疗/放化疗临床路径医师表单

适用对象：第一诊断为鼻咽癌（ICD-10：C11）

患者姓名：	性别：　　年龄：　　门诊号：	住院号：
住院日期：　年　月　日	出院日期：　年　月　日	标准住院日：≤54天

时间	住院第1天	住院第2~3天	住院第4~10天
主要诊疗工作	□ 询问病史及体格检查 □ 完成病历书写 □ 补充疗前检查 □ 上级医师查房	□ 上级医师查房，完善疗前检查 □ 根据体检、检查等确定临床分期、初步确定治疗方案 □ 完成放疗前口腔处理 □ 完成颅神经检查 □ 完成间接鼻咽镜及纤维鼻咽镜检查 □ 制作体位固定装置及预约模拟定位CT扫描 □ 签署放疗+化疗知情同意书、自费用品协议书（酌情）、向患者及家属交代放疗注意事项	□ 完成模拟定位CT（增强）扫描（有条件行磁共振定位并融合） □ 完成相关靶区及危及器官的勾画 □ 上级医师确认及修改靶区、提交IMRT计划 □ 物理师完成计划制订 □ 评估、确认计划 □ 完成靶区、计划必要病程记录 □ 向患者及家属交代病情及放疗注意事项
重点医嘱	**长期医嘱：** □ 鼻咽癌护理常规 □ 一/二/三护理 □ 饮食：普通饮食/糖尿病饮食/其他 **临时医嘱：** □ 血常规、尿常规、大便常规 □ 肝肾功能、电解质、血糖、血型、凝血功能、垂体、甲状腺功能、EBV □ 颈部、腹部彩超、心电图 □ 鼻咽和颈部MRI或CT，胸部CT（N_3病变者），肺功能，超声心动图等（必要时）	**长期医嘱：** □ 同前 **临时医嘱：** □ 鼻咽活检，或会诊病理（包括免疫组化），生物标志物检测，或必要时颈部淋巴结超声引导下针吸细胞学检查 □ 骨扫描或PET-CT检查 □ 其他特殊医嘱	**长期医嘱：** □ 同前 **临时医嘱：** □ 其他特殊医嘱
病情变异记录	□ 无　□ 有，原因： 1. 2.	□ 无　□ 有，原因： 1. 2.	□ 无　□ 有，原因： 1. 2.
医师签名			

时间	住院第 11~55 天 （放疗过程）	住院第 56~61 天 （疗末评估）	住院第 62~63 天 （出院日）
主要诊疗工作	□ 放疗开始（同步化疗、靶向、增敏等治疗） □ 定期观察病情、并发症变化 □ 上级医师查房，相关病历书写 □ 记录放疗开始后不良反应的评估和准确记录 □ 完成疗中疗效复查，评估肿瘤消退情况，决定是否修改治疗计划 □ 修改靶区（必要时） □ 提交第二计划（必要时） □ 上级医师确认第二计划 □ 执行第二计划	□ 加速器治疗结束 □ 上级医师查房，相关病例书写 □ 疗末检查结果回报记录和分析 □ 总体疗效评估和分析 □ 不良反应总结和分析	□ 完成疗末检查和疗效评估 □ 上级医师查房 □ 根据疗终检查结果、肿瘤消退情况决定是否加量 □ 如需加量可提请科查房讨论（必要时） □ 根据患者肿瘤情况和不良反应的程度，制订出院后处理意见及下一步治疗计划疗效评估及不良反应的处理 □ 完成出院记录、病案首页、出院证明书等 □ 向患者及家属告知出院后的注意事项
重点医嘱	**长期医嘱：** □ 输液治疗（包括化疗、靶向、增敏）、放疗中出现 2 度以上黏膜反应、2 度以上骨髓不良反应时改为二级护理 **临时医嘱：** □ 鼻饲（必要时） □ 支持疗法（必要时） □ 雾化（必要时） □ 抗菌药物（必要时） □ 每周复查 1 次血常规、1 个月复查 1 次肝肾功能（合并化疗、靶向、增敏治疗者） □ 疗中复查鼻咽、颈部 MRI 或 CT、颈部 B 超、纤维鼻咽镜检等 □ 疗终复查肝肾功能、EBV	□ 疗终复查鼻咽、颈部 MRI 或 CT、颈部、腹部 B 超、胸部正侧位 X 线片、纤维鼻咽镜检	**长期医嘱：** □ 同前 **临时医嘱：** □ 同前 **出院医嘱：** □ 出院带药 □ 门诊随诊或下一步处理
病情变异记录	□ 无 □ 有，原因： 1. 2.	□ 无 □ 有，原因： 1. 2.	
医师签名			

（五）护士表单

鼻咽癌放疗/放化疗临床路径护士表单

适用对象：第一诊断为鼻咽癌（ICD-10：C11）

患者姓名：	性别：　　年龄：	门诊号：	住院号：
住院日期：　　年　月　日	出院日期：　　年　月　日		标准住院日：≤63 天

时间	住院第 1 天	住院第 2~3 天	住院第 4~10 天
主要诊疗工作	□ 入院宣教 □ 介绍主管医师、护士 □ 介绍病室环境、设施 □ 介绍常规制度及注意事项 □ 介绍疾病相关注意事项 □ 核对患者，佩戴腕带 □ 建立住院病历 □ 评估患者并书写护理评估单 □ 卫生处置：剪指（趾）甲、沐浴，更换病号服 □ 一/二/三护理 □ 晨晚间护理 □ 患者安全管理 □ 遵医嘱通知实验室检查	□ 放疗前宣教 □ 宣教疾病知识、放疗前准备及放疗过程 □ 告知准备物品 □ 告知放疗过程中饮食、活动及探视注意事项 □ 告知放疗后可能出现的不良反应及应对方式、正常组织保护等 □ 告知家属探视须知 □ 一/二/三护理 □ 晨晚间护理 □ 患者安全管理 □ 遵医嘱完成相关检查 □ 给予患者及家属心理支持	□ 观察患者病情变化情况 □ 定时巡视病房 □ 再次明确探视陪伴须知 □ 一/二/三护理 □ 晨晚间护理 □ 患者安全管理 □ 给予患者及家属心理支持
重点医嘱	□ 详见医嘱执行单	□ 详见医嘱执行单	□ 详见医嘱执行单
病情变异记录	□ 无　□ 有，原因： 1. 2.	□ 无　□ 有，原因： 1. 2.	□ 无　□ 有，原因： 1. 2.
护士签名			

时间	住院第 11~55 天 （放疗过程）	住院第 56~61 天 （出院日）	第 62~63 天 （出院日）
主要诊疗工作	□ 观察患者病情变化 □ 定期巡视病房 □ 患者放疗期间宣教：观察放疗后可能出现的不良反应及应对方式、正常组织保护等 □ 按照医师要求行同步治疗及相关并发症处理	□ 观察患者病情变化 □ 定期巡视病房 □ 指导患者出院后宣教：观察放疗后可能出现的不良反应及应对方式、正常组织保护等 □ 按照医师要求行同步治疗及相关并发症处理	□ 指导患者放疗结束后注意事项 □ 出院指导 □ 协助办理出院手续
重点医嘱	□ 详见医嘱执行单	□ 详见医嘱执行单	
病情变异记录	□ 无 □ 有，原因： 1. 2.	□ 无 □ 有，原因： 1. 2.	
护士签名			

（六）患者表单

鼻咽癌放疗/放化疗临床路径患者表单

适用对象：第一诊断为鼻咽癌（ICD-10：C11）

患者姓名：	**性别：** **年龄：** **门诊号：**	**住院号：**
住院日期： 年 月 日	**出院日期：** 年 月 日	**标准住院日：**≤54 天

时间	住院第 1 天	住院第 2~3 天	住院第 4~10 天
医患配合	□ 配合询问病史，收集资料，务必详细告知既往史、用药史、过敏史 □ 配合测量生命体征，进行体格检查 □ 接受入院宣教 □ 遵守医院的相关规定和家属探视制度 □ 有不适症状及时告知医师和护士	□ 配合完善放疗前相关实验室检查，如采血、留尿、心电图、鼻咽镜、MRI 和活检等 □ 医师向患者及家属介绍病情及治疗计划，告知放疗方案及风险，并签字 □ 有不适症状及时告知医师和护士	□ 晨起配合测量生命体征 □ 遵医嘱配合定位及面罩制作 □ 有不适症状及时告知医师和护士
重点诊疗及检查	诊疗重点： □ 协助医师记录病史 □ 和医师探讨病情初步确定鼻咽癌治疗方案 □ 告知医师既往的基础疾病并继续治疗 重要检查： □ 测量生命体征，身高体重 □ 进行全身体格检查	诊疗重点： □ 按照预约时间完成必要的实验室检查 □ 了解病情和可选择的治疗方案 □ 根据病情和医师建议选择适合自己的治疗方案 重要检查： □ 完成血尿常规、血型、血凝常规、生化全项、EBV、垂体、甲状腺功能等实验室检查 □ 完成口腔处理、MRI、CT、超声等检查 □ 根据专科情况完成必要的检查，如 ECT /PET-CT 等	诊疗重点： □ 配合医师和护士完成定位 □ 等待放疗计划的完成

时间	住院第 11~55 天 （放疗过程）	住院第 56~61 天 （疗末评估阶段）	住院第 62~63 天 （出院日）
主要诊疗工作	□ 配合定时测量生命体征等 □ 配合标记划线 □ 出现不适症状及时告知医师和护士，如口干、咽痛、鼻堵、进食疼痛、皮肤破溃等，并配合进行相应实验室检查 □ 张口及颈部功能锻炼，鼻腔冲洗 □ 注意活动安全，避免坠床或跌倒 □ 配合执行探视及陪伴制度	□ 配合定时测量生命体征等 □ 出现不适症状及时告知医师和护士，如口干、咽痛、鼻堵、进食疼痛、皮肤破溃等 □ 根据需要完成各项疗末检查 □ 张口及颈部功能锻炼，鼻腔冲洗 □ 注意活动安全，避免坠床或跌倒 □ 配合执行探视及陪伴制度	□ 接受出院前指导 □ 获取出院诊断书 □ 获取出院带药 □ 知晓服药方法、作用、注意事项 □ 遵医嘱进行适度张口、颈部功能锻炼，注意动作禁忌 □ 知晓复查的时间及程序 □ 知晓在院外出现不适症状时应及时就诊 □ 接受出院宣教 □ 办理出院手续
重点诊疗及检查	□ 配合医师完成疗中、疗末复查 □ 配合医师完成二程计划的更改 □ 如出现新发症状及并发症等需及时告知医师及护士并接受相应诊疗措施 □ 按照医师要求进行功能锻炼、鼻腔冲洗等		

附：原表单（2016 年版）

鼻咽癌临床路径表单 1（单纯手术）

适用对象：第一诊断为鼻咽癌（ICD-10：C11）
拟行原发灶或颈部残留或复发灶切除术

患者姓名：	性别：　年龄：　门诊号：	住院号：
住院日期：　年　月　日	出院日期：　年　月　日	标准住院日：≤21 天

时间	住院第 1 天	住院第 1~3 天 （手术准备日）	住院第 2~5 天 （手术日）
主要诊疗工作	□ 询问病史及体格检查 □ 完成病历书写 □ 上级医师查房与治疗前评估 □ 初步确定治疗方式和日期 □ 完善检查	□ 上级医师查房 □ 完成术前准备与术前评估 □ 进行术前讨论，确定手术方案 □ 完成必要的相关科室会诊 □ 签署手术知情同意书、自费用品协议书、输血同意书 □ 向患者及家属交代围术期注意事项 □ 麻醉前评估，签署麻醉同意书	□ 手术 □ 术者完成手术记录 □ 住院医师完成术后病程 □ 上级医师查房 □ 向患者及家属交代病情及术后注意事项
重点医嘱	**长期医嘱：** □ 耳鼻咽喉科护理常规 □ 二级护理 □ 饮食：根据患者情况 □ 患者既往疾病基础用药 **临时医嘱：** □ 血常规、尿常规 □ 肝功能、肾功能、血糖、电解质、凝血功能、感染性疾病筛查（乙型肝炎、丙型肝炎、梅毒、艾滋病等） □ X 线胸片、心电图、腹部超声 □ 电子鼻咽镜检查 □ 病理学检查 □ 酌情增强 CT 和/或 MRI 或超声，肺功能和输血准备	**长期医嘱：** □ 耳鼻咽喉科护理常规 □ 二级护理 □ 普通饮食 □ 患者既往基础用药 **临时医嘱：** □ 术前医嘱：明日全身麻醉下行鼻咽部肿物切除和/或颈部淋巴结清扫术* □ 术前禁食、禁水 □ 术前抗菌药物 □ 术前准备 □ 留置鼻饲管（术前或术中，激光手术除外） □ 其他特殊医嘱	**长期医嘱：** □ 全身麻醉术后常规护理 □ 鼻咽部肿物切除和/或颈部淋巴结清扫术*术后常规护理 □ 气管切开术后常规护理 □ 一级护理 □ 鼻饲饮食 □ 抗菌药物 □ 其他特殊医嘱 **临时医嘱：** □ 标本送病理检查 □ 酌情心电监护 □ 酌情吸氧 □ 其他特殊医嘱
主要护理工作	□ 介绍病房环境、设施和设备 □ 入院护理评估	□ 宣教、备皮等术前准备 □ 手术前物品准备 □ 手术前心理护理	□ 观察患者病情变化 □ 术后心理与生活护理
病情变异记录	□ 无　□ 有，原因： 1. 2.	□ 无　□ 有，原因： 1. 2.	□ 无　□ 有，原因： 1. 2.
护士签名			
医师签名			

*：实际操作时需明确写出具体的术式

鼻咽癌临床路径表单 2（非手术）

适用对象：第一诊断为鼻咽癌（ICD-10：C11）

患者姓名：	**性别：　　年龄：　　门诊号：**		**住院号：**
住院日期：　　年　月　日	**出院日期：**　　年　月　日		**标准住院日：** ≤42 天

时间	住院第 1 天	住院第 2 天
主要诊疗工作	□ 询问病史及体格检查 □ 完成病历书写 □ 开实验室检查单 □ 病情告知，必要时向患者家属告病重或病危通知，并签署病重或病危通知书 □ 患者家属签署输血同意书、骨髓穿刺同意书、腰椎穿刺同意书、静脉插管同意书	□ 上级医师查房 □ 完成入院检查 □ 淋巴组织活检 □ 完成必要的相关科室会诊 □ 完成上级医师查房记录等病历书写 □ 确定放疗或放化疗方案和日期
重点医嘱	**长期医嘱：** □ 耳鼻咽喉科护理常规 □ 二级护理 □ 饮食：根据患者情况 □ 患者既往疾病基础用药 **临时医嘱：** □ 血常规、尿常规 □ 病毒学检测：EB 病毒抗体 □ 肝功能、肾功能、血糖、电解质、凝血功能、感染性疾病筛查（乙型肝炎、丙型肝炎、梅毒、艾滋病等）、VCA-IgA □ 影像学检查：酌情增强 CT 和/或 MRI 或超声，肺功能检查、输血准备（根据临床表现增加其他部位）、全身 PET 检查 □ 胸部 X 线片、心电图、腹部超声 □ 电子鼻咽镜检查 □ 病理学检查 □ 静脉插管术 □ 输血医嘱 □ 其他医嘱	**长期医嘱：** □ 患者既往基础用药 □ 二级护理 □ 抗菌药物（必要时） **临时医嘱：** □ 骨髓穿刺 □ 骨髓形态学、骨髓活检、免疫分型、染色体检测 □ 淋巴组织活检 □ 淋巴组织常规病理、免疫病理 □ 输血医嘱（必要时） □ 其他医嘱
主要护理工作	□ 介绍病房环境、设施和设备 □ 入院护理评估	□ 宣教（鼻咽癌知识）
病情变异记录	□ 无　□ 有，原因： 1. 2.	□ 无　□ 有，原因： 1. 2.
护士签名		
医师签名		

时间	住院第 3~41 天
主要诊疗工作	□ 患者家属签署放疗或放化疗知情同意书 □ 上级医师查房，制订化疗方案 □ 住院医师完成病程记录 □ 放疗±化疗 □ 重要脏器功能保护 □ 止吐
重点医嘱	**长期医嘱：** □ 放疗医嘱（总剂量 60~76Gy，时间 7 周左右） □ 放疗 CT 定位 □ 常规分割：1.9~2.0Gy/次，每天 1 次，每周 5 天照射。总剂量：鼻咽原发灶：66~76Gy/6~7.5 周；颈淋巴结转移灶：60~70Gy/6~7 周；颈淋巴结阴性及预防照射区域：50~56Gy/5~5.5 周 □ 化疗医嘱（每 21 天 1 个疗程，耐受性好的患者可每 14 天 1 个疗程；通常用 6~8 个疗程） □ P 方案 □ PF 方案 □ TP 方案 □ TPF 方案 □ GP 方案 □ 补液治疗 □ 止吐、保肝、抗感染等医嘱 □ 其他医嘱 **临时医嘱：** □ 输血医嘱（必要时） □ 心电监护（必要时） □ 血常规 □ 血培养（高热时） □ 静脉插管维护、换药 □ 鼻腔冲洗 □ 其他医嘱
主要护理工作	□ 观察患者病情变化 □ 心理与生活护理 □ 化疗期间嘱患者多饮水
病情变异记录	□ 无　□ 有，原因： 1. 2.
护士签名	
医师签名	

时间	住院第 11~41 天	住院第 42 天 (出院日)
主要诊疗工作	□ 上级医师查房，注意病情变化 □ 住院医师完成常规病历书写 □ 复查血常规 □ 注意观察体温、血压、体重等 □ 成分输血、抗感染等支持治疗（必要时） □ 造血生长因子（必要时）	□ 上级医师查房，确定有无并发症情况，明确是否出院 □ 完成出院记录、病案首页、出院证明书等 □ 向患者交代出院后的注意事项
重点医嘱	**长期医嘱：** □ 洁净饮食 □ 抗感染等支持治疗 □ 其他医嘱 **临时医嘱：** □ 血常规、尿常规、便常规 □ 肝功能、肾功能、电解质 □ 输血医嘱（必要时） □ 影像学检查（必要时） □ 血培养（高热时） □ 病原微生物培养（必要时） □ 静脉插管维护、换药 □ 其他医嘱	**出院医嘱：** □ 出院带药 □ 定期门诊随访 □ 监测血常规、肝功能、肾功能、电解质
主要护理工作	□ 观察患者情况 □ 心理与生活护理 □ 化疗期间嘱患者多饮水	□ 指导患者办理出院手续
病情变异记录	□ 无 □ 有，原因： 1. 2.	□ 无 □ 有，原因： 1. 2.
护士签名		
医师签名		

第二章

下咽癌临床路径释义

【医疗质量控制指标】（专家建议）

指标一、尽可能保留咽、喉等功能，提高患者术后生活质量。

指标二、依据患者的病情制定个体化治疗方案。

指标三、治疗后实施疗效评价和不良反应评价。

一、下咽癌编码

1. 原编码：

疾病名称及编码：下咽癌（ICD-10：C12/C13）

手术操作名称及编码：下咽切除术、下咽加喉部分或全喉切除术（ICD-9-CM-3：29.33/30.2-30.4）

2. 修改编码：

疾病名称及编码：下咽癌（ICD-10：C12/C13）

手术操作名称及编码：咽部分切除术（ICD-9-CM-3：29.33）

下咽及喉部分切除术（ICD-9-CM-3：30.29）

全喉切除术（ICD-9-CM-3：30.3）

根治性喉切除术（ICD-9-CM-3：30.4）

二、临床路径检索方法

（C12/C13）伴（29.33 /30.29/30.3-30.4）

三、国家医疗保障疾病诊断相关分组（CHS-DRG）

MDC 编码：MDCD（头颈、耳、鼻、口、咽疾病及功能障碍）

ADRC 编码：DA1（头颈恶性肿瘤大手术）

四、下咽癌临床路径标准住院流程

（一）适用对象

第一诊断为下咽癌（ICD-10：C12/C13）。

释义

■ 适用对象编码参见第一部分。

■ 本路径适用对象为临床诊断为下咽癌的患者，下咽癌是发生于喉咽部的恶性肿瘤，病理类型多为鳞状细胞癌。临床根据原发部位分为梨状窝癌、咽后壁癌和环状软骨后癌3种。如合并食管癌，口咽癌等相邻其他肿瘤，需进入其他相应路径。

行下咽切除术、下咽加喉部分或全喉切除术（ICD-9-CM-3：29.33/30.2-30.4）。

释义

■ 本临床路径适用对象为下咽癌需要行下咽切除、下咽加喉部分或喉全切除术的患者，包括需要行单侧或双侧颈淋巴结清扫手术者。

■ 手术方式包括：下咽切除术；下咽部分切除术；伴或不伴有喉部分或全喉切除术。颈部淋巴结清扫术包括：根治性淋巴结清扫术；功能性淋巴结清扫术；择区性淋巴结清扫术。

■ 本路径不适用于选择非手术治疗方式的下咽癌类型（极早期）及晚期下咽癌仅适合姑息治疗或侵犯食管等重要结构需要一并行游离皮瓣修复或胃上提等巨大手术的患者。

■ 本路径不适用于复发患者的治疗。

（二）诊断依据

根据《临床诊疗指南·耳鼻咽喉头颈外科分册》（中华医学会编著，人民卫生出版社，2009年）。

1. 症状：咽异物感、咽痛、吞咽困难、颈部包块等。
2. 体征：下咽部新生物。
3. 辅助检查：喉镜、梨状窝及食管钡剂造影、胃镜、CT或MRI检查提示下咽部占位病变。
4. 病理组织学活检：可明确诊断。

释义

■ 初起症状不明显，仅有咽喉部不适、异物感。随病情发展，可出现咽痛、咳嗽、血痰、反射性耳痛等，晚期出现吞咽困难、声音嘶哑、呼吸困难、局部顽固性疼痛等。

■ 下咽癌起病部位隐匿，临床症状不典型，早期病变间接喉镜检查易漏诊，电子喉镜检查更有利于发现病变。检查时应特别注意梨状窝尖、咽后壁和环状软骨后区。肿瘤累及食管时，需胃镜检查食管入口和颈段食管。

■ 检查时应注意观察声带运动是否受限或固定，颈部有无肿大淋巴结，喉体有无增大和固定，颈部软组织和甲状腺有无肿块等。

■ 下咽癌患者易合并食管病变，胃镜和食管钡剂造影有利于发现食管病变。

■ CT或MRI检查可以明确肿瘤的侵袭范围，CT平扫的组织层次分辨率差，通常需增强CT；MRI对软组织的分辨率优于CT，必要时可结合MRI；对碘剂过敏的患者，需要MRI检查。

■ 根据症状、体征、辅助检查可以明确下咽肿物，确诊应依据病理组织学检查。临床分期参照2018年AJCC第8版标准。

（三）治疗方案的选择

根据《临床诊疗指南·耳鼻咽喉头颈科分册》（中华医学会编著，人民卫生出版社，2009年）、《临床技术操作规范·耳鼻咽喉-头颈外科分册》（中华医学会编著，人民军医出版社，2009年）、《头颈肿瘤综合治疗专家共识》（中国抗癌协会头颈肿瘤专业委员会，中国抗癌协会放射肿瘤专业委员会，中华耳鼻咽喉头颈外科杂志，2010年）。

1. 保留喉功能下咽癌切除术：T_1、T_2下咽癌，有保喉意愿、肿瘤条件允许。

2. 下咽及全喉切除术：T_2、T_3、T_4 下咽癌，不能保留喉功能或患者无保喉意愿。
3. 下咽缺损修复：根据缺损情况，选择合理的修复材料和修复方法。
4. 颈淋巴结清扫术：根据颈淋巴结转移情况而定。

释义

■ 喉功能非常重要，下咽癌的治疗上，应在不降低生存率的前提下，尽量保留喉功能。

■ T_1、T_2 下咽癌，可选择放射治疗或手术，多数可以保留喉功能，包括下咽部分切除术、下咽部分+喉部分切除术等。

■ T_2、T_3、T_4 下咽癌，如手术不能保留喉功能，可采用新辅助放化疗或新辅助化疗。新辅助放化疗和新辅助化疗后如原发灶达到完全缓解，可行根治性放化疗；如仍有肿瘤残留，需行手术治疗；新辅助化疗后再行手术的患者，根据有无不良预后因素，决定是否行术后放化疗。新辅助放化疗或新辅助化疗后的手术治疗，根据肿瘤的变化，仍应在不降低生存率的前提下，尽量保留喉功能。

■ T_2、T_3、T_4 下咽癌，如患者不保喉意愿强烈，可行下咽及喉全切除术。

■ 下咽癌肿瘤切除后，如缺损大，不能自身缝合，需进行修复。局部转移瓣：带状肌瓣、颏下岛状皮瓣、锁骨上皮瓣等；游离组织瓣：前臂皮瓣、股前外侧皮瓣、游离空肠等；带蒂肌皮瓣：胸大肌肌皮瓣等。

■ T_2、T_3、T_4 下咽癌，如手术不能保留喉功能，可采用术前放疗或诱导化疗。术前放疗和诱导化疗后如原发灶达到完全缓解，可行根治性放疗；如仍有肿瘤残留，需行手术治疗；诱导化疗后再行手术的患者，根据有无不良预后因素，决定是否行术后放疗。术前放疗或诱导化疗后的手术治疗，根据肿瘤的变化，仍应在不降低生存率的前提下，尽量保留喉功能。

■ T_2、T_3、T_4 下咽癌，如患者不保喉意愿强烈，可行下咽及喉全切除术。

■ 下咽癌肿瘤切除后，如缺损大，不能自身缝合，需进行修复。局部转移瓣：带状肌瓣、颏下岛状皮瓣、锁骨上皮瓣等；游离皮瓣：前臂皮瓣、股前外侧皮瓣等，带蒂肌皮瓣：胸大肌肌皮瓣等。

■ 下咽癌有较高的淋巴结转移率，需同期进行颈部治疗。N+患者需同期行颈淋巴结清扫术。N_0 患者应进行术中颈部淋巴结探查，如术中冷冻提示淋巴结转移，应进行颈淋巴结清扫术。

（四）标准住院日

标准住院日≤21 天。

释义

■ 下咽癌患者入院后，术前准备 1~4 天，在第 3~5 天实施手术，术后恢复 7~14 天，总体住院天数不超过 21 天，均符合本临床路径要求。

■ 不适用于术前放疗的患者：放疗会导致组织愈合能力下降。

■ 肿瘤侵犯范围大，手术需要转移组织瓣修复的患者，如为邻近组织瓣修复缺损者，仍适用本临床路径；如为带蒂组织瓣或游离组织瓣修复者，因组织瓣问题引起的住院时间延长者，不属于本路径要求。

（五）进入路径标准

1. 第一诊断符合下咽癌疾病编码（ICD-10：C12/C13）。
2. 当患者同时具有其他疾病诊断，但住院期间不需要特殊处理也不影响第一诊断的临床路径流程实施时，可以进入路径。

释义

■ 进入本路径的患者为第一诊断为下咽癌，如患者同时患有其他疾病影响第一诊断的临床路径流程实施时，如合并食管癌，不适合进入该临床路径。

■ 入院后常规检查发现有基础疾病，如高血压、冠状动脉粥样硬化性心脏病、糖尿病、肝肾功能不全等，经系统评估后对下咽癌诊断治疗无特殊影响者，可进入路径。需要相关科室诊治，病情稳定后才能手术者，术前准备过程应进入相应内科疾病的诊疗路径。

（六）术前准备

术前准备≤4天。

1. 必需的检查项目：
（1）血、尿常规。
（2）肝功能、肾功能、电解质、血糖、凝血功能。
（3）感染性疾病筛查（乙型肝炎、丙型肝炎、梅毒、艾滋病等）。
（4）胸部X线片、心电图。
（5）喉镜。
（6）增强CT或MRI。
（7）标本送病理学检查。
2. 根据患者情况可选择下咽-食管胃造影、纤维食管-胃镜、输血准备等。

释义

■ 下咽癌患者的术前检查可分为四类：一类是明确肿物性质的检查：组织病理学检查，可结合免疫组化排查风险因素；二类是明确侵犯范围的检查：喉镜、胃镜、增强CT或MRI；三类是明确有无转移的检查：肺CT、骨扫描、腹部超声等，酌情全身PET-CT；四类是明确患者全身情况的检查：血型、血尿常规、血生化、凝血、感染性疾病检查、心电图等，必要时肺功能、超声心动等。为保证治疗安全，这四类检查必须完善。其中具体项目可根据患者病情和经济情况酌情考虑。

■ 术前必须有病理组织学诊断。

■ 为缩短患者术前住院日，部分检查可以在门诊完成。

■ 术前必查项目是确保手术治疗安全有效开展的基础，必须及时完成，手术前应认真分析检查结果，排除手术禁忌，合理选择手术方式，及时处理异常情况。

■ 合并乙型肝炎和丙型肝炎的患者，需做腹部检查明确肝、脾情况；因胸部X线的分辨率低，目前逐步被胸部CT代替。

（七）预防性抗菌药物选择与使用时机

按照《抗菌药物临床应用管理办法》（卫生部令〔2012〕84号）和《抗菌药物临床应用指导原则（2015年版）》（国卫办医发〔2015〕43号）执行，合理使用抗菌药物，术前预防性用药为1天。

释义

■ 下咽癌手术切口属于Ⅱ类切口，手术创伤较大，患者年龄多偏高，并可能合并基础疾病，一旦感染可能导致严重后果。可按照原则规定，适当给予预防性治疗，通常选择联合广谱用药，覆盖厌氧和需氧菌。

（八）手术日

手术日为入院5日内。

1. 麻醉方式：全身麻醉。
2. 手术：见“（三）治疗方案的选择”。
3. 术中用药：止血药、抗菌药物。
4. 输血：视术中情况而定。
5. 标本送病理检查。

释义

■ 本路径规定的手术均为在全身麻醉下进行。如下咽肿瘤不影响麻醉气道插管，则按常规全身麻醉程序进行；如肿瘤遮挡咽喉气道，须先于局部麻醉下气管切开，再置入麻醉插管实施全身麻醉。

■ 手术方案应在术前拟定，但因下咽部位较隐匿，术前检查有时难以准确定位，具体手术方案可以根据术中切除范围再行确定，但不应超出术前备选方案。

■ 围术期使用抗菌药物参考《抗菌药物临床应用指导原则》（国办卫医发〔2015〕43号）执行。对于手术时间较长的患者，可以在术中加用一次抗菌药物。

■ 一般不需要输血，止血药物应根据术中伤口渗血状况确定，止血药物临床应用选择成分单一、安全性较高的药物，如注射用尖吻蝮蛇血凝酶。对于前期营养状况较差，手术创面大，手术时间长的患者，术中可酌情输血。

■ 需要进行游离组织瓣修复吻合血管的手术，按照相应规范，术中使用抗凝药物和改善微循环及扩张血管的药物。

■ 手术标本应保证其完整性；术中切缘应送冷冻病理检查，确保切缘阴性。

（九）术后

术后住院恢复7~19天。

1. 抗菌药物：按照《抗菌药物临床应用管理办法》（卫生部令〔2012〕84号）和《抗菌药物临床应用指导原则（2015年版）》（国卫办医发〔2015〕43号）合理选用抗菌药物。
2. 漱口。
3. 鼻饲。
4. 伤口换药。

释义

■ 抗菌药物参考《抗菌药物临床应用指导原则》(国办卫医发〔2015〕43号)执行。术后应注意及时对伤口分泌物做细菌培养和药敏检测，有针对性地使用抗菌药物。术前放疗的患者因放疗后组织的抗感染能力减弱，可适当提高抗菌药物的级别和用药时间。监测血常规的变化。

■ 患者术后7~10天不能经口进食、进水，应加强口腔卫生的护理。

■ 除游离空肠修复的患者外，术后第2天开始鼻饲，应保证鼻饲营养液的营养平衡，监测血生化的变化；术后7~10天开始经口进食、进水，待恢复正常饮食后拔除鼻饲管。如因误吸或咽瘘需长时间鼻饲者，需做好鼻饲管的护理。

■ 下咽癌手术一般都需做气管切开或气管造瘘，术后应做好气切护理和气道护理。部分喉切除者需待恢复正常饮食，无误吸后，关闭气管切开。

■ 手术伤口按外科常规换药，气管切开伤口按气切护理常规换药。伤口感染或咽瘘，需伤口切开引流换药，换药每日1~2次，伤口分泌物的细菌培养和药敏检测，及时调整抗菌药物的使用。

■ 术后定期复查血常规、肝肾生化，监测伤口恢复情况和营养状况。使用抗凝药物的患者，定期复查凝血指标。

■ 对既往有胃病史患者，或鼻饲患者伴胃部烧灼感，可应用抑酸药物，避免应激性胃溃疡发生。

(十) 出院标准

1. 一般情况良好。
2. 没有需要住院处理的并发症。

释义

■ 生命体征稳定，血常规和血生化指标恢复到基本正常，伤口检查无感染体征。

■ 一般在术后7~10天经口进食、进水后观察2~3天，无严重误吸和咽瘘迹象后出院休养。如为加快床位周转，可以在术后7天，检查伤口无感染体征后出院，院外观察2~3天后开始经口进食水，如存在严重误吸和咽瘘，再住院治疗。

■ 出院时患者一般都带有鼻饲管和气管套管，应教会患者相应的护理知识和可能发生的意外情况的处理措施，并告知患者和家属拔除鼻饲管和气管套管的指征和就诊程序。

■ 伤口感染和咽瘘的患者，伤口稳定，无风险因素后，可出院门诊换药。

(十一) 变异及原因分析

1. 术中、术后出现并发症(如咽瘘等)，需要特殊诊断治疗措施，延长住院时间。
2. 伴有影响本病治疗效果的合并症，需要采取进一步检查和诊断，延长住院时间。

释义

■ 微小变异：因为医院检查及检验项目的时间性，不能按照要求完成检查；因为节假日不能按要求完成检查；患者不愿配合完成相应检查，短期不愿按照要求出院随诊。

■ 重大变异：因基础疾病需要进一步诊断和治疗；因各种原因需要其他治疗措施；医院与患者或家属发生医疗纠纷，患者要求离院或转院；不愿按照要求出院随诊而导致住院时间明显延长。

■ 下咽癌手术可能存在的延长住院时间并发症：术中术后大出血、严重误吸、吸入性肺炎、肺栓塞、术后肿瘤复发或转移、伤口感染、咽瘘、皮瓣坏死等。

■ 糖尿病、术前放疗等，组织愈合能力降低，存在延长住院时间的风险。

■ 食管、下咽和喉狭窄等术后并发症，会影响治疗效果。

■ 甲状腺切除者须终身服药。

五、下咽癌护理规范

1. 口腔护理：下咽癌术后暂时不能经口进食，为避免口腔内细菌滋生，应定时的进行口腔清洁，一般每天 2 次口腔清洁护理，做 3~5 天。

2. 气管切开护理：气管切开口或气管造瘘口需定时清洁，更换喉垫，避免感染。

3. 气道护理：保持气道通畅，按需吸痰；气管套管定时清洁消毒，避免气管套管堵塞；定时气道雾化吸入，保持气道湿化，避免痰痂形成，尤其冬季，避免气道堵塞，必要时气道滴注 0.45%的稀释生理盐水。

4. 饮食护理：下咽癌术后，往往暂时不能经口进食，通常术后 7~10 天通过鼻饲管进食。需观察鼻饲管的刻度，及时更换固定胶布，避免鼻饲管滑脱；保持鼻饲管的清洁干净，保证鼻饲液的滴速和温度，避免不良反应。记录每日鼻饲量，观察患者的胃肠道症状。

5. 负压引流护理：下咽癌患者术后伤口内往往放置负压引流，以引流创面渗出的液体。应定期检查引流是否通畅，避免堵塞；观察引流液的颜色，记录引流量。

6. 伤口护理：定期检查伤口是否肿胀，有无渗出或瘀斑等，排除术后出血的可能；观察伤口有无异常分泌物及异味，及时发现感染等情况。

7. 皮瓣护理：严密观察皮瓣血运情况，早发现，早处理。维持有效血液循环，同时遵医嘱予抗痉挛、抗血栓等治疗。保持正确体位，保证皮瓣的血供和静脉回流。注意保暖，减轻疼痛刺激，促进皮瓣存活。早期及时合理应用抗菌药物，严格无菌技术操作，预防伤口感染。

六、下咽癌营养治疗规范

1. 所有患者入院后应常规进行营养筛查和营养状况评估和综合测定。

2. 治疗过程中每周至少为患者评估 1 次，以便尽早发现患者出现营养风险并采取早期干预。

3. 营养治疗方式的选择：①为了降低感染风险，首选经口摄入；②出现重度口腔/口咽黏膜炎影响吞咽功能者或产生较强的胃肠道反应的患者，肠内营养应经管饲给予。

4. 患者的每日供给量推荐为每日 25~30kcal/kg，如患者合并严重消耗，每日供给量推荐为每日 30~35kcal/kg。

5. 蛋白质供给量为每日 1.0~1.5g/kg。

6. 根据胃肠功能状况尽早经口营养补充肠内营养制剂。如口服摄入不足目标量的 60%时，推荐管饲肠内营养。肠内营养不能达到目标量 60%时可选用肠外营养药物，胃肠耐受情况好转立即过渡到肠内营养根据病情变化及营养耐受性选择或调整肠外肠内营养方案。

七、下咽癌患者术后的健康宣教

1. 戒烟戒酒，养成良好的生活习惯。
2. 保持气管切开口或造瘘口清洁通畅，每日清洗消毒气管套管。
3. 全喉切除患者积极参加无喉发音培训。
4. 定期返回医院复诊，了解肿瘤复发的信号。

八、推荐表单

（一）医师表单

下咽癌临床路径医师表单

适用对象：第一诊断为下咽癌（ICD-10：C12/C13）

行下咽或下咽加部分或全喉切除术（ICD-9-CM-3：29.33/30.2-30.4）

患者姓名：	**性别：　年龄：　门诊号：**		**住院号：**
住院日期：　年　月　日	**出院日期：**　年　月　日		**标准住院日：**≤21 天

时间	住院第 1 天	住院第 2~3 天 （手术准备日）
主要诊疗工作	□ 询问病史及体格检查 □ 完成病历书写 □ 上级医师查房与术前评估 □ 初步确定手术方式和日期 □ 完善检查	□ 上级医师查房 □ 完成术前准备与术前评估 □ 进行术前讨论，确定手术方案 □ 完成必要的相关科室会诊 □ 签署手术知情同意书、自费用品协议书、输血同意书 □ 向患者及家属交代围术期注意事项 □ 麻醉前评估，签署麻醉同意书
重要医嘱	**长期医嘱：** □ 耳鼻咽喉科护理常规 □ 二级护理 □ 普通饮食 □ 患者既往疾病基础用药 **临时医嘱：** □ 血常规、尿常规 □ 肝功能、肾功能、血糖、电解质、凝血功能、感染性疾病筛查（乙型肝炎、丙型肝炎、梅毒、艾滋病等） □ 胸部 X 线片、心电图 □ 喉镜检查 □ 增强 CT 或 MRI □ 病理学检查 □ 下咽-食管造影 □ 输血准备（根据手术情况） □ 手术必需的相关检查	**长期医嘱：** □ 耳鼻咽喉科护理常规 □ 二级护理 □ 普通饮食 □ 患者既往疾病基础用药 **临时医嘱：** □ 明日全身麻醉下行喉部分或全切除术* □ 术前禁食、禁水 □ 术前抗菌药物 □ 术前准备 □ 留置鼻饲管 □ 其他特殊医嘱
病情变异记录	□ 无　□ 有，原因： 1. 2.	□ 无　□ 有，原因： 1. 2.
护士签名		
医师签名		

时间	住院第 3~5 天 （手术日）	住院第 4~20 天 （术后 1~17 天）	住院第 7~21 天 （出院日）
主要诊疗工作	□ 手术 □ 术者完成手术记录 □ 住院医师完成术后病程 □ 上级医师查房 □ 向患者及家属交代病情及术后注意事项	□ 上级医师查房 □ 住院医师完成常规病历书写 □ 注意病情变化 □ 注意观察生命体征 □ 注意引流量，根据引流情况 □ 明确是否拔除引流管	□ 上级医师查房，进行手术及伤口评估 □ 完成出院记录、出院证明书向患者交代出院后的注意事项
重点医嘱	**长期医嘱：** □ 全身麻醉术后常规护理 □ 下咽或下咽加部分或全喉切除术*术后常规护理 □ 气管切开术后常规护理 □ 一级护理 □ 鼻饲饮食 □ 抗菌药物 □ 酌情静脉营养 □ 其他特殊医嘱 **临时医嘱：** □ 标本送病理检查 □ 酌情心电监护 □ 酌情吸氧 □ 静脉补液 □ 其他特殊医嘱	**长期医嘱：** □ 一/二级护理 □ 酌情停用静脉营养 □ 酌情停用鼻饲饮食 □ 酌情停用抗菌药物 □ 其他特殊医嘱 **临时医嘱：** □ 换药 □ 其他特殊医嘱	**出院医嘱：** □ 出院带药 □ 酌情肿瘤综合治疗 □ 门诊随诊
病情变异记录	□ 无 □ 有，原因： 1. 2.	□ 无 □ 有，原因： 1. 2.	□ 无 □ 有，原因： 1. 2.
护士签名			
医师签名			

*：实际操作时需明确写出具体的术式

（二）护士表单

下咽癌临床路径护士表单

适用对象：第一诊断为下咽癌（ICD-10：C12/C13）

行下咽或下咽加部分或全喉切除术（ICD-9-CM-3：29.33/30.2-30.4）

患者姓名：	性别： 年龄： 门诊号：	住院号：
住院日期： 年 月 日	出院日期： 年 月 日	标准住院日：≤21 天

时间	住院第 1 天	住院第 2~3 天 （手术准备日）
健康宣教	□ 入院宣教 □ 介绍主管医师、护士 □ 介绍环境、设施 □ 介绍住院注意事项 □ 介绍探视和陪伴制度 □ 介绍贵重物品制度 □ 提醒患者次日检查注意事项	□ 主管护士与患者沟通，了解并指导心理应对 □ 宣教疾病知识、用药知识及特殊检查操作的过程 □ 告知检查、操作及手术前后饮食、活动及探视等注意事项及应对方式 □ 术前宣教及术前准备 □ 提醒患者术晨禁食、禁水
护理处置	□ 核对患者，佩戴腕带 □ 建立入院护理病历 □ 卫生处置：剪指甲、沐浴、更换病号服 □ 协助医师完成各项检查及实验室检查	□ 随时观察患者病情变化 □ 遵医嘱正确用药和相关护理操作 □ 协助医师完成各项检查及实验室检查
基础护理	□ 二级护理 □ 晨晚间护理 □ 患者安全管理	□ 二级护理 □ 晨晚间护理 □ 患者安全管理
专科护理	□ 护理查体 □ 生命体征检测 □ 必要时留陪护人员 □ 心理护理	□ 遵医嘱完成相关检查和相关护理操作 □ 心理护理
重点医嘱	□ 详见医嘱执行单	□ 详见医嘱执行单
病情变异记录	□ 无 □ 有，原因： 1. 2.	□ 无 □ 有，原因： 1. 2.
护士签名		

时间	住院第 3~5 天 （手术日）	住院第 4~20 天 （术后 1~17 天）	住院第 7~21 天 （出院日）
健康宣教	□ 手术当日宣教 □ 告知饮食、体位要求 □ 告知手术后需禁食、禁水 □ 给予患者及家属心理支持 □ 再次明确探视陪伴须知	□ 手术后宣教 □ 药物作用及频率 □ 饮食、活动指导 □ 指导患者术后恢复锻炼方法	□ 指导患者术后恢复锻炼方法 □ 术后随访的时间和方法 □ 出院后服药方法 □ 饮食、休息等注意事项，肿瘤综合治疗方案介绍
护理处置	□ 与手术室人员交接 □ 摘除患者义齿 □ 核对患者资料及术中带药 □ 手术后接患者 □ 核对患者及资料，交接注意事项	□ 随时观察患者病情变化 □ 遵医嘱正确用药	□ 办理出院手续 □ 书写出院小结
基础护理	□ 一级护理 □ 晨晚间护理 □ 排泄管理 □ 患者安全管理	□ 一/二级护理 □ 晨晚间护理 □ 协助或指导进食、进水 □ 协助或指导活动 □ 患者安全管理	□ 二/三级护理 □ 晨晚间护理 □ 患者安全管理
专科护理	□ 遵医嘱予补液 □ 引流管护理 □ 胃管护理 □ 尿管护理 □ 气切护理 □ 病情观察 □ 伤口和生命体征监测 □ 心理护理	□ 遵医嘱予补液 □ 引流管护理 □ 胃管护理 □ 尿管护理 □ 气切护理 □ 病情观察 □ 伤口和生命体征监测 □ 心理护理	□ 病情观察 □ 评估患者生命体征 □ 心理护理
重点医嘱	□ 详见医嘱执行单	□ 详见医嘱执行单	□ 详见医嘱执行单
病情变异记录	□ 无 □ 有，原因： 1. 2.	□ 无 □ 有，原因： 1. 2.	□ 无 □ 有，原因： 1. 2.
护士签名			

（三）患者表单

下咽癌临床路径患者表单

适用对象：第一诊断为下咽癌（ICD-10：C12/C13）

行下咽或下咽加部分或全喉切除术（ICD-9-CM-3：29.33/30.2-30.4）

患者姓名：	性别：　年龄：　门诊号：	住院号：
住院日期：　年　月　日	出院日期：　年　月　日	标准住院日：≤21天

时间	入院	手术前	手术当天
医患配合	□ 配合询问病史、收集资料，务必详细告知既往史、用药史、过敏史 □ 配合进行体格检查 □ 有任何不适告知医师	□ 配合完善相关检查，如采血、留尿、心电图、X线胸片，超声，颈部CT □ 了解手术方案及围术期注意事项 □ 签署手术知情同意书、自费用品协议书、授权书等医疗文书 □ 配合麻醉医师术前访视	□ 接受手术治疗 □ 配合监护及检查治疗 □ 与医师交流了解手术情况及术后注意事项 □ 有任何不适告知医师
护患配合	□ 配合测量体温、脉搏、呼吸、血压、体重 □ 配合完成入院护理评估（简单询问病史、过敏史、用药史） □ 接受入院宣教（环境介绍、病室规定、订餐制度、贵重物品保管等） □ 配合执行探视和陪伴制度 □ 有任何不适告知护士	□ 配合生命体征监测 □ 接受术前宣教 □ 接受术前准备 □ 准备好必要用物 □ 有任何不适告知护士	□ 术晨生命体征监测 □ 术晨剃须漱口更衣 □ 既往基础药物一口水送下（降糖药物除外） □ 取下活动义齿、饰品等，贵重物品交家属保管 □ 配合完成术前核对，带齐影像资料和自备药物，上手术车 □ 返回病房后，协助完成核对，配合过床 □ 配合输液吸氧监护 □ 有任何不适告知护士
饮食	□ 遵医嘱饮食	□ 术前6~8小时禁食、禁水	□ 术后当日禁食、禁水
排泄	□ 正常排尿便	□ 正常排尿便	□ 手术前正常排尿便 □ 手术超过2小时者置导尿管 □ 手术当日床上排尿便
活动	□ 正常活动	□ 正常活动	□ 术后当日平卧，床上翻身、四肢活动

时间	手术后	出院
医患配合	□ 配合完善术后检查：如采血、留尿、便等 □ 配合治疗和换药	□ 接受出院前指导 □ 知道复查程序 □ 获取出院诊断书
护患配合	□ 配合定时测量生命体征、每日询问大便 □ 接受输液、服药等治疗 □ 配合各项专科护理 □ 配合活动，预防皮肤压力伤 □ 注意活动安全，避免坠床或跌倒 □ 配合执行探视及陪伴	□ 接受出院宣教 □ 办理出院手续 □ 获取出院带药 □ 知道服药方法、作用、注意事项 □ 知道复印病历程序
饮食	□ 手术后 1～10 天遵医嘱进行鼻饲，禁经口进食、进水	□ 遵医嘱饮食
排泄	□ 正常排尿便	□ 正常排尿便
活动	□ 术后第 1 天起适当下地活动 □ 逐渐适度加强活动，避免疲劳	□ 正常适度活动，避免疲劳

附：原表单（2016 年版）

下咽癌临床路径表单

适用对象：第一诊断为下咽癌（ICD-10：C12/C13）
行下咽或下咽加部分或全喉切除术（ICD-9-CM-3：29.33/30.2-30.4）

患者姓名：	性别：　年龄：　门诊号：	住院号：
住院日期：　年　月　日	出院日期：　年　月　日	标准住院日：≤21 天

时间	住院第 1 天	住院第 2 天 （手术准备日）
主要诊疗工作	□ 询问病史及体格检查 □ 完成病历书写 □ 上级医师查房与术前评估 □ 初步确定手术方式和日期 □ 完善检查	□ 上级医师查房 □ 完成术前准备与术前评估 □ 进行术前讨论，确定手术方案 □ 完成必要的相关科室会诊 □ 签署手术知情同意书、自费用品协议书、输血同意书 □ 向患者及家属交代围术期注意事项 □ 麻醉前评估，签署麻醉同意书
重要医嘱	**长期医嘱：** □ 耳鼻咽喉科护理常规 □ 二级护理 □ 普通饮食 □ 患者既往疾病基础用药 **临时医嘱：** □ 血常规、尿常规 □ 肝功能、肾功能、血糖、电解质、凝血功能、感染性疾病筛查（乙型肝炎、丙型肝炎、梅毒、艾滋病等） □ 胸部 X 线片、心电图 □ 喉镜检查 □ 增强 CT 或 MRI □ 病理学检查 □ 下咽-食管造影 □ 病理学检查 □ 输血准备（根据手术情况） □ 手术必需的相关检查	**长期医嘱：** □ 耳鼻咽喉科护理常规 □ 二级护理 □ 普通饮食 □ 患者既往疾病基础用药 **临时医嘱：** □ 明日全身麻醉下行喉部分或全切除术* □ 术前禁食、禁水 □ 术前抗菌药物 □ 术前准备 □ 留置鼻饲管 □ 其他特殊医嘱
主要护理工作	□ 入院宣教 □ 入院护理评估	□ 宣教、备皮等术前准备 □ 手术前物品准备 □ 手术前心理护理
病情变异记录	□ 无　□ 有，原因： 1. 2.	□ 无　□ 有，原因： 1. 2.
护士签名		
医师签名		

时间	住院第 3~5 天 （手术日）	住院第 4~20 天 （术后 1~17 天）	住院第 7~21 天 （出院日）
主要诊疗工作	□ 手术 □ 术者完成手术记录 □ 住院医师完成术后病程 □ 上级医师查房 □ 向患者及家属交代病情及术后注意事项	□ 上级医师查房 □ 住院医师完成常规病历书写 □ 注意病情变化 □ 注意观察生命体征 □ 注意引流量，根据引流情况 □ 明确是否拔除引流管	□ 上级医师查房，进行手术及伤口评估 □ 完成出院记录、出院证明书 □ 向患者交代出院后的注意事项
重点医嘱	**长期医嘱：** □ 全麻术后常规护理 □ 下咽或下咽加部分或全喉切除术 * 术后常规护理 □ 气管切开术后常规护理 □ 一级护理 □ 鼻饲饮食 □ 抗菌药物 □ 其他特殊医嘱 **临时医嘱：** □ 标本送病理检查 □ 酌情心电监护 □ 酌情吸氧 □ 其他特殊医嘱	**长期医嘱：** □ 一/二级护理 □ 酌情停用鼻饲饮食 □ 酌情停用抗菌药物 □ 其他特殊医嘱 **临时医嘱：** □ 换药 □ 其他特殊医嘱	**出院医嘱：** □ 出院带药 □ 酌情肿瘤综合治疗 □ 门诊随诊
主要护理工作	□ 随时观察患者病情变化 □ 术后心理与生活护理	□ 观察患者情况 □ 术后心理与生活护理	□ 指导患者办理出院手续 □ 指导术后气管套管护理 □ 指导术后随访时间 □ 指导术后发音功能锻炼
病情变异记录	□ 无 □ 有，原因： 1. 2.	□ 无 □ 有，原因： 1. 2.	□ 无 □ 有，原因： 1. 2.
护士签名			
医师签名			

*：实际操作时需明确写出具体的术式

第三章

喉癌临床路径释义

【医疗质量控制指标】（专家建议）

指标一、手术切除率。

指标二、部分喉切除率。

指标三、住院期间喉癌手术患者并发症的发生率。

一、喉癌编码

1. 原编码：

疾病名称及编码：喉癌（ICD-10：C32，D02.0）

手术操作名称及编码：喉部分或全喉切除术（ICD-9-CM-3：30.1-30.4）

2. 修改编码：

疾病名称及编码：喉癌（ICD-10：C32）

手术操作名称及编码：喉部分切除术（ICD-9-CM-3：30.1-30.2）

全喉切除术（ICD-9-CM-3：30.3-30.4）

二、临床路径检索方法

C32 伴（30.1-30.4）

三、国家医疗保障疾病诊断相关分组（CHS-DRG）

MDC 编码：MDCD（头颈、耳、鼻、口、咽疾病及功能障碍）

ADRC 编码：DR1（头颈、耳、鼻、咽、口恶性肿瘤）

四、喉癌临床路径标准住院流程

（一）适用对象

第一诊断为喉癌（ICD-10：C32，D02.0）。

行喉部分或全喉切除术（ICD-9-CM-3：30.1-30.4）。

释义

■ 适用对象编码参见第一部分。

■ 本临床路径适用对象为喉癌需要行喉部分或全喉切除术的患者，包括需要行单侧或双侧颈淋巴结清扫的患者。

■ 本路径不适用于不首选手术治疗的喉癌类型（如部分喉小细胞癌或淋巴瘤等患者）以及晚期喉癌需姑息治疗的患者。

（二）诊断依据

根据《临床诊疗指南·耳鼻咽喉头颈外科分册》（中华医学会编著，人民卫生出版社，2009 年）。

1. 症状：声嘶、呼吸不畅或其他喉部不适。

2. 体征：喉部有新生物或发现颈部肿大淋巴结。
3. 辅助检查：喉镜、CT 和/或 MRI 或 B 超等提示病变。
4. 病理学明确诊断。

释义

■ 声门型喉癌早期症状通常为声音嘶哑；声门上型喉癌早期症状通常表现为咽部不适或咽部异物感或咽部疼痛等咽炎症状，相继可出现放射性耳痛；声门下型喉癌早期症状不明显，晚期可出现进行性呼吸困难。

■ 原发于会厌或喉室的肿瘤，由于位置隐蔽，间接喉镜检查常不易发现，纤维喉镜仔细检查可早期发现病变，喉镜检查时应特别注意会厌喉面、前联合、喉室及声门下区等比较隐蔽的部位。

■ 检查还应包括声带运动是否受限或固定，会厌前间隙是否饱满，声门旁间隙是否受侵，舌根是否侵犯，颈部有无肿大淋巴结，喉体是否增大，颈前软组织和甲状腺有无肿块等。CT 检查鉴别甲状软骨是否破坏优于 MRI，而鉴别软组织侵犯范围 MRI 优于 CT；对颈部淋巴结转移的评价，CT、MRI 和超声有互补作用。

（三）治疗方案的选择

根据《临床治疗指南·耳鼻咽喉头颈外科分册》（中华医学会编著，人民卫生出版社，2009 年）、《临床技术操作规范·耳鼻咽喉头颈外科分册》（中华医学会编著，人民军医出版社，2009 年）、《头颈肿瘤综合治疗专家共识》（中国抗癌协会头颈肿瘤专业委员会，中国抗癌协会放射肿瘤专业委员会，中华耳鼻咽喉头颈外科杂志，2010 年）、《喉癌外科手术及综合治疗专家共识》（中华耳鼻咽喉头颈外科杂志编辑委员会头颈外科组，中华医学会耳鼻咽喉头颈外科学分会头颈学组，中华耳鼻咽喉头颈外科杂志，2014 年）。

手术：

1. 喉癌激光切除手术：T_1 和部分 T_2 喉癌。
2. 喉部分切除术：T_1、T_2、部分 T_3、少数 T_4，适合喉部分切除的喉癌患者。
3. 喉全切除术：不适合上述手术方式的喉癌患者。
4. 酌情行缺损修复。
5. 酌情行颈淋巴结清扫术。

释义

■ 手术为喉癌的主要治疗手段，对于不同部位、不同范围的肿瘤，应采取不同的手术的方法，其原则是在彻底切除肿瘤的基础上，尽量保留喉内外正常组织，以利于喉功能的修复与重建，随着对解剖和病理学研究的深入和手术方法的改进，喉部分切除术成为首选的手术方法。

■ 根据肿瘤的生物学行为特点及喉部的解剖分区进行喉部分切除术，缺损利用附近的黏膜组织瓣修复。

■ 放疗亦为喉癌治疗的重要手段，对于不同类型的喉癌，可有单纯放疗以及与手术结合的综合治疗，在综合治疗中有术前放疗和术后放疗。

■ 化疗可作为一种姑息治疗或综合治疗中的辅助部分，应在肿瘤内科的指导下完成。

（四）标准住院日

1. 激光切除喉癌手术≤7天。
2. 喉部分切除术和全喉切除术≤18天。
3. 皮肤或气管或食管缺损修复术≤21天。

释义

■ 喉癌患者入院后，术前准备1~4天，在第4~5天实施手术，术后恢复7~14天，总住院天数不超过18天，均符合本临床路径要求。但住院期间如果出现并发症，住院时间延长，属于正常。

（五）进入路径标准

1. 第一诊断必须符合喉癌疾病编码（ICD-10：C32，D02.0）。
2. 当患者同时具有其他疾病诊断，但在住院期间不需要特殊处理也不影响第一诊断的临床路径流程实施时，可以进入路径。

释义

■ 随着微创外科技术的发展，显微切除、显微激光切除、显微等离子射频技术切除以及部分支撑喉镜暴露困难者在内镜辅助下切除等术式不断完善，有条件的单位可根据患者的具体情况选用，以利用现代微创技术手段暴露清楚、彻底清除病变、并能行必要的修复，以最小的代价为患者谋取最大治疗效果为原则。这一部分患者另立临床路径管理。

■ 晚期喉癌已侵犯食管、气管、皮肤，术后缺损较大，需要转移组织瓣修复的患者术前准备、术后恢复和预后与本路径所规定喉癌有较大区别，应另立路径管理；但是喉癌切除后，利用周围黏膜、会厌下拉、单蒂或双蒂带状肌筋膜瓣等修复缺损适用于本临床路径。

■ 患者入院后术前准备发现严重心律不齐、心肌梗死、糖尿病等以往没有发现的疾病，请相关科室会诊，上述慢性疾病如果需要治疗稳定后才能手术，术前准备过程先进入其他相应内科疾病的诊疗路径。

（六）术前准备

1. 必需的检查项目：
（1）血常规、尿常规。
（2）肝功能、肾功能、电解质、血糖、凝血功能。
（3）感染性疾病筛查（乙型肝炎、丙型肝炎、梅毒、艾滋病等）。
（4）胸部X线片、心电图。
（5）喉镜。
（6）标本送病理学检查。
2. 根据患者病情，可选择检查项目：CT或MRI或B超，下咽-食管造影，肺功能，输血准备等。

释义

■ 喉癌患者的术前准备可分为4类：第一类是明确肿瘤性质的术前准备，如病理学检查，必要时行免疫组化；第二类是明确肿瘤范围的检查，如喉镜、增强CT或MR、食管镜或胃镜等；第三类是明确肿瘤是否有转移的检查，如颈部超声、肝胆胰脾肾超声、骨扫描、X线胸片或胸部CT，喉癌常伴发肺癌，胸部CT最为增强，甚至PET等；第四类是明确患者的全身情况，为全身麻醉手术准备的检查，如血尿常规、心电图、感染指标、肝肾功能、输血项目等；必要时，一些高危患者，术前根据病情增加超声心动、肺功能、血气分析等检查。术前4类检查必须完善，其中具体的项目根据患者病情和经济情况等多种因素综合考虑选择。

■ 必查项目是确保手术治疗安全、有效开展的基础，术前必须完成。相关人员认真分析检查结果，排除手术禁忌证，及时处理异常情况。

■ 为缩短患者的住院等待时间，检查项目可以在患者入院前于门诊完成。

（七）预防性抗菌药物选择与使用时机

按照《抗菌药物临床应用指导原则（2015年版）》（国卫办医发〔2015〕43号）合理选用抗菌药物。

释义

■ 喉癌手术属Ⅱ类切口，手术创伤大，一旦感染可导致严重后果，因此可按规定适当预防性和术后应用抗菌药物，通常选用联合广谱用药，覆盖需氧和厌氧菌。

（八）手术日

手术日为入院后5天内。

1. 麻醉方式：全身麻醉。
2. 手术：见治疗方案的选择。
3. 术中用药：止血药、抗菌药物。
4. 输血：视术中情况而定。
5. 标本送病理检查。

释义

■ 本路径规定的喉部分切除术和喉全切除术均是在全身麻醉下实施。

■ 手术前或术中可应用血凝酶，用来预防出血，避免或减少手术部位及手术后出血。现在高龄患者越来越多，止血药物临床应用选择成分单一、安全性较高的药物，如注射用尖吻蝮蛇血凝酶。应注意监测患者血凝状态，高度警惕深静脉血栓形成。必要时，对高凝状态和游离组织瓣修复的患者，可使用抗凝药物和改善微循环及扩张血管的药物。对手术较大、既往有胃病史患者，可应用抑酸药物，避免应激性胃溃疡发生。

■ 围术期用抗菌药物参考《抗菌药物临床应用指导原则（2015年版）》（国卫办医发〔2015〕43号）执行。对手术时间较长的患者，术中可加用一次抗菌药物。

■ 术中切缘应送冷冻，切至切缘阴性，标本送病理应标明切缘。

（九）术后住院治疗

术后住院治疗 5~19 天。

1. 抗菌药物：按照《抗菌药物临床应用指导原则（2015 年版）》（国卫办医发〔2015〕43 号）合理选用抗菌药物。
2. 漱口。
3. 鼻饲（激光手术除外）。
4. 气管切开和气道护理。
5. 伤口换药。
6. 镇痛药（必要时）。

释义

■ 术后住院治疗 5~18 天。术后如果出现并发症，住院时间延长。

■ 术后可根据患者恢复情况做必须复查的检查项目：血、尿常规，肝、肾功能，电解质，白蛋白，D-二聚体（dimer），并根据病情变化增加检查的频次。复查项目并不局限于路径的项目，可根据需要增加，如血气分析、四肢超声等。根据情况行监护和吸氧，必要时转 ICU 病房。必要时胸片、CT 和超声检查，排除肺部感染、脑出血和腹腔出血。

■ 鼻饲患者术后可根据患者情况在第 7~14 天经口进食，拔除胃管。

■ 气管切开术患者可根据患者情况在住院期间关闭气切，或出院恢复，待条件允许后再关闭气管切开。

■ 术后用药，除常规合理应用抗菌药物外，必要时，对高凝状态和游离组织瓣修复的患者，可使用抗凝药物和改善微循环及扩张血管的药物。对手术较大、既往有胃病史患者或鼻饲患者，可应用抑酸药物，避免应激性胃溃疡发生。

（十）出院标准

1. 一般情况良好。
2. 没有需要住院处理的并发症。

释义

■ 患者出院前应完成复查项目，且复查项目无异常，若有异常，主管医师应仔细分析并作出相应的处理。

■ 如果术后出现并发症，经过一段时间的处理后，病情稳定，无生命危险，可出院回家或当地医院继续治疗。

（十一）变异及原因分析

1. 术中、术后出现并发症（如咽瘘等），需要特殊诊断治疗措施，延长住院时间。

2. 伴有影响本病治疗效果的合并症，需要采取进一步检查和诊断，延长住院时间。

释义

■ 伴有影响手术的合并症常见的有发现心律失调、心肌梗死、糖尿病等，需要进一步行超声心动、Holter、肺功能等检查，请相关科室会诊排除手术禁忌证，导致住院时间延长，治疗费用增加。

■ 喉癌手术可能存在的风险包括：术中术后大出血、空气栓塞、吸入性肺炎、肺栓塞及心肌梗死；全喉切除术后失去发音功能；术后复发和转移；术中切除或损伤重要神经：面神经分支损伤导致术后面瘫，舌咽和迷走神经损伤导致进食呛咳，心血管症状，副神经损伤导致肩部和上肢活动障碍，舌下神经损伤导致舌活动障碍，颈丛神经损伤颈部和耳部感觉麻木，颈交感神经损伤导致霍纳综合征（Horner syndrome）等；术后感染，导致咽瘘或喉瘘，伤口延期愈合；并发气胸、皮下气肿、乳糜漏等，继发感染则引起脓胸或纵隔脓肿等，必要时行引流术；术后气管食管瘘、食管狭窄，可影响正常饮食；术后面部肿胀；术后气管套管拔管困难，甚至终身带管；甲状腺、甲状旁腺切除后甲状腺和甲状旁腺功能低下，须终身服药；皮瓣坏死等。

■ 出现变异的原因很多，除了包括路径中所描述的各种术后并发症，还包括医疗、护理、患者、环境等多方面的变异原因，主管医师均应如实记录。

五、喉癌给药方案

（一）用药选择

喉癌的用药主要是预防性使用抗菌药物，选用的抗菌药物必须是疗效肯定、安全、使用方便及价格相对较低的品种。一般选择联合用药，可分为：①广谱青霉素类联合抗厌氧菌类；②头孢菌素类联合抗厌氧菌类；③如果患者为过敏体质或以上 2 种抗菌药物皮试阳性，可选择喹诺酮类联合抗厌氧菌类。

给药方法：在术前 0.5~2 小时内给药，或麻醉开始时给药，使手术切口暴露时局部组织中已达到足以杀灭手术过程中入侵切口细菌的药物浓度。如果手术时间超过 3 小时，或失血量大（>1500ml），可手术中给予第 2 剂。抗菌药物的有效覆盖时间应包括整个手术过程和手术结束后 4 小时，总的预防用药时间不超过 24 小时，个别情况可延长至 48 小时。手术时间较短（<2 小时）的手术，术前用药一次即可。

（二）药学提示

1. 广谱青霉素抗菌药物：抗菌谱除革兰阳性菌外，还包括：①对部分肠杆菌科细菌有抗菌活性者，如氨苄西林、阿莫西林；②对多数革兰阴性杆菌包括铜绿假单胞菌具抗菌活性者，如哌拉西林、阿洛西林、美洛西林。

适应证：氨苄西林与阿莫西林的抗菌谱较青霉素为广，对部分革兰阴性杆菌（如流感嗜血杆菌、大肠埃希菌、奇异变形杆菌）亦具抗菌活性。对革兰阳性球菌作用与青霉素相仿。本类药物适用于敏感细菌所致的呼吸道感染、尿路感染、胃肠道感染、皮肤软组织感染、脑膜炎、败血症、心内膜炎等。氨苄西林为肠球菌感染的首选用药。

哌拉西林、阿洛西林和美洛西林对革兰阴性杆菌的抗菌谱较氨苄西林广，抗菌作用也较强。除对部分肠杆菌科细菌外，对铜绿假单胞菌亦有良好抗菌作用；适用于肠杆菌科细菌及铜绿假单胞菌所致的呼吸道感染、尿路感染、胆道感染、腹腔感染、皮肤软组织感染等。

2. 头孢菌素类抗菌药物：头孢菌素类根据其抗菌谱、抗菌活性、对β-内酰胺酶的稳定性以及肾毒性的不同，目前分为四代，常用的为第三代或第四代。第三代头孢菌素对肠杆菌科细菌等革兰阴性杆菌具有强大抗菌作用，头孢他啶和头孢哌酮除肠杆菌科细菌外对铜绿假单胞菌亦具高度抗菌活性；注射品种有头孢噻肟、头孢曲松、头孢他啶、头孢哌酮等。第四代头孢菌素常用者为头孢吡肟，它对肠杆菌科细菌作用与第三代头孢菌素大致相仿，其中对阴沟肠杆菌、产气肠杆菌、柠檬酸菌属等的部分菌株作用优于第三代头孢菌素，对铜绿假单胞菌的作用与头孢他啶相仿，对金黄色葡萄球菌等的作用较第三代头孢菌素略强。

适应证：第三代头孢菌素：适用于敏感肠杆菌科细菌等革兰阴性杆菌所致严重感染，如下呼吸道感染、败血症、腹腔感染、肾盂肾炎和复杂性尿路感染、盆腔炎性疾病、骨关节感染、复杂性皮肤软组织感染、中枢神经系统感染等。治疗腹腔、盆腔感染时需与抗厌氧菌药如甲硝唑合用。本类药物对化脓性链球菌、肺炎链球菌、甲氧西林敏感葡萄球菌所致的各种感染亦有效，但并非首选用药。头孢他啶、头孢哌酮尚可用于铜绿假单胞菌所致的各种感染。

第四代头孢菌素：目前国内应用者为头孢吡肟。本药的抗菌谱和适应证与第三代头孢菌素同，尚可用于对第三代头孢菌素耐药而对其敏感的产气肠杆菌、阴沟肠杆菌、沙雷菌属等细菌感染，亦可用于中性粒细胞缺乏伴发热患者的经验治疗。

3. 喹诺酮类抗菌药：临床上常用者为氟喹诺酮类，有诺氟沙星、依诺沙星、氧氟沙星、环丙沙星等。近年来研制的新品种对肺炎链球菌、化脓性链球菌等革兰阳性球菌的抗菌作用增强，对衣原体属、支原体属、军团菌等细胞内病原或厌氧菌的作用亦有增强，已用于临床者有左氧氟沙星、加替沙星、莫西沙星等。

适应证：①泌尿生殖系统感染：本类药物可用于肠杆菌科细菌和铜绿假单胞菌等所致的尿路感染；细菌性前列腺炎、淋菌性和非淋菌性尿道炎以及宫颈炎。诺氟沙星主要用于单纯性下尿路感染或肠道感染。但应注意，目前国内尿路感染的主要病原菌大肠埃希菌中，耐药株已达半数以上。②呼吸道感染：环丙沙星、氧氟沙星等主要适用于肺炎克雷伯菌、肠杆菌属、假单胞菌属等革兰阴性杆菌所致的下呼吸道感染。左氧氟沙星、加替沙星、莫西沙星等可用于肺炎链球菌和溶血性链球菌所致的急性咽炎和扁桃体炎、中耳炎等，以及肺炎链球菌、支原体、衣原体等所致社区获得性肺炎，此外亦可用于革兰阴性杆菌所致下呼吸道感染。

4. 抗厌氧菌类：本类药物对厌氧菌、滴虫、阿米巴和蓝氏贾第鞭毛虫具强大抗微生物活性。

适应证：①可用于各种需氧菌与厌氧菌的混合感染，包括腹腔感染、盆腔感染、肺脓肿、脑脓肿等，但通常需与抗需氧菌抗菌药物联合应用；②口服可用于艰难梭菌所致的假膜性肠炎、幽门螺杆菌所致的胃窦炎、牙周感染及加德纳菌阴道炎等；③可用于肠道及肠外阿米巴病、阴道滴虫病、贾第鞭毛虫病、结肠小袋纤毛虫等寄生虫病的治疗；④与其他抗菌药物联合，可用于某些盆腔、肠道及腹腔等手术的预防用药。

（三）注意事项

1. 广谱青霉素抗菌药物：①无论采用何种给药途径，用青霉素类药物前必须详细询问患者有无青霉素类过敏史、其他药物过敏史及过敏性疾病史，并须先做青霉素皮肤试验；②过敏性休克一旦发生，必须就地抢救，立即给患者注射肾上腺素，并给予吸氧、应用升压药、肾上腺皮质激素等抗休克治疗；③全身应用大剂量青霉素可引起腱反射增强、肌肉痉挛、抽搐、昏迷等中枢神经系统反应（青霉素脑病），此反应易出现于老年和肾功能减退患者；④青霉素不用于鞘内注射；⑤青霉素钾盐不可快速静脉注射；⑥本类药物在碱性溶液中易失活。

2. 头孢菌素类抗菌药物：①禁用于对任何一种头孢菌素类抗菌药物有过敏史及有青霉素过

敏性休克史的患者；②用药前必须详细询问患者先前有否对头孢菌素类、青霉素类或其他药物的过敏史。有青霉素类、其他β-内酰胺类及其他药物过敏史的患者，有明确应用指征时应谨慎使用本类药物。在用药过程中一旦发生过敏反应，须立即停药。如发生过敏性休克，须立即就地抢救并予以肾上腺素等相关治疗；③本类药物多数主要经肾脏排泄，中度以上肾功能不全患者应根据肾功能适当调整剂量。中度以上肝功能减退时，头孢哌酮、头孢曲松可能需要调整剂量；④氨基苷类和第一代头孢菌素注射剂合用可能加重前者的肾毒性，应注意监测肾功能；⑤头孢哌酮可导致低凝血酶原血症或出血，合用维生素K可预防出血；本药亦可引起戒酒硫样反应。用药期间及治疗结束后72小时内应避免摄入含酒精饮料。

3. 喹诺酮类抗菌药：①对喹诺酮类药物过敏的患者禁用；②18岁以下未成年患者避免使用本类药物；③制酸剂和含钙、铝、镁等金属离子的药物可减少本类药物的吸收，应避免同用；④妊娠期及哺乳期患者避免应用本类药物；⑤本类药物偶可引起抽搐、癫痫、神志改变、视力损害等严重中枢神经系统不良反应，在肾功能减退或有中枢神经系统基础疾病的患者中易发生，因此本类药物不宜用于有癫痫或其他中枢神经系统基础疾病的患者。肾功能减退患者应用本类药物时，需根据肾功能减退程度减量用药，以防发生由于药物在体内蓄积而引起的抽搐等中枢神经系统严重不良反应；⑥本类药物可能引起皮肤光敏反应、关节病变、肌腱断裂等，并偶可引起心电图QT间期延长等，用药期间应注意观察。

4. 抗厌氧菌类：①禁用于对硝基咪唑类药物过敏的患者；②妊娠早期（3个月内）患者应避免应用。哺乳期患者用药期间应停止哺乳；③本类药物可能引起粒细胞减少及周围神经炎等，神经系统基础疾患及血液病患者慎用；④用药期间禁止饮酒及含酒精饮料；⑤肝功能减退可使本类药物在肝脏代谢减慢而导致药物在体内蓄积，因此肝病患者应减量应用。

六、喉癌术后的护理规范

1. 口腔护理：喉癌术后往往暂时不能经口进食，为避免口腔内细菌滋生，应定时的进行口腔清洁，一般每天2次口腔清洁护理。

2. 饮食护理：喉癌术后，尤其全喉切除术后，往往暂时不能经口进食，通常术后7~10天通过鼻饲管给予营养支持，一是减少吞咽动作，避免喉瘘或咽瘘的发生，二是通过鼻饲管进食给予补充营养，促进伤口愈合。

3. 手术切口护理：气管切开口或气管造瘘口定时清洁，避免感染；保持气管套管通畅，定时清洁消毒，避免气管套管堵塞和伤口感染；定时气道雾化吸入，尤其冬季，避免气道堵塞。

4. 负压引流护理：喉癌患者术后往往放置负压引流，以引流创面渗出的液体，避免积液，伤口感染，应定期检查引流是否通畅，避免堵塞。

5. 伤口护理：定期检查伤口是否肿胀，是否出现淤斑，排除术后出血的可能。

七、喉癌营养治疗规范

1. 所有患者入院后应常规进行营养筛查和营养状况评估和综合测定。

2. 治疗过程中每周至少为患者评估1次，以便尽早发现患者出现营养风险并采取早期干预。

3. 营养治疗方式的选择：①为了降低感染风险，首选经口摄入；②出现重度口腔/口咽黏膜炎影响吞咽功能者或产生较强的胃肠道反应的患者，肠内营养应经管饲给予。

4. 患者的每日供给量推荐为每日25~30kcal/kg，如患者合并严重消耗，每日供给量推荐为每日30~35kcal/kg。

5. 蛋白质供给量为每日1.0~1.5g/kg。

6. 根据胃肠功能状况尽早经口营养补充肠内营养制剂。如口服摄入不足目标量的60%时，推荐管饲肠内营养。肠内营养不能达到目标量60%时可选用肠外营养药物，胃肠耐受情况好转立即过渡到肠内营养。根据病情变化及营养耐受性选择或调整肠外肠内营养方案。

八、喉癌患者术后的健康宣教

1. 戒烟戒酒，养成良好的生活习惯。
2. 保持气管造瘘口或气管切开口清洁通畅，定期清洗消毒。
3. 全喉切除患者积极参加无喉发音培训。
4. 定期返回医院复诊，了解肿瘤复发的信号。

九、推荐表单

（一）医师表单

喉癌临床路径医师表单

适用对象：第一诊断为喉癌（ICD-10：C32，D02.0）
行喉部分或全喉切除术（ICD-9-CM-3：30.1-30.4）

患者姓名：	性别： 年龄： 门诊号：	住院号：
住院日期： 年 月 日	出院日期： 年 月 日	标准住院日：≤21 天

时间	住院第 1 天	住院第 1~3 天 （术前日）	住院第 2~5 天 （手术日）
主要诊疗工作	□ 询问病史及体格检查 □ 完成病历书写 □ 上级医师查房与术前评估 □ 初步确定手术方式和日期	□ 上级医师查房 □ 完成术前准备与术前评估 □ 根据检查结果等，进行术前讨论，确定手术方案 □ 完成必要的相关科室会诊 □ 签署手术知情同意书、自费用品协议书、输血同意书 □ 向患者及家属交代围术期注意事项	□ 手术 □ 术者完成手术记录 □ 住院医师完成术后病程 □ 上级医师查房 □ 向患者及家属交代病情及术后注意事项
重点医嘱	**长期医嘱：** □ 耳鼻咽喉科护理常规 □ 二级护理 □ 普通饮食 **临时医嘱：** □ 血常规、尿常规 □ 肝功能、肾功能、血糖、电解质、凝血功能、感染性疾病筛查（乙型肝炎、丙型肝炎、梅毒、艾滋病等） □ 胸部 X 线片、心电图 □ 喉镜检查 □ 病理学检查 □ 酌情增强 CT 和/或 MRI 或 B 超，肺功能，输血准备	**长期医嘱：** □ 耳鼻咽喉科护理常规 □ 二级护理 □ 普通饮食 □ 患者既往基础用药 **临时医嘱：** □ 术前医嘱：明日全身麻醉下行喉部分或全切除术* □ 术前禁食、禁水 □ 术前抗菌药物 □ 术前准备 □ 留置鼻饲管（术前或术中，激光手术除外） □ 其他特殊医嘱	**长期医嘱：** □ 全身麻醉术后常规护理 □ 喉部分或全切除术*术后常规护理 □ 气管切开术后常规护理 □ 一级护理 □ 鼻饲饮食 □ 抗菌药物 □ 其他特殊医嘱 **临时医嘱：** □ 标本送病理检查 □ 酌情心电监护 □ 酌情吸氧 □ 其他特殊医嘱
病情变异记录	□ 无 □ 有，原因： 1. 2.	□ 无 □ 有，原因： 1. 2.	□ 无 □ 有，原因： 1. 2.
医师签名			

时间	住院第 3~19 天 （术后 1~18 天）	住院第 7~21 天 （术后 5~19 天，出院日）
主要诊疗工作	□ 上级医师查房 □ 住院医师完成常规病历书写 □ 注意病情变化 □ 注意观察生命体征 □ 注意引流量，根据引流情况明确是否拔除引流管	□ 上级医师查房，进行手术及伤口评估 □ 完成出院记录、出院证明书 □ 向患者交代出院后的注意事项
重点医嘱	**长期医嘱：** □ 一/二级护理 □ 酌情停用鼻饲饮食 □ 酌情停用抗菌药物 □ 其他特殊医嘱 **临时医嘱：** □ 换药 □ 其他特殊医嘱	**出院医嘱：** □ 出院带药 □ 酌情肿瘤综合治疗 □ 门诊随诊 □ 对全喉切除的患者，自学或参加无喉发音班，以回归社会。
病情变异记录	□ 无　□ 有，原因： 1. 2.	□ 无　□ 有，原因： 1. 2.
医师签名		

*：实际操作时需明确写出具体的术式

（二）护士表单

喉癌临床路径护士表单

适用对象：第一诊断为喉癌（ICD-10：C32，D02.0）
行喉部分或全喉切除术（ICD-9-CM-3：30.1-30.4）

患者姓名：	性别：　年龄：　门诊号：	住院号：
住院日期：　年　月　日	出院日期：　年　月　日	标准住院日：≤21 天

时间	住院第 1 天	住院第 1~3 天	住院第 2~5 天
健康宣教	□ 入院宣教 □ 介绍主管医师、护士 □ 介绍环境、设施 □ 介绍住院注意事项 □ 介绍探视和陪伴制度 □ 介绍贵重物品制度	□ 药物宣教 □ 向患者及家属交代围术期注意事项 □ 术前宣教 □ 宣教术前准备及注意事项 □ 主管护士与患者沟通，消除患者紧张情绪 □ 告知术后可能出现的情况及应对方式	□ 向患者及家属交代病情及术后注意事项 □ 手术当日宣教 □ 告知饮食、体位要求 □ 告知术后需平卧 6 小时 □ 给予患者及家属心理支持 □ 再次明确探视陪伴须知
护理处置	□ 核对患者，佩戴腕带 □ 建立入院护理病历 □ 协助患者留取各种标本 □ 测量体重	□ 协助医师完成术前的相关实验室检查 □ 术前准备 □ 禁食禁水	□ 摘除患者义齿，核对患者资料及带药，将患者交手术室 □ 接患者，核对患者及资料 □ 心电监护，测血压，密切观察生命体征
基础护理	□ 三级护理 □ 晨晚间护理 □ 患者安全管理	□ 三级护理 □ 晨晚间护理 □ 患者安全管理	□ 一级护理 □ 晨晚间护理 □ 患者安全管理
专科护理	□ 护理查体 □ 病情观察：是否有呼吸困难 □ 需要时，填写跌倒及压疮防范表 □ 需要时，请家属陪伴 □ 确定饮食种类 □ 心理护理	□ 病情观察：是否有呼吸困难 □ 遵医嘱完成相关检查 □ 心理护理	□ 遵医嘱予补液 □ 病情观察 □ 生命体征的变化 □ 引流的量和颜色 □ 气管套管是否通畅 □ 心理护理
重点医嘱	□ 详见医嘱执行单	□ 详见医嘱执行单	□ 详见医嘱执行单
病情变异记录	□ 无　□ 有，原因： 1. 2.	□ 无　□ 有，原因： 1. 2.	□ 无　□ 有，原因： 1. 2.
护士签名			

时间	住院第 3~19 天	住院第 7~21 天 （出院日）
健康宣教	□ 术后宣教 □ 药物作用及频率 □ 饮食、活动指导	□ 出院宣教 □ 复查时间 □ 服药方法 □ 活动休息 □ 指导饮食 □ 指导办理出院手续
护理处置	□ 遵医嘱完成相关检查	□ 协助医师办理出院手续
基础护理	□ 二级护理 □ 晨晚间护理 □ 患者安全管理	□ 三级护理 □ 晨晚间护理 □ 协助或指导进食、进水 □ 协助或指导活动 □ 患者安全管理
专科护理	□ 病情观察 □ 监测生命体征 □ 心理护理 □ 引流管和气管套管管理	□ 病情观察 □ 监测生命体征 □ 出院指导 □ 心理护理 □ 气管套管管理
重点医嘱	□ 详见医嘱执行单	□ 详见医嘱执行单
病情变异记录	□ 无　□ 有，原因： 1. 2.	□ 无　□ 有，原因： 1. 2.
护士签名		

（三）患者表单

喉癌临床路径患者表单

适用对象：第一诊断为喉癌（ICD-10：C32，D02.0）

行喉部分或全喉切除术（ICD-9-CM-3：30.1-30.4）

患者姓名：	**性别：**　**年龄：**　**门诊号：**		**住院号：**
住院日期：　年　月　日	**出院日期：**　年　月　日		**标准住院日：**≤21天

时间	入院	手术前	手术当天
医患配合	□ 配合询问病史、收集资料，务必详细告知既往史、用药史、过敏史 □ 配合进行体格检查 □ 有任何不适告知医师	□ 配合完善术前相关检查，如采血、留尿、心电图、X线胸片 □ 医师与患者及家属介绍病情及手术谈话、术前签字	□ 配合医师摆好手术体位 □ 配合麻醉医师完成麻醉
护患配合	□ 配合测量体温、脉搏、呼吸3次、血压、体重1次 □ 配合完成入院护理评估（简单询问病史、过敏史、用药史） □ 接受入院宣教（环境介绍、病室规定、订餐制度、贵重物品保管等） □ 配合执行探视和陪伴制度 □ 有任何不适告知护士	□ 配合测量体温、脉搏、呼吸3次、询问大便1次 □ 接受手术前宣教 □ 接受饮食宣教 □ 接受药物宣教	□ 送手术室前，协助完成核对，带齐影像资料及用药 □ 返回病房后，配合接受生命体征的测量 □ 配合检查意识 □ 配合缓解疼痛 □ 接受术后宣教 □ 接受饮食宣教：手术当天禁食 □ 接受药物宣教 □ 有任何不适告知护士
饮食	□ 遵医嘱饮食	□ 遵医嘱饮食	□ 手术前禁食、禁水 □ 术后，根据医嘱平卧6小时，次日经鼻饲管给予流质饮食
排泄	□ 正常排尿便	□ 正常排尿便	□ 正常排尿便
活动	□ 正常活动	□ 正常活动	□ 卧床

时间	手术后	出院
医患配合	□ 配合完善术后检查：如采血、留痰等	□ 接受出院前指导 □ 知道复查程序 □ 获取出院诊断书
护患配合	□ 配合定时测量生命体征、每日询问大便 □ 配合检查颈部 □ 接受输液、服药等治疗 □ 接受进食、进水、排便等生活护理 □ 配合活动，预防皮肤压力伤 □ 注意活动安全，避免坠床或跌倒 □ 配合执行探视及陪伴	□ 接受出院宣教 □ 办理出院手续 □ 获取出院带药 □ 知道服药方法、作用、注意事项 □ 知道复印病历程序
饮食	□ 遵医嘱饮食	□ 遵医嘱饮食
排泄	□ 正常排尿便	□ 正常排尿便
活动	□ 正常适度活动，避免疲劳	□ 正常适度活动，避免疲劳

附：原表单（2016年版）

喉癌临床路径表单

适用对象：第一诊断为喉癌（ICD-10：C32，D02.0）

行喉部分或全喉切除术（ICD-9-CM-3：30.1-30.4）

患者姓名：	性别： 年龄： 门诊号：	住院号：
住院日期： 年 月 日	出院日期： 年 月 日	标准住院日：≤21天

时间	住院第1天	住院第1~3天 （术前日）	住院第2~5天 （手术日）
主要诊疗工作	□ 询问病史及体格检查 □ 完成病历书写 □ 上级医师查房与术前评估 □ 初步确定手术方式和日期	□ 上级医师查房 □ 完成术前准备与术前评估 □ 根据检查结果等，进行术前讨论，确定手术方案 □ 完成必要的相关科室会诊 □ 签署手术知情同意书、自费用品协议书、输血同意书 □ 向患者及家属交代围术期注意事项	□ 手术 □ 术者完成手术记录 □ 住院医师完成术后病程 □ 上级医师查房 □ 向患者及家属交代病情及术后注意事项
重点医嘱	**长期医嘱：** □ 耳鼻咽喉科护理常规 □ 二级护理 □ 普通饮食 **临时医嘱：** □ 血常规、尿常规 □ 肝功能、肾功能、血糖、电解质、凝血功能、感染性疾病筛查（乙型肝炎、丙型肝炎、梅毒、艾滋病等） □ 胸部X线片、心电图 □ 喉镜检查 □ 病理学检查 □ 酌情增强CT和/或MRI或B超，肺功能，输血准备	**长期医嘱：** □ 耳鼻咽喉科护理常规 □ 二级护理 □ 普通饮食 □ 患者既往基础用药 **临时医嘱：** □ 术前医嘱：明日全身麻醉下行喉部分或全切除术* □ 术前禁食、禁水 □ 术前抗菌药物 □ 术前准备 □ 留置鼻饲管（术前或术中，激光手术除外） □ 其他特殊医嘱	**长期医嘱：** □ 全身麻醉术后常规护理 □ 喉部分或全切除术*术后常规护理 □ 气管切开术后常规护理 □ 一级护理 □ 鼻饲饮食 □ 抗菌药物 □ 其他特殊医嘱 **临时医嘱：** □ 标本送病理检查 □ 酌情心电监护 □ 酌情吸氧 □ 其他特殊医嘱
主要护理工作	□ 介绍病房环境、设施和设备 □ 入院护理评估	□ 宣教、备皮等术前准备 □ 手术前物品准备 □ 手术前心理护理	□ 观察患者病情变化 □ 术后心理与生活护理
病情变异记录	□ 无 □ 有，原因： 1. 2.	□ 无 □ 有，原因： 1. 2.	□ 无 □ 有，原因： 1. 2.
护士签名			
医师签名			

时间	住院第 3~19 天 （术后 1~18 天）	住院第 7~21 天 （术后 5~19 天，出院日）
主要诊疗工作	□ 上级医师查房 □ 住院医师完成常规病历书写 □ 注意病情变化 □ 注意观察生命体征 □ 注意引流量，根据引流情况明确是否拔除引流管	□ 上级医师查房，进行手术及伤口评估 □ 完成出院记录、出院证明书 □ 向患者交代出院后的注意事项
重点医嘱	**长期医嘱：** □ 一/二级护理 □ 酌情停用鼻饲饮食 □ 酌情停用抗菌药物 □ 其他特殊医嘱 **临时医嘱：** □ 换药 □ 其他特殊医嘱	**出院医嘱：** □ 出院带药 □ 酌情肿瘤综合治疗 □ 门诊随诊
主要护理工作	□ 观察患者情况 □ 术后心理与生活护理	□ 指导患者办理出院手续 □ 指导术后气管套管护理 □ 指导术后随访时间 □ 指导术后发音功能锻炼
病情变异记录	□ 无　□ 有，原因： 1. 2.	□ 无　□ 有，原因： 1. 2.
护士签名		
医师签名		

*：实际操作时需明确写出具体的术式

第四章
食管癌手术治疗临床路径释义

【医疗质量控制指标】（专家建议）

指标一、手术切除率。

指标二、住院期间食管癌手术患者并发症的发生率。

指标三、住院时间及费用。

一、食管癌手术治疗编码

1. 原编码：

疾病名称及编码：食管癌（ICD-10：C15/D00.1）

2. 修改编码：

疾病名称及编码：食管癌（ICD-10：C15）

手术操作名称及编码：食管切除术（ICD-9-CM-3：42.4）

二、临床路径检索方法

C15（除外 Z51）伴 42.4

三、国家医疗保障疾病诊断相关分组（CHS-DRG）

MDC 编码：MDCG（消化系统疾病及功能障碍）

ADRC 编码：GR1（消化系统恶性肿瘤）

四、食管癌手术治疗临床路径标准住院流程

（一）适用对象

第一诊断为食管癌拟行食管癌切除消化道重建术。

释义

■ 本路径适用对象为临床诊断为食管癌拟行手术治疗患者，如完善检查后拟行其他治疗如放疗或化疗等，需进入其他相应路径。

（二）诊断依据

根据《临床诊疗指南·胸外科分册》（中华医学会编著，人民卫生出版社）《食管癌规范化诊治指南》（中国抗癌协会食管癌专业委员会编，中国协和医科大学出版社）等。

1. 临床症状：进食哽噎、异物感；进行性吞咽困难；逐渐消瘦、脱水、乏力。

2. 辅助检查：上消化道造影、内镜检查（胃镜、食管内镜超声检查 endoscopic ultrasonography，EUS）、颈胸腹 CT 或胸部 CT 并颈部及腹部 B 超、腹部平扫及增强 MRI、PET-CT。

3. 病理学诊断明确（组织病理学、细胞病理学）。

释义

■ 本路径的制订主要参考国内权威参考书籍和诊疗指南。

■ 病史和临床症状是诊断食管癌的初步依据，进行性吞咽困难是食管癌的典型症状，可合并反酸、胃灼热、上腹部灼热感、呕吐等症状，胃镜下活检可明确诊断。

（三）治疗方案的选择。

根据《临床诊疗指南·胸外科分册》（中华医学会编著，人民卫生出版社），《食管癌规范化诊治指南》（中国抗癌协会食管癌专业委员会编，中国协和医科大学出版社）等。

行食管癌切除消化道重建术：

1. 经左胸手术，食管癌切除+食管-胃胸内或颈部吻合，胸腹部淋巴结清扫术。
2. 经右胸手术，食管癌切除+食管-胃胸内或颈部吻合，胸腹两野淋巴结清扫术。

释义

■ 本临床路径适用于食管癌手术治疗患者，开放手术微创手术均可，但要行规范化手术切除加淋巴结清扫。

（四）标准住院日≤28 天

释义

■ 因食管癌手术术前需完善检查，明确诊断，对于入院检查患者可能术前时间较长，食管癌手术创伤大，术后恢复时间长，为保证医疗安全，术后需要较长住院时间，故临床路径设定标准住院时间较宽泛。

（五）进入路径标准

1. 第一诊断必须符合 ICD-10：C15/D00.1 食管癌疾病编码。
2. 符合手术适应证，无手术禁忌证。
3. 当患者合并其他疾病，但住院期间不需要特殊处理也不影响第一诊断的临床路径流程实施时，可以进入路径。

释义

■ 本路径适用对象为临床诊断为食管癌拟行手术治疗患者，如完善检查后拟行其他治疗如放疗或化疗等，需进入其他相应路径。

■ 入院后常规检查发现有基础疾病，如心脑血管疾病、糖尿病、肝肾功能不全等，经系统评估后对诊断治疗无特殊影响者，可进入路径。但可能增加医疗费用，延长住院时间，临床路径产生变异。

（六）术前准备≤7天

1. 必需的检查项目：

（1）血常规、尿常规+镜检、大便常规+隐血。

（2）凝血功能、血型、肝功能、肾功能、电解质、感染性疾病筛查（乙型肝炎、丙型肝炎、艾滋病、梅毒等）、血气分析等。

（3）肺功能、心电图、X线胸片正侧位、上消化道造影、内镜+组织活检、颈部超声或CT、胸部CT（平扫+增强扫描）、腹部超声或CT（平扫+增强扫描）。

2. 根据患者情况可选择：

（1）食管内镜超声。

（2）超声心动图、24小时动态心电图、头部CT或MRI等心脑血管疾病检查项目，肿瘤标志物检测。

（3）全身骨显像，相关部位MRI。

（4）胸上段及邻近主支气管的胸中段食管癌，行支气管镜检查。

3. 营养状况评估：根据住院患者营养风险筛查NRS-2002评估标准进行营养评估，对营养不良患者酌情进行围术期营养支持。

释义

■ 术前检查应明确临床分期，早中期食管癌可选择手术治疗，分期较晚可采用放化疗治疗或新辅助治疗。

■ 术前常规检查如心肺功能检查、血检查等，进入路径患者均需完成，以除外手术禁忌证。

（七）手术日为入院≤8天

1. 麻醉方式：全身麻醉。

2. 手术耗材：根据患者病情，可能使用吻合器和闭合器。

3. 术中用药：抗菌药物等。

4. 输血：视术中情况而定。

释义

■ 食管癌手术治疗基本采用全身麻醉，根据医院条件及医师习惯可采用单腔插管，双腔插管等。

■ 手术耗材可根据医院条件、医师习惯及患者经济情况酌情使用，以医疗安全为第一选择标准。

■ 术中术后预防或治疗使用抗菌药物，严格依据《抗菌药物临床应用管理办法》（卫生部令第84号）等。

（八）术后住院恢复≤20天

1. 必须复查的检查项目：X线胸片、血常规、血生化、电解质、血气分析等。

2. 术后用药：

（1）抗菌药物使用：按照《抗菌药物临床应用指导原则》（国卫办医发〔2015〕43号）执

行，进行预防及治疗性抗菌药物应用。

（2）根据患者情况选择抑酸、化痰、镇痛、解痉、抗气道炎症、抗凝等药物。

3. 营养支持：根据住院患者营养风险筛查 NRS-2002 评估标准进行营养评估，在围术期注重肠内外营养支持。

（九）出院标准

1. 患者一般情况良好，体温正常，X 线胸片、血象提示无感染征象。
2. 可进流质饮食。
3. 切口愈合良好，或门诊可处理的愈合不良切口。
4. 没有需要住院处理的与本手术有关并发症。

（十）变异及原因分析

1. 有影响手术的合并疾病，需要进行相关的诊断和治疗。
2. 围术期并发症，可能造成住院日延长或费用超出参考费用标准。
3. 高级职称医师认可的变异原因。
4. 患者及其他方面的原因等。

释义

■ 食管癌临床路径变异主要由于住院时间延长及住院费用超出产生，应严格实施医疗质控，把握手术适应证，减少并发症发生，降低住院费用。

■ 术前检查明确临床分期较晚是导致食管癌临床路径出径的主要原因。

（十一）参考费用标准：6~12 万元

释义

■ 因现在国内经济发展不均，各地区医疗水平参差不齐，导致食管癌手术治疗费用差异较大，因此制订参考费用范围跨度较大，建议为 6~12 万。

五、食管癌手术治疗临床路径给药方案

1. 抗菌药物使用：按照《抗菌药物临床应用指导原则》（国卫办医发〔2015〕43 号）执行，进行预防及治疗性抗菌药物应用。
2. 根据患者情况选择抑酸、化痰、镇痛、解痉、抗气道炎症、抗凝等药物。
3. 营养支持：根据住院患者营养风险筛查 NRS-2002 评估标准进行营养评估，在围术期注重肠内外营养支持。

六、食管癌术后护理规范

1. 保持胃肠减压管通畅。术后 24~48h 引流出少量血液，应视为正常，如引出大量血液应立即报告医生处理。胃肠减压管应保留 3~5 天，以减少吻合口张力，以利愈合。注意胃管连接准确，固定牢靠，防止脱出，引流通畅。
2. 密切观察胸腔引流量及性质。胸腔引流液如发现有异常出血、混浊液、食物残渣或乳糜液排出，则提示胸腔内有活动性出血、食管吻合口瘘或乳糜胸，应采取相应措施，明确诊断，予以处理。如无异常，术后 1~3 天拔除引流管。

3. 观察吻合口瘘的症状。食管吻合口瘘的临床表现为高热、脉快、呼吸困难、胸部剧痛、不能忍受；患侧呼吸音低，叩诊浊音，血白细胞计数升高甚至发生休克。处理原则：①胸膜腔引流，促使肺膨胀；②选择有效的抗生素抗感染；③补充足够的营养和热量。目前多选用完全胃肠内营养（TEN）经胃造口灌食治疗，效果确切、满意。

七、食管癌术后营养治疗规范

1. 所有患者入院后应常规进行营养筛查和营养状况评估和综合测定。

2. 治疗过程中每周至少为患者评估1次，以便尽早发现患者出现营养风险并采取早期干预。

3. 营养治疗方式的选择：①为了降低感染风险，首选经口摄入；②出现重度口腔/口咽黏膜炎影响吞咽功能者或产生较强的胃肠道反应的患者，肠内营养应经管饲给予。

4. 患者的每日供给量推荐为每日25~30kcal/kg，如患者合并严重消耗，每日供给量推荐为每日30~35kcal/kg。

5. 蛋白质供给量为每日1.0~1.5g/kg。

6. 根据胃肠功能状况尽早经口营养补充肠内营养制剂。如口服摄入不足目标量的60%时，推荐管饲肠内营养。肠内营养不能达到目标量60%时可选用肠外营养药物，胃肠耐受情况好转立即过渡到肠内营养。根据病情变化及营养耐受性选择或调整肠外肠内营养方案。

八、食管癌术后患者健康宣教

1. 体位指导：患者清醒后，采取半坐卧位，利于肺膨胀及胸腔引流。

2. 呼吸功能锻炼：督促患者做呼吸训练，术后鼓励患者深呼吸，吹气球等，此时肺膨胀，改善换气。

3. 胸腔闭式引流护理指导：向患者介绍胸腔闭式引流的目的及注意事项。

4. 出院宣教：继续坚持戒烟、戒酒，养成良好的生活习惯；定期门诊复查，严格服药；坚持功能锻炼，掌握活动量，避免疲劳，保证充分睡眠。

九、推荐表单

（一）医师表单

食管癌手术治疗临床路径医师表单

适用对象：第一诊断为食管癌行手术治疗

患者姓名：	**性别：　　年龄：　　门诊号：**		**住院号：**
住院日期：　　年　月　日	**出院日期：**　　年　月　日		**标准住院日：**≤28 天

时间	住院第 1 天	住院第 2~6 天	住院第 5~7 天 （手术前 1 天）
主要诊疗工作	□ 询问病史及体格检查 □ 完成病历书写 □ 开实验室检查单及检查申请单 □ 医师查房 □ 初步确定治疗方案	□ 上级医师查房 □ 临床分期与术前评估 □ 根据病情需要，完成相关科室会诊 □ 住院医师完成病程日志、上级医师查房记录等病历书写 □ 入院病历签字	□ 上级医师查房 □ 完成术前准备 □ 术前病例讨论，确定手术方案 □ 完成术前小结、签署手术知情同意书、输血同意书、授权同意书
重点医嘱	**长期医嘱：** □ 胸外科护理常规 □ 一/二级护理 □ 饮食 **临时医嘱：** □ 血常规、尿常规+镜检、大便常规+隐血 □ 凝血功能、肝肾功能、电解质、感染性疾病筛查 □ 肿瘤标志物（可选） □ 肺功能、动脉血气分析（吸氧前/吸氧后）、心电图 □ 食管内镜+活检 □ 影像学检查：X 线胸片正侧位、胸部 CT、上消化道造影、腹部超声或 CT、颈部超声或 CT	**长期医嘱：** □ 雾化吸入 □ 营养支持	**临时医嘱：** □ 拟明日全身麻醉下行胸腹两切口/左胸切口/颈胸腹三切口，食管癌切除+食管-胃吻合，淋巴结清扫术 □ 今晚流质饮食 □ 明晨禁食、禁水 □ 今晚镇静药物（地西泮） □ 明晨留置胃管 □ 明晨留置尿管 □ 备皮 □ 血型 □ 备血 □ 抗菌药物皮试 □ 带入手术室用物 □ 其他特殊医嘱
病情变异记录	□ 无　□ 有，原因： 1. 2.	□ 无　□ 有，原因： 1. 2.	□ 无　□ 有，原因： 1. 2.
医师签名			

时间	住院第 6~8 天 （手术日）	住院第 7~9 天 （术后第 1 天）	住院第 8~18 天 （术后第 2~9 天）
主要诊疗工作	□ 留置胃管、留置十二指肠营养管 □ 留置导尿管 □ 手术 □ 术者完成手术记录 □ 住院医师完成术后病程记录、术后医嘱 □ 上级医师查房 □ 观察生命体征 □ 向患者及家属交代病情、手术情况及术后注意事项 □ 置放深静脉导管	□ 上级医师查房 □ 住院医师完成病程书写 □ 观察胸腔引流及胃肠减压情况 □ 观测生命体征 □ 注意肺部呼吸音 □ 鼓励并协助患者排痰 □ 监测相关实验室检查结果 □ 切口换药 □ X 线胸片检查，确定十二指肠营养管位置	□ 上级医师查房 □ 住院医师完成病程书写 □ 视病情复查血常规、血生化及 X 线胸片 □ 营养支持（肠内/肠外） □ 视胸腔引流情况拔除胸腔引流管并切口换药 □ 视情况停用或调整抗菌药物 □ 视情况停用或调整抑酸药、镇痛药、止血药等 □ 视情况拔除胃管及十二指肠营养管
重点医嘱	**长期医嘱：** □ 食管癌术后护理常规 □ 特/一级护理 □ 禁食、禁水 □ 全身麻醉术后护理 □ 气管插管护理常规 □ 氧气吸入 □ 清醒后半卧位 □ 保留胃管 □ 保留十二指肠营养管 □ 持续胃肠减压 □ 记录出入量 □ 心电监护、血压监护、呼吸监护、血氧饱和度监护 □ 保留导尿接无菌袋 □ 会阴擦洗、会阴冲洗 □ 保留胸腔引流管（负压：有/无） □ 雾化吸入 □ 血气分析监测、血糖监测 □ 预防性应用抗菌药物 □ 镇痛、抑酸、化痰药物 □ 其他特殊医嘱 □ 中心静脉穿刺护理 □ CVP 监测 **临时医嘱：** □ 中心静脉穿刺置管 □ 明晨血常规、肝肾功能 □ X 线胸片 □ 其他特殊医嘱	**长期医嘱：** □ 半卧位 □ 鼻饲流质饮食 **临时医嘱：** □ 静脉营养支持 □ 换药 □ 其他特殊医嘱 □ 纤维支气管镜吸痰（酌情）	**长期医嘱：** □ 胸外科二级护理 □ 停胸腔闭式引流及负压吸引 □ 停胃肠减压 □ 停保留胃管 □ 停保留尿管 □ 术后 5~6 天进流质饮食 □ 术后 7~9 天进半流质饮食 □ 停记尿量、停吸氧、停心电监护 □ 停雾化 **临时医嘱：** □ 切口换药 □ 复查 X 线胸片、血常规、肝肾功能、电解质 □ 纤维支气管镜吸痰（可选） □ 泛影葡胺上消化道造影（可选）
病情变异记录	□ 无 □ 有，原因： 1. 2.	□ 无 □ 有，原因： 1. 2.	□ 无 □ 有，原因： 1. 2.
医师签名			

时间	住院第 18～28 天 （术后第 10～19 天）	出院日
主要诊疗工作	□ 上级医师查房 □ 住院医师完成病程书写 □ 视情况拔除十二指肠营养管，逐步恢复饮食 □ 视伤口愈合情况拆线 □ 病历及影像学资料留存	□ 上级医师查房，明确是否出院 □ 住院医师完成出院当日病程记录、出院小结、出院卡片、诊断证明、病历首页等，相关文件交予患者或家属 □ 向患者及家属交代出院后的注意事项，如饮食、复诊时间、后续治疗等 □ 各级医师完成相关病历签字
重点医嘱	**长期医嘱：** □ 胸外科二级护理常规 □ 半流质饮食/普通饮食 □ 停保留十二指肠营养管 **临时医嘱：** □ 切口拆线换药 □ 明日出院、出院诊断及出院带药（出院日前 1 天）	**出院医嘱：** □ 带药医嘱
病情变异记录	□ 无　□ 有，原因： 1. 2.	□ 无　□ 有，原因： 1. 2.
医师签名		

（二）护士表单

食管癌手术治疗临床路径护士表单

适用对象：第一诊断为食管癌行手术治疗

患者姓名：	性别：　年龄：　门诊号：	住院号：	
住院日期：　年　月　日	出院日期：　年　月　日	标准住院日：≤28 天	

时间	住院第 1 天	住院第 2~6 天	住院第 5~7 天 （手术前 1 天）
健康宣教	□ 入院宣教 □ 介绍主管医师、护士 □ 介绍环境、设施 □ 介绍住院注意事项 □ 介绍探视和陪伴制度 □ 介绍贵重物品制度	□ 住院宣教 □ 戒烟宣教 □ 住院安全提示 □ 请假外出制度 □ 住院费用介绍 □ 护工制度介绍	□ 术前宣教 □ 术前准备事项 □ 术前饮食 □ 术前清洁 □ 术前睡眠 □ 呼吸功能锻炼 □ 术前物品准备
主要护理工作	□ 核对患者，佩戴腕带 □ 建立入院护理病历	□ 协助医师完成术前的相关实验室检查	□ 协助医师确定术前检查及实验室检查是否完备
基础护理	□ 三级护理 □ 晨晚间护理 □ 患者安全管理	□ 三级护理 □ 晨晚间护理 □ 患者安全管理	□ 三级护理 □ 晨晚间护理 □ 患者安全管理
专科护理	□ 护理查体 □ 病情观察 □ 需要时，填写跌倒及压疮防范表 □ 需要时，请家属陪伴 □ 确定饮食种类 □ 心理护理	□ 病情观察 □ 遵医嘱完成相关检查 □ 心理护理	□ 病情观察 □ 心理护理
重点医嘱	长期医嘱： □ 详见医嘱表单	长期医嘱： □ 详见医嘱表单	临时医嘱： □ 详见医嘱表单
病情变异记录	□ 无　□ 有，原因： 1. 2.	□ 无　□ 有，原因： 1. 2.	□ 无　□ 有，原因： 1. 2.
护士签名			
医师签名			

时间	住院第 6~8 天 （手术日）	住院第 7~9 天 （术后第 1 天）	住院第 8~18 天 （术后第 2~9 天）
健康宣教	□ 术后宣教 □ 疼痛 □ 康复锻炼 □ 引流管路 □ 禁食、禁水	□ 术后宣教 □ 疼痛 □ 康复锻炼 □ 引流管路 □ 禁食、禁水	□ 术后宣教 □ 疼痛 □ 康复锻炼 □ 引流管路 □ 禁食、禁水
主要护理工作	□ 送患者 □ 核对患者及资料 □ 摘除患者穿着及佩戴的所有物品 □ 接患者 □ 核对患者有无皮肤压疮 □ 确保管路安全	□ 遵医嘱输液 □ 观察输液情况 □ 观察生命体征变化 □ 观察各管路引流情况	□ 遵医嘱输液 □ 观察输液情况 □ 观察生命体征变化 □ 观察各管路引流情况 □ 协助患者早期活动
基础护理	□ 特级护理	□ 特/一级护理	□ 二级护理
专科护理	□ 遵医嘱予补液 □ 病情观察 □ 生命体征 □ 心电监测各数值 □ 引流情况 □ 胸部和/或腹部、颈部引流 □ 胃肠减压	□ 遵医嘱予补液 □ 病情观察 □ 生命体征 □ 心电监测各数值 □ 引流情况 □ 胸部和/或腹部、颈部引流 □ 胃肠减压 □ 肠内营养	□ 遵医嘱予补液 □ 病情观察 □ 生命体征 □ 心电监测各数值 □ 引流情况 □ 胸部和/或腹部、颈部引流 □ 胃肠减压 □ 肠内营养
重点医嘱	□ 详见医嘱表单	□ 详见医嘱表单	□ 详见医嘱表单
病情变异记录	□ 无　□ 有，原因： 1. 2.	□ 无　□ 有，原因： 1. 2.	□ 无　□ 有，原因： 1. 2.
护士签名			

时间	住院第18~28天 （术后第10~19天）	出院日
主要诊疗工作	□ 上级医师查房 □ 住院医师完成病程书写 □ 视情况拔除十二指肠营养管，逐步恢复饮食 □ 视伤口愈合情况拆线 □ 病历及影像学资料留存	□ 上级医师查房，明确是否出院 □ 住院医师完成出院当日病程记录、出院小结、出院卡片、诊断证明、病历首页等，相关文件交予患者或家属 □ 向患者及家属交代出院后的注意事项，如饮食、复诊时间、后续治疗等 □ 各级医师完成相关病历签字
健康宣教	□ 术后宣教 □ 康复锻炼 □ 指导饮食	□ 出院宣教 □ 指导饮食 □ 身体锻炼 □ 复查 □ 随访
主要护理工作	□ 指导患者饮食过渡	□ 办理出院手续
基础护理	□ 二级护理 □ 晨晚间护理 □ 患者安全管理	□ 二级护理
专科护理	□ 遵医嘱予补液 □ 病情观察 □ 生命体征 □ 心电监测各数值 □ 引流情况 □ 胸部和/或腹部、颈部引流 □ 胃肠减压 □ 肠内营养	□ 办理出院手续
重点医嘱	□ 详见医嘱表单	□ 详见医嘱表单
病情变异记录	□ 无 □ 有，原因： 1. 2.	□ 无 □ 有，原因： 1. 2.
护士签名		

（三）患者表单

食管癌手术治疗临床路径患者表单

适用对象：第一诊断为食管癌行手术治疗

患者姓名：	性别：　年龄：　门诊号：	住院号：
住院日期：　年　月　日	出院日期：　年　月　日	标准住院日：≤28天

时间	住院第1天	住院第2~6天	住院第5~7天 （手术前1天）
医患配合	□ 配合询问病史、收集资料，务必详细告知既往史、用药史、过敏史 □ 配合进行体格检查 □ 有任何不适告知医师	□ 配合完善术前检查及相关实验室检查	□ 医师与患者及家属介绍病情及术前谈话签字
护患配合	□ 配合测量体温、脉搏、呼吸、血压、体重1次 □ 配合完成入院护理评估（简单询问病史、过敏史、用药史） □ 接受入院宣教（环境介绍、病室规定、订餐制度、贵重物品保管等） □ 配合执行探视和陪伴制度 □ 有任何不适告知护士	□ 配合测量体温、脉搏、呼吸、血压、询问饮食及排便情况 □ 接受饮食宣教 □ 接受药物宣教	□ 接受术查前宣教 □ 行术前准备 □ 备皮 □ 配血

时间	住院第6~8天 （手术日）	住院第7~9天 （术后第1天）	住院第8~18天 （术后第2~9天）
医患配合	□ 配合完成手术	□ 配合完成术后相关检查 □ 血 □ 床旁X线胸片	□ 配合完成术后相关检查 □ 血 □ 床旁X线胸片
医护配合	□ 配合观测生命体征 □ 配合观察引流情况 □ 配合输液	□ 配合定时测量生命体征 □ 配合接受输液治疗 □ 接受生活护理 □ 配合活动，预防皮肤压力伤 □ 注意活动安全，避免坠床或跌倒 □ 配合执行探视及陪伴	□ 配合定时测量生命体征 □ 配合接受输液治疗 □ 接受生活护理 □ 配合活动，预防皮肤压力伤 □ 注意活动安全，避免坠床或跌倒 □ 配合执行探视及陪伴

时间	住院第 18~28 天 （术后第 10~19 天）	出院日
医患配合	□ 配合完成术后相关检查 □ 血 □ 床旁 X 线胸片	□ 办理出院手续
医护配合	□ 配合定时测量生命体征 □ 配合接受输液治疗 □ 接受生活护理 □ 配合活动，预防皮肤压力伤 □ 注意活动安全，避免坠床或跌倒 □ 配合执行探视及陪伴	□ 办理出院手续

附：原表单（2012 年版）

食管癌手术治疗临床路径

适用对象：第一诊断为食管癌行手术治疗

患者姓名：	**性别：**	**年龄：**	**门诊号：**	**住院号：**
住院日期：　年　月　日	**出院日期：**　年　月　日			**标准住院日：**≤28 天

时间	住院第 1 天	住院第 2~6 天	住院第 5~7 天 （手术前 1 天）
主要诊疗工作	□ 询问病史及体格检查 □ 完成病历书写 □ 开实验室检查单及检查申请单 □ 医师查房 □ 初步确定治疗方案	□ 上级医师查房 □ 临床分期与术前评估 □ 根据病情需要，完成相关科室会诊 □ 住院医师完成病程日志、上级医师查房记录等病历书写 □ 入院病历签字	□ 上级医师查房 □ 完成术前准备 □ 术前病例讨论，确定手术方案 □ 完成术前小结、签署手术知情同意书、输血同意书、授权同意书
重点医嘱	**长期医嘱：** □ 胸外科护理常规 □ 一/二级护理 □ 饮食 **临时医嘱：** □ 血常规、尿常规+镜检、大便常规+隐血 □ 凝血功能、肝肾功能、电解质、感染性疾病筛查 □ 肿瘤标志物（可选） □ 肺功能、动脉血气分析（吸氧前/吸氧后）、心电图 □ 食管内镜+活检 □ 影像学检查：X 线胸片正侧位、胸部 CT、上消化道造影、腹部超声或 CT、颈部超声或 CT	**长期医嘱：** □ 雾化吸入 □ 营养支持	**临时医嘱：** □ 拟明日全身麻醉下行胸腹两切口/左胸切口/颈胸腹三切口，食管癌切除+食管-胃吻合，淋巴结清扫术 □ 今晚流质饮食 □ 明晨禁食、禁水 □ 今晚镇静药物（地西泮） □ 明晨留置胃管 □ 明晨留置尿管 □ 备皮 □ 血型 □ 备血 □ 抗菌药物皮试 □ 带入手术室用物 □ 其他特殊医嘱
主要护理工作	□ 介绍病房环境、设施和设备 □ 入院护理评估 □ 提醒患者空腹取血	□ 呼吸功能锻炼 □ 卧位咳痰锻炼	□ 宣教、备皮、洗肠等术前准备 □ 术后相关病房环境、情况介绍 □ 提醒患者禁食、禁水
病情变异记录	□ 无　□ 有，原因： 1. 2.	□ 无　□ 有，原因： 1. 2.	□ 无　□ 有，原因： 1. 2.
护士签名			
医师签名			

时间	住院第6~8天 （手术日）	住院第7~9天 （术后第1天）	住院第8~22天 （术后第2~14天）
主要诊疗工作	□ 留置胃管、留置十二指肠营养管 □ 留置导尿管 □ 手术 □ 术者完成手术记录 □ 住院医师完成术后病程记录、术后医嘱 □ 上级医师查房 □ 观察生命体征 □ 向患者及家属交代病情、手术情况及术后注意事项 □ 置放深静脉导管	□ 上级医师查房 □ 住院医师完成病程书写 □ 观察胸腔引流及胃肠减压情况 □ 观测生命体征 □ 注意肺部呼吸音 □ 鼓励并协助患者排痰 □ 监测相关实验室检查结果 □ 切口换药 □ X线胸片检查，确定十二指肠营养管位置	□ 上级医师查房 □ 住院医师完成病程书写 □ 视病情复查血常规、血生化及X线胸片 □ 营养支持（肠内/肠外） □ 视胸腔引流情况拔除胸腔引流管并切口换药 □ 视情况停用或调整抗菌药物 □ 视情况停用或调整抑酸药、镇痛药、止血药等 □ 视情况拔除胃管及十二指肠营养管
重点医嘱	**长期医嘱：** □ 食管癌术后护理常规 □ 特/一级护理 □ 禁食、禁水 □ 全身麻醉术后护理 □ 气管插管护理常规 □ 氧气吸入 □ 清醒后半卧位 □ 保留胃管 □ 保留十二指肠营养管 □ 持续胃肠减压 □ 记录出入量 □ 心电监护、血压监护、呼吸监护、血氧饱和度监护 □ 保留导尿接无菌袋 □ 会阴擦洗、会阴冲洗 □ 保留胸腔引流管（负压：有/无） □ 雾化吸入 □ 血气分析监测、血糖监测 □ 预防性应用抗菌药物 □ 镇痛、抑酸、化痰药物 □ 其他特殊医嘱 □ 中心静脉穿刺护理 □ CVP监测 **临时医嘱：** □ 中心静脉穿刺置管 □ 明晨血常规、肝肾功能 □ X线胸片 □ 其他特殊医嘱	**长期医嘱：** □ 半卧位 □ 鼻饲流质饮食 **临时医嘱：** □ 静脉营养支持 □ 换药 □ 其他特殊医嘱 □ 纤维支气管镜吸痰（酌情）	**长期医嘱：** □ 胸外科二级护理 □ 停胸腔闭式引流及负压吸引 □ 停胃肠减压 □ 停保留胃管 □ 停保留尿管 □ 术后5~6天进流质饮食 □ 术后7~9天进半流质饮食 □ 停记尿量、停吸氧、停心电监护 □ 停雾化 **临时医嘱：** □ 切口换药 □ 复查X线胸片、血常规、肝肾功能、电解质 □ 纤维支气管镜吸痰（可选） □ 泛影葡胺上消化道造影（可选）

续　表

时间	住院第 6~8 天 （手术日）	住院第 7~9 天 （术后第 1 天）	住院第 8~22 天 （术后第 2~14 天）
主要护理工作	□ 密切观察患者病情变化 □ 心理和生活护理	□ 密切观察患者病情变化 □ 指导术后咳嗽、呼吸训练 □ 术后心理与生活护理	□ 观察患者病情变化 □ 呼吸功能训练 □ 心理与生活护理
病情变异记录	□ 无　□ 有，原因： 1. 2.	□ 无　□ 有，原因： 1. 2.	□ 无　□ 有，原因： 1. 2.
护士签名			
医师签名			

时间	住院第 18~28 天 （术后第 10~19 天）	出院日
主要诊疗工作	□ 上级医师查房 □ 住院医师完成病程书写 □ 视情况拔除十二指肠营养管，逐步恢复饮食 □ 视伤口愈合情况拆线 □ 病历及影像学资料留存	□ 上级医师查房，明确是否出院 □ 住院医师完成出院当日病程记录、出院小结、出院卡片、诊断证明、病历首页等，相关文件交予患者或家属 □ 向患者及家属交代出院后的注意事项，如饮食、复诊时间、后续治疗等 □ 各级医师完成相关病历签字
重点医嘱	**长期医嘱：** □ 胸外科二级护理常规 □ 半流质饮食/普通饮食 □ 停保留十二指肠营养管 **临时医嘱：** □ 切口拆线换药 □ 明日出院、出院诊断及出院带药（出院日前 1 天）	**出院医嘱：**
主要护理工作	□ 观察患者病情变化 □ 指导术后呼吸训练 □ 心理与生活护理 □ 指导恢复饮食 □ 指导患者及家属做好出院准备	□ 指导患者办理出院手续 □ 交代出院后的注意事项 □ 出院后饮食指导 □ 病历排序及督促医师签字，尽快归档
病情变异记录	□ 无 □ 有，原因： 1. 2.	□ 无 □ 有，原因： 1. 2.
护士签名		
医师签名		

第五章

食管癌化疗临床路径释义

【医疗质量控制指标】（专家建议）

指标一、治疗前病理诊断。

指标二、治疗前完成临床 TNM 分期检查。

指标三、治疗后实施疗效评价和不良反应评价。

指标四、平均住院日和平均住院费用。

一、食管癌化疗编码

1. 原编码：

疾病名称及编码：食管癌（ICD-10：C15.9）

2. 修改编码：

疾病名称及编码：食管癌：（ ICD-10：C15）

恶性肿瘤化学治疗（ICD-10：Z51.1）

食管恶性肿瘤个人史（ICD-10：Z85.001）

二、临床路径检索方法

C15 伴 Z51.1/ Z51.1 伴 Z85.001

三、国家医疗保障疾病诊断相关分组（CHS-DRG）

MDC 编码：MDCG（消化系统疾病及功能障碍）

ADRC 编码：GR1（消化系统恶性肿瘤）

四、食管癌化疗标准住院流程

（一）适用对象

第一诊断为食管癌（ICD-10：C15.9）需要化疗的患者。包括术前化疗、术后化疗、姑息性化疗及同步放化疗者，但无化疗禁忌的患者。

释义

■ 食管癌是发生于食管或食管胃连接部的癌，本路径是指病理类型是鳞状细胞癌的患者。

■ 对于手术困难或者局部分期晚的患者，术前化疗可以达到降期、缩小手术范围的作用。

■ 术后化疗的目的是杀灭手术残留的肿瘤细胞及消灭微小转移灶，减少局部复发和远端转移的机会，提高术后长期生存率。

■ 对于晚期、复发、转移性食管癌，姑息性化疗可以提高生活质量及延长生存期。

（二）诊断依据

根据《食管癌规范化诊治指南》（卫生部，2018年）、《临床诊疗指南 · 胸外科分册》（中华医学会编著，人民卫生出版社）等。

1. 临床症状：食管癌可表现为胸骨后不适、疼痛或烧灼感、吞咽疼痛或吞咽不畅，呈间歇性，逐渐加重呈持续性，晚期可有背痛、声音嘶哑，进食呛咳或大呕血，体重减轻，有时可有黑便及贫血。
2. 临床体征：大多数食管癌患者无明显阳性体征，少数患者锁骨上淋巴结肿大、贫血、消瘦或恶病质。
3. 辅助检查：上消化道造影、胸部CT平扫+增强、磁共振成像（MRI）、胃镜检查及活检、内镜下超声检查。
4. 病理学诊断明确。

释义

■ 结合症状、体征及活组织病理检查，绝大多数患者可以明确诊断。术前病理活检为必须项目，不建议采用术中冷冻病理的方法。活检不能诊断原位癌。

■ 内镜检查应包括整个上消化道，部分食管癌为多原发，临床上也会看到食管癌合并胃癌的病例。

■ 对于颈段或者胸上段食管癌伴有颈部淋巴结转移者，除胸部CT外还应做颈部CT；对于食管胃连接部癌，还应加做腹部CT。有条件的单位，可进行内镜超声、PET-CT等检查。

（三）进入路径标准

1. 第一诊断符合食管癌化疗（ICD-10：C15.9）。
2. 符合化疗适应证，无化疗禁忌。
3. 当患者合并其他疾病，但住院期间不需要特殊处理也不影响第一诊断的临床路径流程实施时，可以进入路径。

释义

■ 本路径主要是针对食管鳞癌的化疗。如果患者合并高血压、糖尿病、心脑血管疾病等慢性病，可以在化疗同时给予对症处理。但如果慢性病的存在使患者身体状况不具备化疗条件，则不能进入路径，需优先处理内科疾病。

■ 化疗前需评估患者各方面的身体条件，包括ECOG评分、骨髓功能、肝肾功能、心脏功能、凝血等。如果存在化疗的禁忌证，不能进入本临床路径。

（四）标准住院日5~10天

释义

■ 住院时间的长短主要取决于化疗药物的选择和用法，推荐标准住院日为5~15天。部分药物需要提前进行预处理，比如紫杉醇提前应用地塞米松、大剂量顺铂需要水化。有些药物需要每周给药，比如紫杉醇每周方案，吉西他滨、博来霉素等。

（五）住院期间的检查项目

1. 必需的检查项目：
（1）血常规、尿常规、大便常规+隐血。
（2）肝肾功能、电解质、血糖、血脂、消化道肿瘤标志物（CEA、CA19-9、CA72-4、CA242、SCC等）。
（3）腹部及盆腔超声或腹部及盆腔CT自选。
（4）胸部CT、心电图。
2. 根据患者病情选择：
（1）超声心动图、肺功能检查等。
（2）其他病理检测包括相关的免疫组化等。
（3）骨扫描。
（4）PET-CT。
（5）胃镜。

释义

■ 完善相关检查的目的包括：①评估患者的身体状况和各脏器功能，如血常规、肝肾功能、心电图等，患者是否存在化疗的禁忌证，是否能接受化疗；②评估化疗的疗效，如CT、MRI、B超、PET-CT、肿瘤标志物等，从而决定患者是否继续原方案化疗；③其他合并慢性疾病的相关检查。

（六）化疗前准备

1. 体格检查、体能状况评分。
2. 排除化疗禁忌。
3. 患者、监护人或被授权人签署相关同意书。

释义

■ 化疗前需对患者身体状况进行总体评估，确定患者能够接受化疗。

■ 化疗前需签署知情同意书，内容包括：化疗的获益和风险；准备进行的化疗方案，包括药物名称、剂量、使用方法和天数；可能出现的不良反应的处理和监测。

（七）治疗方案的选择

根据《食管癌规范化诊治指南》（卫健委，2018年）等，结合患者的病理分型、分期和身体状况选择方案和剂量。食管癌化疗方案包括：
1. 铂类（顺铂或卡铂或奈达铂或奥沙利铂）加氟尿嘧啶类（5-FU或卡培他滨或替吉奥）方案。
2. 铂类（顺铂或卡铂或奈达铂或奥沙利铂）加紫杉类（紫杉醇或多西紫杉醇或白蛋白紫杉醇）方案。
3. 伊立替康联合氟尿嘧啶类（5-FU或卡培他滨或替吉奥）通常作为二线治疗方案。
4. 分子靶向治疗和免疫治疗均已尝试应用于转移性食管癌的二线及以后的治疗。

释义

■ 临床上用于食管癌一线治疗的主要化疗药物包括三大类：紫杉类、铂类和氟尿嘧啶类。紫杉类目前常用的药物有紫杉醇、多西紫杉醇和白蛋白紫杉醇；铂类常用的有顺铂、卡铂、奥沙利铂和奈达铂；氟尿嘧啶类包括5-FU、卡培他滨和替吉奥。通常选择其中两种化疗药物联合治疗。二线治疗通常采用伊立替康为基础的方案，可联合氟尿嘧啶类药物。EGFR-TKI和EGFR单抗在晚期食管癌中的应用还有待进一步探索，免疫治疗已写入CSCO指南。每种药物的不良反应均有自身的特点，需熟悉药物不良反应的发生规律和处理方案。

（八）化疗后必须复查的检查项目

1. 血常规：建议每周复查1~2次。根据具体化疗方案及血象变化，复查时间间隔可酌情增减。
2. 肝肾功能：每化疗周期复查1次。根据具体化疗方案及血象变化，复查时间间隔可酌情增减。

释义

■ 化疗后检查的主要目的是及时发现骨髓抑制、肝肾功能损害等不良事件，保证患者的安全，同时为后续周期治疗是否调整化疗方案提供依据。

（九）化疗中及化疗后治疗

化疗期间脏器功能损伤的相应防治：止吐、保肝、水化、抑酸、止泻、预防过敏、升白细胞及血小板、治疗贫血。

释义

■ 化疗期间的治疗包含两部分内容：一是化疗药物本身的预处理，如水化、抗过敏等。大剂量顺铂需要水化，紫杉醇过敏反应发生率高，需要地塞米松预处理，多西他赛也需要地塞米松预处理减少水钠潴留的发生。二是不良反应的处理，如胃肠道反应处理、骨髓毒性及肝肾功能损害等对症治疗。恶心呕吐、食欲下降、腹泻等胃肠道反应的存在会明显降低患者的化疗依从性，使患者恐惧化疗。目前临床上常用的止吐药物包括甲氧氯普胺、苯海拉明、5-HT_3受体拮抗剂、NK1受体拮抗剂、糖皮质激素等，可根据不同药物的致吐性强弱来选择相应的止吐方案。临床常用的保肝药包括：双环醇、甘草酸类、多烯磷脂酰胆碱、丁二磺酸腺苷蛋氨酸等，可根据患者肝功能情况合理应用，并不推荐常规预防治疗。化疗耐受性差时，可考虑加用抗肿瘤植物化学药物榄香烯乳状注射液/口服乳协同增强抗肿瘤疗效，并减轻化疗不良反应。

（十）出院标准

1. 完成既定化疗流程。

2. 无发热等感染表现。
3. 无Ⅲ度及以上的恶心、呕吐及腹泻（NCI 分级）。
4. 无未控制的癌痛。
5. 若行实验室检查，无需干预的异常结果。
6. 无需干预的其他并发症。

释义

■ 化疗完成后，无特殊情况即可出院。需要住院处理的并发症一般包括Ⅳ度血液学毒性、Ⅲ度非血液学毒性。此外，如果患者化疗期间胃肠道反应明显，食欲下降，营养状况差，体重明显下降，可以住院给予营养支持治疗。

（十一）变异及原因分析

1. 治疗前、中、后有感染、贫血、出血、梗阻、穿孔（瘘）及其他合并症者，需进行相关的诊断和治疗，可能延长住院时间并导致费用增加。
2. 化疗后出现严重骨髓抑制，需要对症处理，导致治疗时间延长、费用增加。
3. 药物不良反应需要特殊处理，如过敏反应、神经毒性、心脏毒性等。
4. 高龄患者根据个体化情况具体实施。
5. 医师认可的变异原因分析，如药物减量使用。
6. 其他患者方面的出血、梗阻、吻合口漏等。

释义

■ 患者入院后治疗过程中可能会出现感染、出血、梗阻、穿孔等严重并发症，需要及时控制、纠正。

■ 化疗过程中，少数患者会出现严重的或者少见的不良事件，如喉痉挛、心脏毒性、过敏性休克等，会导致原定治疗计划不能执行，需要进行调整，出现变异。

五、食管癌化疗临床路径给药方案

（一）用药选择

20 世纪 70 年代，食管癌化疗以单药为主，常用药物包括博来霉素、氟尿嘧啶、丝裂霉素等，单药有效率在 15%左右。20 世纪 80 年代，顺铂开始用于食管癌治疗，单药有效率提高到 20%以上。近年来，多种新药应用于食管癌的化疗，包括紫杉醇、多西他赛、奈达铂、奥沙利铂、伊立替康、吉西他滨、5-FU 衍生物（卡培他滨、替吉奥）等。总体来看，晚期食管鳞癌至今未能确定标准的化疗方案。目前食管鳞癌一线化疗的主要药物包括紫杉类、铂类、氟尿嘧啶类，联合化疗的有效率可达到 50%以上。联合化疗多数选择两药联合方案：紫杉类联合铂类，铂类联合氟尿嘧啶类。对于身体状况好的患者，也有三种化疗药物联合应用的尝试。伊立替康、吉西他滨常用于食管癌的二线化疗。在实际临床工作中，需根据患者不同的身体状况及治疗目标，确定化疗药物种类、剂量及具体用法。

常用化疗方案：

1. 顺铂联合氟尿嘧啶方案

DDP 75~100mg/m^2，静滴，第 1 天

5-FU 750~1000mg/m^2，连续静滴，第 1~4 天

28 天为 1 个周期

2. 紫杉醇联合顺铂方案 1

PTX 135~175mg/m^2，静滴，第 1 天

DDP 75mg/m^2，静滴，第 2 天

21 天为 1 个周期

3. 紫杉醇联合顺铂方案 2

PTX 135~150mg/m^2，静滴，第 1 天

DDP 50mg/m^2，静滴，第 2 天

14 天为 1 个周期

4. 多西他赛联合顺铂方案

TXT 70mg/m^2，静滴，第 1 天

DDP 70mg/m^2，静滴，第 2 天

21 天为 1 个周期

5. 改良的 DCF 方案

TXT 60mg/m^2，静滴，第 1 天

DDP 60mg/m^2，静滴，第 2 天

5-FU 750mg/m^2，连续泵入 24 小时，第 1~4 天

21 天为 1 个周期

6. FOLFIRI 方案

伊立替康 180 mg/m^2 i. v. 输注 30min，第 1 天

亚叶酸钙 400 mg/m^2 i. v. 输注 15min，第 1 天

5-FU 400 mg/m^2 i. v. 推注 22h，第 1 天

5-FU 1200 mg/m^2 i. v. 每日输注 24h，第 1~2 天

每 2 周重复

（二）药学提示

1. 紫杉醇：是一种抗微管药物，能特异的结合到微管的 β 位上，导致微管聚合成团块和束状并使其稳定，从而抑制微管网络的正常重组。紫杉醇对 G_2 和 M 期细胞敏感，同时具有显著的放射增敏作用。紫杉醇联合用药常用剂量为 135~175mg/m^2，3~4 周重复。近来，许多研究采用每周疗法，剂量 60~90mg/m^2，也取得不错的疗效。紫杉醇的不良反应包括：过敏反应、骨髓抑制、神经毒性、心血管毒性及关节肌肉酸痛等。

2. 多西他赛：作用机制与紫杉醇相同，稳定微管作用比紫杉醇大 2 倍，并能诱导微管束的装配。多西他赛也具有放射增敏作用。多西他赛国内单药常用剂量为 75mg/m^2，联合用药 60mg/m^2，每 3 周重复。近年来，国内、外许多学者采用每周疗法，一般剂量为 35~40mg/m^2，每周 1 次，连用 2 周，停 1 周。多西他赛最主要的剂量限制性毒性是中性粒细胞减少，呈剂量依赖性。多西他赛有两个独特的水肿综合征：一种是血管水肿，通常在用药后很快出现，用皮质激素后缓解；另一种是液体潴留综合征，特点是进行性外周水肿、胸腔积液和腹水，多见于多西他赛多程治疗的患者。

3. 伊立替康：为半合成水溶性喜树碱衍生物，是 DNA 拓扑异构酶Ⅰ（TopoⅠ）抑制剂。其抗肿瘤作用主要是通过其活性代谢产物 SN-38 发挥细胞毒作用。UGT1A1 是参与伊立替

康在人体内失活代谢的最重要的酶。UGT1A1 基因多态性与伊立替康引起的迟发性腹泻和中性粒细胞减少具有相关性。伊立替康在不同肿瘤中的用药方法不一致，胃肠道肿瘤中常用的方法为 150~180mg/m^2，静滴，每 2 周重复，联合用药时剂量酌情降低。伊立替康的剂量限制性毒性是迟发性腹泻和骨髓抑制。其他的不良反应包括胆碱能综合征、胃肠道反应、乏力等。

（三）注意事项

1. 紫杉醇的过敏反应发生率为 11%~20%，多数为Ⅰ型变态反应，表现为支气管痉挛性呼吸困难、荨麻疹和低血压。为防止紫杉醇的过敏反应，应在紫杉醇用药前 12 小时给予地塞米松，治疗前 30~60 分钟给予苯海拉明肌注、静脉注射西咪替丁。

2. 对药物相互作用的研究表明，先用 DDP 会加重紫杉醇的主要不良反应。应先用紫杉醇后用铂类。

3. 伊立替康相关迟发性腹泻中位发生时间为用药后第 5 天，平均持续 4 天。大剂量洛哌丁胺治疗有效，不预防用药，一旦出现迟发性腹泻，首剂口服 4mg，以后每 2 小时口服 2mg，直至末次水样便后继续用药 12 小时。如腹泻 48 小时后仍未缓解，需应用生长抑素、抗菌药物、谷氨酰胺等帮助控制腹泻，同时予静脉营养支持，避免脱水及电解质紊乱。

4. 紫杉类、铂类、氟尿嘧啶通常用于鳞癌及腺癌，如果病理类型是小细胞癌，常用的化疗方案是铂类联合 VP-16。

六、食管癌化疗护理规范

食管癌的护理应该包括心理护理、营养支持护理、口腔护理及化疗不良反应护理等内容。

七、食管癌化疗营养治疗规范

1. 所有患者入院后应常规进行营养筛查和营养状况评估和综合测定。

2. 治疗过程中每周至少为患者评估 1 次，以便尽早发现患者出现营养风险并采取早期干预。

3. 营养治疗方式的选择：①为了降低感染风险，首选经口摄入；②出现重度口腔/口咽黏膜炎影响吞咽功能者或产生较强的胃肠道反应的患者，肠内营养应经管饲给予。

4. 患者的每日供给量推荐为每日 25~30kcal/kg，如患者合并严重消耗，每日供给量推荐为每日 30~35kcal/kg。

5. 蛋白质供给量为每日 1.0~1.5g/kg。

6. 根据胃肠功能状况尽早经口营养补充肠内营养制剂。如口服摄入不足目标量的 60%时，推荐管饲肠内营养。肠内营养不能达到目标量 60%时可选用肠外营养药物，胃肠耐受情况好转立即过渡到肠内营养。根据病情变化及营养耐受性选择或调整肠外肠内营养方案。

八、食管癌化疗患者健康宣教

1. 遵医嘱坚持治疗。

2. 养成良好的饮食习惯，少食多餐，睡前 2 小时勿进食。

3. 进行适当的体育锻炼，以不感到劳累为宜。

4. 强调化疗药物常见和重要的不良反应，骨髓抑制、呕吐、腹泻等。

九、推荐表单

（一）医师表单

食管癌化疗临床路径医师表单

适用对象：第一诊断为食管癌（ICD-10：C15.9）

患者姓名：	性别：　年龄：　门诊号：	住院号：
住院日期：　年　月　日	出院日期：　年　月　日	标准住院日：5~15 天

时间	住院第 1 天	住院第 2 天	住院第 3~12 天（化疗日）	住院第 13~15 天
诊疗工作	□ 询问病史及体格检查 □ 完成病历书写 □ 开实验室检查单 □ 主管医师查房	□ 上级医师查房 □ 住院医师完成常规病历书写 □ 签署化疗知情同意书、自费用品协议书 □ 根据实验室检查结果，确定化疗方案 □ 完成化疗前准备 □ 交代化疗注意事项	□ 上级医师查房 □ 化疗 □ 住院医师完成常规病历书写	□ 复查血常规及肝肾功能 □ 根据患者检查结果及病情是否决定出院
重点医嘱	**长期医嘱：** □ 肿瘤内科二级护理常规 □ 饮食 **临时医嘱：** □ 胸部 CT 平扫+增强（酌情） □ 常规心电图（酌情） □ 腹部 B 超（肝胆胰脾）（酌情） □ 血、尿、大便常规 □ 凝血功能、血型 □ 生化全套 B □ 肿瘤标志物（酌情）	**长期医嘱：** □ 肿瘤内科二级护理常规 □ 饮食 □ 护胃（酌情） □ 升白细胞（酌情） □ 止吐（酌情） □ 既往基础用药	**长期医嘱：** □ 营养支持（酌情） □ 止吐（酌情） □ 补液（酌情） □ 护胃（酌情） □ 保肝（酌情） **临时医嘱：** □ 紫杉类 □ 铂类 □ 氟尿嘧啶 □ 其他（酌情）	**出院医嘱：** □ 出院带药
病情变异记录	□ 无 □ 有，原因： 1. 2.	□ 无 □ 有，原因： 1. 2.	□ 无 □ 有，原因： 1. 2.	□ 无 □ 有，原因： 1. 2.
医师签名				

（二）护士表单

食管癌化疗临床路径护士表单

适用对象：第一诊断为食管癌（ICD-10：C15.9）

患者姓名：	性别：　年龄：　门诊号：	住院号：
住院日期：　年　月　日	出院日期：　年　月　日	标准住院日：5~15天

时间	住院第1天	住院第2天	住院第3~12天 （化疗日）	住院第13~15天
主要护理工作	□ 介绍病房环境、设施和设备 □ 入院护理评估 □ 提醒患者完成抽血及其他检查等注意事项	□ 测量并记录患者生命体征 □ 协助患者完成检查 □ 化疗前宣教、交代化疗注意事项	□ 完成化疗，化疗期间测量并记录患者生命体征 □ 观察患者化疗相关不良事件，及时告知医师并协助医师完成治疗 □ 心理和生活护理	□ 测量和记录患者生命体征 □ 心理和生活护理 □ 协助患者办理出院手续 □ 出院指导，出院后用药方法
病情变异记录	□ 无　□ 有，原因： 1. 2.	□ 无　□ 有，原因： 1. 2.	□ 无　□ 有，原因： 1. 2.	□ 无　□ 有，原因： 1. 2.
护士签名				

（三）患者表单

食管癌化疗临床路径患者表单

适用对象：第一诊断为食管癌（ICD-10：C15.9）

患者姓名：	性别： 年龄： 门诊号：	住院号：
住院日期： 年 月 日	出院日期： 年 月 日	标准住院日：5~15 天

时间	住院第 1 天	住院第 2 天	住院第 3~12 天（化疗日）	住院第 13~15 天
医患配合	□ 配合询问病史收集资料，详细告知既往史、用药史、过敏史等 □ 配合进行体格检查	□ 配合完善相关检查 □ 完成化疗前谈话，知情同意书签字 □ 完成化疗前准备	□ 接受化疗 □ 遵医嘱执行化疗注意事项 □ 有不适及时+告知医师	□ 配合化疗后检查 □ 接受出院指导 □ 明确出院后注意事项、检查时间及返院时间
护患配合	□ 配合生命体征检查 □ 配合完成入院护理评估 □ 接受入院宣教	□ 配合生命体征测量 □ 接受化疗前宣教 □ 明确化疗注意事项，完成化疗前准备	□ 接受化疗药物治疗 □ 必要时配合吸氧、心电监护等措施	□ 接受出院前指导 □ 办理出院手续
饮食	□ 按治疗要求饮食	□ 按治疗要求饮食	□ 按治疗要求饮食	□ 按治疗要求饮食
排泄	□ 记录大小便情况	□ 记录大小便情况	□ 记录大小便情况	□ 记录大小便情况
活动	□ 正常活动	□ 正常活动	□ 正常活动	□ 正常活动

附：原表单（2016年版）

食管癌化疗临床路径表单

适用对象：第一诊断为食管癌（ICD-10：C15.9）

患者姓名：	性别： 年龄： 门诊号：	住院号：
住院日期： 年 月 日	出院日期： 年 月 日	标准住院日：5~10天

时间	住院第1天	住院第2天	住院第3~4天（化疗日）	住院第5~10天
诊疗工作	□ 询问病史及体格检查 □ 完成病历书写 □ 开实验室检查单 □ 主管医师查房	□ 上级医师查房 □ 住院医师完成常规病历书写 □ 签署化疗知情同意书、自费用品协议书 □ 根据实验室检查结果，确定化疗方案	□ 上级医师查房 □ 住院医师完成常规病历书写	□ 复查血常规及肝肾功能 □ 根据患者检查结果及病情是否决定出院
重点医嘱	**长期医嘱：** □ 肿瘤内科二级护理常规 □ 饮食 **临时医嘱：** □ 胸部CT平扫+增强（酌情） □ 常规心电图（酌情） □ 腹部B超（肝胆胰脾）（酌情） □ 血、尿、大便常规 □ 凝血功能、血型 □ 生化全套B □ 肿瘤标志物（酌情）	**长期医嘱：** □ 肿瘤内科二级护理常规 □ 饮食 □ 护胃（酌情） □ 升白细胞（酌情） □ 止吐（酌情）	**长期医嘱：** □ 营养支持（酌情） □ 止吐（酌情） □ 补液（酌情） □ 护胃（酌情） **临时医嘱：** □ 氟尿嘧啶针 □ 亚叶酸钙针 □ 奥沙利铂针 □ 氨磷汀针（酌情）	**出院医嘱：** □ 出院带药
护理工作	□ 入院宣教（环境、设施、人员等） □ 入院护理评估	□ 观察患者病情变化	□ 观察患者病情变化	□ 协助患者办理出院手续 □ 进行出院后饮食、防护等健康宣教
病情变异记录	□ 无 □ 有，原因： 1. 2.	□ 无 □ 有，原因： 1. 2.	□ 无 □ 有，原因： 1. 2.	□ 无 □ 有，原因： 1. 2.
护士签名				
医师签名				

第六章

食管癌放射治疗临床路径释义

【医疗质量控制指标】（专家建议）

指标一、治疗前病理诊断。

指标二、治疗前完成临床 TNM 分期检查。

指标三、治疗后实施疗效评价和不良反应评价。

指标四、平均住院日和平均住院费用。

一、食管癌放射治疗编码

1. 原编码：

疾病名称与编码：食管癌（ICD-10：C15 伴 Z51.0，Z51.0 伴 Z85.001）

2. 修改编码：

疾病名称与编码：食管癌：（ICD-10：C15）

恶性肿瘤放射治疗（ICD-10：Z51.0）

二、临床路径检索方法

C15 伴 Z51.0/Z51.0 伴 Z85.001

三、国家医疗保障疾病诊断相关分组（CHS-DRG）

MDC 编码：MDCG（消化系统疾病及功能障碍）

ADRC 编码：GR1（消化系统恶性肿瘤）

四、食管癌放射治疗临床路径标准住院流程

（一）适用对象

1. 第一诊断为食管癌（ICD-10：C15 伴 Z51.0，Z51.0 伴 Z85.001）。

2. 不适合手术治疗（有手术禁忌证如高龄、严重心肺疾患、手术风险大等）或拒绝手术切除的Ⅰ~Ⅳa 期（2017 年第八版 AJCC 食管癌分期）或黏膜下切除后（如 EUS 显示，肿瘤深度超过黏膜下层 T1b≥200um）拒绝手术的患者；

释义

■ 适用对象编码参见第一部分。

■ 初次诊断的食管癌需要有病理组织学证据。

■ 本路径适用于如下情况：①不愿手术或因高龄或合并其他疾病等原因不能手术的早期食管癌患者、没有根治性手术切除机会的局部晚期食管癌，放化同步治疗或放射治疗为首选的、有效治疗方案；②可手术食管癌术前放化同步为首选方案；③术后有高危因素如淋巴结转移或Ⅲ期食管癌、残端不净或原发肿瘤/淋巴结残存患者；④姑息性放疗患者包括术后瘤床复发、吻合口复发、淋巴结转移等失败或为减轻吞咽困难症状的有远转的局部减症放疗。

■ 放疗需要结合患者体力状况、症状、分期、复发转移类型等综合判断预期效果，并与患者及家属及时、充分的沟通病情及预后。

3. 不可切除的T4b任何N，没有食管穿孔的患者。
4. 颈段食管癌或颈胸交界的食管癌距环咽肌<5cm。

释义

■ 不可手术切除的食管癌或局部晚期食管癌：美国NCCN指南、CSCO指南以及中国医师协会放射肿瘤治疗医师分会等推荐同步放化疗是标准的、首选治疗方案。其来源于RTOG一系列的前瞻性研究。但值得关注的是RTOG8501长期随访的结果显示，单一放疗组的5年生存率为0。我国近年来采用适形放疗技术以来，大宗病例的回顾性分析结果显示，同步放化疗的生存率为26.5%~34.7%好于单一放疗组（5年生存率22%~27.7%），仍然显示单一放疗也有不错的治疗效果。因此，放化同步治疗为首选，但对于不能耐受同步化疗者如年龄大、一般状况差、因肿瘤使照射范围大、有心肺等疾患的食管癌，在临床的实践过程中，单一IMRT放疗技术也是不错的治疗选择。但缺乏前瞻性研究的数据。因此，应积极开展多中心、前瞻性研究已获得高级别的证据。

5. 术前的新辅助治疗/术后辅助放射治疗。

释义

■ 可手术切除的食管癌推荐术前同步放化疗或术前放疗：美国NCCN指南推荐，可手术胸段食管癌术前同步放化疗是标准的治疗模式。采用适形放疗技术（3D-CRT/IMRT）。同步化疗方案为紫杉醇+卡铂或顺铂+5FU。相关研究如下：

1. 根据meta分析和两项前瞻性的大型研究（CROSS前瞻性研究和广州的5010）的结果均显示，对于可手术的食管癌，术前放化疗+手术的生存率明显的高于单一手术组，从而奠定了术前放化疗+手术为能手术切除食管癌的首选治疗方案；

2. 术前放疗+手术与单一手术的前瞻性Ⅲ随机对照研究的长期随访结果，也显示在不增加手术死亡率的前提下，提高了生存率，降低淋巴结的转移率。

3. meta分析和前瞻性研究结果显示食管鳞癌，术前化疗与单一手术比较，虽然与手术相关的毒性反应没有增加，但手术后病理的pCR率不高（2.5%~13%），淋巴结转移65%明显的高于同步放化疗组或单一放疗组，而切除率术前化疗为58%~95%与外科69%~95%似乎没有差异。因此，食管鳞癌没有高级别或大型研究结果证实术前化疗是首选或标准治疗方案。

■ 术前未接受新辅助放疗或放化同步治疗的食管鳞癌，根治性手术后（R_0）的病理分期为Ⅱb（有淋巴结转移）或Ⅲ期、切缘不净（R_1）或肿瘤残存（R_2）患者需要术后的放射治疗。

1. R0 切除：NCCN 指南推荐随访观察。但医科院肿瘤医院的多年的回顾性或前瞻性分层分析的结果显示：在Ⅲ期食管癌或淋巴结有转移患者，术后放疗组生存率明显的高于单一手术组（$P=0.0027$）（$P=0.0378$），且明显降低放疗部位的复发率，不增加吻合口狭窄等的并发症。在 2010 年以后多篇（美国 SEER 数据库）大宗病例的回顾性分析结果显示，支持对淋巴结阳性或Ⅲ期食管癌术后放疗或放化疗提高了生存率这一结论。因此，CSCO 和中国医师协会放射肿瘤治疗医师分会推荐行术后放射治疗或放化同步治疗。

2. R1-2 切除是指手术未达到根治性的完整切除肿瘤（包括显微镜下切缘不净如上切缘、环周切缘不净；以及外科医生肉眼所见不能切除肿瘤和/或转移淋巴结）的患者。多数与邻近组织器官紧密粘连，如大血管，气管，支气管，椎前筋膜和病理检测时，有切缘不净者。对姑息性手术者应及时行放化疗或放疗。多篇文献报道，术后放疗能明显改善其预后且放疗剂量推荐为 60Gy。因此，对于姑息手术的食管癌患者，NCCN 指南（R_2）、CSCO 指南以及中国医师学会放射治疗分会均推荐，强调术后放化同步治疗的重要性。

6. 姑息性放疗。

释义

■ 姑息放疗或放化疗包括有转移的食管癌同时合并吞咽困难的患者、术后瘤床复发、吻合口复发、淋巴结转移失败的挽救性治疗或减轻吞咽困难以及有压迫症状的局部姑息性放射治疗。

（二）诊断依据

根据《临床诊疗指南·胸外科分册》（中华医学会编著，人民卫生出版社）、肿瘤放射治疗学第 4、5 版食管癌放射治疗章节等（中国协和医科大学出版社）。

1. 临床症状：进食哽噎、异物感；进行性吞咽困难；逐渐消瘦、脱水、乏力。

释义

■ 临床症状：早期食管癌没有明显的吞咽困难，症状多为非特异性，时隐时现。中晚期有明显的吞咽苦难且逐渐加重。

2. 辅助检查：食管造影、内镜检查、颈胸腹 CT 或胸部 CT 并颈部及腹部 B 超。

释义

■ 食管造影、内镜检查、食管腔内超声（EUS）检查、颈部、胸部、腹部的增强 CT 检查或胸部增强 MRI 检查和颈部及腹部 B 超检查，或 PET-CT 检查。

■ 食管腔内超声（EUS）更能准确的 T 分期和了解淋巴结转移情况，必要时行淋巴结穿刺以获得食管旁淋巴结是否转移的病理或细胞学诊断。

■ PET-CT 能更好的排除远地转移为治疗的决策提供重要的帮助。

3. 病理学诊断明确（组织病理学、细胞病理学）。

释义

■ 早期可无症状和体征，但常出现吞咽粗、硬食物时可能有不同程度的不适感觉，包括咽下食物阻挡感，胸骨后烧灼样、针刺样或牵拉样疼痛，食物通过缓慢，并有停滞感或异物感。随着病情的进展出现哽噎感，但可通过喝水后缓解消失，症状时轻时重；中晚期可出现吞咽困难加重，并可能合并胸痛或背痛，声音嘶哑、饮水呛咳，消瘦、脱水、乏力，最后出现恶病质状态。体格检查时应特别注意锁骨上区或颈部有无增大淋巴结。肿瘤标志物可能有异常增高。

■ 明确诊断主要依靠内镜活检的病理组织学或细胞学的诊断。

■ 影像学主要明确食管癌的临床分期及判断手术的可切除性，食管造影、CT 及内镜超声均为有效手段。影像学分期主要依靠对肿瘤局部情况、淋巴结及脏器转移情况综合判定，主要包括颈、胸、上腹的增强 CT 或胸部增强 MRI 以及颈部、腹部 B 超检查。必要时建议行 PET-CT 检查。

■ 在治疗前准确的分期对制订综合治疗方案具有重要的临床意义。

■ 食道造影在判断是否有溃疡或穿孔等最佳的检查手段。

（三）放射治疗方案的选择

根据《临床诊疗指南·胸外科分册》（中华医学会编著，人民卫生出版社）等，肿瘤放射治疗学第 4、5 版食管癌放射治疗章节等（中国协和医科大学出版社）。实施规范化放射治疗：

1. 对于不适合外科手术或拒绝手术的病例，根据患者的身体条件，年龄等可以选择放化同步治疗或单纯放疗。

2. 颈段食管癌，T_{1b}分期及以上，可选放化综合治疗。

释义

■ 颈段食管癌 $T_{1b}\sim4N_0\sim1M_0$期，可选放化同步治疗或单一放射治疗。

3. 对于胸段 cT_2N_{0-1}期-T_{4a}期 N_{0-1}可手术的食管癌，可选择术前放化同步治疗。

释义

■ 可手术的胸段食管癌，术前放化同步是 NCCN、CSCO、中国医师协会放射肿瘤治疗医师分会推荐的标准治疗模式，不仅能降期，还能提高总生存率、降低复发转移率。

■ 2020 年 NCCN 指南推荐接受术前放化同步治疗后，如术后病理显示为淋巴结转移者，推荐术后行免疫治疗（推荐 Nivolumab）一年

4. $cT_{2\sim3}$期 $N_{0\sim1}$期可根治性手术切除的食管癌，单一手术后的病理显示为淋巴结阳性或Ⅲ期，CSCO 和中国医师协会放射肿瘤治疗医师分会推荐行术后放射治疗或放化同步治疗。

释义

■ 肖泽芬等报道食管癌根治术后预防性放射治疗的Ⅲ前瞻性随机研究结果显示，手术组和术后放疗组的 5 年生存率差异无显著性（分别为 37.14% 和 41.3%，P=0.4474）。但分层分析发现，Ⅲ期食管癌或淋巴结有转移患者，术后放疗组生存率明显的高于单一手术组（P=0.0027）（P=0.0378），且明显降低放疗部位的复发率，不增加吻合口狭窄的发生率。在 2010 年以后多篇（美国 SEER 数据库和中国福建、浙江省肿瘤医院）大宗病例的回顾性分析结果显示，支持对淋巴结阳性或Ⅲ期食管癌术后放疗或放化疗提高了生存率这一结论。胸段食管癌术后病理显示有淋巴结转移、Ⅲ期可选择术后放疗或放化同步治疗。

5. 对于切缘阳性的病例，应接受术后放疗。

释义

■ 对于手术切缘不净（R_1）、肿瘤残存（R_2）的患者，术后行放化疗或放射治疗。

6. Ⅳb 期（2017 年 AJCC 分期）病例，可用双药化疗+免疫治疗，或可考虑局部姑息性放疗。

释义

■ 治疗方案的制订应在多学科讨论的基础上进行，应充分考虑食管癌病变位置、病理类型、患者症状、肿瘤分期、治疗目的等。多学科（MDT）包括放疗科、外科、肿瘤内科、影像科、病理科等在内的多学科讨论决定。

■ 患者病灶无法根治性切除以及一般情况或脏器功能差不能耐受手术者，可行同步放化疗。不能耐受手术者，更应该重视患者脏器功能和营养状况的保护和改善，根据情况决定是否在放疗的同时合并化疗。单一放疗也是疗效较好的治疗方法。

■ 对于可手术切除的胸段食管癌，NCCN 推荐术前放化同步治疗能降低分期提高手术切除率和生存率，但要高度重视与治疗相关的并发症。

■ 手术后病理显示有高危因素包括淋巴结转移、Ⅲ期可选择术后预防性放疗；对于切缘不净、肿瘤残存的患者，术后行放化疗或放射治疗。

■ 晚期食管癌可姑息减症放疗。

■ 术前新辅助放化同步治疗+手术后，如术后病理显示为淋巴结有转移，NCCN 推荐术后一年的免疫治疗。

■ keynote 590 的研究结果显示：双药化疗+免疫治疗的生存率和无进展生存率好于双药化疗；而化疗+局部放射治疗的生存率也明显好于单一化疗，特别对有明显吞咽困难患者。

（四）标准住院日为≤55 天

释义

■ 患者收治入院后，放疗前准备（治疗前评估、模拟定位、靶区勾画、复位等）3~7 天，可根据临床科室不同的运行状况在此时间范围内完成诊治均符合路径要求。部分检查可在入院前完成。

■ 放疗相关的不良反应可发生在放疗过程中或放疗后，故应加强出院前患者及家属的沟通与宣教，及时检查、记录并与医师及时联系处理不良反应，避免严重不良反应的发生。

■ 放疗过程中患者住院并非必需，可根据医疗单位实际情况酌定，原则需保障患者医疗安全。

（五）进入路径标准

1. 第一诊断符合 ICD-10：C15 伴 Z51.0，Z51.0 伴 Z85.001 食管癌疾病编码。
2. 无放疗禁忌证。
3. 当患者合并其他疾病，但住院期间不需要特殊处理也不影响第一诊断的临床路径流程实施时，可以进入路径。

释义

■ 进入路径前必须有确诊食管癌的临床病理证据以及明确的临床或病理的分期。

■ 食管癌放射治疗适合于病变局限或虽病变广泛、但局部症状严重影响患者生活质量者。放疗禁忌证包括：①穿孔：患者有发热、或呛咳的症状；检查发现已穿孔如食管纵隔瘘，或食管气管瘘；②有严重的并发症且 KS≤60 分；③严重恶病质及严重的心肺、肝肾疾病不能耐受放射治疗的患者。

■ 如患者存在食管穿孔，应行鼻饲管或胃造瘘放置食管支架（除非食管气管瘘可适当考虑气管带膜支架，一般不建议直接放置支架，支架相关出血、感染不良事件风险高，可参考介入相关研究）或改善症状后化疗，再根据情况姑息放疗；如患者恶病质状态，应经肠内（首选）或肠外营养治疗改善营养状态，为进一步放化疗创造条件。

■ 入院检查发现其他疾患或伴随疾病时，如该疾病必须于放疗前治疗或调整，否则增大放疗风险，增加并发症出现概率，则不宜进入路径。如：高血压三级，严重的未良好控制的糖尿病，心肺功能不全，肝肾功能不全，严重出血倾向，严重感染等。

（六）放射治疗前准备

1. 必须的检查项目：

（1）血常规、尿常规、大便常规。

（2）感染性疾病筛查、肝功能、肾功能。

（3）食管镜（FOE）+肿瘤组织活检。

（4）食管造影。

（5）颈、胸、上腹部增强 CT 扫描。

（6）心电图、肺功能。

2. 根据患者情况，可选检查项目：

（1）凝血功能、肿瘤标志物。

（2）食管腔内超声检查（EUS）。

（3）PET-CT 检查。

（4）肿瘤部位的 MRI。

（5）颅脑 MRI 检查。

（6）全身骨显像。

释义

■ 放疗前需完善必要的基线检查，以便后期随访；治疗前检查血液肿瘤标志物有升高者。

■ 食管癌 NCCN 推荐的治疗方案为放化同步治疗，选择紫杉类或铂类等双药化疗方案。化疗前必须询问药物过敏史、心脏等相关病史。放疗前的体格检查也是必需的，尤其应注意锁骨上区和颈部淋巴结是否肿大、腹部有无肿块等。

■ 高龄患者应进行心肺肾功能评价，有条件可行老年综合评估，治疗前征询患者及家属的治疗意见非常重要。

■ 大型医院食管腔内超声检查应作为常规检查手段之一，对肿瘤侵犯深度、淋巴结转移情况能够提供有效的证据，可进一步精确术前分期，明确治疗方向。

（七）放射治疗方案

1. 靶区的确定：增强 CT 扫描、钡餐造影、食管内超声检查，均可以为靶体积及其边界的确定提供参考。

释义

■ 照射范围即靶区的确定主要由食管钡餐、食管镜、食管内超声以及胸部增强 CT（必要时加颈部及上腹部强化 CT）多项检查的综合考虑为靶体积及其边界的确定提供重要的参考。参考 CSCO、中国医师协会放射肿瘤治疗医师分会和食管癌放射治疗靶区勾画一书（人民卫生出版社）

2. 放射治疗计划：推荐使用 CT 模拟定位和三维计划系统，应该使用静脉或口服对比剂以增进显像。

3. 根据分期、是否有根治目的、年龄等综合因素给与预防野或累及野照射（食管癌放射治疗靶区勾画一书（人民卫生出版社）；肿瘤放射治疗学第4、5版食管癌放射治疗章节（中国协和医科大学出版社）、中国医师协会放射肿瘤治疗医师分会指南。

4. 放射治疗剂量：术前放疗，总剂量40~41.4Gy、常规分割（1.8~2.0Gy）；同步放化疗，总剂量50.4~60Gy、常规分割；单纯放疗剂量60~66Gy、常规分割。

释义

■ 放射治疗剂量：术前放疗或放化同步的剂量为40~41.4Gy；根治性同期放化疗的剂量为50.4~60Gy；单纯根治性放疗的剂量为60~66Gy；均为1.8~2.0Gy的常规分割。

4. 脏器保护：为了减少术后肺的并发症（比如有症状的肺炎），术前放疗推荐的剂量限制是全肺 V_{20}< 20%并且 V_{10}< 40%。根治性放射治疗推荐的剂量限制是全肺 V_{20}< 28%。一般情况下，肝脏应保证60%体积受照< 30Gy，肾脏单侧应保证2/3体积受照< 20Gy，脊髓剂量应< 45Gy，心脏应保证1/3体积< 50Gy，并且尽量降低左心室剂量。

释义

■ 正常组织的限量与具体操作：放疗的处方剂量均按95% PTV体积60Gy、常规分割的计划来评价正常组织的受量，要求正常组织的剂量在规定的安全范围内。而术前放疗的计划是将95% PTV体积60Gy处方剂量评估、正常组织均在正常范围后降到执行放疗计划即40~41.4Gy，此时获得相应的正常组织剂量。

■ 正常组织的限量：双肺平均剂量15~17Gy，双肺 V_{20}≤30%，双肺 V_{30}≤20%。同步放化疗患者双肺 V_{20}≤28%。脊髓剂量：平均剂量9~21Gy和0体积剂量≤45Gy/6周。心脏：V_{40}≤30%。术后胸胃：V_{40}≤40%~50%（不能有高剂量点）。肝脏：V_{30}≤50%。肾脏：V_{20}≤20%。

5. 同步放化疗的化疗方案按相应的指南、诊疗规范执行。

释义

■ 放疗计划的制订应在多学科讨论的基础上进行，应充分考虑食管癌病变位置、病理类型、患者症状、肿瘤的分期、放疗目的以及既往治疗经过，由包括放疗科、外科、肿瘤内科、影像科、病理科等在内的多学科讨论决定侠义的放疗计划由放疗科独立完成，如果是放射治疗适应症一般可在多学科基础上进行。

■ 有条件的情况下尽量采用增强CT模拟定位和三维放疗技术，以保证肿瘤区域得到足量放疗剂量的前提下，尽量减少正常组织受照射的体积与剂量从而降低毒性反应。放疗的具体靶区勾画应由放疗医师完成，使周围脏器受照射的剂量在正常可接受的范围内。对于老年体弱患者严格控制正常组织受照射的剂量与体积；肺功能差的患者视肺功能的情况，常低于正常肺的限量。放疗耐受性差时，可考虑加用相应对症治疗。

■ 患者病灶无法切除或一般情况或脏器功能差不能耐受手术的患者，可行放化疗。后一种情况下更应该重视患者脏器功能和营养状况的保护和改善，根据情况决定是否合并化疗。

■ 姑息放疗、根治性放疗和术前放疗的剂量应据不同的目的有所不同。

（八）治疗中的检查和其他治疗

1. 至少每周 1 次体格检查。
2. 每周复查血常规。

释义

■ 同步放化疗采用每周化疗方案的患者，每周 2 次血常规检查。

3. 密切观察病情，针对急性不良反应，给予必要的治疗，避免可治疗的不良反应造成治疗中断和剂量缩减。
4. 监测体重及能量摄入，如果热量摄入不足（< 1500kcal/d），则应考虑给予肠内（首选）或肠外营养支持治疗，可以考虑留置十二指肠营养管或胃造瘘进行肠内营养支持。
5. 治疗中根据病情复查影像学检查，酌情对治疗计划进行调整或重新定位。

释义

■ 注意询问患者放疗前后症状的变化如吞咽困难的改善是判断治疗疗效的重要依据；详细的体格检查和病史采集是发现远端转移、开具有针对性检查项目的基础。

■ 放疗前应根据卡氏评分和/或 ECOG 评分判断患者的体能状态，以评估患者的耐受程度、评估完成治疗计划全过程的关键。

■ 放疗前应客观地向患者和家属交代放疗必要性、风险，并签署相关同意书。

■ 放疗前以及放疗过程中的营养评估非常重要。在治疗过程中，因放化疗反应如急性放射性食管炎，出现饮食少影响体重时，建议积极给予胃肠外或肠内营养支持。建议在治疗开始前，能够预判并及早作出相应处理。

■ 放疗常见的不良反应是放射性食管炎、血液学毒性、肝肾功能损害、放射性肺炎等。每周至少 1 次，对于每周方案化疗的患者，建议每周 2 次复查血常规；放疗中（40Gy）建议复查食管造影、胸部 CT 或模拟 CT 并与初始计划 CT 进行融合，更能直观肿瘤的变化情况，同时确定是否需要调整或更改治疗计划。放化同步治疗的患者，疗中复查肝肾功能或视患者的病情变化及时复查，可以及早发现、及时处理。在放疗期间，对患者应全面密切监测，并予以积极支持治疗。放疗支持用药需遵循循证医学证据。有随机对照研究提示，联用榄香烯乳状注射液可减轻不良反应严重程度，可根据患者需要酌情使用。

（九）治疗后复查

治疗后复查及长期随访：

1. 血常规、肝功能、肾功能。
2. 颈、胸部及上腹增强 CT。
3. 食管造影，必要时可行内镜检查。

释义

■ 颈部、腹部 B 超声检查。

■ 治疗疗效评价的手段：放疗结束后需要评估治疗疗效与治疗相关的不良反应包括症状的改善、影像学评价以及血液学的检查等。建议放疗结束后 1~2 个月复查并评价治疗效果。根据患者治疗后症状的改善如吞咽困难、体重、KS 评分等生活质量评价；影像学评价需要食管造影、胸部 CT（必要时加颈部及上腹部 CT）、建议增加食管腔内超声等检查并与治疗前的检查对比进行综合评价。

■ 评价内容：原发肿瘤和局部区域淋巴结。除对治疗前后靶区病灶的评价（是否有肿瘤或区域淋巴结的残存）外，全面的复查对比十分必要，以除外靶区外的新发病灶。

■ 根治性计划完成后，原则上不需要进一步的后续治疗。据目前国际上报道的结果显示仅 1/3 的食管癌患者经过治疗后没有肿瘤残存，70%的患者或多或少有原发肿瘤或淋巴结的残存并带瘤生存，因此，预后较差，需要和患者及家属及时沟通。以后就是密切随访。3 年内的随访非常重要。

■ 随访建议：放疗结束后的 2 年内，每 3 个月复查 1 次；放疗结束 3~5 年，每 6 个月复查 1 次；放疗结束 5 年以后，每 1 年复查 1 次。

（十）出院标准

1. 完成全部放射治疗计划。
2. 无严重毒性反应需要住院处理。
3. 无需要住院处理的其他合并症/并发症。

释义

■ 完成治疗计划后，患者一般情况良好，生命体征平稳，无明显不适即可达到出院标准。

■ 放疗相关的不良反应可发生在放疗后，故应加强出院前与患者、家属充分沟通与交流，并嘱咐出院后的一段时间必须注意的事项如体温的变化、咳嗽以及吞咽疼痛的程度，多数患者在放疗结束后 3~4 周，这些放疗期间的反应随时间的推移而减轻或消失。如有不正常情况及时到就近医院检查、记录并与治疗医师沟通和处理不良反应，避免严重不良反应的发生。

■ 建议出院应有详细的出院指导包括注意事项、复诊计划、应急处理方案及联系方式等。

（十一）参考费用标准

IMRT（调强放疗）或旋转调强放疗放射治疗：6~7.5 万元。

释义

■ 医科院肿瘤医院 2017 年 5 月起放疗收费：普通调强技术计划费：IMRT3000 元/次，放疗疗程 6 万封顶；旋转调强放疗技术计划费 3000 元/次，放疗疗程 7.5 万封顶。IGRT 850 元/次，EPID 300 元/野，人工制订计划费 120 元/次。

五、食管癌放射治疗临床路径给药方案

化疗药物：

根治性放化同步治疗方案中的化疗剂量：

紫杉醇（135~150mg/m^2）+DDP 或奈达铂（50mg/m^2）或卡铂（根据 AUC 值）。

或者 DDP 或奈达铂（50mg/m^2）或卡铂（根据 AUC 值）+5-FU（750~1000mg/m^2），21 天或 28 天为 1 个周期的方案，放疗期间为 2 个周期。

或者每周 1 次方案：紫杉醇（45~60mg/m^2）+DDP 或奈达铂（25mg/m^2）或卡铂（根据 AUC 值），放疗期间共 5~6 次的每周方案。

术前同步放化疗的化疗方案：紫杉醇（45~60mg/m^2）+DDP 或卡铂（根据 AUC 值）或奈达铂（25mg/m^2）每周方案，共 4~5 周，休息 5~7 周后手术。

* 根据上海复旦肿瘤医院 3 期随机研究结果显示：无论是 PF（顺铂+5-FU）与 TP（紫杉醇+顺铂）、还是 TP（紫杉醇+顺铂）、TF（紫杉醇+5-FU）、TC（紫杉醇+卡铂）的双药化疗方案对生存率的影响没有差异，但 TC 方案在治疗中，没有因毒性反应被中断放疗或化疗。

六、推荐表单

（一）医师表单

食管癌放射治疗临床路径医师表单

适用对象：第一诊断为食管癌（ICD-10：C15 伴 Z51.0，Z51.0 伴 Z85.001）的患者。术前同步放化疗或术前放疗/术后放疗或术后放化疗；根治性放化同步或放疗；姑息性放疗

患者姓名：	**性别：　　年龄：　　门诊号：**	**住院号：**
住院日期：　　年　　月　　日	**出院日期：**　　年　　月　　日	**标准住院日：**≤55 天

日期	**住院第 1 天**	**住院第 2~3 天**	**住院第 3~7 天**
主要诊疗工作	□ 询问病史及体格检查 □ 交代病情 □ 书写病历 □ 完善病理诊断与分期的相关检查	□ 上级医师查房和评估 □ 完成放疗前准备 □ 根据病理结果、影像资料等，结合患者的基础疾病和综合治疗方案，行放疗前讨论，确定放疗方案 □ 完成必要的相关科室会诊 □ 住院医师完成上级医师查房记录等病历书写 □ 上级医师查房除明确分期外、确定治疗原则如根治性或姑息性以及在治疗中可能出现的合并症或并发症 □ 上级医师查房确定放射治疗靶区和剂量 □ 签署放疗知情同意书、自费用品协议书（如有必要）、向患者及家属交代放疗注意事项、放疗费用和与治疗相关的主要常见或可能发生的并发症等	□ 放疗定位，可普通模拟机定位，推荐模式 CT 室行增强 CT 定位 □ 住院医师完成放射治疗靶区的初步勾画、主任医师修改并确定靶区、确定处方剂量和正常组织的剂量限制并提交放疗计划 □ 物理师完成满意的物理计划 □ 主任医师评估并确认计划 □ 在模拟机和加速器分别由主管医师、物理师、技师共同参与的计划确认和核对 □ 住院医师完成必要病程记录 □ 上级医师查房 □ 向患者及家属交代病情及放疗注意事项 □ 明确分期
重点医嘱	**长期医嘱：** □ 放疗科　级护理常规 □ 饮食：普通饮食/糖尿病饮食/其他 **临时医嘱：** □ 血常规、尿常规、便常规 □ 肝功能、肾功能、肿瘤标志物 □ 胃镜或超声胃镜检查 □ 上消化道气钡双重造影 □ 胸部增强 CT 扫描 □ 腹部、颈部及锁骨上淋巴结 B 超 □ 根据病情：骨 ECT、头 MRI、肺功能、心电图、必要时心脏超声心动 □ 备注：患者在入院前的门诊，已经完成上述检查后，入院后不必重复检查。	**长期医嘱：** □ 患者既往基础用药 □ 抗菌药物（必要时，如有溃疡、胸背疼痛时需要积极消炎治疗） □ 其他医嘱 **临时医嘱：** □ 其他特殊医嘱	
病情变异记录	□ 无　□ 有，原因： 1. 2.	□ 无　□ 有，原因： 1. 2.	□ 无　□ 有，原因： 1. 2.
医师签名			

日期	住院第 8~44 天 （放疗过程）	住院第 45~55 天 （出院日）
主要诊疗工作	□ 放疗开始 □ 住院医师每天查房、注意患者病情变化并及时想向上级医师汇报 □ 上级医师每周查房，根据患者情况提出相应治疗方案 □ 住院医师如实、及时记录上级医师查房和处理的意见 □ 注意记录患者放疗后正常组织的不良反应的发生日期和程度以及对症治疗后的反应情况	□ 上级医师查房，对放疗区域不良反应等进行评估，明确是否出院 □ 住院医师完成常规病历书写及完成出院记录、病案首页、出院证明书等，向患者交代出院后的注意事项，如返院复诊的时间、地点，后续治疗方案及用药方案 □ 完善出院前检查并及时查看和记录出院前检查结果，有重要或异常的结果及时向上级医师汇报，并执行处理医嘱和意见
重点医嘱	**长期医嘱：** □ 患者既往基础用药 □ 抗菌药物（必要时） □ 营养支持治疗 □ 其他医嘱 **临时医嘱：** □ 同步化疗 □ 正常组织放疗保护剂 □ 针对放疗急性反应的对症处理药物 □ 复查影像学检查 □ 调整治疗计划/重新定位 □ 其他特殊医嘱	**长期医嘱：** □ 患者既往基础用药 □ 抗菌药物（必要时） □ 其他医嘱，可包括内分泌治疗 **临时医嘱：** □ 血常规、肝肾功能 □ 胸部上腹 CT 检查 □ 肿瘤标志物 □ 出院医嘱 □ 出院带药
病情变异记录	□ 无 □ 有，原因： 1. 2.	□ 无 □ 有，原因： 1. 2.
医师签名		

（二）护士表单

食管癌临床路径护士表单

适用对象：第一诊断为食管癌（ICD-10：C15 伴 Z51.0，Z51.0 伴 Z85.001）的患者。术前同步放化疗或术前放疗/术后放疗或术后放化疗；根治性放化同步或放疗；姑息性放疗

患者姓名：	**性别：　　年龄：　　门诊号：**	**住院号：**
住院日期：　　年　月　日	**出院日期：**　　年　月　日	**标准住院日：≤55 天**

时间	住院第 1 天	住院第 2~3 天	住院第 3~7 天
健康宣教	□ 入院宣教 □ 介绍病房环境、设施 □ 介绍主管医师、责任护士、护士长 □ 介绍住院注意事项 □ 告知探视制度	□ 放疗前宣教 □ 告知放疗前检查项目及注意事项 □ 宣教疾病知识、说明术前放疗的目的 □ 放疗前准备及化疗过程 □ 告知相关药物知识及不良反应预防 □ 责任护士与患者沟通，了解心理反应指导应对方法 □ 告知家属等候区位置	□ 放疗后宣教 □ 告知监护设备的功能及注意事项 □ 告知输液管路功能及放疗过程中的注意事项 □ 告知放疗后可能出现情况的应对方式 □ 给予患者及家属心理支持 □ 再次明确探视陪伴须知
护理处置	□ 核对患者信息，佩戴腕带 □ 卫生处置：剪指（趾）甲、沐浴，更换病号服 □ 入院评估	□ 协助医师完成放疗前检查 □ 放疗前准备	□ 核对患者及资料，签字确认 □ 接通各管路，保持畅通 □ 心电监护
基础护理	□ 三级护理 □ 患者安全管理	□ 三级护理 □ 卫生处置 □ 患者睡眠管理 □ 患者安全管理	□ 特级护理 □ 患者安全管理
专科护理	□ 护理查体 □ 跌倒、压疮等风险因素评估，需要时安置危险标志 □ 心理护理	□ 相关指征监测，如血压、血糖等 □ 心理护理 □ 饮食指导	□ 病情观察，记特护记录 □ 评估生命体征、患者症状、穿刺输液部位 □ 心理护理
病情变异记录	□ 无　□ 有，原因 1. 2.	□ 无　□ 有，原因 1. 2.	□ 无　□ 有，原因 1. 2.
护士签名			

时间	住院第 8~44 天 （放疗过程）	住院第 45~55 天 （出院日）
健康宣教	□ 放疗后宣教 □ 药物作用及频率 □ 饮食、活动指导 □ 强调拍背咳嗽的重要性 □ 复查患者对放疗前宣教内容的掌握程度 □ 告知拔管后注意事项	□ 出院宣教 □ 复查时间 □ 服药方法 □ 活动指导 □ 饮食指导 □ 告知办理出院的流程 □ 指导出院带管的注意事项
护理处置	□ 遵医嘱完成相应检查及治疗	□ 办理出院手续
基础护理	□ 特/一级护理（根据患者病情和自理能力给予相应的护理级别） □ 晨晚间护理 □ 患者安全管理	□ 二级护理 □ 晨晚间护理 □ 协助进食 □ 患者安全管理
专科护理	□ 病情观察，记特护记录 □ 评估生命体征、穿刺输液部位、皮肤、水化情况 □ 心理护理	□ 病情观察 □ 心理护理
病情变异记录	□ 无 □ 有，原因： 1. 2.	□ 无 □ 有，原因： 1. 2.
护士签名		

（三）患者表单

食管癌临床路径患者表单

适用对象：第一诊断为食管癌（ICD-10：C15 伴 Z51.0，Z51.0 伴 Z85.001）的患者。术前同步放化疗或术前放疗/术后放疗或术后放化疗；根治性放化同步或放疗；姑息性放疗

患者姓名：	性别：　　年龄：　　门诊号：	住院号：
住院日期：　　年　月　日	出院日期：　　年　月　日	标准住院日：≤55 天

时间	住院第 1 天	住院第 2~3 天
医患配合	□ 配合询问病史、收集资料，详细告知既往史、用药史、过敏史、家族史 □ 如服用抗凝药，明确告知 □ 配合进行体格检查 □ 有任何不适及时告知主管医师	□ 配合完善放疗前相关检查：采血、留尿便、心电图、肺功能、胸部 CT、胃镜、上消化道造影、腹部 B 超等常规项目。需要时完成特殊检查，如 CT、PET-CT、MRI 等 □ 医师与患者及家属介绍病情及放疗谈话及签字
护患配合	□ 配合测量体温、脉搏、呼吸、血压、体重 □ 配合完成入院护理评估 □ 接受入院宣教（环境介绍、病室规定、订餐制度、探视制度、贵重物品保管等） □ 有任何不适及时告知护士	□ 配合测量体温、脉搏、呼吸、询问排便次数 □ 接受放疗前宣教 □ 自行卫生处置：剪指（趾）甲、剃胡须、沐浴 □ 准备好必要用物、吸水管、纸巾
饮食	□ 正常饮食	□ 半流质饮食；术前 12 小时禁食、禁水
排泄	□ 正常排尿便	□ 正常排尿便
活动	□ 正常活动	□ 正常活动

时间	住院第 8~44 天 （放疗过程）	住院第 45~55 天 （出院日）
医患配合	□ 遵守医院的管理和查房制度，医师查房时患者应在病房本人的床位，等待上级医师的查房 □ 及时告知放疗过程中特殊情况和症状 □ 向患者及家属交代放疗中情况及放疗后注意事项 □ 完成病程记录和上级医师查房记录	□ 上级医师查房，对放疗近期反应进行评估 □ 完成病历书写 □ 根据情况决定是否需要复查实验室检查
护患配合	□ 配合定时测量生命体征、每日询问排便 □ 接受输液、注射、服药、雾化吸入等治疗 □ 配合晨晚间护理 □ 配合拍背咳痰，预防肺部并发症 □ 配合活动，预防压疮 □ 注意活动安全，避免坠床或跌倒 □ 配合执行探视及陪伴	□ 接受出院宣教 □ 办理出院手续 □ 获取出院带药 □ 知道服药方法、作用、注意事项 □ 知道复印病历方法
饮食	□ 普通饮食	□ 普通饮食
排泄	□ 保留尿管至正常排尿便	□ 正常排尿便
活动	□ 根据医嘱，半卧位至床边或下床活动 □ 注意保护管路，勿牵拉、脱出等	□ 正常适度活动，避免疲劳

附：原表单（2012 年版）

食管癌放射治疗临床路径表单

适用对象：第一诊断为食管癌（ICD-10：C15 伴 Z51.0，Z51.0 伴 Z85.001）的患者

患者姓名：	性别：　　年龄：　　门诊号：	住院号：
住院日期：　　年　月　日	出院日期：　　年　月　日	标准住院日：≤55 天

日期	住院第 1 天	住院第 2~3 天	住院第 3~7 天
主要诊疗工作	□ 询问病史及体格检查 □ 交代病情 □ 书写病历 □ 开具检查申请 □ 初步诊断	□ 上级医师查房和评估 □ 完成放疗前检查、准备 □ 根据病理结果影像资料等，结合患者的基础疾病和综合治疗方案，行放疗前讨论，确定放疗方案 □ 完成必要的相关科室会诊 □ 住院医师完成上级医师查房记录等病历书写 □ 签署放疗知情同意书、自费用品协议书（如有必要）、向患者及家属交代放疗注意事项	□ 放疗定位，定位后 CT 扫描或直接行模拟定位 CT，或模拟机定位 □ 医师勾画靶区 □ 物理师初步制订计划 □ 医师评估并确认计划 □ 模拟机及加速器计划确认和核对 □ 住院医师完成必要病程记录 □ 上级医师查房 □ 向患者及家属交代病情及放疗注意事项
重点医嘱	**长期医嘱：** □ 放疗科 □ 一/二/三级护理常规 □ 饮食：普通饮食/糖尿病饮食/其他 **临时医嘱：** □ 血、尿、便常规 □ 肝肾功能 □ 食管钡餐造影 □ 胸部增强 CT □ 根据病情：骨 ECT、头 MRI、肺功能、心电图、超声心动、腹部增强 CT 扫描 □ 其他	**长期医嘱：** □ 患者既往基础用药 □ 抗菌药物（必要时） □ 其他医嘱 **临时医嘱：** □ 其他特殊医嘱	
主要护理工作	□ 入院介绍 □ 入院评估 □ 指导患者进行相关辅助检查	□ 放疗前准备 □ 放疗前宣教（正常组织保护等） □ 心理护理	□ 观察患者病情变化 □ 定时巡视病房
病情变异记录	□ 无　□ 有，原因： 1. 2.	□ 无　□ 有，原因： 1. 2.	□ 无　□ 有，原因： 1. 2.
护士签名			
医师签名			

日期	住院第 4~53 天 （放疗过程）	住院第 53~54 天 （出院日）
主要诊疗工作	□ 放疗开始 □ 上级医师查房，注意病情变化 □ 住院医师完成常规病历书写 □ 注意记录患者放疗后正常组织的不良反应的发生日期和程度	□ 上级医师查房，对放疗区域不良反应等进行评估，明确是否出院 □ 住院医师完成常规病历书写及完成出院记录、病案首页、出院证明书等，向患者交代出院后的注意事项，如返院复诊的时间、地点，后续治疗方案及用药方案 □ 完善出院前检查
重点医嘱	**长期医嘱：** □ 患者既往基础用药 □ 抗菌药物（必要时） □ 其他医嘱 **临时医嘱：** □ 同期化疗 □ 正常组织放疗保护剂 □ 针对放疗急性反应的对症处理药物 □ 复查影像学检查 □ 调整治疗计划/重新定位 □ 其他特殊医嘱	**长期医嘱：** □ 患者既往基础用药 □ 抗菌药物（必要时） □ 其他医嘱 **临时医嘱：** □ 血常规、肝肾功能 □ 胸部 CT 检查 □ 出院医嘱 □ 出院带药
主要护理工作	□ 观察患者病情变化 □ 定时巡视病房	□ 指导患者放疗结束后注意事项 □ 出院指导 □ 协助办理出院手续
病情变异记录	□ 无　□ 有，原因： 1. 2.	□ 无　□ 有，原因： 1. 2.
护士签名		
医师签名		

第七章

分化型甲状腺癌临床路径释义

【医疗质量控制指标】（专家建议）

指标一、手术、化疗或放疗前实施临床分期检查。

指标二、化疗、放疗前明确病理诊断。

指标三、手术中探查并记录肿瘤部位、大小及肝脏、盆腔、主要血管周围淋巴结浸润情况。

指标四、切除病灶的病理报告应当包括肿瘤大体观、分化情况、浸润深度以及切缘、脉管神经浸润情况；根治性手术术后病理报告应当包括活检淋巴结个数及阳性淋巴结个数。

指标五、化疗、放疗后应当进行不良反应评价。

指标六、为患者提供甲状腺癌的健康教育。

指标七、患者住院天数与住院费用。

一、分化型甲状腺癌编码

1. 原编码

疾病名称及编码：分化型甲状腺癌（ICD-10：C73，M8050/3 或 C73，M8330/3）

手术操作名称及编码：甲状腺腺叶切除术、甲状腺近全切除术、甲状腺全切除术（ICD-9-CM-3：06.2-06.4）

2. 修改编码

疾病名称及编码：分化型甲状腺癌（ICD-10：C73）

形态学编码：（M8050/3/M8260/3，M8330/3，M8331/3，M8332/3，M8340/3）

手术操作名称及编码：甲状腺腺叶切除术 ICD-9-CM-3：06.2
甲状腺部分切除术 ICD-9-CM-3：06.3
甲状腺全部切除术 ICD-9-CM-3：06.4
胸骨下甲状腺切除术 ICD-9-CM-3：06.5
舌部甲状腺切除术 ICD-9-CM-3：06.6

二、临床路径检索方法

C73+(M8050/3/M8260/3/M8330/3/M8331/3/M8332/3/M8340/3）伴（06.2-06.6）

三、国家医疗保障疾病诊断相关分组（CHS-DRG）

MDC 编码：MDCK（内分泌、营养、代谢疾病及功能障碍）

ADRG 编码：RC1（恶性增生性疾患放射治疗）/KR1（内分泌腺体恶性肿瘤）

四、分化型甲状腺癌临床路径标准住院流程

（一）适用对象

第一诊断为甲状腺癌（ICD-10：C73，M8050/3 或 C73，M8330/3）。行甲状腺腺叶切除术、甲状腺近全切除术、甲状腺全切除术（ICD-9-CM-3：06.2-06.4）。

释义

■ 适用对象编码参见第一部分。

■ 甲状腺癌从组织病理上可以分为乳头状癌、滤泡癌、髓样癌和未分化癌。其中前两者亦称为分化型甲状腺癌，治疗方案相似，适用本路径。而后两者恶性程度较高，预后差，治疗方案与分化型甲状腺癌不同，不纳入本路径。

■ 本临床路径适用于甲状腺癌需行甲状腺腺叶切除术、甲状腺近全切除术、甲状腺全切除术，包括需行单侧或双侧颈淋巴结清扫的患者。^{131}I 治疗等非手术治疗不纳入本路径。

（二）诊断依据

根据《临床诊疗指南·普通外科分册》（中华医学会编著，人民卫生出版社，2006年）。

1. 临床症状：颈部肿物，可伴有声音嘶哑或呼吸、吞咽困难等。部分患者可体检发现，无明显临床症状。
2. 体征：甲状腺结节，伴或不伴颈部淋巴结肿大；亦可无明显体征。
3. 辅助检查：甲状腺超声、增强CT、MRI、放射性核素扫描、SPECT、PET等影像学检查提示甲状腺占位病变。
4. 病理组织学活检明确诊断（针吸细胞学诊断或术中冷冻活检意义重大，常规病理结合免疫组化最终确诊）。

释义

■ 部分患者因体检发现甲状腺恶性肿物，发现时无临床症状。颈部肿物通常是甲状腺癌的首发症状，少数患者可因肿物侵犯喉返神经出现声音嘶哑症状。

■ 彩超通常作为首选的影像学检查，对于判断甲状腺肿物的性质有较高的准确性。结合针吸活检（FNA）准确性可达90%以上。CT对于确定甲状腺病变的位置及与周围结构的关系方面是非常重要的影像学检查，尤其是对于巨大肿瘤侵犯周围软组织的情况下，有重要的参考价值。MRI则可在轴状位、冠状位、矢状位多个层面提供肿瘤的信息。

（三）治疗方案的选择

根据《临床诊疗指南·普通外科分册》（中华医学会编著，人民卫生出版社，2006年）、《临床技术操作规范·耳鼻喉-头颈外科分册》（中华医学会编著，人民军医出版社，2009年）、《头颈肿瘤综合治疗专家共识》（中国抗癌协会头颈肿瘤专业委员会，中国抗癌协会放射肿瘤专业委员会，中华耳鼻咽喉头颈外科杂志，2010年）。参考美国甲状腺协会（ATA）、美国国家综合癌症网络（NCCN）、欧洲甲状腺协会（ETA）等甲状腺癌诊疗指南。其治疗原则是以手术为主，辅助内分泌治疗、核素治疗和放射治疗等。手术治疗方案应考虑肿瘤侵犯范围、病理类型、危险分层，结合患者诉求采取不同手术方式。

1. 单侧腺叶及峡部切除术，以及同侧Ⅵ区淋巴结清扫：单侧甲状腺癌，危险分层低危患者。
2. 全甲状腺切除及双侧Ⅵ区清扫：双侧有癌灶，或高危病例。
3. 颈淋巴结清扫术：根据术前影像学检查结果、术中探查甲状腺原发灶及Ⅵ区淋巴结情况、患者危险分层决定。如证实侧颈淋巴结转移，则行侧颈淋巴结清扫术。

释义

■ 分化型甲状腺癌以手术治疗为主，具备手术条件患者，应手术切除至少一侧腺叶及峡部，并行同侧Ⅵ区清扫，根据危险分层，适当选择对侧腺体术后观察随访、部分腺体切除、腺体次全切除、全甲状腺切除等处理。

■ 肿瘤晚期无法彻底切除者可行姑息手术，如具备手术条件，对累及周围组织、器官的患者，行扩大切除及修复术。对双侧喉返神经麻痹、呼吸困难、病变侵犯气管等患者，行气管切开或气管造瘘术。

■ 分化型甲状腺癌的其他治疗：^{131}I 治疗：适用于全甲状腺或近全甲状腺切除后的 PTC 及 FTC，大多用于已有肺转移及骨转移者。TSH 抑制治疗：TSH 应根据危险等级控制在合适的范围内。

■ 骨转移者可用：双膦酸盐。

（四）标准住院日≤14 天

释义

■ 甲状腺癌患者入院后，术前准备 1~4 天，在第 4~7 日实施手术，术后恢复 4~10天出院。总住院时间不超过 14 天均符合路径要求。

■ 条件许可的情况下，患者可在门诊完成术前检查，从而减少住院时间。同时若术后恢复顺利，也可降低住院时间。这仍然符合路径要求。

（五）进入路径标准

1. 第一诊断符合甲状腺癌疾病编码（ICD-10：C73）。
2. 当患者同时具有其他疾病诊断，但住院期间不需要特殊处理也不影响第一诊断的临床路径流程实施时，可以进入路径。

释义

■ 条件许可的情况下，患者可在门诊完成术前检查，从而减少住院时间。同时若术后恢复顺利，也可降低住院时间。这仍然符合路径要求。

（六）术前准备≤4 天

1. 必需的检查项目：
（1）血、尿常规。
（2）肝功能、肾功能、电解质、血糖、凝血功能。
（3）感染性疾病筛查（乙型肝炎、丙型肝炎、梅毒、艾滋病等）。
（4）甲状腺功能检查、抗甲状腺抗体、抗甲状腺球蛋白、血清降钙素等。
（5）胸部 X 线片、心电图。
（6）甲状腺及颈部淋巴结 B 超。
（7）喉镜了解声带运动情况。
（8）增强 CT 或 MRI。

（9）标本送病理学检查。

2. 根据患者情况可选择检查项目：气管侧位片、肺功能、超声心动图、血气分析、PET、核素扫描等。

释义

■ 必查项目是确保手术治疗安全、有效开展的基础，在术前必须完成。相关人员应认真分析检查结果，以便及时发现异常情况并采取对应处置。

■ 甲状腺癌患者若病变巨大，侵犯周围结构，或是颈部有广泛淋巴结转移，须行颈部及上纵隔增强 CT 或 MRI，以明确肿物及转移淋巴结与周围结构的关系。怀疑有肺转移者可行胸部 CT 明确。

■ 高龄患者（＞70 岁）或既往有心肺功能异常病史者须行肺功能或超声心动图，评估其是否可耐受手术治疗。

■ 为缩短患者术前等待时间，检查项目可以在患者入院前于门诊完成。

（七）预防性抗菌药物选择与使用时机

按照《抗菌药物临床应用管理办法》（卫生部令〔2012〕84 号）和《抗菌药物临床应用指导原则》（国办卫医发〔2015〕43 号）执行，通常不需预防性使用抗菌药物。如手术范围大、时间长、污染机会增加考虑预防性使用时，可使用青霉素、第一代或第二代头孢菌素等；时间为术前 30 分钟，手术超过 3 小时可加用 1 次抗菌药物。总预防性使用时间一般不超过 24 小时，个别情况延长至 48 小时。

释义

■ 甲状腺癌颈部淋巴结转移者须行颈部淋巴结清扫术，手术时间较长，创面暴露时间长，颈部重要解剖结构密集，一旦感染可导致严重后果。因此可按规定适当预防性应用抗菌药物，通常选用第一代或第二代头孢菌素。

（八）手术日为入院 7 日内

1. 麻醉方式：全身麻醉。

2. 手术：见“（三）治疗方案的选择”。

3. 术中用药：麻醉常规用药及扩容补液药物。

4. 输血：视术前及术中情况而定。

5. 标本常规送冷冻病理学检查。如术前已有穿刺细胞学或组织学结果，可术后行石蜡切片病理学检查。

释义

■ 手术均在全身麻醉下完成。

■ 手术前无法获得明确病理的患者，术中可以通过冷冻病理予以明确。

■ 术后病理学检查与诊断：包括①切片诊断（分类、分型、分期）；②免疫组化（必要时）；③分子生物学指标（必要时）。

（九）术后住院恢复4~10天

1. 抗菌药物：按照《抗菌药物临床应用管理办法》（卫生部令〔2012〕84号）和《抗菌药物临床应用指导原则（2015年版）》（国卫办医发〔2015〕43号）合理使用抗菌药物。一般不超过48小时。术后应监测血常规，根据情况及时调整。
2. 根据病情，尽早拔除尿管和引流管。
3. 实验室检查：及时复查血生化、钙、磷，必要时查甲状腺及甲状旁腺激素水平。
4. 伤口换药。

释义

■ 除血常规、甲状腺功能等常规项目需要复查外，必要时需要复查甲状旁腺素（PTH）及离子测定（钙、磷、镁），了解甲状旁腺功能，以便采取适当干预措施。

（十）出院标准

1. 切口无感染、引流管已拔除。
2. 生命体征平稳，无严重低钙抽搐。
3. 饮食恢复，一般情况良好。
4. 没有需要住院处理的并发症。

释义

■ 患者出院前不仅应完成必须复查项目，且复查项目应无明显异常。若检查结果明显异常，主管医师应进行仔细分析并作出对应处置。同时，主管医师应告知患者后续的治疗安排。

（十一）变异及原因分析

1. 术前分型分期不准确者，术中可以根据情况改变术式。
2. 根据临床分期和术中情况决定术后是否需^{131}I治疗。晚期已有远端转移的PTC及FTC患者，行全甲状腺切除术，术后给予^{131}I治疗。
3. 伴有影响本病治疗效果的合并症，需要采取进一步检查和诊断，延长住院时间。
4. 甲状腺癌通常对外照射放疗不敏感。但对于有术中无法彻底切除的残余癌灶者，不能经手术或^{131}I治疗的局部晚期患者，以及有骨和肺转移灶患者，可考虑采用外照射放疗。

释义

■ 变异是指入选临床路径的患者未能按路径流程完成医疗行为或未达到预期的医疗质量控制目标。包括以下三方面情况：①按路径流程完成治疗，但出现非预期结果，可能需要后续进一步处理。如术中发现病变范围广，难以切净，需要安排术后放疗；②按路径流程完成治疗，但超出了路径规定的时限或限定的费用。如实际住院日超出标准住院日要求，或未能在规定的手术日时间限定内实施手术等；③不能按路径流程完成治疗，患者需要中途退出路径。如因为家庭经济原因或不能理解手术可能带来的并发症而拒绝手术者，对这些患者，主管医师均应进行变异原因的分析，并在临床路径的表单中予以说明。

■ 甲状腺癌手术后常见的并发症如甲状旁腺功能低下、乳糜瘘等，因并发症导致超出路径规定的时限或限定的费用，主管医师应予以说明。

五、分化型甲状腺癌术后护理规范

1. 患者清醒后取半卧位，利于呼吸和引流。颈部放置冰块，预防切口出血。

2. 保持呼吸道通畅。行气管切开或气管插管者，应及时吸出气道痰液和血液，并严防管腔深部被痰或血块堵塞。

3. 注意保持引流管的畅通，防止皮瓣坏死；定时观察并记录引流液性状和量。

4. 心理护理。

六、分化型甲状腺癌术后营养治疗规范

1. 甲状腺癌术后饮食以偏清淡为主。对于碘的摄入应该适量，正常饮食。

2. 避免进食刺激性食物，如辛辣、油腻或者容易造成过敏的食物，以及避免吸烟、饮酒。

七、分化型甲状腺癌患者术后健康宣教

1. 针对甲状腺癌的术后饮食指导，心理指导，引流管的护理，颈部功能锻炼。

2. 向患者及家属提供更多与甲状腺有关的疾病知识，从而减轻并发症的发生。

八、推荐表单

（一）医师表单

分化型甲状腺癌临床路径医师表单

适用对象：第一诊断为分化型甲状腺癌（ICD-10：C73）（无并发症患者）

患者姓名：	性别：　　年龄：　　门诊号：	住院号：
住院日期：　　年　月　日	出院日期：　　年　月　日	标准住院日：≤14 天

时间	住院第 1 天	住院第 2~3 天
主要诊疗工作	□ 询问病史及体格检查 □ 完成病历书写 □ 上级医师查房与术前评估 □ 初步确定手术方式和日期	□ 上级医师查房 □ 完成术前准备与术前评估 □ 根据检查结果等，进行术前讨论，确定手术方案 □ 完成必要的相关科室会诊 □ 签署手术知情同意书、自费用品协议书、输血同意书 □ 向患者及家属交代围术期注意事项
重点医嘱	**长期医嘱：** □ 耳鼻咽喉科护理常规 □ 二级护理 □ 普通饮食 **临时医嘱：** □ 检查血常规、尿常规 □ 检查肝功能、肾功能、血糖、电解质、凝血功能、感染性疾病筛查（乙型肝炎、丙型肝炎、梅毒、艾滋病等）、甲状腺功能、血钙和血磷 □ 检查胸部 X 线片、心电图 □ 喉镜检查 □ 甲状腺及颈部超声、增强 CT 或 MRI □ 针吸或会诊病理检查 □ 手术必需的相关检查	**长期医嘱：** □ 耳鼻咽喉科护理常规 □ 二级护理 □ 普通饮食 □ 患者既往基础用药 **临时医嘱：** □ 术前医嘱：明日全身麻醉下行甲状腺峡部+腺叶切除或全甲状腺切除+淋巴结清扫+喉返神经解剖术 □ 术前禁食、禁水 □ 术前抗菌药物 □ 术前准备 □ 必要时备血 □ 其他特殊医嘱
病情变异记录	□ 无　□ 有，原因： 1. 2.	□ 无　□ 有，原因： 1. 2.
医师签名		

时间	住院第3~7天 （手术日）	住院第4~6天 （术后1~3天）	住院第7~14天 （出院日）
主要诊疗工作	□ 手术 □ 术者完成手术记录 □ 住院医师完成术后病程 □ 上级医师查房 □ 确定有无手术并发症 □ 向患者及家属交代病情及术后注意事项	□ 上级医师查房 □ 住院医师完成常规病历书写 □ 注意病情变化，有无低钙抽搐及手足麻木 □ 注意观察生命体征 □ 注意引流量，根据引流情况 □ 明确是否拔除引流管	□ 上级医师查房，进行手术及伤口评估 □ 完成出院记录、出院证明书 □ 向患者交代出院后的注意事项
重点医嘱	**长期医嘱：** □ 全身麻醉术后常规护理 □ 甲状腺腺叶+峡部切除或全甲状腺切除+颈淋巴结清扫+喉返神经探查术后常规护理 □ 气管切开术后常规护理 □ 一级护理 □ 根据患者情况继续禁食或流食 □ 抗菌药物 □ 其他特殊医嘱 **临时医嘱：** □ 标本送病理检查 □ 酌情心电监护 □ 酌情吸氧 □ 其他特殊医嘱	**长期医嘱：** □ 一/二级护理 □ 酌情改为半流质饮食或软食 □ 酌情停用抗菌药物 □ 其他特殊医嘱 **临时医嘱：** □ 换药 □ 其他特殊医嘱：复查血常规、甲状腺素、甲状旁腺激素、肝功能、肾功能、电解质、血糖、血钙、血磷等，补液、补钙（必要时）	**出院医嘱：** □ 出院带药 □ 酌情肿瘤综合治疗 □ 门诊随诊
病情变异记录	□ 无　□ 有，原因： 1. 2.	□ 无　□ 有，原因： 1. 2.	□ 无　□ 有，原因： 1. 2.
医师签名			

*：实际操作时需明确写出具体的术式

本路径为分化型甲状腺癌临床路径，既往已有甲状腺癌治疗的临床路径（2009年），本次版本为细化的临床分期。

（二）护士表单

分化型甲状腺癌临床路径护士表单

适用对象：第一诊断为分化型甲状腺癌（ICD-10：C73）（无并发症患者）

患者姓名：	性别： 年龄： 门诊号：		住院号：
住院日期： 年 月 日	出院日期： 年 月 日		标准住院日：≤14 天

时间	住院第 1~2 天	住院第 3~7 天 （手术日）	住院第 4~14 天 （术后出院）
健康宣教	□ 介绍主管医师、护士 □ 介绍环境、设施 □ 介绍住院注意事项 □ 术前宣教及术前准备 □ 提醒患者术晨禁食、禁水	□ 主管护士与患者沟通，了解并指导心理应对 □ 宣教疾病知识、用药知识及特殊检查操作的过程 □ 告知检查、操作及手术前后饮食、活动及探视等注意事项及应对方式	□ 指导患者术后恢复锻炼方法 □ 术后随访的时间和方法 □ 出院后服药方法 □ 饮食、休息等注意事项 □ 肿瘤综合治疗方案介绍
护理处置	□ 核对患者，佩戴腕带 □ 建立入院护理病历 □ 卫生处置：剪指甲、沐浴、更换病号服 □ 协助医师完成各项检查 □ 术前准备，禁食、禁水	□ 随时观察患者病情变化 □ 遵医嘱正确用药	□ 办理出院手续 □ 书写出院小结
基础护理	□ 二级护理 □ 晨晚间护理 □ 患者安全管理	□ 二级护理 □ 晨晚间护理 □ 患者安全管理	□ 二/三级护理 □ 晨晚间护理 □ 患者安全管理
专科护理	□ 护理查体 □ 生命体征检测 □ 必要时留陪护人员 □ 心理护理	□ 遵医嘱完成相关检查 □ 心理护理	□ 病情观察 □ 评估患者生命体征 □ 心理护理
重点医嘱	□ 详见医嘱执行单	□ 详见医嘱执行单	□ 详见医嘱执行单
病情变异记录	□ 无 □ 有，原因： 1. 2.	□ 无 □ 有，原因： 1. 2.	□ 无 □ 有，原因： 1. 2.
护士签名			

（三）患者表单

分化型甲状腺癌临床路径患者表单

适用对象：第一诊断为分化型甲状腺癌（ICD-10：C73）（无并发症患者）

患者姓名：	**性别：　　年龄：　　门诊号：**	**住院号：**
住院日期：　　年　月　日	**出院日期：**　　年　月　日	**标准住院日：≤14 天**

时间	**入院第 1 天**	**入院第 2 天**	**住院 3~5 天（手术日）**
医患配合	□ 配合询问病史、收集资料，务必详细告知既往史、用药史、过敏史 □ 配合进行体格检查 □ 有任何不适告知医师	□ 配合完善相关检查，如采血、留尿、心电图、X 线胸片，超声，颈部 CT □ 了解手术方案及围术期注意事项 □ 签署手术知情同意书、自费用品协议书、授权书等医疗文书 □ 配合麻醉医师术前访视	□ 接受手术治疗 □ 配合监护及检查治疗 □ 与医师交流了解手术情况及术后注意事项 □ 有任何不适告知医师
护患配合	□ 配合测量体温、脉搏、呼吸、血压、体重 □ 配合完成入院护理评估（简单询问病史、过敏史、用药史） □ 接受入院宣教（环境介绍、病室规定、订餐制度、贵重物品保管等） □ 配合执行探视和陪伴制度 □ 有任何不适告知护士	□ 配合生命体征监测 □ 接受术前宣教 □ 接受术前准备 □ 准备好必要用物 □ 有任何不适告知护士	□ 术晨生命体征监测 □ 术晨剃须漱口更衣 □ 既往基础药物一口水送下 □ 取下活动义齿、饰品等，贵重物品交家属保管 □ 配合完成术前核对，带齐影像资料和自备药物，上手术车 □ 返回病房后，协助完成核对，配合过床 □ 配合输液吸氧监护 □ 有任何不适告知护士
饮食	□ 遵医嘱饮食	□ 术前 6~8 小时禁食、禁水	□ 术后当日禁食、禁水 □ 术后第 1 天半流质饮食
排泄	□ 正常排尿便	□ 正常排尿便	□ 正常排尿便
活动	□ 正常活动	□ 正常活动	□ 术后当日平卧，床上翻身 □ 术后第 1 日起适当下地活动

时间	入院第4~14天 （术后日）	出院
医患配合	□ 配合术后检查、治疗和换药	□ 接受出院前指导 □ 知道复查程序 □ 获取出院诊断书
护患配合	□ 配合定时测量生命体征 □ 接受输液、服药等治疗 □ 接受饮食宣教 □ 配合活动，预防皮肤压力伤 □ 注意活动安全，避免坠床或跌倒 □ 配合执行探视及陪伴	□ 接受出院宣教 □ 办理出院手续 □ 获取出院带药 □ 知道服药方法、作用、注意事项 □ 知道复印病历程序
饮食	□ 遵医嘱饮食	□ 遵医嘱饮食
排泄	□ 正常排尿便	□ 正常排尿便
活动	□ 正常适度活动，避免疲劳	□ 正常适度活动，避免疲劳

附：原表单（2016 年版）

分化型甲状腺癌临床路径表单

适用对象：第一诊断为分化型甲状腺癌（ICD-10：C73）；

行腺叶及峡部切除或全甲状腺切除，同期淋巴结清扫术（ICD-9-CM-3：06.2-06.4）

患者姓名：	性别：　年龄：　门诊号：	住院号：
住院日期：　年　月　日	出院日期：　年　月　日	标准住院日：≤14 天

时间	住院第 1 天	住院第 2~3 天
主要诊疗工作	□ 询问病史及体格检查 □ 完成病历书写 □ 上级医师查房与术前评估 □ 初步确定手术方式和日期	□ 上级医师查房 □ 完成术前准备与术前评估 □ 根据检查结果等，进行术前讨论，确定手术方案 □ 完成必要的相关科室会诊 □ 签署手术知情同意书、自费用品协议书、输血同意书 □ 向患者及家属交代围术期注意事项
重要医嘱	**长期医嘱：** □ 耳鼻咽喉科护理常规 □ 二级护理 □ 普通饮食 **临时医嘱：** □ 检查血常规、尿常规 □ 检查肝功能、肾功能、血糖、电解质、凝血功能、感染性疾病筛查（乙型肝炎、丙型肝炎、梅毒、艾滋病等）、甲状腺功能、血钙和血磷 □ 检查胸部 X 线片、心电图 □ 喉镜检查 □ 甲状腺及颈部超声、增强 CT 或 MRI □ 针吸或会诊病理检查 □ 手术必需的相关检查	**长期医嘱：** □ 耳鼻咽喉科护理常规 □ 二级护理 □ 普通饮食 □ 患者既往基础用药 **临时医嘱：** □ 术前医嘱：明日全身麻醉下行甲状腺峡部+腺叶切除或全甲状腺切除+淋巴结清扫+喉返神经解剖术 □ 术前禁食、禁水 □ 术前抗菌药物 □ 术前准备 □ 必要时备血 □ 其他特殊医嘱
主要护理工作	□ 介绍病房环境、设施和设备 □ 入院护理评估	□ 宣教、备皮等术前准备 □ 手术前物品准备 □ 手术前心理护理
病情变异记录	□ 无　□ 有，原因： 1. 2.	□ 无　□ 有，原因： 1. 2.
护士签名		
医师签名		

时间	住院第 3~7 天 （手术日）	住院第 4~6 天 （术后 1~3 天）	住院第 7~14 天 （出院日）
主要诊疗工作	□ 手术 □ 术者完成手术记录 □ 住院医师完成术后病程 □ 上级医师查房 □ 确定有无手术并发症 □ 向患者及家属交代病情及术后注意事项	□ 上级医师查房 □ 住院医师完成常规病历书写 □ 注意病情变化，有无低钙抽搐及手足麻木 □ 注意观察生命体征 □ 注意引流量，根据引流情况明确是否拔除引流管	□ 上级医师查房，进行手术及伤口评估 □ 完成出院记录、出院证明书 □ 向患者交代出院后的注意事项
重点医嘱	**长期医嘱：** □ 全身麻醉术后常规护理 □ 甲状腺腺叶+峡部切除或全甲状腺切除+颈淋巴结清扫+喉返神经探查术后常规护理 □ 气管切开术后常规护理 □ 一级护理 □ 流质饮食 □ 抗菌药物 □ 其他特殊医嘱 **临时医嘱：** □ 标本送病理检查 □ 酌情心电监护 □ 酌情吸氧 □ 其他特殊医嘱	**长期医嘱：** □ 一/二级护理 □ 酌情改为半流质饮食或软食 □ 酌情停用抗菌药物 □ 其他特殊医嘱 **临时医嘱：** □ 换药 □ 其他特殊医嘱：复查血常规、甲状腺素、甲状旁腺激素、肝功能、肾功能、电解质、血糖、血钙、血磷等，补液、补钙（必要时）	**出院医嘱：** □ 出院带药 □ 酌情肿瘤综合治疗 □ 门诊随诊
主要护理工作	□ 随时观察患者病情变化 □ 术后心理与生活护理	□ 观察患者情况 □ 术后心理与生活护理	□ 指导患者办理出院手续 □ 指导术后随访时间
病情变异记录	□ 无 □ 有，原因： 1. 2.	□ 无 □ 有，原因： 1. 2.	□ 无 □ 有，原因： 1. 2.
护士签名			
医师签名			

*：实际操作时需明确写出具体的术式

本路径为分化型甲状腺癌临床路径，既往已有甲状腺癌治疗的临床路径（2009 年），本次版本为细化的临床分期。

第八章

分化型甲状腺癌术后^{131}I治疗临床路径释义

【医疗质量控制指标】（专家建议）

指标一、明确分化型甲状腺癌的病理诊断。

指标二、依据复发风险分层及治疗前评估结果确定治疗剂量。

指标三、治疗后确定促甲状腺激素抑制治疗方案及随诊策略。

一、分化型甲状腺癌术后^{131}I治疗编码

1. 原编码

疾病名称及编码：分化型甲状腺癌（ICD-10：C73，D09.301）

手术操作名称及编码：甲状腺全切或次全切除术（ICD-9-CM-3：06.2-06.4）

2. 修改编码

疾病名称及编码：肿瘤术后同位素治疗（ICD-10：Z51.806）

手术操作名称及编码：碘-131 放射性同位素注射治疗（ICD-9-CM-3：92.2801）

二、临床路径检索方法

Z51.806 伴 92.2801

三、国家医疗保障疾病诊断相关分组（CHS-DRG）

MDC 编码：MDCK（内分泌、营养、代谢疾病及功能障碍）

ADRG 编码：RC1（恶性增生性疾患放射治疗）/KR1（内分泌腺体恶性肿瘤）

四、分化型甲状腺癌术后^{131}I治疗临床路径标准住院流程

（一）适用对象

根据分化型甲状腺癌（differentiated thyroid cancer，DTC）相关中国专家共识如《分化型甲状腺癌术后^{131}I治疗临床路径专家共识》（中华医学会核医学分会等，2017 版），《分化型甲状腺癌术后^{131}I治疗前评估专家共识》（中国临床肿瘤学会甲状腺癌专业委员会等）。

第一诊断为甲状腺癌（ICD-10：C73，D09.301），已行甲状腺全切或次全切除术，合并或不合并颈部淋巴结清扫术、且符合以下条件之一者，需要进入^{131}I治疗前评估：①DTC 初始术后伴有甲状腺周围组织侵犯、淋巴结转移或远处转移；②肿瘤未能完全切除，术中见肿瘤残留；③肿瘤为侵袭型的组织学类型，或伴有血管侵犯；④残留甲状腺组织已被完全去除的 DTC 患者。如^{131}I显像未发现转移灶，但甲状腺球蛋白（thyroglobulin，Tg）水平异常升高；或 Tg 抗体（thyroglobulin antibody，TgAb）持续异常升高；⑤DTC 术后出现无法手术切除的局部复发（或转移）灶，且病灶具备摄^{131}I功能；⑥低危 DTC，为便于长期随访及监测肿瘤复发，且患者有意愿者；⑦甲状腺大部切除术后，患者不愿或不宜再次手术者。

释义

■ 适用对象编码参见第一部分。

■ 符合 ^{131}I 治疗条件：未用或停用甲状腺激素使促甲状腺激素（thyroid stimulating hormone，TSH）升至 30mU/L 以上，排除其他来源碘的干扰，患者有治疗意愿、依从性良好。

■ 无治疗禁忌，如妊娠、哺乳、严重肾衰竭以及无法依从放射防护法规要求者。

■ 如患者合并其他疾病但 ^{131}I 治疗期间不需要特殊处理、也不影响第一诊断的临床路径流程实施时，可以进入路径。

■ DTC 术后 ^{131}I 治疗主要包括清甲治疗、辅助治疗及清灶治疗。清甲治疗：通过清除手术后残留或无法切除的正常甲状腺组织，有助于通过治疗后 ^{131}I 全身显像进行准确分期，利于采用血清 Tg 及 ^{131}I 全身显像对患者进行随访和监测；辅助治疗：由于 DTC 常具有双侧性、多灶性、局部潜伏期长、复发率高等特点，辅助治疗旨在清除潜在的、尚不能被现有临床手段识别的可能残存微小癌灶等，达到降低复发及远处转移，提高患者无病生存率的目的；清灶治疗：治疗手术无法切除或随访中发现的具有摄取 ^{131}I 能力的复发或转移病灶，清除或降低体内肿瘤负荷，达到缓解肿瘤相关症状、提高患者无病生存或改善其疾病特异性生存的目的。

（二）诊断依据

根据《^{131}I 治疗分化型甲状腺癌指南》（中华医学会核医学分会等，2014 版），《2015 美国甲状腺协会成人甲状腺结节与分化型甲状腺癌管理指南》（2015 版），《AJCC 肿瘤分期手册》（第 8 版）。

病理诊断为 DTC，主要包括甲状腺乳头状癌（papillary thyroid cancer，PTC）和甲状腺滤泡状癌（follicular thyroid cancer，FTC），少数为 Hurthle 细胞或嗜酸性细胞肿瘤，甲状腺低分化癌（poorly differentiated thyroid cancer，PDTC）。

释义

■ 本路径的制订主要参考国内、外权威参考书籍和诊疗指南。

■ 病史和超声表现是诊断甲状腺癌的初步依据，手术病理报告可明确诊断甲状腺癌。手术病理为 PTC、FTC、Hurthle 细胞癌、PDTC 者可进入临床路径。

■ 结合患者性别、年龄、手术病理报告、术后血清 Tg 水平及颈部超声、胸部 CT 等影像学资料，可明确甲状腺癌的 TNM 分期及复发危险度分层，细化甲状腺癌的诊断。

■ 在辅助治疗或清灶治疗时，病灶的摄碘能力是 DTC 可行 ^{131}I 治疗的病理生理学基础，并且是影响治疗效果的关键所在。在一定程度上保留摄取 ^{131}I 能力的 DTC 主要包括 PTC、FTC、部分 Hurthle 细胞癌、PDTC 等。

（三）选择治疗方案的依据

《^{131}I 治疗分化型甲状腺癌指南》（中华医学会核医学分会等，2014 版），《分化型甲状腺癌术后 ^{131}I 治疗诊疗路径》（中华医学会核医学分会等，2017 版），《分化型甲状腺癌术后 ^{131}I 治疗前评估专家共识》（中国临床肿瘤学会甲状腺癌专业委员会等），《欧洲肿瘤内科协会（ESMO）甲状腺癌诊断、治疗及随访指南》（2019 版），《NCCN 甲状腺癌临床实践指南 2020 版》。

1. 再次手术治疗：根据肿瘤的 TNM 分期和复发危险度分层、再次手术的风险、随访的便利性、患者的意愿和依从性等因素进行综合分析，确定是否再次手术。

释义

■ 在同时并存甲状腺残余组织及可疑 DTC 转移病灶时，由于 DTC 病灶的钠碘转运体（sodium iodide symporter，NIS）表达明显低于残余的正常甲状腺组织，这将使首次 ^{131}I 治疗作用主要集中于残余甲状腺组织而延误了患者达到无病生存及其他治疗干预的时间。因此，如在 ^{131}I 治疗前评估中发现局部可疑残存或转移病灶，建议首选手术，术后再行 ^{131}I 治疗。

2. ^{131}I 治疗：已行甲状腺全切或次全切除术，合并或不合并颈部淋巴结清扫术，术后病理诊断为 DTC，复发风险分层的中高危患者，或术后动态评估提示残余甲状腺可能影响 Tg 作为血清肿瘤标志物监测者，可考虑 ^{131}I 治疗。

释义

■ ^{131}I 治疗前准备

（1）停用左旋甲状腺素（levothyroxine，LT_4）至少 2 周或使用重组人促甲状腺激素（recombinant human thyroid-stimulating hormone，rhTSH），使血清 TSH 升高至 > 30mU/L。

（2）低碘饮食：^{131}I 的疗效有赖于进入残留甲状腺组织和 DTC 病灶内的 ^{131}I 剂量。由于人体内稳定碘离子与 ^{131}I 竞争进入甲状腺组织和 DTC 病灶，因此患者在治疗前需低碘饮食（<50μg/d）至少 1~2 周，特别注意避免增强 CT 检查。增强 CT 常用的对比剂如碘海醇注射液和碘普罗胺，其活性成分为三碘苯甲酸的衍生物，其含碘量 150mg/ml，如一次注射对比剂 50ml，摄入的碘比每日要求基本摄碘量高出 5 万倍，这样会明显降低病灶对放射性碘的摄取。如已行增强 CT 检查，建议 2~3 个月后再行 ^{131}I 治疗，因服用食物及药物差异，个人体质及代谢等不同，具体还应结合患者的尿碘、尿碘肌酐比值或血碘检测结果来选择 ^{131}I 治疗时机。

■ DTC ^{131}I 治疗指征：DTC 患者的长期生存率很高，对于其术后风险的评估更侧重于预测复发风险而不是死亡风险。目前国内外指南中逐渐完善了 DTC 术后复发风险分层的概念，以助于预测患者预后，指导个体化的术后治疗和随访方案。这一复发风险系统主要根据术中肿瘤大小、多灶性、腺外侵犯、血管侵犯、淋巴结转移等侵袭特征、基因分子特征及术后血清学、影像学评估结果将患者分为低危、中危和高危分层。其中的中-高危人群具备 ^{131}I 治疗指征。详见《分化型甲状腺癌术后 ^{131}I 治疗前评估专家共识》（中国临床肿瘤学会甲状腺癌专业委员会等）。

■ 高危复发风险 DTC 患者具备以下特征之一：肉眼可见肿瘤侵犯周围软组织或器官；癌灶未完全切除，术中有残留；伴有远处转移；全甲状腺切除后，血清 Tg 水平仍较高；病理检查发现淋巴结转移，且任一转移淋巴结最大径≥3cm；FTC 伴有广泛血管侵犯（>4个病灶）。此外，《欧洲肿瘤内科协会（ESMO）甲状腺癌诊断、治疗及随访指南》（2019版）新将“同时存在*BRAF V600E*和*TERT*启动子突变”纳入高危特征；术后动态评估提示可疑残存/复发性摄碘转移灶。

■中危复发风险患者符合以下特征之一：初次手术病理检查可在镜下发现肿瘤侵犯甲状腺周围软组织；有颈部淋巴结转移或清甲治疗后^{131}I全身显像（post-therapy whole-body scan，Rx-WBS）发现异常放射性摄取；肿瘤为侵袭性组织学类型（如高细胞型、柱状细胞型、实性亚型，弥漫硬化型、低分化型等），或有血管侵犯；临床发现淋巴结转移或病理检查发现>5个淋巴结转移，所有转移淋巴结最大径<3cm；局限于甲状腺内的PTC，原发肿瘤大小在1~4cm之间，*BRAF V600E*突变；多发的甲状腺微小乳头状癌（papillary thyroid microcarcinoma，PTMC）伴甲状腺外侵犯和*BRAF V600E*突变。多项研究显示，对于中危患者，^{131}I治疗可明显降低>45岁、肿瘤直径>4cm、伴有颈部淋巴结转移、血管侵犯或高侵袭性组织学类型的DTC患者复发率，改善其总体预后，存在残余甲状腺可能影响Tg作为血清肿瘤标志物监测。

■低危复发风险患者须同时具备以下特征：无局部及远处转移表现；所有肉眼可见的肿瘤均被切除；肿瘤未侵犯甲状腺周围组织；肿瘤不是侵袭性组织学亚型，且无血管侵犯；如果行^{131}I清甲治疗，Rx-WBS无甲状腺床外碘摄取；临床未发现有淋巴结转移，或病理检查发现≤5个淋巴结微转移（最大径<0.2 cm）；局限于甲状腺内的甲状腺乳头状癌滤泡亚型（follicular variant of papillary thyroid cancer，FV-PTC）；局限于甲状腺内、PTMC（包括伴有*BRAF V600E*基因突变）；局限于甲状腺内、伴有包膜侵犯的高分化FTC，伴或不伴微血管侵犯（<4个病灶）；术后抑制性Tg<0.2ng/ml或刺激性Tg<1ng/ml。鉴于低危DTC本身较低的侵袭性，其术后复发、转移甚至死亡率均较低，目前多数研究显示^{131}I治疗未能进一步改善其预后。

■强调对DTC患者的术后及^{131}I治疗前评估，及时动态地了解患者复发风险并辅助其后续治疗决策。例如NCCN指南指出，无论哪一风险分层患者，如实时动态评估中术后Tg可疑升高（抑制性Tg>1ng/ml）或颈部超声异常的患者，应进入^{131}I治疗前评估及后续治疗决策路径。

3. TSH抑制治疗：DTC经过手术治疗和^{131}I治疗后及时给予TSH抑制治疗，首选LT_4口服制剂，DTC复发危险度为高中危的TSH应控制在0.1mU/L以下，治疗不良反应风险为中高危层次者，应个体化抑制TSH至接近达标的最大可耐受程度，5~10年如无病生存，则可进行甲状腺激素替代治疗。

释义

■根据患者的综合因素将TSH抑制治疗的不良反应风险分为3个等级：低危、中危和高危。

符合下述所有条件者为低危：①中青年；②无不适症状；③无心血管疾病；④无心律失常；⑤无肾上腺素受体激动的症状或体征；⑥无心血管疾病危险因素；⑦无合并疾病；⑧绝经前妇女；⑨骨密度正常；⑩无骨质疏松的危险因素。

符合下述条件之一者为中危：①中年；②高血压；③有肾上腺素受体激动的症状或体征；④吸烟；⑤存在心血管疾病危险因素或糖尿病；⑥围绝经期妇女；⑦骨量减少；⑧存在骨质疏松（OP）的危险因素。

符合下述条件之一者为高危：①临床心脏病；②老年；③绝经后妇女；④伴发其他严重疾病。

■ 推荐基于患者的复发风险分层及 TSH 抑制治疗不良反应双风险分级制订 TSH 抑制治疗目标：

治疗不良反应风险	DTC 的复发危险度			
	初诊期高、中危	初诊期低危	随访期高、中危	随访期低危
高、中危	<0.1	0.5~1.0	0.1~0.5[a]	1.0~2.0（5~10 年）
低危	<0.1	0.1~0.5[a]	<0.1	0.5[a]~2.0（5~10 年）

注：[a]0.5mU/L 视各实验室 TSH 正常参考范围下限不同而定。

■ 对于清甲成功，复发危险度分层较低的患者，在根据复发及死亡风险分层给予 TSH 抑制治疗时，考虑到亚临床甲亢状态对患者心血管系统和骨骼系统等的影响，抑制治疗的时限不宜超过 5~10 年。5~10 年后逐步减低 TSH 抑制治疗的程度，如无病生存，可仅进行甲状腺激素替代治疗。

（四）标准住院日为≤7 天

释义

■ 术后需行^{131}I 治疗的 DTC 患者入院后，第 1~3 天完善治疗前检查并做治疗前准备、口服^{131}I，第 4~7 天隔离观察、处理药物不良反应。^{131}I 治疗后第 2~10 天行 Rx-WBS，必要时进行可疑病灶区域断层融合显像。总住院时间不超过 7 天符合本路径要求。

（五）进入路径标准

1. 第一诊断必须符合 ICD-10：C73，D09.301 甲状腺癌疾病编码，行全甲状腺或近全甲状腺切除后的 DTC。
2. 当患者同时具有其他疾病诊断，但在住院期间不需要特殊处理也不影响第一诊断的临床路径流程实施时，可以进入路径。

释义

■ 入院后常规检查发现有基础疾病，如高血压、冠状动脉粥样硬化性心脏病、糖尿病、肝肾功能不全等，经系统评估后对甲状腺癌诊断治疗无特殊影响者，可进入路径。但可能增加医疗费用，延长住院时间。

（六）住院期间检查项目

1. 检查项目：

（1）育龄妇女疑怀孕者应行血清人绒毛膜促性腺激素检测。

（2）血清学检测包括 TSH、甲功生化，如游离甲状腺素（FT_4，free thyroxine）、游离三碘甲腺原氨酸（FT_3，free triiodothyronine）、Tg/TgAb 等。

（3）血常规、尿常规、大便常规。

（4）肝肾功能全项、血糖、血脂。

（5）甲状腺及双颈部淋巴结彩超、肝胆胰脾肾彩超。

（6）^{131}I 治疗后 2~10 天之间进行 Rx-WBS。

（7）胸部 CT 平扫。

（8）心电图。

（9）尿碘、尿碘肌酐比、血碘。

释义

■ 血常规、尿常规、大便常规是最基本的三大常规检查，进入路径的患者均需完成。肝肾功能、血糖、心电图等可评估有无基础疾病，是否影响住院时间、费用及其治疗预后。

■ 正常甲状腺滤泡上皮细胞表达 NIS，而 DTC 细胞膜上也保留了部分表达 NIS 的能力，NIS 在 TSH 刺激下可加强其摄取^{131}I。因此，^{131}I 治疗前需要使 TSH 增高刺激残余甲状腺组织或 DTC 病灶对^{131}I 的摄取。在^{131}I 治疗前可通过停用甲状腺激素或给予外源性 TSH 两种方法可升高 TSH 水平。升高内源性 TSH 的方法是：术后不服 LT_4 或停用 LT_4 2~4 周；或给予 rhTSH 提高患者血清 TSH 水平，该方法可以避免停用甲状腺素后出现甲状腺功能减退（简称甲减）所带来的不适。

■ Tg 和 TgAb 的意义：TSH 升高（$>$ 30U/L）状态下测定的血清刺激性 Tg（stimulated thyroglobulin，s-Tg）水平，其水平高低与肿瘤的术后残留情况以及初始治疗后疾病的缓解、持续及复发密切相关。低水平的 s-Tg 预示着较低的复发率及较好的预后。当 s-Tg 水平可疑升高时，Rx-WBS 发现摄碘性远处转移病灶的可能性增加，因而高 s-Tg 水平作为权重因素纳入高危复发风险分层，并被指南推荐行^{131}I 清灶治疗。Tg 的检测受到 TgAb 影响，故测定血清 Tg 时应同时检测 TgAb。

■ 颈部超声的意义：由于血清学 Tg 水平等监测可受到残余甲状腺组织、血清 TSH 等影响，因此，术后及^{131}I 治疗后超声实时评估是 DTC ^{131}I 治疗前评估的重要内容，主要是检测复发或持续存在的病灶，其主要评估部位为颈部淋巴结和甲状腺床。甲状腺癌特异度高的超声特征包括微钙化、边缘不规则及纵横比$>$1 等。颈部淋巴结转移可疑征象包括：微钙化、囊性改变、强回声、淋巴结变圆及周边血流。需要指出的是，任何一个单独的特征诊断灵敏度都不足诊断所有的转移性淋巴结。淋巴结皮髓质分界消失这一特征的灵敏度高，但特异度较低；而微钙化这一特征的特异度最高；周边血流这一特征的灵敏度和特异度都较高，具有重要意义。超声图像的正确解读需结合临床表现和实验室检查指标。颈部超声与 Tg 水平检测相结合较单独检测 Tg 水平具有更高的预测价值。如果出现阳性结果应及时改变管理方法，请专科会诊评估手术指征。

■ Rx-WBS 的意义：一般在^{131}I 清甲治疗后 2~10 天内进行 Rx-WBS。因清甲所用的^{131}I 剂量远高于^{131}I 诊断性显像（diagnostic whole-body scan，Dx-WBS）的剂量，所以在 Dx-WBS 未见 DTC 转移病灶的患者中，10%~26%可通过 Rx-WBS 发现 DTC 转移病灶。10%会因发现新病灶而改变清甲治疗前的肿瘤分期。9%~15%的患者会根据 Rx-WBS 结果调整后续的治疗方案。因此，Rx-WBS 是对 DTC 进行再分期和确定后续^{131}I 治疗适应证的基础。采用^{131}I SPECT/CT 检查可以进一步提高 Rx-WBS 诊断的准确性。

2. 选择性的检查项目：
(1) ^{131}I 治疗前^{131}I 全身显像或甲状腺^{131}I 摄取率。
(2) 血清甲状腺过氧化物酶抗体、电解质、降钙素、甲状旁腺素、肿瘤标志物、电解质、性激素类项目等。
(3) 心脏彩超。
(4) 有条件的单位^{131}I 治疗后 2~10 天，除必须行^{131}I 全身扫描外，推荐针对颈部或可疑病灶部位行^{131}I SPECT 或 SPECT/CT 断层显像。
(5) 疑有骨转移的患者需行骨扫描。
(6) 唾液腺显像。
(7) 肺功能。
(8) 甲状腺扫描。
(9) 骨密度测定。
(10) 存在以下情形如高侵袭性病理亚型、低分化、Tg 异常但放射性碘全身显像未见明显异常即 Tg+/I-者，可行^{18}F-脱氧葡萄糖（fluorodeoxyglucose，FDG）PET/CT，以明确病灶局部侵袭范围及全身肿瘤负荷。
3. 评估合并疾病及肿瘤相关并发症的相关检查，并及时组织多学科团队（multi-disciplinary team，MDT）对症干预，以保证^{131}I 围治疗期安全。

释义

■ ^{131}I 治疗前实时动态评估时应注意除外患者的远处转移，DTC 最常见的远处转移部位为肺、骨、脑、肝等部位的转移。胸部 CT、骨扫描等有助于探查可疑转移部位。

■ 肺转移多次^{131}I 治疗后纤维化的风险：大剂量^{131}I 治疗后的罕见并发症是放射性肺炎和肺纤维化，建议定期呼吸系统症状、胸部 CT、肺功能试验等评估。

■ 对需要将 TSH 抑制到低于 TSH 正常参考范围下限的 DTC 患者（特别是绝经后妇女），应评估治疗前基础骨代谢及骨密度评估并定期监测。根据医疗条件酌情选用血清钙或磷，24 小时尿钙、磷，骨转换生化标志物和骨密度测定。

■ 由于 TSH 抑制治疗风险分层中的中高分层患者存在心血管事件及骨质疏松等风险，可采用心脏彩超等监测心血管系统的变化；采用血清电解质、降钙素、PTH 及骨密度测定检测骨质变化。

（七）治疗用药

1. 口服碘［^{131}I］化钠口服溶液治疗，治疗剂量根据患者病情而定，如有其他情况（如残留甲状腺过多、年龄较小等），则酌情调整给药剂量。
2. DTC 患者^{131}I 治疗后 24~72 小时开始 LT_4 治疗，伴有高血压等基础心血管疾病者，建议缓慢递增 LT_4 剂量。
3. 激素类药物使用：泼尼松、地塞米松等。
4. 升白、保肝、护胃、保护唾液腺等对症支持治疗。

释义

■ 清甲剂量一般给予^{131}I 1.11~3.7GBq。多中心临床研究提示，对于非高危甲状腺全切 DTC 患者用 1.11GBq 与 3.7GBq 进行清甲治疗，两者间的疗效无明显差异。

■ 中、高危 DTC 患者兼顾清灶目的时，^{131}I 剂量为 3.7~7.4GBq。

■ 对于青少年、育龄妇女、高龄患者和肾脏功能轻中度受损的患者可酌情减少^{131}I 剂量。

■ ^{131}I 治疗后予 LT_4 进行抑制治疗，首次给予 LT_4 按患者的体重估计用药量［1.5~2.5μg/（kg·d）］，随访过程中 LT_4 剂量有赖于血清 TSH 的监测来调整。LT_4 剂量调整阶段，约每 4 周测 1 次 TSH，达标后应定期复查甲状腺功能，以保证 TSH 维持于目标范围。早餐前空腹顿服 LT_4 最利于维持稳定的 TSH 水平。部分患者需要根据冬夏季节 TSH 水平的变化调整 LT_4 用量（冬增夏减）。应在间隔足够时间后服用某些特殊药物或食物：与维生素、滋补品间隔 1 小时；与含铁、钙食物或药物间隔 2 小时；与奶、豆类食品间隔 4 小时；与降脂药物间隔 12 小时。

■ 治疗剂量的^{131}I 会导致不同程度的放射性炎性反应，尤其是残留甲状腺组织较多时更为明显。清甲治疗后短期（1~15 天）内常见的不良反应包括：乏力、颈部肿胀和咽部不适、口干甚至唾液腺肿痛、味觉改变、鼻泪管阻塞、上腹部不适甚至恶心、呕吐、泌尿道损伤、外周血象一过性下降等。上述症状常能自行缓解，也可做相应对症处理。

■ 为减轻颈部肿胀，可口服泼尼松，15~30mg/d，持续约 1 周。^{131}I 治疗期间服用酸性糖果或维生素 C 片、嚼无糖口香糖、按摩唾液腺或补液等，可减轻唾液腺的辐射损伤。一般在口服^{131}I 24 小时内开始含服酸性糖果或维生素 C，连续 3 天。^{131}I 前后可应用保胃、止吐药物预防或治疗恶心、呕吐等不良反应。一过性血象降低患者，可应用升白细胞药物。大量饮水、多排尿和服用缓泻剂等有助于减轻腹腔和盆腔的辐射损伤，但需注意可能引发的电解质紊乱。

（八）出院标准

症状好转，病情改善。

释义

■ 患者出院前体内放射性活度应≤400MBq，并于治疗后 2~10 天完成^{131}I 全身扫描，有条件者同时行 SPECT/CT 断层显像，且治疗后 24~72h 开始口服 LT_4 治疗，观察有无明显药物相关不良反应。

（九）变异及原因分析

1. 经评估发现可手术切除的局部淋巴结转移灶或远处转移灶，根据肿瘤的 TNM 分期和复发危险度分层、再次手术的风险、随访的便利性、患者的意愿和依从性等因素进行综合分析后可再次手术者，应首选手术治疗。

2. 伴有其他系统合并症，需要特殊诊断治疗措施，可导致住院时间延长、住院费用增加。

3. 住院期间出现了患方意愿改变和依从性不佳等因素影响，改变了治疗计划。

4. ^{131}I 治疗后全身显像阴性而 Tg 阳性患者的病灶进一步探查，以确定后续治疗方案，可能涉及到 ^{18}FDG PET/CT 显像等导致费用增加。

5. 服用 ^{131}I 后出现罕见或不可预知不良反应，导致住院时间延长、住院费用增加。

五、分化型甲状腺癌术后^{131}I 治疗护理规范

1. 治疗前应对患者进行心理疏导，讲解 ^{131}I 治疗分化型甲状腺癌的相关知识及注意事项，消除患者及家属对于放射性的恐惧心理。

2. ^{131}I 治疗应在专用核素治疗病房内进行，病房门上及床上注明患者信息、核素种类、放射性活度、使用日期及隔离时间。病房内设专用卫生间，规范处理放射性废物。

3. 围治疗期监测患者生命体征及不良反应。服用 ^{131}I 治疗后少数患者可能会出现胃肠道反应，颈部局部轻度胀痛，一般无需特殊处理；极少数患者会出现喉头水肿、放射性皮炎等严重不良反应，应及时对症治疗并组织 MDT 诊治。

4. 监测患者体内残余活度，患者体内放射性活度≤400MBq 方可出院。

六、分化型甲状腺癌术后^{131}I 治疗营养治疗规范

1. ^{131}I 治疗前 2~4 周、治疗后 1~2 月内需低碘饮食，其余时间正常饮食，不必低碘饮食。

2. ^{131}I 围治疗期间断进食通便食物，以降低胃肠道受到的放射性。

3. 患者日常随访中应均衡、适量摄入营养物质，合理进食谷类食物、肉、蛋、奶、蔬菜、水果等多种食物，保障营养素摄入。

4. 日常保证每日至少 2000ml 的饮水量，限制乙醇及酒类饮料摄入。

5. 适当限制糖的摄取量，终生保持健康体重。

七、分化型甲状腺癌术后^{131}I 治疗患者健康宣教

1. 治疗前应嘱患者勿揉压甲状腺，指导患者口服 ^{131}I 后 3 小时开始多饮水，勤排小便。

2. ^{131}I 治疗后第 2~10 天行放射性碘全身扫描，扫描前应沐浴，以去除汗液辐射性的影响。

3. 治疗后 24~72 小时开始 LT_4 治疗，每天早饭前空腹口服 1 顿（若伴有高血压、糖尿病、心脏疾病等基础疾病，优甲乐剂量可由 50μg 逐渐加量至规定剂量），与钙片隔开 4 小时。

4. ^{131}I 治疗后 1 月内需进行防护隔离，与周围人隔开 1 米以上距离；^{131}I 治疗后半年内应严格避孕。

5. ^{131}I 治疗后 2~3 月门诊复查。

八、推荐表单

根据《分化型甲状腺癌术后^{131}I治疗临床路径专家共识》（2017版，中华核医学与分子影像杂志）分化型甲状腺癌术后^{131}I治疗临床路径医师表单如下：

适用对象：第一诊断为甲状腺癌（ICD-10：C73，D09.301）；

行甲状腺全切或次全切除术，且有^{131}I治疗适应证者（ICD-9-CM-3：06.2-06.4）。

患者姓名：	性别：　　年龄：　　门诊号：	住院号：
住院日期：　　年　月　日	出院日期：　　年　月　日	标准住院日：≤7天

时间	住院第1~3天	住院第4~7天
临床评估	□ 病史询问和体格检查 □ 评估临床症状 □ 开始常规检查和特殊检查 □ 评估门诊检查和当日完成的检查 □ 护理级别：Ⅱ级 □ 首程及入院记录（电子病历） □ 上级医师查房记录，疑难病例讨论 □ 制订治疗方案 □ 向患者及家属告知病情并签署《知情同意书》 □ 上级医师查房．最后核定^{131}I治疗剂量 □ 空腹在监控下进行^{131}I治疗	□ 在监控下查房及处理 □ 评估临床症状及对症治疗 □ 开始TSH抑制治疗，当残留甲状腺或肿瘤负荷较多时可适当后延 □ 病情讲解 □ 出院指导
处置	□ 对症治疗 □ 口服^{131}I	□ 观察 □ ^{131}I显像并观察 □ 开具出院证 □ 患者出院
检查	□ 血常规、尿常规、大便常规 □血生化全项 □ 血清甲状腺指标全项（血清FT_4、FT_3、TSH、Tg、TgAb等） □ 心电图 □ 甲状腺及双颈部淋巴结彩超 □其他选择性检查	□ 所有患者行^{131}I全身显像必要时加做可疑病症的SPECT（SPECT/CT）断层显像 □评估是否达到出院标准
会诊	□ 合并其他慢性疾病	
药剂	□ 预防放射性治疗不良反应的药物 □ 钙剂与维生素D药物 □ 针对其他慢性疾病的基础用药	□ 预防放射性治疗不良反应的药物 □ 针对其他慢性疾病的基础用药 □ 口服左甲状腺素钠片或其他甲状腺素制剂（残留甲状腺或肿瘤负荷较多者除外） □ 出院带药
营养	□ 低碘饮食	□ 低碘饮食

续 表

时间	住院第 1~3 天	住院第 4~7 天
排泄	□ 顺畅/□ 未解/□ 腹泻	□ 顺畅/□ 未解/□ 腹泻
护理和卫教	□ 入院卫生教育及护理评估 □ 介绍本病房的环境 □ 指导预防性用药方法 □ 护理指导^{131}I治疗注意事项、辐射防护宣教和应急处理方法 □ 监控下指导^{131}I治疗后注意事项和应急处理方法 □ 监控下进行护理指导	□ 监控下指导^{131}I治疗后注意事项和应急处理方法 □ 监控下进行护理指导 □ 预约复诊时间 □ 出院后辐射安全指导和其他宣教
病情变异记录	□ 无 □ 有，原因： 1. 2.	□ 无 □ 有，原因： 1. 2.
费用		
医师签名		

附：原表单（2016年版）

分化型甲状腺癌术后¹³¹I治疗临床路径表单

适用对象：第一诊断为甲状腺癌（ICD-10：C73，D09.301）
行甲状腺全切或次全切除术，同期淋巴结清除术（ICD-9-CM-3：06.2-06.4）

患者姓名：	性别：　年龄：　门诊号：	住院号：
住院日期：　年　月　日	出院日期：　年　月　日	标准住院日：≤12天

时间	住院第1天	住院第2~5天	住院第6天 （^{131}I治疗准备日）
主要诊疗工作	□ 询问病史及体格检查 □ 完成病历书写 □ 开检查单 □ 首次病程与患者病情评估	□ 上级医师查房 □ 完成必要的相关科室会诊 □ 根据检查结果分析，确定诊疗方案 □ 住院医师完成上级医师查房记录等病历资料	□ 确定^{131}I治疗剂量 □ 完成病历记录 □ 向患者及其家属交代^{131}I治疗前后注意事项 □ 签署各项知情同意书
重点医嘱	**长期医嘱：** □ 影像与核医学护理常规 □ 根据病情实施相应级别护理 □ 患者既往基础用药 □ 忌碘饮食 **临时医嘱：** □ 血常规、尿常规、大便常规 □ 肝肾功能全项、血糖、血脂 □ 血清甲状腺功能全项（血清FT_4、FT_3、TSH、Tg、TGAb等） □ 甲状腺及双颈部淋巴结彩超、肝胆胰脾肾彩超 □ 胸部CT平扫 □ 心电图 □ 育龄妇女疑怀孕者应行孕检 □ 选择性项目 □ 甲状腺^{131}I摄取率 □ 心脏彩超 □ 血清TPOAb、TRAb、降钙素、甲状旁腺素、肿瘤标志物、电解质、性激素类项目等 □ 骨扫描 □ 唾液腺显像 □ 肺功能 □ 甲状腺扫描 □ 骨密度测定 □ ^{131}I全身显像	**长期医嘱：** □ 影像与核医学护理常规 □ 根据病情实施相应级别护理 □ 患者既往基础用药 □ 忌碘饮食 **临时医嘱：** □ 必要时行PET-CT检查等相关检查 □ 根据病情补充相关治疗 □ 血钙降低时静脉补钙或口服钙剂及维生素D制剂	**长期医嘱：** □ 影像与核医学护理常规 □ 根据病情实施相应级别护理 □ 患者既往基础用药 □ 预防放射性治疗不良反应的药物 □ 忌碘饮食 **临时医嘱：** □ 特殊疾病护理 □ 备激素类、保肝、护胃、护唾液腺及升白药物

续 表

时间	住院第1天	住院第2~5天	住院第6天 (^{131}I治疗准备日)
主要护理工作	□ 协助患者及家属完成住院程序 □ 介绍设施及相关制度 □ 入院患者首次护理评估、实施相应级别护理 □ 入院宣教及饮食指导 □ 告知相关检验项目及注意事项 □ 指导并协助患者到相关科室进行检查 □ 介绍本病房的环境及^{131}I治疗的特殊性 □ 护理指导^{131}I治疗注意事项和应急处理方法	□ 晨起空腹留取实验室检查标本 □ 实施相应级别护理 □ 指导并协助患者到相关科室进行检查 □ 告知特殊检查的注意事项 □ 指导预防性用药方法 □ 指导^{131}I治疗注意事和应急处理方法	□ ^{131}I治疗前心理疏导及^{131}I相关知识的健康宣教 □ 告知患者注意事项 □ 指导患者用药
病情变异记录	□ 无 □ 有，原因： 1. 2.	□ 无 □ 有，原因： 1. 2.	□ 无 □ 有，原因： 1. 2.
护士签名			
医师签名			

时间	住院第7天 (^{131}I治疗后第1天)	住院第8天 (^{131}I治疗后第2天)	住院第9天 (^{131}I治疗后第3天)
主要诊疗工作	□ 行^{131}I治疗 □ 完成病程记录和上级医师查房记录 □ 确定有无^{131}I并发症	□ 上级医师电话或监控查房，确定有无并发症 □ 完成病历书写 □ 注意观察患者有无不良反应 □ ^{131}I治疗后24~72小时内开始服用LT_4治疗	□ 上级医师电话或监控查房 □ 完成病历书写 □ ^{131}I治疗后24~72小时内开始服用LT_4治疗
重点医嘱	**长期医嘱：** □ 影像与核医学护理常规 □ 根据病情实施相应级别护理 □ 患者既往基础用药 □ 预防放射性治疗不良反应的药物 □ 忌碘饮食 **临时医嘱：** □ 根据病情补充相关治疗 □ 碘（^{131}I）化钠口服溶液 □ ^{131}I甲状腺癌转移灶治疗	**长期医嘱：** □ 影像与核医学护理常规 □ 根据病情实施相应级别护理 □ 患者既往基础用药 □ 预防放射性治疗不良反应的药物 □ 左旋甲状腺素片50~150μg □ 忌碘饮食 **临时医嘱：** □ 根据病情补充相关治疗 □ ^{131}I甲状腺癌转移灶治疗	**长期医嘱：** □ 影像与核医学护理常规 □ 根据病情实施相应级别护理 □ 患者既往基础用药 □ 左旋甲状腺素片50~150μg □ 预防放射性治疗不良反应的药物 □ 忌碘饮食 **临时医嘱：** □ 根据病情补充相关治疗 □ ^{131}I甲状腺癌转移灶治疗
主要护理工作	□ 病情观察 □ 观察治疗反应 □ 指导^{131}I治疗注意事项和应急处理方法 □ 监控下进行护理指导	□ 病情观察 □ 观察治疗反应 □ 监控下进行护理指导 □ 实施相应级别护理 □ 必要时指导并协助患者到相关科室进行检查 □ 给予心理疏导 □ 指导患者服药后饮水、口服酸性食物	□ 病情观察 □ 观察治疗反应 □ 监控下进行护理指导
病情变异记录	□ 无 □ 有，原因： 1. 2.	□ 无 □ 有，原因： 1. 2.	□ 无 □ 有，原因： 1. 2.
护士签名			
医师签名			

时间	住院第 10~11 天 （^{131}I 治疗后第 4~5 天）	住院第 12 天 （出院日）
主要诊疗工作	□ 上级医师电话或监控查房，确定有无^{131}I 治疗并发症和不良情况，决定处理措施 □ 完成病历书写	□ 上级医师电话或监控查房，确定有无手术并发症及不良情况，明确是否出院 □ 完成出院记录、病案首页、出院证明书等 □ 向患者交代出院后的注意事项
重点医嘱	**长期医嘱：** □ 影像与核医学护理常规 □ 根据病情实施相应级别护理 □ 患者既往基础用药 □ 预防放射性治疗不良反应的药物 □ 左旋甲状腺素片 50~150μg □ 忌碘饮食 **临时医嘱：** □ ^{131}I 全身显像+局部显像，有条件的单位强烈推荐行^{131}I SPECT 或 SPECT/CT 断层显像 □ 特殊疾病护理 □ ^{131}I 甲状腺癌转移灶治疗	**出院医嘱：** □ 出院带药 □ 门诊随诊
主要护理工作	□ 观察患者病情变化，预防并发症的发生 □ 监控下进行护理指导	□ 出院康复指导 □ 出院用药指导 □ 辅助患者办理出院手续、交费等事宜 □ 预约复诊时间 □ 家庭辐射安全指导
病情变异记录	□ 无　□ 有，原因： 1. 2.	□ 无　□ 有，原因： 1. 2.
护士签名		
医师签名		

第九章

胃癌根治手术临床路径释义

【医疗质量控制指标】（专家建议）

指标一、手术、化疗或放疗前实施临床分期检查。

指标二、化疗、放疗前明确病理诊断。

指标三、手术中探查并记录肿瘤部位、大小及肝脏、盆腔、主要血管周围淋巴结浸润情况。

指标四、切除病灶的病理报告应当包括肿瘤大体观、分化情况、浸润深度以及切缘、脉管神经浸润等；根治性手术术后病理报告应当包括活检淋巴结个数及阳性淋巴结个数。

指标五、化疗、放疗后应当进行不良反应评价。

指标六、为患者提供胃癌的健康教育。

指标七、患者住院天数与住院费用。

一、胃癌编码

疾病名称及编码：胃癌（ICD-10：C16）

手术操作及编码：胃癌根治术（ICD-9-CM-3：43.5-43.9）

二、临床路径检索方法

C16 伴（43.5-43.9）

三、国家医疗保障疾病诊断相关分组（CHS-DRG）

MDC 编码：MDCG（消化系统疾病及功能障碍）

ARDC 编码：GR1（消化系统恶性肿瘤）

四、胃癌根治手术临床路径标准住院流程

（一）适用对象

1. 第一诊断为胃癌（ICD-10：C16）。
2. 行胃癌根治术（ICD-9-CM-3：43.5-43.9）。
3. 肿瘤分期为 $cT_{1\sim4a}N_{0\sim3}M_0$（根据 AJCC 第 8 版）。

释义

■ 适用对象编码参见第一部分。

■ 本路径适用于外科手术途径（包括开腹手术、腹腔镜辅助手术和机器人腹腔镜辅助手术）治疗胃癌患者。手术切除是胃癌的主要治疗手段，也是目前能治愈胃癌的唯一方法。NCCN 对胃癌外科手术指征具有严格的适应证原则。

■ 早期局限于黏膜层和黏膜下层的部分 T_1 期肿瘤可分别考虑内镜下黏膜切除术（EMR）和内镜下黏膜下层切除术（ESD），需要在有经验的单位进行诊断评估和治疗，但不进入本路径。不适合内镜手术的早期胃癌患者，应行标准胃癌根治术，进入路径。

■ 早期胃癌的诊断需要在有经验的医院和医师经过超声胃镜等分期检查确定。对于进展期胃癌，应实行标准胃癌根治术或扩大的胃癌根治术，推荐适用于临床ⅠB期、Ⅱ期，Ⅲ期即$T_{1b\sim4a}N_{0\sim3}$的胃癌。临床T_{4b}期胃癌在AJCC第8版分期中为临床ⅣA期不纳入临床路径，可以考虑腹腔镜探查灌洗细胞学检查或组织学检查，如果证实转移，分期为$cT_cN_pM_1$，既是临床Ⅳ期，也是病理学Ⅳ期，应该接受内科治疗或进入临床试验；即使无腹腔转移，也可以考虑将受侵部位联合切除，但不纳入临床路径。目前对临床ⅠB期以上的胃癌进行围术期化疗也是治疗的选择之一，因此接受围术期化疗的患者如果在术前化疗结束后，再次入院拟行根治性手术治疗也可纳入本路径。手术方式为胃切除术加合理范围的区域淋巴结清扫术（D），进展期胃癌需行D_2淋巴结清扫手术。淋巴结检出数目一般应超过15枚。

■ 对于无法切除的肿瘤，短路手术有助于缓解梗阻症状，胃造口术和放置空肠营养管可改善患者生活质量，但不进入本路径。

（二）诊断依据

根据原卫生部《胃癌诊疗规范（2011年）》、NCCN《胃癌临床实践指南中国版（2011年）》等。

1. 临床表现：上腹不适、隐痛、贫血等。
2. 大便隐血试验多呈持续阳性。
3. 胃镜及超声胃镜（必要时）检查明确肿瘤情况，取活组织检查作出病理学诊断。
4. 影像学检查提示并了解有无淋巴结及脏器转移；钡剂造影、CT或MRI检查了解肿瘤大小、形态和病变范围。
5. 根据上述检查结果进行术前临床分期。

释义

■ 早期可无症状和体征，常见的症状为无规律性上腹部疼痛、饱胀不适、食欲减退、消瘦，晚期可出现呕血、黑便。贲门部癌可引起吞咽困难。幽门部癌可出现幽门梗阻症状和体征。实验室检查大便隐血（+）。肿瘤标志物可有异常增高。

■ 影像学主要明确胃癌的临床分期及判断手术切除性，CT、内镜超声、双重对比造影、PET-CT、MRI等均为参考手段，CT腹部增强一般作为必需手段。影像学分期主要依靠对肿瘤局部情况、淋巴结及脏器转移情况综合判定。近年来NCCN推荐腹腔镜探查及腹腔游离细胞学检测亦可作为治疗前分期的手段。

■ 确诊主要依赖胃镜活检病理组织学诊断。

■ 正确的治疗前分期对指导选择手术适应证及制订综合治疗方案具有重要的临床意义。

■ 术前评估还应包括营养风险评估、心肺功能、是否伴随其他基础疾病（如糖尿病、高血压）等综合评估。

（三）治疗方案的选择

根据《临床诊疗指南·外科学分册》（中华医学会编著，人民卫生出版社），《临床诊疗指南·肿瘤分册》（中华医学会编著，人民卫生出版社），《NCCN 胃癌临床实践指南》（中国版，2012 年）等。

1. 胃癌根治手术（胃癌 D_2 根治术，缩小/扩大胃癌根治术）：早期胃癌或进展期胃癌，无远端转移。

2. 胃切除范围：全胃切除、远端胃大部切除、近端胃大部切除、胃部分切除。

释义

■ 国际、国内胃癌指南对不同分期的胃癌手术方式均有明晰的介绍，因此，术前分期对进入临床路径至关重要。

■ 胃癌手术治疗方式近年有较大进步，早期胃癌腹腔镜和机器人腔镜切除手术的安全和有效性已经得到证实，但需要在有经验的单位进行。进展期胃癌应行标准的开腹胃癌根治术，确保阴性的外科切缘（R0）、淋巴结清扫范围以及合理的消化道重建。

（四）标准住院日

16~18 天。

释义

■ 患者收治入院后，术前准备（术前评估）2~3 天，手术日为入院第 4~6 天，术后住院恢复 12~14 天，各医疗机构根据临床科室不同的运行状况在此时间范围内完成诊治均符合路径要求。可能包括确诊性质的部分检查需在入院前完成，且患者术后需正常恢复，无影响住院日的并发症出现。

（五）进入路径标准

1. 第一诊断必须符合 ICD-10：C16 胃癌疾病编码。

2. 术前评估肿瘤切除困难者可先行新辅助化疗后再次评估，符合手术条件者可以进入路径（包括新辅助化疗后符合手术条件者）。

3. 当患者合并其他疾病，但住院期间不需要特殊处理也不影响第一诊断的临床路径流程实施时，可以进入路径。

4. 早期患者行胃镜下肿物切除术，不进入本路径。

释义

■ 无论患者是否已经入院，进入路径前必须有确诊胃癌的临床病理证据。

■ 具备手术适应证，且无下列禁忌证：①全身状况恶化无法耐受手术；②局部浸润过于广泛已无法切除；③已有远端转移的确切证据，包括 D_2 手术范围外的淋巴结转移、腹腔转移（包括肉眼转移和腹腔游离细胞学检测阳性）和肝脏转移等；④心、肺、肝、肾等重要脏器功能有明显缺陷；⑤存在营养风险需要进行营养支持或存在严重的低蛋白血症和贫血、营养不良无耐受手术之可能者。

■ 对部分局部晚期胃癌（无法切除或切除困难者，胃周淋巴结转移较多）一般为经病理证实的进展期（Ⅱ、ⅢA、ⅢB、ⅢC 期）的胃癌患者，经多学科联合讨论（MDT）纳入术前化疗（新辅助化疗）但需有客观的基线检测水平（如可测量的病灶）便于评价效果，患者的其他脏器功能可以耐受化疗，经过 2~4 个周期治疗后，再次经 MDT 讨论后，对可获得手术治疗机会者亦可进入路径。接受新辅助放疗或放化疗的患者应参照上述原则。

■ 入院检查发现其他疾患或伴随疾病时，如该疾病必须于术前治疗或调整，否则增大手术风险，增加并发症出现概率，延长术前准备时间及住院时间影响患者预后，则不宜进入路径，如高血压三级、严重的未良好控制的糖尿病、心肺功能不全、肝肾功能不全、严重出血倾向、严重感染等。

■ 部分预约时间较长的检查以及活检病理等耗时较长的检查，应争取门诊完成。

（六）术前准备（术前评估）2~3 天

1. 必需的检查项目：

（1）血常规、尿常规、大便常规+隐血。

（2）肝功能、肾功能、电解质、凝血功能、消化道肿瘤标志物、幽门螺杆菌检查、感染性疾病筛查（乙型肝炎、丙型肝炎、艾滋病、梅毒等）。

（3）胃镜、腹部及盆腔超声（女性）、腹部及盆腔 CT 平扫+增强。

（4）心电图、胸部 X 线检查或胸部 CT。

（5）病理学活组织检查与诊断。

2. 根据患者病情可选择的检查：

（1）血型、交叉配血、血糖、血脂。

（2）年龄> 60 岁或既往有心肺疾患病史，行超声心动图、肺功能、动脉血气分析。

（3）根据患者病情必要时行钡剂造影、超声内镜检查等鉴别诊断。

释义

■ 必需检查项目旨在术前明确诊断、明确手术指征、排除手术禁忌证并指导术后治疗和随访，不可或缺。对疑难者或出现指标明显异常者必要时复查明确，且应采取相应处置措施直至指标符合手术要求。

■ 多学科术前讨论能有效控制质量。

■ 胃癌肿瘤标志物检查是评价手术、放化疗效果及随访的重要指标。

■ 详细询问病情，了解患者既往史、家族史及用药情况是术前准备基础性的重要工作，也是保障围术期安全的重要因素。

■ 高龄患者应进行心肺肾功能评价，术前征询患者及家属的治疗意见非常重要。

■ PET-CT 对发现微小病变或转移灶，超声内镜对早期病变及肿瘤侵犯深度，淋巴结转移情况能够提供有效的证据，可进一步精确术前分期，明确治疗方向。有条件的医疗机构可以根据诊断具体需要添加。

■ 超声内镜检查（EUS）对于检测肿瘤浸润深度及周边淋巴结转移具有较好的指示意义，腹腔镜探查及腹腔脱落细胞学检查对于检测腹膜转移及远端转移具有较好的指示意义，各医疗机构可以根据具体需要添加，但尚不能替代上述传统的诊断手段。

（七）预防性抗菌药物选择与使用时机

抗菌药物使用：按照《抗菌药物临床应用指导原则》（国卫办医发〔2015〕43号）执行，并结合患者的病情决定抗菌药物的选择与使用时间。建议使用第一、二代头孢菌素。

释义

■ 胃癌手术切口为Ⅱ类切口，术后有发生感染的风险，按照规定于围术期可预防性使用抗菌药物，可选用第一代或第二代头孢菌素或改良的青霉素类，但应严格掌握使用指征，使用剂量及疗程根据患者身体状况，手术分级，发热情况，血象情况综合判断。胃肠道内存在厌氧菌属，通常情况下应联合抗厌氧菌药物。

■ 围术期可根据患者情况预防性应用重组人粒细胞巨噬细胞集落刺激因子（rhGM-CSF）皮下注射 2~3μg/(kg·d)，以增加体内巨噬细胞、中性粒细胞及树突状细胞数量并增强其活性、提高机体免疫抗感染能力，降低术后感染风险。

（八）手术日为入院第4~6天（检查齐全可提前）

1. 麻醉方式：连续硬膜外麻醉或全身麻醉。
2. 手术耗材：根据患者病情，可能使用吻合器和闭合器（肠道重建用）。
3. 术中用药：麻醉常规用药，腹腔化疗、腹腔热灌注化疗相关耗材及药物。
4. 术中病理：冷冻（必要时），腹腔灌洗液细胞学检查（必要时）。
5. 输血：视术中情况而定。

释义

■ 应用外科器械进行切除吻合目前在具备相当条件的医疗机构中已经逐步成为常规，特别是对困难吻合者（近端胃切除高位吻合，全胃切除吻合等），可减少创伤，缩短手术时间。但这不意味着排斥传统的手工吻合。器械吻合会增加相应的治疗费用。

■ 术中行腹腔化疗或腹腔热灌注化疗，可预防或阻止腹膜转移和淋巴转移，减少或杀死腹腔脱落肿瘤细胞，如氟尿嘧啶植入剂以清除残留癌细胞，降低局部复发率。

■ 术中如发现可疑转移病灶（淋巴结、腹腔转移等）、术前未取得明确病理者、为明确肿瘤切除范围（切缘）等需术中获得病理证据时，应进行术中冷冻病理或细胞学检查，根据结果明确诊断，修正分期，明确治疗包括手术方式及范围。

■ 由于胃癌肿瘤的大小、浸润深度和范围、部位等会影响淋巴转移，因此肿瘤的淋巴流注及淋巴结转移有不确定性。为了彻底清除转移淋巴结，提高微转移淋巴结的清除率，明确病理分期，必要时可在术中采用淋巴示踪技术，为术后治疗方案的选择提供指南（放疗方案、化疗方案）。

■ 严重贫血影响手术治疗者应术前输注血制品纠正，除非出现急性失血状况或预计出现手术失血较多的情况下，否则不鼓励术中常规输血。

■ NCCN 不推荐腹腔化疗和腹腔热灌注化疗。各医疗单位可以根据经验选择，并鼓励进行深入的临床研究。

（九）术后住院恢复 12~14 天

1. 术后病理：病理学检查与诊断包括：

（1）切片诊断（分类、分型、分期、切缘、脉管侵犯、淋巴结情况、神经纤维受侵情况）。

（2）免疫组化指标，包括诊断、治疗、预后相关指标，如 HER_2、CK 等。

2. 必须复查的检查项目：血常规、肝肾功能、电解质、消化道肿瘤标志物、幽门螺杆菌检查。

3. 术后抗菌药物使用：按照《抗菌药物临床应用指导原则》（国卫办医发〔2015〕43 号）执行，并结合患者的病情决定抗菌药物的选择与使用时间。

释义

■ 胃癌术后获取足够数目的淋巴结需要病理科、外科共同配合，是诊疗单位胃癌诊治质量的关键指标。

■ 胃癌标准的病理报告应包括大体标本描述及病理诊断内容。Lauren 分型应作为病理常规报告。淋巴结应描述为：受累淋巴结数目/检取淋巴结总数目，应分组报告淋巴结转移情况。

■ 原发瘤的 HER_2 免疫组织化学检测应作为常规，为指导下一步治疗提供依据。

■ 术后 1~7 天应根据患者的恢复状况按时复查，包括血象、肝肾功能、电解质情况、血糖等，及时掌握患者状态并完成相应处置。若患者出现水电解质紊乱，应及时考虑使用复方（糖）电解质注射液，如醋酸钠林格注射液等用于液体补充治疗。除此常规项目外，可根据患者围术期出现的异常情况添加相关检查以便准确把握并正确处理。

（十）出院标准

1. 伤口愈合好：引流管拔除，无伤口感染、无皮下积液。

2. 患者恢复经口进流质饮食，无需肠外营养支持，满足日常能量和营养素供给。

3. 没有需要住院处理的并发症。

释义

■ 在伤口基本愈合，无感染、无积液及脂肪液化情况下，如患者同意且条件允许，可出院后拆线。

■ 对于肠内营养管饲患者，在本人或家属掌握肠内营养流程情况下，可出院继续予以肠内营养，直到恢复经口进食。

■ 出院证明材料中，应包括：手术时间及方式、肿瘤的详细病理诊断、出院注意事项、下一步治疗方案及复查计划等。

■ 无需住院处理的并发症包括胃肠道功能紊乱（便秘、腹泻）、食欲缺乏、近端胃切除患者胃灼热、术后轻度贫血、引流管口尚未完全愈合、营养不良等。

（十一）变异及原因分析

1. 围术期的合并症和/或并发症，需要进行相关的诊断和治疗，导致住院时间延长、费用增加。

2. 胃癌根治术中，胃的切除范围根据肿瘤部位、大小、浸润程度等决定，可分为根治性远端胃大部切除、近端胃大部切除、全胃切除术、胃部分切除。
3. 营养不良、贫血或幽门梗阻者术前准备阶段可延长7天。

释义

■ 围术期伴随疾病，住院期间必须予以治疗或调整改善，否则增加手术风险或术后增加患者出现并发症概率，影响恢复。如高血压、未良好控制的糖尿病、呼吸道感染、梗阻造成营养不良、出血、贫血、术前放化疗等情况，造成延长术前准备时间及住院时间，以及增加住院费用，应视为变异情况。

■ 术后出现并发症，包括感染情况（腹腔、伤口等）、出血（急性出血、慢性失血）、吻合口瘘、机械性梗阻、伤口延迟愈合等情况，部分并发症需进行再次手术解决，部分需经过相应的非手术治疗，造成延长准备时间及术后住院时间以及增加住院费用，应视为变异情况。

■ 手术方式（开腹手术、腹腔镜手术、机器人腔镜辅助手术）不同会造成住院费用的差异。

■ 患者或家属于术前准备期间因自身原因提出放弃手术或终止治疗出院，患者或家属术后恢复期间在尚未达到出院标准因自身原因提出终止治疗自动出院情况，应视为变异情况。

（十二）参考费用标准

3万~5万元。

五、胃癌根治手术给药方案

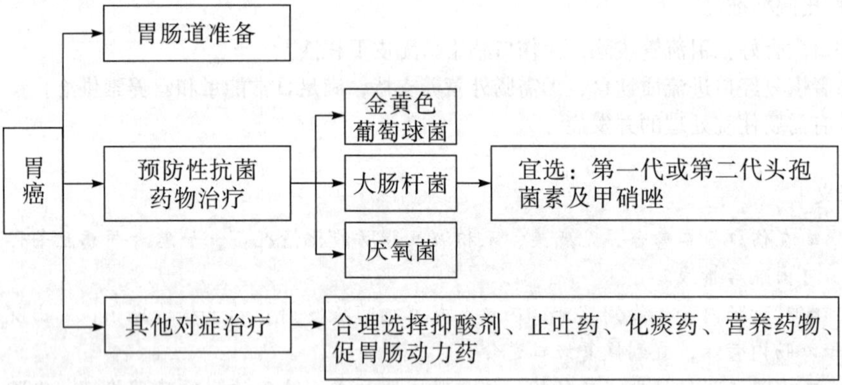

（一）抗菌药物使用

用药选择：
1. 为预防术后切口感染，应针对金黄色葡萄球菌、大肠埃希菌等革兰阴性杆菌以及部分厌氧菌选用药物。
2. 进入消化道的手术可以用第一代头孢菌素，常用的注射剂有头孢唑林、头孢噻吩、头孢拉定等，口服制剂有头孢拉定、头孢氨苄和头孢羟氨苄等。但考虑到深部器官或腔隙感染常由革兰阴性杆菌引起，可以选用第二代头孢菌素，注射剂有头孢呋辛、头孢替安等，口服制剂有头孢克洛、头孢呋辛酯和头孢丙烯等。考虑到厌氧菌感染，可以给予口服甲硝唑等。

药学提示：

1. 接受胃癌根治手术者，应在术前0.5~2小时内给药，或麻醉开始时给药，使手术切口暴露时局部组织中已达到足以杀灭手术过程中入侵切口细菌的药物浓度。

2. 若手术时间超过3小时，或失血量大（>1500ml），可手术中给予第2剂。

3. 接受胃癌根治手术者，抗菌药物的有效覆盖时间应包括整个手术过程和手术结束后4小时。总的预防用药时间不超过24小时，必要情况下可延长至48小时。

注意事项：

1. 胃癌根治手术属于Ⅱ类切口，由于手术部位存在大量人体寄生菌群，手术时可能污染手术野，导致感染，故需要常规预防性使用抗菌药物。

2. 用药前必须详细询问患者先前有否对头孢菌素类、青霉素类或其他药物的过敏史，并做相应的皮试。

（二）根据病情，按照《国家基本药物》目录要求选择

1. 抑酸剂，如奥美拉唑、兰索拉唑等。

2. 止吐药，如甲氧氯普胺等。

3. 止血药或抗凝药：因为肿瘤患者常存在高凝状态，应该评估静脉血栓形成风险。对存在中高风险者，应用止血药可能增加手术后下肢静脉血栓形成甚至肺栓塞风险，因此建议不要常规使用止血药。

4. 化痰药。

5. 镇痛药。

6. 肠内肠外营养药物等，术后加强营养支持治疗，按照能量估计分配原则给予肠外营养，肠内营养应尽早给予以维持肠屏障功能，待患者能经口进食后停用。

7. 注意调节水、电解质和酸碱平衡紊乱。

六、胃癌根治术术后护理规范

1. 严密观察生命体征。监测心电图、血压、脉搏、呼吸、体温和血氧饱和度等生命体征，并及时记录。

2. 对于手术全麻的患者应注意是否呼吸顺畅，是否有呕吐的现象。

3. 患者清醒后取半卧位，给予持续低流量吸氧，监测呼吸频率和审读

4. 注意手术切口有无渗血、渗液，保持伤口清洁、敷料干燥。

5. 引流管术后护理：放置胃管可以排出胃肠积液，有利于吻合口的深度愈合。护理人员应观察并记录胃液的颜色和量。妥善固定胃管并保持通畅，避免移位或脱出。若引流不畅，应及时查明原因，用生理盐水冲洗胃管，防止堵塞。保持引流管通畅，定期更换。

七、胃癌根治术营养治疗规范

根据胃切除情况的不同，术后2~3天禁食，胃肠功能恢复者可进少量流质饮食，若进食后出现腹胀、腹痛应立即禁食，严密观察病情变化，少食多餐，给予高营养、易消化的流食。

八、胃癌根治术患者健康宣教

1. 嘱患者出院后注意休息，生活规律，按时进餐，勿暴饮暴食。

2. 保持心情舒畅，适量运动增强体质，避免劳累。

3. 术后定期复查，如有异常及时就诊。

九、推荐表单

（一）医师表单

胃癌根治手术临床路径医师表单

适用对象：第一诊断胃癌（ICD-10：C16）
行胃癌根治术（ICD-9-CM-3：43.5-43.9）

患者姓名：	性别： 年龄： 门诊号：	住院号：
住院日期： 年 月 日	出院日期： 年 月 日	标准住院日：16~18 天

时间	住院第 1 天	住院第 2 天	住院第 3 或 4 天 （手术准备日）
主要诊疗工作	□ 询问病史及体格检查 □ 完成病历书写 □ 完善检查 □ 上级医师查房与初步术前评估 □ 初步确定手术方式和日期	□ 上级医师查房，根据检查结果完善诊疗方案 □ 根据检查结果进行术前分期，判断手术切除的可能性 □ 完成必要的会诊，综合评估身体健康状况 □ 完成上级医师查房记录等病历书写	□ 术前讨论，确定手术方案 □ 签署手术知情同意书、自费用品协议书、输血同意书 □ 麻醉科医师访视患者并完成麻醉前评估 □ 向患者及家属交代围术期注意事项
重点医嘱	**长期医嘱：** □ 外科护理常规 □ 二级护理 □ 饮食：根据患者情况 **临时医嘱：** □ 血、尿、大便常规+隐血 □ 肝肾功能、电解质、凝血功能、消化道肿瘤标志物 □ 乙型肝炎两对半、肝炎系列抗体、抗 HIV 抗体、梅毒抗体 □ X 线胸片、胸部 CT（可选）、心电图 □ 胃镜、幽门螺杆菌、腹部及盆腔超声、腹部及盆腔 CT 平扫+增强 □ 病理或会诊病理 □ 上消化道造影 □ PET-CT、EUS、MRI（可选） □ 营养风险筛查	**长期医嘱：** □ 外科护理常规 □ 二级护理 □ 饮食：根据患者情况 □ 患者既往疾病基础用药 **临时医嘱：** □ 纠正水电解质紊乱（酌情） □ 必要时行血型、配血、肺功能、超声心动图 □ 请相关科室会诊、MDT 讨论	**长期医嘱：** □ 同前 **临时医嘱：** □ 术前医嘱 □ 拟明日在连续硬膜外或气管插管全身麻醉下行胃部分切除术/胃大部切除术/胃癌根治术 □ 明晨禁食、禁水 □ 明晨术前置胃管 □ 中心静脉置管 □ 术前留置导尿管 □ 手术区域皮肤准备 □ 肠道准备抗菌药物皮试 □ 阿托品 0.5mg im，术前 30 分钟 □ 备血 □ 其他特殊医嘱
病情变异记录	□ 无 □ 有，原因： 1. 2.	□ 无 □ 有，原因： 1. 2.	□ 无 □ 有，原因： 1. 2.
医师签名			

时间	住院第 4~6 天 （手术日）	住院第 5~7 天 （术后第 1 天）	住院第 6~8 天 （术后第 2 天）
主要诊疗工作	□ 进行术中分期，根据分期决定手术范围 □ 确定有无手术或麻醉并发症 □ 向患者及家属交代术中情况及术后注意事项 □ 术者完成手术记录 □ 上级医师查房 □ 完成术后病程记录和上级医师查房记录	□ 上级医师查房，对手术及手术伤口进行评估 □ 完成病历书写 □ 注意观察胃液、腹腔引流液的量、颜色、性状 □ 观察胃肠功能恢复情况 □ 注意观察生命体征 □ 根据情况决定是否需要复查实验室检查	□ 上级医师查房，进行手术及伤口评估 □ 完成病历书写 □ 观察胃肠功能恢复情况，决定是否拔除胃管 □ 注意观察胃液、腹腔引流液的量、颜色、性状 □ 注意观察生命体征 □ 根据情况决定是否需要复查
重点医嘱	**长期医嘱：** □ 外科手术术后护理常规 □ 一级护理 □ 手术后半卧位（血压平稳后） □ 心电监护、SPO_2 监护 □ 持续吸氧 □ 禁食、禁水 □ 胃肠减压记量 □ 腹腔引流记量 □ 尿管记量 □ 保留中心静脉置管、肠外营养 □ 记录 24 小时出入量 □ 补液、补钾 **临时医嘱：** □ 酌情抑酸 □ 镇痛 □ 止血 □ 抗菌药物	**长期医嘱：** □ 同前 **临时医嘱：** □ 复查血常规、电解质、血糖，根据结果决定是否需要输血，调整电解质、血糖等 □ 换药 □ 镇痛 □ 抗菌药物 □ 改善呼吸功能，祛痰，雾化	**长期医嘱：** □ 同前 □ 饮食：禁食或流质饮食 □ 拔尿管，停尿管接袋记量 **临时医嘱：** □ 测心率、血压 □ 开始肠内营养，补液 □ 改善呼吸功能，祛痰，雾化
病情变异记录	□ 无　□ 有，原因： 1. 2.	□ 无　□ 有，原因： 1. 2.	□ 无　□ 有，原因： 1. 2.
医师签名			

时间	住院第 7~9 天 （术后第 3 天）	住院第 8 或 9~15、16、17 天 （术后第 4~12 天）	住院第 16、17 或 18 天 （出院日）
主要诊疗工作	□ 上级医师查房，进行术后恢复及伤口评估 □ 完成常规病历书写 □ 根据腹腔引流液情况，拔除部分引流管 □ 根据胃肠功能恢复情况，决定是否拔除胃管 □ 注意观察生命体征 □ 根据情况决定是否需要复查实验室检查等	□ 上级医师查房，进行手术及伤口评估 □ 完成常规病历书写 □ 根据腹腔引流液情况，拔除全部引流管 □ 根据情况决定是否需要复查血常规、肝肾功能、电解质、血糖等	□ 上级医师查房，进行手术后评估，明确是否出院 □ 根据术后病理进行最终病理分期，制订进一步治疗计划及随访计划 □ 完成出院记录、病案首页、出院证明书等 □ 向患者交代出院后注意事项，预约复诊日期，告知化疗方案
重点医嘱	**长期医嘱：** □ 二级护理 □ 饮食：禁食或流质饮食 □ 腹腔引流接引流袋，记量 □ 保留中心静脉置管 □ 记录 24 小时出入量 □ 根据肠道功能恢复情况，拔除胃管者，停胃肠减压 **临时医嘱：** □ 测心率、血压 □ 肠内营养	**长期医嘱：** □ 二级护理 □ 饮食：禁食或流质饮食或半流质饮食 □ 保留中心静脉置管 □ 记录 24 小时出入量 **临时医嘱：** □ 必要时复查血常规、肝肾功能、电解质、血糖 □ 换药 □ 拔引流管，根据肠道功能恢复情况，拔除胃管者，停胃肠减压 □ 逐渐减少肠外营养，直至完全停止	**出院医嘱：** □ 门诊随诊 **临时医嘱：** □ 复查血常规、肝功能、肿瘤标志物
病情变异记录	□ 无 □ 有，原因： 1. 2.	□ 无 □ 有，原因： 1. 2.	□ 无 □ 有，原因： 1. 2.
医师签名			

（二）护士表单

胃癌根治手术临床路径护士表单

适用对象：第一诊断胃癌（ICD-10：C16）

行胃癌根治术（ICD-9-CM-3：43.5-43.9）

患者姓名：	性别：　年龄：　门诊号：	住院号：
住院日期：　年　月　日	出院日期：　年　月　日	标准住院日：16~18天

时间	住院第1天	住院第2天	住院第3或4天 （手术准备日）
主要诊疗工作	□ 询问病史及体格检查 □ 完成病历书写 □ 完善检查 □ 上级医师查房与初步术前评估 □ 初步确定手术方式和日期	□ 上级医师查房，根据检查结果完善诊疗方案 □ 根据检查结果进行术前分期，判断手术切除的可能性 □ 完成必要的会诊，综合评估身体健康状况 □ 完成上级医师查房记录等病历书写	□ 术前讨论，确定手术方案 □ 签署手术知情同意书、自费用品协议书、输血同意书 □ 麻醉科医师访视患者并完成麻醉前评估 □ 向患者及家属交代围术期注意事项
重点医嘱	**长期医嘱：** □ 外科护理常规 □ 二级护理 □ 饮食：根据患者情况 **临时医嘱：** □ 血、尿、大便常规+隐血 □ 肝肾功能、电解质、凝血功能、消化道肿瘤标志物 □ 乙型肝炎两对半、肝炎系列抗体、抗HIV抗体、梅毒抗体 □ X线胸片、胸部CT（可选）、心电图 □ 胃镜、幽门螺杆菌、腹部及盆腔超声、腹部及盆腔CT平扫+增强 □ 病理或会诊病理 □ 上消化道造影 □ PET-CT、EUS、MRI（可选） □ 营养风险筛查	**长期医嘱：** □ 外科护理常规 □ 二级护理 □ 饮食：根据患者情况 □ 患者既往疾病基础用药 **临时医嘱：** □ 纠正水电解质紊乱（酌情） □ 必要时行血型、配血、肺功能、超声心动图 □ 请相关科室会诊、MDT讨论	**长期医嘱：** □ 同前 **临时医嘱：** □ 术前医嘱 □ 拟明日在连续硬膜外或气管插管全身麻醉下行胃部分切除术/胃大部切除术/胃癌根治术 □ 明晨禁食、禁水 □ 明晨术前置胃管 □ 中心静脉置管 □ 术前留置导尿管 □ 手术区域皮肤准备 □ 肠道准备抗菌药物皮试 □ 阿托品0.5mg im，术前30分钟 □ 备血 □ 其他特殊医嘱
主要护理工作	□ 入院宣教 □ 入院护理评估 □ 实施相应级别护理及饮食护理 □ 告知相关检验项目及注意事项，指导并协助患者到相关科室进行检查	□ 晨起空腹留取实验室检查 □ 实施相应级别护理及饮食护理 □ 告知特殊检查注意事项 □ 指导并协助患者进行检查 □ 相关治疗配合及用药指导 □ 心理疏导	□ 手术前皮肤准备、交叉配血、抗菌药物皮试 □ 手术前肠道准备 □ 手术前物品准备 □ 手术前心理疏导及手术相关知识的指导 □ 告知患者明晨禁食、禁水
病情变异记录	□ 无　□ 有，原因： 1. 2.	□ 无　□ 有，原因： 1. 2.	□ 无　□ 有，原因： 1. 2.
护士签名			

时间	住院第 4~6 天 （手术日）	住院第 5~7 天 （术后第 1 天）	住院第 6~8 天 （术后第 2 天）
主要诊疗工作	□ 进行术中分期，根据分期决定手术范围 □ 确定有无手术、麻醉并发症 □ 向患者及家属交代术中情况及术后注意事项 □ 术者完成手术记录 □ 上级医师查房 □ 完成术后病程记录和上级医师查房记录	□ 上级医师查房，对手术及手术伤口进行评估 □ 完成病历书写 □ 注意观察胃液、腹腔引流液的量、颜色、性状 □ 观察胃肠功能恢复情况 □ 注意观察生命体征 □ 根据情况决定是否需要复查实验室检查	□ 上级医师查房，进行手术及伤口评估 □ 完成病历书写 □ 观察胃肠功能恢复情况，决定是否拔除胃管 □ 注意观察胃液、腹腔引流液的量、颜色、性状 □ 注意观察生命体征 □ 根据情况决定是否需要复查
重点医嘱	**长期医嘱：** □ 外科手术术后护理常规 □ 一级护理 □ 手术后半卧位（血压平稳后） □ 心电监护、SPO_2 监护 □ 持续吸氧 □ 禁食、禁水 □ 胃肠减压记量 □ 腹腔引流记量 □ 尿管记量 □ 保留中心静脉置管、肠外营养 □ 记录 24 小时出入量 □ 补液、补钾 **临时医嘱：** □ 酌情抑酸 □ 镇痛 □ 止血 □ 抗菌药物	**长期医嘱：** □ 同前 **临时医嘱：** □ 复查血常规、电解质、血糖，根据结果决定是否需要输血，调整电解质、血糖等 □ 换药 □ 镇痛 □ 抗菌药物 □ 改善呼吸功能，祛痰，雾化	**长期医嘱：** □ 同前 □ 饮食：禁食或流质饮食 □ 拔尿管，停尿管接袋记量 **临时医嘱：** □ 测心率、血压 □ 开始肠内营养，补液 □ 改善呼吸功能，祛痰，雾化
主要护理工作	□ 晨起完成术前常规准备 □ 术前置胃管、营养管、尿管，术前 30 分钟静脉输注抗菌药物 □ 全身麻醉复苏物品准备 □ 与医师进行术后患者交接 □ 书写重症护理记录 □ 各种管道的观察与护理 □ 观察患者病情变化 □ 准确记录出入量	□ 各种管道的观察与护理 □ 观察患者病情变化 □ 书写重症护理记录 □ 准确记录出入量 □ 协助患者床上活动，促进肠蠕动恢复，预防并发症发生 □ 用药及相关治疗指导	□ 各种管道的观察与护理 □ 观察患者病情变化 □ 书写护理记录 □ 准确记录出入量 □ 协助患者活动，促进肠蠕动恢复，预防并发症发生 □ 用药及相关治疗指导
病情变异记录	□ 无 □ 有，原因： 1. 2.	□ 无 □ 有，原因： 1. 2.	□ 无 □ 有，原因： 1. 2.
护士签名			

时间	住院第 7~9 天 （术后第 3 天）	住院第 8 或 9~15、16、17 天 （术后第 4~11 天）	住院第 16、17 或 18 天 （出院日）
主要诊疗工作	□ 上级医师查房，进行术后恢复及伤口评估 □ 完成常规病历书写 □ 根据腹腔引流液情况，拔除部分引流管 □ 根据胃肠功能恢复情况，决定是否拔除胃管 □ 注意观察生命体征 □ 根据情况决定是否需要复查实验室检查等	□ 上级医师查房，进行手术及伤口评估 □ 完成常规病历书写 □ 根据腹腔引流液情况，拔除全部引流管 □ 根据情况决定是否需要复查血常规、肝肾功能、电解质、血糖等	□ 上级医师查房，进行手术后评估，明确是否出院 □ 根据术后病理进行最终病理分期，制订进一步治疗计划及随访计划 □ 完成出院记录、病案首页、出院证明书等 □ 向患者交代出院后注意事项，预约复诊日期，告知化疗方案
重点医嘱	**长期医嘱：** □ 二级护理 □ 饮食：禁食或流质饮食 □ 腹腔引流接引流袋，记量 □ 保留中心静脉置管 □ 记录 24 小时出入量 □ 根据肠道功能恢复情况，拔除胃管者，停胃肠减压 **临时医嘱：** □ 测心率、血压 □ 肠内营养	**长期医嘱：** □ 二级护理 □ 饮食：禁食或流质饮食或半流质饮食 □ 保留中心静脉置管 □ 记录 24 小时出入量 **临时医嘱：** □ 必要时复查血常规、肝肾功能、电解质、血糖 □ 换药 □ 拔引流管，根据肠道功能恢复情况，拔除胃管者，停胃肠减压 □ 逐渐减少肠外营养，直至完全停止	**出院医嘱：** □ 门诊随诊 **临时医嘱：** □ 复查血常规、肝功能、肿瘤标志物
主要护理工作	□ 做好饮食指导 □ 拔除胃管后的观察 □ 各种管道的观察与护理 □ 观察患者病情变化 □ 书写护理记录 □ 准确记录出入量 □ 协助患者活动，促进肠蠕动恢复，预防并发症发生 □ 肠内营养液灌注后的观察 □ 心理及生活护理	□ 做好饮食指导 □ 各种管道的观察与护理 □ 定时观察患者病情变化 □ 书写一般护理记录 □ 准确记录出入量 □ 鼓励患者下床活动，并逐步增加活动量 □ 肠内营养液灌注后的观察 □ 心理及生活护理	□ 告知拆线及拔管后相关注意事项 □ 对即将出院的患者进行出院指导
病情变异记录	□ 无 □ 有，原因： 1. 2.	□ 无 □ 有，原因： 1. 2.	□ 无 □ 有，原因： 1. 2.
护士签名			

时间	住院第 1 天	住院第 2~4 天	住院第 4 或 5 天（手术日）
健康宣教	□ 入院宣教 □ 介绍病房环境、设施 □ 介绍主管医师、责任护士、护士长 □ 介绍住院注意事项 □ 告知探视制度	□ 术前宣教 □ 告知术前检查项目及注意事项 □ 宣教疾病知识、说明手术的目的；术前准备及手术过程；强调洗胃的重要性 □ 告知围术期营养支持重要性 □ 告知相关药物知识及不良反应预防 □ 训练床上排尿便、深呼吸、咳嗽 □ 责任护士与患者沟通，了解心理反应指导应对方法 □ 告知家属等候区位置	□ 术后当日宣教 □ 告知监护设备的功能及注意事项 □ 告知胃管、营养管、引流管等管路的功能及注意事项 □ 告知饮食、体位的要求 □ 告知术后可能出现情况的应对方式 □ 给予患者及家属心理支持 □ 再次明确探视陪伴须知
护理处置	□ 核对患者信息，佩戴腕带 □ 卫生处置：剪指（趾）甲、沐浴，更换病号服 □ 入院评估	□ 协助医师完成术前检查 □ 术前准备 □ 交叉配血 □ 皮肤准备 □ 抗菌药物皮试 □ 洗胃 □ 肠道准备 □ 术前晚禁食、禁水	□ 术前置胃管 □ 送手术 □ 摘除患者各种活动物品 □ 核对患者资料及药物 □ 核对手术交接单，签字确认 □ 接手术 □ 核对患者及资料，签字确认 □ 接通各管路，保持畅通 □ 给予吸氧、心电监护
基础护理	□ 三级护理 □ 患者安全管理	□ 三级护理 □ 卫生处置 □ 患者睡眠管理 □ 患者安全管理	□ 特级护理 □ 卧位护理：协助翻身、床上移动、预防压疮 □ 排泄护理 □ 患者安全管理
专科护理	□ 护理查体 □ 跌倒、压疮等风险因素评估需要时安置危险标志 □ 心理护理	□ 相关指征监测，如血压、血糖等 □ 心理护理 □ 饮食指导	□ 病情观察，记特护记录 □ 评估生命体征、引流液性质及量、出入量、伤口敷料、皮肤情况 □ 遵医嘱给予抗感染、营养支持治疗 □ 心理护理
病情变异记录	□ 无 □ 有，原因 1. 2.	□ 无 □ 有，原因 1. 2.	□ 无 □ 有，原因 1. 2.
护士签名			

时间	住院第 6~15 天 （术后第 1~10 天）	住院第 16、17 或 18 天（出院日）
健康宣教	□ 术后宣教 □ 药物作用及频率 □ 饮食、活动指导 □ 强调拍背咳嗽的重要性 □ 复查患者对术前宣教内容的掌握程度 □ 指导下床活动注意事项 □ 告知拔管后注意事项 □ 告知拆线注意事项 □ 疾病恢复期注意事项	□ 出院宣教 □ 复查时间 □ 服药方法 □ 活动指导 □ 饮食指导 □ 告知办理出院的流程 □ 指导出院带管的注意事项
护理处置	□ 遵医嘱完成相应检查及治疗 □ 夹闭尿管，训练膀胱功能	□ 办理出院手续
基础护理	□ 特/一级护理（根据患者病情和自理能力给予相应的护理级别） □ 晨晚间护理 □ 协助翻身、下床活动 □ 排泄护理 □ 协助进食、进水 □ 患者安全管理	□ 二级护理 □ 晨晚间护理 □ 协助进食、进水 □ 患者安全管理
专科护理	□ 病情观察，记特护记录 □ 评估生命体征、引流液性质及量、出入量、伤口敷料、皮肤情况 □ 遵医嘱给予抗感染、营养支持治疗 □ 鼓励患者下床活动 □ 肠内营养的护理 □ 心理护理	□ 病情观察 □ 心理护理
病情变异记录	□ 无　□ 有，原因： 1. 2.	□ 无　□ 有，原因： 1. 2.
护士签名		

（三）患者表单

胃癌根治手术临床路径患者表单

适用对象：第一诊断胃癌（ICD-10：C16）

行胃癌根治术（ICD-9-CM-3：43.5-43.9）

患者姓名：	性别：　　年龄：　　门诊号：	住院号：
住院日期：　　年　月　日	出院日期：　　年　月　日	标准住院日：16~18 天

时间	入院	住院第 2~3 天
医患配合	□ 配合询问病史、收集资料，详细告知既往史、用药史、过敏史、家族史 □ 如服用抗凝药，明确告知 □ 配合进行体格检查 □ 有任何不适告知医师	□ 配合完善术前相关检查：采血、留尿便、心电图、肺功能、X 线胸片、胃镜、上消化道造影、腹部、盆腔 B 超和 CT 等常规项目。需要时完成特殊检查，如 PET-CT、MRI 等（腹部检查要空腹） □ 医师与患者及家属介绍病情及手术谈话、术前签字 □ 麻醉师与患者进行术前访视
护患配合	□ 配合测量体温、脉搏、呼吸、血压、体重 □ 配合完成入院护理评估 □ 接受入院宣教（环境介绍、病室规定、订餐制度、探视制度、贵重物品保管等） □ 有任何不适告知护士	□ 配合测量体温、脉搏、呼吸、询问排便次数 □ 接受术前宣教 □ 接受配血，以备术中需要时用 □ 抗菌药物皮试 □ 接受备皮 □ 自行卫生处置：剪指（趾）甲、剃胡须、沐浴 □ 肠道准备 □ 准备好必要用物、吸水管、纸巾 □ 取下义齿、饰品等，贵重物品交家属保管
饮食	□ 正常饮食	□ 半流质饮食；术前 12 小时禁食、禁水
排泄	□ 正常排尿便	□ 正常排尿便
活动	□ 正常活动	□ 正常活动

时间	手术后	出院
医患配合	□ 术中分期，根据分期决定手术范围 □ 确定有无手术、麻醉并发症 □ 向患者及家属交代术中情况及术后注意事项 □ 术者完成手术记录 □ 上级医师查房 □ 完成术后病程记录和上级医师查房记录	□ 上级医师查房，对手术及手术伤口进行评估 □ 完成病历书写 □ 注意观察胃液、腹腔引流液的量、颜色、性状 □ 观察胃肠功能恢复情况 □ 注意观察生命体征 □ 根据情况决定是否需要复查实验室检查
护患配合	□ 配合定时测量生命体征、每日询问排便 □ 配合冲洗胃管，查看引流管，检查伤口情况 □ 接受输液、注射、服药、雾化吸入等治疗 □ 接受营养管注入肠内营养液 □ 配合夹闭尿管，训练膀胱功能 □ 配合晨晚间护理 □ 接受进食、进水、排便等生活护理 □ 配合拍背咳痰，预防肺部并发症 □ 配合活动，预防压疮 □ 注意活动安全，避免坠床或跌倒 □ 配合执行探视及陪伴	□ 接受出院宣教 □ 办理出院手续 □ 获取出院带药 □ 知道服药方法、作用、注意事项 □ 知道护理伤口方法 □ 知道复印病历方法
饮食	□ 肛门排气前禁食、禁水 □ 肠道功能恢复后，根据医嘱试饮水，无恶心呕吐可进少量清流质饮食，到流质饮食再过渡到半流质饮食	□ 根据医嘱，从半流质饮食过渡到普通饮食
排泄	□ 保留尿管至正常排尿便	□ 正常排尿便
活动	□ 根据医嘱，半卧位至床边或下床活动 □ 注意保护管路，勿牵拉、脱出等	□ 正常适度活动，避免疲劳

附：原表单（2012年版）

胃癌根治性手术临床路径表单

适用对象：第一诊断胃癌（ICD-10：C16）

行胃癌根治术（ICD-9-CM-3：43.5-43.9）

患者姓名：	性别： 年龄： 门诊号：		住院号：
住院日期： 年 月 日	出院日期： 年 月 日		标准住院日：16~18天

时间	住院第1天	住院第2天	住院第3或4天 （手术准备日）
主要诊疗工作	□ 询问病史及体格检查 □ 完成病历书写 □ 完善检查 □ 上级医师查房与初步术前评估 □ 初步确定手术方式和日期	□ 上级医师查房，根据检查结果完善诊疗方案 □ 根据检查结果进行术前分期，判断手术切除的可能性 □ 完成必要的会诊 □ 完成上级医师查房记录等病历书写	□ 术前讨论，确定手术方案 □ 签署手术知情同意书、自费用品协议书、输血同意书 □ 麻醉科医师看患者并完成麻醉前评估 □ 向患者及家属交代围术期注意事项
重点医嘱	**长期医嘱：** □ 外科护理常规 □ 二级护理 □ 饮食：根据患者情况 **临时医嘱：** □ 血、尿、大便常规+隐血 □ 肝肾功能、电解质、凝血功能、消化道肿瘤标志物 □ X线胸片、胸部CT（可选）、心电图 □ 胃镜、幽门螺杆菌、腹部及盆腔超声、CT平扫+增强 □ 病理或会诊病理 □ 钡餐造影（可选）	**长期医嘱：** □ 外科护理常规 □ 二级护理 □ 饮食：根据患者情况 □ 患者既往疾病基础用药 **临时医嘱：** □ 术前营养支持（营养不良或幽门梗阻者） □ 纠正贫血、低蛋白血症、水电解质紊乱（酌情） □ 必要时行血型、配血、肺功能、超声心动图、超声内镜检查	**长期医嘱：** □ 同前 **临时医嘱：** □ 术前医嘱 □ 拟明日在连续硬膜外或全身麻醉下行胃部分切除术/胃大部切除术/胃癌根治术 □ 明晨禁食、禁水 □ 明晨置胃管、营养管、尿管 □ 手术区域皮肤准备 □ 肠道准备（口服药物或灌肠） □ 抗菌药物皮试 □ 备血 □ 其他特殊医嘱
主要护理工作	□ 入院宣教 □ 入院护理评估 □ 实施相应级别护理及饮食护理 □ 告知相关检验项目及注意事项，指导并协助患者到相关科室进行检查	□ 晨起空腹留取实验室检查 □ 实施相应级别护理及饮食护理 □ 告知特殊检查注意事项 □ 指导并协助患者进行检查 □ 相关治疗配合及用药指导 □ 心理疏导	□ 手术前皮肤准备、交叉配血、抗菌药物皮试 □ 手术前肠道准备 □ 手术前物品准备 □ 手术前心理疏导及手术相关知识的指导 □ 告知患者明晨禁食、禁水
病情变异记录	□ 无 □ 有，原因： 1. 2.	□ 无 □ 有，原因： 1. 2.	□ 无 □ 有，原因： 1. 2.
护士签名			
医师签名			

时间	住院第4或5天 （手术日）	住院第5或6天 （术后第1天）	住院第6或7天 （术后第2天）
主要诊疗工作	□ 进行术中分期，根据分期决定手术范围 □ 确定有无手术或麻醉并发症 □ 向患者及家属交代术中情况及术后注意事项 □ 术者完成手术记录 □ 上级医师查房 □ 完成术后病程记录和上级医师查房记录	□ 上级医师查房，对手术及手术伤口进行评估 □ 完成病历书写 □ 注意观察胃液、腹腔引流液的量、颜色、性状 □ 观察胃肠功能恢复情况 □ 注意观察生命体征 □ 根据情况决定是否需要复查实验室检查	□ 上级医师查房，进行手术及伤口评估 □ 完成病历书写 □ 观察胃肠功能恢复情况，决定是否拔除胃管 □ 注意观察胃液、腹腔引流液的量、颜色、性状 □ 注意观察生命体征 □ 根据情况决定是否需要复查
重点医嘱	**长期医嘱：** □ 外科手术术后护理常规 □ 一级护理 □ 心电监护、SPO_2 监护 □ 禁食、禁水 □ 胃肠减压接袋记量 □ 腹腔引流接袋记量 □ 尿管接袋记量 □ 保留营养管 □ 记录出入量 **临时医嘱：** □ 手术后半卧位 □ 心电、SPO_2 监护 □ 持续吸氧 □ 酌情抑酸 □ 镇痛、补液 □ 抗菌药物	**长期医嘱：** □ 同前 **临时医嘱：** □ 心电监护、SPO_2 监护 □ 持续吸氧 □ 复查血常规、电解质、血糖，根据结果决定是否需要输血，调整电解质、血糖等 □ 换药 □ 镇痛、补液 □ 抗菌药物 □ 改善呼吸功能，祛痰，雾化	**长期医嘱：** □ 同前 □ 饮食：禁食或流质饮食 **临时医嘱：** □ 测心率、血压 □ 持续吸氧 □ 开始肠内营养，补液 □ 抗菌药物 □ 改善呼吸功能，祛痰，雾化
主要护理工作	□ 晨起完成术前常规准备 □ 术前置胃管、营养管、尿管，术前30分钟静脉输注抗菌药物 □ 全身麻醉复苏物品准备 □ 与医师进行术后患者交接 □ 书写重症护理记录 □ 各种管道的观察与护理 □ 观察患者病情变化 □ 准确记录出入量	□ 各种管道的观察与护理 □ 观察患者病情变化 □ 书写重症护理记录 □ 准确记录出入量 □ 协助患者床上活动，促进肠蠕动恢复，预防并发症发生 □ 用药及相关治疗指导	□ 各种管道的观察与护理 □ 观察患者病情变化 □ 书写护理记录 □ 准确记录出入量 □ 协助患者活动，促进肠蠕动恢复，预防并发症发生 □ 用药及相关治疗指导
病情变异记录	□ 无　□ 有，原因： 1. 2.	□ 无　□ 有，原因： 1. 2.	□ 无　□ 有，原因： 1. 2.
护士签名			
医师签名			

时间	住院第7或8天 （术后第3天）	住院第7或8~15、16或17天 （术后第4~11、12、13或14天）	住院第16、17或18天 （出院日）
主要诊疗工作	□ 上级医师查房，进行术后恢复及伤口评估 □ 完成常规病历书写 □ 根据腹腔引流液情况，拔除部分引流管 □ 根据胃肠功能恢复情况，决定是否拔除胃管 □ 注意观察生命体征 □ 根据情况决定是否需要复查实验室检查等	□ 上级医师查房，进行手术及伤口评估 □ 完成常规病历书写 □ 根据腹腔引流液情况，拔除全部引流管 □ 根据情况决定是否需要复查血常规、肝肾功能、电解质、血糖等	□ 上级医师查房，进行手术后评估，明确是否出院 □ 根据术后病理进行最终病理分期，制订进一步治疗计划 □ 完成出院记录、病案首页、出院证明书等 □ 向患者交代出院后注意事项，预约复诊日期，告知化疗方案
重点医嘱	**长期医嘱：** □ 二级护理 □ 饮食：禁食或流质饮食 □ 腹腔引流接袋记量 □ 保留营养管 □ 记录出入量 □ 根据肠道功能恢复情况，拔除胃管者，停胃肠减压 □ 拔尿管，停尿管接袋记量 **临时医嘱：** □ 测心率、血压 □ 肠内营养	**长期医嘱：** □ 二级护理 □ 饮食：禁食或流质饮食或半流质饮食 □ 保留营养管 □ 记录出入量 **临时医嘱：** □ 必要时复查血常规、肝肾功能、电解质、血糖 □ 换药 □ 拔引流管，根据肠道功能恢复情况，拔除胃管者，停胃肠减压 □ 逐渐减少肠外营养，直至完全停止	**出院医嘱：** □ 门诊随诊 **临时医嘱：** □ 复查血常规、肝功能、肿瘤标志物
主要护理工作	□ 做好饮食指导 □ 拔除胃管后的观察 □ 各种管道的观察与护理 □ 观察患者病情变化 □ 书写护理记录 □ 准确记录出入量 □ 协助患者活动，促进肠蠕动恢复，预防并发症发生 □ 肠内营养液灌注后的观察 □ 心理及生活护理	□ 做好饮食指导 □ 各种管道的观察与护理 □ 定时观察患者病情变化 □ 书写一般护理记录 □ 准确记录出入量 □ 鼓励患者下床活动，并逐步增加活动量 □ 肠内营养液灌注后的观察 □ 心理及生活护理	□ 告知拆线及拔管后相关注意事项 □ 对即将出院的患者进行出院指导
病情变异记录	□ 无 □ 有，原因： 1. 2.	□ 无 □ 有，原因： 1. 2.	□ 无 □ 有，原因： 1. 2.
护士签名			
医师签名			

第十章

胃癌术前化疗临床路径释义

【医疗质量控制指标】（专家建议）

指标一、术前化疗前需有病理学诊断。

指标二、临床分期需以胸部、腹部、盆腔 CT 为基础，充分评估全身肿瘤情况。

指标三、化疗前充分评估骨髓、肝肾、心肺功能，除外化疗禁忌。

指标四、按时进行疗效评价，多学科协作评估手术时机。

一、胃癌术前化疗编码

1. 原编码：

疾病名称及编码：胃癌（ICD-10：C16 伴 Z51.1）

2. 修改编码：

疾病名称及编码：胃癌（ICD-10：C16）

恶性肿瘤术前化学化疗（ICD-10：Z51.101）

二、临床路径检索方法

C16 伴 Z51.101

三、国家医疗保障疾病诊断相关分组（CHS-DRG）

MDCG 编码：MDCG（消化系统疾病及功能障碍）

ADRG 编码：GR1（消化系统恶性肿瘤）

四、胃癌术前化疗临床路径标准住院流程

（一）适用对象

1. 第一诊断为胃癌（ICD-10：C16 伴 Z51.1）。

2. 术前化疗：无远端转移、身体状况良好、肿瘤潜在可切除或无法切除的胃癌患者，即术前临床分期 T_2 或 T_2 以上、N+患者。

释义

■ 适用对象编码参见第一部分。

■ 本路径适用于术前评估无远端转移、身体状况良好、肿瘤可切除或潜在可切除，术前分期 $T_{2\sim4}$、N+、M_0 患者，化疗近期目的是缩小肿瘤、降期并观察肿瘤生物学特性。因此，术前化疗应明确治疗目的，充分权衡疗效、安全性及化疗周期数。

■ 术前分期检查至关重要，应包括胸腹部及盆腔增强 CT，超声内镜作为推荐，对于临床怀疑但无转移证据者可行 PET-CT 为分期提供参考依据。必要时行腹腔镜检查进行分期。

■ 治疗前的病理组织学证据是必要的。临床高度怀疑但多次活检无法证实胃癌的不建议术前化疗。

（二）诊断依据

根据原卫生部《胃癌诊疗规范（2011年）》、NCCN《胃癌临床实践指南（2017年）》等。

1. 临床表现：上腹不适、隐痛、贫血等。
2. 大便隐血试验多呈持续阳性。
3. 胃镜及超声胃镜检查明确肿瘤情况，取活组织检查作出病理学诊断。
4. 影像学检查提示并了解有无淋巴结及脏器转移，肿瘤局部脏器浸润；气钡双重造影检查了解肿瘤大小、形态和病变范围。
5. 根据上述检查结果进行临床分期。

释义

■ 根据国家卫生健康委《胃癌诊疗规范（2018年版）》、NCCN《胃癌临床实践指南（2021年）》等

■ 早期可无症状和体征，常见的症状为无规律性上腹部疼痛（对于有消化性溃疡病史者可表现为疼痛规律改变）、上腹部饱胀不适、食欲减退、胃灼热、嗳气、消瘦、贫血，严重时可出现呕血、黑便。胃食管结合部肿瘤可引起吞咽困难。幽门部肿瘤可出现幽门梗阻症状和体征。实验室检查大便隐血可持续阳性。肿瘤标志物可有异常升高。

■ 影像学主要明确胃癌的临床分期及判断手术切除的可能性。CT、PET-CT、超声内镜（EUS）、MRI、腹腔镜等检查有助于临床分期的确立。EUS可用于评估肿瘤浸润深度及胃周淋巴结转移情况，腹腔镜可发现其他影像学检查无法发现的腹腔内转移灶。影像学分期主要依靠对肿瘤局部情况、淋巴结受累及脏器远端转移等情况综合判定。

■ 确诊依靠活检病理组织学诊断。对于转移性胃癌推荐 HER_2 检测。

■ 正确的治疗前分期对指导选择手术适应证及制订综合治疗方案具有重要临床意义。

（三）标准住院日5~9天

释义

■ 患者收治入院后，进行全面的化疗前评估（2~4天），根据临床科室的运行状况在此时间范围内完成诊治均符合路径要求。部分确诊性质的检查可在入院前完成。

■ 化疗相关的不良反应可能发生在化疗过程中或化疗后，应加强患者宣教，及时检测、记录和处理不良反应，避免严重不良反应的发生。

（四）进入路径标准

1. 第一诊断必须符合ICD-10：C16伴Z51.1胃癌疾病编码。
2. 无远端转移。
3. 无需特殊处理的合并症，如消化道大出血、梗阻、穿孔等。
4. 当患者合并其他疾病，但住院期间不需要特殊处理也不影响第一诊断的临床路径流程实施时，可以进入路径。

释义

■ 进入路径前患者必须有确诊胃癌的病理组织学证据。

■ 无远端转移、身体状况良好、可切除或潜在可切除的胃癌患者，且无下列禁忌证：①全身状况恶化无法耐受手术；②具有远端转移的确切证据，包括 D_2 手术范围外的淋巴结转移、腹腔转移（包括肉眼转移和腹腔游离细胞学检测阳性）和脏器转移等；③心、肺、肝、肾等重要脏器功能有明显缺陷，严重的低蛋白血症、贫血、营养不良，无法耐受手术者。

■ 入院检查发现其他疾病或伴随疾病时，如该疾病必须于化疗前治疗或调整，否则增加化疗风险，增加并发症发生概率，则不宜进入路径，如未控制的高血压三级、严重的未控制的糖尿病、心肺功能不全、肝肾功能不全、严重出血倾向、严重感染等。

■ 部分预约周期较长的检查以及活检病理等耗时较长的检查，应于门诊完成。

（五）明确诊断及入院常规检查需 1~3 天

1. 基线检查项目（第一次化疗前）：

（1）胃镜、胸腹部及盆腔增强 CT、颈部及锁骨上淋巴结超声。

（2）病理学活组织检查与诊断。

（3）心肺功能评估。

2. 每周期化疗前检查项目：

（1）血常规、尿常规、大便常规+隐血。

（2）肝肾功能、电解质、血糖、凝血功能、CEA。

（3）心电图。

3. 根据情况可选择的检查项目：

（1）AFP、CA19-9、CA125、CA72-4、CA242、HER_2 免疫组化检测。

（2）上消化道造影，特别是气钡双重造影（对疑有幽门梗阻的患者建议使用水溶性对比剂）。

（3）必要时可以于基线和评效时行超声胃镜检查。

（4）必需检查的项目提示肿瘤有转移时，可进行相关部位 CT 或 MRI。

（5）骨扫描：对怀疑有骨转移的胃癌患者，应骨扫描筛查。

（6）合并其他疾病相关检查。

释义

■ 胃镜、胸腹部及盆腔增强 CT 等必需检查项目旨在术前明确诊断、明确肿瘤基线状态、是否具有手术指征，并指导化疗疗程、手术时机、术后治疗和随访，不可或缺。

■ 高龄患者应进行心肺肾功能评价，治疗前征询患者及家属的治疗意见非常重要。

■ PET-CT 有助于发现部分微小转移灶，超声内镜有助于评价早期病变、肿瘤浸润深度及胃周淋巴结转移情况，可进一步明确术前分期。有条件的医疗机构可根据具体情况添加。

■ 对于转移性胃癌推荐 HER_2 检测，局部晚期患者亦可行 HER_2 检测。

■ 有条件的单位，推荐进行 MSH2、MSH6、PMS2、MLH1 免疫组化检测。

■ 高龄患者应进行心肺肾功能评价，治疗前征询患者及家属的治疗意见非常重要。

■ 应于化疗前完成血常规、肝肾功能等必要的实验室检查，明确患者骨髓及肝肾功状态，除外化疗禁忌。

（六）化疗前准备

1. 体格检查、体能状况评分。
2. 排除化疗禁忌。
3. 患者、监护人或被授权人签署相关同意书。

释义

■ 注意询问患者化疗前后症状的变化是判断术前化疗患者临床获益的重要依据；详细的体格检查和病史采集是发现远端转移、开具有针对性检查项目的基础。

■ 化疗前应根据卡氏评分和/或 ECOG 评分判断患者的体能状态，以评估患者对化疗的耐受程度和获益风险。化疗药物剂量应根据体表面积等进行计算，需要完善身高、体重、年龄等信息的收集，并根据化疗不良反应类型及程度适时调整用药剂量。

■ 化疗前应客观地向患者和家属交代化疗的必要性及风险，并签署相关知情同意书。

（七）化疗药物

药物	给药剂量（mg/m^2） 及给药途径	给药时间及周期间隔
替吉奥	40mg bid po（体表面积< 1.25m^2） 50mg bid po（1.25≤体表面积< 1.5m^2） 60mg bid po（体表面积≥1.5m^2）	d1~14 q3w
卡培他滨	1000 bid po	d1~14 q3w
5-FU	425~750 civ 24h 800~1200 civ 22h	d1~5 q3w d1~2 q2w
顺铂	60~80 iv drip	d1 或分 d2~3 q3w
奥沙利铂	130 iv drip 85 iv drip	d1 q3w d1 q2w
紫杉醇	150~175 iv drip	d1 或分为 d1、d8 q3w
多西紫杉醇	60~75 iv drip	d1 q3w
表柔比星	50~60 iv	d1 q3w
四氢叶酸	20~200 iv	d1~2 q2w

释义

■ 胃癌化疗常用的推荐药物如上表所示，大多经大样本临床研究证实其有效性及安全性，具体使用应按照化疗组合方案中的剂量实施。

■ 不同药物和方案的选择需考虑胃癌的临床病理学特征、患者年龄及脏器功能，由肿瘤内科专科医师制订。

■ 不同化疗方案具有不同的毒性反应，应就此和患者及家属充分沟通交代，减少患者的恐惧，防范相关风险。

（八）选择化疗方案。

依据原卫生部《胃癌诊疗规范（2011年）》等。

1. 推荐使用3药或两药联合方案，不推荐使用单药化疗。
2. 3药方案包括：ECF及其衍生方案（EOX、ECX、EOF），DCF及其改良方案等。
3. 两药方案包括：5-FU+顺铂、卡培他滨+顺铂、替吉奥+顺铂、卡培他滨+奥沙利铂（XELOX）、FOLFOX、替吉奥+奥沙利铂（SOX）、卡培他滨+紫杉醇。

释义

■ 根据国家卫生健康委《胃癌诊疗规范（2018年版）》。

■ 胃癌术前化疗建议使用联合方案，不推荐单药化疗，不能耐受联合化疗者不推荐进行术前化疗。

■ 不同药物和方案的选择需考虑胃癌的临床病理学特征、患者年龄及脏器功能，化疗方案应由肿瘤内科专科医师制订。RESOLVE研究显示，术前3周期SOX方案新辅助化疗联合术后5周期SOX方案及3周期替吉奥单药化疗，较标准XELOX方案术后辅助化疗，可显著提高3年无病生存率及R0切除率。根据目前Ⅲ期随机对照研究结果，推荐SOX、DOS、FLOT方案，也可采用XELOX、FOLFOX和ECF等方案。

■ 对于HER2阳性的局部进展期胃癌，目前尚无围手术期接受曲妥珠单抗治疗的高级别循证医学依据，全身化疗仍为标准治疗。或可参加相关临床研究。

■ 现有Meta分析提示微卫星高度不稳定（microsatellite instability high，MSI-H）的患者，围手术期化疗较单纯手术未进一步显示生存获益。因此2020年CSCO胃癌诊疗指南不推荐MSI-H患者进行术前化疗，鼓励参加围手术期免疫治疗临床研究（Ⅲ级推荐）。

■ 不同化疗方案具有不同的毒性反应，应就此和患者及家属充分沟通交代，减少患者的恐惧，防范相关风险，尤其应注意化疗药物的剂量限制性毒性。

■ 术前化疗并不增加手术的并发症，但存在个体差异。

（九）化疗后必须复查的检查项目

1. 血常规：建议每周复查1~2次。根据具体化疗方案及血象变化，复查时间间隔可酌情增减。
2. 肝肾功能：每化疗周期复查1次。根据具体化疗方案及血象变化，复查时间间隔可酌情增减。
3. 每6~8周，行疗效评估。

释义

■ 化疗毒性因方案及药物的不同而有所不同，胃癌术前化疗方案中常见的不良反应包括胃肠道反应、骨髓抑制、肝肾功能损害、神经毒性、手足综合征、黏膜损伤等。定期复查血常规及肝肾功能有助于不良反应的及早发现和纠正。

■ 术前化疗需要对化疗效果和毒性进行定期评估，包括临床获益、影像学评价等，一般每6周进行1次疗效评价（3周方案每2周期评价1次，双周方案每3周期评价1次）。必要时可根据临床具体情况缩短评效间隔。临床获益是化疗评效的重要指标，影像学评价相对客观，多采用RECIST1.1标准进行评价。

■ 疗效评价无效者，若患者经外科评估仍可手术，应及时予以终止化疗改行手术治疗。若患者疾病进展，经评估无法手术，则应按晚期胃癌予以系统性治疗。不能耐受者应及时调整药物剂量或化疗方案。必要时予以停止化疗，及时对相应不良反应进行处理。化疗评效及具体治疗方案的制订建议由多学科查房讨论制订。

（十）化疗中及化疗后治疗

化疗期间脏器功能损伤的相应防治：止吐、保肝、水化、抑酸、预防过敏、止泻、通便、营养神经、升白细胞及血小板、纠正贫血。

释义

■ 预防性治疗的选择应针对不同的化疗方案可能出现的毒性反应合理应用。

■ 化疗期间预防性的治疗如止吐、抑酸、预防过敏，化疗后及时予以保肝、升白细胞、升血小板等对症治疗，以期保护脏器功能，减轻患者不适，有助于化疗顺利进行。

（十一）出院标准

1. 患者一般情况良好，生命体征平稳正常。
2. 没有需要住院处理的并发症。

释义

■ 患者一般情况良好，生命体征平稳，未出现明显不良反应，或不良反应经处理已明显缓解，无明显不适即可达到出院标准。

■ 化疗相关的不良反应可发生于化疗之后，故应加强出院前患者教育，及时检测、记录和处理不良反应，避免严重不良反应的发生。

■ 建议出院应有详细的出院指导，包括化疗后相关注意事项、复诊及后续治疗计划、不良反应应急处理方案及联系方式等。

（十二）变异及原因分析

1. 治疗前、中、后有感染、严重贫血、出血、梗阻及其他合并症者，需进行相关的诊断和治疗，可能延长住院时间并致费用增加。

2. 化疗后出现骨髓抑制，需要对症处理，导致治疗时间延长、费用增加。
3. 药物不良反应需要特殊处理，如过敏反应、神经毒性、心脏毒性等。
4. 高龄患者根据个体化情况具体实施。
5. 医师认可的变异原因分析，如药物使用减量。
6. 其他患者方面的原因等。

释义

■ 治疗前存在感染、严重贫血、出血、梗阻及其他合并症者，需要在及时控制、纠正的前提下进行术前化疗。有大出血病史、完全性梗阻者不宜进行术前化疗。

■ 治疗期间出现感染者需积极寻找感染部位，控制感染。及时完善血常规、感染相关实验室检查及病原学检查，警惕化疗引起的粒细胞减少合并感染，可予以升白细胞及抗感染治疗，必要时可采取隔离等保护措施。

■ 化疗中极少数可出现喉痉挛、视物障碍、过敏性休克、腹泻所致脱水、严重凝血障碍、精神障碍等严重不良反应，一旦出现应及时终止化疗，及时处理，待不良反应恢复后，经多学科讨论调整治疗策略。

（十二）参考费用标准

每周期 2000～15 000 元。

五、胃癌术前化疗临床路径给药方案

（一）用药选择

常用化疗方案：

方案	用量用法
奥沙利铂+替吉奥（SOX）	奥沙利铂 130mg/m^2 iv d1； 替吉奥，用药剂量根据体表面积： ＜1.25m^2，40mg bid 口服， 1.25～＜1.5m^2，50mg bid 口服， ≥1.5m^2，60mg bid 口服，d1～14； 每 21 天为一周期
多西他赛+奥沙利铂+替吉奥（DOS）	多西他赛 50mg/m^2 iv d1； 奥沙利铂 100mg/m^2 iv d1； 替吉奥，用药剂量根据体表面积 每 21 天为一周期
多西他赛+奥沙利铂+5-FU（FLOT）	多西他赛 50mg/m^2 iv d1； 奥沙利铂 85mg/m^2 iv d1； 亚叶酸钙 200mg/m^2 iv d1； 5-FU 2600mg/m^2 civ 24 小时 d1； 每 14 天为一周期

续 表

方案	用量用法
表柔比星+顺铂+5-FU（ECF）	表柔比星 50mg/m^2 iv d1； 顺铂 60mg/m^2 iv d1； 5-FU 200mg/m^2 civ d1~21； 每 21 天为一周期
奥沙利铂+卡培他滨（XELOX）	奥沙利铂 130mg/m^2 iv d1； 卡培他滨 1000mg/m^2 bid 口服 d1~14； 每 21 天为一周期

（二）药学提示

化疗药物常见不良反应包括食欲下降、恶心、呕吐、骨髓抑制、肝肾功能损伤、脱发等。

1. 卡培他滨、替吉奥等氟尿嘧啶类药物可出现口腔黏膜炎、腹泻、手足皮肤反应。

2. 奥沙利铂神经毒性常见，为剂量限制性毒性，常表现为感觉迟钝和/或感觉异常，遇冷加重，停药后可逐渐好转。部分患者可出现急性咽喉感觉异常。

3. 顺铂神经毒性较奥沙利铂轻，但为高致吐性药物，消化道反应较明显。肾毒性及耳毒性为顺铂较特异不良反应。

4. 紫杉醇和多西他赛主要剂量限制性毒性为中性粒细胞/白细胞减少。多西他赛可出现液体潴留综合征，表现为进行性外周水肿及胸腹腔积液。

（三）注意事项

1. 手足皮肤反应：手足皮肤反应为卡培他滨常见不良反应。出现≥2 级手足皮肤反应时应予以停药，直至恢复至正常或 1 级。出现 3 级手足皮肤反应时，应予以药物减量。

2. 顺铂治疗前后应充分水化，减少肾毒性。

3. 紫杉类药物需于治疗前予以预防性用药，防止过敏反应或液体潴留。紫杉醇于治疗前 12 小时及 6 小时各予以地塞米松 10mg 口服，或在治疗前 30~60 分钟予以地塞米松 20mg 静点，预防过敏。治疗前 30~60 分钟还需给予苯海拉明 50mg 肌内注射，西咪替丁 300mg 静点。多西他赛治疗前一天需给予地塞米松 8mg 每日两次口服，持续 3 天，减轻液体潴留。胃癌术前化疗患者，因原发灶未切除，激素预处理时需加强胃黏膜保护。

六、胃癌术前化疗护理规范

1. 告知患者化疗相关药物知识及不良反应。

2. 化疗药物输注避免反复同一部位静脉处穿刺，减少药物外渗导致静脉炎的风险。

3. PICC 等深静脉置管处定期换药，注意有无静脉炎或血栓形成，置管肢体避免过度运动。

4. 加强患者心理疏导，积极与患者及家属进行沟通，消除患者对治疗的焦虑、恐惧等负面情绪。

七、胃癌术前化疗营养治疗规范

1. 所有患者入院后应常规进行营养筛查和营养状况评估和综合测定。

2. 治疗过程中每周至少为患者评估 1 次，以便尽早发现患者出现营养风险并采取早期干预。

3. 营养治疗方式的选择：①为了降低感染风险，首选经口摄入；②出现重度口腔/口咽黏膜炎影响吞咽功能者或产生较强的胃肠道反应的患者，肠内营养应经管饲给予。

4. 患者的每日供给量推荐为每日 25~30kcal/kg，如患者合并严重消耗，每日供给量推荐为每日 30~35kcal/kg。

5. 患者可适当提高优质脂肪的供能比例；蛋白质供给量为每日 1.0~1.5g/kg。

6. 根据胃肠功能状况尽早经口营养补充肠内营养制剂。如口服摄入不足目标量的 60%时，推荐管饲肠内营养。肠内营养不能达到目标量 60%时可选用肠外营养药物，以全合一的方式实施（应包含氨基酸、脂肪乳、葡萄糖、维生素、微量元素、电解质注射制剂等）。根据病情变化及营养耐受性选择或调整肠外肠内营养方案。

八、胃癌术前化疗患者健康宣讲

1. 保持良好的个人卫生习惯。

2. 避免进食坚果等质硬食物，避免进食辛辣、过酸、霉变食物。荤素搭配，注意营养均衡。尽量避免饮用浓茶、咖啡等饮品。

3. 保持良好的生活习惯，戒烟戒酒。避免熬夜，劳逸结合，适当进行体力活动，增强体质。

4. 接受奥沙利铂治疗的患者，应注意保暖，避免接触冷水、金属床档、金属输液架等冷的物品，避免直吹空调。温水刷牙漱口，避免进食冷饮冷品。

5. 学会消化道并发症自我排查，如出现黑便、腹痛加重、呕血、心悸、四肢冰冷、乏力的等情况，及时就诊。

6. 放松心情，树立信心，积极配合治疗。

九、推荐表单

（一）医师表单

胃癌术前化疗临床路径医师表单

适用对象：第一诊断胃癌（ICD-10：C16 伴 Z51.1）
行术前化疗

患者姓名：	性别： 年龄： 门诊号：	住院号：
住院日期： 年 月 日	出院日期： 年 月 日	标准住院日：6~9 天

时间	住院第 1~2 天	住院第 2~5 天	住院第 5~8 天
主要诊疗工作	□ 询问病史及体格检查 □ 完成病历书写 □ 完善检查 □ 交代病情	□ 上级医师查房，根据检查结果完善诊疗方案 □ 完成化疗前准备 □ 根据体检、影像学检查、病理结果等，行病例讨论，确定化疗方案 □ 完成必要的相关科室会诊 □ 住院医师完成上级医师查房记录等病历书写 □ 签署化疗知情同意书、自费用品协议书 □ 向患者及家属交代化疗注意事项、可能出现的不良反应及应对措施	□ 化疗 □ 住院医师完成病程记录 □ 上级医师查房 □ 向患者及家属交代病情及化疗后注意事项、可能出现的不良反应及应对措施
重点医嘱	**长期医嘱：** □ 肿瘤内科护理常规 □ 三级护理 □ 饮食：根据患者情况 **临时医嘱：** □ 胃镜、胸腹部增强 CT、盆腔增强 CT、颈部及锁骨上淋巴结超声，必要时 PET-CT、全身骨 ECT □ 病理学活组织检查与诊断 □ 每周期化疗前检查项目：血常规、尿常规、大便常规+隐血、肝肾功能、电解质、血糖、CEA 等肿瘤标志物 □ 心电图	**长期医嘱：** □ 患者既往基础用药 □ 补液治疗（水化、碱化） □ 其他医嘱（化疗期间二级护理） **临时医嘱：** □ 化疗 □ 重要脏器保护 □ 止吐 □ 其他特殊医嘱	**长期医嘱：** □ 患者既往基础用药 □ 补液治疗（水化、碱化） □ 其他医嘱（化疗期间二级护理） **临时医嘱：** □ 化疗 □ 复查血常规、肝肾功能 □ 重要脏器保护 □ 止吐、止泻 □ 其他特殊医嘱
主要护理工作	□ 入院介绍 □ 入院评估 □ 指导患者进行相关辅助检查	□ 化疗前准备 □ 宣教	□ 观察患者病情变化
病情变异记录	□ 无 □ 有，原因： 1. 2.	□ 无 □ 有，原因： 1. 2.	□ 无 □ 有，原因： 1. 2.
护士签名			
医师签名			

时间	住院第 9 天（出院日）
主要诊疗工作	□ 上级医师查房确定能否出院 □ 通知患者及家属准备出院 □ 向患者及家属交代出院后注意事项，不良反应及应对措施，预约复诊时间 □ 指导患者出院后监测血常规、血生化 □ 指导患者出院后完善影响学复查（疗效评估时） □ 将出院记录的副本交给患者 □ 如果患者不能出院，在病程记录中说明原因和继续治疗的方案
重点医嘱	**出院医嘱：** □ 出院带药 □ 门诊随诊
病情变异记录	□ 无　□ 有，原因： 1. 2.
医师签名	

（二）护士表单

胃癌术前化疗临床路径护士表单

适用对象：第一诊断为胃癌（ICD-10：C16 伴 Z51.1）
行术前化疗

患者姓名：	性别： 年龄： 门诊号：	住院号：
住院日期： 年 月 日	出院日期： 年 月 日	标准住院日：6~9 天

时间	住院第 1 天	住院第 2~4 天	住院第 5~8 天（化疗日）
健康宣教	□ 入院宣教 □ 介绍主管医师、护士 □ 介绍环境、设施 □ 介绍住院注意事项 □ 介绍探视和陪伴制度 □ 介绍贵重物品制度	□ 化疗前宣教 □ 告知化疗前检查、实验室检查项目及注意事项 □ 宣教疾病知识、说明术前化疗的目的 □ 化疗前准备及化疗过程 □ 告知相关药物知识及不良反应预防 □ 责任护士与患者沟通，了解心理反应指导应对方法	□ 化疗后宣教 □ 告知监护设备的功能及注意事项 □ 告知输液管路功能及化疗过程中的注意事项 □ 告知化疗后可能出现的情况的应对方式 □ 给予患者及家属心理支持 □ 再次明确探视陪伴须知
护理处置	□ 核对患者信息，佩戴腕带 □ 卫生处置：剪指（趾）甲、沐浴、更换病号服 □ 入院评估 □ 测量体重、身高	□ 协助医师完成化疗前检查 □ 化疗前准备	□ 核对患者资料，签字确认 □ 接通各管路，保持通畅 □ 心电监护（必要时）
基础护理	□ 三级护理 □ 患者安全管理	□ 三级护理 □ 卫生处置 □ 患者睡眠管理 □ 患者安全管理	□ 二/一级护理 □ 患者安全管理
专科护理	□ 护理查体 □ 病情观察 □ 呕吐物及大便性状的观察 □ 腹部体征的观察 □ 跌倒及压疮等风险因素评估，需要时，安置危险标志 □ 心理护理	□ 相关指标监测，如血压、血糖等 □ 病情观察 □ 呕吐物及大便性状的观察 □ 腹部体征的观察 □ 心理护理 □ 饮食指导	□ 评估生命体征、患者症状、穿刺输液部位 □ 病情观察 □ 呕吐物及大便的观察 □ 腹部体征的观察 □ 心理护理
病情变异记录	□ 无 □ 有，原因： 1. 2.	□ 无 □ 有，原因： 1. 2.	□ 无 □ 有，原因： 1. 2.
护士签名			

时间	住院第 9 天 （出院日）
健康宣教	□ 出院宣教 □ 复查时间 □ 服药方法 □ 活动休息 □ 指导饮食 □ 指导办理出院手续 □ 指导出院带管的注意事项
护理处置	□ 办理出院手续
基础护理	□ 三级护理 □ 晨晚间护理 □ 协助或指导进食、进水 □ 患者安全管理
专科护理	□ 病情观察 □ 监测生命体征 □ 出血、穿孔、感染等并发症的观察 □ 大便的观察 □ 腹部体征的观察 □ 心理护理 □ 出院指导（告知化疗后可能出现的情况的应对方式）
病情变异记录	□ 无　□ 有，原因： 1. 2.
护士签名	

（三）患者表单

胃癌术前化疗临床路径患者表单

适用对象：第一诊断为胃癌（ICD-10：C16 伴 Z51.1）
行术前化疗

患者姓名：	性别： 年龄： 门诊号：	住院号：
住院日期： 年 月 日	出院日期： 年 月 日	标准住院日：6~9 天

时间	入院第 1 天	住院第 2~4 天	住院第 5~8 天
医患配合	□ 配合询问病史、收集资料，详细告知既往史、用药史、过敏史、家族史 □ 配合进行体格检查 □ 有任何不适告知医师	□ 配合完善化疗前相关检查：采血、留尿便、心电图、胃镜、胸腹部增强 CT、盆腔增强 CT 等 □ 医师与患者及家属介绍病情及化疗谈话及签字	□ 及时告知化疗过程中的特殊情况和症状 □ 医师向患者及家属交代化疗中及化疗后注意事项、不良反应及应对措施
护患配合	□ 配合测量体温、脉搏、呼吸、血压、体重 □ 配合完成入院护理评估 □ 接受入院宣教（环境介绍、病室规定、订餐制度、贵重物品保管等） □ 配合执行探视和陪伴制度 □ 有任何不适告知护士	□ 配合测量体温、脉搏、呼吸、询问排便次数及性状 □ 接受化疗前宣教 □ 接受饮食宣教 □ 自行卫生处置：剪指（趾）甲、剃胡须、沐浴 □ 配合执行探视和陪伴制度	□ 配合测量体温、脉搏、呼吸、询问排便次数及性状 □ 接受输液、注射、服药等治疗 □ 接受药物宣教 □ 接受饮食宣教 □ 有任何不适告知护士 □ 配合执行探视和陪伴制度
饮食	□ 遵医嘱饮食	□ 遵医嘱饮食	□ 遵医嘱饮食
排泄	□ 正常排尿便	□ 正常排尿便	□ 正常排尿便
活动	□ 正常活动	□ 正常适度活动，避免疲劳	□ 正常适度活动，避免疲劳

时间	住院第 9 天（出院日）
医患配合	□ 接受出院前指导 □ 获取出院诊断证明书 □ 指导化疗后可能出现的不良反应及应对措施 □ 指导出院后复查项目及流程
护患配合	□ 接受出院宣教 □ 办理出院手续 □ 获取出院带药 □ 指导服药方法、作用、注意事项 □ 指导复印病历程序
饮食	□ 遵医嘱饮食
排泄	□ 正常排尿便
活动	□ 正常适度活动，避免疲劳

附：原表单（2012年版）

胃癌术前化疗临床路径表单

适用对象：第一诊断胃癌（ICD-10：C16伴Z51.1）
行术前化疗

患者姓名：	性别： 年龄： 门诊号：	住院号：
住院日期： 年 月 日	出院日期： 年 月 日	标准住院日：6~9天

时间	住院第1~2天	住院第2~5天	住院第5~8天
主要诊疗工作	□ 询问病史及体格检查 □ 完成病历书写 □ 完善检查 □ 交代病情	□ 上级医师查房，根据检查结果完善诊疗方案 □ 完成化疗前准备 □ 根据体检、影像学检查、病理结果等，行病例讨论，确定化疗方案 □ 完成必要的相关科室会诊 □ 住院医师完成上级医师查房记录等病历书写 □ 签署化疗知情同意书、自费用品协议书、输血同意书 □ 向患者及家属交代化疗注意事项	□ 化疗 □ 住院医师完成病程记录 □ 上级医师查房 □ 向患者及家属交代病情及化疗后注意事项
重点医嘱	**长期医嘱：** □ 肿瘤内科护理常规 □ 二级护理 □ 饮食：根据患者情况 **临时医嘱：** □ 胃镜、X线胸片（正侧位）或胸部CT、腹部增强CT、盆腔超声、颈部及锁骨上淋巴结超声 □ 病理学活组织检查与诊断 □ 每周期化疗前检查项目 □ 血常规、尿常规、大便常规+隐血 □ 肝肾功能、电解质、血糖、凝血功能、CEA □ 心电图	**长期医嘱：** □ 患者既往基础用药 □ 补液治疗（水化、碱化） □ 其他医嘱（化疗期间一级护理） **临时医嘱：** □ 化疗 □ 重要脏器保护 □ 止吐 □ 其他特殊医嘱	**长期医嘱：** □ 患者既往基础用药 □ 补液治疗（水化、碱化） □ 其他医嘱（化疗期间一级护理） **临时医嘱：** □ 化疗 □ 复查血常规、肝肾功能 □ 重要脏器保护 □ 止吐、止泻 □ 其他特殊医嘱
主要护理工作	□ 入院介绍 □ 入院评估 □ 指导患者进行相关辅助检查	□ 化疗前准备 □ 宣教	□ 观察患者病情变化
病情变异记录	□ 无 □ 有，原因： 1. 2.	□ 无 □ 有，原因： 1. 2.	□ 无 □ 有，原因： 1. 2.
护士签名			
医师签名			

时间	住院第 6~9 天
主要诊疗工作	□ 上级医师查房，评估患者化疗后病情变化情况，确定是否转手术治疗及手术治疗方案
重点医嘱	出院医嘱： □ 转手术治疗
主要护理工作	□ 术前准备
病情变异记录	□ 无　□ 有，原因： 1. 2.
护士签名	
医师签名	

第十一章

胃癌术后辅助化疗临床路径释义

【医疗质量控制指标】（专家建议）

指标一、治疗前实施临床分期检查。

指标二、治疗前明确病理诊断。

指标三、D2 根治术符合规范。

指标四、病理检查采用 10%中性福尔马林缓冲液。

指标五、切除病灶的病理报告应当包括肿瘤大体观、分化情况、浸润深度以及切缘、脉管神经浸润；根治性手术术后病理报告应当包括活检淋巴结个数及阳性淋巴结个数。

指标六、化疗适应证及方案选择符合规范。

指标七、应当记录治疗的不良反应、并发症。

指标八、为患者提供胃癌的健康教育。

指标九、患者住院天数与住院费用。

一、胃癌术后辅助化疗编码

1. 原编码：

疾病名称及编码：胃癌（ICD-10：Z51. 101）

2. 修改编码：

疾病名称及编码：恶性肿瘤术后化疗（ICD-10：Z51. 102）

二、临床路径检索方法

Z51. 102

三、国家医疗保障疾病诊断相关分组（CHS-DRG）

MDC 编码：MDCG 消化系统疾病及功能障碍

ARDC 编码：GR1 消化系统恶性肿瘤

四、胃癌术后辅助化疗临床路径标准住院流程

（一）适用对象

第一诊断为胃或食管胃结合部恶性肿瘤（ICD-10：Z51. 101）

符合术后辅助化疗条件：术后病理证实胃或食管胃结合部腺癌，术后分期为ⅠB 期、Ⅱ期、Ⅲ期（T_3、T_4 或任何 T、N+）、Ⅳ期不含远端转移行术后辅助化疗。

释义

■ 适用对象编码参见第一部分。

■ 本路径适用于接受根治性手术切除的胃癌患者。根治性切除包括肿瘤的完整切除，阴性的外科切缘（如胃切缘，食管切缘，十二指肠切缘等），足够的淋巴结清扫范围。

■ 进入路径前必须有手术记录，详细的病理报告。术后病理为确认的ⅠB至Ⅳ期的胃或食管胃结合部腺癌。且术后CT或MRI等确认为根治术后无远端转移。

（二）诊断依据

根据《临床诊疗指南·肿瘤分册》（中华医学会编著，人民卫生出版社），《AJCC癌症分期手册》（第7版）。

1. 症状：早期胃癌多数患者无明显症状，腹部疼痛与体重减轻是进展期胃癌最常见的临床症状。
2. 体格检查：腹部检查，左锁骨上淋巴结检查，直肠指诊。
3. 一般情况评估：体力状态评估。
4. 实验室检查：大便隐血试验，胃镜检查，腹部B超或CT，胸部X线片或CT，血清肿瘤标志物检查如CEA、CA72-4及CA19-9，三大常规，心电图等。
5. 病理证实胃或食管胃结合部腺癌。

释义

■ 进入路径前必须有确诊胃或食管胃结合部腺癌的临床病理证据。

（三）进入路径标准

1. 第一诊断必须符合（ICD-10：Z51.101）胃癌疾病编码。
2. 符合化疗适应证，无化疗禁忌。
3. 当患者同时具有其他疾病诊断，但在住院期间不需要特殊处理也不影响第一诊断的临床路径流程实施时，可以进入路径。

释义

■ 无明确的化疗禁忌，如血常规、血生化等符合化疗基本要求。

■ 患者根治术后体力恢复，可进半流质饮食或普通饮食，无需要特殊处理的合并症如消化道出血、梗阻、腹水、感染等。

■ 患者存在其他疾病，如高血压、糖尿病、冠心病等，必须调整控制良好，在住院期间不需要特殊处理。

（四）标准住院日5~7天

释义

■ 患者收治入院后，化疗前准备（化疗前评估）2~4天，可根据临床科室不同的运行状况在此时间范围内完成诊治均符合路径要求。

■ 化疗的时间因不同方案而异。

■ 化疗相关的不良反应可发生在化疗后，故应加强出院前患者教育，强调及时检测，记录和处理不良反应，避免严重不良反应的发生。

（五）住院期间的检查项目

1. 必需的检查项目：
（1）血常规、尿常规、大便常规+隐血。
（2）肝肾功能、电解质、血糖、血脂、消化道肿瘤标志物（CEA 必查，而 CA19-9、CA72-4、CA125、CA15-3 选查）。
（3）腹部及盆腔超声或增强 CT。
（4）X 线胸片或 CT、心电图。
2. 根据患者病情选择：
（1）胃镜、幽门螺杆菌检测、超声心动图、肺功能检查等。
（2）胃癌术后定期随访肿瘤标志物和影像学检查：所有胃癌患者都应接受系统的随访。随访内容包括全面的病史询问和体格检查，每 3~6 个月随访 1 次，共 1~2 年；之后每 6~12 个月随访 1 次，共 3~5 年；以后每年 1 次。同时根据临床情况，建议不超过 6 个月行影像学检查（首选 CT 或 MRI，超声次选）或内镜检查（术后半年可以首次复查）。
（3）治疗或随访过程中有骨痛症状患者，加做骨扫描，不作为常规检查。
（4）PET-CT 不作为辅助治疗随访的常规检查。

释义

■ 胃或食管胃结合部癌根治术后 4~8 周应完善必要的基线检查，以便后期随访。最主要的是评估患者处于根治术后状态，无肿瘤残留和远端转移。基线检查建议选择增强 CT，胸部可选平扫 CT。

■ 对于治疗前检查肿瘤标志物有升高者，术后可定期复查监测。

■ 血脂可根据患者情况选择检查。

■ 建议按照上述建议进行随访检查。

（六）化疗前准备

1. 体格检查、体能状况评分。
2. 排除化疗禁忌。
3. 患者、监护人或被授权人签署相关同意书。

释义

■ 化疗前应根据卡氏评分和/或 ECOG 评分判断患者的体能状态，以评估患者的耐受程度和获益风险。术后患者化疗耐受性可能较差，每次化疗前需仔细评估。化疗药物使用剂量需要计算体表面积等，需要完善年龄、身高、体重等信息的收集。

■ 化疗前根据常规检查，如血常规、肝肾功能、心电图等，排除有化疗禁忌的患者。

■ 化疗前应客观地向患者和家属交代化疗的必要性、风险和获益，以及相关注意事项，并签署化疗知情同意书。

（七）治疗方案的选择

根据《临床诊疗指南·肿瘤分册》（中华医学会编著，人民卫生出版社），《NCCN 胃癌临床实践指南》（每年更新）。

1. 术后分期 $T_2N_0M_0$：辅助化疗（以氟尿嘧啶为基础的单药化疗）或观察。

2. 术后分期 T_3、T_4 或任何 T、N+：S1 单药 1 年或 XELOX 方案 8 周期。

释义

■ 胃癌术后辅助化疗方案如上所示，对于Ⅱ期或Ⅲ期患者，经过Ⅲ期临床研究证实有效性和安全性的方案即为 S1 和 XELOX 方案，DS 方案也可考虑。ⅢB 期以上首选双药方案化疗。围手术期化疗为 ECF 方案或 FLOT 方案。对于病理残留及肉眼残留的早期胃癌患者，术后推荐行氟尿嘧啶或紫杉类为基础的同步放化疗。与普通紫杉醇药物相比，注射用紫杉醇脂质体具有超敏风险较低、不良反应减轻、耐受性更好、半衰期延长、总有效率更高等优势，需结合肿瘤情况、患者对化疗的耐受性和经济承受能力综合考量选择使用。

■ $T_2N_0M_0$ 的患者 D_2 术后辅助化疗的证据不足，可根据情况建议氟尿嘧啶单药治疗或观察。

■ 根据患者的年龄和脏器状态，建议由肿瘤内科专科医师会诊确定方案。具体使用按照标准的剂量执行。

■ 不同的化疗方案具有不同的毒性反应，充分和患者及家属沟通交代，避免其恐慌，预防并减少不良反应的发生。

（八）化疗后必须复查的检查项目

1. 血常规：建议每周复查 1 次。根据具体化疗方案及血象变化，复查时间间隔可酌情增减。

2. 肝肾功能：每化疗周期复查 1 次。根据具体化疗方案及血象变化，复查时间间隔可酌情增减。

释义

■ 化疗最常见的不良反应是胃肠道反应、骨髓毒性、肝肾功能损害等，定期复查血常规和肝肾功能，以便及早发现和对症处理。

■ 不同的化疗药物和化疗方案导致的不良反应出现的时间有差异，需密切监测。

■ 化疗后需要定期评估毒性反应，评价标准可参照 CTC-AE 4.0 进行。化疗后患者一般情况和体能状况也必须同期观察，如有变化及时调整治疗方案。

（九）化疗中及化疗后治疗

化疗期间脏器功能损伤的相应防治：止吐、保肝、水化、抑酸、止泻、预防过敏、升白细胞及血小板、纠正贫血。

释义

■ 化疗期间预防性的治疗如止吐、保肝、抑酸、预防过敏、预防术后并发症、升白细胞及血小板等治疗以期保护脏器功能，减轻患者不适，有助于化疗顺利进行。5-HT_3 受体拮抗剂多拉司琼、格拉司琼，NK-1 受体拮抗剂等的使用均有助于预防化疗呕吐的发生。磷酸肌酸的使用有助于修复化疗损伤的细胞，减轻患者术后炎症反应，改善胃癌术后疲劳综合征症状。

■ 预防性治疗的选择应针对不同的化疗方案可能出现的不良反应合理应用。

■ 化疗期间出现脏器功能损伤根据 CTC-AE 4.0 版进行评估，及时对症处理和调整治疗方案。

（十）出院标准

1. 完成既定化疗流程。
2. 无发热等感染表现。
3. 无Ⅱ度及以上的严重不良反应（根据 NCICTCAE 分级）。
4. 无未控制的疼痛。
5. 若行实验室检查，无需干预的异常结果。
6. 无需干预的其他并发症。

释义

■ 患者完成了相关化疗流程，一般情况良好、生命体征平稳、无明显不适、无检验异常，即可达到出院标准。

■ 加强营养支持治疗。

■ 化疗相关不良反应可发生在出院后，故需要加强出院前教育，有详细的出院指导。包括注意事项、复诊计划、应急处理方案及联系方式等。

（十一）变异及原因分析

1. 化疗期间的合并症和/或并发症，需要进行相关的诊断和治疗，导致住院时间延长、费用增加。
2. 因化疗严重不良反应导致的方案、药物或剂量的临时调整。
3. 消化道出血、穿孔，肠梗阻、粘连等。

释义

■ 化疗期间出现出血、梗阻、穿孔及其他合并症者，需要及时控制和对症治疗，并对化疗及时调整。

■ 化疗中出现严重不良反应如过敏性休克、粒细胞缺乏伴发热等，立即终止化疗，及时处理，并应将不良反应的具体情况上报相关部门。

五、胃癌术后辅助化疗给药方案

（一）用药选择

1. S-1（替吉奥）：按体表面积给药，< $1.25m^2$，每次 40mg；$1.25 \sim 1.5\ m^2$，每次 50mg；≥$1.5\ m^2$，每次 60mg，每日 2 次。早餐晚餐后 30 分钟服用。连续口服 28 天，休息 14 天为 1 个周期，共 8 个周期。

2. XELOX 方案（奥沙利铂+卡培他滨）：奥沙利铂 $130mg/m^2$，第 1 天；卡培他滨 $1000mg/m^2$，每天 2 次，早餐晚餐后 30 分钟服用，第 1~14 天。21 天为 1 个周期，共 8 个周期。

（二）药学提示

1. S-1：单药使用不良反应较轻，耐受性较好。最常见的为消化道反应，如恶心、呕吐、食欲缺乏、黏膜炎等；还可见骨髓抑制和色素沉着。

2. 奥沙利铂：最常见的不良反应为胃肠道（腹泻、恶心、呕吐以及黏膜炎）、血液系统（中性粒细胞减少、血小板减少）以及神经系统反应（急性、剂量累积性外周感觉神经病变）。

3. 卡培他滨：与 S-1 相同，为氟尿嘧啶类的口服制剂。常见的不良反应与 S-1 类似。比较特殊的是手足综合征。

（三）注意事项

1. 药物剂量建议足量足疗程，根据不良反应的分级，再调整剂量。剂量减量后，无特殊情况不再加量。

2. 奥沙利铂必须在 5%葡萄糖溶液里配制。其神经毒性与冷刺激相关，故输注奥沙利铂后不应接触任何冷刺激，注意保暖，以免诱发和加重神经毒性。主要表现为手足的麻木、触电感，以外周感觉神经为主。

3. 卡培他滨的手足综合征主要表现在手足的皮肤，轻度的为皮肤红斑、干裂、脱皮和肿胀，严重者渗液、脱甲。建议使用凡士林等预防性涂抹保护，严重者停用药物。

六、胃癌术后辅助化疗护理规范

1. 化疗前做好与化疗相关问题的评估与处理：①掌握病史，了解患者各系统的功能状态；②检查血常规及肝肾功能，出现异常情况采取相应措施；③评估静脉条件，选择最佳穿刺部位及方式，强刺激性药物选择深静脉给药。

2. 强刺激性药物外周静脉给药过程中，给予 25%硫酸镁局部湿敷治疗，必须注意床旁监护，防止药液外溢。

3. 按照化疗药物作用机制，采取正确的给药方法及给药顺序。

4. 化疗前了解患者的治疗方案，向患者及家属介绍药物不良反应及用药方法。化疗期间注意观察药物特殊不良反应。

5. 化疗前配置漱口液，指导并督促患者漱口，防治口腔溃疡发生。观察患者胃肠道反应，有无恶心呕吐，观察呕吐物的次数、颜色、性状等，遵医嘱给予止吐治疗。观察患者有无便秘或腹泻，大便的性状及颜色情况，及早发现有无消化道出血征象。根据患者出现的不良反应给予相应的饮食指导。

6. 胃手术后的患者，指导其少食多餐，以软食为主，避免油炸、辛辣、熏烤等刺激性食物。全胃切除术后的患者，指导其进餐后半坐卧位或立位，避免倾倒综合征。

7. 保留空肠营养管的患者，遵医嘱给予肠内营养支持治疗，注意营养液的浓度、温度和速度，观察患者有无腹痛、腹泻的症状，并给予相关带管知识的健康指导。

8. 化疗期间根据患者自身情况鼓励患者多饮水，保护肾功能。化疗期间嘱患者适当活动，促进胃肠蠕动，防止便秘的发生。加强心理护理，减少患者心理负担。

七、胃癌术后辅助化疗营养治疗规范

1. 所有患者入院后应常规进行营养筛查和营养状况评估和综合测定。

2. 治疗过程中每周至少为患者评估1次，以便尽早发现患者出现营养风险并采取早期干预。

3. 营养治疗方式的选择：①为了降低感染风险，首选经口摄入，选择软食，质地松软，易消化吸收为主，适当增加富含蛋白质的食物，如牛奶、鸡蛋、豆制品、瘦肉、鱼肉等；多选择肉丸、肉馅。烹调方式宜清淡，适量用油脂、多选择蒸、煮、炖、烩、温拌；忌食生冷、辛辣刺激、油炸油腻、烧烤。②出现重度口腔/口咽黏膜炎影响吞咽功能者或产生较强的胃肠道反应的患者，肠内营养应经管饲给予。

4. 患者的每日供给量推荐为每日25~30kcal/kg，如患者合并严重消耗，每日供给量推荐为每日30~35kcal/kg。

5. 蛋白质供给量为每日1.0~1.5g/kg。

6. 根据胃肠功能状况尽早经口营养补充肠内营养制剂。如口服摄入不足目标量的60%时，推荐管饲肠内营养。肠内营养不能达到目标量60%时可选用肠外营养药物，胃肠耐受情况好转立即过渡到肠内营养。根据病情变化及营养耐受性选择或调整肠外肠内营养方案。

八、胃癌术后辅助化疗患者健康宣教

1. 保持良好的生活作息及个人卫生习惯。

2. 勤洗手，多漱口，少去人群密集的公共场所，避免在免疫低下时期感染病毒和病菌。

3. 加强力所能及的体育锻炼，提高机体免疫力。

4. 健康饮食，忌油炸腌制刺激性食物。

九、推荐表单

（一）医师表单

胃癌术后辅助化疗临床路径医师表单

适用对象：第一诊断为胃癌（ICD-10：Z51.101）行胃局部切除术、胃癌根治术或扩大胃癌根治术术后患者（ICD-9-CM-3：43.4-43.9）进行首次辅助化疗

患者姓名：	**性别：　　年龄：　　门诊号：**		**住院号：**
住院日期：　　年　月　日	**出院日期：**　　年　月　日		**标准住院日：**5~7 天

时间	**住院第 1 天**	**住院第 2 天**	**住院第 3~4 天**	**住院第 5~7 天**
诊疗工作	□ 询问病史 □ 体格检查 □ 开出各项检验检查项目 □ 完善医患沟通和病历书写 □ 上级医师查房	□ 查看检查/检验报告，明确有无化疗禁忌 □ 上级医师查房，并制订化疗方案，交代化疗不良反应及注意事项 □ 签署化疗同意书 □ 完善病历书写	□ 给予化疗及对症治疗 □ 观察患者化疗过程中的病情变化及不良反应 □ 上级医师查房，完善病历书写	□ 复查血常规及肝肾功能 □ 根据患者检查结果及病情决定是否出院 □ 若出院，则交代出院随访事宜，并开具出院证明 □ 若病情不允许出院，根据病情制订下一步治疗方案 □ 完善病历书写
重点医嘱	**长期医嘱：** □ 肿瘤科护理常规 □ 二级护理 □ 饮食 □ 根据患者一般情况给予相应治疗 **临时医嘱：** □ 血、尿、大便常规+隐血 □ 肝肾功能、电解质、血糖、消化道肿瘤标志物 □ X 线胸片或胸 CT、心电图 □ 腹部及盆腔 CT □ 病理或会诊病理 □ 必要时超声心动图、PET-CT、超声内镜检查	**长期医嘱：** □ 肿瘤科护理常规 □ 二级护理 □ 饮食 □ 根据患者一般情况给予相应治疗 **临时医嘱：** □ 明日行化疗	**长期医嘱：** □ 肿瘤科护理常规 □ 二级护理 □ 饮食 □ 根据患者一般情况给予相应治疗 □ 化疗药物 □ 止吐药物 □ 其他对症治疗药物 **临时医嘱：** □ 化疗药物 □ 其他对症治疗药物	**出院医嘱：** □ 出院带药
病情变异记录	□ 无　□ 有，原因： 1. 2.	□ 无　□ 有，原因： 1. 2.	□ 无　□ 有，原因： 1. 2.	□ 无　□ 有，原因： 1. 2.
医师签名				

（二）护士表单

胃癌术后辅助化疗临床路径护士表单

适用对象：第一诊断为胃癌（ICD-10：Z51.101）行胃局部切除术、胃癌根治术或扩大胃癌根治术术后患者（ICD-9-CM-3：43.4-43.9）进行首次辅助化疗

患者姓名：	**性别：　　年龄：　　门诊号：**		**住院号：**
住院日期：　　年　月　日	**出院日期：**　　年　月　日		**标准住院日：** 5~7天

时间	住院第1天	住院第2天	住院第3~4天	住院第5~7天
健康宣教	□ 入院宣教 □ 介绍主管医师、护士 □ 介绍环境、设施 □ 介绍住院注意事项 □ 介绍探视和陪伴制度	□ 指导患者到相关科室进行检查并讲明各种检查的目的	□ 进行化疗期间饮食、防护及心理宣教	□ 进行出院后饮食、防护等健康宣教
护理处置	□ 核对患者，佩戴腕带 □ 建立入院护理病历	□ 抽血，大小便常规检查	□ 执行医嘱单	□ 协助患者办理出院手续
基础护理	□ 三级护理	□ 三级护理	□ 二级护理	□ 三级护理
专科护理	□ 病情观察 □ 需要时，填写跌倒及压疮防范表 □ 需要时，请家属陪伴 □ 确定饮食种类 □ 心理护理	□ 病情观察 □ 遵医嘱完成相关检查 □ 心理护理	□ 遵医嘱治疗 □ 观察不良反应的发生 □ 心理护理	□ 观察不良反应的发生 □ 出院指导 □ 心理护理
重点医嘱	□ 详见医嘱执行单	□ 详见医嘱执行单	□ 详见医嘱执行单	□ 详见医嘱执行单
护士签名				

（三）患者表单

胃癌术后辅助化疗临床路径患者表单

适用对象：第一诊断为胃癌（ICD-10：Z51.101）行胃局部切除术、胃癌根治术或扩大胃癌根治术术后患者（ICD-9-CM-3：43.4-43.9）进行首次辅助化疗

患者姓名：	性别：　年龄：　门诊号：	住院号：
住院日期：　年　月　日	出院日期：　年　月　日	标准住院日：5~7天

时间	住院第1天	住院第2天	住院第3~4天	住院第5~7天
医患配合	□ 配合病史采集 □ 配合体格检查	□ 配合完善相关检查 □ 医师与患者及家属介绍病情及化疗谈话签字	□ 配合化疗药物的治疗 □ 配合治疗注意事项	□ 接受出院前指导 □ 知道下次返院时间 □ 了解出院后定期复查时间和项目
护患配合	□ 配合测量生命体征 □ 配合完成入院护理评估（简单询问病史、过敏史、用药史） □ 接受入院宣教（环境介绍、病室规定等） □ 配合执行探视和陪伴制度 □ 有任何不适告知护士	□ 配合测量体温、脉搏、呼吸 □ 接受化疗前宣教 □ 接受饮食宣教	□ 配合测量体温、脉搏、呼吸 □ 接受化疗宣教 □ 接受饮食宣教 □ 接受心理宣教	□ 接受出院宣教 □ 办理出院手续 □ 获取出院带药 □ 知道服药方法、作用、注意事项 □ 知道复印病历程序
饮食	□ 遵医嘱饮食	□ 遵医嘱饮食	□ 遵医嘱饮食	□ 遵医嘱饮食
活动	□ 正常适度活动	□ 正常适度活动	□ 正常适度活动，避免疲劳	□ 正常适度活动，避免疲劳

附：原表单（2016年版）

胃癌术后辅助化疗临床路径表单

适用对象：第一诊断为胃癌（ICD-10：Z51.101）行胃局部切除术、胃癌根治术或扩大胃癌根治术术后患者（ICD-9-CM-3：43.4-43.9）进行首次辅助化疗

患者姓名：	性别：　年龄：　门诊号：	住院号：
住院日期：　年　月　日	出院日期：　年　月　日	标准住院日：5~7天

时间	住院第1天	住院第2天	住院第3~4天	住院第5~7天
诊疗工作	□ 询问病史 □ 体格检查 □ 开出各项检验检查项目 □ 完善医患沟通和病历书写 □ 上级医师查房	□ 查看检查/检验报告，明确有无化疗禁忌 □ 上级医师查房，并制订化疗方案，交待化疗不良反应及注意事项 □ 签署化疗同意书 □ 完善病历书写	□ 给予化疗及对症治疗 □ 观察患者化疗过程中的病情变化及不良反应 □ 上级医师查房，完善病历书写	□ 复查血常规及肝肾功能 □ 根据患者检查结果及病情是否决定出院 □ 若出院，则交待出院随访事宜，并开具出院证明 □ 若病情不允许出院，根据病情制订下一步治疗方案 □ 完善病历书写
重点医嘱	**长期医嘱：** □ 肿瘤科护理常规 □ 二级护理 □ 饮食 □ 根据患者一般情况给予相应治疗 **临时医嘱：** □ 血、尿、大便常规+隐血 □ 肝肾功能、电解质、血糖、血脂、消化道肿瘤标志物 □ X线胸片、心电图 □ 腹部及盆腔超声、CT或浅表淋巴结超声 □ 病理或会诊病理 □ 必要时超声心动图、PET-CT、超声内镜检查	**长期医嘱：** □ 肿瘤科护理常规 □ 二级护理 □ 饮食 □ 根据患者一般情况给予相应治疗 **临时医嘱：** □ 明日行化疗	**长期医嘱：** □ 肿瘤科护理常规 □ 二级护理 □ 饮食 □ 根据患者一般情况给予相应治疗 □ 化疗药物 □ 止吐药物 □ 其他对症治疗药物 **临时医嘱：** □ 化疗药物 □ 其他对症治疗药物	**出院医嘱：** □ 出院带药

续　表

时间	住院第 1 天	住院第 2 天	住院第 3~4 天	住院第 5~7 天
护理工作	□ 按入院流程做入院介绍 □ 入院评估 □ 进行入院健康教育	□ 抽血，大小便常规检查 □ 指导患者到相关科室进行检查并讲明各种检查的目的 □ 进行化疗期间饮食、防护及心理宣教	□ 进行化疗期间饮食、防护及心理宣教	□ 协助患者办理出院手续 □ 进行出院后饮食、防护等健康宣教
病情变异记录	□ 无　□ 有，原因： 1. 2.	□ 无　□ 有，原因： 1. 2.	□ 无　□ 有，原因： 1. 2.	□ 无　□ 有，原因： 1. 2.
护士签名				
医师签名				

第十二章

晚期胃癌姑息化疗临床路径释义

【医疗质量控制指标】（专家建议）

指标一、化疗前需有病理学或细胞学诊断。

指标二、临床分期需以胸部、腹部、盆腔 CT 为基础，充分评估全身肿瘤情况。

指标三、化疗前充分评估骨髓、肝肾、心肺功能，除外化疗禁忌。

指标四、按时进行疗效评价。

一、晚期胃癌姑息化疗编码

疾病名称及编码：胃癌（ICD-10：C16 伴 Z51.1）

恶性肿瘤化学治疗（ICD-10：Z51.1）

二、临床路径检索方法

C16 伴 Z51.1

三、国家医疗保障疾病诊断相关分组（CHS-DRG）

MDC 编码：MDCG（消化系统疾病及功能障碍）

ARDC 编码：GR1（消化系统恶性肿瘤）

四、晚期胃癌姑息化疗临床路径标准住院流程

（一）适用对象

1. 第一诊断为胃癌（ICD-10：C16 伴 Z51.1）
2. 姑息化疗：有复发转移胃癌患者，或因其他原因无法根治手术的患者。

释义

■ 适用对象编码参见第一部分。

■ 初次诊断的胃癌需要有病理组织学或细胞学证据。

■ 本路径适用于初诊时伴有远处脏器或组织转移（包括但不限于肝、肺、卵巢、骨、脑、腹膜、腹膜后淋巴结、锁骨上淋巴结、颈部淋巴结转移等）、胃癌根治术后出现的复发和转移或因各种原因无法行根治手术的局部进展期胃癌患者。但部分孤立单发转移或潜在可切除患者，需进入其他相应路径。

■ 姑息化疗要结合患者体力状况、症状和体征、病理类型、病理分子特征、肿瘤负荷、肿瘤发展速度、经济状况和患者意愿，与患者及家属充分沟通疾病预后、治疗预期效果和风险后制订和实施。

（二）诊断依据

根据原卫生部《胃癌诊疗规范（2011 年）》、NCCN《胃癌临床实践指南中国版（2017 年）》等。

1. 临床表现：上腹不适、隐痛、贫血等。
2. 大便隐血试验多呈持续阳性。
3. 胃镜检查明确肿瘤情况，取活组织检查作出病理学诊断。
4. 影像学检查提示并了解有无淋巴结及脏器转移、肿瘤局部脏器浸润，气钡双重造影检查了解肿瘤大小、形态和病变范围。
5. 根据上述检查结果进行临床分期。

释义

■ 本路径的制订主要参考国内权威参考书籍和诊疗指南。

■ 症状和体征是诊断胃癌的初步依据，常见症状包括无规律性上腹疼痛、饱胀不适、食欲下降、消瘦、贫血、乏力，严重者可表现为呕血和黑便。食管胃结合部癌可表现为进食哽噎，胃窦、幽门部肿瘤可出现上腹胀、呕吐等幽门梗阻症状。常见体征包括剑突下压痛、腹部包块，腹水患者移动性浊音可阳性。部分患者可触及颈部和锁骨上肿大淋巴结，贫血患者可有结膜苍白等贫血表现。

■ 实验室检查大便隐血可为阳性，肿瘤标志物 CEA、CA19-9 等可升高。

■ 确诊需依靠病理组织活检或细胞学，常规胃镜活检病理阴性而其他影像学检查结果提示肿瘤者应重复胃镜活检或改行超声内镜活检。若胃镜活检病理不明确，可考虑转移灶病理组织或细胞学检测。活检癌组织除了常规 HE 染色，应行 HER_2 检测，有条件者可完善 PD-L1、CPS、MSH2、MSH6、PMS2、MLH1 等免疫组化染色及 EBER 病毒检测。

■ 应行充分的影像学检查以明确胃原发灶及转移灶情况，确定分期。腹盆腔 CT 检查如无禁忌应行增强 CT 检查。对存在肝转移的患者，建议完善肝脏增强磁共振检查。

（三）标准住院日 5~9 天

释义

■ 患者收治入院后，化疗前准备（化疗前评估）2~4 天，可根据临床科室不同的运行情况在此时间范围内完成诊治均符合路径要求。可能包括确诊性质的部分检查可在入院前完成。

■ 化疗相关的不良反应可发生在化疗后，故应加强出院前患者教育，以及时监测、记录和处理不良反应，避免严重不良反应的发生。

（四）进入路径标准

1. 第一诊断必须符合 ICD-10：C16 伴 Z51.1 胃癌疾病编码。
2. 有复发转移或准备入院检查确认复发转移，或因其他原因无法根治手术。
3. 无需特殊处理的合并症，如消化道大出血、幽门梗阻、胸腹腔积液、肠梗阻等。
4. 当患者合并其他疾病，但住院期间不需要特殊处理也不影响第一诊断的临床路径流程实施时，可以进入路径。

释义

■ 进入路径前必须有明确的胃癌病理或细胞学证据。

■ 本路径适用于初诊时伴有远处脏器或组织转移（包括但不限于肝、肺、卵巢、骨、脑、腹膜、腹膜后淋巴结转移、锁骨上淋巴结转移、颈部淋巴结转移等）、胃癌根治术后出现的复发和转移或因各种原因无法行根治手术的局部进展期胃癌患者。但部分孤立单发转移或潜在可切除患者，需进入其他相应路径。

■ 如患者存在需要立即处理的合并症，如消化道大出血、幽门梗阻、肠梗阻、大量胸腹腔积液影响心肺功能，不建议化疗。应给予相应药物、手术、介入、穿刺引流等手段改善症状后再行化疗。

■ 如患者入院诊治时存在伴随疾病，要正确评估伴随疾病的严重程度。严重的高血压、糖尿病、冠心病、心律失常、心肺功能不全、肝肾功能不全、感染、出血倾向患者不宜马上进入路径。应给予相应的积极治疗明显改善上述疾病并达到化疗标准后方可考虑进入路径，否则将增大化疗风险。

（五）明确诊断及入院常规检查需 1~3 天

1. 基线及评效检查项目：

（1）胃镜、X 线胸片（正侧位）或胸部 CT、腹部增强 CT、盆腔增强 CT、颈部及锁骨上淋巴结超声。

（2）病理学活组织检查与诊断（必要时）。

2. 每周期化疗前检查项目：

（1）血常规、尿常规、大便常规+隐血。

（2）肝肾功能、电解质、血糖、凝血功能、CEA。

（3）心电图。

3. 根据情况可选择的检查项目：

（1）AFP、CA19-9、CA125、CA72-4、CA242、HER_2 免疫组化检测。

（2）上消化道造影，特别是气钡双重造影（对疑有幽门梗阻的患者，建议使用水溶性对比剂）。

（3）必要时可以在基线和评效时行超声胃镜检查。

（4）骨扫描：对怀疑有骨转移的胃癌患者，应行骨扫描筛查。

（5）合并其他疾病的相关检查。

释义

■ 化疗前的基线检查是评价疗效的重要依据，要尽可能的充分，不同医院可以根据自己的实际条件有所不同。腹盆腔检查推荐强化的 CT 或 MRI，但 CT 更为常用。肝脏、脑和骨转移首选增强 MRI。

■ 建议常规检测 HER_2 状态，如 HER_2 免疫组化为（++），应进一步 FISH/SISH 检测。

■ 建议有条件的单位可完善 PD-L1、CPS、MSH2、MSH6、PMS2、MLH1 免疫组化及 EBER 检测。

■ PET-CT 在胃癌有一定的假阴性和假阳性率，尤其直径<1cm 的病灶漏诊率较高，因此 PET-CT 并非常规检查。但对于常规检查不能明确的可疑病灶，PET-CT 仍有重要的价值。

■ 血常规、肝肾功能、电解质、血糖、出凝血功能、心肺功能必须有基本的评估，是否能够接受化疗。

（六）化疗前准备

1. 体格检查、体能状况评分。
2. 排除化疗禁忌。
3. 患者、监护人或被授权人签署相关同意书。

释义

■ 详细的体格检查和病史采集是发现病灶、准确判断患者身体状态、合理开具检查和治疗的基础。化疗剂量的制订需要根据患者的体表面积计算。

■ 化疗前应根据卡氏评分或 ECOG 评分判断患者的体能状态，并充分排查化疗禁忌证，以准确评估患者化疗的风险和获益。

■ 化疗前医师应充分客观地与患者及家属沟通化疗的风险获益和花费等信息，并签署相关同意书。

（七）化疗药物

药物	给药剂量（mg/m^2）及给药途径	给药时间及周期间隔
替吉奥	40，bid，po	d1~14，q3w
卡培他滨	1000，bid，po	d1~14，q3w
5-FU	425~750，civ，24h 800~1200，civ，22h	d1~5，q3w d1~2，q2w
顺铂	60~80，iv drip	d1 或分 2~3d，q3w
奥沙利铂	130，iv drip 85，iv drip	d1，q3w d1，q2w
紫杉醇	150~175，iv drip	d1 或分为 d1、d8，q3w
多西紫杉醇	60~75，iv drip	d1，q3w
表柔比星	50~60，iv	d1，q3w
醛氢叶酸	20~200，iv	d1~2，q2w
伊立替康	180mg，iv	d1，q2w

释义

■ 胃癌化疗常用药物大多经过大样本的前瞻性随机对照研究证实了有效性和安全性，具体用药及剂量参见上表。

■ 不同的化疗方案具有不同的毒性特点，应根据患者年龄、体力状态、伴随疾病、病理特征、肿瘤负荷和伴随症状等综合考量选择和制订。如有心脏基础疾病者不宜选用蒽环类药物，消化道通畅程度不佳者不宜选用口服药，合并消化道出血的深大溃疡型胃癌不宜选用紫杉类药物等。

（八）选择化疗方案

1. 推荐使用两药或3药联合方案，对体力状态差、高龄患者，可以考虑采用口服氟尿嘧啶类药物或紫杉类药物的单药化疗方案。
2. 两药方案包括：5-FU+顺铂、卡培他滨+顺铂、替吉奥+顺铂、卡培他滨+奥沙利铂（XELOX）、FOLFOX、替吉奥+奥沙利铂、卡培他滨+紫杉醇、FOLFIRI。
3. 3药方案包括：ECF及其衍生方案（EOX、ECX、EOF），DCF及其改良方案等。

释义

■ 姑息化疗要结合患者体力状况、症状和体征、病理类型、肿瘤负荷、肿瘤发展速度、经济状况和患者意愿，与患者及家属充分沟通疾病预后和治疗预期效果和风险后制订和实施。

■ 胃癌姑息化疗方案参考原卫生部《胃癌诊疗规范（2011年）》和《NCCN胃癌指南（2017）》制订。胃癌姑息化疗联合方案疗效优于单药，但对于体力状态差、年老体弱者，单药方案更为适宜，此类患者可以选用口服氟尿嘧啶类药物或紫杉类单药方案。对于体力状态好、症状明显、肿瘤负荷大、疾病发展迅速的患者，建议给予两药或者3药的联合方案化疗。

■ HER_2阳性晚期胃癌，一线治疗应联合曲妥珠单抗治疗。

■ 根据我国《2021 CSCO胃癌诊疗指南》，对于PD-L1 CPS≥5的患者，若条件允许，一线治疗可考虑FOLFOX/XELOX方案联合纳武利尤单抗治疗。

■ 伊立替康单药方案目前仅用于胃癌二线治疗。

（九）化疗后必须复查的检查项目

1. 血常规：建议每周复查1~2次。根据具体化疗方案及血象变化，复查时间间隔可酌情增减。
2. 肝肾功能：每周期复查1次。根据具体化疗方案及结果，复查时间间隔可酌情增减。

释义

■ 化疗引起的骨髓抑制是最常见的不良反应，发生时间多在化疗开始后7~14天，因此化疗第2周建议复查2次血常规。但是不同剂量强度、不同化疗方案所致的骨髓抑制出现早晚及严重程度不一，故可根据实际情况酌情增减复查频率。

■ 肝肾功能损伤是化疗常见不良反应之一，大多数胃癌化疗药物为经肝脏代谢，而顺铂则肾脏毒性较为明显，因此肝肾功能需要定期检测。

■ 姑息性化疗亦需定期对疗效进行评估，包括临床获益、影像学评价等。一般每6周进行1次影像学疗效评价，必要时可根据临床具体情况调整评效间隔。多采用RECIST1.1标准进行影像学评价。

（十）化疗中及化疗后治疗

化疗期间脏器功能损伤的相应防治：止吐、保肝、水化、抑酸、止泻、预防过敏、升白细胞及血小板、纠正贫血。

释义

■ 化疗可以引起各系统不良反应，包括恶心呕吐、肝肾功能损伤、胃肠黏膜炎症、过敏、骨髓抑制等。止吐药物可以预防给药，紫杉类药物要给予抗过敏预处理，大剂量顺铂需要同步水化利尿，但是并不推荐常规给予预防性保肝、升血、止泻和抑酸治疗。

（十一）出院标准

1. 患者一般情况良好，生命体征平稳正常。
2. 没有需要住院处理的并发症。

释义

■ 患者一般情况良好、生命体征平稳、无明显不适可以出院。

■ 化疗相关不良反应可以发生在化疗后，故应加强出院前患者教育，以及时监测、发现、记录和处理不良反应。

■ 出院指导应包括注意事项、复诊计划、应急处理方案和联系方式等。

（十二）变异及原因分析

1. 治疗前、中、后有感染、严重贫血、出血、梗阻及其他合并症者，需进行相关的诊断和治疗，可能延长住院时间并致费用增加。
2. 化疗后出现骨髓抑制，需要对症处理，导致治疗时间延长、费用增加。
3. 药物不良反应需要特殊处理，如过敏反应、神经毒性、心脏毒性等。
4. 对 HER_2 表达呈阳性（免疫组化染色呈+++，或免疫组化染色呈++且FISH检测呈阳性）的晚期胃癌患者，可考虑在化疗的基础上，联合使用分子靶向治疗药物曲妥珠单抗，导致费用增加。
5. 高龄患者根据个体化情况具体实施。
6. 医师认可的变异原因分析，如药物减量使用。
7. 其他患者方面的原因等。

释义

■ 化疗后出现骨髓抑制为最常见不良反应，需要密切监测、及时治疗，否则易合并感染甚至导致严重不良事件发生，进而延长治疗时间、增加治疗费用。

■ 胃癌化疗方案中部分药物较易发生过敏，如紫杉类药物和奥沙利铂。严重的过敏反应可以导致休克甚至死亡，蒽环类药物具有剂量限制性心脏毒性，奥沙利铂具有剂量累积性神经毒性，这些毒性反应的处理都可能导致住院时间延长和费用增加。

■ 高龄患者由于脏器功能退化，化疗过程中易出现耐受不佳、不良反应大、恢复慢、并发症多等情况，从而导致剂量下调、化疗间期及住院时间延长和费用增加。

（十三）参考费用标准

每周期 2000~15 000 元。

五、晚期胃癌姑息化疗方案

（一）方案和基本原则

1. 一线化疗：参考《中国临床肿瘤学会（CSCO）2021 胃癌诊疗指南》《NCCN 胃癌指南（2021）》和《中华人民共和国药典临床用药须知（2015）》。晚期胃癌姑息化疗的主要化疗药物包括紫杉类药物、铂类药物、氟尿嘧啶类药物、蒽环类药物和拓扑异构酶抑制剂。姑息化疗前应充分考虑和评估患者的体力状态、伴随疾病、肿瘤负荷、肿瘤发展速度和症状、患者的意愿和经济条件，进而合理选择。年老体弱者选择单药化疗，身体耐受性良好可以考虑选择双药联合或三药联合方案。HER_2 阳性者一线应给予曲妥珠单抗联合化疗。对于 PD-L1 CPS≥ 5 的患者，若条件允许，一线治疗可考虑 FOLFOX/XELOX 方案联合纳武利尤单抗治疗。

1. 1 双药方案

（1）mFOLFOX6：

奥沙利铂 85mg/m^2，iv，d1

四氢叶酸 400mg/m^2，iv，d1

5-FU 400mg/m^2，iv，d1

5-FU 2400mg/m^2，iv，持续 48 小时，d1，每 14 天为一周期。

（2）XELOX：

奥沙利铂 130mg/m^2，iv，d1

卡培他滨 1000mg/m^2，po，bid，d1~14，每 21 天为一周期。

（3）SOX：

奥沙利铂 130mg/m^2，iv，d1

替吉奥，用药剂量根据体表面积：

＜1. 25m^2，40mg bid 口服，

1. 25~＜1. 5m^2，50mg bid 口服，

≥1. 5m^2，60mg bid 口服，d1~14；每 21 天为一周期。

（4）FP：

顺铂 75mg/m^2，iv，d1（亦可分 3 天输注）

5-FU 600~750mg/m^2，iv，持续 24 小时，d1~5，每 28 天为一周期。

（5）XP：

顺铂 75mg/m^2，iv，d1（亦可分 3 天输注）

卡培他滨 1000mg/m^2，po，bid，d1~14，每 21 天为一周期。

（6）SP：

顺铂 75mg/m^2，iv，d1（可分 3 天输注）

替吉奥，用药剂量根据体表面积：

<1.25m^2，40mg bid 口服，

1.25~<1.5m^2，50mg bid 口服，

≥1.5m^2，60mg bid 口服，d1~14；每 21 天为一周期。

（7）TP：

紫杉醇 175mg/m^2，iv，d1

顺铂 75mg/m^2，iv，d1（可分 3 天输注），每 21 天为一周期。

（8）DP：

多西他赛 70~85mg/m^2，iv，d1

顺铂 70~75mg/m^2，iv，d1（可分 3 天输注），每 21 天为一周期。

（9）PX：

紫杉醇 175mg/m^2，iv，d1

卡培他滨 1000mg/m^2，po，bid，d1~14，每 21 天为一周期。

（10）TS：

多西他赛 75mg/m^2，iv，d1

替吉奥，用药剂量根据体表面积：

<1.25m^2，40mg bid 口服，

1.25~<1.5m^2，50mg bid 口服，

≥1.5m^2，60mg bid 口服，d1~14；每 21 天为一周期。

1.2 三药方案

（1）DCF：

多西他赛 60~75mg/m^2，iv，d1

顺铂 60~75mg/m^2，iv，d1（可分 3 天输注）

5-FU 600~750mg/m^2，iv，持续 24 小时，d1~5，每 28 天为一周期。

（2）ECF 改良方案：

表柔比星 50mg/m^2，iv，d1

顺铂 60mg/m^2，iv，d1

5-FU 600~750mg/m^2，iv，持续 24 小时，d1~5，每 21 天为一周期。

1.3 单药方案

（1）卡培他滨 1000~1250mg/m^2，po，bid，d1~14，每 21 天为一周期。

（2）替吉奥：用药剂量根据体表面积：

<1.25m^2，40mg bid 口服；

1.25~<1.5m^2，50mg bid 口服；

≥1.5m^2，60mg bid 口服，d1~14；每 21 天为一周期；或者连续服用 4 周休息 2 周后重复。

（3）多西他赛：60~75mg/m^2，iv，d1，每 21 天为一周期。

（4）紫杉醇：150~175mg/m^2，iv，d1，每 21 天为一周期；80mg/m2，iv，d1、8、15，每 28 天为一周期。

1.4 曲妥珠单抗：8mg/kg，iv，d1，第 1 周期；第 2 周期及以后 6mg/kg，iv，每 21 天为一周期。或者曲妥珠单抗 6mg/kg，iv，d1，第 1 周期；第 2 周期及以后 4mg/kg，iv，每 14 天为

一周期。
2. 二线化疗：可以选用未使用过的一线联合化疗方案或选择单药方案。
（1）紫杉醇：150~175mg/m^2，iv，d1，每 21 天为一周期；80mg/m2，iv，d1、8、15，每 28 天为一周期。
（2）多西他赛：75mg/m^2，iv，d1，每 21 天为一周期。
（3）伊立替康：180mg/m^2，iv，d1，每 14 天为一周期。
3. 三线治疗：
（1）阿帕替尼 500~850mg，po，qd。
（2）纳武利尤单抗：240mg 或 3mg/kg，iv，d1，每 14 天为一周期。
（3）帕博利珠单抗（PD-L1 CPS≥1）：200mg，iv，d1，每 21 天为一周期。

（二）药学提示

化疗药物常见不良反应包括食欲下降、恶心、呕吐、骨髓抑制、肝肾功能损伤、脱发等。
1. 铂类药物是胃癌化疗的基础药物之一，但不同铂类药物毒性特征并不相同。奥沙利铂神经毒性常见，为剂量限制性毒性，常表现为感觉迟钝和/或感觉异常，遇冷加重，停药后可逐渐好转。部分患者可出现急性咽喉感觉异常。顺铂神经毒性较奥沙利铂轻，但为高致吐性药物，具有较明显的消化道反应。肾毒性及耳毒性为顺铂较特异不良反应。
2. 紫杉类药物是胃癌化疗的基础药物之一，包括紫杉醇、多西他赛等。过敏、骨髓抑制、神经毒性、脱发是紫杉类药物常见的特征性不良反应，其中最主要的剂量限制性毒性为中性粒细胞/白细胞减少。紫杉醇的过敏反应发生率高于多西他赛。此外紫杉醇还可出现关节肌肉疼痛。多西他赛可有水钠潴留，表现为进行性外周水肿及胸腹腔积液。
3. 氟尿嘧啶类包括氟尿嘧啶及其衍生物卡培他滨、替吉奥等。氟尿嘧啶类药物常见不良反应包括恶心、呕吐、食欲下降、口腔黏膜炎、腹痛、腹泻等。与其他氟尿嘧啶类药物相比，卡培他滨手足综合征更为常见。
4. 伊立替康常见消化道反应、骨髓抑制和脱发。值得注意的是，伊立替康所致迟发性腹泻，严重时可导致死亡。
5. 蒽环类药物主要的不良反应为消化道反应、骨髓抑制、心脏毒性、脱发。多柔比星累积剂量达到 450~500mg/m^{2}时心脏不良事件发生率明显增加，表柔比星的心脏毒性明显小于多柔比星。曲妥珠单抗不宜与蒽环类药物联合，以免增加心脏的不良反应。
6. 免疫检查点抑制剂常见不良反应包括发热、乏力、皮疹、肝肾功能异常、甲状腺功能异常等。罕见但潜在严重不良反应包括免疫相关性肺炎、免疫相关性垂体炎、免疫相关性心肌炎、1 型糖尿病等，需引起重视。

（三）注意事项

1. 手足皮肤反应：手足皮肤反应为卡培他滨常见不良反应。出现≥2 级手足皮肤反应时应予以停药，直至恢复至正常或 1 级。出现 3 级手足皮肤反应时，应予以药物减量。
2. 顺铂治疗前后应充分水化，减少肾毒性。
3. 紫杉类药物需于治疗前予以预防性用药，防止过敏反应或液体潴留。紫杉醇于治疗前 12 小时及 6 小时各予以地塞米松 10mg 口服，或在治疗前 30~60 分钟予以地塞米松 20mg 静点，预防过敏。治疗前 30~60 分钟还需给予苯海拉明 50mg 肌内注射，西咪替丁 300mg 静点。多西他赛治疗前一天需给予地塞米松 8mg 每日两次口服，持续 3 天，减轻液体潴留。胃癌术前化疗患者，因原发灶未切除，激素预处理时需加强胃黏膜保护。

六、晚期胃癌姑息化疗护理规范

1. 告知患者化疗相关药物知识及常见不良反应。
2. 化疗药物输注避免反复同一部位静脉处穿刺，减少药物外渗导致静脉炎的风险。

3. PICC 等深静脉置管处定期换药，注意有无静脉炎或血栓形成，置管肢体避免过度运动。

4. 加强患者心理疏导，积极与患者及家属进行沟通，消除患者对治疗的焦虑、恐惧等负面情绪。

七、晚期胃癌姑息化疗营养治疗规范

1. 所有患者入院后应常规进行营养筛查和营养状况评估和综合测定。

2. 治疗过程中每周至少为患者评估 1 次，以便尽早发现患者出现营养风险并采取早期干预。

3. 营养治疗方式的选择：①为了降低感染风险，首选经口摄入；②出现重度口腔/口咽黏膜炎影响吞咽功能者或产生较强的胃肠道反应的患者，肠内营养应经管饲给予。

4. 患者的每日供给量推荐为每日 25~30kcal/kg，如患者合并严重消耗，每日供给量推荐为每日 30~35kcal/kg。

5. 患者可适当提高优质脂肪的供能比例；蛋白质供给量为每日 1.0~1.5g/kg。

6. 根据胃肠功能状况尽早经口营养补充肠内营养制剂。如口服摄入不足目标量的 60%时，推荐管饲肠内营养。肠内营养不能达到目标量 60%时可选用肠外营养药物，以全合一的方式实施（应包含氨基酸、脂肪乳、葡萄糖、维生素、微量元素、电解质注射制剂等）。根据病情变化及营养耐受性选择或调整肠外肠内营养方案。

八、晚期胃癌姑息性化疗患者健康宣讲

1. 保持良好的个人卫生习惯及生活习惯。戒烟戒酒，避免熬夜，劳逸结合，适当进行体力活动，增强体质。

2. 避免进食坚果等质硬、辛辣、过酸、霉变食物。提倡荤素搭配，营养均衡。

3. 尽量避免饮用浓茶、咖啡等饮品。

4. 接受奥沙利铂治疗的患者，应注意保暖，避免接触冷水、金属床档、金属输液架等冷的物品，避免直吹空调。温水刷牙漱口，避免进食冷饮冷品。

5. 对接受伊立替康治疗的患者，应告知洛哌丁胺的使用方法，嘱患者注意排便情况，警惕并识别迟发性腹泻的发生，必要时及时就诊。

6. 学会消化道并发症自我排查，如出现黑便、腹痛加重、呕血、心悸、四肢冰冷、乏力的等情况，及时就诊。

7. 放松心情，树立信心，积极配合治疗。

九、推荐表单

（一）医师表单

胃癌姑息化疗临床路径医师表单

适用对象：第一诊断胃癌（ICD-10：C16 伴 Z51.1）
行姑息化疗

患者姓名：	**性别：** **年龄：** **门诊号：**	**住院号：**
住院日期： 年 月 日	**出院日期：** 年 月 日	**标准住院日：** 6~9 天

时间	住院第 1~2 天	住院第 2~5 天	住院第 5~8 天
主要诊疗工作	□ 询问病史及体格检查 □ 完成病历书写 □ 完善检查 □ 交代病情	□ 上级医师查房，根据检查结果完善诊疗方案 □ 完成化疗前准备 □ 根据体检、影像学检查、病理结果等，行病例讨论，确定化疗方案 □ 完成必要的相关科室会诊 □ 住院医师完成上级医师查房记录等病历书写 □ 签署化疗知情同意书、自费用品协议书、输血同意书 □ 向患者及家属交代化疗注意事项	□ 化疗 □ 住院医师完成病程记录 □ 上级医师查房 □ 向患者及家属交代病情及化疗后注意事项
重点医嘱	**长期医嘱：** □ 肿瘤内科护理常规 □ 二级护理 □ 饮食：根据患者情况 **临时医嘱：** □ 胃镜、X 线胸片（正侧位）或胸部 CT、腹部增强 CT、盆腔超声、颈部及锁骨上淋巴结超声 □ 病理学活组织检查与诊断 □ 每周期化疗前检查项目：血常规、尿常规、大便常规+隐血、肝肾功能、电解质、血糖、凝血功能、CEA □ 心电图	**长期医嘱：** □ 患者既往基础用药 □ 补液治疗（水化、碱化） □ 其他医嘱（化疗期间一级护理） **临时医嘱：** □ 化疗 □ 重要脏器保护 □ 止吐 □ 其他特殊医嘱	**长期医嘱：** □ 患者既往基础用药 □ 补液治疗（水化、碱化） □ 其他医嘱（化疗期间一级护理） **临时医嘱：** □ 化疗 □ 复查血常规、肝肾功能 □ 重要脏器保护 □ 止吐、止泻 □ 其他特殊医嘱
主要护理工作	□ 入院介绍 □ 入院评估 □ 指导患者进行相关辅助检查	□ 化疗前准备 □ 宣教	□ 观察患者病情变化
病情变异记录	□ 无 □ 有，原因： 1. 2.	□ 无 □ 有，原因： 1. 2.	□ 无 □ 有，原因： 1. 2.
医师签名			

时间	住院第 6~9 天
主要诊疗工作	□ 完成出院记录、病案首页、出院证明等书写 □ 向患者交代出院后的注意事项，重点交代复诊时间及发生紧急情况时处理方法
重点医嘱	出院医嘱： □ 出院带药
主要护理工作	□ 协助患者办理出院手续 □ 出院指导，重点出院后用药方法
病情变异记录	□ 无　□ 有，原因： 1. 2.
医师签名	

（二）护士表单

胃癌姑息化疗临床路径护士表单

适用对象：第一诊断胃癌（ICD-10：C16 伴 Z51.1）
行姑息化疗

患者姓名：	性别：　　年龄：　　门诊号：	住院号：
住院日期：　　年　　月　　日	出院日期：　　年　　月　　日	标准住院日：6~9 天

时间	住院第 1 天	住院第 2~4 天	住院第 5~8 天 （化疗日）
健康宣教	□ 入院宣教 □ 介绍病房环境、设施 □ 介绍主管医师、责任护士、护士长 □ 介绍住院注意事项 □ 告知探视制度	□ 化疗前宣教 □ 告知化疗前检查项目及注意事项 □ 宣教疾病知识，说明术前化疗的目的、化疗前准备及化疗过程 □ 告知相关药物知识及不良反应预防 □ 责任护士与患者沟通，了解心理反应指导应对方法 □ 告知家属等候区位置	□ 化疗后宣教 □ 告知监护设备的功能及注意事项 □ 告知输液管路功能及化疗过程中的注意事项 □ 告知化疗后可能出现情况的应对方式 □ 给予患者及家属心理支持 □ 再次明确探视陪伴须知
护理处置	□ 核对患者信息，佩戴腕带 □ 卫生处置：剪指（趾）甲、沐浴，更换病号服 □ 入院评估	□ 协助医师完成化疗前检查 □ 化疗前准备	□ 核对患者及资料，签字确认 □ 接通各管路，保持畅通 □ 心电监护
基础护理	□ 三级护理 □ 患者安全管理	□ 三级护理 □ 卫生处置 □ 患者睡眠管理 □ 患者安全管理	□ 特级护理 □ 患者安全管理
专科护理	□ 护理查体 □ 跌倒、压疮等风险因素评估需要时安置危险标志 □ 心理护理	□ 相关指征监测，如血压、血糖等 □ 心理护理 □ 饮食指导	□ 病情观察，记特护记录 □ 评估生命体征、患者症状、穿刺输液部位 □ 心理护理
病情变异记录	□ 无　□ 有，原因 1. 2.	□ 无　□ 有，原因 1. 2.	□ 无　□ 有，原因 1. 2.
护士签名			

时间	住院第 6~9 天 （术后第 1~10 天）	住院第 9 天 （出院日）
健康宣教	□ 化疗后宣教 □ 药物作用及频率 □ 饮食、活动指导 □ 强调拍背咳嗽的重要性 □ 复查患者对化疗前宣教内容的掌握程度 □ 告知拔管后注意事项	□ 出院宣教 □ 复查时间 □ 服药方法 □ 活动指导 □ 饮食指导 □ 告知办理出院的流程 □ 指导出院带管的注意事项
护理处置	□ 遵医嘱完成相应检查及治疗	□ 办理出院手续
基础护理	□ 特/一级护理（根据患者病情和自理能力给予相应的护理级别） □ 晨晚间护理 □ 患者安全管理	□ 二级护理 □ 晨晚间护理 □ 协助进食 □ 患者安全管理
专科护理	□ 病情观察，记特护记录 □ 评估生命体征、穿刺输液部位、皮肤、水化情况 □ 心理护理	□ 病情观察 □ 心理护理
病情变异记录	□ 无　□ 有，原因： 1. 2.	□ 无　□ 有，原因： 1. 2.
护士签名		

（三）患者表单

胃癌姑息化疗临床路径患者表单

适用对象：第一诊断胃癌（ICD-10：C16 伴 Z51.1）
行姑息化疗

患者姓名：	性别：　　年龄：　　门诊号：	住院号：
住院日期：　　年　月　日	出院日期：　　年　月　日	标准住院日：6~9 天

时间	入院	住院第 2~3 天
医患配合	□ 配合询问病史、收集资料，详细告知既往史、用药史、过敏史、家族史 □ 如服用抗凝药，明确告知 □ 配合进行体格检查 □ 有任何不适告知医师	□ 配合完善化疗前相关检查：采血、留尿便、心电图、肺功能、X 线胸片、胃镜、上消化道造影、腹部 B 超等常规项目。需要时完成特殊检查，如 CT、MRI 等 □ 医师与患者及家属介绍病情及化疗谈话及签字
护患配合	□ 配合测量体温、脉搏、呼吸、血压、体重 □ 配合完成入院护理评估 □ 接受入院宣教（环境介绍、病室规定、订餐制度、探视制度、贵重物品保管等） □ 有任何不适告知护士	□ 配合测量体温、脉搏、呼吸、询问排便次数 □ 接受化疗前宣教 □ 自行卫生处置：剪指（趾）甲、剃胡须、沐浴 □ 准备好必要用物、吸水管、纸巾
饮食	□ 正常饮食	□ 半流质饮食；术前 12 小时禁食、禁水
排泄	□ 正常排尿便	□ 正常排尿便
活动	□ 正常活动	□ 正常活动

时间	化疗后	出院
医患配合	□ 及时告知化疗过程中特殊情况和症状 □ 向患者及家属交代化疗中情况及化疗后注意事项 □ 上级医师查房 □ 完成病程记录和上级医师查房记录	□ 上级医师查房，对化疗近期反应进行评估 □ 完成病历书写 □ 根据情况决定是否需要复查实验室检查
护患配合	□ 配合定时测量生命体征、每日询问排便 □ 配合冲洗胃管，查看引流管，检查伤口情况 □ 接受输液、注射、服药、雾化吸入等治疗 □ 接受营养管注入肠内营养液 □ 配合夹闭尿管，训练膀胱功能 □ 配合晨晚间护理 □ 接受进食、进水、排便等生活护理 □ 配合拍背咳痰，预防肺部并发症 □ 配合活动，预防压疮 □ 注意活动安全，避免坠床或跌倒 □ 配合执行探视及陪伴	□ 接受出院宣教 □ 办理出院手续 □ 获取出院带药 □ 知道服药方法、作用、注意事项 □ 知道复印病历方法
饮食	□ 清淡饮食	□ 普通饮食
排泄	□ 保留尿管至正常排尿便	□ 正常排尿便
活动	□ 根据医嘱，半卧位至床边或下床活动 □ 注意保护管路，勿牵拉、脱出等	□ 正常适度活动，避免疲劳

附：原表单（2012 年版）

胃癌姑息化疗临床路径表单

适用对象：第一诊断胃癌（ICD-10：C16 伴 Z51.1）
行姑息化疗

患者姓名：	性别： 年龄： 门诊号：	住院号：
住院日期： 年 月 日	出院日期： 年 月 日	标准住院日：6~9 天

时间	住院第 1~2 天	住院第 2~5 天	住院第 5~8 天
主要诊疗工作	□ 询问病史及体格检查 □ 完成病历书写 □ 完善检查 □ 交代病情	□ 上级医师查房，根据检查结果完善诊疗方案 □ 完成化疗前准备 □ 根据体检、影像学检查、病理结果等，行病例讨论，确定化疗方案 □ 完成必要的相关科室会诊 □ 住院医师完成上级医师查房记录等病历书写 □ 签署化疗知情同意书、自费用品协议书、输血同意书 □ 向患者及家属交代化疗注意事项	□ 化疗 □ 住院医师完成病程记录 □ 上级医师查房 □ 向患者及家属交代病情及化疗后注意事项
重点医嘱	**长期医嘱：** □ 肿瘤内科护理常规 □ 二级护理 □ 饮食：根据患者情况 **临时医嘱：** □ 胃镜、X 线胸片（正侧位）或胸部 CT、腹部增强 CT、盆腔超声、颈部及锁骨上淋巴结超声 □ 病理学活组织检查与诊断 □ 每周期化疗前检查项目：血常规、尿常规、大便常规+隐血、肝肾功能、电解质、血糖、凝血功能、CEA □ 心电图	**长期医嘱：** □ 患者既往基础用药 □ 补液治疗（水化、碱化） □ 其他医嘱（化疗期间一级护理） **临时医嘱：** □ 化疗 □ 重要脏器保护 □ 止吐 □ 其他特殊医嘱	**长期医嘱：** □ 患者既往基础用药 □ 补液治疗（水化、碱化） □ 其他医嘱（化疗期间一级护理） **临时医嘱：** □ 化疗 □ 复查血常规、肝肾功能 □ 重要脏器保护 □ 止吐、止泻 □ 其他特殊医嘱
主要护理工作	□ 入院介绍 □ 入院评估 □ 指导患者进行相关辅助检查	□ 化疗前准备 □ 宣教 □ 心理护理	□ 观察患者病情变化 □ 定时巡视病房
病情变异记录	□ 无 □ 有，原因： 1. 2.	□ 无 □ 有，原因： 1. 2.	□ 无 □ 有，原因： 1. 2.
护士签名			
医师签名			

时间	住院第 6~9 天 （出院日）
主要 诊疗 工作	□ 完成出院记录、病案首页、出院证明等书写 □ 向患者交代出院后的注意事项，重点交代复诊时间及发生紧急情况时处理方法
重点 医嘱	**出院医嘱：** □ 出院带药
主要 护理 工作	□ 协助患者办理出院手续 □ 出院指导，重点出院后用药方法
病情 变异 记录	□ 无　□ 有，原因： 1. 2.
护士 签名	
医师 签名	

第十三章

胃癌放射治疗临床路径释义

【医疗质量控制指标】（专家建议）

指标一、胃癌患者住院期间发生大出血比例。

指标二、胃癌患者住院期间发生贫血比例。

指标三、胃癌患者住院期间行腹部 CT 检查比例。

一、胃癌编码

1. 原编码：

疾病名称及编码：胃癌（ICD-10：C16 伴 Z51.1，Z51.0 伴 Z85.002）

2. 修改编码：

疾病名称及编码：胃癌（ICD-10：C16）

恶性肿瘤放射治疗（ICD-10：Z51.0）

二、临床路径检索方法

C16 伴 Z51.0

三、国家医疗保障疾病诊断相关分组（CHS-DRG）

MDCG 编码：MDCG（消化系统疾病及功能障碍）

ADRG 编码：GR1（消化系统恶性肿瘤）

四、胃癌临床路径标准住院流程

（一）适用对象

第一诊断为胃癌（ICD-10：C16 伴 Z51.0，Z51.0 伴 Z85.002），符合以下情形：

1. 无法切除的局部晚期胃癌。
2. 手术困难的局部晚期胃癌推荐术前放化疗。
3. D_1 术后或局部复发高危患者，应推荐术后放化疗。
4. 或符合姑息性放疗指征，无放疗禁忌。

释义

■ 适用对象编码参见第一部分。

■ 本路径适用对象为临床病理诊断为胃癌的局部晚期患者，如合并消化道出血、消化道穿孔、梗阻等并发症，需进入其他相应路径。

■ 无法切除的局部晚期胃癌患者应进行同步放化疗以期达到减轻疼痛、止血、缓解症状等姑息治疗的目的。

■ 直接手术困难的局部晚期胃癌患者应进行术前放化疗以期达到术前降期，减低手术种植的发生，提高手术切除率的目的。

■ D_1 术后或局部复发高危患者，应进行术后放化疗，术后同步放化疗可降低远端转移率，提高患者的局部控制率和生存率。

■ 对于一般状况差的晚期胃癌患者，如无姑息放疗禁忌证，应进行姑息性放疗，姑息放疗具有止血、镇痛的作用，从而达到缓解症状，提高生存质量的目的。

（二）诊断依据

根据原卫生部《胃癌诊疗规范（2011 年）》、NCCN《胃癌临床实践指南中国版（2011 年）》等。

1. 临床表现：上腹痛、胃胀、恶心、呕吐、黑便、消瘦、隐痛、贫血等。

2. 体格检查：

（1）一般情况评价：体力状况评分、是否有贫血、全身浅表淋巴结肿大。

（2）腹部检查：是否看到胃型及胃蠕动波、触及肿块、叩及鼓音等。

3. 实验室检查：大便隐血试验多呈持续阳性；血清肿瘤标志物 CEA 和 CA19-9，必要时可查 CA242、CA72-4、AFP 和 CA125。

4. 辅助检查：治疗前肿瘤定性及 TNM 分期，指导选择正确的治疗方式。

（1）胃镜检查明确肿瘤情况，取活组织检查作出病理学诊断。

（2）影像学检查提示并了解有无淋巴结及肝脏转移，肿瘤局部脏器浸润；钡餐检查了解肿瘤大小、形态和病变范围。

释义

■ 本路径的制订主要参考国内权威参考书籍和诊疗指南。

■ 病史和临床症状是诊断胃癌的初步依据，多数患者表现为上腹饱胀、不适，甚至疼痛，可伴有胃灼热、上腹部灼热感、呕吐等症状。胃镜检查可见黏膜溃疡、隆起，X 线钡餐检查提示溃疡。而病理诊断是最终确诊的金标准，诊断依据可参考最新颁布的《国家卫生和计划生育委员会 2016 年胃癌诊疗指南》和《胃癌诊疗规范（2011 年）》、NCCN《胃癌临床实践指南中国版（2011 年）》。

■ 大便常规+隐血可作为简单的筛查指标；肿瘤标志物检查可了解肿瘤负荷，进行病情诊断和预后判断。

■ 放疗前病理诊断和 TNM 分期，指导选择正确的治疗方式。分期手段包括胃镜取活检、肝脏 B 超或 CT、胸部 CT 等，依据病情和条件综合选择使用。

（三）放射治疗方案的选择

根据原卫生部《胃癌诊疗规范（2011 年）》《肿瘤放射治疗学（第四版）》、NCCN《胃癌临床实践指南中国版（2011 年）》等。

1. 术前化放疗：T_2 以上或者 N+的局部进展期病灶，术前放化疗可能降低分期、提高手术切除率。

2. 不能耐受手术治疗，或者虽然能耐受手术但病灶不可切除的病例，可以选择放化同步治疗。

3. 术后放射治疗：术后病理分期为 T_3、T_4，或姑息切除，或切缘阳性，或具危险因素者、侵犯全层、区域淋巴结阳性的，需要放疗+氟尿嘧啶或紫杉类为基础的增敏剂行同步放化治疗。

4. 局部复发的病例，可以考虑放疗或者放化疗。

5. 为减轻症状，病变相对局限时，可以考虑局部姑息性放疗。

释义

■ 放疗计划的制订应在多学科讨论的基础上进行，应充分考虑胃癌病变位置、病理类型、患者症状、肿瘤分期、放疗目的以及既往治疗经过，由包括放疗科、外科、肿瘤内科、影像科、病理科等在内的多学科讨论决定。

■ 对食管胃结合部腺癌有较多研究支持术前化放疗的价值，T_2 以上或者 N+的局部进展期病灶，术前放化疗可能降低分期提高手术切除率。胃中下部的肿瘤术前较少采用术前放疗。

■ 患者一般情况或器官功能差不能耐受手术者，或者病灶无法切除者可行放化疗。前一种情况下更应该重视患者脏器功能和营养状况的保护和改善。

■ 欧美研究认为，术后放化疗可降低胃癌根治手术淋巴结清扫范围和局部复发率，改善患者生存情况。亚洲国家研究结果认为辅助放化疗不能改善 D_2 淋巴结清扫手术后患者生存情况。非根治性手术尤其局部肉眼或镜下残留或术后局部复发者可考虑放疗或放化疗。

（四）标准住院日≤45~60 天

释义

■ 患者收治入院后，放疗前准备（治疗前评估、模拟定位、靶区勾画、制订放疗方案、复位等）3~7 工作日，可根据临床科室不同的运行状况在此时间范围内完成诊治均符合路径要求。部分检查可在门诊完成。

■ 放疗相关的不良反应可发生在放疗过程中或放疗后，应加强放疗前及出院前患者教育，以及时检测、记录和处理不良反应，避免严重不良反应的发生，放疗期间如无严重不良反应，即可如上述日程顺利完成治疗。如发生不良反应需住院治疗者可适当延长住院时间，发生严重不良反应者需要退出本路径。

（五）进入路径标准

1. 第一诊断必须符合 ICD-10：C16 伴 Z51.0，Z51.0 伴 Z85.002 胃癌疾病编码。
2. 无放疗禁忌证，如恶病质、大量腹水、广泛转移、重度贫血、活动性出血。
3. 当患者同时具有其他疾病诊断，但在住院期间不需要特殊处理也不影响第一诊断的临床路径流程实施时，可以进入路径。

释义

■ 进入路径前必须有确诊胃癌的临床病理证据。

■ 胃癌放疗适合于病变局限，或虽病变广泛但局部症状严重影响患者生活质量者。

■ 放疗禁忌证包括：恶病质、大量腹水、广泛转移、存在消化道大出血、幽门梗阻、肠梗阻等。

■ 入院常规检查发现以往没有发现的疾病，该疾病可能影响放疗计划的实施、影响预后，应先治疗该疾病，暂时不宜进入路径。经合理治疗后伴随疾病达稳定或目前尚需要持续用药，经评估无放疗禁忌证，则可进入路径。但可能增加医疗费用，延长住院时间。

（六）放疗前准备项目

1. 必需的检查项目：

（1）血常规、尿常规、大便常规加隐血。

（2）肝功能、肾功能、肿瘤标志物。

（3）胃镜或超声胃镜检查。

（4）上消化道气钡双重造影。

（5）腹部增强 CT 扫描。

（6）胸部 X 线平片。

（7）锁骨上和盆腔 B 超。

2. 根据患者情况可选检查项目：

（1）肺功能、超声心动图。

（2）凝血功能。

（3）ECT 扫描。

（4）临床需要的其他检查项目，如 PET-CT。

释义

■ 血常规、尿常规、大便常规+隐血是最基本的三大常规检查，涉及身体状况评估、病情诊断以及分期，因此进入路径的患者均需完成。大便隐血试验和血红蛋白检测可以进一步了解患者有无急性或慢性失血；肝肾功能、电解质、血糖、凝血功能、心电图、X 线胸片可评估有无基础疾病，是否影响住院时间、费用及其治疗预后；血型、Rh 因子、感染性疾病筛查用于胃镜检查前和输血前准备；无禁忌证患者均应行胃镜或 X 线钡餐检查，同时行 ^{13}C 或 ^{14}C 尿素呼气试验或者快速尿素酶试验检测幽门螺杆菌感染。

■ 肿瘤标志物检查可了解肿瘤负荷，有助于进行病情诊断和预后判断；X 线胸片检查可评价患者心肺基础疾病。心电图检查可了解有无心律失常、心肌缺血和电解质紊乱等；盆腔增强 CT 或 MRI 扫描可了解肿瘤部位、肌肉侵犯程度、淋巴结转移情况、周围组织受侵情况等，准确进行临床分期，指导放疗方式的合理使用。上腹部 CT 增强扫描或腹部超声检查有助于了解肝脏和腹膜后淋巴结转移情况，合理进行临床分期。

■ PET-CT 对发现微小病变或转移灶，超声内镜对早期病变及肿瘤侵犯深度，淋巴结转移情况能够提供有效的证据，可进一步精确术前分期，明确治疗方向。有条件的医疗机构可以根据需要添加。

（七）放射治疗方案

1. 靶区确定：可以通过腹部CT、内镜超声、内镜等技术确定原发肿瘤和淋巴结区。术后患者照射范围应包括瘤床、吻合口和部分残胃，可以通过术中留置标志物确定瘤床、吻合口/残端位置。根据肿瘤位置不同，照射范围和淋巴结引流区亦不相同：胃近1/3或贲门食管交界肿瘤，应包括原发肿瘤及食管下段3~5cm、左半膈肌和邻近胰体，高危淋巴结区包括邻近食管周围、胃周、胰腺上、腹腔干区、脾动脉和脾门淋巴结区；胃中1/3肿瘤或胃体癌，靶区应包括原发肿瘤及胰体部，淋巴结区应包括邻近的胃周、胰腺上、腹腔干区和脾门、肝门以及十二指肠淋巴结区；远端1/3肿瘤，如果累及胃-十二指肠结合部，照射野应包括原发肿瘤及胰头、十二指肠第一段和第二段，淋巴结区包括胃周、胰腺上、腹腔干、肝门、胰十二指肠淋巴结，术后病例应该包括十二指肠残端3~5cm，高危淋巴结区相同。制订治疗计划时，还应考虑胃充盈变化和呼吸运动的影响。
2. 推荐使用CT模拟定位和三维适形放疗技术，有条件的医院可考虑使用调强放疗技术。如使用二维照射技术，应设计遮挡保护正常组织，减轻毒性反应。
3. 治疗剂量：45~50.4Gy/25~28次/5~5.5周，单次1.8Gy常规分割，必要时局部可加量到55~60 Gy。同步化放疗同期给予氟尿嘧啶类或紫杉类为基础的化疗方案。
4. 正常组织保护：采用三维适形放疗技术，正常组织的剂量限制为：肝脏 $V_{30} < 60\%$，肾脏至少一侧肾脏其2/3＜20Gy，脊髓＜45Gy，1/3心脏＜50Gy，尽量降低左心室剂量。

释义

■ 放疗计划的制订应充分考虑胃癌病变位置、病理类型、患者状况、肿瘤分期、放疗目的及既往治疗经过。

■ 有条件的情况下尽量采用CT模拟定位和三维适形技术，以保证肿瘤区域得到足量放疗剂量的前提下，减少放疗不良反应，放疗靶区应由放疗医师完成，注意危及器官受量。

■ 签订放射治疗及其他相关知情同意书的同时，告知患者诊断及治疗过程中的相关风险及获益，加强医患沟通，有助于患者及家属进一步了解病情，积极配合治疗。

■ 化疗药物：根据病情常选择化疗药物推荐采用氟尿嘧啶类或紫杉类为基础的化疗方案，化疗过程中及放疗中，常使用降低胃酸药物（质子泵抑制剂和 H_2 受体拮抗剂）、胃黏膜保护药物、止吐药、对症治疗药物。

■ 中药治疗：放疗过程中及放疗结束后，可给予增加食欲中药类中药，如养正消积胶囊等。

■ 含氟尿嘧啶方案包括：①氟尿嘧啶一日425~600mg/m^2 加亚叶酸钙一日20mg/m^2，静脉滴注，第1~5天，每周重复1次；②卡培他滨一次625mg/m^2，口服，一日2次，放疗期间每周第1~5天；③氟尿嘧啶联合顺铂（FP）方案：氟尿嘧啶一日425~750mg/m^2，静脉滴注24小时，第1天。顺铂60~80mg/m^2，静脉滴注，第1天（或分2~3天用）；或顺铂一日15~20mg/m^2，静脉滴注，第1~5天，每3周重复1次，共6~8周期；④卡培他滨联合奥沙利铂（XELOX/CapeOX）：卡培他滨850~1000mg/m^2，口服，一日2次，第1~14天，间歇7天。奥沙利铂130mg/m^2，第1天；或奥沙利铂65mg/m^2，静脉滴注，第1、8天；每3周重复1次，共6~8周期。氟尿嘧啶应静点4~6小时，使用前常规静点亚叶酸钙2小时，以增强疗效，两种化疗药物之间需用普通液体冲管。

■ 含紫杉醇方案包括：①紫杉醇 145 mg/m^2 d1+顺铂 60~75 mg/m^2 d1~2 方案；②紫杉醇 145 mg/m^2 d1+5-FU 300 mg/m^2 静脉滴注；③多西他赛 60~75 mg/m^2 d1+顺铂 60~75mg/m^2 d1~2 方案。使用紫杉类药物时，均须预防性用药，以防止严重的过敏反应发生。每一治疗周期前须预防性用药如下：①地塞米松：紫杉醇开始输注前 12 小时和 6 小时，口服；②异丙嗪：紫杉醇开如输注前 30 分钟，静脉输注；③西咪替丁或雷尼替丁：紫杉醇开始输注前 20 分钟，静脉输注持续 15 分钟以上。

（八）治疗中的检查和治疗

1. 每周体格检查 1 次。
2. 每周复查血常规，必要时复查肝肾功能。注意血清铁、钙，尤其术后患者，必要时给予维生素 B_{12}治疗。
3. 密切观察病情，针对急性毒性反应，给予必要的治疗，如止吐、抑酸和止泻药物，避免可治疗的毒性反应造成治疗中断和剂量缩减。
4. 治疗中根据病情复查影像学检查，酌情对治疗计划进行调整或重新定位。
5. 监测体重及能量摄入，如果热量摄入不足，则应考虑给予肠内（首选）或肠外营养支持治疗，必要时可以考虑留置十二指肠营养管进行管饲。对于同期放化疗的患者，治疗中和治疗后早期恢复，营养支持更加重要。

释义

■ 患者体质状况是保证放疗顺利完成的保证，放疗前、放疗中详细的体格检查和病史采集、体能状态评估是必须的。

■ 放疗前及放疗过程中营养评估非常重要，因为受放疗过程中可能出现急性放射性胃炎或食管炎，影响进食，必要时需要给予胃肠外或肠内营养支持。

■ 放疗或放化疗常见的不良反应是胃肠道反应、骨髓抑制、肝肾功能损害等，应定期复查血常规、肝肾功能及早发现及治疗。放疗期间密切观察病情，及时给予对症、支持治疗。

■ 胃癌放疗过程中应根据肿瘤变化情况及时校位、调整放疗计划。

■ 大出血和胃穿孔较常见，此时出现严重的呕血和便血。这种大出血均由癌性溃疡所致，同放射剂量无关，不论放射剂量大小均可见到。穿孔常在放射治疗过程的后期出现，射线使病灶消退，被癌破坏的胃壁产生缺损，即出现穿孔。放疗期间应密切观察和及时外科处理。

■ 胃癌放疗可致腹痛、腹泻、腹胀等，这些不良反应，中药常有较好的效果。其次在放疗后应用中药治疗，其目的是提高远期疗效，减少复发与转移。

■ 胃癌患者在放疗中常有一部分患者可出现不同程度的不良反应，表现为放射性胃炎。常见症状有食欲减退、恶心、呕吐、腹泻、腹胀等。放射治疗时，胰腺部位受到大量的放射线照射，可引起胰淀粉酶升高及出现上腹部疼痛的急性胰腺炎或慢性胰腺炎的症状。常见的还有全身乏力、精神不振、心悸、气短、咽干、舌燥、虚汗不止的虚弱之症。另外还可出现发热及白细胞减少。

（九）治疗后复查

1. 血常规、肝肾功能。
2. 胸部及上腹 CT。
3. 肿瘤标志物。

释义

■ 放疗结束1个月应进行第一次放疗疗效和不良反应评估，包括临床获益、上腹部 CT、肿瘤标志物评效等。

■ 首次放疗评估后，以后2年内每3个月全面评估1次，如出现疾病进展或靶区外新发转移者经多学科讨论制订综合治疗方案。

（十）出院标准

1. 完成全部放射治疗计划。
2. 无严重毒性反应需要住院处理。
3. 无需要住院处理的其他合并症/并发症。

释义

■ 患者完成放疗，如一般状况良好，生命体征平稳，无明显不适即可达到出院标准。

■ 放疗相关不良反应可能发生在放疗结束后，故应加强患者出院前教育、院外注意事项等；告知患者复诊计划、应急处理方案及联系方式。

■ 对于有严重毒性反应或并发症的患者应转入相应科室继续治疗。

（十一）参考费用标准

1. 常规外照射：0.5万~2万元。
2. 适形/调强外照射：4万~7万元。

释义

■ 推荐参考费用标准5万~10万元。

五、胃癌放射治疗护理规范

1. 心理护理：护理人员应耐心、主动地向患者和家属介绍胃癌治疗的方法及过程，消除患者恐惧、紧张、焦虑的心理，坚定战胜疾病的信心，从而使患者积极配合治疗。

2. 消化道损伤护理：胃癌患者在放疗过程中可能会出现多种胃部损伤，如胃炎和胃溃疡，甚至会引起胃穿孔，最常见的是急性胃炎，其主要症状是上腹部疼痛、食欲明显下降和恶心呕吐。当出现此问题时需及时告诉医生，一般医生会根据患者的进食情况和呕吐频率，合理用口服止吐药物，必要时需静脉注射止吐药和含电解质的溶液，能及时补充身体所丢失的营养。

3. 皮肤损伤时的护理：在放疗期间放射区域的皮肤会变薄变萎缩，软组织出现纤维化，局部血管扩张，皮肤可出现充血和发红，然后皮肤变得干燥和脱皮，患者有明显的瘙痒以及烧灼感，皮肤出现轻微红斑且毛发脱落。遇到此问题时不能用手去抓挠，不然会把皮肤抓伤而出现继发性感染。

4. 营养支持护理：

（1）指导患者少食多餐，进食高热量、高蛋白、易消化、少渣的食物。

（2）营养支持：给予静脉营养支持，详细记录患者 24 小时出入量。对于放置空肠造口管者，可实施肠内营养支持。必要时可给予静脉营养。

六、胃癌放射治疗营养治疗规范

1. 所有患者入院后应常规进行营养筛查和营养状况评估和综合测定。

2. 治疗过程中每周至少为患者评估 1 次，以便尽早发现患者出现营养风险并采取早期干预。

3. 营养治疗方式的选择：①为了降低感染风险，首选经口摄入；②出现重度口腔/口咽黏膜炎影响吞咽功能者或产生较强的胃肠道反应的患者，肠内营养应经管饲给予。

4. 患者的每日供给量推荐为每日 25~30kcal/kg，如患者合并严重消耗，每日供给量推荐为每日 30~35kcal/kg。

5. 患者可适当提高优质脂肪的供能比例；蛋白质供给量为每日 1.0~1.5g/kg。

6. 根据胃肠功能状况尽早经口营养补充肠内营养制剂。如口服摄入不足目标量的 60%时，推荐管饲肠内营养。肠内营养不能达到目标量 60%时可选用肠外营养药物，以全合一的方式实施（应包含氨基酸、脂肪乳、葡萄糖、维生素、微量元素、电解质注射制剂等）。根据病情变化及营养耐受性选择或调整肠外肠内营养方案。

7. 胃癌病人合并消化道梗阻或消化道出血时，营养治疗应以 PN 为主，纠正贫血及水电解质平衡紊乱，若梗阻及出血症状得以改善，在安全的前提下可谨慎尝试向 EN 过渡。

8. 出院后应根据病人的进食及营养状况，继续按需进行以 ONS 为主、3~6 个月或以上的营养治疗。ONS 以整蛋白配方为主，每天能量应达 400~600kcal 以上。

9. 免疫营养强调联合应用，推荐四种联合应用的精氨酸、谷氨酰胺、ω-3 多不饱和脂肪酸、核酸。

七、胃癌放射治疗患者健康宣教

1. 患者应适量运动，避免过度劳累和受凉，要保持心情舒畅。

2. 要养成良好的饮食习惯，少食多餐，细嚼慢咽。

3. 定期复查，若有腹痛、腹胀等症状时，应及时就诊。

4. 遵医嘱服助消化剂及抗贫血药物。

5. 保持大便通畅，并观察有无黑便、血便，发现异常及时门诊或急诊就医。

6. 胃癌患者要特别重视医院门诊营养咨询，至少每 3 个月 1 次。

7. 养成 ONS 习惯。每两周称量并记录体重 1 次。

八、推荐表单

（一）医师表单

胃癌放射治疗临床路径医师表单

适用对象：第一诊断为胃癌（ICD-10：C16 伴 Z51.0，则 1.0 伴 Z85.002），术前/术后同步放化疗，无法切除肿瘤放化疗同步治疗，姑息性放疗。

患者姓名：	性别：　　年龄：　　门诊号：	住院号：
住院日期：　　年　月　日	出院日期：　　年　月　日	标准住院日：≤49 天

时间	住院第 1 天	住院第 2~3 天	住院第 3~7 天
主要诊疗工作	□ 完成询问病史和体格检查 □ 交代病情 □ 书写病历 □ 开具检查申请	□ 上级医师查房和评估 □ 完成放疗前准备 □ 根据病理结果影像资料等，结合患者的基础疾病和综合治理方案，行放疗前讨论，确定放疗方案 □ 完成必要的相关科室会诊 □ 住院医师完成上级医师查房记录等 □ 病历书写 □ 向患者及家属交代病情，签署放疗、化疗知情同意书、自费用品协议书、向患者及家属交代放疗注意事项	□ 放疗定位，可普通模拟机定位，推荐 CT 定位，定位后 CT 扫描或直接模拟定位 CT □ 医师勾画靶区 □ 物理师完成放疗计划 □ 医师评估并确认计划 □ 模拟机及加速器计划确认和核对 □ 住院医师完成必要病程记录 □ 上级医师查房 □ 向患者及家属交代病情及放疗注意事项
重点医嘱	**长期医嘱：** □ 放疗科护理常规 □ 饮食：普通饮食、糖尿病饮食及其他 **临时医嘱：** □ 血、尿、便常规+隐血 □ 肝肾功能、电解质、血糖、凝血功能、血型、Rh 因子、感染性疾病筛查 □ 心电图、X 线胸片或胸部 CT □ 胃镜或超声胃镜检查 □ 上消化道钡餐 □ 腹部增强 CT □ 盆腔 B 超/盆腔 CT 或 MRI	**长期医嘱：** □ 患者既往基础用药 □ 抗菌药物（必要时） □ 其他医嘱 **临时医嘱：** □ 其他特殊医嘱	
主要护理工作	□ 入院介绍 □ 入院评估 □ 指导患者进行相关辅助检查	□ 放疗前准备 □ 放疗前宣教（正常组织保护等） □ 心理护理	□ 观察患者病情变化 □ 定期巡视病房
病情变异记录	□ 无　□ 有，原因： 1. 2.	□ 无　□ 有，原因： 1. 2.	□ 无　□ 有，原因： 1. 2.
护士签名			
医师签名			

日期	住院第 8~44 天	住院第 45~49 天 （出院日）
主要诊疗工作	□ 放疗开始 □ 上级医师查房，注意病情变化 □ 住院医师完成常规病历书写 □ 注意记录患者放疗后正常组织的不良反应的发生日期和程度	□ 上级医师查房，对放疗区域不良反应等进行评估，明确是否出院 □ 住院医师完成常规病历书写及完成出院记录、病案首页、出院证明等，向患者交代出院后的注意事项，如返院复诊的时间、地点，后续治疗方案及用药方案，完善出院前检查
重点医嘱	**长期医嘱：** □ 患者既往基础用药 □ 抗菌药物（必要时） □ 营养支持治疗 □ 其他医嘱 □ 同步化疗 **临时医嘱：** □ 正常组织放疗保护剂 □ 针对放疗急性反应的对症处理药物 □ 复查影像学检查 □ 调整放疗计划/重新定位 □ 其他特殊医嘱	**长期医嘱：** □ 患者既往基础用药 □ 抗菌药物（必要时） □ 其他医嘱，可包括内分泌治疗 **临时医嘱：** □ 血常规、肝肾功能 □ 胸/腹/盆腔 CT □ 肿瘤标志物 □ 出院医嘱 □ 出院带药
主要护理工作	□ 观察患者病情变化 □ 定时巡视病房	□ 指导患者放疗结束后注意事项 □ 出院指导 □ 协助办理出院手续
病情变异记录	□ 无　□ 有，原因： 1. 2.	□ 无　□ 有，原因： 1. 2.
护士签名		
医师签名		

（二）护士表单

胃癌放射治疗临床路径护士表单

适用对象：第一诊断为胃癌（ICD-10：C16 伴 Z51.0，则 1.0 伴 Z85.002），术前/术后同步放化疗，无法切除肿瘤放化疗同步治疗，姑息性放疗。

患者姓名：	性别：　年龄：　门诊号：	住院号：
住院日期：　年　月　日	出院日期：　年　月　日	标准住院日：≤49 天

时间	住院第 1 天	住院第 2~3 天	住院第 3~7 天
健康宣教	□ 入院宣教 □ 介绍病房环境、设施 □ 介绍主管医师、责任护士、护士长 □ 介绍住院注意事项 □ 告知探视制度	□ 化疗前宣教 □ 告知化疗前检查项目及注意事项 □ 宣教疾病知识、说明同步化疗的目的 □ 化疗前准备及化疗过程 □ 告知相关药物知识及不良反应预防 □ 责任护士与患者沟通，了解心理反应指导应对方法 □ 告知家属等候区位置	□ 化疗后宣教 □ 告知监护设备的功能及注意事项 □ 告知输液管路功能及化疗中的注意事项 □ 告知化疗后可能出现情况的应对方式 □ 给予患者及家属心理支持 □ 再次明确探视陪伴须知
护理处置	□ 核对患者信息，佩戴腕带 □ 卫生处置 □ 入院评估	□ 协助医师完成化疗前检查 □ 化疗前准备	□ 核对患者及资料，签字确认接通各管路、保持畅通 □ 心电监护
基础护理工作	□ 三级护理 □ 患者安全管理	□ 三级护理 □ 卫生处置 □ 患者睡眠管理 □ 患者安全管理	□ 特级护理 □ 患者安全管理
专科护理	□ 护理查体 □ 跌倒、压疮等风险因素评估 □ 心理护理	□ 相关指征检测，如血压 □ 心理护理 □ 饮食指导	□ 病情观察，记特护记录 □ 评估生命体征、患者状态、穿刺输液部位 □ 心理护理
病情变异记录	□ 无　□ 有，原因 1. 2.	□ 无　□ 有，原因 1. 2.	□ 无　□ 有，原因 1. 2.
护士签名			

日期	住院第 8~44 天	住院第 45~49 天 （出院日）
健康宣教	□ 化疗后宣教 □ 药物作用及频率 □ 饮食、活动指导 □ 强调拍背咳嗽的重要性 □ 复查患者对化疗前宣教内容的掌握程度 □ 告知拔管后注意事项	□ 出院宣教 □ 复查时间 □ 服药方法 □ 活动指导 □ 饮食指导 □ 告知办理出院流程 □ 指导出院后注意事项
护理处置	□ 遵医嘱完成相应检查及治疗	□ 办理出院
主要护理工作	□ 观察患者病情变化 □ 定时巡视病房	□ 指导患者放疗结束后注意事项 □ 出院指导 □ 协助办理出院手续
病情变异记录	□ 无　□ 有，原因： 1. 2.	□ 无　□ 有，原因： 1. 2.
护士签名		

（三）患者表单

胃癌放射治疗临床路径患者表单

适用对象：第一诊断为胃癌（ICD-10：C16 伴 Z51.0，则 1.0 伴 Z85.002），术前/术后同步放化疗，无法切除肿瘤放化疗同步治疗，姑息性放疗。

患者姓名：	性别： 年龄： 门诊号：	住院号：
住院日期： 年 月 日	出院日期： 年 月 日	标准住院日：≤49 天

时间	住院第 1 天	住院第 2~3 天
医患配合	□ 配合询问病史、收集资料，详细告知既往史、用药史、过敏史、家族史 □ 配合进行体格检查 □ 有任何不适告知医师	□ 配合完成放化疗前的相关实验室检查 □ 放化疗知情同意书签字
护患配合	□ 配合测量生命体征 □ 配合完成入院护理评估 □ 结束入院宣教 □ 有任何不适告知护士	□ 配合测量生命体征 □ 接受放化疗前宣教
饮食	□ 正常饮食	□ 特殊饮食
排泄	□ 正常排尿便	□ 正常排尿便
活动	□ 正常活动	□ 正常活动

时间	住院第 8~44 天	住院第 45~49 天 （出院日）
医患配合	□ 及时告知放化疗过程中的特殊情况及症状 □ 向患者及家属交代放化疗中的情况及化疗后注意事项 □ 上级医师查房 □ 完成病程记录和上级医师查房记录	□ 上级医师查房，对放化疗近期反应评估 □ 完成病历书写 □ 根据情况决定是否需要复查实验室检查
护患配合	□ 配合生命体征检查 □ 配合护理检查	□ 接受出院宣教 □ 办理出院手续 □ 告知出院注意事项
饮食	□ 正常饮食	□ 特殊饮食
排泄	□ 正常排尿便	□ 正常排尿便
活动	□ 正常活动	□ 正常活动
病情变异记录	□ 无　□ 有，原因： 1. 2.	□ 无　□ 有，原因： 1. 2.
护士签名		

附：原表单（2012年版）

胃癌放疗临床路径表单

适用对象：第一诊断为胃癌（ICD-10：C16 伴 Z51.0，Z51.0 伴 Z85.002），术前/术后同步放化疗，无法切除肿瘤放化同步治疗，姑息性放疗。

患者姓名：	性别：　年龄：　门诊号：	住院号：
住院日期：　年　月　日	出院日期：　年　月　日	标准住院日：≤49 天

日期	住院第 1 天	住院第 2~3 天	住院第 3~7 天
主要诊疗工作	□ 询问病史及体格检查 □ 交代病情 □ 书写病历 □ 开具检查申请	□ 上级医师查房和评估 □ 完成放疗前准备 □ 根据病理结果影像资料等，结合患者的基础疾病和综合治疗方案，行放疗前讨论，确定放疗方案 □ 完成必要的相关科室会诊 □ 住院医师完成上级医师查房记录等病历书写 □ 初步确定放射治疗靶区和剂量 □ 签署放疗知情同意书、自费用品协议书（如有必要）、向患者及家属交代放疗注意事项	□ 放疗定位，可普通模拟机定位，推荐 CT 定位，定位后 CT 扫描或直接行模拟定位 CT □ 医师勾画靶区 □ 物理师完成计划制订 □ 医师评估并确认计划 □ 模拟机及加速器计划确认和核对 □ 住院医师完成必要病程记录 □ 上级医师查房 □ 向患者及家属交代病情及放疗注意事项
重点医嘱	**长期医嘱：** □ 放疗科__级护理常规 □ 饮食：普通饮食/糖尿病饮食/其他 **临时医嘱：** □ 血常规、尿常规、大便常规 □ 肝功能、肾功能、肿瘤标志物 □ 胃镜或超声胃镜检查 □ 上消化道气钡双重造影 □ 腹部增强 CT 扫描 □ 胸部 X 线平片 □ 锁骨上和盆腔 B 超	**长期医嘱：** □ 患者既往基础用药 □ 抗菌药物（必要时） □ 其他医嘱 **临时医嘱：** □ 其他特殊医嘱	
主要护理工作	□ 入院介绍 □ 入院评估 □ 指导患者进行相关辅助检查	□ 放疗前准备 □ 放疗前宣教（正常组织保护等） □ 心理护理	□ 观察患者病情变化 □ 定时巡视病房
病情变异记录	□ 无　□ 有，原因： 1. 2.	□ 无　□ 有，原因： 1. 2.	□ 无　□ 有，原因： 1. 2.
护士签名			
医师签名			

日期	住院第 8~44 天 （放疗过程）	住院第 45~49 天 （出院日）
主要诊疗工作	□ 放疗开始 □ 上级医师查房，注意病情变化 □ 住院医师完成常规病历书写 □ 注意记录患者放疗后正常组织的不良反应的发生日期和程度	□ 上级医师查房，对放疗区域不良反应等进行评估，明确是否出院 □ 住院医师完成常规病历书写及完成出院记录、病案首页、出院证明书等，向患者交代出院后的注意事项，如返院复诊的时间、地点，后续治疗方案及用药方案 □ 完善出院前检查
重点医嘱	**长期医嘱：** □ 患者既往基础用药 □ 抗菌药物（必要时） □ 营养支持治疗 □ 其他医嘱 **临时医嘱：** □ 同步化疗 □ 正常组织放疗保护剂 □ 针对放疗急性反应的对症处理药物 □ 复查影像学检查 □ 调整治疗计划/重新定位 □ 其他特殊医嘱	**长期医嘱：** □ 患者既往基础用药 □ 抗菌药物（必要时） □ 其他医嘱，可包括内分泌治疗 **临时医嘱：** □ 血常规、肝肾功能 □ 胸部上腹 CT 检查 □ 肿瘤标志物 □ 出院医嘱 □ 出院带药
主要护理工作	□ 观察患者病情变化 □ 定时巡视病房	□ 指导患者放疗结束后注意事项 □ 出院指导 □ 协助办理出院手续
病情变异记录	□ 无　□ 有，原因： 1. 2.	□ 无　□ 有，原因： 1. 2.
护士签名		
医师签名		

第十四章

乳腺癌改良根治术临床路径释义

【医疗质量控制指标】(2012 年试行版)

指标一、治疗前明确病理诊断。

指标二、治疗前实施临床分期检查。

指标三、明确手术方式、切除范围。保留乳房手术应包括术前评估、病理切缘、术后放疗。

指标四、组织标本处理方式规范。病理报告包括病理类型、分级、肿瘤大小、切缘、脉管浸润情况，检出淋巴结个数及阳性淋巴结个数，ER、PR、HER-2 检测结果。

指标五、放疗适应证、照射技术、靶区、剂量符合规范。

指标六、药物治疗（化疗、内分泌治疗、分子靶向治疗）适应证、方案、剂量、周期符合规范。

指标七、复发转移乳腺癌和新辅助治疗后应实施疗效评价。

指标八、治疗后应进行不良反应评价。

指标九、为患者提供乳腺癌诊疗相关的健康教育。

指标十、患者住院天数与住院费用。

一、乳腺癌编码

1. 原编码：

疾病名称及编码：乳腺癌（ICD-10：C50/D05）

乳腺癌改良根治术（ICD-9-CM-3：85.43 或 85.44）

2. 修改编码：

疾病名称及编码：乳腺癌（ICD-10：C50）

手术操作名称及编码：单侧乳房改良根治术（ICD-9-CM-3：85.43）

双侧乳房改良根治术（ICD-9-CM-3：85.44）

二、临床路径检索方法

C50 伴（85.43/85.44）

三、国家医疗保障疾病诊断相关分组（CHS-DRG）

MDC 编码：MDCJ（皮肤、皮下组织及乳腺疾病及功能障碍）

ADRG 编码：JR1（乳房恶性肿瘤）

四、乳腺癌改良根治术临床路径标准住院流程

（一）适用对象

第一诊断为乳腺癌（ICD-10：C50/D05）。

行乳腺癌改良根治术（ICD-9-CM-3：85.43 或 85.44）。

释义

■ 适用对象编码参见第一部分。

■ 本临床路径适用对象是第一诊断为乳腺癌的患者。

■ 适用对象中不包括良性肿瘤、炎性疾病等乳腺疾病。

■ 本路径的乳腺癌不包括ⅢB 期以上不可手术的乳腺癌。

■ 传统的改良根治术指全乳切除+腋窝淋巴结清扫。由于前哨淋巴结活检目前已经取代腋窝淋巴结清扫成为临床阴性乳腺癌患者腋窝分期的主要手段。因此，只要符合全乳切除的乳腺癌患者（包括保留乳头乳晕及皮肤的全乳切除者），无论采用何种方法对腋窝进行分期，均可拟定为乳腺癌改良根治术的临床路径。

（二）诊断依据

根据《乳腺癌诊疗规范（2011 年版）》（卫办医政发〔2011〕78 号），NCCN《乳腺癌临床实践指南（2011 年）》等。

1. 病史：发现乳腺肿块，可无肿块相关症状。
2. 体征：乳腺触及肿块，腺体局灶性增厚，乳头、乳晕异常，乳头溢液等。
3. 辅助检查：乳腺超声、乳腺 X 线摄影、乳腺 MRI、乳管镜等。
4. 病理学诊断明确（组织病理学、细胞病理学）。

释义

■ 现根据 NCCN《乳腺癌临床实践指南（2017 年）》《中国抗癌协会乳腺癌诊治指南与规范（2015 版）》《中国临床肿瘤学会（CSCO）乳腺癌诊疗指南（2017 年版）》等。

■ 本路径的制订主要参考国际及国内权威参考书籍及诊疗指南。

■ 典型的乳腺癌诊断并不困难，根据病史中肿瘤的性质、活动度、边界、乳头乳晕异常、溢液性质、腋下淋巴结性质等给予临床初步诊断。

■ 乳腺 B 超及数字化钼靶摄影可作为乳腺癌诊断的主要辅助手段。

■ 常规行胸部 X 线正侧位、B 超（颈部、锁骨上淋巴结、腋窝、上腹、盆腔）除外乳腺癌常见远端转移以利准确分期，必要时可行 CT、MRI、ECT、PET-CT 等以协助诊断。

病理是诊断的金标准，常用粗针穿刺活检或切检明确，细胞学检查不能作为确诊依据。

（三）治疗方案的选择及依据

根据《乳腺癌诊疗规范（2011 年版）》（卫办医政发〔2011〕78 号），NCCN《乳腺癌临床实践指南（2011 年）》等。

（活检）+乳腺癌改良根治术。

释义

■ 现根据 NCCN《乳腺癌临床实践指南（2017 年）》《中国抗癌协会乳腺癌诊治

指南与规范（2015 版）》《中国临床肿瘤学会（CSCO）乳腺癌诊疗指南（2017 年版）》等。

■ 本路径针对所有具备该手术适应证并排除手术禁忌证的患者。

■ 应根据患者年龄、一般状况、肿瘤特点、医疗条件、技术力量综合决定治疗方案。

■ 根据权威的诊疗规范，将不能手术的晚期患者及有条件行保乳术的患者另行选择相应路径入组。

■ 病理是诊断乳腺癌的金标准，粗针穿刺活检阳性的患者可不行术中切检，直接行改良根治术；阴性患者仍需行术中切检送快速病理进一步明确诊断。

（四）标准住院日为≤15 天

释义

■ 根据病情决定具体住院天数。术前准备 2~4 天，手术日为入院的第 3~5 天，术后住院恢复 7~10 天，符合出院标准时可以出院，总住院时间不超过 15 天均符合路径。

（五）进入路径标准

1. 第一诊断必须符合 ICD-10：C50/D05 乳腺癌疾病编码。
2. 可手术乳腺癌（Ⅰ~ⅢA 期）。
3. 符合手术适应证，无手术禁忌证。
4. 知情并同意行乳房切除。
5. 当患者合并其他疾病，但住院期间不需要特殊处理也不影响第一诊断的临床路径流程实施时，可以进入路径。

释义

■ 本路径需第一诊断满足乳腺癌疾病编码。

■ 本路径不包括良性肿瘤、炎性疾病、ⅢB 期以上乳腺癌。

■ 对于合并其他疾病，但不需特殊处理，不影响第一诊断且对手术无较大影响者可以进入本路径。

■ 对于合并其他疾病经合理治疗后病情稳定，亦或目前尚需持续用药，但不影响手术预后和路径实施的，可进入本路径，但可能会延长住院时间，增加治疗费用。

■ 对于合并对手术有较大影响的内科疾病者，需请相关科室会诊，对病情进行评估和控制以保证手术安全，影响路径实施的退出本路径。

■ 患者对手术导致的乳房缺失及腋窝淋巴结清扫导致的患肢功能障碍等重要并发症知情，并同意行乳房切除及腋窝淋巴结清扫。

（六）术前准备 2~4 天

1. 必需的检查项目：

（1）血常规+血型、尿常规、凝血功能、肝肾功能、电解质、血糖、感染性疾病筛查（乙型肝炎、丙型肝炎、梅毒、艾滋病等）。

（2）心电图、胸部 X 线平片。

（3）B 超：双乳、双腋下、双锁骨上、腹盆。

（4）双乳腺 X 线摄影。

2. 根据情况可选择的检查项目：

（1）肿瘤标志物。

（2）ECT 全身骨扫描。

（3）双乳 MRI、超声心动图、血或尿妊娠试验。

（4）检查结果提示肿瘤有转移时，可进行相关部位 CT 或 MRI 检查。

（5）肿瘤组织 ER、PR、HER_2 检查。

（6）合并其他疾病相关检查，如心肌酶谱、24 小时动态心电图、心肺功能检查等。

释义

■ 择期手术，根据病情决定术前时间，不需急诊手术。

■ 乳腺癌治疗需根据具体病情决定治疗方案，术前必须全面了解病情，准确评估，确定治疗方案，选择合适的手术方式并确保手术安全，进入相应路径管理。

■ 根据临床情况，可以在术前行新辅助治疗。新辅助治疗可在重组人粒细胞集落刺激因子（rhGM-CSF）支持下进行。

（七）手术日为入院第 3~5 天

1. 麻醉方式：全身麻醉。

2. 手术内固定物：如皮肤钉合器等。

3. 术中用药：麻醉常规用药等。

4. 输血：视术中情况而定。

5. 病理：冷冻、石蜡标本病理学检查。

释义

■ 乳腺癌改良根治术常规使用全身麻醉，麻醉药均为麻醉常规用药，麻醉期间注意加强合并内科病患者的控制。

■ 乳腺癌手术一般不需输血，但应具备紧急输血条件，应对突发情况，如大血管破裂等。

■ 手术可以使用合适器械，如皮肤钉合器等，不要求作为手术常规使用。

（八）术后住院恢复 7~10 天

1. 全身麻醉术后麻醉恢复平稳后，转回外科病房。

2. 术后用药：酌情镇痛、止吐、输液、维持水电解质平衡治疗。

3. 抗菌药物使用：按照《抗菌药物临床应用指导原则》（国卫办医发〔2015〕43 号）执行，Ⅰ类手术切口原则上不使用抗菌药物；如为高龄或免疫缺陷者等高危人群，可预防性应用抗菌药物，术前30分钟至2小时内给药，总的预防性应用抗菌药物时间不超过24小时，个别情况可延长至48小时。

释义

■ 手术常规全身麻醉下进行，术后需行麻醉苏醒，平稳后由麻醉医师送至外科病房，及时监测相关指标确保安全。

■ 术后患者可出现术区疼痛、麻醉相关呕吐、暂时不能进食导致的水电解质平衡紊乱等，可酌情使用镇痛、止吐、补液等对症支持治疗。

■ 乳腺癌改良根治术属于Ⅰ类手术切口，不常规使用抗菌药物；但患者若存在感染高危因素如免疫缺陷、高龄、行术前化疗免疫低下等可酌情预防性应用抗菌药物，并严格按照术前30分钟至2小时内给药，总时间不超过24小时，重度高危的患者可延长至48小时。术后免疫功能低下的患者可酌情选用免疫调节药，如脾多肽注射液等，改善患者免疫功能，利于疾病恢复。

■ 出现院内感染者可经验性用药并及时行细菌培养，需根据细菌培养及药敏试验及时调整抗菌药物，轻度感染增强局部控制后不影响路径实施者可不退出路径，中重度感染可能导致住院时间延长及治疗费用增加的病例退出路径。

■ 术后行患肢功能锻炼帮助患肢功能恢复。

（九）出院标准

1. 患者一般情况良好，体温正常，完成复查项目。
2. 伤口愈合好：引流管拔除或引流液每日50ml以下，伤口无感染，伤口无皮下积液或皮下积液< 20ml，无皮瓣坏死。
3. 没有需要住院处理的与本手术有关并发症。

释义

■ 患者出院前应一般情况良好。

■ 患者出院时引流液< 50ml，无感染、无皮瓣坏死者可带管出院；拔管患者伤口无感染、无皮瓣坏死、无皮下积液者可以出院；拔管患者皮下积液< 20ml者可以出院，但需遵医嘱返院处理伤口至皮下积液消失、伤口完全贴合。

■ 没有需要住院处理的与本手术有关的并发症如皮瓣坏死、下肢深静脉血栓等。

（十）变异及原因分析

1. 有影响手术的合并症，需要进行相关的诊断和治疗。
2. 围术期并发症，可能造成住院日延长或费用超出参考费用标准。
3. 医师认可的变异原因分析。
4. 其他患者方面的原因等。

释义

■ 有影响手术的合并症，如糖尿病、心脑血管疾病等，可能需要同时治疗或疾病本身导致术后恢复缓慢，从而导致治疗时间延长或治疗费用增加，严重影响路径实施者退出路径。

■ 围术期的并发症，如术后出血等，可能导致二次手术或恢复延迟，从而造成住院日延长或费用超出参考标准。

■ 医师认可的变异原因主要是指患者入选路径后，医师在检查及治疗过程中发现患者合并存在一些事前未预知的对本路径治疗可能产生影响的情况，需要终止执行路径或者是延长治疗时间、增加治疗费用。该情况需在表单中明确说明。

■ 因患者方面的主观原因导致执行路径出现变异，该情况亦需在表单中明确说明。

（十一）参考费用标准：1.3 万~1.9 万元

释义

■ 建议参考费用标准：1.5 万~2.5 万元。

五、乳腺癌改良根治术术后护理规范

1. 术后护理：术后 24 小时内护理：患者术后平卧位，常规 24 小时进行心电监护、吸氧等。密切观察患者生命体征变化，注意切口敷料有无渗血，发现异常应及时告知医师。
术后一般护理：术后嘱患者患侧上肢要减少活动，注意更换引流管并观察引流液的量和物理性质。术后 3 天嘱咐患者开始患侧上肢的功能锻炼，锻炼的量由少到多，逐渐增加。
2. 心理护理：帮助患者建立自信心，使患者保持乐观的心态。

六、乳腺癌改良根治术营养治疗规范

1. 所有患者入院后应常规进行营养筛查和营养状况评估和综合测定。
2. 治疗过程中每周至少为患者评估 1 次，以便尽早发现患者出现营养风险并采取早期干预。
3. 营养治疗方式的选择：①为了降低感染风险，首选经口摄入；②出现重度口腔/口咽黏膜炎影响吞咽功能者或产生较强的胃肠道反应的患者，肠内营养应经管饲给予。
4. 患者的每日供给量推荐为每日 25~30kcal/kg，如患者合并严重消耗，每日供给量推荐为每日 30~35kcal/kg。
5. 患者可适当提高优质脂肪的供能比例；蛋白质供给量为每日 1.0~1.5g/kg。
6. 根据胃肠功能状况尽早经口营养补充肠内营养制剂。如口服摄入不足目标量的 60%时，推荐管饲肠内营养。肠内营养不能达到目标量 60%时可选用肠外营养药物，以全合一的方式实施（应包含氨基酸、脂肪乳、葡萄糖、维生素、微量元素、电解质注射制剂等）。根据病情变化及营养耐受性选择或调整肠外肠内营养方案。

七、乳腺癌改良根治术患者健康宣教

1. 提供安静环境，保证患者的休息质量。嘱患者患肢制动。
2. 养成良好的卫生习惯，术后伤口拆线后即可淋浴。术区皮肤勿用手搓，勤换内衣，保持伤口处皮肤清洁干燥。
3. 坚持锻炼，根据自己的病情选择适当锻炼项目。坚持做康复功能操。
4. 保持积极乐观的情绪，保持充足的睡眠。

八、推荐表单

（一）医师表单

乳腺癌改良根治术医师表单

适用对象：第一诊断为乳腺癌（ICD-10：C50/D05）
行乳腺癌改良根治术（ICD-9-CM-3：85.43 或 85.44）

患者姓名：	性别： 年龄： 门诊号：	住院号：
住院日期： 年 月 日	出院日期： 年 月 日	标准住院日：≤15 天

时间	住院第 1 天	住院第 2~4 天
主要诊疗工作	□ 询问病史及体格检查 □ 完成首次病程记录 □ 完成大病历 □ 开具常规检查 □ 上级医师查房 □ 确定初步诊断	□ 实施检查检验并回收结果，异常者复查或增加相应检查项目 □ 完成术前准备与术前评估 □ 完成三级查房 □ 完成术前小结，行术前讨论，确定手术方案 □ 完成上级医师查房记录等 □ 穿刺活检（视情况而定） □ 向患者及家属交代病情及围术期注意事项 □ 签署手术及麻醉同意书、粗针吸活检或冷冻同意书、安全核查单、自费药品协议书、输血同意书、24 小时病情告知书、授权委托书、不收受财物协议书等文书 □ 完成必要的相关科室会诊 □ 初步确定手术术式和日期 □ 递交手术单 □ 麻醉医师术前访视患者及完成记录
重点医嘱	**长期医嘱：** □ 乳腺肿瘤外科护理常规 □ 二级护理 □ 饮食医嘱（普通饮食/糖尿病饮食） □ 患者既往合并用药 **临时医嘱：** □ 血常规、血型 □ 尿常规 □ 凝血功能 □ 肝肾功能、电解质、血糖 □ 感染性疾病筛查 □ 激素全项 □ 乳腺肿瘤标志物 □ 胸部正侧位 X 线片 □ 多导心电图 □ 双乳腺 X 线摄影 □ B 超：双乳腺、双腋下、颈部淋巴结、上腹、盆腔 □ 根据病情可选择：双乳 MRI、超声心动等	**长期医嘱：** □ 乳腺肿瘤外科护理常规 □ 二级护理 □ 饮食医嘱（普通饮食/糖尿病饮食） □ 患者既往合并用药 **临时医嘱：** □ 备皮 □ 术前禁食、禁水 □ 术前无创血压监测 □ 艾司唑仑 □ 其他特殊医嘱：Holter、双下肢静脉 B 超等
病情变异记录	□ 无 □ 有，原因： 1. 2.	□ 无 □ 有，原因： 1. 2.
医师签名		

时间	住院第 3~5 天 （手术日）	住院第 4~6 天 （术后第 1 天）
主要诊疗工作	□ 完成手术安全核对 □ 行肿瘤切除术并送快速冷冻病理 □ 实施乳腺癌改良根治术 □ 24 小时内完成手术记录 □ 完成术后病程记录 □ 向患者及家属交代病情及术后注意事项 □ 手术标本常规送病理检查 □ 麻醉医师随访，检查麻醉并发症	□ 上级医师查房，观察病情变化 □ 查看引流情况，行伤口换药处理 □ 完成常规病历书写
重点医嘱	**长期医嘱：** □ 全身麻醉下乳腺癌改良根治术后护理常规 □ 一级护理 □ 禁食、禁水 □ 吸氧（酌情） □ 心电监护（酌情） □ 口腔护理（酌情） □ 保留负压接引流管 □ 会阴护理 **临时医嘱：** □ 导尿（酌情） □ 其他特殊医嘱 □ 补液维持水电解质平衡 □ 酌情使用止吐、镇痛药物	**长期医嘱：** □ 普通饮食/糖尿病饮食 □ 一级护理 □ 雾化吸入（酌情） □ 保留负压接引流管 **临时医嘱：** □ 补液维持水电解质平衡 □ 酌情使用止吐、镇痛药物 □ 患者既往合并用药
病情变异记录	□ 无　□ 有，原因： 1. 2.	□ 无　□ 有，原因： 1. 2.
医师签名		

时间	住院第7~9天 （术后第2~4天）	住院第10~15天 （术后第5~10天）
主要诊疗工作	□ 上级医师查房 □ 完成常规病历书写 □ 观察引流，酌情切口换药处理	□ 上级医师查房，进行手术及伤口评估，确定有无手术并发症和切口愈合不良情况，明确是否出院 □ 根据引流情况确定拔除引流管时间 □ 完成常规病历书写、出院记录、病案首页、出院证明书等文书 □ 向患者交代出院后注意事项
重点医嘱	**长期医嘱：** □ 乳腺肿瘤外科护理常规 □ 二级护理（术后第2天开始） □ 肢体功能康复治疗 □ 饮食医嘱（普通饮食/糖尿病饮食） □ 患者既往合并用药 **临时医嘱：** □ 常规换药	**出院医嘱：** □ 出院带药
病情变异记录	□ 无 □ 有，原因： 1. 2.	□ 无 □ 有，原因： 1. 2.
医师签名		

（二）护士表单

乳腺癌改良根治术临床路径护士表单

适用对象：第一诊断为乳腺癌（ICD-10：C50/D05）

行乳腺癌改良根治术（ICD-9-CM-3：85.43 或 85.44）

患者姓名：	性别： 年龄： 门诊号：	住院号：
住院日期： 年 月 日	出院日期： 年 月 日	标准住院日：≤15 天

时间	住院第 1 天	住院第 2~4 天
主要护理工作	□ 入院宣教 □ 介绍主管医师、护士 □ 介绍病室环境、设施 □ 介绍常规制度及注意事项 □ 介绍疾病相关注意事项 □ 核对患者，佩戴腕带 □ 建立住院病历 □ 评估患者并书写护理评估单 □ 卫生处置：剪指（趾）甲、沐浴，更换病号服 □ 二级护理 □ 晨晚间护理 □ 患者安全管理 □ 遵医嘱通知实验室检查 □ 给予患者及家属心理支持	□ 术前宣教 □ 宣教疾病知识、术前准备及手术过程 □ 指导术前保持良好睡眠 □ 告知准备物品 □ 告知术后饮食、活动及探视注意事项 □ 告知术后可能出现的情况及应对方式 □ 告知家属等候区位置 □ 协助医师完成术前检查及化验 □ 术前准备 □ 备皮 □ 术前禁食、禁水 □ 术前无创血压监测 □ 艾司唑仑 □ 二级护理 □ 晨晚间护理 □ 患者安全管理 □ 遵医嘱完成相关检查 □ 给予患者及家属心理支持
重点医嘱	□ 详见医嘱执行单	□ 详见医嘱执行单
病情变异记录	□ 无 □ 有，原因： 1. 2.	□ 无 □ 有，原因： 1. 2.
护士签名		

时间	住院第3~5天 （手术日）	住院第4~6天 （术后第1天）
主要护理工作	□ 术后当日宣教 □ 告知监护设备、管路功能及注意事项 □ 告知饮食、体位要求 □ 告知术后可能出现的情况及应对方式 □ 再次明确探视陪伴须知 □ 术前监测生命体征 □ 送手术 □ 摘除患者各种活动物品 □ 核对患者资料及带药 □ 填写手术交接单，签字确认 □ 接手术 □ 核对患者及资料，签字确认 □ 一级护理 □ 晨晚间护理 □ 卧位护理：雾化吸入护理；预防深静脉血栓形成 □ 排泄护理 □ 患者安全管理 □ 病情观察，写特护记录：日间 q2h、夜间 q4h 评估生命体征、伤口敷料、引流情况及出入量等 □ 遵医嘱指导康复锻炼 □ 给予患者及家属心理支持	□ 术后宣教 □ 复查患者对术前宣教内容的掌握程度 □ 饮食、活动、安全指导 □ 药物作用及频率 □ 疾病恢复期注意事项 □ 疼痛及睡眠指导 □ 一级护理 □ 晨晚间护理 □ 协助进食进水 □ 协助翻身、创伤移动、防止压疮 □ 排泄护理 □ 患者安全管理 □ 病情观察，写护理记录 □ 评估生命体征、伤口敷料、引流情况、尿管情况 □ 遵医嘱给予预防深静脉血栓形成治疗 □ 遵嘱指导康复锻炼 □ 给予患者及家属心理支持 □ 需要时，联系主管医师给予相关治疗及用药
重点医嘱	□ 详见医嘱执行单	□ 详见医嘱执行单
病情变异记录	□ 无 □ 有，原因： 1. 2.	□ 无 □ 有，原因： 1. 2.
护士签名		

时间	住院第 7~9 天 （术后第 2~4 天）	住院第 10~15 天 （术后第 5~10 天）
主要护理工作	□ 术后宣教 □ 复查患者对术前宣教内容的掌握程度 □ 饮食、活动、安全指导 □ 疾病恢复期注意事项 □ 一/二级护理 □ 晨晚间护理 □ 协助进食进水 □ 协助翻身、创伤移动、防止压疮 □ 排泄护理 □ 患者安全管理 □ 病情观察，写护理记录 □ 评估生命体征、伤口敷料、引流情况 □ 遵医嘱给予预防深静脉血栓形成治疗 □ 遵嘱指导康复锻炼 □ 给予患者及家属心理支持	□ 出院宣教 □ 遵医嘱告示后续治疗（化疗、放疗、内分泌治疗、靶向治疗）安排 □ 告知随诊及复查时间 □ 嘱患者自行继续进行功能锻炼 □ 指导出院后患肢功能锻炼 □ 二级护理 □ 晨晚间护理 □ 指导床旁活动及患肢功能锻炼 □ 指导饮食 □ 患者安全管理 □ 病情观察 □ 评估生命体征，局部敷料及引流管情况 □ 遵嘱给予防止深静脉血栓形成功能锻炼 □ 遵医嘱指导出院后功能康复锻炼 □ 给予患者及家属心理支持 □ 办理出院手续
重点医嘱	□ 详见医嘱执行单	□ 详见医嘱执行单
病情变异记录	□ 无　□ 有，原因： 1. 2.	□ 无　□ 有，原因： 1. 2.
护士签名		

（三）患者表单

乳腺癌改良根治术临床路径患者表单

适用对象：第一诊断为乳腺癌（ICD-10：C50/D05）
行乳腺癌改良根治术（ICD-9-CM-3：85.43或85.44）

患者姓名：	性别： 年龄：	门诊号：	住院号：
住院日期： 年 月 日	出院日期： 年 月 日		标准住院日：≤15天

时间	入院	手术前	手术当天
医患配合	□ 配合询问病史，收集资料，请务必详细告知既往史、用药史、过敏史 □ 如服用抗凝药物，请明确告知 □ 配合测量生命体征，进行体格检查 □ 接受入院宣教 □ 遵守医院的相关规定和家属探视制度 □ 有不适症状请及时告知医师和护士	□ 配合完善术前相关检查，如采血、留尿、心电图、X线胸片、钼靶、B超等 □ 医师向患者及家属介绍病情及治疗计划，告知手术方案及风险，术前签字 □ 麻醉师进行术前访视 □ 接受术前宣教，了解围术期需要注意的问题，提前做好准备 □ 完成术前准备：备皮，配合禁食、禁水，准备好必要物品，取下义齿及饰品等并将贵重物品交由家属保管，术前保证良好睡眠 □ 有不适症状请及时告知医师和护士	□ 晨起配合测量生命体征 □ 配合医师完成手术标示 □ 入手术室前协助完成核对 □ 出手术室后配合心电、呼吸、血氧、血压监测，以及输液、导尿等 □ 遵医嘱采取正确体位 □ 有不适症状及时告知医师和护士
重点诊疗及检查	**诊疗重点：** □ 协助医师记录病史 □ 初步确定乳腺疾病治疗方案 □ 告知医师既往的基础疾病并继续治疗 **重要检查：** □ 测量生命体征，身高体重 □ 进行全身体格检查 □ 进行专科检查	**诊疗重点：** □ 按照预约时间完成必要的实验室检查 □ 了解病情和可选择的治疗方案 □ 了解麻醉和手术风险、围术期可能出现的并发症等 **重要检查：** □ 完成血尿常规、血型、血凝常规、生化全项、感染性疾病筛查等实验室检查 □ 完成X线胸片、心电图、钼靶、B超等检查 □ 根据专科情况完成必要的实验室检查，如激素全项、肿瘤标志物、CT、MR、ECT等 □ 根据既往病史完成相关实验室检查，如心肌标志物、超声心动、甲状腺功能全项等	**诊疗重点：**

时间	手术后	出院
医患配合	□ 配合定时测量生命体征、监测出入量、引流量等 □ 卧床期间注意活动下肢，预防静脉血栓形成，必要时接受抗凝治疗 □ 配合伤口换药 □ 接受进食、进水、排便等生活护理 □ 注意保护引流管及尿管，避免牵拉、脱出、打折等 □ 遵医嘱逐步进行功能锻炼，注意动作禁忌，避免因活动不当造成皮瓣游离 □ 出现不适症状及时告知医师和护士，如心前区不适、心悸、下肢疼痛等，并配合进行相应实验室检查 □ 配合拔除尿管、引流管 □ 注意活动安全，避免坠床或跌倒 □ 配合执行探视及陪伴制度 □ 根据术后病理回报追加必要的实验室检查	□ 接受出院前指导 □ 获取出院诊断书 □ 获取出院带药 □ 知晓服药方法、作用、注意事项 □ 遵医嘱进行适度功能锻炼，注意动作禁忌 □ 知晓复查、术后放化疗等的时间及程序 □ 知晓在院外出现不适症状时应及时就诊 □ 接受出院宣教 □ 办理出院手续
重点诊疗及检查	□ 如出现心前区不适、心悸等症状，应配合完成心电图、心功能、心肌标志物等实验室检查 □ 如出现腹痛、腹泻等症状应配合完成便常规、腹部B超等检查 □ 如出现下肢疼痛应配合完成下肢血管B超等检查 □ 如术后病理提示淋巴结转移转移较多，应配合完成相关检查除外远端转移，如头部、胸部或上腹CT、ECT、PET-CT等	

附：原表单（2012年版）

乳腺癌改良根治术临床路径表单

适用对象：第一诊断为0、Ⅰ、ⅡA（T_2，N_0，M_0）、ⅡB（T_2，N_1，M_0或T_3，N_0，M_0）或ⅢA（仅$T_3N_1M_0$）期的乳腺癌（ICD-10：C50/D05）
行乳腺癌改良根治术（ICD-9-CM-3：85.43或85.44）

患者姓名：	性别：　年龄：　门诊号：		住院号：
住院日期：　年　月　日	出院日期：　年　月　日		标准住院日：≤15天

时间	住院第1天	住院第2~4天	住院第3~5天 （手术日）
主要诊疗工作	□ 询问病史及体格检查 □ 完成入院病历书写 □ 开具实验室检查单及相关检查	□ 完成术前准备与术前评估 □ 三级医师查房 □ 术前讨论，确定手术方案 □ 完成上级医师查房记录等 □ 向患者及家属交代病情及围术期注意事项 □ 穿刺活检（视情况而定） □ 签署手术及麻醉同意书、自费药品协议书、输血同意书 □ 完成必要的相关科室会诊 □ 初步确定手术术式和日期 □ 麻醉医师术前访视患者及完成记录	□ 手术（包括手术安全核对） □ 完成手术记录 □ 完成术后病程记录 □ 向患者及家属交代病情及术后注意事项 □ 手术标本常规送病理检查
重点医嘱	**长期医嘱：** □ 乳腺肿瘤护理常规 □ 三级护理 □ 普通饮食 □ 患者既往合并用药 **临时医嘱：** □ 血常规、血型、尿常规、凝血功能、电解质、肝肾功能、血糖、感染性疾病筛查 □ X线胸片、心电图 □ 双乳腺X线摄影 □ 超声：双乳、双腋下、双锁骨上、腹盆腔 □ 根据病情可选择：双乳MRI、超声心动图、肿瘤标志物	**长期医嘱：** □ 患者既往合并用药 **临时医嘱：** □ 备皮 □ 术前禁食禁饮 □ 其他特殊医嘱	**长期医嘱：** □ 全身麻醉下乳腺癌改良根治术后护理常规 □ 特级护理 □ 禁食禁饮 □ 吸氧（酌情） □ 心电监护（酌情） □ 口腔护理（酌情） □ 保留闭式引流 □ 胸壁负压引流管接负压引流装置 □ 会阴护理 **临时医嘱：** □ 导尿（酌情） □ 其他特殊医嘱 □ 输液、维持水电平衡 □ 酌情使用止吐、镇痛药物

续 表

时间	住院第 1 天	住院第 2~4 天	住院第 3~5 天 （手术日）
主要护理工作	□ 入院介绍 □ 入院评估 □ 指导患者进行相关辅助检查	□ 术前准备 □ 术前宣教（提醒患者术前禁食禁饮） □ 沐浴、剪指甲、更衣 □ 心理护理 □ 患肢康复操指导	□ 观察患者病情变化 □ 术后生活护理 □ 术后疼痛护理 □ 定时巡视病房
病情变异记录	□ 无 □ 有，原因： 1. 2.	□ 无 □ 有，原因： 1. 2.	□ 无 □ 有，原因： 1. 2.
护士签名			
医师签名			

时间	住院第4~6天 (术后第1日)	住院第7~9天 (术后第2~4日)	住院第10~15天 (术后第5~10日)
主要诊疗工作	□ 上级医师查房，观察病情变化 □ 住院医师完成常规病历书写 □ 注意引流管	□ 上级医师查房 □ 住院医师完成常规病历书写 □ 观察引流量	□ 上级医师查房，进行手术及伤口评估，确定有无手术并发症和切口愈合不良情况，明确是否出院 □ 根据引流情况确定拔除引流管时间 □ 完成出院记录、病案首页、出院证明书等 □ 向患者交代出院后的注意事项，如返院复诊时间，发生紧急情况时处理等
重点医嘱	**长期医嘱：** □ 普通饮食 □ 一级护理 □ 雾化吸入（酌情） **临时医嘱：** □ 输液、维持水电平衡 □ 酌情使用止吐、镇痛药物	**长期医嘱：** □ 二级护理（术后第二天开始） □ 肢体功能康复治疗 **临时医嘱：** □ 常规换药	**出院医嘱：** □ 出院带药
主要护理工作	□ 观察患者病情变化 □ 术后生活护理 □ 术后心理护理 □ 术后疼痛护理 □ 指导术后功能锻炼	□ 观察患者病情变化 □ 术后生活护理 □ 术后心理护理 □ 术后指导（功能锻炼等）	□ 指导患者术后康复 □ 出院指导 □ 协助办理出院手续
病情变异记录	□ 无 □ 有，原因： 1. 2.	□ 无 □ 有，原因： 1. 2.	□ 无 □ 有，原因： 1. 2.
护士签名			
医师签名			

第十五章

乳腺癌保留乳房手术临床路径释义

【医疗质量控制指标】（2012 年《结直肠癌诊疗质量控制指标（试行）》）

指标一、治疗前明确病理诊断。

指标二、治疗前实施临床分期检查。

指标三、明确手术方式、切除范围。保留乳房手术应包括术前评估、病理切缘、术后放疗。

指标四、组织标本处理方式规范。病理报告包括病理类型、分级、肿瘤大小、切缘、脉管浸润情况，检出淋巴结个数及阳性淋巴结个数，ER、PR、HER-2 检测结果。

指标五、放疗适应证、照射技术、靶区、剂量符合规范。

指标六、药物治疗（化疗、内分泌治疗、分子靶向治疗）适应证、方案、剂量、周期符合规范。

指标七、复发转移乳腺癌和新辅助治疗后应实施疗效评价。

指标八、治疗后应进行不良反应评价。

指标九、为患者提供乳腺癌诊疗相关的健康教育。

指标十、患者住院天数与住院费用。

一、乳腺癌编码

1. 原编码：

疾病名称及编码：乳腺癌（ICD-10：C50/D05）

手术操作名称及编码：乳腺癌保留乳房手术（ICD-9-CM-3：85.21-85.23）

2. 修改编码：

疾病名称及编码：乳腺癌（ICD-10：C50/D05）

手术操作名称及编码：乳腺癌保留乳房手术（ICD-9-CM-3：85.21-85.23/85.33-85.36）

二、临床路径检索方法

（C50/D05）伴（85.21-85.23/85.33-85.36）

三、国家医疗保障疾病诊断相关分组（CHS-DRG）

MDC 编码：MDCJ（皮肤、皮下组织及乳腺疾病及功能障碍）

ADRG 编码：JR1（乳房恶性肿瘤）

四、乳腺癌保留乳房手术临床路径标准住院流程

（一）适用对象

第一诊断为乳腺癌（ICD-10：C50/D05），行乳腺癌保留乳房手术（ICD-9-CM-3：85.21 或 85.22 或 85.23，以下简称保乳手术）。

释义

- 适用对象编码参见第一部分。
- 本临床路径适用对象是第一诊断为乳腺癌的患者。

■ 可手术乳腺癌0、Ⅰ、部分Ⅱ期及部分Ⅱ、Ⅲ期（炎性乳腺癌除外）经新辅助化疗降期患者。

■ 适用对象中不包括良性肿瘤、炎性疾病等乳腺疾病。

（二）诊断依据

根据《乳腺癌诊疗规范（2011年版）》（卫办医政发〔2011〕78号），NCCN《乳腺癌临床实践指南（2011年）》等。

1. 病史：发现乳腺肿块，可无肿块相关症状。
2. 体征：乳腺触及肿块、腺体局灶性增厚、乳头溢液等。
3. 辅助检查：乳腺超声、乳腺X线摄影、乳腺MRI、乳管镜等。
4. 病理学诊断明确（组织病理学、细胞病理学）。

释义

■ 现根据NCCN《乳腺癌临床实践指南（2017年）》《中国抗癌协会乳腺癌诊治指南与规范（2015版）》《中国临床肿瘤学会（CSCO）乳腺癌诊疗指南（2017年版）》等。

■ 本路径的制订主要参考国际及国内权威参考书籍及诊疗指南，上述临床资料及实验室检查是确诊乳腺癌及评估患者是否符合保乳手术适应证的重要依据。

■ 典型的乳腺癌诊断并不困难，根据病史中肿瘤的性质、活动度、边界、乳头乳晕异常、溢液性质、腋下淋巴结性质等给予临床初步诊断。

■ 乳腺B超及数字化钼靶摄影可作为乳腺癌诊断的主要辅助手段。

■ 常规行胸部X线正侧位、B超（颈部、锁骨上淋巴结、腋窝、上腹、盆腔）除外乳腺癌常见远端转移以利准确分期，必要时可行CT、MRI、ECT、PET-CT等以协助诊断。

■ 术前乳腺MRI是确定乳腺肿瘤范围，排除多灶或多中心肿瘤的重要手段。

■ 病理是诊断的金标准，常用粗针吸活检或切检明确，细胞学检查不能作为确诊依据。

（三）治疗方案的选择及依据

根据《乳腺癌诊疗规范（2011年版）》（卫办医政发〔2011〕78号），NCCN《乳腺癌临床实践指南（2011年）》等。

1. 早期乳腺癌行保乳手术加放疗可获得与乳房切除手术同样的效果。
2. 保乳手术相对乳房切除手术创伤小，并发症少，且可获得良好的美容效果。
3. 需要强调的是：

（1）应当严格掌握保乳手术适应证。

（2）开展保乳手术的医院应当能够独立完成手术切缘的组织病理学检查，保证切缘阴性。

（3）开展保乳手术的医院应当具备放疗的设备和技术，否则术后应当将患者转入有相应设备的医院进行放射治疗。

释义

■ NCCN《乳腺癌临床实践指南（2017 年）》《中国抗癌协会乳腺癌诊治指南与规范（2015 版）》《中国临床肿瘤学会（CSCO）乳腺癌诊疗指南（2017 年版）》等。

■ 保乳手术因保留了大量乳腺组织，为确保患者手术安全，降低复发转移风险，应严格掌握其适应证。

■ 使患者充分了解保乳手术的相关治疗方案及风险，充分尊重患者意愿。

■ 术前检查、术中病理标本切缘诊断不符合保乳条件，或患者无法接受术后放疗时应退出本路径。

（四）标准住院日≤12 天

释义

■ 完善术前相关辅助实验室检查需 2~4 天，第 3~5 天行手术治疗，术后恢复 5~7 天，病情平稳（见出院标准）时可出院。总住院时间不超过 12 天均符合路径要求。

（五）进入路径标准

1. 第一诊断必须符合 ICD-10：C50/D05 乳腺癌疾病编码。
2. 患者有保乳意愿且无手术禁忌；乳腺肿瘤可以完整切除，达到阴性切缘；可获得良好的美容效果。
3. 当患者合并其他疾病，但住院期间不需要特殊处理也不影响第一诊断的临床路径流程实施时，可以进入路径。

释义

■ 本路径需第一诊断满足乳腺癌疾病编码。

■ 本路径包括可手术乳腺癌 0、Ⅰ、部分Ⅱ期及部分Ⅱ、Ⅲ期（炎性乳腺癌除外）经新辅助化疗降期患者。不包括乳头乳晕区病变、多中心及多灶性病变、良性肿瘤、炎性疾病、ⅢB 期以上乳腺癌。

■ 对于合并其他疾病，但不需特殊处理，不影响第一诊断且对手术无较大影响者可以进入路径。

■ 对于合并其他疾病经合理治疗后病情稳定，亦或目前尚需持续用药，但不影响手术预后和路径实施的，可进入路径，但可能会延长住院时间，增加治疗费用。

■ 对于合并对手术有较大影响的内科疾病者，需请相关科室会诊，对病情进行评估和控制以保证手术安全，影响路径实施的退出本路径。

■ 患者对保乳手术造成的双侧乳房外观不对称等情况知情并接受，同意行病变周围扩大切除。

■ 患者对手术行腋窝淋巴结清扫导致的患肢功能障碍等重要并发症知情，并同意行腋窝淋巴结清扫术。为了避免不必要的腋窝清扫，减低腋窝清扫术后并发症，对临床阴性和临床阳性但经针吸活检病理证实阴性的腋窝淋巴结可由有经验的外科团队行前哨淋巴结活检术。患者对前哨淋巴结活检术的获益和风险充分知情和同意。

■ 患者对保乳手术后须行辅助放疗知情，并对辅助放疗过程中相关并发症充分知情并接受。

■ 患者对保乳手术因术中切缘反复阳性造成保乳手术失败知情并接受。

（六）术前准备2~4天

1. 必需的检查项目：

（1）血常规+血型、尿常规、凝血功能、肝肾功能、电解质、血糖、感染性疾病筛查（乙型肝炎、丙型肝炎、梅毒、艾滋病等）。

（2）心电图、胸部X线平片。

（3）B超（双乳、双腋下、锁骨上、腹盆）；双乳腺X线摄影；双乳MRI。

2. 根据情况可选择的检查项目：

（1）肿瘤标志物。

（2）ECT全身骨扫描。

（3）超声心动图、血或尿妊娠试验。

（4）检查结果提示肿瘤有转移时，可进行相关部位X线、CT或MRI检查。

（5）肿瘤组织ER、PR、HER_2检查。

（6）合并其他疾病相关检查：如心肌酶谱、24小时动态心电图、心肺功能检查等。

释义

■ 择期手术，根据病情决定术前时间，不需急诊手术。

■ 乳腺癌治疗需根据具体病情决定治疗方案，术前必须全面了解病情，准确评估，确定治疗方案，选择合适的手术方式并确保手术安全，进入相应路径管理。

■ 双乳MRI检查显示病变为多灶性或多中心时，不符合保乳手术适应证，应退出本路径，进入乳腺癌改良根治术路径。

■ 根据临床情况，可以在术前行新辅助治疗。

（七）手术日为入院第3~5天

1. 麻醉方式：全身麻醉。

2. 手术内固定物：如切缘钛夹标志等。

3. 术中用药：麻醉常规用药等。

4. 输血：视术中情况而定。

5. 病理：

（1）术中病理诊断：保乳手术标本的规范处理包括原发灶标本进行上下、内外、前后标记；钙化灶活检时行钼靶摄片；由病理科进行标本周围断端冷冻检查，明确是否切缘阴性，切缘阴性即保乳手术成功。

（2）术后病理诊断：病理报告中对保乳标本的评价应包括以下内容：大体检查应明确多方位切缘情况（前、后、上、下、内、外侧）。

释义

■ 乳腺癌保留乳房手术常规使用全身麻醉，麻醉药均为麻醉常规用药，麻醉期间注意加强合并内科病患者的控制。

■ 乳腺癌手术一般不需输血，但应具备紧急输血条件，应对突发情况，如大血管破裂等。

■ 术中可以使用钛夹标记瘤床位置便于术后辅助放疗定位。

（八）术后住院恢复 5~7 天

1. 全身麻醉术后麻醉恢复平稳后，转回外科病房。
2. 术后用药：酌情镇痛、止吐、输液、维持水电解质平衡治疗。
3. 抗菌药物使用：按照《抗菌药物临床应用指导原则》（国卫办医发〔2015〕43 号）执行，Ⅰ类手术切口原则上可不使用抗菌药物；如为高龄或免疫缺陷者等高危人群，可预防性应用抗菌药物，术前 30 分钟至 2 小时内给药，总的预防性应用抗菌药物时间不超过 24 小时，个别情况可延长至 48 小时。

释义

■ 手术常规全身麻醉下进行，术后需行麻醉苏醒，平稳后由麻醉医师送至外科病房，及时监测相关指标确保安全。

■ 术后患者可出现术区疼痛、麻醉相关呕吐、暂时不能进食导致的水电解质平衡紊乱等，可酌情使用镇痛、止吐、补液等对症支持治疗。

■ 乳腺癌保留乳房手术属于Ⅰ类手术，不常规使用抗菌药物；但患者如存在感染高危因素如免疫缺陷、高龄、行术前化疗免疫低下等可酌情预防性应用抗菌药物，并严格按照术前 30 分至 2 小时内给药，总时间不超过 24 小时，重度高危的患者可延长至 48 小时。

■ 出现院内感染者可经验性用药并及时行细菌培养，需根据菌培养及药敏试验及时调整抗菌药物，轻度感染增强局部控制后不影响路径实施者可不退出路径，中重度感染可能导致住院时间延长及治疗费用增加的病例退出路径。

■ 术后行患肢功能锻炼帮助患肢功能恢复。

（九）出院标准

1. 患者一般情况良好，体温正常，完成复查项目。
2. 伤口愈合好：引流管拔除或引流液每日 50ml 以下，伤口无出血感染。
3. 没有需要住院处理的与本手术有关并发症。

释义

■ 患者出院前应一般情况良好。

■ 患者引流液＜50ml/d，且无出血感染者可带管出院，告知患者保持敷料清洁干燥，定期返院换药，待腋窝引流＜10ml/d 时可拔除引流管。

■ 已拔管患者伤口无感染出血可以出院。

■ 没有需要住院处理的与本手术有关的并发症如下肢深静脉血栓等。

（十）变异及原因分析

1. 有影响手术的合并症，需要进行相关的诊断和治疗。
2. 术中保乳标本切缘阳性表示保乳失败，建议改为乳房切除手术。
3. 术前诊断行 Core needle 穿刺活检（包括真空辅助活检）。
4. 围术期并发症，可能造成住院日延长或费用超出参考费用标准。
5. 医师认可的变异原因。
6. 其他患者方面的原因等。

释义

■ 有影响手术的合并症，如糖尿病、心脑血管疾病等，可能需要同时治疗或疾病本身导致术后恢复缓慢，从而导致治疗时间延长或治疗费用增加，严重影响路径实施者退出路径。

■ 围术期的并发症，如术后出血等，可能导致二次手术或恢复延迟，从而造成住院日延长或费用超出参考标准。

■ 医师认可的变异原因主要是指患者入选路径后，医师在检查及治疗过程中发现患者合并存在一些事前未预知的对本路径治疗可能产生影响的情况，需要终止执行路径或者是延长治疗时间、增加治疗费用。该情况需在表单中明确说明。

■ 因患者方面的主观原因导致执行路径出现变异，该情况亦需在表单中明确说明。

（十一）参考费用标准：1.2 万~1.8 万元

释义

■ 建议参考费用标准：1.5 万~2.5 万元。

五、乳腺癌保留乳房手术术后护理规范

1. 术后护理：术后 24 小时内护理：患者术后平卧位，常规 24 小时进行心电监护、吸氧等。密切观察患者生命体征变化，注意切口敷料有无渗血，发现异常应及时告知医师。
术后一般护理：术后嘱患者患侧上肢要减少活动，注意更换引流管并观察引流液的量和物理性质。术后 3 天嘱咐患者开始患侧上肢的功能锻炼，锻炼的量由少到多，逐渐增加。
2. 心理护理：帮助患者建立自信心，使患者保持乐观的心态。

六、乳腺癌保留乳房手术营养治疗规范

术后 24 小时即可进食，嘱患者进食易于消化、营养丰富的饮食。糖尿病患者低糖饮食。

七、乳腺癌保留乳房手术患者健康宣教

1. 提供安静环境，保证患者的休息质量。嘱患者患肢制动。

2. 养成良好的卫生习惯，术后伤口拆线后即可淋浴。术区皮肤勿用手搓，勤换内衣，保持伤口处皮肤清洁干燥。

3. 坚持锻炼，根据自己的病情选择适当锻炼项目。坚持做康复功能操。

4. 保持积极乐观的情绪，保持充足的睡眠。

八、推荐表单

（一）医师表单

乳腺癌保留乳房手术临床路径医师表单

适用对象：第一诊断为乳腺癌（ICD-10：C50/D05）：临床 0、Ⅰ、部分Ⅱ期及部分Ⅱ、Ⅲ期（炎性乳腺癌除外）经新辅助化疗降期患者
行乳腺癌保留乳房手术（ICD-9-CM-3：85.21 或 85.22 或 85.23）

患者姓名：	性别：　年龄：　门诊号：	住院号：
住院日期：　年　月　日	出院日期：　年　月　日	标准住院日：≤12 天

时间	住院第 1 天	住院第 2~4 天
主要诊疗工作	□ 询问病史及体格检查 □ 完成首次病程记录 □ 完成大病历 □ 开具各项检查单 □ 上级医师查房 □ 确定初步诊断	□ 实施检查检验并回收结果，异常者复查或增加相应检查项目 □ 完成术前准备与术前评估 □ 完成三级查房 □ 完成术前小结，行术前讨论，确定手术方案 □ 完成上级医师查房记录等 □ 穿刺活检（视情况而定） □ 向患者及家属交代病情及围术期注意事项 □ 签署手术及麻醉同意书、粗针吸活检或冷冻同意书、安全核查单、自费药品协议书、输血同意书、24 小时病情告知书、授权委托书、不收受财物协议书等文书 □ 完成必要的相关科室会诊 □ 初步确定手术术式和日期 □ 递交手术单 □ 麻醉医师术前访视患者及完成记录
重点医嘱	**长期医嘱：** □ 乳腺肿瘤外科护理常规 □ 二级护理 □ 饮食医嘱（普通饮食/糖尿病饮食） □ 患者既往合并用药 **临时医嘱：** □ 血常规、血型 □ 尿常规 □ 凝血功能 □ 肝肾功能、电解质、血糖 □ 感染性疾病筛查 □ 激素全项 □ 乳腺肿瘤标志物 □ 胸部正侧位 X 线片 □ 多导心电图	**长期医嘱：** □ 同前 **临时医嘱：** □ 备皮 □ 术前禁食、禁水 □ 术前无创血压监测 □ 艾司唑仑 □ 其他特殊医嘱：Holter、双下肢静脉 B 超等
	□ 双乳腺 X 线摄影 □ B 超：双乳腺、双腋下、颈部淋巴结、上腹、盆腔 □ 根据病情可选择：双乳 MRI、超声心动等	
病情变异记录	□ 无　□ 有，原因： 1. 2.	□ 无　□ 有，原因： 1. 2.
医师签名		

时间	住院第 3~5 天 （手术日）	住院第 4~6 天 （术后第 1 天）
主要诊疗工作	□ 完成手术安全核对 □ 行肿瘤切除术并送快速冷冻病理 □ 实施乳腺癌保留乳房手术 □ 24 小时内完成手术记录 □ 完成术后病程记录 □ 向患者及家属交代病情及术后注意事项 □ 手术标本常规送病理检查 □ 麻醉医师随访，检查麻醉并发症	□ 上级医师查房，观察病情变化 □ 查看引流情况，行伤口换药处理 □ 完成常规病历书写
重点医嘱	**长期医嘱：** □ 全身麻醉下乳腺癌保留乳房手术后护理常规 □ 一级护理 □ 禁食、禁水 □ 吸氧（酌情） □ 心电监护（酌情） □ 口腔护理（酌情） □ 保留负压接引流管 □ 会阴护理 **临时医嘱：** □ 导尿（酌情） □ 其他特殊医嘱 □ 补液维持水电解质平衡 □ 酌情使用止吐、镇痛药物	**长期医嘱：** □ 普通饮食/糖尿病饮食 □ 一级护理 □ 雾化吸入（酌情） □ 保留负压接引流管 **临时医嘱：** □ 补液维持水电解质平衡 □ 酌情使用止吐、镇痛药物 □ 患者既往合并用药
病情变异记录	□ 无 □ 有，原因： 1. 2.	□ 无 □ 有，原因： 1. 2.
医师签名		

时间	住院第7~9天 （术后第2~4天）	住院第10~12天 （术后第5~7天）
主要诊疗工作	□ 上级医师查房 □ 完成常规病历书写 □ 观察引流，酌情切口换药处理	□ 上级医师查房，进行手术及伤口评估，确定有无手术并发症和切口愈合不良情况，明确是否出院 □ 根据引流情况确定拔除引流管时间 □ 完成常规病历书写、出院记录、病案首页、出院证明书等文书 □ 向患者交代出院后注意事项
重点医嘱	**长期医嘱：** □ 乳腺肿瘤外科护理常规 □ 二级护理（术后第2天开始） □ 肢体功能康复治疗 □ 饮食医嘱（普通饮食/糖尿病饮食） □ 患者既往合并用药 **临时医嘱：** □ 常规换药	**出院医嘱：** □ 出院带药
病情变异记录	□ 无 □ 有，原因： 1. 2.	□ 无 □ 有，原因： 1. 2.
医师签名		

（二）护士表单

乳腺癌保留乳房手术临床路径护士表单

适用对象：第一诊断为乳腺癌（ICD-10：C50/D05）：临床0、Ⅰ、部分Ⅱ期及部分Ⅱ、Ⅲ期（炎性乳腺癌除外）经新辅助化疗降期患者
行乳腺癌保留乳房手术（ICD-9-CM-3：85.21或85.22或85.23）

患者姓名：	性别： 年龄： 门诊号：		住院号：
住院日期： 年 月 日	出院日期： 年 月 日		标准住院日：≤12天

时间	住院第1天	住院第2~4天
主要护理工作	□ 入院宣教 □ 介绍主管医师、护士 □ 介绍病室环境、设施 □ 介绍常规制度及注意事项 □ 介绍疾病相关注意事项 □ 核对患者，佩戴腕带 □ 建立住院病历 □ 评估患者并书写护理评估单 □ 卫生处置：剪指（趾）甲、沐浴，更换病号服 □ 二级护理 □ 晨晚间护理 □ 患者安全管理 □ 遵医嘱通知实验室检查 □ 给予患者及家属心理支持	□ 术前宣教 □ 宣教疾病知识、术前准备及手术过程 □ 指导术前保持良好睡眠 □ 告知准备物品 □ 告知术后饮食、活动及探视注意事项 □ 告知术后可能出现的情况及应对方式 □ 告知家属等候区位置 □ 协助医师完成术前检查及实验室检查 □ 术前准备 □ 备皮 □ 术前禁食、禁水 □ 术前无创血压监测 □ 艾司唑仑 □ 二级护理 □ 晨晚间护理 □ 患者安全管理 □ 遵医嘱完成相关检查 □ 给予患者及家属心理支持
重点医嘱	□ 详见医嘱执行单	□ 详见医嘱执行单
病情变异记录	□ 无 □ 有，原因： 1. 2.	□ 无 □ 有，原因： 1. 2.
护士签名		

时间	住院第 3~5 天 （手术日）	住院第 4~6 天 （术后第 1 天）
主要护理工作	□ 术后当日宣教 □ 告知监护设备、管路功能及注意事项 □ 告知饮食、体位要求 □ 告知术后可能出现的情况及应对方式 □ 再次明确探视陪伴须知 □ 术前监测生命体征 □ 送手术 □ 摘除患者各种活动物品 □ 核对患者资料及带药 □ 填写手术交接单、签字确认 □ 接手术 □ 核对患者及资料，签字确认 □ 一级护理 □ 晨晚间护理 □ 卧位护理：雾化吸入护理；预防深静脉血栓形成 □ 排泄护理 □ 患者安全管理 □ 病情观察，写特护记录：日间 q2h、夜间 q4h 评估生命体征、伤口敷料、引流情况及出入量等 □ 遵医嘱指导康复锻炼 □ 给予患者及家属心理支持	□ 术后宣教 □ 复查患者对术前宣教内容的掌握程度 □ 饮食、活动、安全指导 □ 药物作用及频率 □ 疾病恢复期注意事项 □ 疼痛及睡眠指导 □ 一级护理 □ 晨晚间护理 □ 协助进食进水 □ 协助翻身、创伤移动、防止压疮 □ 排泄护理 □ 患者安全管理 □ 病情观察，写护理记录 □ 评估生命体征、伤口敷料、引流情况、尿管情况 □ 遵医嘱给予预防深静脉血栓形成治疗 □ 遵嘱指导康复锻炼 □ 给予患者及家属心理支持 □ 需要时，联系主管医师给予相关治疗及用药
重点医嘱	□ 详见医嘱执行单	□ 详见医嘱执行单
病情变异记录	□ 无 □ 有，原因： 1. 2.	□ 无 □ 有，原因： 1. 2.
护士签名		

时间	住院第 7~9 天 （术后第 2~4 天）	住院第 10~12 天 （术后第 5~7 天）
主要护理工作	□ 术后宣教 □ 复查患者对术前宣教内容的掌握程度 □ 饮食、活动、安全指导 □ 疾病恢复期注意事项 □ 一/二级护理 □ 晨晚间护理 □ 协助进食进水 □ 协助翻身、创伤移动、防止压疮 □ 排泄护理 □ 患者安全管理 □ 病情观察，写护理记录 □ 评估生命体征、伤口敷料、引流情况 □ 遵医嘱给予预防深静脉血栓形成治疗 □ 遵嘱指导康复锻炼 □ 给予患者及家属心理支持	□ 出院宣教 □ 遵医嘱告示后续治疗（化疗、放疗、内分泌治疗、靶向治疗）安排 □ 告知随诊及复查时间 □ 嘱患者自行继续进行功能锻炼 □ 指导出院后患肢功能锻炼 □ 二级护理 □ 晨晚间护理 □ 指导床旁活动及患肢功能锻炼 □ 指导饮食 □ 患者安全管理 □ 病情观察 □ 评估生命体征，局部敷料及引流管情况 □ 遵嘱给予防止深静脉血栓形成功能锻炼 □ 遵医嘱指导出院后功能康复锻炼 □ 给予患者及家属心理支持 □ 办理出院手续
重点医嘱	□ 详见医嘱执行单	□ 详见医嘱执行单
病情变异记录	□ 无 □ 有，原因： 1. 2.	□ 无 □ 有，原因： 1. 2.
护士签名		

（三）患者表单

乳腺癌保留乳房手术临床路径患者表单

适用对象：第一诊断为乳腺癌（ICD-10：C50/D05）

行乳腺癌保留乳房手术（ICD-9-CM-3：85.21 或 85.22 或 85.23）

患者姓名：	**性别：** **年龄：** **门诊号：**	**住院号：**
住院日期： 年 月 日	**出院日期：** 年 月 日	**标准住院日：** ≤12 天

时间	入院	手术前	手术当天
医患配合	□ 配合询问病史，手机资料，务必详细告知既往史、用药史、过敏史 □ 如服用抗凝药物，明确告知 □ 配合测量生命体征，进行体格检查 □ 接受入院宣教 □ 遵守医院的相关规定和家属探视制度 □ 有不适症状及时告知医师和护士	□ 配合完善术前相关检查，如采血、留尿、心电图、X 线胸片、钼靶、B 超等 □ 医师向患者及家属介绍病情及治疗计划，告知手术方案及风险，术前签字 □ 麻醉师进行术前访视 □ 接受术前宣教，了解围术期需要注意的问题，提前做好准备 □ 完成术前准备：备皮、配合禁食、禁水、准备好必要物品、取下义齿及饰品等并将贵重物品交由家属保管、术前保证良好睡眠 □ 有不适症状及时告知医师和护士	□ 晨起配合测量生命体征 □ 配合医师完成手术标示 □ 入手术室前协助完成核对 □ 出手术室后配合心电、呼吸、血氧、血压监测，以及输液、导尿等 □ 遵医嘱采取正确体位 □ 有不适症状及时告知医师和护士
重点诊疗及检查	**诊疗重点：** □ 协助医师记录病史 □ 初步确定乳腺疾病治疗方案 □ 告知医师既往的基础疾病并继续治疗 **重要检查：** □ 测量生命体征，身高体重 □ 进行全身体格检查 □ 进行专科检查	**诊疗重点：** □ 按照预约时间完成必要的实验室检查 □ 了解病情和可选择的治疗方案 □ 根据病情和医师建议选择适合自己的手术方案 □ 了解麻醉和手术风险、围术期可能出现的并发症等 **重要检查：** □ 完成血尿常规、血型、血凝常规、生化全项、感染性疾病筛查等实验室检查 □ 完成 X 线胸片、心电图、钼靶、B 超、双乳 MR 等检查 □ 根据专科情况完成必要的实验室检查，如激素全项、肿瘤标志物、CT、ECT 等 □ 根据既往病史完成相关实验室检查，如心肌标志物、超声心动、甲状腺功能全项等	

时间	手术后	出院
医患配合	□ 配合定时测量生命体征、监测出入量、引流量等 □ 卧床期间注意活动下肢，预防静脉血栓形成，必要时接受抗凝治疗 □ 配合伤口换药 □ 接受进食、进水、排便等生活护理 □ 注意保护引流管及尿管，避免牵拉、脱出、打折等 □ 遵医嘱逐步进行功能锻炼，注意动作禁忌，避免因活动不当造成皮瓣游离 □ 出现不适症状及时告知医师和护士，如心前区不适、心悸、下肢疼痛等，并配合进行相应实验室检查 □ 配合拔除尿管、引流管 □ 注意活动安全，避免坠床或跌倒 □ 配合执行探视及陪伴制度 □ 根据术后病理回报追加必要的实验室检查	□ 接受出院前指导 □ 获取出院诊断书 □ 获取出院带药 □ 知晓服药方法、作用、注意事项 □ 遵医嘱进行适度功能锻炼，注意动作禁忌 □ 知晓复查、术后放化疗等的时间及程序 □ 知晓在院外出现不适症状时应及时就诊 □ 接受出院宣教 □ 办理出院手续
重点诊疗及检查	□ 如出现心前区不适、心悸等症状，应配合完成心电图、心功能、心肌标志物等实验室检查 □ 如出现腹痛、腹泻等症状应配合完成便常规、腹部 B 超等检查 □ 如出现下肢疼痛应配合完成下肢血管 B 超等检查 □ 如术后病理提示淋巴结转移转移较多，应配合完成相关检查除外远端转移，如头部、胸部或上腹 CT、ECT、PET-CT 等	

附：原表单（2012年版）

乳腺癌保留乳房手术临床路径表单

适用对象：第一诊断为乳腺癌（ICD-10：C50/D05）：临床0、Ⅰ、部分Ⅱ期及部分Ⅱ、Ⅲ期（炎性乳腺癌除外）经新辅助化疗降期患者
行乳腺癌保留乳房手术（ICD-9-CM-3：85.21或85.22或85.23）

患者姓名：	**性别：　　年龄：　　门诊号：**	**住院号：**
住院日期：　　年　月　日	**出院日期：**　　年　月　日	**标准住院日：≤12天**

时间	住院第1天	住院第2~4天	住院第3~5天 （手术日）
主要诊疗工作	□ 询问病史及体格检查 □ 完成入院病历书写 □ 开具实验室检查单及相关检查	□ 完成术前准备与术前评估 □ 三级医师查房 □ 术前讨论，确定手术方案 □ 完成上级医师查房记录等 □ 向患者及家属交代病情及围术期注意事项 □ 穿刺活检（视情况而定） □ 签署手术及麻醉同意书、自费药品协议书、输血同意书 □ 完成必要的相关科室会诊 □ 初步确定手术方式和日期 □ 麻醉医师术前访视患者及完成记录	□ 手术（包括手术安全核对） □ 完成手术记录 □ 完成术后病程记录 □ 向患者及家属交代病情及术后注意事项 □ 手术标本常规送病理检查
重点医嘱	**长期医嘱：** □ 乳腺肿瘤护理常规 □ 三级护理 □ 普通饮食 □ 患者既往合并用药 **临时医嘱：** □ 血常规、血型、尿常规、凝血功能、电解质、肝肾功能、血糖、感染性疾病筛查 □ X线胸片、心电图 □ 双乳腺X线摄影 □ 超声：双乳、双腋下、双锁上、腹盆腔 □ 根据病情可选择：双乳MRI、超声心动图、肿瘤标志物	**长期医嘱：** □ 患者既往合并用药 **临时医嘱：** □ 备皮 □ 术前禁食禁饮 □ 其他特殊医嘱	**长期医嘱：** □ 全身麻醉下乳腺癌保乳术后护理常规 □ 禁食禁饮 □ 吸氧（酌情） □ 心电监护（酌情） □ 口腔护理（酌情） □ 保留闭式引流 □ 腋下负压引流管接负压引流装置 □ 会阴护理（酌情） **临时医嘱：** □ 导尿（酌情） □ 其他特殊医嘱 □ 输液、维持水电平衡 □ 酌情使用止吐、镇痛药物
主要护理工作	□ 入院介绍 □ 入院评估 □ 指导患者进行相关辅助检查	□ 术前准备 □ 术前宣教（提醒患者术前禁食禁饮） □ 沐浴、剪指（趾）甲、更衣 □ 心理护理 □ 患肢康复操指导	□ 观察患者病情变化 □ 术后生活护理 □ 术后疼痛护理 □ 定时巡视病房

续　表

时间	住院第 1 天	住院第 2~4 天	住院第 3~5 天 （手术日）
病情变异记录	□ 无　□ 有，原因： 1. 2.	□ 无　□ 有，原因： 1. 2.	□ 无　□ 有，原因： 1. 2.
护士签名			
医师签名			

时间	住院第 4~6 天 （术后第 1 天）	住院第 7~9 天 （术后第 2~4 天）	住院第 10~12 天 （术后第 5~7 天）
主要诊疗工作	□ 上级医师查房，观察病情变化 □ 住院医师完成常规病历书写 □ 注意引流量	□ 上级医师查房 □ 住院医师完成常规病历书写 □ 观察引流量	□ 上级医师查房，进行手术及伤口评估，确定有无手术并发症和切口愈合不良情况，明确是否出院 □ 根据引流情况确定拔除引流管时间 □ 完成出院记录、病案首页、出院证明书等 □ 向患者交代出院后的注意事项，如返院复诊时间，发生紧急情况时处理等
重点医嘱	**长期医嘱：** □ 一级护理 □ 普通饮食 □ 雾化吸入（酌情） □ 肢体功能治疗 **临时医嘱：** □ 输液、维持水电平衡 □ 酌情使用止吐、镇痛药物	**长期医嘱：** □ 二级护理（术后第二天开始） **临时医嘱：** □ 换药	**出院医嘱：** □ 出院带药
主要护理工作	□ 观察患者病情变化 □ 术后生活护理 □ 术后心理护理 □ 术后疼痛护理 □ 指导术后功能锻炼	□ 观察患者病情变化 □ 术后生活护理 □ 术后心理护理 □ 术后指导（功能锻炼等）	□ 指导患者术后康复 □ 出院指导 □ 协助办理出院手续
病情变异记录	□ 无 □ 有，原因： 1. 2.	□ 无 □ 有，原因： 1. 2.	□ 无 □ 有，原因： 1. 2.
护士签名			
医师签名			

第十六章

乳腺癌辅助化疗临床路径释义

【医疗质量控制指标】（专家建议）

指标一、治疗前明确病理诊断。

指标二、治疗前实施临床分期检查。

指标三、明确辅助化疗适应证、方案、剂量、周期符合规范。

指标四、治疗后应进行不良反应评价。

指标五、为患者提供乳腺癌诊疗相关的健康教育。

一、乳腺癌辅助化疗编码

1. 原编码：

疾病名称及编码：乳腺癌（ICD-10：C50.801，C50.802，C50.803，C50.804 伴 C50.900）

2. 修改编码：

疾病名称及编码：恶性肿瘤术后化疗（ICD-10：Z51.102）

二、临床路径检索方法

Z51.102

三、国家医疗保障疾病相关分组（CHS-DRG）

MDC 编码：MDCJ（皮肤、皮下组织及乳腺疾病及功能障碍）

ADRC 编码：JR1（乳房恶性肿瘤）

四、乳腺癌辅助化疗标准住院流程

（一）适用对象

第一诊断为乳腺腺癌（ICD-10：C50.801，C50.802 C50.803，C50.804 伴 C50.900），符合以下条件：

1. 腋窝淋巴结阳性。

2. 腋窝淋巴结阴性但伴有高危复发因素者，如：①年龄< 35 岁；②肿瘤直径> 2.0cm；③核分级为Ⅲ级；④有脉管癌栓；⑤HER_2 阳性［指免疫组化 3+和/或荧光原位杂交有扩增］；⑥雌激素和孕激素受体阴性。

注：对于 HER_2 阳性，同时淋巴结阳性或淋巴结阴性的肿瘤直径> 0.5cm 的患者，建议曲妥珠单抗辅助治疗。

释义

■ 适用对象编码参见第一部分。

■ 本路径适用对象为临床诊断为早期乳腺癌并且完成了手术治疗的患者，部分患者可能还完成了术后的辅助放疗。如为晚期乳腺癌患者或接受新辅助化疗（术前化疗）的患者需进入其他路径。

■ 上述适用对象为临床上最常见的接受术后辅助化疗的患者，但并不局限于上述特征，不满足上述条件但经医师和患者沟通后拟行术后辅助化疗的患者仍然适用，三阴性乳腺癌患者除非特殊类型一般都需要术后辅助化疗。

（二）诊断依据

根据《乳腺癌诊疗规范（2011年）》（卫办医改发〔2011〕78号）和NCCN《乳腺癌临床实践指南（中国版）》。

1. 症状：发现乳房肿块。
2. 体格检查：乳房触诊及腋下淋巴结触诊，全身浅表淋巴结肿大情况。
3. 一般情况评估：体力状态评估。
4. 实验室检查：乳腺B超；血清肿瘤标志物检查，如CEA、CA125及CA15-3等。
5. 病理诊断为乳腺癌。

释义

■ 本路径的制订主要参考国内权威参考书籍和诊疗指南。

■ 病理诊断是诊断乳腺癌的金标准。治疗前原发灶和区域淋巴结的病理学检查至关重要，推荐在影像引导下行空心针穿刺。部分难以穿刺的散在钙化灶等情况，或影像学不可见的肿物，可选择肿物切除活检。病史、临床症状和影像学的检查是诊断乳腺的辅助依据，多数患者表现为无痛性的乳房肿物、质硬边界欠清。影像学诊断除B超外，还有乳腺钼靶、乳腺磁共振检查等。

（三）进入路径标准

1. 第一诊断必须符合（ICD-10：C50.801，C50.802 C50.803，C50.804伴C50.900），乳腺癌疾病编码。
2. 原发灶根治术后，无远端转移或准备入院检查排除远端转移。
3. 符合化疗适应证，无化疗禁忌。
4. 当患者合并其他疾病，但住院期间不需要特殊处理也不影响第一诊断的临床路径流程实施时，可以进入路径。

释义

■ 本路径仅针对乳腺癌术后Ⅰ~Ⅲ期需行辅助化疗患者。按照《乳腺癌诊疗规范（2011年版）》及《2011年乳腺癌临床实践指南（中国版）》给予相应化疗。

■ 辅助化疗的适应证：①对于HER_2阳性乳腺癌和三阴性乳腺癌，术后无论有无淋巴结转移一般都需要化疗；②对于激素受体阳性并且HER_2阴性的乳腺癌患者，如腋窝淋巴结阳性，无论绝经前或绝经后，常规给予术后辅助化疗；如淋巴结阴性，应根据预后指标（如肿瘤大小、病理类型、核分级、受体状态、年龄、脉管瘤栓、S期细胞比例等），有针对性地对中高度复发风险的患者给予术后辅助化疗进入本路径。

■ 患者有化疗禁忌证，如孕期（前 3 个月）、严重感染性疾病、一般情况差、KPS＜60 分、骨髓造血功能抑制（如白细胞减少或血小板＜50×10^9/L 或有出血倾向）、严重贫血、肝肾功能明显异常、严重心肺功能障碍、恶病质或生存期＜2 个月者，不适用本路径。

■ 患者符合辅助化疗适应证，但同时合并其他疾病如糖尿病、高血压等，经治疗病情稳定不影响住院各环节，可以进入路径。如合并其他疾病可能影响本路径实施的，暂不宜进入路径；经合理治疗达到病情稳定，且不影响本病预后和路径实施的，可进入路径，但可能会增加医疗费用，延长住院时间。

（四）标准住院日 2~4 天

释义

■ 乳腺癌术后的患者入院后，通常完成化疗前相关检查和准备 1~2 天，第 3~4 天行药物治疗，同时观察化疗不良反应，总住院时间不超过 4 天符合本路径要求。

（五）住院期间的检查项目

1. 必需的检查项目：

（1）基线及每 3 个月复查时检查项目：HER_2 检测（基线）；肿瘤标志物，如 CEA、CA125、CA15-3；X 线胸片或胸部 CT、腹部和/或盆腔超声、增强 CT 或 MRI、乳腺及腋下锁骨上淋巴结超声和心脏超声、乳腺钼靶或 MRI（每年 1 次）。

（2）每周期化疗前检查项目：①血常规、尿常规、大便常规；②肝肾功能、电解质、血糖、凝血功能；③心电图。

2. 根据患者病情进行的检查项目：

（1）提示肿瘤有复发时，可进行相关部位 CT 或 MRI。

（2）骨扫描。

（3）合并其他疾病相关检查。

释义

■ HER_2 检查一般仅需要 1 次，通常是在化疗前或化疗第一周期期间进行。受体阳性的乳腺癌患者可能还需要定期检查激素水平。每 3 个月检查肿瘤标志物和心脏超声，如患者术后淋巴结转移数目在 4 个及以上，建议化疗前加做胸部、腹部和/或盆腔 CT 和骨扫描以明确患者有无远端转移，乳腺钼靶和 MRI 不作为术后化疗前常规。如患者拟接受曲妥珠单抗的治疗，基线可加做心脏超声，以后每 3~6 个月复查 1 次。

■ 血常规检查主要判断患者骨髓储备情况，如白细胞计数（WBC）$\leqslant3.0\times10^9$/L；中性粒细胞计数（ANC）$\leqslant1.5\times10^9$/L；血小板计数（PLT）$\leqslant100\times10^9$/L；血红蛋白（HGB）≤100g/L。患者暂时不适宜化疗。尿、便常规有助于判断是否合并泌尿系统疾患及胃肠道出血倾向。

■肝肾功能、电解质、血糖用于判断患者是否合并其他疾病，了解患者一般情况。凝血功能检查有助于判断患者是否合并凝血功能异常。

■X线胸片检查有助于判断肺部情况，判别肺感染、肺结核、肺转移等；心电图用于筛查患者是否合并心脏疾患、监测蒽环类药物的心脏毒性；腹部B超判别腹腔肝、脾、胰、淋巴结等情况；辅助化疗前必须有病理组织学报告的证实，同时明确ER、PR、HER_2和Ki67状况。

■患者如为Ⅲ期浸润性乳腺癌或有骨骼疼痛临床症状者，应选择ECT检查；患者分期较晚或健侧乳腺肿物，常规乳腺钼靶、B超不能定性时，可以考虑行乳腺MRI；患者伴有心脏疾患、使用蒽环类化疗药物或靶向药物曲妥珠单抗时应行超声心动图检查；育龄乳腺癌患者化疗前应避孕，同时进行血或尿妊娠试验，以排除妊娠可能。

■初步检查结果肿瘤有转移，进行相应CT或MRI检查进一步明确转移部位及范围，以后每3~6个月复查1次。

■患者治疗期间出现心脏疾病、肺感染等症状应给予对应的检查。

（六）化疗前准备

1. 体格检查、体能状况评分。
2. 排除化疗禁忌。
3. 患者、监护人或被授权人签署相关同意书。

释义

■该环节非常重要，临床医师必须根据病理组织学结果、ER、PR、HER_2状态，同时评估患者的一般情况、各脏器功能，有无化疗禁忌等情形，制订合理规范的化疗方案。

■化疗前应对患者进行全面的体格检查，特别注意对所有可能发生转移的或功能改变的器官（包括所有可触及的淋巴结、肝、脾、直肠、前列腺等）进行系统的临床检查。

■每周期化疗前应对患者进行体能状况评分，通常采用ECOG评分和KPS评分。

■化疗前可能还需要外周静脉置管等准备工作。

（七）选择化疗方案

依据《乳腺癌诊疗规范（2011年）》（卫办医改发〔2011〕78号）等。

化疗方案（以下方案选一，根据患者的危险分层）：

1. CEF/CAF/CTF：2周或3周方案，分别是环磷酰胺+表柔比星+氟尿嘧啶/环磷酰胺+多柔比星+氟尿嘧啶/环磷酰胺+吡柔比星+氟尿嘧啶。
2. EC/AC：2周或3周方案，分别是环磷酰胺+表柔比星/环磷酰胺+多柔比星，可选择吡柔比星替代。
3. PTX：单周或2周方案，为紫杉醇（HER_2阳性者加用曲妥珠单抗和/或帕妥珠单抗）。
4. TXT：3周方案，为多西他赛（HER_2阳性者加用曲妥珠单抗和/或帕妥珠单抗）。

5. TCbH：3 周方案，为多西他赛+卡铂+曲妥珠单抗。
6. TAC：3 周方案，为多西他赛+蒽环类+环磷酰胺。
7. TC（H）：3 周方案，为多西他赛+环磷酰胺（HER_2 阳性者加用曲妥珠单抗）。
8. TCbHP：3 周方案，为多西他赛+卡铂+曲妥珠单抗+帕妥珠单抗。

释义

■ PTX 和 TXT 一般不以单药作为一个完整的方案，往往序贯在 CEF/CAF/CTF 或 EC/AC 后使用，HER_2 阳性时往往与曲妥珠单抗和/或帕妥珠单抗同时使用，TXT 亦可以与环磷酰胺联合（TC 方案）。

■ 建议根据患者实际情况及每个循证医学研究的背景合理选择上述化疗方案，如腋窝淋巴结阴性的激素依赖性患者可以考虑选择 CMF×6、AC×4、EC×4、TC×4 等；腋窝淋巴结阴性的三阴性患者可以考虑选择 FAC（FEC）或 AC-T 等；HER_2 过表达患者可以考虑选择 AC-TH 或 TCH 等，可考虑使用多柔比星脂质体代替传统多柔比星，在达到治疗效果的同时降低心脏事件的发生风险，但仍需进行心脏功能检测；HER_2 阴性淋巴结阳性中高危患者可以考虑选择 AC-T（剂量密集）、FEC-T（剂量密集）、TAC、EC-D 等方案。

（八）化疗后必须复查的检查项目

1. 血常规：建议每周复查 1~2 次。根据具体化疗方案及血象变化，复查时间间隔可酌情增减。
2. 肝肾功能：每化疗周期复查 1 次。根据具体化疗方案及血象变化，复查时间间隔可酌情增减。

释义

■ 化疗后应密切监测血象，一般每周检查 1~2 次，包括血红蛋白、白细胞和血小板计数；当白细胞和血小板减少时还应相应增加次数，至疗程结束后血象恢复正常。白细胞常在 10~14 天达到低谷，多次化疗患者骨髓抑制时间可提前，同时也应注意化疗方案的选择，有些化疗方案的骨髓抑制较强，因此应特别注意血象变化。必要时应进一步评估患者主要脏器功能，合并严重脏器功能障碍需要治疗者，可退出本路径并进入相应治疗路径。

■ 肝肾功能的检查原则上每个周期查 1 次即可。但如果患者出现Ⅱ度以上的肝肾功能异常，需要在治疗后 3~7 天再复查相应指标。

（九）化疗中及化疗后治疗

化疗期间脏器功能损伤的相应防治：止吐、保肝、水化、抑酸、止泻、预防过敏、升白细胞及血小板、纠正贫血。

释义

■ 上述支持治疗是顺利完成辅助化疗的重要保证。止吐治疗是对患者在治疗过程中由化疗药物引起消化道反应的有效的治疗方法，通常采用 5-HT3 受体阻断剂，对于重度致吐的化疗方案（AC、TAC 等），建议同时加用激素和/或阿瑞匹坦；中度致吐的化疗方案可于化疗前给予 5-HT3 受体阻断剂+地塞米松二联方案。化疗期间止吐治疗可能会导致便秘，必要时加用通便药物。磷酸肌酸、右丙亚胺等药物可拮抗化疗药物（蒽环或紫杉类）所致心肌毒性能改善心肌细胞代谢，修复细胞膜，可酌情加用。酌情使用某些中药（根据循证及辨证论治原则选用，如康艾注射液）等，以减轻化疗不良反应。

■ 充分的水化、碱化可以减少治疗中的不良反应。

■ 另外，G-CSF 的使用可以缩短化疗后中性粒细胞绝对值低下的时间，减少严重感染的发生，避免住院时间的延长。化疗前应评估发热性中性粒细胞减少症（febrile neutropenia，FN）的风险，对于接受中、高风险 FN 化疗方案的患者，均应考虑预防性使用 G-CSF；对于接受低风险化疗方案的患者，不予常规预防性使用 G-CSF，但若在第一个化疗周期中患者发生 FN 或剂量限制性中性粒细胞减少及缺乏症，则下一个化疗周期可以考虑预防性使用 G-CSF。

（十）出院标准

1. 完成既定化疗流程。
2. 无发热等感染表现。
3. 无Ⅲ度及以上的恶心、呕吐及腹泻（NCI 分级）。
4. 无未控制的癌痛。
5. 无需干预的异常实验室检查结果。
6. 无需干预的其他并发症。

释义

■ 完成本周期化疗，临床症状改善，不需要静脉输液的患者可出院，出现其他合并症需要治疗者可适当延长住院时间。

（十一）变异及原因分析

1. 治疗前、中、后有感染、切口愈合不佳等其他合并症者，需进行相关的诊断和治疗，可能延长住院时间并致费用增加。
2. 化疗后出现骨髓抑制，需要对症处理，导致治疗时间延长、费用增加。
3. 药物不良反应需要特殊处理，如过敏反应、神经毒性、心脏毒性等。
4. 高龄患者根据个体化情况具体实施。
5. 医师认可的变异原因分析，如药物减量使用。
6. 其他患者方面的原因等。

释义

■ 治疗过程中因出现各种并发症需要继续住院的患者可适当延长住院日；化疗后患者出现Ⅲ~Ⅳ级的粒细胞下降，应给予 G-CSF 或 GM-CSF 治疗，如出现发热，尤其是中性粒细胞减少性发热，需要同时预防性使用抗菌药物；患者因化疗置管可能导致感染或血栓形成，需要抗感染治疗和抗凝治疗；PLT≤20×10^9/L 应输注血小板；患者出现化疗药物相关不良反应时需请相应专科医师协同治疗，给予对症处理；HER2 过表达患者，应选择曲妥珠单抗联合化疗方案，可以明显减少乳腺癌的复发风险，70 岁以上患者因尚无明确的循证医学证据，可以考虑给予个体化治疗。

五、乳腺癌辅助化疗用药方案

（一）用药选择

1. AC/EC 方案

药物	剂量	给药途径	输注时间	给药频率
多柔比星或 表柔比星	60mg/m² 90~100mg/m²	静脉滴注	快速输注 （30 分钟内）	第 1 天给药，每 3 周重复；或分 2 次，分别于第 1、2 天给药，每 3 周重复
环磷酰胺	600mg/m²	静脉滴注	缓慢输注	第 1 天给药，每 3 周重复

2. AC/EC-T/D 方案

药物	剂量	给药途径	输注时间	给药频率
多柔比星或 表柔比星	60mg/m² 90~100mg/m²	静脉滴注	快速输注 （30 分钟内）	第 1 天给药，每 3 周重复；或分 2 次，分别于第 1、2 天给药，每 3 周重复
环磷酰胺	600mg/m²	静脉滴注	缓慢输注	第 1 天给药，每 3 周重复
		4 个周期后使用		
紫杉醇或	175mg/m²	静脉滴注	缓慢输注 3 小时	第 1 天给药，每 3 周重复
多西他赛	75mg/m²	静脉滴注	缓慢输注	第 1 天给药，每 3 周重复

3. 剂量密集 AC-T 方案

药物	剂量	给药途径	输注时间	给药频率
多柔比星或 表柔比星	60mg/m² 90~100mg/m²	静脉滴注	快速输注 （30 分钟内）	第 1 天给药，每 2 周重复；或分 2 次，分别于第 1、2 天给药，每 2 周重复
环磷酰胺	600mg/m²	静脉滴注	缓慢输注	第 1 天给药，每 2 周重复

续 表

药物	剂量	给药途径	输注时间	给药频率
4 个周期后使用				
紫杉醇	175mg/m^2	静脉滴注	缓慢输注 3 小时	第 1 天给药，每 2 周重复
粒细胞集落刺激因子（G-CSF）	5μg/(kg·d)	皮下或静脉给药		第 3~10 天给药，每 2 周重复

4. TAC 方案

药物	剂量	给药途径	输注时间	给药频率
多西他赛	75mg/m^2	静脉滴注	缓慢输注	第 1 天给药，每 3 周重复
预处理：地塞米松 8mg bid 连续 3 天（-1、1、2）				
多柔比星或 表柔比星	60mg/m^2 90~100mg/m^2	静脉滴注	快速输注（30 分钟内）	第 1 天给药，每 3 周重复；或分 2 次，分别于第 1、2 天给药，每 3 周重复
环磷酰胺	500mg/m^2	静脉滴注	缓慢输注	第 1 天给药，每 3 周重复

5. TC 方案

药物	剂量	给药途径	输注时间	给药频率
多西他赛	75mg/m^2	静脉滴注	缓慢滴注	第 1 天给药，每 3 周重复
环磷酰胺	600mg/m^2	静脉滴注	缓慢滴注	第 1 天给药，每 3 周重复

6. AC→PH（P）方案及剂量密集 AC→PH（P）方案

药物	剂量	给药途径	输注时间	给药频率
多柔比星或 表柔比星	60mg/m^2 90~100mg/m^2	静脉滴注	快速输注（30 分钟内）	第 1 天给药，每 3 周重复；或分 2 次，分别于第 1、2 天给药，每 3 周重复
环磷酰胺	600mg/m^2	静脉滴注	缓慢输注	第 1 天给药，每 3 周重复
4 个周期后使用				
紫杉醇或 多西他赛	175mg/m^2 75mg/m^2	静脉滴注 静脉滴注	缓慢输注 3 小时 缓慢输注	第 1 天给药，每 2~3 周重复药 第 1 天给药，每 2~3 周重复

续　表

药物	剂量	给药途径	输注时间	给药频率
曲妥珠单抗	4mg/kg（首次） 2mg/kg（维持量） 或 8mg/kg（首次） 6mg/kg（维持量）	静脉滴注 静脉滴注	每周给药 1 次，直至 1 年 每 3 周 1 次，直至 1 年	
帕妥珠单抗	840mg（首次） 420mg（维持量）	静脉滴注 静脉滴注	每 3 周 1 次，直至 1 年	

7. TCH（P）方案

药物	剂量	给药途径	给药时间	给药频率
多西他赛	$75mg/m^2$	静脉滴注	第 1 天	第 1 天给药，每 3 周重复
卡铂	AUC 5~6	静脉滴注	第 1 天	第 1 天给药，每 3 周重复
曲妥珠单抗	4mg/kg（首次） 2mg/kg（维持量） 或 8mg/kg（首次） 6mg/kg（维持量）	静脉滴注 静脉滴注	每周给药 1 次，直至 1 年（52 周） 每 3 周 1 次，直至 1 年	
帕妥珠单抗	840mg（首次） 420mg（维持量）	静脉滴注 静脉滴注	每 3 周 1 次，直至 1 年	

（二）药学提示

1. AC 方案的不良反应：①胃肠道反应：表柔比星及环磷酰胺均为强致吐化疗药物。一般，预防给予止吐药物可有效防止呕吐的发生，但仍可能会有食欲减退；②肾脏及泌尿系统异常：环磷酰胺代谢物可导致在开始阶段发生非细菌性膀胱炎，可能伴随感染性膀胱炎，但较少见。表柔比星用药 1~2 小时后，可出现尿液红染，为正常现象；③心脏毒性：表柔比星可导致心肌损伤、心力衰竭，呈现剂量累积性。环磷酰胺也可能会增加心脏毒性。推荐首次使用蒽环类药物前应用右雷佐生以有效预防蒽环类药物心脏毒性。化疗前、后应行心电图检查，化疗期间应严密监测心功能；④骨髓抑制：表柔比星和环磷酰胺均有骨髓抑制，为剂量限制性毒性，表现为白细胞减少和血小板轻度减少。一般在给药后第 10~14 天降至最低点，3~4 周恢复正常，发生率约为 11%。给予升白药可有助于血象及时恢复正常；⑤脱发：表柔比星作用于毛囊可引起暂时性脱发，发生率约为 70%，停药后 1~2 个月均可恢复再生；⑥肝脏毒性：转氨酶、胆红素等异常。

2. 紫杉类药物的不良反应：紫杉醇：①过敏反应：发生率 40%，严重过敏反应为 2%，通常发生在用药后的最初 10 分钟内，为非剂量依赖性。过敏反应发生时，患者主要表现为胸闷、心悸、气促、面部潮红、口唇发绀、出冷汗、烦躁、全身荨麻疹等；②骨髓抑制：表现为中性粒细胞减少，血小板减少较少见；③神经毒性：周围神经毒性表现为指趾末端麻木及感觉异常，可不停药，如出现感觉消失则为停药指征，以免发生运动性神经病；④心血管毒性；⑤关节及肌肉痛；⑥胃肠道反应；⑦其他：脱发等。

多西他赛：骨髓抑制-中性粒细胞减少是最常见的不良反应。部分病例可发生严重过敏反应，其特征为低血压与支气管痉挛。其他不良反应包括体液潴留、皮肤反应、皮疹、胃肠道反应、脱发、无力、黏膜炎、关节痛和肌肉痛、注射部位反应。

3. 曲妥珠单抗：靶向治疗药物，总体反应比较轻，主要不良反应包括：①血管扩张、低血压、中至重度心功能不全、充血性心力衰竭；②发生轻至中度输注反应时，表现为发热、寒战、头痛、皮疹等；③其他，如发热、感冒样症状、感染、过敏反应等。

（三）注意事项

1. 紫杉醇需进行过敏反应预处理。使用紫杉醇之前应严格按照说明书采取预防措施：①地塞米松 20mg，输注前 12 小时、6 小时口服；②异丙嗪 25mg 或苯海拉明 40mg 肌注，输注前 30 分钟；③H_2 受体阻断剂西咪替丁 300mg 或雷尼替丁 50mg，输注前 30 分钟静脉输注。首次使用或过敏体质患者，先配制 5%葡萄糖 100ml 加入 1 支紫杉醇输入（30 毫克/支）试滴。患者出现过敏时，应立即停止输入，更换输液器，给予持续低流量吸氧；同时静脉推注地塞米松 10mg、雷尼替丁注射液 200mg，肌内注射异丙嗪 25mg；保暖、安慰患者以解除其紧张情绪。待症状缓解或消失（约 10~15 分钟后）。也可更换注射用紫杉醇脂质体。首次使用紫杉醇时应有医师在场，给予持续心电监测，一旦出现过敏性休克应立即给予肾上腺素、地塞米松、吸氧、补液、升压药等进行抢救。

2. 曲妥珠单抗具有心脏毒性：心脏风险增加的患者需谨慎，如高血压、冠状动脉疾病、充血性心力衰竭、舒张功能不全、老年人。化疗前、后应行心电图检查，化疗期间应严密监测心功能。初次用药应进行基线心脏评估，包括病史、体格检查、心电图及超声心动图和/或放射性心血管造影扫描。每 3 个月进行 1 次心脏评估，如有临床显著左心室功能下降，建议停止用药。终止治疗后每 6 个月进行 1 次心脏评估，直至治疗后 24 个月。

3. 给药顺序：一般先给蒽环类药物在再给紫杉醇。曲妥珠单抗一般在化疗前输注。

4. 适当调低化疗药物给药速度可以降低输液反应发生率及严重程度，可以提高患者耐受。紫杉醇输注时间延长可增加骨髓抑制，缩短可增加其神经毒性，一般认为 3 小时为合适的输注时间。

5. 化疗方案应该足量足疗程，以免出现病情复发。

六、推荐表单

（一）医师表单

乳腺癌辅助化疗临床路径医师表单

适用对象：第一诊断为乳腺癌（ICD-10：C50 伴 Z51.102）

患者姓名：	**性别：**	**年龄：**	**门诊号：**	**住院号：**
住院日期：　　年　月　日	**出院日期：**　　年　月　日			**标准住院日：2~4 天**

时间	住院第 1~2 天	住院第 2~3 天	住院第 3 天 （化疗日）	住院第 4 天 （出院日）
主要诊疗工作	□ 询问病史及体格检查 □ 完成病历书写 □ 完善检查 □ 交代病情	□ 上级医师查房，根据检查结果完善诊疗方案 □ 完成化疗前准备 □ 根据体检、影像学检查、病理结果等，行病例讨论，确定化疗方案 □ 完成必要的相关科室会诊 □ 住院医师完成上级医师查房记录等病历书写 □ 签署化疗知情同意书、自费用品协议书、输血同意书 □ 向患者及家属交代化疗注意事项	□ 化疗 □ 住院医师完成病程记录 □ 上级医师查房 □ 上级医师进行评估，决定出院日期 □ 向患者及家属交代病情及化疗后注意事项	□ 完成出院记录、病案首页、出院证明等书写 □ 向患者交代出院后的注意事项，重点交代复诊时间及发生紧急情况时处理方法
重点医嘱	**长期医嘱：** □ 肿瘤内科护理常规 □ 二级护理 □ 饮食：根据患者情况 **临时医嘱：** □ 血尿便常规检查、凝血、肝肾功能、X 线胸片、心电图 □ 感染性疾病筛查 □ 超声心动、骨扫描（视患者情况而定）	长期医嘱： □ 患者既往基础用药 □ 补液治疗（水化、碱化） □ 其他医嘱（化疗期间一级护理） **临时医嘱：** □ 化疗 □ 重要脏器保护 □ 止吐 □ 其他特殊医嘱	**长期医嘱：** □ 患者既往基础用药 □ 补液治疗（水化、碱化） □ 其他医嘱（化疗期间一级护理） **临时医嘱：** □ 化疗 □ 复查血常规、肝肾功能 □ 重要脏器保护 □ 止吐、止泻 □ 其他特殊医嘱	**出院医嘱：** □ 出院带药
护理工作	□ 入院介绍 □ 入院评估 □ 指导患者进行相关辅助检查	□ 化疗前准备 □ 宣教 □ 心理护理	□ 观察患者病情变化 □ 定时巡视病房	□ 协助患者办理出院手续 □ 出院指导，重点交代出院后用药方法

续　表

时间	住院第1~2天	住院第2~3天	住院第3天 （化疗日）	住院第4天 （出院日）
病情变异记录	□无　□有，原因： 1. 2.	□无　□有，原因： 1. 2.	□无　□有，原因： 1. 2.	□无　□有，原因： 1. 2.
护士签名				
医师签名				

（二）护士表单

乳腺癌辅助化疗临床路径护士表单

适用对象：第一诊断为乳腺癌（ICD-10：C50 伴 Z51.102）

患者姓名：	**性别：　年龄：　门诊号：**	**住院号：**
住院日期：　年　月　日	**出院日期：**　年　月　日	**标准住院日：2~4 天**

时间	住院第 1~2 天	住院第 2~3 天	住院第 3 天 （化疗日）	住院第 4 天 （出院日）
健康宣教	□ 入院宣教：介绍医院环境、设施、规章制度、主管医师、责任护士 □ 告知常规检查的目的、配合方法及注意事项 □ 安全宣教 □ 做好心理安慰，减轻患者入院后焦虑、紧张的情绪 □ 做好用药指导 □ 宣教疾病知识		□ 介绍化疗、护理知识 □ 饮食指导 □ 用药不良反应的预防方法，包括饮食、活动、睡眠、口腔黏膜、排便等 □ 出现胃肠道反应的指导 □ 出现骨髓抑制的观察指导	□ 出院宣教：用药、饮食、休息等 □ 向患者讲解深静脉置管的日常维护（必要时） □ 向患者讲解出院后注意事项，包括定时复查血象，如有乏力、不适等症状及时就医，按时返院治疗 □ 指导患者中心静脉导管换药指导 □ 指导办理出院手续 □ 告知患者科室联系电话
护理处置	□ 卫生处置：剪指（趾）甲、沐浴，更换病服，建立良好生活习惯 □ 入院护理评估：询问病史、相关查体、血常规、营养状况等 □ 监测和记录生命体征 □ 建立护理记录（病危、重患者） □ 特殊检查的配合及注意事项，指导家属相关检查的配合工作 □ 了解患者治疗方案，向患者及家属介绍药物不良反应及用药方法 □ 评估患者静脉情况 **长期医嘱：** □ 乳腺癌护理常规 □ 饮食：普通饮食/糖尿病饮食/其他 **临时医嘱：** □ 血尿便常规检查、凝血、肝肾功能、X 线胸片、心电图 □ 感染性疾病筛查 □ 超声心动、骨扫描（视患者情况而定）		**长期医嘱：** □ 患者既往基础用药 □ 防治尿酸肾病（别嘌呤醇） □ 抗菌药物（必要时） □ 补液治疗（水化、碱化） □ 其他医嘱（化疗期间一级护理） **临时医嘱：** □ 化疗 □ 重要脏器保护 □ 止吐 □遵医嘱及时给予对症治疗 □ 注意保护静脉，做好静脉护理	□ 完成出院记录 □ 为患者领取出院带药 □ 协助整理患者用物 □ 床单位终末消毒

续 表

时间	住院第1~2天	住院第2~3天	住院第3天 （化疗日）	住院第4天 （出院日）
基础护理	□ 根据患者病情和生活自理能力确定护理级别（遵医嘱执行） □ 晨晚间护理 □ 安全护理	□ 执行分级护理 □ 晨晚间护理 □ 安全护理	□ 执行分级护理 □ 晨晚间护理 □ 安全护理	□ 安全护理（护送出院）
专科护理	□ 执行乳腺癌护理常规 □ 病情观察 □ 填写患者危险因素评估表（需要时） □ 心理护理	□ 执行乳腺癌护理常规 □ 病情观察 □ 填写患者危险因素评估表（需要时） □ 心理护理	□ 密切观察病情变化 □ 生命体征的监测，必要时做好重症记录 □ 心理护理	□ 心理护理
重点医嘱	□ 详见医嘱执行单	□ 详见医嘱执行单	□ 详见医嘱执行单	□ 详见医嘱执行单
病情变异记录	□ 无 □ 有，原因： 1. 2.	□ 无 □ 有，原因： 1. 2.	□ 无 □ 有，原因： 1. 2.	□ 无 □ 有，原因： 1. 2.
护士签名				

（三）患者表单

乳腺癌辅助化疗临床路径患者表单

适用对象：第一诊断为乳腺癌（ICD-10：C50 伴 Z51.102）

患者姓名：	性别：　年龄：　门诊号：	住院号：
住院日期：　年　月　日	出院日期：　年　月　日	标准住院日：2~4 天

日期	住院第 1~2 天	住院第 3 天（化疗日）	住院第 4 天（出院日）
医患配合	□ 接受询问病史、收集资料、务必详细告知既往史、用药史、过敏史 □ 明确告知既往用药情况 □ 配合进行体格检查 □ 有任何不适告知医师 □ 配合医师完成化疗前准备 □ 配合进行相关检查和治疗，包括血尿便常规检查、凝血、肝肾功能、X 线胸片、心电图、感染性疾病筛查，超声心动、骨扫描（视患者情况而定） □ 与医师共同确定化疗方案 □ 签署化疗知情同意书、自费用品协议书、输血同意书 □ 配合用药	□ 配合用药 □ 配合各种治疗 □ 有任何不适告知医师	□ 接受出院前指导 □遵医嘱出院后用药 □ 明确复查时间 □ 获取出院诊断书
护患配合	□ 配合测量体温、脉搏、呼吸、血压、身高、体重 □ 配合完成入院护理评估（回答护士询问病史、过敏史、用药史） □ 接受入院宣教（环境介绍、病室规定、探视陪伴制度、送餐订餐制度、贵重物品保管等） □ 配合选择静脉输液途径 □ 有任何不适告知护士	□ 配合定时测量生命体征、每日询问排便 □ 配合各种相关检查 □ 接受输液、服药等治疗 □ 接受疾病知识介绍 □ 接受用药指导 □ 接受心理护理 □ 接受基础护理 □ 有任何不适告知护士	□ 接受出院前指导 □遵医嘱出院后用药 □ 明确复查时间 □ 获取出院诊断书
饮食	□ 遵照医嘱饮食	□ 遵照医嘱饮食	□ 正常饮食
排泄	□ 尿便异常时及时告知医护人员	□ 尿便异常时及时告知医护人员	□ 尿便异常时及时告知医护人员
活动	□ 根据病情适当活动	□ 根据病情适当活动	□ 适当活动，避免疲劳 □ 注意安全

附：原表单（2016年版）

乳腺癌辅助化疗临床路径表单

适用对象：第一诊断为乳腺癌（ICD-10：C50.801，C50.802，C50.803，C50.804伴C50.900）

患者姓名：	性别：　年龄：　门诊号：		住院号：
住院日期：　年　月　日	出院日期：　年　月　日		标准住院日：　天

时间	住院第1~2天	住院第2~3天	住院第3天	住院第4天（出院日）
诊疗工作	□ 询问病史及体格检查 □ 完成病历书写 □ 完善检查 □ 交代病情	□ 上级医师查房，根据检查结果完善诊疗方案 □ 完成化疗前准备 □ 根据体检、影像学检查、病理结果等，行病例讨论，确定化疗方案 □ 完成必要的相关科室会诊 □ 住院医师完成上级医师查房记录等病历书写 □ 签署化疗知情同意书、自费用品协议书、输血同意书 □ 向患者及家属交代化疗注意事项	□ 化疗 □ 住院医师完成病程记录 □ 上级医师查房 □ 向患者及家属交代病情及化疗后注意事项	□ 完成出院记录、病案首页、出院证明等书写 □ 向患者交代出院后的注意事项，重点交代复诊时间及发生紧急情况时处理方法
重点医嘱	**长期医嘱：** □ 肿瘤内科护理常规 □ 二级护理 □ 饮食：根据患者情况 **临时医嘱：** □ X线胸片或胸部CT、肝胆胰脾B超、妇科超声、乳腺及腋下淋巴结超声 □ 病理学活组织检查与诊断 □ 每周期化疗前检查项目 □ 血常规、尿常规、大便常规+隐血 □ 肝肾功能、电解质、血糖、凝血功能、CEA、CA15-3、CA125 □ 心电图	**长期医嘱：** □ 患者既往基础用药 □ 补液治疗（水化、碱化） □ 其他医嘱（化疗期间一级护理） **临时医嘱：** □ 化疗 □ 重要脏器保护 □ 止吐 □ 其他特殊医嘱	**长期医嘱：** □ 患者既往基础用药 □ 补液治疗（水化、碱化） □ 其他医嘱（化疗期间一级护理） **临时医嘱：** □ 化疗 □ 复查血常规、肝肾功能 □ 重要脏器保护 □ 止吐、止泻 □ 其他特殊医嘱	**出院医嘱：** □ 出院带药

续　表

时间	住院第 1~2 天	住院第 2~3 天	住院第 3 天	住院第 4 天 （出院日）
护理工作	□ 入院介绍 □ 入院评估 □ 指导患者进行相关辅助检查	□ 化疗前准备 □ 宣教 □ 心理护理	□ 观察患者病情变化 □ 定时巡视病房	□ 协助患者办理出院手续 □ 出院指导，重点出院后用药方法
病情变异记录	□ 无　□ 有，原因： 1. 2.	□ 无　□ 有，原因： 1. 2.	□ 无　□ 有，原因： 1. 2.	□ 无　□ 有，原因： 1. 2.
护士签名				
医师签名				

第十七章

乳腺癌术后放疗临床路径释义

【医疗质量控制指标】（专家建议）

指标一、诊断需结合家族史、临床表现、影像学表现和病理结果，以病理结果为金标准。

指标二、对确诊的病例有全身（包括颈胸腹脑骨）系统检查评估。

指标三、放疗靶区范围、剂量设定及正常组织限量符合国际指南/国内共识标准。

指标四、放疗实施期间，定期监测并及时处理肿瘤变化和并发症。

一、乳腺癌术后放疗编码

1. 原编码：

疾病名称及编码：乳腺癌（ICD-10：C30.08）

2. 修改编码：

疾病名称及编码：乳腺癌（ICD-10：C50）

恶性肿瘤术后放疗（ICD-10：Z51.002）

二、临床路径检索方法

C50 伴 Z51.002

三、国家医疗保障疾病诊断相关分组（CHS-DRG）

MDC 编码：MDCJ（皮肤、皮下组织及乳腺疾病及功能障碍）

ADRG 编码：JR1（乳房恶性肿瘤）

四、乳腺癌术后放疗标准住院流程

（一）适用对象

第一诊断为乳腺癌。

1. 行乳腺癌根治术或改良根治术后，有以下指征：①局部和区域淋巴结复发高危的患者，即 T_3 及以上或腋窝淋巴结阳性≥4 个；②T_1、T_2 有 1~3 个淋巴结阳性同时含有高危复发因素者。

2. 保乳术后原则上都具有术后放疗指征。

释义

■ 当原发肿瘤分期为 T_1/T_2，腋窝有 1~3 个淋巴结转移时，如果伴有腋窝淋巴结转移比例＞20%；或腋窝为 2~3 个转移；或乳腺癌病理分级为Ⅲ级；或脉管瘤栓阳性等局部复发的高危因素时也建议做术后放疗。

■ 接受新辅助化疗的患者：如果改良根治术后病理腋窝淋巴结阳性者需要放疗；如果新辅助化疗前临床分期为 T_3/T_4，或腋窝淋巴结为 $N_{2\sim3}$患者，改良根治术后需要放疗。

■ 乳腺癌局部复发率与原发灶大小，淋巴结转移状态，激素受体情况，HER_2 状况和年龄等因素密切相关。有高危因素的改良根治术后患者进行术后放疗不仅能够提高局部控制率，还能提高总生存率。放疗靶区包括胸壁及锁骨上/下淋巴引流区、任何有风险的腋窝部位，内乳淋巴引流区是否要放疗尚有争议。

（二）诊断依据

病理学明确为乳腺癌。

释义

■ 根据《乳腺癌诊疗规范（2011 年版）》（卫办医政发〔2011〕78 号），《2011 年乳腺癌临床实践指南（中国版）》《肿瘤放射治疗学》（中国协和医科大学出版社，2007 年，第 4 版）等。

（三）进入路径标准

第一诊断为乳腺癌：

1. 行乳腺癌根治术或改良根治术后，有以下指标：①局部和区域淋巴结复发高危的患者，即 T_3 及以上或腋窝淋巴结阳性≥4 个；②T_1、T_2 有 1~3 个淋巴结阳性同时含有高危复发因素者。
2. 保乳术后原则上都具有术后放疗指征。

当患者合并其他疾病，但住院期间不需要特殊处理也不影响第一诊断的临床路径流程实施时，可以进入路径。

释义

■ 无放疗禁忌证者均应进入本路径。

■ 入院常规检查发现以往没有发现的疾病，该疾病可能影响放疗计划的实施和预后，应先治疗该疾病，暂时不宜进入路径。经合理治疗后如伴随疾病达到稳定或目前尚需要持续用药，经评估无放疗禁忌证，则可进入路径，但可能会增加医疗费用，延长住院时间。

■ 治疗过程中如发生严重不良反应需要退出本路径。

（四）标准住院日 10~42 天

释义

■ 住院 1 周内完成相关检查，确定治疗方案，合理制订放疗计划并开始治疗，放疗期间如无严重不良反应，即可如上述日程顺利完成治疗。

（五）住院期间的检查项目

1. 必需的检查项目：

（1）血常规、尿常规、大便常规。

（2）肝肾功、电解质。

（3）乳腺及引流区淋巴结彩超、X 线胸片或胸部 CT、心电图。

2. 根据患者病情进行的检查项目：

（1）ECT 全身骨扫描。

（2）提示肿瘤有转移时，相关部位 CT、MRI。

（3）合并其他疾病需进行相关检查：如心肌酶谱、24 小时动态心电图、心肺功能检查、BNP 等。

释义

■ 常规检查内容涉及身体状况评估，病情诊断以及分期，因此是必须完成的。血常规检查可了解骨髓造血情况以及患者临床改善状况。

■ 乳腺、腋窝和锁骨上区 B 超可以了解是否同时有对侧乳房肿瘤，可以检出小的无法触及的腋窝锁骨上淋巴结，并判断良恶性。

■ X 线胸片或胸 CT 检查可以了解是否有肺或内乳淋巴结转移，并评价患者心肺基础疾病。肝脏超声检查有助于了解肝脏是否有转移，合理进行临床分期。

■ 乳腺癌患者他莫昔芬内分泌治疗药物有增加子宫内膜癌的风险，不少激素受体阳性患者需要卵巢去势，有必要 B 超检查子宫内膜厚变及卵巢附件等检查。

■ 电解质检测可以了解患者是否存在肝肾基础疾病，改善肝肾功能状况和电解质紊乱对保证放疗顺利进行有重要意义。伴随糖尿病的患者应检测血糖浓度，及时纠正血糖有助于减轻放疗反应。凝血功能检测有助于了解患者出凝血情况，及时处理凝血功能紊乱。

■ 肿瘤标志物检测可以了解肿瘤负荷，有助于动态评估肿瘤治疗疗效和预测预后。

■ 胸 CT 检查显示心脏基础疾病者，需行肺功能和超声心电图检查，进一步了解心肺功能，指导放疗计划制订，减轻心肺损伤，有利于保证治疗的顺利进行。若存在严重心肺功能可能影响路径实施的患者不宜进入本路径。

■ 对局部晚期，肝转移或有疼痛的晚期乳腺癌患者还应行胸部 CT、腹部 CT、脑部增强 MRI、骨显像，必要时行 PET-CT 检查，有助于明确肺部、肝脏、骨骼等器官微小病变或转移灶，如果转移诊断明确，患者即退出本路径。

■ 对发热、咳嗽、白细胞减少患者应进行痰培养和血培养有助于明确感染部位以及致病菌，指导抗菌药物的合理使用，同时积极处理感染，升白细胞治疗，暂时不进入路径，待感染控制、白细胞恢复正常后进入本路径，可能会延长住院时间。

（六）治疗方案的选择

1. 常规放疗。

2. 适形或调强放疗。

释义

■ 乳腺癌术后放疗治疗体位固定选择：

1. 保乳术后患者：仰卧于乳腺托架上，头下垫 B/C 枕，头略过伸，患侧上肢上举扶杆。如果需要做锁骨上下区照射，患侧上臂不必扶杆，需外展约 90°。或其他合适的固定方式。

2. 改良根治术后患者：胸壁电子线照射时，患者仰卧，肩下垫 15°斜板，头下垫软枕，头过伸，患侧上肢外展并上举扶患侧耳廓。或者患者仰卧于 15°斜板上，患侧手臂外展上举，背部、肩下、患侧上肢及头下垫发泡胶，发泡成形固定。胸壁 X 线照射时，患者仰卧乳腺托架上，患侧上肢外展约 90°或其他类似合适的固定方式。

■ 无论是乳腺托架还是发泡胶，都可以很好地保证患者在治疗过程中保持正确的放疗体位。

■ 改良根治术后患者治疗中，要使患者胸壁总体平面尽量与模拟定位机床面平行，常垫 15°板，这样电子线照射胸壁时，限光筒能够较好地靠近胸壁使胸壁剂量得到保证。

■ 照射锁骨上下区时，要求患者患侧上肢外展约 90°，尽量使下颈部皮肤皱褶展平，从而减轻放疗所致的皮肤反应；同时可避免患侧上肢受到不必要的照射。

■ 保乳术后照射乳房或胸壁时，患者双侧上肢上举外展，手握扶杆，避免乳腺放疗时照射上肢。

■ 乳腺癌改良根治术后放疗方案选择：

1. 乳腺癌根治术后或改良根治术后放疗适应证：

（1）原发肿瘤直径≥5cm，或肿瘤侵及皮肤或胸壁。

（2）腋窝淋巴结转移个数≥4 个。

（3）腋窝淋巴结有转移，但是腋窝淋巴结清扫不彻底。

（4）原发肿瘤分期为 T_1/T_2，同时淋巴结转移个数为 1~3 个，如果伴有以下 1 项或多项复发高危因素，结合患者意愿考虑放疗：年龄≤45 岁；肿瘤分级为Ⅲ级；激素受体阴性；HER_2 阳性；腋窝淋巴结转移个数为 2~3 个；有脉管瘤栓。

2. 乳腺癌根治术后或改良根治术后放疗照射靶区：胸壁加锁骨上下淋巴引流区±内乳区。

■ 严格掌握乳腺癌根治术后放疗适应证，争取合理选择尽量避免不必要的照射。

■ 乳腺癌根治术后照射靶区一般包括胸壁加锁骨上下淋巴引流区，对术后病理 $T_3N_0M_0$ 患者可单纯照射胸壁。

■ 腋窝淋巴结清扫彻底患者，即使腋窝淋巴结有包膜外受侵或腋窝淋巴结转移较多，其术后腋窝复发风险仅为 0~7%。故不推荐常规做腋窝放疗。当未行腋窝淋巴结清扫，腋窝淋巴结清扫不彻底或腋窝淋巴结转移灶侵犯神经、血管而无法完整切除时，需要做腋窝放疗。

■ 内乳淋巴引流区辅助放疗价值不肯定，如果患者腋窝淋巴结转移个数较多，原发肿瘤位于内象限且腋窝淋巴结阳性，可综合评估患者复发风险和心脏损伤风险后个体化决定。临床或病理检查显示内乳淋巴结转移时，需行内乳淋巴结引流区放疗。

■ 蒽环类、曲妥珠单抗等有心脏毒性药物使用的乳腺癌患者，应特别注意心脏受照射的剂量和体积，以减少相关心脏毒性的叠加。

3. 乳腺癌根治术或改良根治术后放疗实施：

（1）胸壁照射：

1）照射射线类型和能量的选择：6MV X 线，或 6MeV 电子线。

2）照射技术选择：

二维常规照射技术：X 线切线野+楔形板照射或 6MeV 电子线+填充物照射。

三维适形调强放疗技术：模拟 CT 定位，然后在计划系统中的 CT 图像上勾画靶区和正常组织，并制订放疗计划，评价正常组织受量。

3）照射剂量：全胸壁 DT 50Gy/5 周/25 次。

皮肤表面要垫组织等效填充物以增加皮肤表面剂量。

一般需要全胸壁垫补偿物 DT 20Gy，如果乳腺皮肤受侵，应增加使用填充物的照射剂量至 30~40Gy 以提高胸壁表面剂量。

■ 胸壁切线野照射体位同保乳术后放疗，采用乳腺托架，患侧上肢上举外展。

■ 电子线照射适用于胸壁平坦而薄的患者。对于胸壁较厚者，应选用 X 线切线野照射。照射野需要包括手术瘢痕。注意与相邻照射野的衔接，照射过程中尽量减少肺组织和心脏的照射剂量与体积。

（2）锁骨上下区照射：

1）放射源的选择：6MV X 线或合适能量的电子线。

2）照射技术选择：

二维常规照射技术：X 线单前野照射，或 X 线和 12MeV 电子线混合照射。

三维适形调强放疗技术：模拟 CT 定位，然后在计划系统中的 CT 图像上勾画靶区和正常组织，并制订放疗计划，评价正常组织受量。

3）照射剂量：二维常规照射时，参考点一般为皮下 3~3.5cm，剂量分割为 1.8~2Gy/次，总剂量 50Gy。

■ 锁骨上下区可以用 X 线与 12MeV 电子线混合照射。其优点是肺尖所受照射剂量较低，缺点是对较肥胖患者在锁骨下动静脉处照射剂量可能偏低。也可以选择全程 X 线单前野照射，其优点是在锁骨下静脉处照射剂量比较确切，缺点是肺尖所受照射剂量较高。

■ 当锁骨上下区采用 X 线单前野照射，机架角向健侧偏转 15°~20°，尽量减少气管、食管和脊髓的照射剂量。

■ 胸壁的电子线照射野与锁骨上下区的 X 线设野可以共线。对胸壁采用切线野照射时，胸壁野与锁骨上下野应采用半野照射技术衔接，以避免两野衔接处高量。

（3）其他淋巴引流区照射：

1）腋窝淋巴引流区照射：

放射源的选择：6MV X 线。

照射技术选择：

二维常规照射技术：腋窝照射野和锁骨上下野合并为腋-锁联合野加腋后野。

三维适形调强放疗技术：模拟 CT 定位，然后在计划系统中的 CT 图像上勾画靶区和正常组织，并制订放疗计划，评价正常组织受量。

照射剂量：辅助放疗剂量 50Gy/5 周/25 次。

2）内乳淋巴引流区照射：

放射源的选择：9~12MeV 电子线，6MV X 线。

照射技术选择：常用二维常规照射技术，根据内乳淋巴结深度选择 9~12MeV 电子线。

三维适形调强放疗技术：模拟 CT 定位，然后在计划系统中的 CT 图像上勾画靶区和正常组织，并制订放疗计划，评价正常组织受量。

照射剂量：辅助放疗剂量 50Gy/5 周/25 次。

■ 腋窝淋巴引流区做二维常规照射时，一般应用 6MV X 线，做腋-锁联合野的单前野照射，照射剂量以锁骨上区的深度即皮下 3~3.5cm 计算，不足的剂量在腋-锁联合野照射结束时用腋后野补足；根据腋窝深度计算腋-锁联合野照射时的腋窝剂量，欠缺的剂量采用腋后野 6MV X 线补足。

■ 内乳淋巴引流区预防性照射是否能提高疗效还有争议，考虑到内乳照射会增加肺和心脏的受量，尤其是左侧内乳照射时，心脏剂量增加可能导致缺血性心脏病死亡增加，从而抵消放疗的生存获益。所以临床上内乳区不作为常规放疗靶区。内乳淋巴引流区预防性照射的选择应综合患者的获益和心脏的不良反应慎重考虑。

■ 内乳淋巴引流区预防性照射需要包括第一到第三前肋间。

■ 和二维治疗相比，基于 CT 定位的三维治疗计划可以显著提高靶区剂量均匀性和减少正常器官的照射剂量，在射野衔接、特殊解剖结构患者中尤其可以体现其优势。即使采用二维常规治疗技术定位，也建议模拟 CT 定位，在三维治疗计划系统上进行剂量参考点的优化，选择适当的楔形板角度，评估正常组织的体积剂量等，以便更好地达到靶区剂量的完整覆盖和放射损伤的降低。

■ 乳腺癌保乳术后放疗方案选择：

1. 放射源的选择：4~6MV X 线。

2. 放疗技术选择：

（1）二维放疗技术射野：在模拟机下定位，确定切线野的设野角度、大小和照射范围。

（2）三维适形或调强放射治疗技术：模拟 CT 定位，然后在计划系统中的 CT 图像上勾画靶区和正常组织，并制订放疗计划，评价正常组织受量。

3. 照射剂量：

（1）全乳：50Gy/2Gy/25 次，或 43.5Gy/2.9Gy/15 次，或其他类似的大分割方式。

（2）瘤床序贯补量：10~16Gy/5~8 次，或 8.7Gy/3 次，或其他类似的大分割方式。

（3）瘤床同步补量：60Gy/2.4Gy/25 次（全乳 50Gy/2Gy/25 次），或其他类似的剂量分割。

■ 二维放疗技术为 X 线模拟机下直接设野，采用两个对穿切线野即内切线野和外切线野照射。内界和外界需要各超过腺体 1cm，上界一般在锁骨头下缘或与锁骨上野衔接，下界在乳房皱褶下 1~2cm。一般后界包括不超过 2.5cm 的肺组织，前界皮肤开放，留出 1.5~2cm 的空隙，以弥补摆位误差，及防止在照射过程中由于呼吸运动乳腺超过设野边界。同时各个边界需要根据病灶具体部位进行调整，以保证瘤床处方剂量充分。

■ 三维适形和调强照射技术：CT 定位和三维治疗计划涉及适形照射可以在保证靶区得到确切剂量照射的同时降低心肺组织的照射剂量，当存在设野的衔接时可以做到无缝连接，减少剂量的热点和冷点。调强照射技术的靶区剂量分布均匀性更好。

■目前临床上勾画全乳腺靶区时多以定位时参考常规放疗时的照射野各个边界的解剖标记勾画，具体界限参照 RTOG 乳腺癌靶区勾画共识。勾画靶区时各个边界需要根据病灶具体部位进行适当调整，以保证瘤床处剂量充分。

■保乳放疗者，通常为早期患者，治疗靶区为乳腺本身，不包括乳房的皮肤，所以保乳放疗时乳腺皮肤表面不加建成，不能使用体模固定，以避免由于建成效应而增加皮肤受量，从而加重皮肤放疗反应，影响乳腺的美容效果。

■在无淋巴结引流区照射的情况下，全乳放疗也可考虑大分割方案治疗，如每次 2.9Gy 共 15 次，总量 43.5Gy；或其他类似的大分割方案。多个随机研究结果显示全乳大分割放疗疗效和不良反应与常规分割方式类似。

4. 保乳术后放疗照射靶区：

(1) 照射靶区只需包括患侧乳腺的情况有：①腋窝淋巴结已清扫且淋巴结无转移；②腋窝前哨淋巴结活检为阴性；③腋窝前哨淋巴结活检为孤立细胞转移或微转移；④腋窝淋巴结转移个数为 1~3 个，且腋窝清扫彻底，不含有其他复发的高危因素。

(2) 照射靶区需要包括患侧乳腺和锁骨上下淋巴引流区的情况有：腋窝淋巴结转移个数≥4 个。

(3) 照射范围需要包括患侧乳腺，根据复发风险的高低可以选择照射或不照射锁骨上下淋巴引流区的情况有：腋窝淋巴结清扫彻底，且腋窝淋巴结转移为 1~3 个，当伴有以下 1 项或多项复发的高危因素：①年龄≤45 岁；②肿瘤分级为Ⅲ级；③激素受体阴性；④HER_2 阳性且不能接受抗 HER_2 靶向治疗；⑤腋窝淋巴结转移个数为 2~3 个；⑥有脉管瘤栓。

(4) 照射靶区需要包括患侧乳腺，腋窝和锁骨上下淋巴引流区的情况有：①腋窝淋巴结有转移，但是腋窝淋巴结清扫不彻底；②腋窝前哨淋巴结阳性，但未做腋窝清扫，同时估计腋窝非前哨淋巴结转移的概率> 30%。

(5) 照射靶区需要包括患侧乳腺和腋窝，根据其他复发高危因素情况选择照射或不照射锁骨上下淋巴引流区的情况有：前哨淋巴结活检有 1~2 个阳性（宏转移），但是腋窝未作淋巴结清扫。

■靶区设置是保乳术后放射治疗的关键一环，这与局部肿瘤控制，治疗后美容效果，放射治疗并发症的发生及远期疗效密切相关。

■全乳和瘤床加量照射可以作为每例保乳术后患者的常规选择。但是对于年龄> 60 岁分化好的 T_1N_0 的 Luminal A 型患者瘤床可以不做加量照射，这些患者加量照射获益不大。

■已行腋窝淋巴结清扫且无淋巴结转移或前哨淋巴结活检阴性患者不建议行术后区域淋巴引流区照射，腋窝淋巴结转移个数较多（≥4 个）或虽然淋巴结转移个数不多（1~3 个）但是伴有较多复发高危因素患者给予锁骨上下区淋巴引流区照射，内乳区是否需要照射有争议。

■腋窝淋巴结有转移，但是腋窝淋巴结清扫不彻底，照射靶区需要包括患侧乳腺、腋窝和锁骨上下淋巴引流区。

■二维放疗技术为 X 线模拟机下直接设野，采用两个对穿切线野即内切线野和外切线野照射。内界和外界需要各超过腺体 1cm，上界一般在锁骨头下缘或与锁骨上野衔接，下界在乳房皱褶下 1~2cm。一般后界包括不超过 2.5cm 的肺组织，前界皮肤开放，留出 1.5~2cm 的空隙，以弥补摆位误差，及防止在照射过程中由于呼吸运动乳腺超过设野边界。同时各个边界需要根据病灶具体部位进行调整，以保证瘤床处方剂量充分。

■ 三维适形和调强照射技术：CT 定位和三维治疗计划涉及适形照射可以在保证靶区得到确切剂量照射的同时降低心肺组织的照射剂量，当存在设野的衔接时可以做到无缝连接，减少剂量的热点和冷点。调强照射技术使靶区剂量分布均匀性更好，从而得到更好的美容效果。

■ 目前临床上勾画全乳腺靶区时多以定位时参考常规放疗时的照射野各个边界的解剖标记勾画，具体界限参照 RTOG 乳腺癌靶区勾画共识。勾画靶区时各个边界需要根据病灶具体部位进行适当调整，以保证瘤床处剂量充分。

3. 放疗期间可选择的治疗：必要的升血和皮肤保护剂等。

释义

■ 治疗前后应用皮肤防护剂是顺利完成放疗的重要保证。皮肤防护剂有芦荟凝胶、三乙醇胺软膏、医用射线防护喷剂等。

■ 放疗过程中，还应保持皮肤干燥，避免局部刺激，穿柔软宽大纯棉贴身衣服，减少皮肤摩擦等。

■ 皮肤瘙痒可用手轻拍瘙痒部位或外涂冰片滑石粉，切勿用手抓挠，必要时可使用抗过敏药物如氯雷他定等缓解症状。

（七）出院标准

1. 放疗计划制订完成，病情稳定，生命体征平稳。

释义

■ 放疗对患者皮肤、血象等造成不同程度的损伤，因此治疗后必须行血常规检查。

■ 常规体格检查，根据患者情况选择必要的检查，如 X 线胸片、肝肾功能、腹部 B 超和骨显像等，必要时做 CT 或 MRI 检查，以明确有无远端转移和局部区域复发。

2. 没有需要住院处理的并发症及合并症。

释义

■ 临床症状明显缓解，皮肤反应轻微患者可以出院，因并发症或合并症需要住院且住院时间超过 42 天者为变异。

（八）变异及原因分析

1. 治疗中出现局部皮肤严重放射性皮炎、放射性肺炎等需要延长住院时间增加住院费用。
2. 伴有其他基础疾病或并发症，需进一步诊断及治疗或转至其他相应科室诊治，延长住院时间，增加住院费用。
3. 医师认可的变异原因分析。
4. 其他患者方面的原因。

五、乳腺癌术后放疗护理规范

1. 心理护理。针对性地向患者及家住介绍放疗相关信息，尤其应强调放疗的价值，引导患者以预约的心情接受放疗。
2. 常规护理。保护好患者照射野处皮肤，避免皮肤受到摩擦和潮湿等刺激。
3. 摆位指导。指导患者根据定位动作仰卧，使激光线和患者体表的标记一致，避免对皮肤的牵拉。

六、乳腺癌术后放疗营养治疗规范

1. 所有患者入院后应常规进行营养筛查和营养状况评估和综合测定。
2. 治疗过程中每周至少为患者评估1次，以便尽早发现患者出现营养风险并采取早期干预。
3. 营养治疗方式的选择：①为了降低感染风险，首选经口摄入；②出现重度口腔/口咽黏膜炎影响吞咽功能者或产生较强的胃肠道反应的患者，肠内营养应经管饲给予。
4. 患者的每日供给量推荐为每日25~30kcal/kg，如患者合并严重消耗，每日供给量推荐为每日30~35kcal/kg。
5. 患者可适当提高优质脂肪的供能比例；蛋白质供给量为每日1.0~1.5g/kg。
6. 根据胃肠功能状况尽早经口营养补充肠内营养制剂。如口服摄入不足目标量的60%时，推荐管饲肠内营养。肠内营养不能达到目标量60%时可选用肠外营养药物，以全合一的方式实施（应包含氨基酸、脂肪乳、葡萄糖、维生素、微量元素、电解质注射制剂等）。根据病情变化及营养耐受性选择或调整肠外肠内营养方案。

七、乳腺癌术后放疗患者健康宣教

1. 放疗期间，嘱患者穿宽松、便于穿脱的衣服
2. 保持足够和充分平衡的饮食，少食多餐。
3. 定期检查血象，每周进行血常规检查1次。

八、推荐表单

（一）医师表单

乳腺癌术后放射治疗临床路径医师表单

适用对象：第一诊断为乳腺癌（ICD-10：C30.08）
行乳腺癌手术后，符合放射治疗指征

患者姓名：	性别：　年龄：　门诊号：	住院号：
住院日期：　年　月　日	出院日期：　年　月　日	标准住院日：≤42 天

时间	住院第 1 天	住院第 2~3 天	住院第 3~7 天
主要诊疗工作	□ 询问病史及体格检查 □ 交代病情 □ 书写病历 □ 完善各项检查 □ 初步确定放射治疗靶区和剂量	□ 上级医师查房和评估 □ 完成放疗前准备 □ 根据体检、彩超、钼靶、穿刺及手术后病理结果等，结合患者的基础疾病和综合治疗方案，行放疗前讨论，确定放疗方案 □ 完成必要的相关科室会诊 □ 住院医师完成上级医师查房记录等病历书写 □ 签署放疗知情同意书、自费用品协议书（如有必要）、输血同意书 □ 向患者及家属交代放疗注意事项	□ 放疗定位，可二维定位，定位后 CT 扫描或直接行模拟定位 CT □ 勾画靶区 □ 物理师制订计划 □ 模拟机及加速器计划确认和核对 □ 住院医师完成必要病程记录 □ 上级医师查房 □ 向患者及家属交代病情及放疗注意事项
重点医嘱	**长期医嘱：** □ 放疗科二级护理常规 □ 饮食：普通饮食/糖尿病饮食/其他 **临时医嘱：** □ 血常规、尿常规、便常规、肝肾功能、X 线胸片、心电图、腹部盆腔超声 □ 电解质、血糖、凝血功能、肿瘤标志物、肺功能、超声心动图、胸部 CT、ECT 扫描、PET-CT 痰培养、血培养等（视患者情况而定）	**长期医嘱：** □ 患者既往基础用药 □ 其他医嘱，可包括内分泌治疗 **临时医嘱：** □ 其他特殊医嘱	
主要护理工作	□ 入院介绍 □ 入院评估 □ 指导患者进行相关辅助检查	□ 放疗前准备 □ 放疗前宣教（正常组织保护等） □ 心理护理	□ 观察患者病情变化 □ 定时巡视病房
病情变异记录	□ 无　□ 有，原因： 1. 2.	□ 无　□ 有，原因： 1. 2.	□ 无　□ 有，原因： 1. 2.
护士签名			
医师签名			

时间	住院第 8~41 天 （放疗过程）	住院第 42 天
主要诊疗工作	□ 放疗 □ 上级医师查房，注意病情变化 □ 住院医师完成常规病历书写 □ 注意记录患者放疗后正常组织的不良反应的发生日期和程度	□ 上级医师查房，对放疗区域不良反应等进行评估，明确是否出院 □ 住院医师完成常规病历书写及完成出院记录、病案首页、出院证明书等，向患者交代出院后的注意事项，如返院复诊的时间、地点，后续治疗方案及用药方案等 □ 完善出院前检查
重点医嘱	**长期医嘱：** □ 患者既往基础用药 □ 其他医嘱，可包括内分泌治疗 **临时医嘱：** □ 正常组织放疗保护剂 □ 针对放疗急性反应的对症处理药物 □ 其他特殊医嘱	**长期医嘱：** □ 患者既往基础用药 □ 其他医嘱，可包括内分泌治疗 **临时医嘱：** □ 血常规、肝肾功能 □ 腹部盆腔超声检查 **出院医嘱：** □ 出院带药：内分泌治疗/靶向治疗
主要护理工作	□ 观察患者病情变化 □ 定时巡视病房	□ 指导患者放疗结束后注意事项 □ 出院指导 □ 协助办理出院手续
病情变异记录	□ 无 □ 有，原因： 1. 2.	□ 无 □ 有，原因： 1. 2.
护士签名		
医师签名		

（二）护士表单

乳腺癌术后放射治疗临床路径护士表单

适用对象：第一诊断为乳腺癌（ICD-10：C30.08）

行乳腺癌手术后，符合放射治疗指征

患者姓名：	性别：	年龄：	门诊号：	住院号：
住院日期：　年　月　日	出院日期：　年　月　日			标准住院日：≤42 天

时间	住院第 1 天	住院第 2~7 天
健康宣教	□ 入院宣教 □ 介绍病房环境、设施 □ 介绍主管医师、责任护士、护士长 □ 介绍住院注意事项 □ 告知探视制度	□ 放疗前宣教 □ 告知放疗前检查项目及注意事项 □ 宣教疾病知识、说明术后放疗的目的 □ 放疗前准备 □ 告知相关不良反应预防 □ 责任护士与患者沟通，了解心理反应指导应对方法 □ 告知家属等候区位置
护理处置	□ 核对患者信息，佩戴腕带 □ 卫生处置：剪指（趾）甲、沐浴，更换病号服 □ 入院评估	□ 协助医师完成放疗前检查 □ 放疗前准备
基础护理	□ 三级护理 □ 患者安全管理	□ 三级护理 □ 卫生处置 □ 患者睡眠管理 □ 患者安全管理
专科护理	□ 护理查体 □ 跌倒、压疮等风险因素评估需要时安置危险标志 □ 心理护理	□ 相关指征监测，如血压、血糖等 □ 心理护理 □ 饮食指导
病情变异记录	□ 无　□ 有，原因 1. 2.	□ 无　□ 有，原因 1. 2.
护士签名		

时间	住院第 8~41 天 （放疗过程）	住院第 42 天 （出院日）
健康宣教	□ 放疗过程宣教 □ 放疗次数、单次剂量及可能出现的不良反应 □ 饮食、活动指导 □ 强调拍背咳嗽的重要性 □ 复查患者对放疗过程宣教内容的掌握程度	□ 出院宣教 □ 复查时间 □ 服药方法 □ 活动指导 □ 饮食指导 □ 告知办理出院的流程
护理处置	□ 遵医嘱完成相应检查及治疗	□ 办理出院手续
基础护理	□ 特/一级护理（根据患者病情和自理能力给予相应的护理级别） □ 晨晚间护理 □ 患者安全管理	□ 二级护理 □ 晨晚间护理 □ 协助进食 □ 患者安全管理
专科护理	□ 病情观察，记特护记录 □ 评估生命体征、照射野部位、皮肤反应情况 □ 心理护理	□ 病情观察 □ 心理护理
病情变异记录	□ 无　□ 有，原因： 1. 2.	□ 无　□ 有，原因： 1. 2.
护士签名		

（三）患者表单

乳腺癌术后放射治疗临床路径患者表单

适用对象：第一诊断为乳腺癌（ICD-10：C30.08）

行乳腺癌手术后，符合放射治疗指征

患者姓名：	性别：　年龄：　门诊号：	住院号：
住院日期：　年　月　日	出院日期：　年　月　日	标准住院日：≤42天

时间	住院第1天	住院第2~3天
医患配合	□ 配合询问病史、收集资料，详细告知既往史、用药史、过敏史、家族史 □ 如服用抗凝药，明确告知 □ 配合进行体格检查 □ 有任何不适告知医师	□ 配合完善放疗前相关检查：采血、留尿便、心电图、肺功能、X线胸片、健侧乳房目靶片、腹部B超等常规项目。需要时完成特殊检查，如CT、MRI、PET-CT等 □ 医师与患者及家属介绍病情及放疗谈话并签字
护患配合	□ 配合测量体温、脉搏、呼吸、血压、体重 □ 配合完成入院护理评估 □ 接受入院宣教（环境介绍、病室规定、订餐制度、探视制度、贵重物品保管等） □ 有任何不适告知护士	□ 配合测量体温、脉搏、呼吸、询问排便次数 □ 接受放疗前宣教 □ 自行卫生处置：剪指（趾）甲、剃胡须（男患者）、沐浴 □ 准备好必要用物、吸水管、纸巾
饮食	□ 正常饮食	□ 半流质饮食
排泄	□ 正常排尿便	□ 正常排尿便
活动	□ 正常活动	□ 正常活动

时间	住院第 8~41 天 （放疗过程）	住院第 42 天 （出院日）
医患配合	□ 及时告知放疗过程中特殊情况和症状 □ 向患者及家属交代放疗中情况及放疗后注意事项 □ 上级医师查房 □ 完成病程记录和上级医师查房记录	□ 上级医师查房，对放疗近期反应进行评估 □ 完成病历书写 □ 根据情况决定是否需要复查实验室检查
护患配合	□ 配合定时测量生命体征、每日询问排便 □ 配合皮肤放射防护剂的应用，检查皮肤反应情况 □ 接受输液、注射、服药等治疗 □ 配合晨晚间护理 □ 接受照射野皮肤护理 □ 接受进食、进水、排便等生活护理 □ 配合拍背咳痰，预防肺部并发症 □ 配合活动，预防压疮 □ 注意活动安全，避免坠床或跌倒 □ 配合执行探视及陪伴	□ 接受出院宣教 □ 办理出院手续 □ 获取出院带药 □ 知道服药方法、作用、注意事项 □ 知道复印病历方法
饮食	□ 清淡饮食	□ 普通饮食
排泄	□ 正常排尿便	□ 正常排尿便
活动	□ 根据医嘱，正常适度活动，避免劳累，注意放疗标记	□ 正常适度活动，避免疲劳

附：原表单（2016 年版）

乳腺癌术后放射治疗临床路径表单

适用对象：第一诊断为乳腺癌（ICD-10：C30.08）；

患者姓名：	性别：　年龄：　门诊号：		住院号：
住院日期：　年　月　日	出院日期：　年　月　日		标准住院日：　天

时间	住院第 1 天	住院第 2 天	住院第 3~4 天
诊疗工作	□ 询问病史 □ 体格检查 □ 开出各项检验检查项目 □ 完善医患沟通和病历书写 □ 上级医师查房	□ 查看检查/检验报告，明确有无放疗禁忌 □ 上级医师查房，并制订放疗方案，交代放疗不良反应及注意事项 □ 完善病历书写	□ 放疗计划制作 □ 签署放疗同意书 □ 介绍放疗不良反应及相关注意事项 □ 放疗复位及摆位 □ 上级医师查房，完善病历书写
重点医嘱	**长期医嘱：** □ 肿瘤科护理常规 □ 二/三级护理 □ 饮食 □ 根据患者一般情况给予相应治疗 **临时医嘱：** □ 血常规 □ 生化 □ 肿瘤标志物 □ 心电图 □ 尿液分析 □ 大便常规±隐血 □ 骨扫描 □ 根据病情选择：消化道造影/胃镜/胸部 CT/腹部 CT/腹部彩超/脑 MRI □ 其他	**长期医嘱：** □ 肿瘤科护理常规 □ 二/三级护理 □ 饮食 □ 根据患者一般情况给予相应治疗 **临时医嘱：** □ CT 定位扫描 □ 必要时体模制作 □ 其他	**长期医嘱：** □ 肿瘤科护理常规 □ 二/三级护理 □ 饮食 □ 根据患者一般情况给予相应治疗 **临时医嘱：** □ 放疗收费
护理工作	□ 按入院流程做入院介绍 □ 入院评估 □ 进行入院健康教育	□ 抽血，大小便常规检查 □ 指导患者到相关科室进行检查并讲明各种检查的目的 □ 进行放疗期间饮食、防护及心理宣教	□ 指导患者到放疗中心进行预约及放疗 □ 进行放疗期间饮食、防护等健康宣教
病情变异记录	□ 无　□ 有，原因： 1. 2.	□ 无　□ 有，原因： 1. 2.	□ 无　□ 有，原因： 1. 2.
护士签名			
医师签名			

时间	住院第 5~8 天	住院 9~10 天
诊疗工作	□ 上级医师查房 □ 观察放疗反应，及时给予处理 □ 定期复查血常规，必要时复查肝肾功能 □ 完善病历书写	□ 根据患者检查结果及病情是否决定出院 □ 若出院，则交代出院随访事宜，并开具出院证明 □ 若病情不允许出院，根据病情制订下一步治疗方案 □ 完善病历书写
重点医嘱	**长期医嘱：** □ 肿瘤科护理常规 □ 二/三级护理 □ 饮食 □ 根据患者一般情况给予相应治疗 **临时医嘱：** □ 血常规 □ 生化 □ 其他	**长期医嘱：** □ 肿瘤科护理常规 □ 二/三级护理 □ 饮食 □ 根据患者一般情况给予相应治疗 **临时医嘱：** □ 血常规 □ 生化 □ 出院 □（若不能出院）根据病情制订相应治疗方案
护理工作	□ 观察放疗区域皮肤、上肢及食管反应 □ 抽血 □ 放疗期间的心理与生活护理 □ 进行放疗期间饮食、防护等健康宣教	□ 协助患者办理出院手续 □ 进行出院后饮食、防护等健康宣教
病情变异记录	□ 无 □ 有，原因： 1. 2.	□ 无 □ 有，原因： 1. 2.
护士签名		
医师签名		

（有条件的单位患者也可以在门诊治疗）

第十八章

原发性肺癌手术临床路径释义

【医疗质量控制指标】(2012 年试行)

指标一、治疗前实施临床分期检查。

指标二、治疗前明确病理诊断，降低病理学不能分类的非小细胞肺癌诊断率。切除病灶的病理报告符合规范。

指标三、完全性切除手术（R_0 手术）符合规范，严格掌握Ⅲ期手术患者适应证。

指标四、不可手术的局部晚期原发性肺癌接受规范的化疗、放疗联合治疗。

指标五、晚期肺癌化疗分线治疗符合规范。

指标六、分子靶向药物的治疗方案符合规范。

指标七、严格掌握各项治疗措施与药物的适应证。

指标八、应当记录治疗的不良反应、并发症、临床获益、客观疗效（按 RECIST 标准评价）和患者生存期。

指标九、为患者提供肺癌诊疗相关的健康教育。

指标十、患者住院天数与住院费用。

一、原发性癌编码

1. 原编码：

疾病名称及编码：肺癌（ICD-10：C34/D02.2）

手术操作及编码：肺局部切除/肺叶切除/全肺切除/开胸探查术（ICD-9-CM-3：32.29/32.3-32.5）

2. 修改编码：

疾病名称及编码：肺癌（ICD-10：C34）

手术操作名称及编码：肺部分切除术（ICD-9-CM-3：32.29）

肺节段切除术（ICD-9-CM-3：32.3）

肺叶切除术（ICD-9-CM-3：32.4）

肺切除术（ICD-9-CM-3：32.5）

开胸探查术（ICD-9-CM-3：34.02）

二、临床路径检索方法

C34 伴（32.29/32.3-32.5/34.02）

三、国家医疗保障疾病诊断相关分组（CHS-DRG）

MDC 编码：MDCE（呼吸系统疾病及功能障碍）

ADRG 编码：ER1（呼吸系统肿瘤）

四、原发性肺癌手术临床路径标准住院流程

（一）适用对象

1. 第一诊断为原发性肺癌（ICD-10：C34/D02.2）。

2. 临床分期（UICC 2009）为Ⅰ期、Ⅱ期和可完全性切除的ⅢA 期非小细胞肺癌。

3. 临床分期（UICC 2009）为 $T_{1\sim2}N_0M_0$ 的小细胞肺癌。
4. 行肺局部切除/肺叶切除/全肺切除/开胸探查术（ICD-9-CM-3：32.29/32.3-32.5）。

释义

■ 适用对象编码参见第一部分。

■ 本临床路径适用对象是第一诊断为原发性肺癌的患者。

■ 根治性手术治疗适应于Ⅰ期、Ⅱ期、可完全切除的ⅢA期以及少数可根治切除的ⅢB~Ⅳ期非小细胞肺癌患者，也包括经过新辅助化疗或新辅助放化疗后，适合根治性手术的ⅢA期患者。

■ 根治性手术治疗还适应于分期为Ⅰ期的小细胞肺癌患者（$T_{1\sim2}N_0M_0$）。对于分期为Ⅱ期以上的小细胞肺癌患者，不推荐进行手术切除治疗。

■ 对于肺功能不能耐受或局部肿瘤情况不能接受根治性手术治疗患者，行肺局部切除/肺段切除/肺叶切除/全肺切除亦可。对于开胸后发现肿瘤弥漫转移，不能行手术切除或经过常规方式检查无法取得病理者，可转为开胸探查术。

■ 适用对象中不包括肺部良性肿瘤，以及肺部炎症等患者。

（二）诊断依据

根据原卫生部《原发性肺癌诊疗规范（2011年版）》《原发性肺癌诊断标准（2010年版）》等。
1. 高危因素：吸烟指数>400、年龄>45岁、肺癌家族史等。
2. 临床症状：早期可无明显症状。常见的症状有刺激性咳嗽、血痰或咯血、胸痛、气促、发热等。
3. 辅助检查：胸部影像学检查、血肿瘤标志物、痰细胞学检查、纤维支气管镜等。
4. 细胞、组织学等病理学诊断阳性为确诊标准。

释义

■ 本路径的制订主要参考国际及国内权威参考书籍及诊疗指南，上述临床资料及实验室检查是确诊肺癌诊断的重要依据。

■ 典型的肺癌诊断并不困难，根据病史中存在呼吸系统症状，如刺激性咳嗽、咳痰，胸部CT提示存在肺内肿物，支气管镜+活检或CT引导下肺穿刺或B超引导下淋巴结穿刺活检的病理结果等进行诊断。

■ 如果肺部病灶为孤立病灶，累及范围小，不适合进行CT引导下肺穿刺或支气管镜检查明确病理，直接进行手术切除，如术中冷冻确诊为肺癌，继续行系统性淋巴结清扫+根治性手术切除。

■ 辅助检查还应包括头颅影像学检查，颈部+双锁骨上淋巴结超声检查，腹部超声检查，骨扫描检查，予患者以完整的临床分期，根据期别决定是否适合进行手术治疗。必要时可行全身PET-CT替代每个部位的分别检查。

■ 胸部平扫+增强CT检查是诊断肺癌的重要检查手段。

■ 病理是诊断的金标准，明确病理分型（非小细胞肺癌或小细胞肺癌）对于决定患者的进一步治疗方式至关重要。条件允许时还应进行分子分型的诊断，如EGFR突变检测、ALK融合基因检测等，为患者后续复发或转移后治疗的选择提供指导。

（三）治疗方案的选择

按照原卫生部《原发性肺癌诊疗规范（2011 年版）》：

1. 肺部分切除术（包括肺楔形切除和肺段切除）。
2. 肺叶切除术（包括复合肺叶切除和支气管、肺动脉袖式切除成形）。
3. 全肺切除术。
4. 上述术式应行系统性淋巴结清扫或采样。

非急诊手术治疗前，应当完成全面的治疗计划和必要的影像学检查（临床分期检查），充分评估决定手术切除的可能性并制订手术方案。

手术治疗应当尽可能做到肿瘤和区域淋巴结的完全性切除；同时尽量保留有功能的健康肺组织。视频辅助胸腔镜手术（VATS）主要适用于Ⅰ~Ⅱ期肺癌患者。

释义

■ 肺癌的手术治疗为择期手术，需予患者进行完整的分期检查，明确疾病分期，适合手术治疗者才能考虑进行手术。

■ 采取何种手术方式主要取决于肿瘤病灶所累及的范围，患者基础的肺功能及其他脏器功能储备情况。手术应当尽可能做到对肿瘤病灶的完整切除，并保证适当的手术切缘距离，切缘尽可能做到为肿瘤阴性。如手术切缘为肿瘤阳性，需进行术后放疗及化疗。

■ 手术还需保证进行系统的淋巴结清扫，建议清扫淋巴结数目不少于 6 个，清扫淋巴结站数不少于 3 站。如未进行系统性淋巴结清扫，需考虑术后辅助放疗。

■ 手术应尽可能地保留患者的肺功能，在术前和术后均鼓励患者进行肺功能锻炼，如吹气球等。

■ 使患者充分了解手术的相关治疗方案及风险，充分尊重患者意愿。

■ 除非必要，尽量避免全肺切除手术，尤其是右全肺切除术。

■ 有条件的单位，上述术式均可采用胸腔镜完成。

（四）标准住院日≤21 天

释义

■ 完善手术前相关辅助检查需 1~6 天，进行手术需要 1 天，术后需观察患者病情变化，观察 3~8 天。病情平稳（见出院标准）时可出院。总住院时间不超过 21 天均符合路径要求。

（五）进入路径标准

1. 第一诊断符合 ICD-10：C34/D02.2 肺癌疾病编码。
2. 心、肺、肝、肾等器官功能可以耐受全身麻醉开胸手术。
3. 当患者合并其他疾病，但住院期间不需要特殊处理也不影响第一诊断的临床路径流程实施时，可以进入路径。

释义

■ 本路径第一诊断满足肺癌疾病编码。

■ 本路径包括Ⅰ期、Ⅱ期、可完全切除的ⅢA期以及少数可根治切除的ⅢB~Ⅳ期非小细胞肺癌患者，也包括经过新辅助化疗或新辅助放化疗后，适合根治性手术的ⅢA期患者。本路径还适应于分期为Ⅰ期的小细胞肺癌患者（$T_{1\sim2}N_0M_0$）。不包括肺部良性疾病、炎性疾病等患者。

■ 对于合并其他疾病，但不需特殊处理，不影响第一诊断且对手术及术后恢复无较大影响者可以进入路径。但对于存在严重的基础性心、肺、肝、肾等疾病，预计不能耐受手术者需除外。

■ 对于合并其他疾病经合理处理后病情稳定，亦或目前尚需持续用药，但不影响手术术后恢复和路径实施的，可进入路径，但可能会延长住院时间、增加治疗费用。

■ 对于合并对手术有较大影响的内科疾病患者，需请相关科室会诊，对病情进行评估和控制以保证手术安全，影响路径实施的退出本路径。

■ 患者对于进行手术导致的风险甚至合并危及生命等情况知情并接受，同意进行手术治疗。

（六）术前准备≤6天

1. 必需的检查项目：

（1）血常规、尿常规、大便常规。

（2）凝血功能、血型、肝功能、肾功能、电解质、感染性疾病筛查（乙型肝炎、丙型肝炎、艾滋病、梅毒等）。

（3）肺功能、心电图、动脉血气分析。

（4）纤维支气管镜检查。

（5）影像学检查：X线胸片、胸部CT（平扫+增强扫描）、腹部超声或腹部CT、全身骨扫描、头颅MRI或增强CT。

2. 根据患者病情，可选择以下项目：

（1）痰细胞学检查。

（2）纵隔镜或EBUS。

（3）经皮肺穿刺活检。

（4）超声心动图，24小时动态心电图。

（5）肿瘤标志物。

（6）心脑血管疾病相关检查。

3. 术前风险评估。

释义

■ 择期手术，根据病情决定术前时间，不需急诊手术。

■ 进行充分的分期检查及术前准备后，决定患者的手术方式。需在术前与患者及家属充分讨论拟采用的手术方式，手术可能的获益及风险，麻醉方式及可能出现的风险，进行充分的术前风险评估，进入相应临床路径。

■ 根据临床情况，可以在术前行新辅助治疗。

（七）预防性抗菌药物选择与使用时机

抗菌药物使用应按照《抗菌药物临床应用指导原则》（国办卫医发〔2015〕43 号）执行。术前 30 分预防性使用抗菌药物。

释义

■ 肺癌手术属于Ⅱ类手术，需在术前 30 分预防性使用抗菌药物。患者如存在感染高危因素如免疫缺陷、高龄、免疫低下等可酌情延长应用抗菌药物时间。

■ 出现院内感染者可经验性用药并及时行细菌培养，需根据细菌培养及药敏试验及时调整抗菌药物，轻度感染增强局部控制后不影响路径实施者可不退出路径，中重度感染可能导致住院时间延长及治疗费用增加的病例退出路径。

（八）手术日为入院≤7 天

1. 麻醉方式：气管插管静脉复合全身麻醉。
2. 手术耗材：根据患者病情，可能使用吻合器和闭合器。
3. 术中用药：抗菌药物。
4. 输血：视术中出血情况而定。
5. 病理：冷冻切片。

释义

■ 肺癌手术常规使用全身麻醉，麻醉药均为麻醉常规用药，麻醉期间注意加强合并内科病患者的控制。

■ 肺癌手术根据患者病情，可能会使用吻合器或闭合器，需在术前充分向患者及家属告知。

■ 肺癌手术需根据术中出血情况，决定是否需要输血。

■ 术中可以使用钛夹标记瘤床位置便于术后辅助放疗定位。

（九）术后住院恢复≤14 天

1. 必须复查的项目：
（1）血常规、肝功能、肾功能、电解质。
（2）X 线胸片（术后第 1 天），必要时可行胸部 CT。
（3）病理检查参照原卫生部《原发性肺癌诊疗规范（2011 年版）》。
2. 术后预防性使用抗菌药物：按照《抗菌药物临床应用指导原则》（国办卫医发〔2015〕43 号）执行。根据患者病情变化，调整抗菌药物用药时间及种类。

释义

■ 手术常规全身麻醉下进行，术后需行麻醉苏醒，平稳后由麻醉医师送至外科病房，及时监测相关指标确保安全。

■ 术后患者可出现术区疼痛、麻醉相关呕吐、暂时不能进食导致的水电解质平衡紊乱等，可酌情使用镇痛、止吐、补液等对症支持治疗。

■ 肺癌手术属于Ⅱ类手术，抗菌药物应用按照相关规定进行。

■ 肿瘤患者易存在高凝状态，增加下肢深静脉血栓风险，在无明显出血倾向的情况下可应用低分子肝素预防治疗。

■ 出现院内感染者可经验性用药并及时行细菌培养，需根据细菌培养及药敏试验及时调整抗菌药物，轻度感染增强局部控制后不影响路径实施者可不退出路径，中重度感染可能导致住院时间延长及治疗费用增加的病例退出本路径。

■ 术后行功能锻炼帮助患者肺功能恢复。

（十）出院标准

1. 切口愈合良好，或门诊可处理的切口。
2. 生命体征平稳。

释义

■ 患者出院前应一般情况良好。

■ 患者需拔管后出院，已拔管患者伤口无感染、皮下无积液者可以出院。

■ 没有需要住院处理的与本手术有关的并发症如气胸、血气胸、下肢深静脉血栓等。

（十一）变异及原因分析

1. 有影响手术的合并疾病，术前需要进行相关的诊断和治疗。
2. 术后出现肺部感染、呼吸衰竭、心力衰竭、支气管胸膜瘘等并发症，需要延长治疗时间或费用超出参考费用标准。
3. 高级职称医师认可的变异原因。
4. 患者以及其他方面的原因。

释义

■ 有影响手术的合并症，如糖尿病、心脑血管疾病等，可能需要同时治疗或疾病本身导致术后恢复缓慢，从而导致治疗时间延长或治疗费用增加，严重影响路径实施者退出路径。

■ 围术期的并发症，如术后出血等，可能导致二次手术或恢复延迟，从而造成住院日延长或费用超出参考标准。

■ 医师认可的变异原因主要是指患者入选路径后，医师在检查及治疗过程中发现患者合并存在一些事前未预知的对本路径治疗可能产生影响的情况，需要终止执行路径或者是延长治疗时间、增加治疗费用。该情况需在表单中明确说明。

■ 因患者方面的主观原因导致执行路径出现变异，该情况亦需在表单中明确说明。

（十二）参考费用标准

3万~5万元（VATS手术4万~6万元）。

释义

■ 建议参考费用标准：4 万~5 万元（VATS 手术 5 万~6 万元）。

五、原发性肺癌手术护理规范

1. 加强呼吸道护理，防治呼吸功能不全，清除呼吸道分泌物，维持气体通畅是术后护理的重点。对于肺内感染较重，呼吸道有大量分泌物，咳痰无力以致引起呼吸功能不全者，往往需较长时间反复吸氧并随时都有使用呼吸机辅助呼吸的可能。此时行气管切开吸痰最为方便和安全。

2. 持续心电监护，严密监测生命体征，防治心律失常：①在术后出现轻度低氧血症，表现为持续吸氧情况下 48h 内血氧饱和度为 90%~95%. 动脉血氧分压为 10~12kPa；②术前心电图检查发 ST-T 改变。其中 6 例出现心律失常；③手术创伤所致术区疼痛，精神紧张导致自主神经功能紊乱等；④肺动脉压力增加，心脏负荷加重。最常见房性早搏和房颤。

3. 控制输液量及输液速度，预防肺水肿，输血量要低于失血量，宁少勿多，宁可保持适当脱水，不可输液过快。一般在 24h 内输液量不可超过 1500~2000ml，速度不宜超过 20~30 滴/分钟。

4. 合理体位，适当活动与锻炼，全肺切除术后的患者，在术后锻炼时应取能直立的功能性位置，以促进恢复正常姿势。不宜下蹲解便，以免引起直立性低血压。在下地活动的同时进行适当的锻炼，锻炼前给予适当的镇痛药并协助患者咳出痰液，运动量以不引起疼痛和疲倦为度。另外，术后最好能服用人参皂苷 Rh2，以减少癌瘤局部复发，提高患者免疫力。

六、原发性肺癌手术营养治疗规范

1. 所有患者入院后应常规进行营养筛查和营养状况评估和综合测定。

2. 治疗过程中每周至少为患者评估 1 次，以便尽早发现患者出现营养风险并采取早期干预。

3. 营养治疗方式的选择：①为了降低感染风险，首选经口摄入；②出现重度口腔/口咽黏膜炎影响吞咽功能者或产生较强的胃肠道反应的患者，肠内营养应经管饲给予。

4. 患者的每日供给量推荐为每日 25~30kcal/kg，如患者合并严重消耗，每日供给量推荐为每日 30~35kcal/kg。

5. 患者可适当提高优质脂肪的供能比例；蛋白质供给量为每日 1. 0~1. 5g/kg。

6. 根据胃肠功能状况尽早经口营养补充肠内营养制剂。如口服摄入不足目标量的 60%时，推荐管饲肠内营养。肠内营养不能达到目标量 60%时可选用肠外营养药物，以全合一的方式实施（应包含氨基酸、脂肪乳、葡萄糖、维生素、微量元素、电解质注射制剂等）。根据病情变化及营养耐受性选择或调整肠外肠内营养方案。

七、原发性肺癌手术患者健康宣教

1. 提倡健康生活方式，保持口腔清洁，适当运动和休息。

2. 按医嘱定时、定量服用药物，注意监测生命体征，说明药物的疗效和不良反应。

3. 心理指导。鼓励患者保持积极、乐观的心态，配合治疗。

八、推荐表单

（一）医师表单

原发性肺癌手术临床路径医师表单

适用对象：第一诊断为原发性肺癌（ICD-10：C34/D02.2）

行肺局部切除/肺叶切除/全肺切除+系统性淋巴结清扫、开胸探查术（ICD-9-CM-3：32.29/32.3-32.5）

患者姓名：	性别：　年龄：　门诊号：	住院号：
住院日期：　年　月　日	出院日期：　年　月　日	标准住院日：12~21天

时间	住院第1天	住院第2~6天 （术前日）	住院第4~7天 （手术日）
主要诊疗工作	□ 询问病史及体格检查 □ 完成病历书写 □ 开实验室检查单及检查申请单 □ 主管医师查房 □ 初步诊断	□ 上级医师查房 □ 术前准备 □ 临床分期与术前评估 □ 术前讨论，确定手术方案 □ 根据病情需要，完成相关科室会诊 □ 住院医师完成病程日志及术前小结、上级医师查房记录等病历书写 □ 签署手术知情同意书、自费用品协议书、输血同意书、授权委托同意书	□ 术前留置尿管 □ 手术 □ 术者完成手术记录 □ 住院医师完成术后病程 □ 上级医师查房 □ 观察生命体征 □ 向患者及家属交代病情及术后注意事项
重点医嘱	**长期医嘱：** □ 胸外科二级护理 □ 普通饮食 **临时医嘱：** □ 血常规、尿常规、大便常规 □ 凝血功能、血型、肝功能、肾功能、电解质、感染性疾病筛查 □ 肺功能、动脉血气分析 □ 心电图 □ 痰细胞学检查、纤维支气管镜检查 □ 影像学检查：X线胸片、胸部CT、腹部超声或CT、全身骨扫描、头颅MRI或CT	**长期医嘱：** □ 雾化吸入 **临时医嘱：** □ 明日全身麻醉下拟行肺局部切除术/肺叶切除术/全肺切除术/开胸探查术 □ 术前6小时禁食、禁水 □ 术前晚灌肠 □ 术前备皮 □ 备血 □ 术前镇静药物（酌情） □ 备术中抗菌药物 □ 其他特殊医嘱 □ 必要时：纵隔镜、24小时动态心电图、超声心动图、经皮肺穿刺活检等	**长期医嘱：** □ 胸外科术后护理常规 □ 特/一级护理 □ 清醒后6小时进流质饮食 □ 吸氧 □ 体温、心电、血压、呼吸、脉搏、血氧饱和度监测 □ 胸管引流记量 □ 持续导尿，记24小时出入量 □ 雾化吸入 □ 预防性应用抗菌药物 □ 镇痛药物（酌情） **临时医嘱：** □ 其他特殊医嘱
病情变异记录	□ 无　□ 有，原因： 1. 2.	□ 无　□ 有，原因： 1. 2.	□ 无　□ 有，原因： 1. 2.
医师签名			

时间	住院 5~8 天 （术后第 1 天）	住院 6~12 天 （术后第 2~7 天）	住院 13~21 天 （术后第 8~14 天，出院日）
主要诊疗工作	□ 上级医师查房 □ 住院医师完成病历书写 □ 观察胸腔引流情况 □ 注意生命体征及肺部呼吸音 □ 鼓励并协助患者排痰 □ 必要时纤维支气管镜吸痰	□ 上级医师查房 □ 住院医师完成病历书写 □ 视病情复查血常规、血生化及 X 线胸片 □ 视胸腔引流及肺复张情况拔除胸腔引流管并切口换药 □ 必要时纤维支气管镜吸痰 □ 视情况调整抗菌药物	□ 切口拆线 □ 上级医师查房，明确是否出院 □ 住院医师完成出院小结、病历首页等 □ 向患者及家属交代出院后注意事项 □ 根据术后病理确定术后治疗方案
重点医嘱	**长期医嘱：** □ 胸外科一级护理 □ 普通饮食 **临时医嘱：** □ 血常规、肝肾功能、电解质 □ X 线胸片 □ 其他特殊医嘱	**长期医嘱：** □ 胸外科二级护理 □ 停胸腔闭式引流记量 □ 停记尿量、停吸氧、停心电监护 □ 停雾化 □ 停抗菌药物 **临时医嘱：** □ 拔胸腔闭式引流管 □ 拔除尿管 □ 切口换药 □ 复查 X 线胸片或胸部 CT、血常规、肝肾功能、电解质（酌情） □ 其他特殊医嘱	**临时医嘱：** □ 切口拆线 □ 切口换药 □ 通知出院 □ 出院带药 □ 定期复诊
病情变异记录	□ 无　□ 有，原因： 1. 2.	□ 无　□ 有，原因： 1. 2.	□ 无　□ 有，原因： 1. 2.
医师签名			

（二）护士表单

原发性肺癌手术临床路径护士表单

适用对象：第一诊断为原发性肺癌（ICD-10：C34/D02.2）

行肺局部切除/肺叶切除/全肺切除+系统性淋巴结清扫、开胸探查术（ICD-9-CM-3：32.29/32.3-32.5）

患者姓名：	性别：　年龄：　门诊号：	住院号：
住院日期：　年　月　日	出院日期：　年　月　日	标准住院日：12~21 天

时间	住院第 1 天	住院第 2~6 天 （术前日）	住院第 4~7 天 （手术日）
主要护理工作	□ 入院宣教 □ 介绍主管医师、护士 □ 介绍病室环境、设施 □ 介绍常规制度及注意事项 □ 介绍疾病相关注意事项 □ 核对患者，佩戴腕带 □ 建立住院病历 □ 评估患者并书写护理评估单 □ 卫生处置：剪指（趾）甲、沐浴，更换病号服 □ 二级护理 □ 晨晚间护理 □ 患者安全管理 □ 遵医嘱通知实验室检查 □ 给予患者及家属心理支持 □ 辅助戒烟	□ 术前宣教 □ 宣教疾病知识、术前准备及手术过程 □ 指导术前保持良好睡眠 □ 告知准备物品 □ 告知术后饮食、活动及探视注意事项 □ 告知术后可能出现的情况及应对方式 □ 告知家属等候区位置 □ 协助医师完成术前检查 □ 术前准备 □ 备皮 □ 禁食、禁水 □ 术前无创血压监测 □ 二级护理 □ 晨晚间护理 □ 患者安全管理 □ 遵医嘱完成相关检查 □ 呼吸功能锻炼 □ 给予患者及家属心理支持	□ 术后当日宣教 □ 告知监护设备、管路功能及注意事项 □ 告知饮食、体位要求 □ 告知术后可能出现的情况及应对方式 □ 再次明确探视陪伴须知 □ 术前监测生命体征 □ 送手术 □ 摘除患者各种活动物品 □ 核对患者资料及带药 □ 填写手术交接单、签字确认 □ 接手术 □ 核对患者及资料，签字确认 □ 一级护理 □ 晨晚间护理 □ 卧位护理：雾化吸入护理；预防深静脉血栓形成 □ 排泄护理 □ 患者安全管理 □ 病情观察，写特护记录：日间 q2h、夜间 q4h 评估生命体征、伤口辅料、引流情况及出入量等 □ 遵医嘱指导康复锻炼 □ 给予患者及家属心理支持 □ 术后心理和生活护理 □ 保持呼吸道通畅
重点医嘱	□ 详见医嘱执行单	□ 详见医嘱执行单	□ 详见医嘱执行单
病情变异记录	□ 无　□ 有，原因： 1. 2.	□ 无　□ 有，原因： 1. 2.	□ 无　□ 有，原因： 1. 2.
护士签名			

时间	住院 5~8 天 （术后第 1 天）	住院 6~12 天 （术后第 2~7 天）	住院 13~21 天 （术后第 8~14 天，出院日）
主要护理工作	□ 术后宣教 □ 复查患者对术前宣教内容的掌握程度 □ 饮食、活动、安全指导 □ 药物作用及频率 □ 疾病恢复期注意事项 □ 疼痛及睡眠指导 □ 观察胸腔引流情况 □ 一级护理 □ 晨晚间护理 □ 协助进食进水 □ 协助翻身、创伤移动、防止压疮 □ 排泄护理 □ 患者安全管理 □ 鼓励并协助患者排痰 □ 评估病情，写护理记录 □ 评估生命体征、伤口敷料、引流情况、尿管情况 □ 遵医嘱给予预防深静脉血栓形成治疗 □ 遵嘱指导康复锻炼	□ 术后宣教 □ 复查患者对术前宣教内容的掌握程度 □ 饮食、活动、安全指导 □ 疾病恢复期注意事项 □ 一/二级护理 □ 晨晚间护理 □ 协助进食、进水 □ 协助翻身、创伤移动、防止压疮 □ 排泄护理 □ 患者安全管理 □ 病情观察，写护理记录 □ 评估生命体征、伤口敷料、引流情况 □ 遵医嘱给予预防深静脉血栓形成治疗 □ 遵嘱指导康复训练 □ 给予患者及家属心理支持 □ 鼓励并协助患者排痰	□ 出院宣教 □ 遵医嘱告知后续治疗（化疗、放疗）安排 □ 告知随诊及复查时间 □ 嘱患者自行继续进行肺功能锻炼 □ 二级护理 □ 晨晚间护理 □ 指导床旁活动及肺功能锻炼 □ 指导饮食 □ 患者安全管理 □ 病情观察 □ 评估生命体征、局部敷料及引流管情况 □ 遵医嘱指导出院后肺功能康复锻炼 □ 给予患者及家属心理支持 □ 办理出院手续
重点医嘱	□ 详见医嘱执行单	□ 详见医嘱执行单	□ 详见医嘱执行单
病情变异记录	□ 无 □ 有，原因： 1. 2.	□ 无 □ 有，原因： 1. 2.	□ 无 □ 有，原因： 1. 2.
护士签名			

（三）患者表单

原发性肺癌手术临床路径患者表单

适用对象：第一诊断为原发性肺癌（ICD-10：C34/D02.2）

行肺局部切除/肺叶切除/全肺切除+系统性淋巴结清扫、开胸探查术（ICD-9-CM-3：32.29/32.3-32.5）

患者姓名：	**性别：**　　**年龄：**　　**门诊号：**	**住院号：**
住院日期：　　年　月　日	**出院日期：**　　年　月　日	**标准住院日：** 12~21天

时间	入院	手术前	手术当天
医患配合	□配合询问病史，收集资料，务必详细告知既往史、用药史、过敏史 □如服用抗凝药物，明确告知医师 □配合测量生命体征，进行体格检查 □接受入院宣教 □遵守医院的相关规定和家属探视制度 □有不适症状及时告知医师和护士	□配合完善术前相关检查，如采血、留尿、心电图、胸部CT、头颅MRI、骨扫描等 □医师向患者及家属介绍病情及治疗计划，告知手术方案及风险，术前签字 □麻醉师进行术前访视 □术前讨论，确定手术方案 □接受术前宣教，了解围术期需要注意的问题，提前做好准备 □完成术前准备：备皮、配合禁食禁水、准备好必要物品、取下义齿及饰品等并将贵重物品交由家属保管、术前保证良好睡眠 □配合进行肺功能锻炼 □有不适症状及时告知医师和护士	□晨起配合测量生命体征 □配合医师完成手术标示 □入手术室前协助完成核对 □出手术室后配合心电、呼吸、血氧、血压监测以及输液、导尿等 □遵医嘱采取正确体位 □有不适症状及时告知医师和护士
重点诊疗及检查	**诊疗重点：** □协助医师记录病史 □初步确定肺癌手术方案 □告知医师既往的基础疾病并继续治疗 **重要检查：** □测量生命体征，身高体重 □进行全身体格检查 □进行专科检查	**诊疗重点：** □按照预约时间完成必要的实验室检查 □了解病情及可选择的治疗方案 □根据病情和医师建议选择适合自己的手术方案 □了解麻醉和手术风险、围术期可能出现的并发症等 **重要检查：** □完成血尿常规、血型、血凝常规、生化全项、流行病检测等实验室检查 □完成胸部CT、心电图、头颅MRI、骨扫描、颈部+双锁骨上淋巴结超声、腹部超声等检查 □根据专科情况完成必要的检查，如肿瘤标志物、PET-CT等 □根据既往病史完成相关实验室检查，如心肌酶谱、超声心动图、24小时动态心电图等	

时间	手术后	出院
医患配合	□ 配合定时测量生命体征、监测出入量、引流量等 □ 卧床期间注意活动下肢，预防静脉血栓形成，必要时接受抗凝治疗 □ 配合伤口换药 □ 接受进食、进水、排便等生活护理 □ 注意保护引流管及尿管，避免牵拉、脱出、打折等 □ 遵医嘱逐步进行功能锻炼，注意动作禁忌，避免因活动不当造成出血、引流管脱落等 □ 出现不适症状时及时告知医师和护士，如心前区不适、心悸、下肢疼痛等，并配合进行相应实验室检查 □ 配合拔除尿管、引流管 □ 注意活动安全，避免坠床或跌倒 □ 配合执行探视及陪伴制度 □ 根据术后病理回报追加必要的实验室检查	□ 接受出院前指导 □ 获取出院诊断书 □ 获取出院带药 □ 知晓服药方法、作用、注意事项 □ 遵医嘱进行适度功能锻炼，注意动作禁忌 □ 知晓复查、术后放化疗等的时间及程序 □ 知晓在院外出现不适症状时应及时就诊 □ 接受出院宣教 □ 办理出院手续
重点诊疗及检查	□ 如出现心前区不适、心悸等症状，应配合完成心电图、心功能、心悸标志物等实验室检查 □ 如出现突发胸痛、呼吸困难，应配合完成 X 线胸片、凝血试验+D-二聚体等实验室检查，必要时行 CTPA □ 如出现腹痛、腹泻等症状应配合完成便常规、腹部 B 超等检查 □ 如出现下肢疼痛、肿胀应配合完成下肢血管 B 超等检查	

附：原表单（2012 年版）

原发性肺癌手术临床路径表单

适用对象：第一诊断为原发性肺癌（ICD-10：C34/D02.2）

行肺局部切除/肺叶切除/全肺切除+系统性淋巴结清扫、开胸探查术（ICD-9-CM-3：32.29/32.3-32.5）

患者姓名：	性别：　年龄：　门诊号：	住院号：
住院日期：　年　月　日	出院日期：　年　月　日	标准住院日：12~21 天

时间	住院第 1 天	住院第 2~6 天 （术前日）	住院第 4~7 天 （手术日）
主要诊疗工作	□ 询问病史及体格检查 □ 完成病历书写 □ 开实验室检查单及检查申请单 □ 主管医师查房 □ 初步诊断	□ 上级医师查房 □ 术前准备 □ 临床分期与术前评估 □ 术前讨论，确定手术方案 □ 根据病情需要，完成相关科室会诊 □ 住院医师完成病程日志及术前小结、上级医师查房记录等病历书写 □ 签署手术知情同意书、自费用品协议书、输血同意书、授权委托同意书	□ 术前留置尿管 □ 手术 □ 术者完成手术记录 □ 住院医师完成术后病程 □ 上级医师查房 □ 观察生命体征 □ 向患者及家属交代病情及术后注意事项
重点医嘱	**长期医嘱：** □ 胸外科二级护理 □ 普通饮食 **临时医嘱：** □ 血常规、尿常规、大便常规 □ 凝血功能、血型、肝功能、肾功能、电解质、感染性疾病筛查 □ 肺功能、动脉血气分析 □ 心电图 □ 痰细胞学检查、纤维支气管镜检查 □ 影像学检查：X 线胸片、胸部 CT、腹部超声或 CT、全身骨扫描、头颅 MRI 或 CT	**长期医嘱：** □ 雾化吸入 **临时医嘱：** □ 明日全身麻醉下拟行肺局部切除术/肺叶切除术/全肺切除术/开胸探查术 □ 术前 6 小时禁食、禁水 □ 术前晚灌肠 □ 术前备皮 □ 备血 □ 术前镇静药物（酌情） □ 备术中抗菌药物 □ 其他特殊医嘱 □ 必要时：纵隔镜、24 小时动态心电图、超声心动图、经皮肺穿刺活检等	**长期医嘱：** □ 胸外科术后护理常规 □ 特/一级护理 □ 清醒后 6 小时进流质饮食 □ 吸氧 □ 体温、心电、血压、呼吸、脉搏、血氧饱和度监测 □ 胸管引流记量 □ 持续导尿，记 24 小时出入量 □ 雾化吸入 □ 预防性应用抗菌药物 □ 镇痛药物（酌情） **临时医嘱：** □ 其他特殊医嘱
主要护理工作	□ 介绍病房环境、设施和设备 □ 入院护理评估 □ 辅助戒烟	□ 宣教、备皮等术前准备 □ 提醒患者术前禁食、禁水 □ 呼吸功能锻炼	□ 观察病情变化 □ 术后心理和生活护理 □ 保持呼吸道通畅
病情变异记录	□ 无　□ 有，原因： 1. 2.	□ 无　□ 有，原因： 1. 2.	□ 无　□ 有，原因： 1. 2.
护士签名			
医师签名			

时间	住院 5~8 天 （术后第 1 天）	住院 6~12 天 （术后第 2~7 天）	住院 13~21 天 （术后第 8~14 天，出院日）
主要诊疗工作	□ 上级医师查房 □ 住院医师完成病历书写 □ 观察胸腔引流情况 □ 注意生命体征及肺部呼吸音 □ 鼓励并协助患者排痰 □ 必要时纤维支气管镜吸痰	□ 上级医师查房 □ 住院医师完成病历书写 □ 视病情复查血常规、血生化及 X 线胸片 □ 视胸腔引流及肺复张情况拔除胸腔引流管并切口换药 □ 必要时纤维支气管镜吸痰 □ 视情况停用或调整抗菌药物	□ 切口拆线 □ 上级医师查房，明确是否出院 □ 住院医师完成出院小结、病历首页等 □ 向患者及家属交代出院后注意事项 □ 根据术后病理确定术后治疗方案
重点医嘱	**长期医嘱：** □ 胸外科一级护理 □ 普通饮食 **临时医嘱：** □ 血常规、肝肾功能、电解质 □ X 线胸片 □ 其他特殊医嘱	**长期医嘱：** □ 胸外科二级护理 □ 停胸腔闭式引流记量 □ 停记尿量、停吸氧、停心电监护 □ 停雾化 □ 停抗菌药物 **临时医嘱：** □ 拔胸腔闭式引流管 □ 拔除尿管 □ 切口换药 □ 复查 X 线胸片或胸 CT、血常规、肝肾功能、电解质（酌情） □ 其他特殊医嘱	**临时医嘱：** □ 切口拆线 □ 切口换药 □ 通知出院 □ 出院带药 □ 定期复诊
主要护理工作	□ 观察患者病情 □ 心理与生活护理 □ 协助患者咳痰	□ 观察患者病情 □ 心理与生活护理 □ 协助患者咳痰	□ 观察病情变化 □ 心理和生活护理 □ 术后康复指导
病情变异记录	□ 无　□ 有，原因： 1. 2.	□ 无　□ 有，原因： 1. 2.	□ 无　□ 有，原因： 1. 2.
护士签名			
医师签名			

第十九章

小细胞肺癌化疗临床路径释义

【医疗质量控制指标】（专家建议）

指标一、诊断需结合既往病史、肿瘤家族史、临床表现、内镜/影像和病理/细胞学检查。

指标二、化疗方案的制订应在多学科讨论的基础上进行。

指标三、化疗前对患者一般状况、器官功能充分评估，并进行健康宣教。

指标四、化疗期间及化疗后注意监测和处理不良反应、及时评估治疗的疗效。

一、小细胞肺癌内科治疗编码

疾病名称及编码：小细胞肺癌（ICD-10：C34，M8041/3-M8045/3）

恶性肿瘤化学治疗（ICD-10：Z51.1）

二、临床路径检索方法

C34+(M8041/3-M8045/3) 伴 Z51.1

三、国家医疗保障疾病诊断相关分组（CHS-DRG）

MDC 编码：MCDE（呼吸系统疾病及功能障碍）

ADRC 编码：ER1（呼吸系统肿瘤）

四、小细胞肺癌化疗临床路径标准住院流程

（一）适用对象

第一诊断为小细胞肺癌，需术后化疗、根治性化疗、姑息性化疗及同步放化疗，且无化疗禁忌的患者。

释义

■ 适用对象编码参见第一部分。

■ 本临床路径适用对象是第一诊断为小细胞肺癌的患者。

■ 适用对象中不包括肺部良性肿瘤和未明确诊断为肺癌的患者。

■ 全身化疗适用于小细胞肺癌的术后治疗、局限期小细胞肺癌的同步放化疗或序贯放化疗、广泛期小细胞肺癌的姑息性抗肿瘤治疗。

■ 有化疗禁忌的患者不适用于本路径。

（二）诊断依据

1. 临床症状：咳嗽、咯血、呼吸困难、上腔静脉压迫综合征、远端转移引起的症状及肺外非特异性表现等。

2. 体征：浅表淋巴结肿大，呼吸音改变及远端转移所致的体征。

3. 辅助检查：胸部 CT、纤维支气管镜、腹部 CT 或超声、头颅 CT 或 MRI、骨扫描等。

4. 病理学诊断明确：包括胸腔积液脱落细胞学、痰脱落细胞学、纤维支气管镜活检、经皮

肺穿刺活检、淋巴结穿刺活检或术后病理。

释义

■ 综合病史、体格检查、辅助检查和病理资料，典型的小细胞肺癌诊断并不困难。病史和体格检查可发现咳嗽、咳痰、咯血等呼吸道症状，上腔静脉综合征、胸痛等压迫症状，远端转移表现或全身非特异表现如体重减轻、乏力，部分患者可出现副肿瘤综合征。

■ 胸部 CT 可显示原发病灶，以及胸部其他部位是否有受侵和转移。由于小细胞肺癌具有很强的全身播散倾向，进行全面系统的影像学检查是必要的。

■ 病理学检查是诊断的金标准。取得病理的途径多种多样，包括痰细胞学、纤维支气管镜活检、胸腔积液脱落细胞学、经皮肺穿刺活检等。患者诊断时常为晚期，因此浅表淋巴结和远端转移病灶的穿刺活检也是重要的确诊方法。

■ 治疗前明确病理类型是非常重要的，尤其是鉴别小细胞肺癌和非小细胞肺癌，因二者治疗有别。两者的临床表现、影像学特点和肿瘤标志物谱都有所不同，这些信息在病理结果回报前有助于提供预判的倾向。

■ 当临床诊断小细胞肺癌发生急症，如上腔静脉压迫综合征，须抢救性化疗时，病理诊断不再是化疗前的强制性要求，可在化疗开始后合适的时机明确病理。

（三）进入路径标准

无化疗禁忌的患者，第一诊断为小细胞肺癌，需术后化疗、根治性化疗、姑息性化疗及同步放化疗。当患者合并其他疾病，但住院期间不需要特殊处理也不影响第一诊断的临床路径流程实施时，可以进入路径。

释义

■ 本路径第一诊断满足小细胞肺癌疾病编码。肺部良性疾病不符合入径标准。

■ 入径时需具有相应化疗指征。

■ 对于合并其他疾病，但不需特殊处理，不影响第一诊断且对化疗实施无较大影响者可进入路径。对于未良好控制的重大慢性疾病，或严重器官功能损害，预计难以耐受化疗者，不进入本路径。如未控制良好的糖尿病，未控制良好的高血压，严重的心、肝、肺、肾等脏器功能异常，严重白细胞减少，严重血小板减少等。

■ 对于合并其他疾病经适当处理后病情稳定，或目前仍需持续合并使用其他药物，但对化疗路径实施无显著影响的，可进入本路径。这种情况下可能增加治疗费用，延长住院时间。

（四）标准住院日 7~10 天

释义

■ 一般情况下总住院时间为 7~10 天均符合路径要求。

■ 同步放化疗若全程无间断住院会超过 10 天。

■ 部分检查，如病理检查，可在门诊完成。

■ 肿瘤导致的并发症和化疗相关的不良反应可能发生在出院后，故应重视患者教育，以及时发现、记录和处理不良反应，提高治疗的安全性。

（五）住院期间的检查项目

1. 必需的检查项目：

（1）血常规、尿常规、大便常规。

（2）肝肾功、电解质、凝血功能、肿瘤标志物。

（3）心电图。

（4）胸部 CT、腹部 CT 或 B 超、头颅 CT 或 MRI。

（5）全身骨扫描。

2. 根据患者病情进行的检查项目：

（1）提示肿瘤有转移时，相关部位 CT、MRI。

（2）肿瘤标志物如 NSE、CEA 等。

（3）肺功能和心功能测定。

（4）合并其他疾病需进行相关检查：如心肌酶谱、24 小时动态心电图、心肺功能检查、BNP、痰培养等。

（5）骨髓穿刺细胞学或活检。

释义

■ 完善的治疗前检查是合理治疗的基础。完善以上检查后，可以排除患者的化疗禁忌，并明确疾病的范围和严重程度，以及重要脏器的基础情况，也为后续的疗效评价和不良反应评估提供依据。

■ 部分检查可在入院前完成。

■ 抢救性化疗可酌情将部分检查推迟到化疗开始后。

■ 以疗效评价为目的的影像学检查不必每周期进行，一般每 2~3 周期 1 次，出现疑似病情进展时可加查。

（六）化疗前准备

1. 体格检查、体能状况评分。

2. 排除化疗禁忌。

3. 患者、监护人或被授权人签署相关同意书。

释义

■ 根据检查情况及病情制订化疗方案。小细胞肺癌增长较快，安排检查和完善化疗前准备不宜耗时过长。当出现肿瘤急症时，应进行抢救性化疗。

■ 化疗前需充分评估患者的重要器官功能和一般状况，预判可能的疗效和不良反应，充分与患者及家属沟通可能的获益与风险。

■ 应向患者和家属说明化疗的必要性，说明是否有化疗以外的替代治疗手段可供选择，说明可供选择的几种化疗方案分别可能出现的不良反应。同时说明化疗期间肿瘤仍可能进展，可能出现肿瘤相关并发症和化疗相关并发症，有时并发症可能相当严重；必要时会调整化疗方案或暂停化疗。患者、监护人或被授权人理解以上信息后，签署化疗同意书，以示接受治疗相关风险。

■ 化疗前需要向患者和家属详细交代化疗可能导致的不良反应的应对方法，并嘱必要时尽快至医院就诊。

（七）治疗方案的选择

一线化疗	化疗方案	时间及周期
	EP： 依托泊苷 顺铂	q21d×（4~6）
	EC： 依托泊苷 卡铂	q21d×（4~6）
	IP： 伊立替康 顺铂	q28d×（4~6）
	IP： 伊立替康 顺铂	q21d×（4~6）
	IC： 伊立替康 卡铂	q28d×（4~6）
	EL： 依托泊苷 洛铂	q21d×（4~6）
二线化疗：	拓扑替康	静点　q21d 口服　q21d

一线化疗建议 6 周期。二线化疗方案可选择原治疗方案，或拓扑替康单药、伊立替康联合铂类、紫杉醇联合铂类等。

释义

■ 小细胞肺癌一线、二线化疗可选择方案见上。化疗方案的选择需结合复发时间、肿瘤情况、患者对化疗的耐受性和经济承受能力综合考量。

■ 广泛期小细胞肺癌一线治疗中，卡铂联合依托泊苷方案可联合阿替利珠单抗使用。

■ 一线化疗6个月以上复发者，二线治疗可以使用一线治疗时使用过的化疗方案：6个月以内（含6个月）复发者可选用拓扑替康单药、伊立替康联合铂类或紫杉醇联合铂类，其他可选方案包括紫杉醇单药、多西他赛单药、替莫唑胺单药、依托泊苷单药（口服）、长春瑞滨单药、吉西他滨单药、CAV方案（环磷酰胺/多柔比星/长春新碱）、异环磷酰胺等。三线及以上治疗可选择安罗替尼或纳武利尤单抗PS评分2分者可以考虑单药化疗。

■ 一线化疗推荐6周期。每2~3周期化疗后需全面复查，评价疗效。若疾病进展，需更换化疗方案。若不良反应严重，需加强不良反应预防和治疗，必要时调整化疗方案。

（八）化疗后必须复查的检查项目

1. 血常规：建议每周复查1~2次。根据具体化疗方案及血象变化，复查时间间隔可酌情增减。
2. 肝肾功能：每化疗周期复查1次。根据具体化疗方案及血象变化，复查时间间隔可酌情增减。

释义

■ 小细胞肺癌化疗期间可能出现溶瘤综合征，尤其是对于肿瘤负荷较大的病例，应复查血电解质和肾功能。

■ 当发现血常规、肝肾功能、血电解质等指标异常时，应及时妥善处理，以免导致化疗延迟或终止。

（九）化疗中及化疗后治疗

化疗期间脏器功能损伤的相应防治：止吐、保肝、水化、抑酸、止泻、预防过敏、升白细胞及血小板、纠正贫血。

释义

■ 化疗期间应根据化疗方案的不良反应特点给予防治。如根据方案致吐性的不同，可预防性单独或联合使用不同种类的止吐药，包括5-羟色胺3受体阻断剂、地塞米松、甲氧氯普胺、神经激肽-1受体阻断剂等。根据化疗方案特点、患者因素和实验室检查结果，可预防性或治疗性使用升白细胞药和升血小板药物。

■ 对于含顺铂方案或肿瘤负荷大者，应注意水化。

■ 若化疗中或化疗后出现并发症，或原有合并症加重，应及时处理。

（十）出院标准

1. 完成既定化疗流程。
2. 无发热等感染表现。
3. 无Ⅲ度及以上的恶心、呕吐及腹泻（NCI分级）。
4. 无未控制的癌痛。
5. 若行实验室检查，无需干预的异常结果。
6. 无需干预的其他并发症。

释义

■ 患者出院时，应化疗完成，或化疗不能继续。

■ 患者出院时，应无严重的化疗相关不良反应。

■ 患者出院时，应无肺癌的重大并发症，如明显的感染、严重肝肾功能异常、溶瘤综合征或大出血等。

（十一）变异及原因分析

1. 治疗前、中、后有骨髓抑制、感染、贫血、出血及其他合并症者，需进行相关的诊断和治疗，可能延长住院时间并导致费用增加。
2. 化疗后出现骨髓抑制，需要对症处理，导致治疗时间延长、费用增加。
3. 需要结合放疗。
4. 80岁以上的肺癌患者根据个体化情况具体实施。
5. 医师认可的变异原因分析。
6. 因出现严重咯血或气道阻塞导致治疗时间延长、费用增加。
7. 其他患者方面的原因等。

释义

■ 骨髓抑制是化疗的常见不良反应，而小细胞肺癌常用化疗方案的骨髓抑制发生率较高。白细胞减少和中性粒细胞减少增加感染发生率。严重血小板减少增加出血发生率。贫血也是铂类药物的不良反应之一。化疗开始前后的各种合并症和并发症，都可能延长住院时间，增加诊断和治疗的费用。

■ 医师认可的变异原因主要是指患者入选路径后，医师在检查和治疗过程中发现患者合并未预知的对本路径治疗可能产生影响的状况，须终止执行路径或延长住院时间，增加检查和治疗费用。此状况需在表单中明确说明。

■ 因患者方面的原因（如主观原因）导致执行路径出现变异，亦需在表单中明确说明。

五、小细胞肺癌给药方案

（一）用药选择

小细胞肺癌一线、二线化疗可选择方案详见“治疗方案的选择”。化疗方案的选择需结合肿瘤情况、患者对化疗的耐受性和经济承受能力综合考量。

小细胞肺癌术后推荐 EP 方案或 EC 方案。

局限期小细胞肺癌可选择同步放化疗或序贯放化疗。同步放化疗期间化疗推荐 EP 方案。序贯放化疗的化疗阶段推荐 EP 或 EC 方案。

广泛期可选择 EP、EC、IP 或 IC 方案。

可考虑用洛铂代替卡铂使用。

（二）药学提示

依托泊苷的主要不良反应包括骨髓抑制、消化道反应（食欲减退、恶心、呕吐、口腔炎等）和脱发等。若静脉滴注过快（<30 分钟），可有低血压、喉痉挛等超敏反应。

顺铂可导致肾毒性、消化道反应、骨髓毒性、超敏反应、耳毒性和神经毒性等。肾毒性可表现为一过性氮质血症，也可能严重而持久。已存在肾功能损害的患者禁用顺铂。顺铂是消化道反应最为强烈的化疗药物之一，并且可能导致迟发性呕吐。

卡铂的不良反应包括骨髓毒性、超敏反应、神经毒性、耳毒性和消化道毒性等。卡铂剂量需根据内生肌酐清除率和 AUC 计算。肾功能不全患者慎用卡铂。

伊立替康的剂量限制性毒性为延迟性腹泻和中性粒细胞减少。其他毒性包括胃肠道反应、胆碱能综合征、脱发、乏力等。

（三）注意事项

用于小细胞肺癌的化疗方案，导致骨髓抑制的发生率高，且可能较为严重，故治疗前应考察患者骨髓功能对化疗的耐受性，并采取合适的方案与剂量强度，按相关指南预防性或治疗性使用重组人粒细胞集落刺激因子。

使用各方案时，须按相关指南预防性使用止吐药。

小细胞肺癌患者化疗期间应注意溶瘤综合征的防治。

依托泊苷与血浆蛋白的结合率高，与血浆蛋白结合的药物可影响依托泊苷的排泄。依托泊苷用于血白蛋白低或肾功能损害的患者时，毒性增加。

氨基苷类抗菌药物会增强顺铂的肾毒性。抗组胺药、吩噻嗪类药物与顺铂联合使用，可能掩盖顺铂的耳毒性症状。硫辛酸、青霉胺或其他螯合剂会减弱顺铂的疗效，故不宜与顺铂合用。顺铂与抗惊厥药（如卡马西平、磷苯妥英、苯妥英钠）合用，可降低抗惊厥药物的血药浓度。顺铂与锂剂合用，可改变锂的药代动力学参数，应密切监测锂的血药水平。使用含顺铂方案时，应注意水化。

氨基苷类抗菌药物与卡铂同时使用时，会增加卡铂的肾毒性和耳毒性。卡铂与苯妥英钠合用，可减少苯妥英钠经胃肠道吸收，降低其疗效。

伊立替康用药后的腹泻，若出现在 24 小时以内，用阿托品皮下注射；若出现在 24 小时之后，则为延迟性腹泻，须服用洛哌丁胺，必要时补充液体和电解质，给予抗菌药物，或换用其他止泻治疗。胆碱能综合征采用阿托品治疗。

CYP3A4 的强诱导剂会降低伊立替康及其活性代谢产物 SN-38 的暴露量；而 CYP3A4 或 UGT1A1 的强抑制剂会增加伊立替康和 SN-38 的暴露量。伊立替康有抗胆碱酯酶活性，可延长琥珀胆碱的神经肌肉阻滞作用，而非去极化药物的神经肌肉阻滞作用可能被拮抗。伊立替康与具有抗胆碱酯酶活性的药物合用时，可能加重伊立替康毒性。

六、小细胞肺癌化疗护理规范

1. 应充分了解各种化疗药物的毒副作用，以便出现不良反应时做出相应的处理。
2. 鼓励患者进食营养丰富的食物，多饮水及富含钾离子的鲜果汁，协助患者制定合理食谱。
3. 白细胞低下时感染概率大，应做好保护性隔离措施，条件允许时让患者住单间。
4. 血小板低下时，避免磕碰。

七、小细胞肺癌化疗营养治疗规范

1. 所有患者入院后应常规进行营养筛查和营养状况评估和综合测定。

2. 治疗过程中每周至少为患者评估1次，以便尽早发现患者出现营养风险并采取早期干预。

3. 营养治疗方式的选择：①为了降低感染风险，首选经口摄入；②出现重度口腔/口咽黏膜炎影响吞咽功能者或产生较强的胃肠道反应的患者，肠内营养应经管饲给予。

4. 患者的每日供给量推荐为每日25~30kcal/kg，如患者合并严重消耗，每日供给量推荐为每日30~35kcal/kg。

5. 患者可适当提高优质脂肪的供能比例；蛋白质供给量为每日1.0~1.5g/kg。

6. 根据胃肠功能状况尽早经口营养补充肠内营养制剂。如口服摄入不足目标量的60%时，推荐管饲肠内营养。肠内营养不能达到目标量60%时可选用肠外营养药物，以全合一的方式实施（应包含氨基酸、脂肪乳、葡萄糖、维生素、微量元素、电解质注射制剂等）。根据病情变化及营养耐受性选择或调整肠外肠内营养方案。

八、小细胞肺癌化疗患者健康宣教

1. 保持良好的个人卫生习惯，保持口腔清洁。

2. 化疗期间多饮水，进食营养丰富的食物。

3. 避免进食易导致腹泻的食物，包括牛奶及各种奶制品、豆浆及类似产气多的食物、各种凉拌菜及冷食、各种果汁；禁食西瓜、葡萄、草莓、香蕉、菠萝、橙子、桃，可吃苹果、橘子。

4. 注意隔热卫生，做好皮肤护理。

5. 充分休息，适度体育锻炼。

九、推荐表单

（一）医师表单

小细胞肺癌化疗临床路径医师表单

适用对象：第一诊断为小细胞肺恶性肿瘤（ICD-10：C34.907）；

患者姓名：	性别： 年龄： 门诊号：		住院号：
住院日期： 年 月 日	出院日期： 年 月 日		标准住院日：≤10天

时间	住院第1天	住院第2~3天	住院第4~6天	住院第7~10天
诊疗工作	□ 询问病史 □ 体格检查 □ 开出各项检验检查项目 □ 完善医患沟通和病历书写 □ 上级医师查房	□ 查看检查/检验报告，明确有无化疗禁忌 □ 上级医师查房，并制订化疗方案，交代化疗不良反应及注意事项 □ 签署化疗同意书 □ 完善病历书写	□ 给予化疗及对症治疗 □ 观察患者化疗过程中的病情变化及不良反应 □ 上级医师查房，完善病历书写	□ 复查血常规及肝肾功能 □ 根据患者检查结果及病情是否决定出院 □ 若出院，则交代出院随访事宜，并开具出院证明 □ 若病情不允许出院，根据病情制订下一步治疗方案 □ 完善病历书写
重点医嘱	**长期医嘱：** □ 肿瘤科护理常规 □ 二级护理 □ 饮食 □ 根据患者一般情况给予相应治疗 **临时医嘱：** □ 血常规 □ 血生化 □ 肿瘤标志物 □ 心电图 □ 尿液分析 □ 大便常规±隐血 □ 根据病情选择：胸部CT/腹部CT/腹部彩超/骨扫描/颅脑MRI或CT/骨髓穿刺 □ 其他	**长期医嘱：** □ 肿瘤科护理常规 □ 二级护理 □ 饮食 □ 根据患者一般情况给予相应治疗 **临时医嘱：** □ 紫杉醇预处理治疗 □ 其他	**长期医嘱：** □ 肿瘤科护理常规 □ 一级护理 □ 饮食 □ 根据患者一般情况给予相应治疗 □ 化疗药物 □ 止吐药物 □ 水化、利尿药物 □ 其他对症治疗药物 **临时医嘱：** □ 化疗药物 □ 紫杉醇预处理 □ 其他对症治疗药物	**长期医嘱：** □ 肿瘤科护理常规 □ 一级护理 □ 饮食 □ 根据患者一般情况给予相应治疗 **临时医嘱：** □ 血常规 □ 血生化 □ 出院 □（若不能出院）根据病情制订相应治疗方案
病情变异记录	□ 无 □ 有，原因： 1. 2.	□ 无 □ 有，原因： 1. 2.	□ 无 □ 有，原因： 1. 2.	□ 无 □ 有，原因： 1. 2.
医师签名				

（二）护士表单

小细胞肺癌化疗临床路径护士表单

适用对象：第一诊断为小细胞肺恶性肿瘤（ICD-10：C34.907）；

患者姓名：	性别：　　年龄：　　门诊号：	住院号：
住院日期：　年　月　日	出院日期：　年　月　日	标准住院日：≤10 天

时间	住院第 1 天	住院第 2~3 天	住院第 4~6 天	住院第 7~10 天
主要护理工作	□ 入院宣教 □ 介绍主管医师、护士 □ 介绍病室环境、设施 □ 介绍常规制度及注意事项 □ 介绍疾病相关注意事项 □ 核对患者，佩戴腕带 □ 建立住院病历 □ 评估患者并书写护理评估单 □ 卫生处置：剪指（趾）甲、沐浴，更换病号服 □ 二级护理 □ 晨晚间护理 □ 患者安全管理 □ 遵医嘱通知实验室检查	□ 化疗前宣教 □ 宣教疾病知识、化疗前准备及化疗过程 □ 告知准备物品 □ 告知化疗过程中饮食、活动及探视注意事项 □ 告知化疗后可能出现的不良反应及应对方式等 □ 告知家属探视须知 □ 二级护理 □ 晨晚间护理 □ 患者安全管理 □ 抽血，大小便常规检查 □ 指导患者到相关科室进行检查并讲明各种检查的目的 □ 给予患者和家属心理支持	□ 化疗当日宣教 □ 告知监护设备、管理功能及注意事项 □ 告知饮食等要求 □ 告知化疗后可能出现的不良反应及应对方式 □ 再次明确探视陪伴须知 □ 化疗前监测生命体征 □ 给予患者和家属心理支持 □ 一/二级护理 □ 晨晚间护理 □ 患者安全管理 □ 药物配置、输液及抽血 □ 观察化疗期间患者反应及血管	□ 化疗后及出院宣教 □ 遵医嘱告知后续治疗安排（监测血常规、肝肾功，下一周期化疗时间，是否需要复查评效等） □ 嘱患者观察化疗后不良反应，如有出现，及时就诊 □ 宣教患者化疗后饮食、生活锻炼须知 □ 二级护理 □ 晨晚间护理 □ 患者安全管理 □ 病情观察 □ 评估生命体征，观察化疗药物所致不良反应 □ 办理出院手续 □ 给予患者和家属心理支持
重点医嘱	□ 详见医嘱执行单	□ 详见医嘱执行单	□ 详见医嘱执行单	□ 详见医嘱执行单
病情变异记录	□ 无　□ 有，原因： 1. 2.	□ 无　□ 有，原因： 1. 2.	□ 无　□ 有，原因： 1. 2.	□ 无　□ 有，原因： 1. 2.
护士签名				

（三）患者表单

小细胞肺癌化疗临床路径患者表单

适用对象：第一诊断为小细胞肺恶性肿瘤（ICD-10：C34.907）；

患者姓名：	性别：　　年龄：　　门诊号：	住院号：
住院日期：　　年　月　日	出院日期：　　年　月　日	标准住院日：≤10 天

时间	住院第 1 天	住院第 2~3 天	住院第 4~6 天	住院第 7~10 天
医患配合	□ 配合询问病史，务必详细告知既往史、用药史、过敏史 □ 如服用抗凝药物，明确告知 □ 配合测量生命体征和体格检查 □ 接受入院宣教 □ 遵守医院的相关规定和家属探视制度 □ 有不适症状及时告知医师和护士	□ 配合完善化疗前相关实验室检查，如采血，留尿、心电图、胸部 CT、头颅 MRI、骨扫描等 □ 医师向患者及家属介绍病情及化疗计划，告知化疗方案及风险，化疗前签字 □ 接受化疗前宣教，了解化疗后需要注意的问题，提前做好准备 □ 有不适症状及时告知医师和护士	□ 晨起配合测量生命体征 □ 化疗时配合心电、呼吸、血氧、血压监测等 □ 遵医嘱采取正确体位 □ 有不适症状及时告知医师和护士	□ 接受出院前指导 □ 获取出院诊断书 □ 获取出院带药 □ 知晓服药方法、作用、注意事项 □ 遵医嘱进行适当锻炼 □ 知晓复查、监测血常规及肝肾功的频次和时间 □ 知晓在院外出院不适症状时应及时就诊 □ 接受出院宣教 □ 办理出院手续
重点诊疗及检查	**诊疗重点：** □ 协助医师记录病史 □ 初步确定肺癌化疗方案 □ 告知医师既往的基础疾病并继续治疗 **重要检查：** □ 测量生命体征，身高体重 □ 进行全身体格检查	**诊疗重点：** □ 按照预约时间完成必要的实验室检查 □ 了解病情及可选择的治疗方案 □ 了解化疗方案用药可能导致的不良反应，化疗可能的获益和风险，可能出现的并发症 **重要检查：** □ 完成血尿便常规、生化全项等实验室检查 □ 完成胸部 CT、心电图、头颅 MRI、骨扫描、颈部和双锁骨上淋巴结超声、腹部超声等检查 □ 根据专科情况完成必要的实验室检查，如肿瘤标志物、血气分析等 □ 根据病史完成相关实验室检查，如心肌酶谱、超声心动图、24 小时动态心电图等	□ 接受输液、化疗 □ 配合水化 □ 接受其他对症治疗药物	□ 如出现心前区不适、心悸等症状，应配合完成心电图、心功能、心肌酶谱等实验室检查 □ 如出现突发胸痛、呼吸困难，应配合完成 X 线胸片、凝血试验加 D-二聚体等实验室检查，必要时行 CTPA □ 如出现腹痛、腹泻等症状应配合完成便常规、腹部超声等检查 □ 如出现下肢疼痛、肿胀应配合完成下肢血管超声等检查

附：原表单（2012版）

小细胞肺癌化疗临床路径表单

适用对象：第一诊断为小细胞肺恶性肿瘤（ICD-10：C34.907）；

患者姓名：	性别：　年龄：　门诊号：	住院号：
住院日期：　年　月　日	出院日期：　年　月　日	标准住院日：≤10天

时间	住院第1天	住院第2~3天	住院第4~6天	住院第7~10天
诊疗工作	□ 询问病史 □ 体格检查 □ 开出各项检验检查项目 □ 完善医患沟通和病历书写 □ 上级医师查房	□ 查看检查/检验报告，明确有无化疗禁忌 □ 上级医师查房，并制订化疗方案，交代化疗不良反应及注意事项 □ 签署化疗同意书 □ 完善病历书写	□ 给予化疗及对症治疗 □ 观察患者化疗过程中的病情变化及不良反应 □ 上级医师查房，完善病历书写	□ 复查血常规及肝肾功能 □ 根据患者检查结果及病情是否决定出院 □ 若出院，则交代出院随访事宜，并开具出院证明 □ 若病情不允许出院，根据病情制订下一步治疗方案 □ 完善病历书写
重点医嘱	**长期医嘱：** □ 肿瘤科护理常规 □ 二级护理 □ 饮食 □ 根据患者一般情况给予相应治疗 **临时医嘱：** □ 血常规 □ 生化2 □ 肿瘤标志物 □ 心电图 □ 尿液分析 □ 大便常规±隐血 □ 根据病情选择：胸部CT/腹部CT/腹部彩超/骨扫描/颅脑MRI或CT/骨髓穿刺 □ 其他	**长期医嘱：** □ 肿瘤科护理常规 □ 二级护理 □ 饮食 □ 根据患者一般情况给予相应治疗 **临时医嘱：** □ 紫杉醇预处理治疗 □ 其他	**长期医嘱：** □ 肿瘤科护理常规 □ 一级护理 □ 饮食 □ 根据患者一般情况给予相应治疗 □ 化疗药物 □ 止吐药物 □ 水化、利尿药物 □ 其他对症治疗药物 **临时医嘱：** □ 化疗药物 □ 紫杉醇预处理 □ 其他对症治疗药物	**长期医嘱：** □ 肿瘤科护理常规 □ 一级护理 □ 饮食 □ 根据患者一般情况给予相应治疗 **临时医嘱：** □ 血常规 □ 生化2 □ 出院 □（若不能出院）根据病情制订相应治疗方案
护理工作	□ 按入院流程做入院介绍 □ 入院评估 □ 进行入院健康教育	□ 抽血，大小便常规检查 □ 指导患者到相关科室进行检查并讲明各种检查的目的 □ 进行化疗期间饮食、防护及心理宣教	□ 进行化疗期间饮食、防护及心理宣教 □ 药物配置、输液及抽血 □ 观察化疗期间患者反应及血管	□ 协助患者办理出院手续 □ 进行出院后饮食、防护等健康宣教

续 表

时间	住院第 1 天	住院第 2~3 天	住院第 4~6 天	住院第 7~10 天
病情变异记录	□ 无 □ 有，原因： 1. 2.	□ 无 □ 有，原因： 1. 2.	□ 无 □ 有，原因： 1. 2.	□ 无 □ 有，原因： 1. 2.
护士签名				
医师签名				

第二十章

非小细胞肺癌化疗临床路径释义

【医疗质量控制指标】（专家建议）

指标一、诊断需结合既往病史、肿瘤家族史、临床表现、内镜/影像和病理/细胞学检查。

指标二、化疗方案的制订应在多学科讨论的基础上进行。

指标三、化疗前对患者一般状况、器官功能充分评估，并进行健康宣教。

指标四、化疗期间及化疗后注意监测和处理不良反应、及时评估治疗的疗效。

一、非小细胞肺癌编码

1. 原编码：

疾病名称及编码：肺恶性肿瘤（ICD-10：C34.901）

2. 修改编码：

疾病名称及编码：肺恶性肿瘤（ICD-10：C34，不包括：M8041/3-M8045/3）

恶性肿瘤化学治疗（ICD-10：Z51.1）

二、临床路径检索方法

C34（不包括：M8041/3-M8045/3 ）伴 Z51.1

三、国家医疗保障疾病诊断相关分组（CHS-DRG）

MDC 编码：MCDE（呼吸系统疾病及功能障碍）

ADRC 编码：ER1（呼吸系统肿瘤）

四、非小细胞肺癌化疗标准住院流程

（一）适用对象

无化疗禁忌的患者第一诊断为非小细胞肺癌，需行新辅助、辅助化疗、姑息性化疗及同步放化疗。

释义

■ 适用对象编码参见第一部分。

■ 本路径适用对象为病理诊断为非小细胞肺癌，并需进行化疗的患者，根据 WHO 2008 年的分类，非小细胞肺癌是指组织学分类除小细胞癌外其他类型的肺癌，包括：鳞状细胞癌、腺癌、大细胞癌、腺鳞癌、肉瘤样癌、类癌、唾液腺肿瘤等。

（二）诊断依据

1. 临床症状：咳嗽、咯血、呼吸困难、上腔静脉压迫综合征、远端转移引起的症状及肺外非特异性表现等。

2. 体征：浅表淋巴结肿大，呼吸音改变及远端转移所致的体征。

3. 辅助检查：胸部 CT、纤维支气管镜、腹部 CT 或超声、头颅 CT 或 MRI、骨扫描等。

4. 病理学诊断明确：包括胸腔积液脱落细胞学、痰脱落细胞学、纤维支气管镜活检、经皮肺穿刺活检、淋巴结穿刺活检或术后病理。

释义

■ 本路径的制订主要参考国内权威诊疗规范。

■ 肺癌临床表现复杂，大致可归纳为原发肿瘤引起的症状及体征，包括咳嗽、痰中带血或咯血、气短或喘鸣、发热、体重下降；肺外胸内扩展引起的症状及体征，包括胸痛、声音嘶哑、吞咽困难、胸腔积液、上腔静脉阻塞综合征、霍纳综合征（Horner syndrom）等；胸外转移引起的症状及体征，包括中枢系统、骨骼、腹部、淋巴结等相应组织器官的改变；副肿瘤综合征，包括肥大性肺性骨关节病、类癌综合征等。

■ 由于肺癌常与某些肺部疾病并存，或者其影像学形态表现和某些疾病相类似，故本疾病需要和其他相关疾病鉴别。肺门淋巴结结核易与中央型肺癌相混淆，急性粟粒型肺结核应与弥漫性肺泡细胞癌鉴别，主要通过纤维支气管镜活检、痰脱落细胞学检查以及其他组织病理学或细胞学检查进一步鉴别；对于无中毒症状、抗菌药物治疗后肺部阴影吸收缓慢，或者同一部位反复发生肺炎时，应考虑到肺癌的可能。肺脓肿起病急，中毒症状严重，影像学可见均匀大片状炎性阴影，空洞内常见较深液平，而癌性空洞继发感染也可有全身症状，应结合纤维支气管镜检查以及痰脱落细胞学检查进一步鉴别。

■ 病理学诊断明确：包括术后病理、胸腔积液脱落细胞学、痰脱落细胞学、纤维支气管镜活检、经皮肺穿刺活检、淋巴结穿刺切取活检或穿刺活检、胸腔积液脱落细胞学以及痰脱落细胞学或术后病理。对于晚期非小细胞肺癌、腺癌或含腺癌成分的其他类型肺癌，应在诊断的同时常规进行表皮生长因子受体（epidermal growth factor receptor，EGFR）基因突变和间变性淋巴瘤激酶（anaplastic lymphoma kinase，ALK）融合基因等检测。

（三）进入路径标准

无化疗禁忌的患者第一诊断为非小细胞肺癌，需行新辅助、辅助化疗、姑息性化疗及同步放化疗。当患者合并其他疾病，但住院期间不需要特殊处理也不影响第一诊断的临床路径流程实施时，可以进入路径。

释义

■ 进入本路径的标准要求第一诊断为非小细胞肺癌，并且需要进行化疗。当合并其他疾病时，入院时需进行系统评估，如对非小细胞肺癌化疗无特殊影响者，可进入路径。但可能增加医疗费用，延长住院时间。

■《中国原发性肺癌诊疗规范（2015 年版）》和《中国晚期原发性肺癌专家共识（2016 年版）》推荐所有病理诊断为肺腺癌、含有腺癌成分和具有腺癌分化的晚期非小细胞肺癌患者进行 EGFR 基因突变检测，建议对于小活检标本诊断的或不吸烟的晚期肺鳞癌患者也进行检测；推荐所有病理诊断为肺腺癌、含有腺癌成分和具有腺癌分化的晚期非小细胞肺癌患者进行 ALK 融合基因检测。如有必要可进行 c-ros

原癌基因1酪氨酸激酶（c-ros oncogene 1 receptor tyrosine kinase，ROS1）基因及RET基因融合、K-RAS基因和BRAF基因V600E突变、人类表皮生长因子受体2（human epidermal growth factor receptor-2，HER_2）基因扩增、MET基因高水平扩增及MET基因14号外显子跳跃缺失突变检测。完成上述检查后，可根据患者的检测结果及其治疗意愿，选择化疗或靶向治疗。

（四）标准住院日7~10天

释义

■ 非小细胞肺癌患者入院后1~2天化疗前准备，包括相关实验室检查、化疗前系统评估等。第2~8天行化疗，第8~10天复查血象、生化等，同时主要观察化疗后是否存在不良反应。总住院时间不超过10天符合本路径要求。

（五）住院期间的检查项目

1. 必需的检查项目：
（1）血常规、尿常规、大便常规。
（2）肝肾功能、电解质、凝血功能、肿瘤标志物。
（3）心电图。
（4）胸部CT、腹部CT或B超、头颅CT或MRI、ECT全身骨扫描。
2. 根据患者病情进行的检查项目：
（1）PET-CT。
（2）提示肿瘤有转移时，相关部位CT、MRI。
（3）肺功能和心功能测定。
（4）合并其他疾病时需进行相关检查：如心肌酶谱、24小时动态心电图、心肺功能检查、B型钠尿肽（B-type natriuretic peptide，BNP）、痰培养等。
（5）基因检测。

释义

■ 血常规、尿常规、大便常规、肝肾功能是最基本的检查，进入路径的患者均需完成。血常规可以明确是否存在中性粒细胞减少、严重贫血、血小板减低等情况，排除不能耐受化疗的情况，一般而言，需要满足以下条件才能耐受化疗：一般情况良好，血红蛋白≥100g/L、中性粒细胞绝对值≥1.5×10^9/L、血小板≥80×10^9/L，肝肾功能无明显异常；电解质、凝血功能、心电图可评估有无基础疾病，是否影响住院时间、费用及其治疗预后；肿瘤标志物可用于肿瘤预后、转归以及监测疗效，同时可作为早期复发的辅助指标，联合使用可提高其在临床应用中的敏感度和特异度。影像学检查用于评估第一次化疗前基线状态以及后续进行疗效评价。当有症状体征提示原发肿瘤存在转移时，需完善相关部位的影像学检查。

（六）化疗前准备

1. 体格检查、体能状况评分。
2. 排除化疗禁忌。
3. 患者、监护人或被授权人签署相关同意书。

释义

■ 通过体格检查以及前述的各项实验室检查，了解患者的一般状况，临床常用两种体能状况（performance status，PS）评分系统，分别为卡氏功能状态（Karnofsky，KPS）评分标准以及美国东部肿瘤协作组（Eastern Cooperative Oncology Group，ECOG）评分标准。评价标准如下表：

卡氏功能状态评分标准

体力状况	评分
正常，无症状和体征	100
能进行正常活动，有轻微症状和体征	90
勉强进行正常活动，有一些症状或体征	80
生活能自理，但不能维持正常生活和工作	70
生活能大部分自理，但偶尔需要别人帮助	60
常需要人照料	50
生活不能自理，需要特别照顾和帮助	40
生活严重不能自理	30
病重，需要住院和积极的支持治疗	20
危重，临近死亡	10
死亡	0

ECOG 评分

体力状态	评分
活动能力完全正常，与起病前活动能力无任何差异	0
能自由走动及从事轻体力活动，包括一般家务或办公室工作，但不能从事较重的体力活动	1
能自由走动以及生活自理，但已丧失工作能力，日间不少于一半时间可以起床活动	2
生活仅能部分自理，日间一半以上时间卧床或坐轮椅	3
卧床不起，生活不能自理	4
死亡	5

■ 化疗绝对禁忌证包括：疾病终末期、孕期妇女（除非终止妊娠）、败血症、昏迷。出现下列情况应谨慎考虑化疗：年老体弱，既往接受多程化疗或放疗，肝肾功能明显异常，严重贫血或白细胞、血小板减少，营养不良，肿瘤导致多发骨转移，肾上腺功能减退，并发发热、感染，心肌疾病，过敏体质，消化道有穿孔倾向。

（七）治疗方案选择

非鳞非小细胞肺癌：

AP 方案：培美曲塞+顺铂或卡铂，一线化疗无进展患者建议培美曲塞维持治疗。

TC 方案（紫杉醇+卡铂）+贝伐珠单抗（7.5mg/kg 或 15mg/kg）。

鳞癌或非鳞癌：

1. TP 方案：紫杉醇+顺铂或卡铂。
2. DP 方案：多西他赛+顺铂或卡铂。
3. GP 方案：吉西他滨+顺铂或卡铂。
4. NP 方案：长春瑞滨+顺铂。
5. 恩度（7.5mg/m^2）+含铂两药方案。

一线化疗用 4~6 周期，新辅助化疗及辅助化疗用一线化疗方案。

若 PS 为 2 可采用培美曲塞（非鳞癌）、紫杉醇、多西他赛、吉西他滨、长春瑞滨单药化疗。

二线单药化疗：多西他赛、培美曲塞（非鳞癌）单药化疗。

释义

■ 含铂两药联合化疗是非小细胞肺癌标准的一线治疗方案，常用的联合化疗方案包括 GP 方案、NP 方案、TP 方案、TC 方案，非鳞癌患者可选择 AP 方案，贝伐珠单抗联合 TC 方案也是非鳞癌患者的一个选择。不建议使用含培美曲塞或贝伐珠单抗的方案治疗鳞癌。

■ 对于体能状况较差（PS 为 2）的患者可以选择单药化疗，以减少毒性。常用药物包括紫杉醇、多西他赛、吉西他滨、长春瑞滨等，非鳞癌患者还可选择培美曲塞。与普通紫杉醇药物相比，注射用紫杉醇脂质体具有超敏风险较低、不良反应减轻、耐受性更好、半衰期延长、总有效率更高等优势，需结合肿瘤情况、患者对化疗的耐受性和经济承受能力综合考量选择使用。此外，系统评价显示，常规化疗联合其他抗肿瘤药（如斑蝥酸钠/斑蝥酸钠维生素 B_6 或抗肿瘤植物化学药榄香烯乳）可提高肺癌治疗的有效率，改善患者生存质量和生存期。康莱特能有效治疗肺癌恶病质，改善患者生存质量。

■ 化疗患者应进行 CT 检查评估疗效，有缓解或病情稳定的患者可以继续接受总计 4~6 个周期的全身化疗。

■ 多西他赛、培美曲塞是非小细胞肺癌二线治疗的选择。多西他赛已被证明优于最佳支持治疗。与多西他赛相比，培美曲塞也有类似的中位生存期，但毒性小。《中国晚期原发性肺癌诊治专家共识（2016 年版）》指出对于非鳞癌非小细胞肺癌，AP 方案疗效明显优于 GP 方案，并且耐受性更好。

（八）化疗后必须复查的检查项目

1. 血常规：建议每周检查 1~2 次。根据具体化疗方案及血象变化，检查时间间隔可酌情增减。
2. 肝肾功能：每化疗周期检查 1 次。根据具体化疗方案及肝肾功能检查结果，检查时间间隔可酌情增减。

释义

■ 化疗期间每周检查血常规及肝肾功能，监测化疗有可能引起的不良反应。根据血常规及肝肾功能检查结果调整用药剂量及治疗方案。

（九）化疗过程中及化疗后期的支持治疗

化疗期间脏器功能损伤的防治：预防过敏、止吐、水化、利尿、抑酸、止泻、纠正白细胞及血小板减少、保肝、纠正贫血等治疗。

释义

■ 化疗药物可引起药物不良反应，包括消化道反应、骨髓抑制、肾毒性、过敏反应等。

■ 消化道反应包括食欲减退、恶心、呕吐、腹泻、肝功能损害等。可以进行相应对症处理，包括应用止吐药物、抗酸药、保肝药，保持水电解质平衡等。化疗易造成机体免疫力低下，可服用增强免疫功能的药物，如 CD13 抑制剂乌苯美司胶囊，以改善患者生活质量、降低不良反应发生率、延长患者生存期。

■ 骨髓抑制是常见的不良反应，通常在化疗之前白细胞＜3.5×10^9/L，血小板＜80×10^9/L 不应使用骨髓抑制明显的细胞毒类药物，白细胞＜2×10^9/L 或粒细胞＜1.0×10^9/L，应给予重组人粒细胞集落刺激因子（Recombinant Human Granulocyte Colony-stimulating Factor，rhG-CSF）或巨噬细胞集落刺激因子（Granulocyte macrophage colony-stimulating factor，GM-CSF）治疗。rhG-CSF 或 GM-CSF 应在 1 个化疗周期治疗结束后 48 小时后应用。血小板＜50×10^9/L 可皮下注射 IL-11 或重组人促血小板生成素（Thrombopoietin，TPO）并应用止血药物预防出血，血小板＜20×10^9/L 应给予血小板输注。血红蛋白＜100g/L 可应用促红细胞生成素（Erythropoietin，EPO）治疗。研究表明，利可君片对预防及治疗恶性肿瘤患者在放疗、化疗发生的骨髓抑制现象具有显著效果。

■ 生物反应调节药主要通过提高机体免疫发挥抗肿瘤作用，应酌情使用。此类药物包括多种细胞因子、胸腺素、胸腺五肽等；某些中药（根据循证和辨证论治原则选择，如紫龙金片、康艾注射液）、多糖类（如香菇多糖注射液、薄芝糖肽）及微量元素也具有调节免疫、改善脏腑功能的作用，可以提高抗肿瘤疗效，减轻化疗不良反应，改善患者生存质量。红色诺卡氏菌细胞壁骨架（N-CWS）具有增强 NK 细胞及巨噬细胞免疫活性的作用，加用 N-CWS 可提高近期疗效，减少化疗不良反应，改善患者生存质量。

■ 心脏毒性是含蒽环及紫杉烷类化疗药物常见的不良反应，可以在化疗期间加用磷酸肌酸等心肌保护剂，改善心肌能量代谢，修复受损心肌细胞膜。

■ 化疗辅助用药具有防治化疗不良反应的作用，并非治疗必需用药，应结合患者基础情况、肿瘤性质、化疗方案、风险因素、不良反应程、耐受性、治疗目标和经济承受能力等多种因素综合考量后选择使用。

（十）出院标准

1. 完成既定化疗流程。
2. 无发热等感染相关症状。
3. 无Ⅲ度及以上的恶心、呕吐及腹泻（美国国立癌症研究所通用毒性标准分级）。
4. 无未控制的癌痛。
5. 辅助检查未见需干预的异常结果。
6. 无需干预的其他并发症。

释义

■ 患者出院前应完成所有必需检查项目及拟定的化疗，观察临床症状是否减轻或消失，有无明显药物相关不良反应。

（十一）变异及原因分析

1. 治疗前、中、后有骨髓抑制、感染、贫血、出血及其他合并症者，需进行相关的诊断和治疗，可能延长住院时间并导致费用增加。
2. 需要结合放疗。
3. 80 岁以上的患者根据具体情况实施治疗。
4. 医师认可的变异原因分析。
5. 因出现严重咯血或气道阻塞导致治疗时间延长、费用增加。
6. 其他患者方面的原因等。

释义

■ 化疗过程中出现骨髓抑制、并发感染、出血、贫血或其他合并症，需要进行药物调整以及对症处理，将导致住院时间延长、治疗费用增高者，需退出本路径；患者身体状况不能耐受进一步治疗者，需要终止本路径；患者病情变化，需要调整治疗方案，如进行手术或者放疗者，需转入相应路径。

■ 认可的变异原因主要是指患者入选路径后，在检查及治疗过程中发现患者合并存在事前未预知的、对本路径治疗可能产生影响的情况，需要终止执行路径或延长治疗时间、增加治疗费用。医师需在表单中明确说明。

■ 因患者方面的主观原因导致执行路径出现变异，医师需在表单中予以说明。

五、非小细胞肺癌化疗给药方案

（一）用药选择

结合《中国原发性肺癌诊疗规范（2015年版）》和《中国晚期原发性肺癌诊治专家共识（2016年版）》的建议，对于非小细胞肺癌可选择以下治疗方案。

1. AP方案：培美曲塞+顺铂或卡铂。

培美曲塞：500mg/m^2 静脉滴注，第1天。

顺铂：75mg/m^2 静脉滴注，第1天。

或者卡铂：AUC 5~6 静脉滴注，第1天。

每21天为1周期，共4~6周期。

2. TP方案：紫杉醇+顺铂或卡铂。

紫杉醇：175mg/m^2 静脉滴注，第1天。

顺铂：75mg/m^2 静脉滴注，第2天。

或者卡铂：AUC 5~6 静脉滴注，第1天。

每21天为1周期，共4~6周期。

3. DP方案：多西他赛+顺铂或卡铂。

多西他赛：75mg/m^2 静脉滴注，第1天。

顺铂：75mg/m^2 静脉滴注，第1天。

或者卡铂：AUC 5~6 静脉滴注，第1天。

每21天为1周期，共4~6周期。

4. GP方案：吉西他滨+顺铂或卡铂。

吉西他滨：1250mg/m^2 静脉滴注，第1、8天。

顺铂：75mg/m^2 静脉滴注，第1天。

或者卡铂：AUC 5~6 静脉滴注，第1天。

每21天为1周期，共4~6周期。

5. NP方案：长春瑞滨+顺铂。

长春瑞滨：25mg/m^2 静脉滴注，第1、8天。

顺铂：75mg/m^2 静脉滴注，第1天。

每21天为1周期，共4~6周期。

6. 血管内皮抑制素+含铂两药方案：

含铂两药方案如上述。

血管内皮抑制素：7.5mg/m^2 静脉滴注，第1~14天。

7. 贝伐珠单抗+TC方案：

贝伐珠单抗：15mg/kg，每3周1次。

紫杉醇：175mg/m^2 静脉滴注，第1天。

卡铂：AUC 5~6 静脉滴注，第2天。

8. 单药化疗：

多西他赛：75mg/m^2 静脉滴注，第1天，3周为1周期。

培美曲塞：500mg/m^2 静脉滴注，第1天，3周为1周期。

（二）药学提示

1. 培美曲塞（Pemetrexed）：为抗叶酸类抗肿瘤药物，主要用于治疗不能手术切除的恶性胸膜间皮瘤和非鳞非小细胞肺癌。培美曲塞主要不良反应：①骨髓抑制；②胃肠道反应，包括腹泻、恶心、呕吐、黏膜炎等。

2. 多西他赛（Docetaxel）：为干扰微管蛋白合成的药物，主要用于局部晚期或转移性乳腺癌、局部晚期或转移性非小细胞癌的治疗。主要不良反应包括：骨髓抑制、皮肤反应、体液潴留、胃肠道反应等。

3. 吉西他滨（Gemcitabine）：属于DNA多聚酶抑制药，主要用于局部晚期或转移性非小细胞肺癌、局部晚期或转移性胰腺癌。骨髓抑制及肝功能不全的患者慎用，其主要不良反应为骨髓抑制、皮肤反应、心脏毒性等。

4. 紫杉醇（Paclitaxel）：为干扰微管蛋白合成的药物，主要用于治疗卵巢癌、乳腺癌、非小细胞肺癌、头颈癌、食管癌和精原细胞瘤等。主要不良反应包括：神经毒性、心脏毒性、骨髓抑制等。

5. 顺铂（Cisplatin）及卡铂（Carboplatin）：属于铂类化合物类，两者抗瘤谱相似，顺铂是非小细胞肺癌、头颈部及食管癌、胃癌、卵巢癌、膀胱癌、恶性淋巴瘤、骨肉瘤及软组织肉瘤等实体瘤的首选药之一，卡铂抗瘤谱与顺铂类似，多用于非小细胞肺癌、头颈部及食管癌、卵巢癌等。顺铂显著不良反应为恶心、呕吐、肾毒性和耳毒性，骨髓抑制相对较轻；由卡铂引起的恶心和呕吐的严重程度比顺铂轻，在肾毒性、神经毒性和耳毒性方面的问题比顺铂少，但骨髓抑制比顺铂严重。

6. 贝伐珠单抗（Bevacizumab）：为单克隆抗体药，与TC方案联合治疗晚期非鳞非小细胞肺癌。不良反应包括：胃肠道穿孔、出血、动脉血栓、高血压、蛋白尿、伤口愈合减慢等。

7. 重组人血管内皮抑制素注射液（Recombinant Human Endostatin Injection）：与NP化疗方案联合治疗初治或复治的晚期非小细胞肺癌患者，其不良反应主要有消化系统反应、皮肤及附件的过敏反应等。

（三）注意事项

1. 应用培美曲塞时如无禁忌证，在用药前后需要给予以下用药，可减轻培美曲塞不良反应以及降低其严重程度：①地塞米松：每次4mg口服，每日2次，在培美曲塞用药前1天开始使用，连用3天；②叶酸：每日口服400~1000μg，每日1次，在培美曲塞用药前7天起开始使用；③维生素B_{12}：每次1000μg肌注，在培美曲塞用药前7天起开始使用，每3期周用1次。

2. 接受多西他赛治疗前需预防用药以减轻体液潴留的发生率和严重程度，同时减轻过敏反应的严重程度，预防用药包括口服地塞米松8mg每天2次，在多西他赛注射前1天开始服用，持续3天。

3. 紫杉醇因其以特殊溶媒Cremophor-EL进行溶解而可能导致严重的超敏反应，需常规进行皮质类固醇、抗组胺药和H_2受体拮抗剂的预处理，以防止严重的超敏反应。同时本品溶液不应接触聚氯乙烯塑料（PVC）装置、导管或器械。滴注时先经0.22μm孔膜滤过。

4. 肾毒性是大剂量顺铂化疗最常见、最严重的不良反应之一，应用大剂量（30mg/m^2以上）顺铂化疗时，需要加强水化和利尿，用药后及时给予利尿剂，一日水摄入量维持在3000~3500ml，使尿量维持在2500ml以上，水化过程中注意观察液体超负荷病症并及时处理，定期检测血清电解质和肾功能，同时观察24小时尿量及尿颜色，鼓励患者多饮水，促进毒物排泄，以防形成尿酸结晶造成肾功能损害。必要时给予碳酸氢钠碱化尿液和别嘌醇抑制尿酸形成，监测尿液酸碱度，保持pH在6.5~7.0，准确记录24小时内尿量，密切观察尿量变化。卡铂的代谢受到肌酐清除能力的影响较大，同样剂量在不同患者体内的清除速率相差极大，用体表面积进行计算并不可靠，故卡铂的剂量可根据患者的身高、体重、性别、年龄、血清肌酐水平计算肌酐清除率，然后按照所需AUC水平计算。

六、非小细胞肺癌化疗护理规范

1. 心理护理：密切关注患者的心理变化，帮助患者了解自身病情，安慰患者，鼓励患者树立信心。

2. 防止静脉炎：尽量选择弹性好、饱满充盈的血管进行静脉注射，使用多条血管轮流穿刺，为损伤的血管留下修复时间。对患者进行输液指导。

七、非小细胞肺癌化疗营养治疗规范

1. 所有患者入院后应常规进行营养筛查和营养状况评估和综合测定。

2. 治疗过程中每周至少为患者评估1次，以便尽早发现患者出现营养风险并采取早期干预。

3. 营养治疗方式的选择：①为了降低感染风险，首选经口摄入；②出现重度口腔/口咽黏膜炎影响吞咽功能者或产生较强的胃肠道反应的患者，肠内营养应经管饲给予。

4. 患者的每日供给量推荐为每日25~30kcal/kg，如患者合并严重消耗，每日供给量推荐为每日30~35kcal/kg。

5. 患者可适当提高优质脂肪的供能比例；蛋白质供给量为每日1.0~1.5g/kg。

6. 根据胃肠功能状况尽早经口营养补充肠内营养制剂。如口服摄入不足目标量的60%时，推荐管饲肠内营养。肠内营养不能达到目标量60%时可选用肠外营养药物，以全合一的方式实施（应包含氨基酸、脂肪乳、葡萄糖、维生素、微量元素、电解质注射制剂等）。根据病情变化及营养耐受性选择或调整肠外肠内营养方案。

八、非小细胞肺癌化疗患者健康宣教

1. 保持良好的个人卫生习惯，保持口腔清洁。

2. 化疗期间多饮水，进食营养丰富的食物。

3. 注意个人卫生，做好皮肤护理。

4. 充分休息，适度体育锻炼。

九、推荐表单

（一）医师表单

非小细胞肺癌化疗临床路径医师表单

适用对象：第一诊断为肺恶性肿瘤（ICD-10：C34.901）

患者姓名：	**性别：　　年龄：　　门诊号：**	**住院号：**
住院日期：　　年　月　日	**出院日期：**　　年　月　日	**标准住院日：**7~10天

时间	住院第1天	住院第2~3天	住院第4~6天	住院第7~10天
诊疗工作	□ 询问病史 □ 体格检查 □ 开具各项检查单 □ 完善医患沟通和病历书写 □ 上级医师查房	□ 查看检查/检验报告，评估有无化疗禁忌 □ 上级医师查房，制订化疗方案，交代化疗不良反应及注意事项 □ 签署化疗同意书 □ 完善病历书写	□ 给予化疗及对症治疗 □ 观察患者化疗过程中的病情变化及不良反应 □ 上级医师查房，完善病历书写	□ 复查血常规及肝肾功能 □ 根据患者检查结果及病情决定是否出院 □ 若出院，则交代出院随访事宜，并开具出院证明 □ 若病情不允许出院，根据病情制订下一步治疗方案 □ 完善病历书写
重点医嘱	**长期医嘱：** □ 肿瘤科护理常规 □ 二级护理 □ 饮食 □ 根据患者一般情况给予相应治疗 **临时医嘱：** □ 血常规 □ 生化 □ 肿瘤标志物 □ 心电图 □ 尿液分析 □ 大便常规±隐血 □ 根据病情选择：颈部CT或MRI/X线胸片或胸部CT/腹部CT或彩超/骨扫描/纤维支气管镜等 □ 其他	**长期医嘱：** □ 肿瘤科护理常规 □ 二级护理 □ 饮食 □ 根据患者一般情况给予相应治疗 **临时医嘱：** □ 紫杉醇预处理治疗 □ 其他	**长期医嘱：** □ 肿瘤科护理常规 □ 一级护理 □ 饮食 □ 根据患者一般情况给予相应治疗 □ 化疗药物 □ 止吐药物 □ 水化、利尿药物 □ 其他对症治疗药物 **临时医嘱：** □ 化疗药物 □ 紫杉醇预处理 □ 其他对症治疗药物	**长期医嘱：** □ 肿瘤科护理常规 □ 一级护理 □ 饮食 □ 根据患者一般情况给予相应治疗 **临时医嘱：** □ 血常规 □ 生化 □ 出院 □（若不能出院）根据病情制订相应治疗方案
病情变异记录	□ 无　□ 有，原因： 1. 2.	□ 无　□ 有，原因： 1. 2.	□ 无　□ 有，原因： 1. 2.	□ 无　□ 有，原因： 1. 2.
医师签名				

（二）护士表单

非小细胞肺癌化疗临床路径护士表单

适用对象：第一诊断为肺恶性肿瘤（ICD-10：C34.901）

患者姓名：	性别：　年龄：　门诊号：		住院号：
住院日期：　年　月　日	出院日期：　年　月　日		标准住院日：7~10 天

时间	住院第 1 天	住院第 2~3 天	住院第 4~6 天	住院第 7~10 天
健康宣教	□ 按入院流程做入院介绍 □ 入院评估 □ 进行入院健康教育	□ 指导患者到相关科室进行检查并讲明各种检查的目的 □ 进行化疗期间饮食、防护及心理宣教	□ 进行化疗期间饮食、防护及心理宣教	□ 出院宣教、复查时间、服药方法 □ 活动休息、指导饮 □ 食、指导办理出院手续
护理处置	□ 核对患者，佩戴腕带 □ 建立入院护理病历 □ 协助患者留取各种标本 □ 测量体重	□ 抽血，大小便常规检查	□ 药物配置、输液及抽血 □ 观察化疗期间患者反应及血管	□ 协助患者办理出院手续
基础护理	□ 三级护理 □ 晨晚间护理 □ 患者安全管理	□ 三级护理 □ 晨晚间护理 □ 患者安全管理	□ 二/一级护理 □ 晨晚间护理 □ 患者安全管理	□ 三级护理 □ 晨间护理 □ 协助或指导进食、进水 □ 协助或指导活动 □ 患者安全管理
专科护理	□ 护理查体 □ 病情观察 □ 静脉置管护理 □ 需要时，填写跌倒及压疮防范表 □ 需要时，请家属陪伴 □ 确定饮食种类 □ 心理护理	□ 病情观察 □ 静脉置管护理 □ 遵医嘱完成相关检查 □ 心理护理	□ 遵医嘱予补液 □ 病情观察 □ 静脉置管护理 □ 心理护理	□ 病情观察 □ 出院指导 □ 心理护理
重点医嘱	□ 详见医嘱执行单	□ 详见医嘱执行单	□ 详见医嘱执行单	
病情变异记录	□ 无　□ 有，原因： 1. 2.	□ 无　□ 有，原因： 1. 2.	□ 无　□ 有，原因： 1. 2.	□ 无　□ 有，原因： 1. 2.
护士签名				

（三）患者表单

非小细胞肺癌化疗临床路径患者表单

适用对象：第一诊断为肺恶性肿瘤（ICD-10：C34.901）

患者姓名：	性别：　年龄：　门诊号：	住院号：
住院日期：　年　月　日	出院日期：　年　月　日	标准住院日：7~10天

时间	住院第1天	住院第2~3天	住院第4~6天	住院第7~10天
医患配合	□ 配合询问病史、收集资料，务必详细告知既往史、用药史、过敏史 □ 配合进行体格检查 □ 有任何不适告知医师	□ 配合化疗前相关检查 □ 医师与患者及家属介绍病情及化疗相关注意事项	□ 配合完善相关检查	□ 接受出院前指导 □ 了解复查程序 □ 获取出院诊断书
护患配合	□ 配合测量体温、脉搏、呼吸3次，血压、体重1次 □ 配合完成入院护理评估（简单询问病史、过敏史、用药史） □ 接受入院宣教（环境介绍、病室规定、订餐制度、贵重物品保管等） □ 配合执行探视和陪伴制度 □ 有任何不适告知护士	□ 配合测量体温、脉搏、呼吸3次，询问大便1次 □ 接受胃镜检查前宣教 □ 接受饮食宣教 □ 接受药物宣教	□ 配合测量体温、脉搏、呼吸3次，询问大便1次 □ 送内镜中心前，协助完成核对，带齐影像资料及用药 □ 返回病房后，配合接受生命体征的测量 □ 配合检查意识（全身麻醉者） □ 配合缓解疼痛 □ 接受化疗期间饮食及药物宣教 □ 有任何不适告知护士	□ 接受出院宣教 □ 办理出院手续 □ 获取出院带药 □ 知道服药方法、作用、注意事项 □ 知道复印病历程序
饮食	□ 遵医嘱饮食	□ 遵医嘱饮食	□ 遵医嘱饮食	□ 遵医嘱饮食
排泄	□ 正常排尿便	□ 正常排尿便	□ 正常排尿便	□ 正常排尿便
活动	□ 正常活动	□ 正常活动	□ 正常活动	□ 正常适度活动，避免疲劳

附：原表单（2016年版）

非小细胞肺癌化疗临床路径表单

适用对象：第一诊断为肺恶性肿瘤（ICD-10：C34.901）

患者姓名：	性别： 年龄： 门诊号：	住院号：
住院日期： 年 月 日	出院日期： 年 月 日	标准住院日：7~10天

时间	住院第1天	住院第2~3天	住院第4~6天	住院第7~10天
诊疗工作	□ 询问病史 □ 体格检查 □ 开出各项检验检查项目 □ 完善医患沟通和病历书写 □ 上级医师查房	□ 查看检查/检验报告，明确有无化疗禁忌 □ 上级医师查房，并制订化疗方案，交代化疗不良反应及注意事项 □ 签署化疗同意书 □ 完善病历书写	□ 给予化疗及对症治疗 □ 观察患者化疗过程中的病情变化及不良反应 □ 上级医师查房，完善病历书写	□ 复查血常规及肝肾功能 □ 根据患者检查结果及病情是否决定出院 □ 若出院，则交代出院随访事宜，并开具出院证明 □ 若病情不允许出院，根据病情制订下一步治疗方案 □ 完善病历书写
重点医嘱	**长期医嘱：** □ 肿瘤科护理常规 □ 二级护理 □ 饮食 □ 根据患者一般情况给予相应治疗 **临时医嘱：** □ 血常规 □ 生化2 □ 肿瘤标志物 □ 心电图 □ 尿液分析 □ 大便常规±隐血 □ 根据病情选择：颈部CT或MRI/X线胸片或胸部CT/腹部CT或彩超/骨扫描/纤维支气管镜等 □ 其他	**长期医嘱：** □ 肿瘤科护理常规 □ 二级护理 □ 饮食 □ 根据患者一般情况给予相应治疗 **临时医嘱：** □ 紫杉醇预处理治疗包 □ 其他	**长期医嘱：** □ 肿瘤科护理常规 □ 一级护理 □ 饮食 □ 根据患者一般情况给予相应治疗 □ 化疗药物 □ 止吐药物 □ 水化、利尿药物 □ 其他对症治疗药物 **临时医嘱：** □ 化疗药物 □ 紫杉醇预处理 □ 其他对症治疗药物	**长期医嘱：** □ 肿瘤科护理常规 □ 一级护理 □ 饮食 □ 根据患者一般情况给予相应治疗 **临时医嘱：** □ 血常规 □ 生化2 □ 出院 □（若不能出院）根据病情制订相应治疗方案
护理工作	□ 按入院流程做入院介绍 □ 入院评估 □ 进行入院健康教育	□ 抽血，大小便常规检查 □ 指导患者到相关科室进行检查并讲明各种检查的目的 □ 进行化疗期间饮食、防护及心理宣教	□ 进行化疗期间饮食、防护及心理宣教 □ 药物配置、输液及抽血 □ 观察化疗期间患者反应及血管	□ 协助患者办理出院手续 □ 进行出院后饮食、防护等健康宣教

续　表

时间	住院第 1 天	住院第 2~3 天	住院第 4~6 天	住院第 7~10 天
病情变异记录	□无　□有，原因： 1. 2.	□无　□有，原因： 1. 2.	□无　□有，原因： 1. 2.	□无　□有，原因： 1. 2.
护士签名				
医师签名				

第二十一章

肺癌放疗临床路径释义

【医疗质量控制指标】（专家建议）

指标一、诊断需结合家族史、临床表现、影像学表现和病理结果，以病理结果为金标准。

指标二、对确诊的病例有全身（包括颈胸腹脑骨）系统检查评估。

指标三、放疗靶区范围、剂量设定及正常组织限量符合国际指南/国内共识标准。

指标四、放疗实施期间，定期监测并及时处理肿瘤变化和并发症。

一、肺癌放疗编码

1. 原编码：

疾病名称及编码：肺癌（ICD-10：C34/D02.2）

2. 修改编码：

疾病名称及编码：肺癌（ICD-10：C34）

恶性肿瘤放射治疗（ICD-10：Z51.0）

二、临床路径检索方法

C34 伴 Z51.0

三、国家医疗保障疾病诊断相关分组（CHS-DRG）

MDC 编码：MDCE（呼吸系统疾病及功能障碍）

ADRG 编码：ER1（呼吸系统肿瘤）

四、肺癌放疗临床路径标准住院流程

（一）适用对象

第一诊断为支气管肺癌（ICD-10：C34/D02.2）。

1. 临床Ⅰ、Ⅱ期非小细胞肺癌因合并内科疾病（心肺功能不全，糖尿病）、患者高龄等不适合手术或拒绝手术者。

2. 临床Ⅰ、Ⅱ期接受手术的病例中，手术切缘阳性、术后病理报告纵隔淋巴结转移或术后复发。

3. 临床Ⅲ期非小细胞肺癌。

4. 临床Ⅳ期非小细胞肺癌的姑息放疗。

5. 既往治疗后局部复发的非小细胞肺癌

6. 小细胞肺癌的综合治疗和姑息性放疗。

7. 既往治疗后局部复发的小细胞肺癌。

释义

■ 适用对象编码参见第一部分。

■ 本临床路径适用对象是第一诊断为原发性肺癌的患者。

■ 本文标注为Ⅰ~Ⅳ期的分期，均参照国际通用的美国癌症联合会（AJCC）第8版分期。小细胞肺癌在参照上述分期同时，还参照美国退伍军人医院分期（VA）分为局限期和广泛期。

■ 根治性放疗适用于ⅢA、ⅢB及Ⅲc期非小细胞肺癌和局限期小细胞肺癌患者，及部分Ⅰ、Ⅱ期不能耐受手术的非小细胞肺癌患者。

■ 术前放疗适用于ⅢA期非小细胞肺癌不能立即进行手术患者，术后放疗适用于R_1、R_2切除，N_2病变及淋巴结探查不够和手术后残端近切缘等。

■ 晚期非小细胞肺癌（出现远地转移）的姑息性放疗，姑息性放疗适用于对晚期肺癌原发灶和转移灶的减症治疗，以减轻局部压迫症状、骨转移导致的疼痛以及脑转移已导致或可能导致的神经症状等。晚期肺癌患者经过化疗后或靶向治疗后或免疫治疗后的局部病灶的姑息放疗。对于靶向治疗后或免疫治疗后局部病变进展者，也可行局部病变放疗。针对寡转移的患者，可进行局部根治量的放射治疗。对于广泛期小细胞肺癌，如果化疗有效者，且远地转移病灶控制，一般情况尚好者建议行胸部病变放疗。

■ 放疗可用于既往未行放疗，随诊过程中出现复发，复发位置较局限，且周围正常器官对射线耐受度可的非小细胞肺癌；或既往接受过放疗，随诊过程中出现复发，复发位置较局限，且经慎重评估原放疗计划，判定此次放疗可以实施的患者。

■ 适用对象中不包括肺部良性肿瘤，合并严重间质性肺炎等肺功能差的患者。

■ 脑预防照射（PCI）：局限期小细胞肺癌患者化放疗后达完全缓解（CR）或部分缓解（PR）者，复查脑MRI如果无脑转移，建议进行脑预防照射。$T_{1\sim2}N_0$小细胞肺癌患者综合治疗后是否进行脑预防照射尚有争议。广泛期小细胞肺癌患者化放疗后进行脑预防照射有争议。

■ PCI适用于无神经认知功能障碍及脑部病变患者，建议年龄≤70岁的患者。

■ 小细胞肺癌的复发后放疗及姑息放疗情况参照非小细胞肺癌的复发后放疗及姑息放疗。

（二）诊断依据

根据《美国国家癌症综合网非小细胞肺癌治疗指南2009年第一版（中国版）》《临床诊疗指南》（中华医学会编著，人民卫生出版社）。

1. 高危因素：吸烟指数>400，年龄>45岁，环境与职业因素。
2. 临床症状：咳嗽、咯血、胸痛、声音嘶哑、胸闷气短、呼吸困难、肺外症状。
3. 临床体征：锁骨上区淋巴结肿大、上腔静脉综合征、膈肌麻痹、食管受压、胸腔积液、心包积液。
4. 辅助检查：胸部影像学检查，纤维支气管镜，正电子发射计算机断层显像（PETCT），病理学检查（支气管镜下活检、肺穿刺活检、肺外转移淋巴结穿刺病理、纵隔镜活检病理、痰脱落细胞学检查、胸腔积液细胞学检测），肺癌标志物检测分子生物学方法。

释义

■ 临床症状还可有发热、咳痰、体重减轻。

■ 本路径的制订主要参考国际及国内权威参考书籍及诊疗指南，上述临床资料及实验室检查是确诊肺癌诊断的重要依据。

■ 典型的肺癌诊断并不困难，根据病史中存在呼吸系统症状，如刺激性咳嗽、咳痰、痰中带血等，胸部 CT 提示存在肺内肿物，支气管镜+活检或 CT 引导下肺穿刺或 B 超引导下淋巴结穿刺活检的病理结果或痰细胞学检测等进行诊断。

■ 胸部平扫+增强 CT 检查是诊断肺癌的重要检查手段。

■ 辅助检查还应包括头颅影像学检查，颈部+双锁骨上淋巴结超声检查，腹部 CT 或超声检查，骨扫描检查，予患者以明确的临床分期，有条件的建议 PET-CT 检查，必要时需要行纵隔镜下淋巴结活检，全面评估分期决定是否适合进行放射治疗。

■ 病理是诊断的金标准，明确病理分型（非小细胞肺癌或小细胞肺癌）对于决定患者的进一步治疗方式至关重要。条件允许时还应进行分子分型的诊断，如基因检测：EGFR 突变检测、ALK 融合基因检测等，也可进行 PDL1 免疫组织化学检测，也可通过血液检测基因突变或肿瘤负荷突变。

（三）进入路径标准

1. 第一诊断符合 ICD-10：C34/D02.2 支气管肺癌疾病编码。
2. 临床分期（UICC 2009）为Ⅰ期、Ⅱ期、Ⅲ期及需要姑息性放疗的Ⅳ期肺癌患者。
3. 临床分期（UICC 2009）各临床分期的小细胞肺癌。
4. 心、肺、肝、肾等器官功能临床状态可以耐受放疗。
5. 当患者同时具有其他疾病诊断，但住院期间不需要特殊处理也不影响第一诊断的临床路径流程实施时，可进入本路径。

释义

■ 本路径第一诊断满足肺癌疾病编码。

■ 临床分期（AJCC 第 8 版）。

■ 本路径包括不能进行手术治疗的非小细胞肺癌Ⅰ、Ⅱ期患者，能够接受同步放化疗的ⅢA 和ⅢB 及Ⅲc 期非小细胞肺癌患者，准备进行放化疗序贯治疗的Ⅲ期非小细胞肺癌患者，术后放疗的非小细胞肺癌患者，及部分晚期非小细胞肺癌存在转移灶症状（如脑转移或骨转移）的患者，需要对化疗后残存病灶加强局部控制的晚期肺癌患者。还适用于局限期小细胞肺癌患者；适用于广泛期化疗有效者的胸部放疗。包括脑预防照射（PCI）：局限期患者化放疗后达 CR 或 PR 者，复查脑 MRI 如果无脑转移，建议进行脑预防照射。

■ 对于合并其他疾病，但不需特殊处理，不影响第一诊断且对放疗无较大影响者可以进入路径。但对于存在肺功能差或有严重的基础性肺病或心脏病，预计不能耐受放疗者需除外。

■ 对于合并其他疾病经合理处理后病情稳定，亦或目前尚需持续用药，但不影响放疗预后和路径实施的，可进入路径，但可能会延长住院时间，增加治疗费用。

■ 对于放疗有较大影响的合并内科疾病患者，需请相关科室会诊，对病情进行评估和控制以保证放疗安全，影响路径实施的退出本路径。

■ 患者对于放疗导致的放射性肺炎甚至肺部感染、放射性食管炎等情况知情并接受，同意进行局部放疗，必要时会中断或终止放疗。

■ 患者对放疗过程中有可能会出现放疗野外病灶的进展或放疗区域内病灶进展造成放疗失败知情并接受。

（四）标准住院日 14~50 天

释义

■ 完善放疗前相关辅助实验室检查及检查需第 1~3 天，放疗计划制订需要第 4~7 天，进行放疗需要 20~42 天，病情平稳（见出院标准）时可出院。总住院时间不超过 54 天均符合路径要求。

（五）住院期间的检查项目

1. 必需的检查项目：
（1）血常规、尿常规、大便常规。
（2）凝血功能、血型、肝肾功能、电解质、感染性疾病筛查（乙型肝炎、丙型肝炎、艾滋病、梅毒等）、肿瘤标志物检查。
（3）肺功能、心电图。
（4）影像学检查：胸部 CT（平扫+增强扫描）、腹部超声或 CT、全身骨扫描、头颅 MRI 或 CT。
2. 根据患者病情，可选择以下项目：
（1）纵隔镜。
（2）超声内镜引导下纵隔淋巴结活检。
（3）正电子发射计算机断层成像术（PET-CT）或单光子发射计算机断层成像术（SPECT）。
（4）24 小时动态心电图、超声心动图、血气分析。
（5）心脑血管疾病相关检查。
3. 体位固定、CT 模拟定位、图像重建。
4. 治疗靶区勾画、确认。
5. 治疗计划设计、评估、确认、验证。

释义

■ 定位：首选 CT 定位，必要时辅以 PETCT 定位或 MR 定位（例如若有肺不张，采用上述两者联合或之一，确定肿瘤区域和不张的边界），选择体模或头颈肩面罩或真空垫进行固定。

■ 定位时注意病变的活动度，有条件者可采用四维 CT 定位。

■ 勾画靶区，包括 GTV、CTV、PTV；勾画正常组织包括脊髓、全肺、心脏、肝脏、双肾、食管及可评价的正常器官。治疗计划单提交：95% PTV 的剂量，正常组织的限量。完成计划设计后确认计划，逐层确认，靶区适形度，高低剂量区及 DVH 等，验证，治疗。

■ 疗中进行图像引导 IGRT 或 EPID 进行摆位验证。

■ 靶区勾画时如有肺不张，建议 PET-CT 或 MRI 进行融合勾画靶区。

■ 如患者治疗中出现并发症（如放射性肺炎等），有可能延长住院时间。

■ 部分患者疗中因病变变化大（肺不张或缩小或增大），需疗中进行重新定位及靶区计划融合。

（六）治疗方案的选择

参考《肿瘤放射治疗学第四版》（殷蔚伯、余子豪等编著，中国协和医科大学出版社）、《NCCN 肺癌临床实践指南中国版》《NCCN 指南》。

1. 放疗方式：常规放疗、三维适形放疗或者调强放疗、SBRT。
2. 放疗中用药：生血药、放疗保护剂、放疗增敏剂、抗菌药物、抗肿瘤药。
3. 激素和支持治疗：视放疗中患者情况而定。
4. 治疗中检查的项目：

（1）血常规、肝肾功能、电解质。

（2）胸部 CT（含定位 CT）、腹部超声。

释义

■ 放疗方式：可选择常规放疗（二维放疗），三维适形放疗或者调强放疗（普通调强放疗（IMRT），旋转调强放疗（VMAT）和断层调强放疗（TOMO）及 SBRT 等技术。注意对周围正常脏器的保护，不能超过正常组织的耐受剂量，避免造成严重不良反应，影响患者的日常生活或器官功能。根据临床试验结果和专家共识意见，建议联用复方苦参注射液减轻癌性疼痛，减少放疗引起的 3 级及以上放射性肺炎、放射性食管炎等放射性损伤，提高患者生存质量，降低不良反应发生率。

■ 放疗剂量：非小细胞肺癌同步放化疗，临床上一般采用 60Gy。单纯根治性放疗或序贯放疗的剂量为 60～70Gy。术后辅助放疗剂量为 50Gy。早期非小细胞肺癌，可行立体定向（SBRT），建议 BED＞100Gy。局限期小细胞肺癌的推荐剂量为 45Gy（1.5Gy/次，2 次/日）或 60～70Gy，2Gy/次。广泛期小细胞肺癌推荐胸部放疗剂量为 45Gy，3Gy/次或 50～60Gy，2Gy/次。

■ 姑息性放疗的剂量低于或等同根治性放疗剂量，目的在于控制症状，改善患者生活质量。

■ 正常组织限量：包括 95% PTV 的剂量；脊髓≤45Gy，心脏 V30＜50%，V40＜30%；双肺：单放 V20＜30%，同步放化疗以及化疗后 V20＜28%、V30＜20%、Mean lung＜1700；V50＜60%；术后限量：肺叶切除术后 V20＜20%，全肺切除术后 V20＜10%；肝脏 V20＜30%；在评价放疗计划时确保正常组织限定在安全界限内。

■ 靶区剂量变化可适当超出 95%～107%的范围。

■ 放射性食管炎时可行抗炎，营养支持治疗。

■ 放射性肺炎时建议抗炎、激素、镇咳及平喘吸氧等治疗。

■ 放疗中疼痛患者可行对症镇痛治疗。

■ 局部晚期非小细胞肺癌同步放化疗。同步放化疗的化疗方案需根据患者的病理类型进行选择，并且注意化疗剂量的调整。

■ 局部晚期非小细胞肺癌同步放化疗时，化疗方案主要选择

1. EP 方案（依托泊苷+顺铂）依托泊苷 50mg/m^2 第 1～5 天，顺铂 50mg/m^2 第 1 和第 8 天给药，28 天一个周期。

2. PC 方案（紫杉醇+卡铂）：紫杉醇 45mg/m^2、卡铂 AUC=2 第一天给药，或顺铂给药根据体表面积计算，每周方案。

3. 非鳞癌患者也可以使用培美曲塞加卡铂/顺铂方案。其中培美曲塞 500mg/m^2，第 1 天，顺铂 75mg/m^2，第 1 天或卡铂 AUC=5，第 1 天，21 天/周期。

■ 近期 RTOG 研究，同步放化疗时高剂量 74Gy 对患者无益，NCCN 指南建议：非小细胞肺癌同步放化疗放疗剂量采用 60Gy 即可。单纯根治性放疗或序贯放疗的剂量为 60～70Gy。早期非小细胞肺癌，可行大分割放疗（SBRT），建议 BED＞100Gy，注意正常组织器官的耐受剂量评价，参考 NCCN 指南。

■ 若采用大分割方式，暨行立体定向放疗时，正常组织限量参考 NCCN 指南限量。

■ 脑转移放疗可以选择全脑放疗（WBRT），SBRT 或两者联合。建议全脑放疗剂量 30Gy/3Gy/10 次或 37.5Gy/2.5Gy/15 次，SBRT 或全脑和局部病灶的同步加量放疗。

■ 局限期小细胞肺癌同步放化疗根据体表面积按 21 天 1 个周期给药，剂量同内科一致。通常为：①依托泊苷 100mg/（m^2·d），第 1～3 天，顺铂 75mg/（m^2·d），第 1 天，21 天/周期；②依托泊苷 120mg/（m^2·d），第 1～3 天，顺铂 60mg/（m^2·d），第 1 天，21 天/周期；③依托泊苷 100mg/（m^2·d），第 1～3 天，顺铂 25mg/（m^2·d），第 1～3 天，21 天/周期；④依托泊苷 100mg/（m^2·d），第 1～3 天，卡铂 AUC=5，第 1 天，21 天/周期。

■ 放疗（或化疗后 24h）联合给予重组人粒细胞-巨噬细胞刺激因子（rhGM-CSF）[皮下注射，3～5μg/（kg·d），白细胞＞40×10^9/μl 时可自行评估考虑停药，＞60×10^9/μl 需停药]，可提高机体免疫能力，促进白细胞、树突状细胞等免疫细胞增殖，减少骨髓抑制，改善患者生存期。

■ 局限期小细胞肺癌同步放化疗根据体表面积按 21～28 天 1 个周期给药，剂量同内科一致。

■ 红色诺卡菌细胞壁骨架（N-CWS）具有增强 NK 细胞及巨噬细胞免疫活性的作用，加用 N-CWS 可提高近期疗效，减少放疗不良反应，改善患者生存质量。

■ 放疗中疼痛患者可行对症镇痛治疗。根据三阶梯镇痛给药模式进行对症镇痛治疗。

■ 放疗中咳嗽咳痰进行对症治疗，根据病情选择口服或静脉治疗。

■ 放疗中出现咯血情况根据病情选择止血药物。

■ 放射性食管炎发生后，建议多饮水，必要时抗炎激素治疗，注意激素用量及时间不宜过长。

■ 放射性肺炎发生时，根据患者症状、发热或气短等情况，及时采取抗炎、激素、镇咳及吸氧等对症措施，根据病情建议激素每周减量。

■ 脑转移患者放疗中颅压高脑水肿时建议甘露醇和激素降颅压治疗。

（七）出院标准

1. 放射治疗计划完成。
2. 一般状态平稳。

释义

■治疗后需根据患者情况，复查胸部CT，建议复查颈部CT或B超。进行常规实验室指标的检查，如有异常需及时对症处理。

■患者出院前应一般情况良好，无明显副作用。

■放疗计划完成或因为严重不良反应不能继续。

■没有需要住院处理的与放疗有关的并发症，如严重的肺部感染、放射性肺炎等。

■治疗费用：常规外照射1.5万~2万元；精确调强放疗3万~20万元。

■针对肿瘤病灶部位及分期和疗效，需要综合治疗的患者建议到内科或外科就诊，进行后续治疗。如出现疾病进展，需及时进行后续治疗，包括全身化疗或靶向治疗或姑息放疗。放疗后2年内需常规每3~4个月定期复查，包括血液学生化检查及颈胸腹部影像学检查及骨扫描和脑MRI等。

（八）变异及原因分析

1. 病理不明确，放疗前需要进行相关的诊断。
2. 放疗中出现并发症、合并症。

释义

■放射治疗前必须全面了解病情，完善检查，准确分期评估，需根据具体病情及病灶累及部位合理制订放疗计划，在评价放疗计划时确保正常组织限定在安全界限内。选择合适的放疗计划并尽量确保放疗安全，进入相应路径管理。

■认可的变异原因主要是指患者入选路径后，在检查及治疗过程中发现患者合并存在事前未预知的、对本路径治疗可能产生影响的情况，需要终止执行路径或延长治疗时间、增加治疗费用。医师需在表单中明确说明。

■因患者方面的主观原因导致执行路径出现变异，需医师在表单中予以说明。

■按标准治疗方案如患者疗中发现其他严重基础疾病，需调整放疗或药物治疗或继续其他基础疾病的治疗，则终止本路径；出现呼吸道出血、食管穿孔、梗阻或放射性肺炎等并发症时，需转入相应路径。

五、肺癌放疗给药方案

（一）用药选择

局部晚期非小细胞肺癌同步放化疗时，化疗方案主要选择：

1. EP方案（依托泊苷+顺铂）依托泊苷50mg/m^{2}第1~5天，顺铂50mg/m^{2}第1和第8天给药，28天一个周期。
2. PC方案（紫杉醇+卡铂或顺铂）。EP给药方案：依托泊苷50mg/m^{2}第1~5天，顺铂50mg/m^{2}第

1 和第 8 天给药，28 天一个周期；PC 给药方案：紫杉醇 $45mg/m^2$、卡铂 AUC = 2 第 1 天给药，每周方案；

3. 非鳞癌患者也可以使用培美曲塞加卡铂/顺铂方案。其中培美曲塞 $500mg/m^2$，第 1 天，顺铂 $75mg/m^2$，第 1 天或卡铂 AUC = 5，第 1 天，21 天/周期。或顺铂给药根据体表面积计算。

局限期小细胞肺癌同步放化疗根据体表面积按 21 天 1 个周期给药，剂量同内科一致。通常为：

1. 依托泊苷 100mg/（m^2·d），第 1~3 天，顺铂 75mg/（m^2·d），第 1 天，21 天/周期。
2. 依托泊苷 120mg/（m^2·d），第 1~3 天，顺铂 60mg/（m^2·d），第 1 天，21 天/周期。
3. 依托泊苷 100mg/（m^2·d），第 1~3 天，顺铂 25mg/（m^2·d），第 1~3 天，21 天/周期。
4. 依托泊苷 100mg/（m^2·d），第 1~3 天，卡铂 AUC = 5，第 1 天，21 天/周期。

抗菌药物的使用：

患者若合并有发热的阻塞性肺炎，或合并有感染性疾病，根据病原学培养结果及试敏结果有针对性使用抗生素。若无药敏结果，或结果为阴性，排除禁忌后，可经验性使用喹诺酮类药物治疗消化道感染；β 内酰胺类药物/喹诺酮类药物治疗呼吸系统疾病。

镇痛药物使用：参照镇痛三阶梯治疗原则。

中西医结合治疗：

1. 放疗期间可以考虑采用辐射防护剂，中药消化道黏膜保护剂，活血化瘀（咳血者慎用或禁用），对抗肺纤维化，保护血象促进升血的经国家药监局批准的中成药物，或经三级甲等医院具有中医执业医师的人员开具的个体化方剂。
2. 注意禁用红豆杉等可加重肺纤维化的药物。

六、肺癌放疗营养治疗规范

1. 所有患者入院后应常规进行营养筛查和营养状况评估和综合测定。
2. 治疗过程中每周至少为患者评估 1 次，以便尽早发现患者出现营养风险并采取早期干预。
3. 营养治疗方式的选择：①为了降低感染风险，首选经口摄入；②出现重度口腔/口咽黏膜炎影响吞咽功能者或产生较强的胃肠道反应的患者，肠内营养应经管饲给予。
4. 患者的每日供给量推荐为每日 25~30kcal/kg，如患者合并严重消耗，每日供给量推荐为每日 30~35kcal/kg。
5. 患者可适当提高优质脂肪的供能比例；蛋白质供给量为每日 1.0~1.5g/kg。
6. 根据胃肠功能状况尽早经口营养补充肠内营养制剂。如口服摄入不足目标量的 60%时，推荐管饲肠内营养。肠内营养不能达到目标量 60%时可选用肠外营养药物，以全合一的方式实施（应包含氨基酸、脂肪乳、葡萄糖、维生素、微量元素、电解质注射制剂等）。根据病情变化及营养耐受性选择或调整肠外肠内营养方案。

七、肺癌放疗患者健康宣教

1. 保持良好的个人卫生习惯。
2. 少去人群密集的公共场所，避免感染。
3. 多饮开水，合理优质蛋白饮食。
4. 保护皮肤，避免一切物理化学刺激。
5. 监测体温，预防感冒。
6. 休息为主，适度锻炼，不宜剧烈运动。保护皮肤体表的放疗标记，及时补绘。

八、推荐表单

（一）医师表单

支气管肺癌放疗临床路径医师表单

适用对象：第一诊断为支气管肺癌（ICD-10：C34；D02.2）

患者姓名：	**性别：　　年龄：　　门诊号：**	**住院号：**
住院日期：　　年　月　日	**出院日期：**　　年　月　日	**标准住院日：**42~54天

时间	住院第1天	住院第2~7天 （放疗前准备）	住院第3~7天 （放疗第1天）
主要诊疗工作	□ 询问病史及体格检查 □ 完成病历书写 □ 开实验室检查单及检查申请单 □ 主管医师查房 □ 初步确定治疗方式	□ 上级医师查房 □ 完善检查，临床分期与放疗前评估 □ 放疗前准备 □ 根据病情需要，完成相关科室会诊 □ 住院医师完成病程日志上级医师查房记录等病历书写 □ 签署放疗或放化疗知情同意书及放疗技术同意书和自费药物同意书	□ 第一次治疗医师摆位 □ 上级医师查房 □ 观察病情变化 □ 靶区勾画，上级医师确认靶区，计划设计，计划确认 □ 校位，放疗实施及验证
重点医嘱	**长期医嘱：** □ 二级护理 □ 普通饮食 **临时医嘱：** □ 血常规、尿常规、大便常规 □ 凝血功能、血型、肝肾功能、电解质、感染性疾病筛查、肿瘤标志物检查 □ 肺功能、心电图、超声心动图 □ 影像学检查：颈部B超和胸部CT、腹部超声或CT、全身骨扫描、头颅MRI或CT □ 必要时：PET-CT或SPECT、纵隔镜、24小时动态心电图、超声内镜纵隔淋巴结活检等	**长期医嘱：** □ 同前 **临时医嘱：** □ 模拟定位 □ 放射治疗计划制订（复杂） □ 其他特殊医嘱	**长期医嘱：** □ 开始放疗 **临时医嘱：** □ 放疗验证 □ 其他特殊医嘱
主要护理工作	□ 介绍病房环境、设施和设备 □ 入院护理评估 □ 辅助戒烟	□ 观察病情变化	□ 观察病情变化 □ 放疗心理和生活护理
病情变异记录	□ 无　□ 有，原因： 1. 2.	□ 无　□ 有，原因： 1. 2.	□ 无　□ 有，原因： 1. 2.
护士签名			
医师签名			

时间	住院 7~35 天 （放疗 1~28 天）	住院 36 天 （放疗后第 28 天）	住院 37~54 天 （放疗后第 29~46 天，至出院）
主要诊疗工作	□ 上级医师查房 □ 住院医师完成病程书写 □ 注意生命体征及肺部呼吸音 □ 每周复查血常规 □ 视情况应用抗菌药物和/或激素	□ 上级医师查房 □ 住院医师完成病程书写 □ 视病情复查血常规、血生化及胸 CT、超声 □ 评价疗效，观察有无并发症 □ 必要时修改计划	□ 上级医师查房，明确是否出院 □ 住院医师完成出院小结、病历首页等 □ 向患者及家属交代出院后注意事项
重点医嘱	**长期医嘱：** □ 二级护理 □ 普通饮食 **临时医嘱：** □ 血常规 □ 其他特殊医嘱	**长期医嘱：** □ 二级护理 □ 普通饮食 **临时医嘱：** □ 复查 X 线胸片、血常规、肝肾功能、电解质 □ 胸 CT、超声或其他需要检查 □ 其他特殊医嘱	**临时医嘱：** □ 通知出院 □ 出院带药 □ 出院诊断书 □ 定期复诊、随访
主要护理工作	□ 观察患者病情 □ 心理与生活护理	□ 观察患者病情 □ 心理与生活护理	□ 指导患者办理出院手续 □ 交代出院后的注意事项 □ 出院后饮食指导
病情变异记录	□ 无　□ 有，原因： 1. 2.	□ 无　□ 有，原因： 1. 2.	□ 无　□ 有，原因： 1. 2.
护士签名			
医师签名			

（有条件的单位患者也可以在门诊治疗）

（二）护士表单

支气管肺癌放疗临床路径护士表单

适用对象：第一诊断为支气管肺癌（ICD-10：C34；D02.2）

患者姓名：	性别：　年龄：　门诊号：	住院号：
住院日期：　年　月　日	出院日期：　年　月　日	标准住院日：42~54 天

时间	住院第 1 天	住院第 2~3 天	住院第 3~7 天
主要诊疗工作	□ 建立住院病历 □ 核对患者信息，佩戴腕带 □ 入院评估 □ 患者一般情况评估 □ 日常生活能力评估 □ 跌倒/坠床危险因素评估 □ 压疮危险因素评估 □ 入院宣教 □ 介绍住院物品准备 □ 介绍主管医师、责任护士、护士长 □ 介绍病室环境、设施 □ 介绍住院规章制度及注意事项 □ 介绍探视制度及注意事项 □ 介绍疾病相关注意事项 □ 卫生处置 □ 剪指（趾）甲 □ 沐浴 □ 更换病号服 □ 医师依据患者病情及生活能力确定护理级别 □ 测量生命体征 □ 心理护理 □ 患者安全管理 □ 书写一般护理记录单 □ 遵医嘱通知相关检查，介绍检查的注意事项	□ 根据护理级别定时巡视病房 □ 观察患者病情变化情况 □ 放疗前宣教 □ 放疗前准备 □ 介绍放疗相关知识 □ 化疗前宣教（需要时） □ 介绍化疗相关知识 □ 测量生命体征 □ 饮食指导 □ 用药指导 □ 心理护理 □ 遵医嘱完成相关检查 □ 患者安全管理 □ 书写一般护理记录单	□ 根据护理级别定时巡视病房 □ 观察患者病情变化情况 □ 放疗期间宣教 □ 介绍放疗的不良反应及注意事项 □ 化疗期间宣教（需要时） □ 介绍化疗的不良反应及注意事项 □ 测量生命体征 □ 饮食指导 □ 用药指导 □ 心理护理 □ 患者安全管理 □ 书写一般护理记录单
重点医嘱	□ 详见医嘱执行单	□ 详见医嘱执行单	□ 详见医嘱执行单
病情变异记录	□ 无　□ 有，原因： 1. 2.	□ 无　□ 有，原因： 1. 2.	□ 无　□ 有，原因： 1. 2.
护士签名			

日期	住院第 4~53 天 （放疗过程）	住院第 53~54 天 （出院日）
主要诊疗工作	□ 根据护理级别定时巡视病房 □ 观察患者病情变化情况 □ 放疗期间宣教 □ 介绍放疗的不良反应及注意事项 □ 介绍如何保护放射野皮肤 □ 化疗期间宣教（需要时） □ 介绍化疗的不良反应及注意事项 □ 观察放疗/化疗的不良反应 □ 放疗/化疗不良反应的护理 □ 测量生命体征 □ 饮食指导 □ 用药指导 □ 心理护理 □ 患者安全管理 □ 书写一般护理记录单	□ 日常生活能力评估 □ 出院宣教 □ 介绍放疗后的注意事项 □ 介绍出院后的注意事项 □ 出院带药用药指导 □ 协助办理出院手续 □ 完成一般护理记录单
重点医嘱	□ 详见医嘱执行单	□ 详见医嘱执行单
病情变异记录	□ 无　□ 有，原因： 2. 2.	□ 无　□ 有，原因： 1. 2.
护士签名		

（三）患者表单

支气管肺癌放疗临床路径患者表单

适用对象：第一诊断为支气管肺癌（ICD-10：C34；D02.2）

患者姓名：	**性别：　　年龄：　　门诊号：**	**住院号：**
住院日期：　　年　月　日	**出院日期：**　　年　月　日	**标准住院日：**42~54 天

<table>
<tr><th>日期</th><th>住院第 1 天</th><th>住院第 2~3 天</th><th>住院第 3~7 天</th></tr>
<tr><td>医患配合</td><td>□ 配合询问病史，收集资料，务必详细告知既往史、用药史、过敏史
□ 配合测量生命体征，进行体格检查
□ 接受入院宣教
□ 遵守医院的相关规定和家属探视制度
□ 有不适症状及时告知医师和护士</td><td>□ 配合完善放疗前相关实验室检查，如采血、留尿、心电图、胸 CT、B 超等
□ 医师向患者及家属介绍病情及治疗计划，告知放疗方案及风险和自费项目，并签字
□ 配合疗前定位及注意事项
□ 有不适症状及时告知医师和护士</td><td>□ 晨起配合测量生命体征
□ 遵医嘱采取正确体位
□ 进行放疗前校位及同步化疗前准备
□ 有不适症状及时告知医师和护士</td></tr>
<tr><td>重点诊疗及检查</td><td>诊疗重点：
□ 协助医师记录病史
□ 初步确定肺癌治疗方案
□ 告知医师既往的基础疾病并继续治疗
重要检查：
□ 测量生命体征，身高体重
□ 进行全身体格检查</td><td colspan="2">诊疗重点：
□ 按照预约时间完成必要的实验室检查
□ 了解病情和可选择的治疗方案
□ 根据病情和医师建议选择适合自己的治疗方案
重要检查：
□ 完成血尿常规、血型、血凝常规、生化全项、流行病检测等实验室检查
□ 完成胸 CT、心电图、B 超等检查
□ 根据专科情况完成必要的实验室检查，如肿瘤标志物、ECT 等
□ 根据既往病史完成相关实验室检查，如心肌标志物、超声心动、甲状腺功能全项等</td></tr>
</table>

日期	住院第4~53天 （放疗过程）	住院第53~54天 （出院日）
医患配合	□ 配合定时测量生命体征等 □ 配合标记划线 □ 配合每周的体格检查及血象检查 □ 放疗中出现的不适应及时告知主管医师 □ 配合医嘱执行疗中及疗末复查 □ 注意活动安全，避免坠床或跌倒 □ 配合执行探视及陪伴制度	□ 接受出院前指导 □ 获取出院诊断书 □ 获取出院带药 □ 知晓服药方法、作用、注意事项 □ 遵医嘱进行适度功能锻炼，注意动作禁忌 □ 知晓复查的时间及程序 □ 知晓在院外出现不适症状时应及时就诊 □ 接受出院宣教 □ 办理出院手续
重点诊疗及检查	□ 如出现心前区不适、心悸等症状，应配合完成心电图、心功能、心肌标志物等实验室检查 □ 如出现腹痛、腹泻等症状应配合完成便常规、腹部B超等检查 □ 如出现下肢疼痛应配合完成下肢血管B超等检查 □ 如有呼吸困难、发热等症状，复查X线胸片、胸部CT等	

附：原表单（2016年版）

支气管肺癌放疗临床路径表单

适用对象：第一诊断为支气管肺癌（ICD-10：C34；D02.2）

患者姓名：	性别：　　年龄：　　门诊号：	住院号：
住院日期：　　年　月　日	出院日期：　　年　月　日	标准住院日：42~54天

时间	住院第1天	住院第2~7天（放疗前准备）	住院第3~7天（放疗第1天）
主要诊疗工作	□ 询问病史及体格检查 □ 完成病历书写 □ 开检查申请单 □ 主管医师查房 □ 初步确定治疗方式	□ 上级医师查房 □ 临床分期与放疗前评估 □ 放疗前准备 □ 根据病情需要，完成相关科室会诊 □ 住院医师完成病程日志上级医师查房记录等病历书写 □ 签署放疗知情同意书	□ 第一次治疗医师摆位 □ 上级医师查房 □ 观察病情变化
重点医嘱	**长期医嘱：** □ 二级护理 □ 普通饮食 **临时医嘱：** □ 血常规、尿常规、大便常规 □ 凝血功能、血型、肝肾功能、电解质、感染性疾病筛查、肿瘤标志物检查 □ 肺功能、心电图、超声心动图 □ 影像学检查：胸部CT、腹部超声或CT、全身骨扫描、头颅MRI或CT □ 必要时：PET-CT或SPECT、纵隔镜、24小时动态心电图、超声内镜纵隔淋巴结活检等	**长期医嘱：** □ 同前 **临时医嘱：** □ 模拟定位 □ 放射治疗计划制订（复杂） □ 其他特殊医嘱	**长期医嘱：** □ 开始放疗 **临时医嘱：** □ 放疗验证 □ 其他特殊医嘱
主要护理工作	□ 介绍病房环境、设施和设备 □ 入院护理评估 □ 辅助戒烟	□ 观察病情变化	□ 观察病情变化 □ 放疗心理和生活护理
病情变异记录	□ 无　□ 有，原因： 1. 2.	□ 无　□ 有，原因： 1. 2.	□ 无　□ 有，原因： 1. 2.
护士签名			
医师签名			

时间	住院 7~35 天 （放疗 1~28 天）	住院 36 天 （放疗后第 28 天）	住院 37~54 天 （放疗后第 29~46 天，至出院）
主要诊疗工作	□ 上级医师查房 □ 住院医师完成病程书写 □ 注意生命体征及肺部呼吸音 □ 每周复查血常规 □ 视情况应用抗菌药物和/或激素	□ 上级医师查房 □ 住院医师完成病程书写 □ 视病情复查血常规、血生化及胸 CT、超声 □ 评价疗效，观察有无并发症 □ 必要时修改计划	□ 上级医师查房，明确是否出院 □ 住院医师完成出院小结、病历首页等 □ 向患者及家属交代出院后注意事项
重点医嘱	**长期医嘱：** □ 二级护理 □ 普通饮食 **临时医嘱：** □ 血常规 □ 其他特殊医嘱	**长期医嘱：** □ 二级护理 □ 普通饮食 **临时医嘱：** □ 复查 X 线胸片、血常规、肝肾功能、电解质 □ 胸 CT、超声 □ 其他特殊医嘱	**临时医嘱：** □ 通知出院 □ 出院带药 □ 定期复诊、随访
主要护理工作	□ 观察患者病情 □ 心理与生活护理	□ 观察患者病情 □ 心理与生活护理	□ 指导患者办理出院手续 □ 交代出院后的注意事项 □ 出院后饮食指导
病情变异记录	□ 无　□ 有，原因： 1. 2.	□ 无　□ 有，原因： 1. 2.	□ 无　□ 有，原因： 1. 2.
护士签名			
医师签名			

（有条件的单位患者也可以在门诊治疗）

第二十二章

肝胆管细胞癌化疗临床路径释义

【医疗质量控制指标】（专家建议）

指标一、诊断需结合既往病史、肿瘤家族史、临床表现、内镜/影像和病理/细胞学检查。

指标二、化疗方案的制订应在多学科讨论的基础上进行。

指标三、化疗前对患者一般状况、器官功能充分评估，并进行健康宣教。

指标四、化疗期间及化疗后注意监测和处理不良反应、及时评估治疗的疗效。

一、肝胆管细胞癌化疗编码

1. 原编码：

疾病名称及编码：肝胆管细胞癌（ICD-10：C24.001）

2. 修改编码：

疾病名称及编码：肝胆管细胞癌（ICD-10：C22.1/C24）

恶性肿瘤化学治疗（ICD-10：Z51.1）

二、临床路径检索方法

（C22.1/C24）伴 Z51.1

三、国家医疗保障疾病诊断相关分组（CHS-DRG）

MDC 编码：MDCG（消化系统疾病及功能障碍）

ARDC 编码：GR1（消化系统恶性肿瘤）

四、肝胆管细胞癌化疗标准住院流程

（一）适用对象

第一诊断为肝胆管细胞癌（ICD-10：C24.001），需术后化疗、姑息性化疗，但无化疗禁忌的患者。

释义

- 适用对象编码参见第一部分。
- 本临床路径适用对象是第一诊断为肝胆管细胞癌的患者。
- 适用对象中不包括肝细胞型肝癌。
- 全身化疗适用于有高危复发因素的肝胆管细胞癌的术后治疗以及姑息性治疗。
- 有化疗禁忌的患者不适用于本路径。

（二）诊断依据

1. 临床症状：乏力、食欲缺乏、腹胀、腹痛、黄疸。

2. 临床体征：一般状况评价、全身浅表淋巴结情况，腹部视诊和触诊，检查有无肝脏变大、肝区叩痛、腹部肿块。

3. 辅助检查：全腹部 CT、X 线胸片/肺部 CT、盆腔 CT，必要时肝脏 MRI。
4. 病理学诊断明确：术后病理，或经皮肝穿刺活检，或淋巴结等转移灶穿刺活检。

释义

■ 肝胆管细胞癌患者临床症状主要表现以全身症状：乏力、食欲缺乏、消瘦和消化系统症状如腹胀、腹痛、黄疸等。查体一般无典型的阳性体征。

■ 腹部盆腔 CT 可显示原发病灶以及腹部盆腔其他部位是否有受侵和转移。肝脏 MRI 有助于鉴别肝内胆管细胞癌及原发性肝癌，并可准确判断肝内转移病灶的情况，推荐常规开展。

■ 病理学检查是诊断的金标准。

■ 治疗前明确病理类型是非常重要的，尤其是鉴别肝胆管细胞癌和转移性肝癌。

（三）进入路径标准

1. 第一诊断为肝胆管细胞癌。
2. 术后病理有淋巴结阳性等高危因素；伴不可手术的远端转移或局部无法根治的肝胆管细胞癌；术后复发转移患者。
3. 符合化疗适应证，无化疗禁忌证。
4. 当患者合并其他疾病，但住院期间不需要特殊处理也不影响第一诊断的临床路径流程实施时，可以进入路径。

释义

■ 入路径时需具有相应化疗指征。

■ 对于合并其他疾病，但不需特殊处理，不影响第一诊断且对化疗实施无较大影响者可进入路径。对于未良好控制的重大慢性疾病，或严重器官功能损害，预计难以耐受化疗者，不进入本路径。如：未控制良好的糖尿病和高血压，严重的心、肝、肺、肾等脏器功能异常，骨髓功能障碍等。

■ 对于合并其他疾病经适当处理后病情稳定，或目前仍须持续合并使用其他药物，但对化疗路径实施无显著影响的，可进入路径。这种情况下可能增加治疗费用，延长住院时间。

（四）标准住院日 7~10 天

释义

■ 一般情况下总住院时间为 7~10 天均符合路径要求。

■ 部分检查（如病理检查），可在门诊完成。

■ 肿瘤导致的并发症和化疗相关的不良反应可能发生在出院后，故应重视患者教育，以及时发现、记录和处理不良反应，提高治疗的安全性。

（五）住院期间的检查项目

1. 必需的检查项目：

（1）血常规、尿常规、大便常规+隐血。

（2）肝肾功能、电解质、凝血功能、感染指标筛查（乙型、丙型肝炎病毒）。

（3）腹部超声、腹部CT或MRI，胸部CT。

（4）心电图。

2. 根据患者具体情况选择的检查项目：

（1）提示肿瘤有转移时，相关部位CT、MRI。

（2）肿瘤标志物如CEA、CA19-9、CA72-4、AFP等。

（3）骨扫描。

（4）合并其他疾病相关检查。

释义

■ 完善的治疗前检查是合理治疗的基础。完善以上检查后，可以排除患者的化疗禁忌，并明确疾病的范围和严重程度以及重要脏器的基础情况，也为后续的疗效评价和不良反应评估提供依据。

■ 部分检查可在入院前完成。

■ 以疗效评价为目的的影像学检查不必每周期进行，一般每2~3周期1次，出现疑似病情进展时可加查。

（六）化疗前准备

1. 体格检查、体力状况评分。

2. 排除化疗禁忌。

3. 患者、监护人或被授权人签署相关同意书。

释义

■ 根据检查情况及病情制订化疗方案。

■ 化疗前需充分评估患者的重要器官功能和一般状况，预判可能的疗效和不良反应，充分与患者及家属沟通可能的获益与风险。

■ 应向患者和家属说明化疗的必要性，同时说明化疗期间肿瘤仍可能进展，可能出现肿瘤相关并发症和化疗相关并发症，有时并发症可能危及生命；必要时会调整化疗方案或暂停化疗。患者、监护人或被授权人理解以上信息后，签署化疗同意书，以示接受治疗相关风险。

■ 化疗前需要向患者和家属详细交代化疗可能导致的不良反应及其应对方法，并嘱必要时尽快至医院就诊。

（七）治疗方案的选择

1. 吉西他滨为基础的方案：

（1）吉西他滨+顺铂（GP），3周重复。

（2）吉西他滨+奥沙利铂（GEMOX），3周重复。

（3）吉西他滨+卡培他滨，3 周重复。
（4）吉西他滨单药。
2. 氟尿嘧啶为基础的方案：
（1）奥沙利铂+5-FU［FOLFOX4、（m）FOLFOX6、（m）FOLFOX7］，2 周重复。
（2）奥沙利铂+卡培他滨（XELOX），3 周重复。

释义

■ 肝胆管细胞癌姑息性及辅助化疗选择方案见上。化疗方案的选择需结合肿瘤情况、患者对化疗的耐受性和经济承受能力综合考量。

■ 一线化疗推荐 4~6 周期。每 2~3 周期化疗后需全面复查，评价疗效。若疾病进展，需更换化疗方案。若不良反应严重，需加强不良反应预防和治疗，必要时调整化疗方案。

■ 辅助化疗一般 6 个周期。

（八）化疗后必须复查的检查项目

1. 血常规：建议每周复查 1～2 次。根据具体化疗方案及血象变化，复查时间间隔可酌情增减。
2. 肝肾功能：每化疗周期复查 1 次。

释义

■ 化疗期间需定期复查血常规和肝肾功能。血常规建议每周复查 1~2 次，若病情需要可增加复查频度。

■ 当发现血常规、肝肾功能、血电解质等指标异常时，应及时妥善处理，以免导致化疗延迟或终止。

（九）化疗中及化疗后治疗

化疗期间脏器功能损伤的相应防治：止吐、保肝、水化、抑酸、止泻、预防过敏、升白细胞及血小板、纠正贫血。

释义

■ 化疗期间应根据化疗方案的不良反应特点给予防治。如：根据方案致吐性的不同，可预防性单独或联合使用不同种类的止吐药，包括 5-TH_3 受体阻断剂、地塞米松、甲氧氯普胺、神经激肽-1 受体阻断剂等；根据化疗方案特点、患者因素和实验室检查结果，可预防性或治疗性使用升白细胞药和升血小板药。

■ 对于含顺铂方案或肿瘤负荷大者，应注意水化。

（十）出院标准

1. 完成既定化疗流程。

2. 无发热等感染表现。
3. 无Ⅲ度以上恶心、呕吐及腹泻（NCI 分级）。
4. 无未控制的癌痛。
5. 若行实验室检查，无需干预的异常结果。
6. 无需干预的其他并发症。

释义

■ 患者出院时，应化疗完成或化疗不能继续。
■ 患者出院时，应无严重的化疗相关不良反应。
■ 患者出院时，应无重大并发症，如明显的感染、严重肝肾功能异常、大出血等。

（十一）变异及原因分析

1. 治疗前、中、后有骨髓抑制、感染、贫血、出血及其他合并症者，需进行相关的诊断和治疗，可能延长住院时间并导致费用增加。
2. 化疗后出现骨髓抑制，需要对症处理，导致治疗时间延长、费用增加。
3. 需要结合放疗。
4. 70 岁以上的肝胆管细胞癌患者根据个体化情况具体实施。
5. 医师认可的变异原因分析。
6. 其他患者方面的原因等。

释义

■ 骨髓抑制是化疗的常见不良反应，而肝胆管细胞癌常用化疗方案的骨髓抑制发生率较高。白细胞减少和中性粒细胞减少增加感染发生率。严重血小板减少增加出血发生率。贫血也是铂类药物的不良反应之一。化疗开始前后的各种合并症和并发症，都可能延长住院时间，增加诊断和治疗的费用。

■ 医师认可的变异原因主要是指患者入选路径后，医师在检查和治疗过程中发现患者合并未预知的对本路径治疗可能产生影响的状况，须终止执行路径或延长住院时间，增加检查和治疗费用。此状况需在表单中明确说明。

■ 因患者方面的原因（如主观原因）导致执行路径出现变异，亦须在表单中明确说明。

五、肝胆管细胞癌化疗给药方案

用药选择

姑息化疗（3 周重复方案）

1. 吉西他滨为基础的方案：

（1）吉西他滨-顺铂（GP）方案：吉西他滨 1000mg/m^2，静脉滴注，第 1、8 天；顺铂 60~80mg/m^2，静脉滴注，第 1 天或分 2~3 天给予。

（2）吉西他滨-奥沙利铂（GEMOX）方案：吉西他滨 1000mg/m^2，静脉滴注，第 1、8 天；奥沙利铂 130mg/m^2，静脉滴注，第 1 天给予。

（3）吉西他滨-卡培他滨方案：吉西他滨 1000mg/m^2，静脉滴注，第 1、8 天；卡培他滨 825~1000mg/m^2，口服，一日 2 次，第 1~14 天。

（4）吉西他滨单药方案：吉西他滨 1000mg/m^2，一周 1 次，静脉滴注，连用 7 周后间歇 1 周，然后 3 周间歇 1 周。

2. 氟脲嘧定为基础的方案：

（1）FOLFOX4：奥沙利铂 85mg/m^2，静脉滴注 2 小时，第 1 天；亚叶酸钙 200mg/（m^2·d），在氟尿嘧啶前 2 小时静脉滴注，第 1、2 天；氟尿嘧啶 400mg/（m^2·d），静脉注射，然后再用 600mg/（m^2·d），持续静脉滴注 22 小时，第 1、2 天；2 周重复 1 次，共 8~12 个周期。

（2）（m）FOLFOX6：奥沙利铂 85mg/m^2，静脉滴注 2 小时，第 1 天；亚叶酸钙 400mg/（m^2·d），在氟尿嘧啶前 2 小时静脉滴注，第 1 天；氟尿嘧啶 400mg/（m^2·d），静脉注射，然后再用 2400mg/（m^2·d），持续静脉滴注 44~48 小时；2 周重复 1 次，共 8~12 个周期。

（3）XELOX 方案：卡培他滨 850~1000mg/m^2，口服，一天 2 次，第 1~14 天；奥沙利铂 130mg/m^2，第 1 天；3 周重复 1 次，共 6~8 个周期。

（4）FP 方案：氟尿嘧啶 425~750mg/（m^2·d），静脉滴注 24 小时，第 1~5 天；顺铂 60~80mg/m^2，静脉滴注，第 1 天（或分 2~3 天用）；或 15~20mg/（m^2·d），静脉滴注，第 1~5 天；3 周重复 1 次，共 6~8 个周期。

（5）卡培他滨单药方案：卡培他滨：850~1250mg/m^2，口服，一日 2 次，第 1~14 日；3 周重复 1 次，共 8 个周期。

（6）亚叶酸钙-氟尿嘧啶方案：亚叶酸钙：200~400mg/m^2，静脉滴注 2 小时，第 1、2 日；氟尿嘧啶：400mg/m^2，静脉注射，然后 600mg/m^2，持续静脉滴注 22 小时，第 1、2 日；2 周重复 1 次，共 8~12 个周期。

辅助化疗：目前尚缺乏高级别循证医学证据，但是由于胆管细胞癌术后复发率高，特别是对于有区域淋巴结转移的患者建议术后辅助化疗。

3. 吉西他滨为基础的方案：见前述。

4. 氟脲嘧定为基础的方案：见前述

六、肝胆管细胞癌化疗护理规范

1. 心理护理：密切关注患者的心理变化，帮助患者了解自身病情，安慰患者，鼓励患者树立信心。

2. 按照化疗药物作用机制，采取正确的给药方法及给药顺序。

3. 化疗前了解患者的治疗方案，向患者及家属介绍药物不良反应及用药方法。化疗期间注意观察药物特殊不良反应。

七、肝胆管细胞癌化疗营养治疗规范

1. 所有患者入院后应常规进行营养筛查和营养状况评估和综合测定。

2. 治疗过程中每周至少为患者评估 1 次，以便尽早发现患者出现营养风险并采取早期干预。

3. 营养治疗方式的选择：①为了降低感染风险，首选经口摄入；②出现重度口腔/口咽黏膜炎影响吞咽功能者或产生较强的胃肠道反应的患者，肠内营养应经管饲给予。

4. 患者的每日供给量推荐为每日 25~30kcal/kg，如患者合并严重消耗，每日供给量推荐为每日 30~35kcal/kg。

5. 患者可适当提高优质脂肪的供能比例；蛋白质供给量为每日 1.0~1.5g/kg。

6. 根据胃肠功能状况尽早经口营养补充肠内营养制剂。如口服摄入不足目标量的 60%时，推荐管饲肠内营养。肠内营养不能达到目标量 60%时可选用肠外营养药物，以全合一的方式实施（应包含氨基酸、脂肪乳、葡萄糖、维生素、微量元素、电解质注射制剂等）。根据病情变化及营养耐受性选择或调整肠外肠内营养方案。

八、肝胆管细胞癌化疗患者健康宣教

1. 保持良好的生活作息及个人卫生习惯。
2. 勤洗手，多漱口，少去人群密集的公共场所，避免在免疫低下时期感染病毒和病菌。
3. 加强力所能及的体育锻炼，提高机体免疫力。
4. 养成良好的饮食习惯，少食多餐，睡前2小时勿进食。

九、推荐表单

（一）医师表单

肝胆管细胞癌化疗临床路径医师表单

适用对象：第一诊断为肝胆管细胞癌（ICD-10：C24.001）

患者姓名：	性别：	年龄：	门诊号：	住院号：
住院日期：　年　月　日	出院日期：　年　月　日			标准住院日：7~10天

时间	住院第1天	住院第2~3天	住院第4~6天	住院第7~10天
诊疗工作	□ 询问病史 □ 体格检查 □ 开出各项检验检查项目 □ 完善医患沟通和病历书写 □ 上级医师查房	□ 查看检查/检验报告，明确有无化疗禁忌 □ 上级医师查房，并制订化疗方案，交代化疗不良反应及注意事项 □ 签署化疗同意书 □ 完善病历书写	□ 给予化疗及对症治疗 □ 观察患者化疗过程中的病情变化及不良反应 □ 上级医师查房，完善病历书写	□ 复查血常规及肝肾功能 □ 根据患者检查结果及病情决定是否出院 □ 若出院，则交代出院随访事宜，并开具出院证明 □ 若病情不允许出院，根据病情制订下一步治疗方案 □ 完善病历书写
重点医嘱	**长期医嘱：** □ 肿瘤科护理常规 □ 二级护理 □ 饮食 □ 根据患者一般情况给予相应治疗 **临时医嘱：** □ 血常规 □ 血生化 □ 肿瘤标志物 □ 心电图 □ 尿液分析 □ 大便常规±隐血 □ 根据病情选择：胸部CT/腹部CT/腹部彩超/骨扫描/颅脑MRI或CT/骨髓穿刺 □ 其他	**长期医嘱：** □ 肿瘤科护理常规 □ 二级护理 □ 饮食 □ 根据患者一般情况给予相应治疗 **临时医嘱：** □ 其他	**长期医嘱：** □ 肿瘤科护理常规 □ 一级护理 □ 饮食 □ 根据患者一般情况给予相应治疗 □ 化疗药物 □ 止吐药物 □ 水化、利尿药物 □ 其他对症治疗药物 **临时医嘱：** □ 化疗药物 □ 其他对症治疗药物	**长期医嘱：** □ 肿瘤科护理常规 □ 一级护理 □ 饮食 □ 根据患者一般情况给予相应治疗 **临时医嘱：** □ 血常规 □ 血生化 □ 出院 □（若不能出院）根据病情制订相应治疗方案
病情变异记录	□ 无　□ 有，原因： 1. 2.	□ 无　□ 有，原因： 1. 2.	□ 无　□ 有，原因： 1. 2.	□ 无　□ 有，原因： 1. 2.
医师签名				

（二）护士表单

肝胆管细胞癌化疗临床路径护士表单

适用对象：第一诊断为肝胆管细胞癌（ICD-10：C24.001）

患者姓名：	性别： 年龄： 门诊号：	住院号：
住院日期： 年 月 日	出院日期： 年 月 日	标准住院日：7~10天

时间	住院第1天	住院第2~3天	住院第4~6天	住院第7~10天
主要护理工作	□ 入院宣教 □ 介绍主管医师、护士 □ 介绍病室环境、设施 □ 介绍常规制度及注意事项 □ 介绍疾病相关注意事项 □ 核对患者，佩戴腕带 □ 建立住院病历 □ 评估患者并书写护理评估单 □ 卫生处置：剪指（趾）甲、沐浴，更换病号服 □ 二级护理 □ 晨晚间护理 □ 患者安全管理 □ 遵医嘱通知实验室检查	□ 化疗前宣教 □ 宣教疾病知识、化疗前准备及化疗过程 □ 告知准备物品 □ 告知化疗过程中饮食、活动及探视注意事项 □ 告知化疗后可能出现的不良反应及应对方式等 □ 告知家属探视须知 □ 二级护理 □ 晨晚间护理 □ 患者安全管理 □ 抽血，大小便常规检查 □ 指导患者到相关科室进行检查并讲明各种检查的目的 □ 给予患者和家属心理支持	□ 化疗当日宣教 □ 告知监护设备、管理功能及注意事项 □ 告知饮食等要求 □ 告知化疗后可能出现的不良反应及应对方式 □ 再次明确探视陪伴须知 □ 化疗前监测生命体征 □ 给予患者和家属心理支持 □ 一/二级护理 □ 晨晚间护理 □ 患者安全管理 □ 药物配置、输液及抽血 □ 观察化疗期间患者反应及血管	□ 化疗后及出院宣教 □ 遵医嘱告知后续治疗安排（监测血常规、肝肾功，下一周期化疗时间，是否需要复查评效等） □ 嘱患者观察化疗后不良反应，如有出现，及时就诊 □ 宣教患者化疗后饮食、生活锻炼须知 □ 二级护理 □ 晨晚间护理 □ 患者安全管理 □ 病情观察 □ 评估生命体征，观察化疗药物所致不良反应 □ 办理出院手续 □ 给予患者和家属心理支持
重点医嘱	□ 详见医嘱执行单	□ 详见医嘱执行单	□ 详见医嘱执行单	□ 详见医嘱执行单
病情变异记录	□ 无 □ 有，原因： 1. 2.	□ 无 □ 有，原因： 1. 2.	□ 无 □ 有，原因： 1. 2.	□ 无 □ 有，原因： 1. 2.
护士签名				

（三）患者表单

肝胆管细胞癌化疗临床路径患者表单

适用对象：第一诊断为肝胆管细胞癌（ICD-10：C24.001）

患者姓名：	性别：　年龄：　门诊号：		住院号：
住院日期：　年　月　日	出院日期：　年　月　日		标准住院日：7~10天

时间	住院第1天	住院第2~3天	住院第4~6天	住院第7~10天
医患配合	□ 配合询问病史，务必详细告知既往史、用药史、过敏史 □ 如服用抗凝药物，明确告知 □ 配合测量生命体征和体格检查 □ 接受入院宣教 □ 遵守医院的相关规定和家属探视制度 □ 有不适症状及时告知医师和护士	□ 配合完善化疗前相关检查，如采血，留尿、心电图、胸部CT、头颅MRI、骨扫描等 □ 医师向患者及家属介绍病情及化疗计划，告知化疗方案及风险，化疗前签字 □ 接受化疗前宣教，了解化疗后需要注意的问题，提前做好准备 □ 有不适症状及时告知医师和护士	□ 晨起配合测量生命体征 □ 化疗时配合心电、呼吸、血氧、血压监测等 □ 遵医嘱采取正确体位 □ 有不适症状及时告知医师和护士	□ 接受出院前指导 □ 获取出院诊断书 □ 获取出院带药 □ 知晓服药方法、作用、注意事项 □ 遵医嘱进行适当锻炼 □ 知晓复查、监测血常规及肝肾功的频次和时间 □ 知晓在院外出院不适症状时应及时就诊 □ 接受出院宣教 □ 办理出院手续
重点诊疗及检查	诊疗重点： □ 协助医师记录病史 □ 初步确定肺癌化疗方案 □ 告知医师既往的基础疾病并继续治疗 重要检查： □ 测量生命体征，身高体重 □ 进行全身体格检查	诊疗重点： □ 按照预约时间完成必要的实验室检查 □ 了解病情及可选择的治疗方案 □ 了解化疗方案用药可能导致的不良反应，化疗可能的获益和风险，可能出现的并发症 重要检查： □ 完成血尿便常规、生化全项等实验室检查 □ 完成胸部CT、心电图、头颅MRI、骨扫描、颈部和双锁骨上淋巴结超声、腹部超声等检查 □ 根据专科情况完成必要的实验室检查，如肿瘤标志物、血气分析等 □ 根据病史完成相关检查，如心肌酶谱、超声心动图、24小时动态心电图等	□ 接受输液、化疗 □ 配合水化 □ 接受其他对症治疗药物	□ 如出现心前区不适、心悸等症状，应配合完成心电图、心功能、心肌酶谱等实验室检查 □ 如出现突发胸痛、呼吸困难，应配合完成X线胸片、凝血试验加D-二聚体等实验室检查，必要时行CTPA □ 如出现腹痛、腹泻等症状应配合完成便常规、腹部超声等检查 □ 如出现下肢疼痛、肿胀应配合完成下肢血管超声等检查

附：原表单（2012 版）

肝胆管细胞癌化疗临床路径表单

适用对象：第一诊断为肝胆管细胞癌（ICD-10：C24.001）

患者姓名：	**性别：** **年龄：** **门诊号：**	**住院号：**
住院日期： 年 月 日	**出院日期：** 年 月 日	**标准住院日：**7~10 天

时间	住院第 1 天	住院第 2~3 天	住院第 4~6 天	住院第 7~10 天
诊疗工作	□ 询问病史 □ 体格检查 □ 开出各项检验检查项目 □ 完善医患沟通和病历书写 □ 上级医师查房	□ 查看检查/检验报告，明确有无化疗禁忌 □ 上级医师查房，并制订化疗方案，交代化疗不良反应及注意事项 □ 签署化疗同意书 □ 完善病历书写	□ 给予化疗及对症治疗 □ 观察患者化疗过程中的病情变化及不良反应 □ 上级医师查房，完善病历书写	□ 复查血常规及肝肾功能 □ 根据患者检查结果及病情是否决定出院 □ 若出院，则交代出院随访事宜，并开具出院证明 □ 若病情不允许出院，根据病情制订下一步治疗方案 □ 完善病历书写
重点医嘱	**长期医嘱：** □ 肿瘤科护理常规 □ 二级护理 □ 饮食 □ 根据患者一般情况给予相应治疗 **临时医嘱：** □ 血常规 □ 生化 2 □ 肿瘤标志物 □ 心电图 □ 尿液分析 □ 大便常规±隐血 □ 根据病情选择：胸部 CT/腹部 CT/腹部彩超/骨扫描/颅脑 MRI 或 CT/骨髓穿刺 □ 其他	**长期医嘱：** □ 肿瘤科护理常规 □ 二级护理 □ 饮食 □ 根据患者一般情况给予相应治疗 **临时医嘱：** □ 紫杉醇预处理治疗 □ 其他	**长期医嘱：** □ 肿瘤科护理常规 □ 一级护理 □ 饮食 □ 根据患者一般情况给予相应治疗 □ 化疗药物 □ 止吐药物 □ 水化、利尿药物 □ 其他对症治疗药物 **临时医嘱：** □ 化疗药物 □ 紫杉醇预处理 □ 其他对症治疗药物	**长期医嘱：** □ 肿瘤科护理常规 □ 一级护理 □ 饮食 □ 根据患者一般情况给予相应治疗 **临时医嘱：** □ 血常规 □ 生化 2 □ 出院 □（若不能出院）根据病情制订相应治疗方案
护理工作	□ 按入院流程做入院介绍 □ 入院评估 □ 进行入院健康教育	□ 抽血，大小便常规检查 □ 指导患者到相关科室进行检查并讲明各种检查的目的 □ 进行化疗期间饮食、防护及心理宣教	□ 进行化疗期间饮食、防护及心理宣教 □ 药物配置、输液及抽血 □ 观察化疗期间患者反应及血管	□ 协助患者办理出院手续 □ 进行出院后饮食、防护等健康宣教

续　表

时间	住院第 1 天	住院第 2~3 天	住院第 4~6 天	住院第 7~10 天
病情变异记录	□无　□有，原因： 1. 2.	□无　□有，原因： 1. 2.	□无　□有，原因： 1. 2.	□无　□有，原因： 1. 2.
护士签名				
医师签名				

第二十三章

原发性肝细胞癌临床路径释义

【医疗质量控制指标】（专家建议）

指标一、化疗前充分评估骨髓、肝肾、心肺功能，除外化疗禁忌。

指标二、按时进行疗效评价。

指标三、平均住院日和平均住院费用。

一、原发性肝细胞癌编码

疾病名称及编码：原发性肝细胞癌（ICD-10：C22.0）

手术操作名称及编码：部分肝切除术（ICD-9-CM-3：50.22）

肝叶切除术（ICD-9-CM-3：50.3）

二、临床路径检索方法

C22.0 伴（50.22 / 50.3）

三、国家医疗保障疾病诊断相关分组（CHS-DRG）

MDC 编码：MDCH（肝、胆、胰疾病及功能障碍）

ADRC 编码：HJ1（与肝、胆或胰腺疾患有关的其他手术）

四、原发性肝细胞癌临床路径标准住院流程

（一）适用对象

第一诊断为原发性肝细胞癌（ICD-10：C22.0），行规则性肝切除或非规则性肝切除术（ICD-9-CM-3：50.22/50.3）。

释义

■ 原发性肝癌（primarylivercancer，PLC），简称肝癌，是指原发性的肝细胞性肝癌是我国常见的恶性肿瘤。在我国，本病年死亡率占肿瘤死亡率的第三位。

■ 规则性肝切除（anatomic hepatectomy）是严格按照肝的解剖分叶和分段为基础的整叶或整段的肝切除，又称解剖性肝切除。而非规则性肝切除（non-anatomic hepatectomy）是不完全符合肝的解剖，常在保留残肝血供的基础上，以肿瘤为中心做距肿瘤边缘 1~2cm 的局部切除。

（二）诊断依据

根据《临床诊疗指南·普通外科分册》（中华医学会编著，人民卫生出版社，2006）、《黄家驷外科学（第 7 版）》（吴孟超等主编，人民卫生出版社，2008）及全国高等学校教材《外科学（第 7 版）》（吴在德等主编，人民卫生出版社，2008）。

1. 主要症状：上腹或肝区疼痛不适，食欲缺乏、腹胀、消化不良、恶心、呕吐、腹泻或便秘等消化道症状，消瘦、乏力、体重下降，晚期可以出现恶病质。

2. 体征：肝脏肿大以及肝硬化的体征。
3. 影像学检查：B 超、动态增强螺旋 CT、MRI。
4. 实验室检查：血清 AFP 对于原发性肝细胞癌具有较高的特异性。AFP > 400μg/L 并能排除妊娠、活动性肝病、生殖腺胚胎源性肿瘤等，即可考虑肝细胞癌的诊断。

释义

■ 此外，《原发性肝癌诊疗规范（2017 年版）》也为重要参照。

■ 影像学检查：目前超声为具有较好诊断价值的非侵入性检查方法，并可作为高发人群的普查工具，通过超声造影可提高肝癌确诊率；CT 分辨率较高，诊断符合率高达 90% 以上；MRI 诊断价值与 CT 相仿，对良恶性肝内占位病变，特别是血管瘤的鉴别优于 CT，且可进行肝内脉管的重建，可显示这些管腔内有无癌栓。

■ 实验室检查：临床上约有 30% 的肝癌患者 AFP 水平不升高，此时应检测 AFP 异质体，如为阳性，则有助于诊断。

（三）选择治疗方案的依据

根据《临床诊疗指南·普通外科分册》（中华医学会编著，人民卫生出版社，2006）、《黄家驷外科学（第 7 版）》（吴孟超等主编，人民卫生出版社，2008）及全国高等学校教材《外科学（第 7 版）》（陈孝平等主编，人民卫生出版社，2008）。
1. 根据术前检查所获得的资料，多学科评估结果。
2. 根据肿瘤分期选择治疗方法。
3. 患者满足肝切除术的条件：
（1）（必备条件）患者的一般情况：一般情况良好，无明显心、肺、肾等重要脏器器质性病变；肝功能正常或仅有轻度损害（Child-Pugh A 级）；或肝功能分级属 B 级，经短期护肝治疗后恢复到 A 级；肝储备功能（如 ICGR 15）基本在正常范围以内；无不可切除的肝外转移性肿瘤。
（2）可行根治性肝切除的局部病变须满足下列条件：单发肝癌，周围界限较清楚或有假包膜形成，受肿瘤破坏的肝组织少于 30%；若受肿瘤破坏的肝组织大于 30%，则需残肝组织不能低于全肝组织的 50%；对多发性肿瘤，肿瘤结节应少于 3 个，且最大结节 < 5 厘米，且局限在肝脏的一段或一叶内。

释义

■ Child-Pugh 分级标准：是一种临床上常用的用以对肝硬化患者的肝脏储备功能进行量化评估的分级标准，如今临床常用的 Child-Pugh 改良分级法将患者 5 个指标（包括血清胆红素、血浆清蛋白浓度及凝血酶原延长时间、腹腔积液、肝性脑病）的不同状态分为三个层次，分别记以 1 分、2 分和 3 分，并将 5 个指标计分进行相加，总和最低分为 5 分，最高分为 15 分，从而根据该总和的多少将肝脏储备功能分为 A、B、C 三级，预示着三种不同严重程度的肝脏损害（分数越高，肝脏储备功能越差）。其具体分级标准如下表。

项目	1	2	3
血清胆红素（mmol/L）	＜34.2	34.2~51.3	＞51.3
血浆清蛋白（g/L）	＞35	28~35	＜28
凝血酶原延长时间（S）	1~3	4~6	＞6
腹腔积液	无	少量，易控制	中等量，难控制
肝性脑病	无	轻度	中度以上

A级：5~6分

B级：7~9分

C级：＞10分（包括10分）

Child-Pugh分级标准自提出以来，一直受到临床医学工作者的广泛认同，并因此为肝硬化患者治疗方案的选择提供了较具体的临床参考，具有重要的临床价值。

■ ICGR15：吲哚氰氯15分钟滞留率（indocyaninegreen retention rateat 15min，ICGR15），为评价肝储备能力的敏感指标之一。若肝癌患者术前ICGR15＜10%，表明肝储备功能良好，可行各类肝切除；ICGR15为10%~20%，肝切除范围应限制在两个肝段以内；ICGR15大于20%而小于30%仅可做亚肝段切除；而ICGR15＞30%，一般仅可做肝楔形切除。

（四）标准住院日

12~18天。

释义

■ 如果患者条件允许，住院时间可以低于上述住院天数；如患者出现并发症或者肝功能恢复缓慢，则住院日期可以高于上述天数。

（五）进入路径标准

1. 第一诊断必须符合ICD-10：C22.0原发性肝细胞癌疾病编码。
2. 患者本人有手术治疗意愿。
3. 当患者合并其他疾病，但住院期间不需要特殊处理也不影响第一诊断的临床路径流程实施时，可以进入路径。

释义

■ 患者同时具有其他疾病影响第一诊断的临床路径流程实施时均不适合进入临床路径。

■ 肝癌自发破裂或需要入住ICU的患者不适合进入临床路径。

（六）术前准备

2~5天。

1. 必须的检查项目：

（1）血常规+血型、尿常规、大便常规+隐血。

（2）肝功能、肾功能、电解质、凝血功能、肿瘤标志物检查（含 AFP）、感染性疾病筛查。

（3）X线胸片（正侧位）、心电图。

（4）肝脏 CT 平扫+增强或肝脏 MRI/MRA，和（或）肝胆胰腺 B 超。

2. 根据病情，可考虑进一步检查：

（1）胃镜、胃肠钡剂造影：对合并门静脉高压症的患者。

（2）靛氰绿清除率（ICGR）。

（3）超声心动图、肺功能检测和（或）血气分析。

（4）必要时行选择性动脉造影：进一步了解肿瘤侵犯情况及提供转移证据。

释义

■ 部分检查可以在门诊完成。

■ 根据病情部分检查可以不进行。

■ 如果进行了胸部 CT 检查可以不进行胸部 X 线正侧位片。

■ 如果高度怀疑转移性病灶，可进一步选择 PET-CT 检查评估全身病情。

（七）选择用药

1. 抗菌药物：按照《抗菌药物临床应用指导原则》（国办卫医发〔2015〕43号）执行。建议使用第二代头孢菌素，有反复感染史者可选头孢曲松或头孢哌酮或头孢哌酮舒巴坦头；明确感染患者，可根据药敏试验结果调整抗菌药物。

2. 如有继发感染征象，尽早开始抗菌药物的经验治疗。

3. 预防性用抗菌药物，时间为术前0.5小时，手术超过3小时加用1次抗菌药物；总预防性用药时间一般不超过24小时，个别情况可延长至48小时。

释义

■ 肝癌手术患者选用预防性抗菌药物的原则是：①抗菌谱广，涵盖肝脏外科常见感染菌种；②应用安全，不良反应小，尤其是肝脏毒性；③对医院内常见感染的细菌未发生耐药；④价格适宜。此外，还要考虑抗菌药物的药代动力学特点，所用药物不仅能在血液中形成较高的作用浓度，而且应能在肝胆组织以及胆汁中形成较高浓度。因此，应优先选用能从肝脏排泄入胆汁的抗菌药物。研究表明，胆汁浓度高于血清浓度的常用抗菌药物有哌拉西林、头孢曲松、头孢哌酮、莫西沙星、利福霉素、克林霉素、氨苄西林等，其中前五种抗菌药物的胆汁浓度可达到血清浓度10倍以上。预防性使用抗菌药物具体究竟以何种抗菌药物为最佳，尚无一致意见，主要应根据当时可得药物和医师习惯而定，但目前国内外多主张首选头孢菌素。

■ 如若无法排除术中采用酒精注射治疗可能，术前则不建议使用头孢菌素。

（八）手术日

入院后第4~7天。

1. 麻醉方式：气管内插管全身麻醉。
2. 手术方式：
（1）规则性肝切除（左外叶肝切除、左半肝切除、右半肝切除、左三叶肝切除、右三叶肝切除、中叶肝切除、右后叶肝切除、尾叶肝切除）。
（2）非规则性肝切除术。
3. 术中用药：麻醉常规用药，补充血容量药物（晶体、胶体）。
4. 输血：根据术前血红蛋白状况及术中出血情况而定。
5. 病理学检查：切除标本解剖后作病理学检查，必要时行术中冷冻病理学检查。

释义

■ 麻醉方式：气管内插管全身麻醉，或者气管内插管全身麻醉联合硬膜外麻醉。

■ 手术方式：目前，在技术条件允许的单位还可选择腹腔镜肝切除手术。

■ 术中用药：为预防或阻止腹膜转移和淋巴转移，减少或杀死腹腔脱落肿瘤细胞，可于术中行腹腔化疗，必要时植入抗肿瘤缓释植入剂，如氟尿嘧啶植入剂，以清除残留癌细胞，降低局部复发率。另外，术中可使用纠正凝血功能药物，补充蛋白制剂等。

■ 输血：术前预存式自体血回输可作为肝癌患者围术期“节血”举措的重要手段。预存式自体血回输是术前分次预存一定量的自身血液（全血或成分血）在术中或术后输还给患者的方法。适应于符合条件的择期大手术患者及含有多种红细胞抗体、有严重输血反应、从事放射高度危险工作及忌用他人血液的患者。尤其对于稀有血型，如 Rh 阴性或对异体蛋白易发生过敏反应的体质，术中又需要输血者更适合。一般于术前 2 周及 1 周对患者行肘静脉采血，每次采血为总血容量（血容量占患者体重的 8%）的 12%~15%。二次采血的间隔时间不少于 5 天，术前 3 天停止采血。

（九）术后住院恢复

6~11 天。
1. 必须复查的检查项目：血常规、血电解质、肝功能、肾功能、凝血功能、肿瘤标志物。
2. 根据情况，选择检查项目：腹部 B 超、CT 检查、X 线胸片等。
3. 术后用药：
（1）抗菌药物：按照《抗菌药物临床应用指导原则》（卫医发〔2004〕285 号）执行。
（2）根据病情，按照《国家基本药物》目录要求选择：制酸剂、营养治疗、护肝类药物。
4. 各种管道处理：根据患者病情，尽早拔除胃管、尿管、引流管、深静脉穿刺管。
5. 康复情况监测：监测生命体征、有无并发症发生、胃肠道功能恢复情况、指导患者术后饮食。
6. 伤口护理。

释义

■ 术后早期应对患者进行持续监测，以便及时掌握病情变化。评估患者病情平稳后，方可终止持续监测。若患者出现水电解质紊乱，应及时考虑使用复方（糖）电解质注射液用于液体补充治疗。

■ 通常肝切除手术患者术后 72 小时内即可逐渐进流食，同时减少静脉输液量。

■ 复查影像学检查主要是观察术后腹腔、胸腔有无积液，引流管位置是否合适以及余肝实质、肺野有无不良影响。

■ 肝癌手术切除后 5 年肿瘤复发转移率高达 40%~70%，患者术后需要接受密切随访，可联用减少复发，延长生存的药物，近年有研究提示，榄香烯乳状注射液、康莱特（软胶囊或注射剂）、华蟾素（片剂或注射剂）能改善患者术后的生活质量，对肿瘤的复发或转移具有一定抑制作用。化疗耐受性差时，可考虑加用榄香烯乳状注射液，协同增强抗肿瘤疗效，并减轻化疗不良反应。康莱特能减轻患者癌痛程度，改善肝功能。华蟾素具有类似拉米夫定的抗 HBV-DNA 复制活性，尤适用于具乙肝病毒感染史的肝癌患者。

（十）出院标准

1. 伤口愈合好，无感染征象。
2. 肠道功能基本恢复。
3. 常规化验指标复查无明显异常，影像学复查（根据患者病情进行）无明显异常。
4. 没有需要住院处理的并发症和（或）合并症等。

释义

■ 常规化验指标复查：着重观察肝功能是否恢复正常，必要时延长保肝治疗时间。

■ 如果出现并发症，是否需要继续住院处理，由主管医师具体决定。

（十一）变异及原因分析

1. 合并症及并发症如全身重要器官功能不全，影响手术安全性者，需要进行相关的诊断和治疗。
2. 肝癌术前存在严重合并症，手术风险高，住院时间延长，费用增加。
(1) 合并门静脉主干癌栓（PVTT）和（或）腔静脉癌栓、胆管癌栓。
(2) 合并门脉高压症的严重并发症：如消化道大出血。
(3) 肝脏功能中重度损害：如肝性脑病、肝肾综合征、黄疸、凝血功能紊乱及难以控制的腹水等。
(4) 活动性肝炎。
3. 术前明确符合二期切除适应证者。
4. 不同意手术者，退出本路径。
5. 肝外广泛转移。

释义

■ 对于轻微变异，如由于某种原因，路径指示应当于某一天的操作不能如期进行而要延期的，这种改变不会对最终结果产生重大改变，也不会更多地增加住院天数和住院费用，可不出本路径。

■ 除以上所列变异及原因外，如还出现医疗、护理、患者、环境等多方面的变异原因，应阐明变异相关问题的重要性，必要时须及时退出本路径，并应将特殊的变异原因进行归纳、总结，以便重新修订路径时作为参考，不断完善和修订路径。

五、原发性肝细胞癌临床路径给药方案

（一）用药选择

1. 为预防术后切口感染，应针对金黄色葡萄球菌选用药物。

2. 预防性抗菌药物的原则是：①抗菌谱广，涵盖肝脏外科常见感染菌种；②应用安全，不良反应小，尤其是肝脏毒性；③对医院内常见感染的细菌未发生耐药；④价格适宜。预防性使用抗菌药物具体究竟以何种抗菌药物为最佳，尚无一致意见，主要应根据当时可得药物和医师习惯而定，但目前国内外多主张首选头孢菌素。第一代头孢菌素常用的注射剂有头孢唑林、头孢噻吩、头孢拉定等，口服制剂有头孢拉定、头孢氨苄和头孢羟氨苄等。第二代头孢菌素注射剂有头孢呋辛、头孢替安等，口服制剂有头孢克洛、头孢呋辛酯和头孢丙烯等。

（二）药学提示

1. 接受原发性肝细胞癌手术者，应在术前 0.5~2 小时给药，或麻醉开始时给药，使手术切口暴露时局部组织中已达到足以杀灭手术过程中入侵切口细菌的药物浓度。

2. 手术时间较短（＜2 小时）的清洁手术，术前用药一次即可。手术时间超过 3 小时，或失血量大（＞1500ml），可手术中给予第 2 剂。

（三）注意事项

1. 原发性肝细胞癌手术切口属于Ⅱ类切口，因此可按规定适当预防性和术后应用抗菌药物，应优先选用能从肝脏排泄入胆汁的抗菌药物。

2. 用药前必须详细询问患者先前有否对头孢菌素类、青霉素类或其他药物的过敏史。

六、推荐表单

（一）医师表单

原发性肝细胞癌临床路径医师表单

适用对象：第一诊断为原发性肝细胞癌（ICD-10：C22.0）
行规则性肝切除或非规则性肝切除术（ICD-9-CM-3：50.2/50.3）

患者姓名：	性别：　　年龄：　　门诊号：	住院号：
住院日期：　　年　月　日	出院日期：　　年　月　日	标准住院日：12~18 天

日期	住院第 1 天	住院第 2~5 天	住院第 3~6 天（术前 1 日）
主要诊疗工作	□ 询问病史及体格检查 □ 完成住院病历和首次病程记录 □ 开实验室检查单 □ 上级医师查房 □ 初步确定诊治方案和特殊检查项目	□ 上级医师查房 □ 完成术前准备与术前评估 □ 完成必要的相关科室会诊 □ 根据检查检验等，进行术前讨论，确定治疗方案	□ 手术医嘱 □ 住院医师完成上级医师查房记录、术前小结等 □ 完成术前总结（拟行手术方式、手术关键步骤、术中注意事项等） □ 向患者及家属交代病情、手术安排及围术期注意事项 □ 签署手术知情同意书（含标本处置）、自费用品协议书、输血同意书、麻醉同意书或授权委托书
重点医嘱	**长期医嘱** □ 外科二级或三级护理常规 □ 饮食：根据患者情况而定 □ 专科基础用药：保肝类药物、维生素 K1 维生素 K1 临时医嘱 □ 血常规+血型、尿常规、便常规+隐血 □ 凝血功能、电解质、肝功能、肾功能、肿瘤标志物、感染性疾病筛查 □ 心电图、X 线胸片 □ 上腹部 CT 平扫+增强 +血管重组和（或）腹部 B 超或 MR/MRA □ 必要时行血气分析、肺功能、超声心动图、选择性腹腔动脉造影、钡剂造影、胃镜	**长期医嘱** □ 外科二级或三级护理常规 □ 患者既往基础用药 □ 专科基础用药：保肝类 药物、维生素 K1 □ 其他相关治疗临时医嘱 □ 相关专科医师的会诊 □ 复查有异常的检验及检查结果	**长期医嘱** □ 见左列临时医嘱 □ 术前医嘱 □ 常规准备明日在气管内全身麻醉或全身麻醉联合硬膜外麻醉下拟行肝癌切除术 □ 备皮 □ 药物过敏试验 □ 术前禁食 4~6 小时，禁水 2~4 小时 □ 必要时行肠道准备（清洁肠道） □ 麻醉前用药 □ 术前留置胃管和尿管 □ 术中特殊用药带药 □ 备血 □ 带影像学资料入手术室 □ 必要时预约 ICU
病情变异记录	□ 无　□ 有，原因： 1. 2.	□ 无　□ 有，原因： 1. 2.	□ 无　□ 有，原因： 1. 2.
医师签名			

日期	住院第 4~7 天（手术日）		住院第 5~8 天 （术后第 1 日）
	术前及术中	术后	
主要诊疗工作	□ 送患者入手术室 □ 麻醉准备，监测生命体征 □ 施行手术 □ 保持各引流管通畅 □ 解剖标本，送病理检查	□ 麻醉医师完成麻醉记录 □ 完成术后首次病程记录 □ 完成手术记录 □ 向患者及家属说明手术情况	□ 上级医师查房 □ 观察病情变化 □ 观察引流量和性状 □ 检查手术伤口，更换敷料 □ 分析实验室检查结果 □ 维持水、电解质平衡 □ 住院医师完成常规病程记录
重点医嘱	**长期医嘱** □ 肝癌常规护理 □ 禁食临时医嘱 □ 液体治疗 □ 相应治疗（视情况） □ 手术前 0.5 小时预防使用抗菌药物	**长期医嘱** □ 肝癌术后常规护理 □ 一级护理 □ 禁食 □ 监测生命体征 □ 记录 24 小时液体出入量 □ 常规雾化吸入，bid □ 胃管接负压瓶吸引并记量（酌情） □ 腹腔引流管接负压吸引并记量 □ 尿管接尿袋记尿量 □ 预防性抗菌药物使用（酌情） □ 监测血糖（酌情） □ 必要时测定中心静脉压 □ 必要时使用抑酸剂及生长抑素临时医嘱 □ 吸氧 □ 液体治疗 □ 术后当天查血常规和血电解质 □ 必要时查肝功能、凝血功能等 □ 明晨查血常规、血生化和肝功能等	**长期医嘱** □ 患者既往基础用药（见左列） □ 肠外营养治疗临时医嘱 □ 液体治疗及纠正水、电解 质失衡 □ 复查实验室检查（如血常规、血生化等）（视情况） □ 更换手术伤口敷料 □ 必要时测定中心静脉压 □ 根据病情变化施行相关治疗
病情变异记录	□ 无 □ 有，原因： 1. 2.	□ 无 □ 有，原因： 1. 2.	□ 无 □ 有，原因： 1. 2.
医师签名			

日期	住院第6~10天 （术后第2~3日）	住院第8~13天 （术后第4~6日）	住院第12~18天（出院日）
主要诊疗工作	□ 上级医师查房 □ 观察病情变化 □ 观察引流量和性状 □ 复查实验室检查 □ 住院医师完成常规病程记录 □ 必要时予相关特殊检查	□ 上级医师查房 □ 观察腹部、肠功能恢复情况 □ 观察引流量和颜色 □ 根据手术情况和术后病理结果，进行肿瘤分期与后续治疗评定 □ 住院医师完成常规病程记录 □ 必要时予相关特殊检查	□ 上级医师查房 □ 明确是否符合出院标准 □ 通知出院处 □ 通知患者及其家属出院 □ 完成出院记录、病案首页、出院证明书等 □ 向患者告知出院后注意事项，如康复计划、返院复诊、后续治疗及相关并发症的处理等 □ 出院小结、出院证明及出院须知并交患者或家属
重点医嘱	**长期医嘱** □ 继续监测生命体征（视情况） □ 拔除引流管（视情况） □ 拔除胃管（视情况） □ 拔除尿管（视情况） □ 肠外营养支持或液体治疗 □ 无感染证据时停用抗菌药物临时医嘱 □ 液体治疗及纠正水、电解质失衡 □ 复查实验室检查（如血常规、血生化等）（视情况） □ 更换手术伤口敷料 □ 必要时测定中心静脉压	**长期医嘱** □ 二级或三级护理（视情况） □ 肛门排气后改流质饮食/半流质饮食 □ 拔除深静脉留置管（视情况） □ 停止记24小时出入量 □ 逐步减少或停止肠外营养或液体治疗 □ 伤口换药/拆线（视情况）临时医嘱 □ 复查血常规、生化、肝功能等 □ 必要时行X线胸片、CT、B超等检查	**出院医嘱** □ 出院相关用药
病情变异记录	□ 无 □ 有，原因： 1. 2.	□ 无 □ 有，原因： 1. 2.	□ 无 □ 有，原因： 1. 2.
医师签名			

（二）护士表单

原发性肝细胞癌临床路径护士表单

适用对象：第一诊断为原发性肝细胞癌（ICD-10：C22.0）

行规则性肝切除或非规则性肝切除术（ICD-9-CM-3：50.2/50.3）

患者姓名：	**性别：** **年龄：** **门诊号：**	**住院号：**
住院日期： 年 月 日	**出院日期：** 年 月 日	**标准住院日：** 12~18 天

日期	住院第 1 天	住院第 2~5 天	住院第 3~6 天（术前 1 日）
健康宣教	□ 入院宣教介绍主管医师、护士介绍环境、设施介绍住院注意事项	□ 活动指导、饮食指导 □ 患者相关检查配合的指导 □ 疾病知识指导 □ 心理支持	□ 术前宣教宣教疾病知识、术前准备及手术过程告知准备物品、沐浴告知术后饮食、活动及探视注意事项告知术后可能出现的情况及应对方式
护理处置	□ 核对患者姓名，佩戴腕带 □ 建立入院护理病历 □ 卫生处置：剪指（趾）甲、沐浴，更换病号服	□ 协助医师完成术前实验室检查	□ 术前准备 □ 备血、抗菌药物皮试药物 □ 禁食、禁水
基础护理	□ 二级护理 □ 晨晚间护理 □ 患者安全管理	□ 二级护理 □ 晨晚间护理 □ 患者安全管理	□ 二级护理 □ 晨晚间护理 □ 患者安全管理
专科护理	□ 护理查体 □ 需要时，填写跌倒及压疮防范表 □ 需要时，请家属陪护	□ 协助医师完成术前检查化验	□ 术前禁食、禁水、备皮
重点医嘱	□ 详见医嘱执行单	□ 详见医嘱执行单	□ 详见医嘱执行单
病情变异记录	□ 无 □ 有，原因： 1. 2.	□ 无 □ 有，原因： 1. 2.	□ 无 □ 有，原因： 1. 2.
护士签名			

日期	住院第4~7天（手术日） 术前及术中	术后	住院第5~8天 （术后第1日）
健康宣教	□ 主管护士与患者家属沟通，了解并指导心理应对 □ 告知家属等候区位置	□ 术后当日宣教 □ 告知监护设备、管路功能及注意事项 □ 告知饮食、体位要求 □ 告知疼痛注意事项 □ 告知术后可能出现情况及应对方式 □ 告知用药情况 □ 给予患者及家属心理支持 □ 再次明确探视陪护须知	□ 术后宣教药物作用及频率饮食，活动指导复查患者对术前宣教内容的掌握程度
护理处置	□ 送手术摘除患者各种活动物品核对患者资料及带药填写手术交接单，签字确认 □ 接手术核对患者及资料，签字确认	□ 遵医嘱完成相关检查	□ 遵医嘱完成相关检查
基础护理	□ 二级护理 □ 晨晚间护理 □ 患者安全管理	□ 一级护理 □ 卧位护理：协助翻身、床上移动、预防压疮 □ 排泄护理 □ 患者安全管理	□ 一级护理 □ 卧位护理：协助翻身、床上移动、预防压疮 □ 排泄护理 □ 患者安全管理
专科护理	□ 护理查体 □ 需要时，填写跌倒及压疮防范表 □ 需要时，请家属陪护		□ 病情观察，写护理记录 □ 评估生命体征、伤口敷料、各种引流管情况、出入量 □ 遵医嘱予抗感染、止血、抑酸、控制血糖等治疗 □ 需要时，联系主管医师给予相关治疗及用药
重点医嘱	□ 详见医嘱执行单		□ 详见医嘱执行单
病情变异记录	□ 无　□ 有，原因： 1. 2.	□ 无　□ 有，原因： 1. 2.	□ 无　□ 有，原因： 1. 2.
护士签名			

日期	住院第 6~10 天 （术后第 2~3 日）	住院第 8~13 天 （术后第 4~6 日）	住院第 12~18 天 （出院日）
健康宣教	□ 术后宣教药物作用及频率饮食、活动指导复查患者对术前宣教内容的掌握程度	□ 疾病恢复期注意事项 □ 拔尿管后注意事项 □ 下床活动注意事项	□ 出院宣教复查时间服药方法活动休息指导饮食 □ 指导办理出院手续
护理处置	□ 遵医嘱完成相关检查 □ 夹闭尿管，锻炼膀胱功能	□ 遵医嘱完成相关检查	□ 办理出院手续 □ 书写出院小结
基础护理	□ 二级护理 □ 晨晚间护理 □ 协助进食、进水，协助翻身、离床活动，预防压疮 □ 排泄护理 □ 协助更衣 □ 患者安全管理	□ 二级护理 □ 晨晚间护理 □ 协助或指导进食、进水 □ 协助或指导床旁活动 □ 患者安全管理	□ 二级护理 □ 晨晚间护理 □ 协助或指导进食、进水 □ 协助或指导床旁活动 □ 患者安全管理
专科护理	□ 病情观察，写护理记录 □ 评估生命体征、伤口敷料、各种引流管情况、出入量 □ 遵医嘱予抗感染、止血、抑酸、控制血糖等治疗 □ 需要时，联系主管医师给予相关治疗及用药	□ 病情观察，写护理记录 □ 评估生命体征、伤口敷料、各种引流管情况、出入量 □ 遵医嘱予抗感染、止血、抑酸、控制血糖等治疗	□ 病情观察 □ 评估生命体征、肢体活动、饮食、二便等恢复情况
重点医嘱	□ 详见医嘱执行单	□ 详见医嘱执行单	□ 详见医嘱执行单
病情变异记录	□ 无 □ 有，原因： 1. 2.	□ 无 □ 有，原因： 1. 2.	□ 无 □ 有，原因： 1. 2.
护士签名			

（三）患者表单

原发性肝细胞癌临床路径患者表单

适用对象：第一诊断为原发性肝细胞癌（ICD-10：C22.0）
行规则性肝切除或非规则性肝切除术（ICD-9-CM-3：50.2/50.3）

患者姓名：	性别： 年龄： 门诊号：	住院号：
住院日期： 年 月 日	出院日期： 年 月 日	标准住院日：12-18天

日期	住院第1天	住院第2~5天	住院第3~6天（术前1日）
监测	□测量生命体征、体重	□每日测量生命体征、询问排便	□每日测量生命体征、询问排便，手术前1天晚测量生命体征
医患配合	□护士行入院护理评估（简单询问病史） □接受入院宣教 □医师询问病史、既往病史、用药情况，收集资料 □进行体格检查	□配合完善术前相关化验、检查术前宣教 □肝脏肿瘤疾病知识、临床表现、治疗方法 □术前用物准备：尿垫、湿巾等	□手术室接患者，配合核对 □医师与患者及家属介绍病情及手术谈话
重点诊疗及检查	重点诊疗 □二级护理 □既往基础用药	重点诊疗 □术前准备备皮配血心电图、X线胸片MRI、CT	重点诊疗 □术前签字
饮食及活动	□普通饮食 □正常活动	□普通饮食 □正常活动	□术前12小时禁食、禁水 □正常活动

日期	住院第 4~7 天（手术日）		住院第 5~8 天 （术后第 1 日）
	术前及术中	术后	
监测	□ 定时监测生命体征，每日询问排便	□ 定时监测生命体征、每日询问排便	□ 定时监测生命体征、每日询问排便
医患配合	□ 手术时家属在等候区等候 □ 探视及陪护制度	术后宣教 □ 术后体位：麻醉未醒时 平卧，清醒后，4~6 小时无不适反应可垫枕或 根据医嘱予监护设备、吸氧 □ 配合护士定时监测生命体征、肢体活动、伤口敷料等 □ 不要随意动引流管 □ 疼痛的注意事项及处理 □ 告知医护不适及异常感受 □ 配合评估手术效果	术后宣教 □ 根据医嘱予监护设备、吸氧 □ 配合护士定时监测生命体征、肢体活动、伤口敷料等 □ 不要随意动引流管 □ 疼痛的注意事项及处理 □ 告知医护不适及异常感受，配合评估手术效果
重点诊疗及检查	重点诊疗 □ 术前签字	重点诊疗 □ 一级护理 □ 予监护设备、吸氧 □ 注意留置管路安全与通畅 □ 用药：抗菌药物、止血药、抑酸补液药物的应用 □ 护士协助记录出入量	重点诊疗 □ 一级护理 □ 予监护设备、吸氧 □ 注意留置管路安全与通畅 □ 用药：抗菌药物、止血药、抑酸补液药物的应用
饮食及活动	□ 根据病情指导饮食 □ 卧床休息，自主体位	□ 适量饮水 □ 勿吸烟、饮酒 □ 卧床休息，自主体位	

日期	住院第 6~10 天 （术后第 2~3 日）	住院第 8~13 天 （术后第 4~6 日）	住院第 12~18 天 （出院日）
监测	□ 定时监测生命体征，每日询问排便	□ 定时监测生命体征，每日询问排便	□ 定时监测生命体征，每日询问排便
医患配合	□ 医师巡视，了解病情 □ 护士行晨晚间护理 □ 护士协助进食、进水、排泄等生活护理 □ 配合监测出入量 □ 膀胱功能锻炼，成功后可将尿管拔除 □ 注意探视及陪护时间	□ 医师巡视，了解病情 □ 护士行晨晚间护理 □ 护士协助进食、进水、排泄等生活护理 □ 配合监测出入量 □ 注意探视及陪护时间	□ 护士行晨晚间护理 □ 医师拆线 □ 伤口注意事项出院宣教 □ 接受出院前康复宣教 □ 学习出院注意事项 □ 了解复查程序 □ 办理出院手续，取出院带药
重点诊疗及检查	**重点诊疗** □ 一级或二级护理 □ 静脉用药逐渐过渡至口服药 □ 医师定时予伤口换药 重要检查 □ 定期抽血化验	**重点诊疗** □ 二级护理 □ 医师定时予伤口换药重要检查 □ 定期抽血化验	**重点诊疗** □ 二级护理 □ 普通饮食重要检查 □ 定期抽血化验（必要时） □ 复查 CT
饮食及活动	□ 根据病情逐渐过渡至流食，营养均衡，高蛋白、低脂肪、易消化，避免产气食物（牛奶、豆浆）及油腻食物 □ 卧床休息时可头高位，渐坐起 □ 术后第 2~4 天可视体力情况渐下床活动，循序渐进，注意安全	□ 根据病情逐渐过渡至流食，营养均衡，高蛋白、低脂肪、易消化，避免产气食物（牛奶、豆浆）及油腻食物 □ 卧床休息时可头高位，渐坐起 □ 术后第 2~4 天可视体力情况渐下床活动，循序渐进，注意安全	□ 普通饮食，营养均衡 □ 勿吸烟、饮酒 □ 正常活动

附：原表单（2011 年版）

原发性肝细胞癌临床路径表单

适用对象：第一诊断为原发性肝细胞癌（ICD-10：C22.0）
行规则性肝切除或非规则性肝切除术（ICD-9-CM-3：50.2/50.3）

患者姓名：	性别： 年龄： 门诊号：	住院号：
住院日期： 年 月 日	出院日期： 年 月 日	标准住院日：12~18 天

日期	住院第 1 天	住院第 2~5 天	住院第 3~6 天（术前 1 日）
主要诊疗工作	□ 询问病史及体格检查 □ 完成住院病历和首次病程记录 □ 开实验室检查单 □ 上级医师查房 □ 初步确定诊治方案和特殊检查项目	□ 上级医师查房 □ 完成术前准备与术前评估 □ 完成必要的相关科室会诊 □ 根据检查检验等，进行术前讨论，确定治疗方案	□ 手术医嘱 □ 住院医师完成上级医师查房记录、术前小结等 □ 完成术前总结（拟行手术方式、手术关键步骤、术中注意事项等） □ 向患者及家属交代病情、手术安排及围术期注意事项 □ 签署手术知情同意书（含标本处置）、自费用品协议书、输血同意书、麻醉同意书或授权委托书
重点医嘱	**长期医嘱** □ 外科二级或三级护理常规 □ 饮食：根据患者情况而定 □ 专科基础用药：保肝类药物、维生素 K1 临时医嘱 □ 血常规+血型、尿常规、大便常规+隐血 □ 凝血功能、电解质、肝功能、肾功能、肿瘤标志物、感染性疾病筛查 □ 心电图、X 线胸片 □ 上腹部 CT 平扫+增强+血管重组和（或）腹部 B 超或 MR/MRA □ 必要时行血气分析、肺功能、超声心动图、选择性腹腔动脉造影、钡餐、胃镜	**长期医嘱** □ 外科二级或三级护理常规 □ 患者既往基础用药 □ 专科基础用药：保肝类药物、维生素 K1 □ 其他相关治疗临时医嘱 □ 相关专科医师的会诊 □ 复查有异常的检验及检查结果	**长期医嘱** □ 见左列临时医嘱 □ 术前医嘱 □ 常规准备明日在气管内全身麻醉下拟行肝癌切除术 □ 备皮 □ 药物过敏试验 □ 术前禁食 4~6 小时，禁水 2~4 小时 □ 必要时行肠道准备（清洁肠道） □ 麻醉前用药 □ 术前留置胃管和尿管 □ 术中特殊用药带药 □ 备血 □ 带影像学资料入手术室 □ 必要时预约 ICU
主要护理工作	□ 入院介绍 □ 入院评估 □ 静脉抽血 □ 健康教育 □ 活动指导、饮食指导 □ 患者相关检查配合的指导 □ 疾病知识指导 □ 心理支持	□ 患者活动：无限制 □ 饮食：根据患者情况而定 □ 心理支持	□ 入院介绍 □ 入院评估 □ 静脉抽血 □ 健康教育 □ 活动指导、饮食指导 □ 患者相关检查配合的指导 □ 疾病知识指导 □ 心理支持

续　表

日期	住院第1天	住院第2~5天	住院第3~6天（术前1日）
病情变异记录	□无　□有，原因： 1. 2.	□无　□有，原因： 1. 2.	□无　□有，原因： 1. 2.
护士签名			
医师签名			

<table>
<tr><th rowspan="2">日期</th><th colspan="2">住院第 4~7 天（手术日）</th><th rowspan="2">住院第 5~8 天
（术后第 1 日）</th></tr>
<tr><th>术前及术中</th><th>术后</th></tr>
<tr><td>主要诊疗工作</td><td>□ 送患者入手术室
□ 麻醉准备，监测生命体征
□ 施行手术
□ 保持各引流管通畅
□ 解剖标本，送病理检查
□ 麻醉医师完成麻醉记录</td><td>□ 完成术后首次病程记录
□ 完成手术记录
□ 向患者及家属说明手术情况</td><td>□ 上级医师查房
□ 观察病情变化
□ 观察引流量和性状
□ 检查手术伤口，更换敷料
□ 分析实验室检查结果
□ 维持水电解质平衡
□ 住院医师完成常规病程记录</td></tr>
<tr><td>重点医嘱</td><td>长期医嘱
□ 肝癌常规护理
□ 禁食临时医嘱
□ 液体治疗
□ 相应治疗（视情况）
□ 手术前 0.5 小时预防使用抗菌药物</td><td>长期医嘱
□ 肝癌术后常规护理
□ 一级护理
□ 禁食
□ 监测生命体征
□ 记录 24 小时液体出入量
□ 常规雾化吸入，bid
□ 胃管接负压瓶吸引并记量（酌情）
□ 腹腔引流管接负压吸引并记量
□ 尿管接尿袋记尿量
□ 预防性抗菌药物使用（酌情）
□ 监测血糖（酌情）
□ 必要时测定中心静脉压
□ 必要时使用制酸剂及生长抑素临时医嘱
□ 吸氧
□ 液体治疗
□ 术后当天查血常规和血电解质
□ 必要时查肝功能、凝血功能等
□ 明晨查血常规、生化和肝功能等</td><td>长期医嘱
□ 患者既往基础用药（见左列）
□ 肠外营养治疗临时医嘱
□ 液体治疗及纠正水电解质失衡
□ 复查实验室检查（如血常规、血生化等）（视情况）
□ 更换手术伤口敷料
□ 必要时测定中心静脉压
□ 根据病情变化施行相关治疗</td></tr>
<tr><td>主要护理工作</td><td>□ 术晨按医嘱留置尿管
□ 健康教育
□ 饮食指导：禁食、禁水
□ 指导术前注射麻醉用药后注意事项
□ 安排陪送患者入手术室
□ 心理支持
□ 夜间巡视</td><td>□ 术后活动：去枕平卧 6 小时，协助改变体位及足部活动
□ 吸氧、禁食、禁水
□ 密切观察患者情况
□ 疼痛护理
□ 生活护理（一级护理）
□ 皮肤护理
□ 管道护理及指导
□ 记录 24 小时出入量
□ 营养支持护理
□ 心理支持</td><td>□ 体位与活动：协助翻身、取半坐或斜坡卧位
□ 密切观察患者病情变化
□ 饮食：禁食、禁水
□ 疼痛护理
□ 生活护理（一级护理）
□ 皮肤护理
□ 管道护理及指导
□ 记录 24 小时出入量
□ 营养支持护理
□ 心理支持
□ 夜间巡视</td></tr>
</table>

续　表

日期	住院第 4~7 天（手术日）		住院第 5~8 天（术后第 1 日）
	术前及术中	术后	
病情变异记录	□无　□有，原因： 1. 2.	□无　□有，原因： 1. 2.	
护士签名			
医师签名			

日期	住院第 6~10 天 （术后第 2~3 日）	住院第 8~13 天 （术后第 4~6 日）	住院第 12~18 天 （出院日）
主要诊疗工作	□ 上级医师查房 □ 观察病情变化 □ 观察引流量和性状 □ 复查实验室检查 □ 住院医师完成常规病程记录 □ 必要时予相关特殊检查	□ 上级医师查房 □ 观察腹部、肠功能恢复情况 □ 观察引流量和颜色 □ 根据手术情况和术后病理结果，进行肿瘤分期与后续治疗评定 □ 住院医师完成常规病程记录 □ 必要时予相关特殊检查	□ 上级医师查房 □ 明确是否符合出院标准 □ 通知出院处 □ 通知患者及其家属出院 □ 完成出院记录、病案首页、出院证明书等 □ 向患者告知出院后注意事项，如康复计划、返院复诊、后续治疗及相关并发症的处理等 □ 出院小结、出院证明及出院须知并交患者或家属
重点医嘱	**长期医嘱** □ 继续监测生命体征（视情况） □ 拔除引流管（视情况） □ 拔除胃管（视情况） □ 拔除尿管（视情况） □ 肠外营养支持或液体治疗 □ 无感染证据时停用抗菌药物 **临时医嘱** □ 液体治疗及纠正水电解质失衡 □ 复查实验室检查（如血常规、血生化等）（视情况） □ 更换手术伤口敷料 □ 必要时测定中心静脉压	**长期医嘱** □ 二级或三级护理（视情况） □ 肛门排气后改流质饮食/半流质饮食 □ 拔除深静脉留置管（视情况） □ 停止记 24 小时出入量 □ 逐步减少或停止肠外营养或液体治疗 □ 伤口换药/拆线（视情况） **临时医嘱** □ 复查血常规、生化、肝功能等 □ 必要时行 X 线胸片、CT、B 超等检查	**出院医嘱** □ 出院相关用药
主要护理工作	□ 体位与活动：取半坐或斜坡卧位，指导床上或床边活动 □ 饮食：指导流质或半流质饮食 □ 疼痛护理及指导 □ 协助或指导生活护理 □ 观察患者腹部体征及肠道功能恢复的情况 □ 记录 24 小时出入量 □ 营养支持护理 □ 心理支持（患者及家属） □ 康复指导（运动指导） □ 夜间巡视	□ 体位与活动：自主体位，鼓励离床活动 □ 指导半流质饮食 □ 协助或指导生活护理 □ 观察患者腹部体征情况 □ 营养支持护理 □ 康复指导 □ 夜间巡视	□ 出院指导 □ 办理出院手续 □ 复诊时间 □ 作息、饮食、活动 □ 服药指导 □ 日常保健 □ 清洁卫生 □ 疾病知识及后续治疗

续　表

日期	住院第 6~10 天 （术后第 2~3 日）	住院第 8~13 天 （术后第 4~6 日）	住院第 12~18 天 （出院日）
病情变异记录	□无　□有，原因： 1. 2.	□无　□有，原因： 1. 2.	□无　□有，原因： 1. 2.
护士签名			
医师签名			

第二十四章

原发性肝癌经皮肝动脉化疗栓塞术（TACE）临床路径释义

【医疗质量控制指标】（专家建议）

指标一、化疗前充分评估骨髓、肝肾、心肺功能，除外化疗禁忌。

指标二、按时进行疗效评价。

指标三、平均住院日和平均住院费用。

一、原发性肝癌经皮肝动脉化疗栓塞术（TACE）编码

1. 原编码：

疾病名称及编码：原发性肝细胞癌（ICD-10：C22.001/C22.951）

2. 修改编码：

疾病名称及编码：原发性肝细胞癌（ICD-10：C22.0）

手术、操作名称及编码：肝局部灌注（ICD-9-CM-3：50.93）

动脉灌注化疗（栓塞）：（ICD-9-CM-3：99.25）

二、临床路径检索方法

C22.0伴（50.93+99.25）

三、国家医疗保障疾病诊断相关分组（CHS-DRG）

MDC编码：MDCH（肝、胆、胰疾病及功能障碍）

ADRC编码：HJ1（与肝、胆或胰腺疾患有关的其他手术）

四、原发性肝癌经皮肝动脉化疗栓塞术（TACE）临床路径标准住院流程

（一）适用对象

第一诊断为原发性肝细胞癌（ICD-10：C22.001/C22.951）。

不能手术切除的中晚期原发性肝细胞癌患者；可以手术切除，但由于其他原因（如高龄、严重肝硬化等）不能或不愿接受手术的患者。

释义

■ 适用对象编码参见第一部分。

■ 本路径适用对象为临床诊断为原发性肝细胞癌的患者，如合并肝癌结节破裂出血、上消化道出血、肝性脑病、肾损害、继发感染等并发症，需进入其他相应路径。

（二）诊断依据

1. 临床症状：肝区疼痛、食欲减退、上腹饱胀、消化不良、恶心、呕吐、腹泻、消瘦、乏力、发热。晚期常出现黄疸、出血倾向、远端转移引起的症状及肝外非特异性表现等。患者常有慢性肝病病史。

2. 体征：肝大、血管杂音、黄疸、门静脉高压征象以及浸润、远端转移和合并症引起的体征。
3. 辅助检查：血清 AFP 等肿瘤标志物；肝脏影像学（腹部超声检查、增强 MRI、增强 CT），选择性肝动脉造影、PET-CT、骨扫描。
4. 病理学诊断明确：术后病理、经皮肝穿刺活检或淋巴结穿刺活检。
5. 原发性肝细胞癌的临床诊断：建议尽可能取得病理诊断。对于无法获得病理学诊断的肝细胞癌，2019 年中国《原发性肝癌诊疗规范》建议如下，（1）+（2a）两项或者（1）+（2b）+（3）三项时，可确定原发性肝癌的临床诊断。
（1）具有肝硬化以及乙型肝炎病毒和/或丙型肝炎病毒感染的证据。
（2）典型的原发性肝癌影像学特征：同期多排 CT 扫描和/或动态对比增强 MRI 检查显示肝脏占位在动脉期快速不均质血管强化，而静脉期或延迟期快速洗脱或廓清。
（2a）如果肝脏占位直径≥2cm，CT 和 MRI 两项影像学检查中有一项显示肝脏占位具有上述肝细胞癌的特征，即可诊断原发性肝癌。
（2b）如果肝脏占位直径在 1~2cm，则需要 CT 和 MRI 两项影像学检查都显示肝脏占位具有上述肝细胞癌的特征，方可诊断原发性肝细胞癌，以加强诊断的特异度。
（3）血清 AFP≥400μg/L 持续 4 周或≥200μg/L 持续 8 周，并能排除其他原因引起的 AFP 升高，包括妊娠、生殖系胚胎源性肿瘤、活动性肝病及继发性肝癌等。
6. 临床分期：建议用巴塞罗那（BCLC）分期标准，也可参照中国分期标准。

释义

■ 肝细胞癌缺乏特异的临床症状，其在肝硬化患者中发病率高，因此建议肝硬化患者每 3~6 个月复查 AFP 和肝脏超声。

■ 血清 AFP 及其异质体是诊断肝细胞癌的重要指标和特异性最强的肿瘤标志物，国内常用于肝细胞癌的普查、早期诊断、术后监测和随访。对于 AFP≥400μg/L 超过 4 周，或≥200μg/L 持续 8 周，排除妊娠、生殖腺胚胎肿瘤和活动性肝病，应该高度怀疑肝细胞癌；尚有 30%~40%的肝细胞癌患者 AFP 检测呈阴性，包括肝内胆管细胞癌、高分化和低分化原发性肝细胞癌，或原发性肝细胞癌已坏死液化者，AFP 均可不增高。因此，仅靠 AFP 不能诊断所有的肝细胞癌，AFP 对肝细胞癌诊断的阳性率一般为 60%~70%，有时差异较大，强调需要定期检测和动态观察，并且要借助于影像学检查甚或 B 超导引下的穿刺活检等手段来明确诊断。

■ 腹部超声检查、CT、MRI 三种重要的影像学检查技术，各有特点，优势互补，应该强调综合检查，全面评估。

■ 血管造影（含 DSA）检查意义不仅在于诊断和鉴别诊断，在术前或治疗前可用于估计病变范围，特别是了解肝内播散的子结节情况；也可为血管解剖变异和重要血管的解剖关系以及门静脉浸润提供正确客观的信息，对于判断手术切除的可能性和彻底性以及决定合理的治疗方案有重要价值。

■ PET-CT（正电子发射计算机断层成像）是将 PET 与 CT 融为一体而成的功能分子影像成像系统，既可由 PET 功能显像反映肝脏占位的生化代谢信息，又可通过 CT 形态显像进行病灶的精确解剖定位，并且同时全身扫描可以了解整体状况和评估转移情况，达到早期发现病灶的目的，同时可了解肿瘤治疗前后的大小和代谢变化。但是，PET-CT 肝癌临床诊断的敏感度和特异度还需进一步提高，且在我国大多数医院尚未普及应用，不推荐其作为肝细胞癌诊断的常规检查方法，可以作为其他手段的补充。

■ ECT（发射单光子计算机断层扫描仪）全身骨显像有助于肝癌骨转移的诊断，可较 X 线和 CT 检查提前 3~6 个月发现骨转移癌。

■ 肝穿刺活检：在超声引导下经皮肝穿刺空芯针活检（Core biopsy）或细针穿刺（Fine needle aspiration，FNA），进行组织学或细胞学检查，可以获得肝细胞癌的病理学诊断依据以及了解分子标志物等情况，对于明确诊断、病理类型、判断病情、指导治疗以及评估预后都非常重要，近年来越来越多地被采用，但是也有一定的局限性和危险性。肝穿刺活检时，应注意防止肝脏出血和针道癌细胞种植；禁忌证是有明显出血倾向，或患有严重心、肺、脑、肾疾患和全身衰竭的患者。

（三）进入路径标准

1. 第一诊断为原发性肝细胞癌。
2. 需行经皮肝动脉化疗栓塞术（TACE），但无 TACE 禁忌的患者。
3. 肝功能分级（Child-Pugh）A 或 B 级。
4. 当患者合并其他疾病，但住院期间不需要特殊处理也不影响第一诊断的临床路径流程实施时，可以进入路径。

释义

■ 进入本路径的患者为第一诊断为原发性肝细胞癌的者入院后，完善相关患者，如合并肝癌结节破裂出血、上消化道出血、肝性脑病、肾损害、继发感染等并发症，需进入其他相应路径。

■ 入院后常规检查发现有基础疾病，如高血压、冠状动脉粥样硬化性心脏病、糖尿病、肝肾功能不全等，经系统评估后对手术治疗无特殊影响者，可进入路径。但可能增加医疗费用，延长住院时间。

（四）标准住院日 5~7 天

释义

■ 怀疑原发性肝细胞癌的患者入院后，完善相关检查明确诊断 1~2 天，评估患者行 TACE 的适应证和禁忌证。第 2~3 天行 TACE 治疗，第 3~5 天主要观察患者生命体征、腹部体征、动脉穿刺点情况，并根据术后表现和检查结果给予必要的支持治疗。总住院时间不超过 7 天符合本路径要求。

（五）住院期间检查项目

1. 必需的检查项目：

（1）血常规+血型、尿常规、大便常规+隐血试验。

（2）肝肾功能、电解质、血脂血糖、凝血功能、术前四项、AFP 等肿瘤标志物。

（3）腹部超声，腹部 CT 或 MRI，胸部 CT 或胸部正侧位片。

（4）心电图、心脏超声。

2. 根据患者具体情况可选择的检查项目：

（1）提示肿瘤有转移时，相关部位 CT、MRI。

（2）肿瘤标志物如 CEA、CA19-9、CA72-4 等。

（3）全身骨扫描。

（4）食管镜、胃镜。

（5）合并其他疾病相关检查。

释义

■ 血常规、尿常规、大便常规+隐血试验是最基本的三大常规检查，进入路径的患者均需完成。大便隐血试验和血红蛋白检测可以进一步了解患者有无急性或慢性失血；肝肾功能、电解质、血脂血糖、凝血功能、心电图、心脏超声、X 线胸片或胸部 CT 可评估有无基础疾病，肝储备功能，是否影响住院时间、费用及其治疗预后；血型、术前四项感染性疾病筛查用于术前检查和输血前准备，并明确患者是否合并慢性肝炎病毒感染，是否需针对病因进行治疗，对无慢性肝炎/肝硬化患者作出原发性肝细胞癌的诊断应谨慎；AFP 可协助诊断，术后 AFP 的转归可在一定程度上预示疗效。

■ 腹部超声、腹部增强 CT 或 MRI 是原发性肝细胞癌最重要的检查，一方面是为明确诊断，另一方面为与其他疾病（继发性肝细胞肝癌、肝内胆管细胞癌、肝肉瘤、肝腺瘤、肝血管瘤、肝脓肿、肝包虫等）进行鉴别诊断。同时，TACE 为血管介入，术前增强 CT 或 MRI 可评估患者肿瘤供应血管情况，对手术有一定指导作用。

■ 因多数原发性肝细胞癌患者是在肝硬化基础上发展而来，因此可能同时存在门脉高压相关并发症，胃镜检查对该类患者尤为重要，可评估胃食管静脉曲张的严重程度，必要时择期行一级或二级预防。

（六）治疗前准备

1. 体格检查、体力状况评分。

2. 排除化疗禁忌。

3. 患者、监护人或被授权人签署相关同意书。

释义

■ 评价患者的体力活动状态（performance status，PS），即从患者的体力来了解其一般健康状况和对治疗耐受能力。原发性肝癌通常也采用美国东部肿瘤协作组（ECOG）评分系统，具体如下。

0 分：活动能力完全正常，与起病前活动能力无任何差异。

1 分：能自由走动及从事轻体力活动，包括一般家务或办公室工作，但不能从事较重的体力活动。

2 分：能自由走动及生活自理，但已丧失工作能力，不少于一半时间可以起床活动。

3 分：生活仅能部分自理，日间一半以上时间卧床或坐轮椅。

4分：卧床不起，生活不能自理。

5分：死亡。

■ 与其他肿瘤的化疗禁忌证不同，外周血白细胞和血小板显著减少并非绝对禁忌，如脾大并功能亢进者，与化疗所致骨髓抑制有所不同。

（七）治疗方案与药物选择

1. 药物选择：常用化疗药物有多柔比星、表多柔比星、顺铂、5-氟尿嘧啶及丝裂霉素。
2. 栓塞剂选择：肝动脉栓塞常用的栓塞剂为碘油和明胶海绵，碘油通常和化疗药物混合栓塞，栓塞剂应超选择至供养肿瘤的靶动脉。

释义

■ TACE栓塞前应分析造影表现，明确肿瘤部位、大小、数目及供血动脉，超选择插管至肿瘤供血动脉，分别给予灌注化疗和栓塞。必要时应采取有效的保护性栓塞（如使用明胶海绵颗粒或弹簧圈栓等将胃十二指肠动脉起始部完全栓塞）。化疗药物应适当稀释，缓慢注入靶血管，大多数原发性肝癌的95%以上血供来自肝动脉，表现为供血动脉增粗、肿瘤血管丰富和肿瘤染色浓密。灌注化疗后应进行栓塞。提倡将超液化碘油与化疗药物充分混合成乳剂，用微导管超选择插入肿瘤的供血动脉支，经导管将混合物缓慢注入靶血管。而载药微球应在栓塞前充分载入化疗药物，载入时间根据化疗药物的不同而不同，一般载入时间应≥30分钟。栓塞时应尽量避免栓塞剂栓塞正常肝组织或进入非靶器官。对于供血动脉明显增粗的肝癌患者，通常主张在碘油乳剂栓塞后加用颗粒性栓塞剂（如明胶海绵、PVA或空白微球）。栓塞时应尽量栓塞肿瘤的所有供养血管，以使肿瘤去血管化。注意勿将肝固有动脉完全闭塞，以利于再次TACE治疗。

■ 化疗药物主要用药为蒽环类、铂类。

■ 治疗常用栓塞剂有碘油化疗乳剂、明胶海绵颗粒、PVA、（载药或不载药）微球、及弹簧圈等。碘油化疗乳剂是由化疗药物和超液化碘油配置而成，可用碘对比剂溶解化疗药物后再与碘油混合进行乳化，可根据需要调整比例以获得不同黏稠度的乳剂。在透视监视下依据肿瘤区碘油沉积是否浓密、瘤周是否已出现门静脉小分支影为界限，碘油一次用量以≤30ml为宜。

（八）TACE治疗后必须复查的检查项目

1. 血常规、肝功能：建议术后三天复查，根据具体化疗用药、血象及肝功能变化，复查时间间隔可酌情增减。
2. 肾功能：每周期复查1次。

释义

■ 一般建议第一次肝动脉介入治疗后4~6周时复查增强CT和/或MRI等；至于后续复查则视患者的具体情况，可间隔1~3个月。介入治疗的频率应依随访结果而定，若介入术后4~6周时，影像学检查显示肝脏的瘤灶内的碘油沉积浓密、瘤组织坏死并且无增大和无新病灶，暂时不再做介入治疗。最初2~3次介入治疗间隔可以较短，每4周1次，此后，在肿瘤无进展的情况下应延长治疗间隔，以保证肝功能的恢复。在治疗间隔期，可利用CT和/或MRI动态增强扫描评价肝脏肿瘤的存活情况，以决定是否需要再次进行介入治疗。如经过数次介入治疗后，肿瘤仍继续进展，应考虑换用或联合其他治疗方法，如肝移植、外科手术、局部消融和系统治疗等。

（九）TACE治疗期间的治疗

TACE治疗期间脏器功能损伤的相应防治：止吐、保肝、水化、镇痛、抑酸、止泻、预防过敏、升白细胞及血小板、纠正贫血。

合并病毒性肝炎患者，需要接受抗病毒治疗。

释义

■ 栓塞后综合征是TACE治疗的最常见不良反应，主要表现为发热、疼痛、恶心和呕吐等。发热、疼痛的发生原因是肝动脉被栓塞后引起局部组织缺血、坏死、肿瘤水肿刺激肝包膜。发热可予以非甾体类抗炎药物等解热药物对症处理，疼痛根据程度可根据三级阶梯镇痛方案干预，必要时可疼痛介入治疗。而恶心、呕吐主要与化疗药物有关。常规不建议应用抗菌药物，静脉应用抑酸剂。康艾注射液、康莱特等中成药联合TACE化疗，可改善症状，减轻化疗不良反应，提高患者生活质量。此外，还有穿刺部位出血、白细胞下降、一过性肝功能异常、肾功能损害以及排尿困难等其他常见不良反应。一般来说，介入治疗术后的不良反应会持续1~7天，发热有时可持续2~4周，经对症治疗后大多数患者可以完全恢复。

■ 病毒性肝炎并发原发性肝细胞癌的患者，除病毒性肝炎的抗病毒指征外，由于化疗药物可以激活病毒，因此即使仅有HBsAg阳性，目前亦建议抗病毒治疗。近年有研究提示，华蟾素（片剂或注射剂）能改善患者术后的生活质量，对肿瘤的复发或转移具有一定抑制作用，同时鉴于其类似拉米夫定的抗HBV-DNA复制活性，尤适用于具乙肝病毒感染史的肝癌患者。

（十）出院标准

1. 完成既定治疗流程。
2. 无发热等感染表现。
3. 无Ⅲ度恶心、呕吐、高热及腹泻（NCI分级）。
4. 无未控制的癌痛。
5. 肝功能指标大致正常范围，若行实验室检查，无需干预的异常结果。
6. 无需干预的其他并发症。

释义

■ 患者出院前应完成所有必须检查项目，且观察栓塞后综合征相关症状是否减轻或消失，有无明显药物相关不良反应，患者肝功能损害术后可能有一过性加重，持续恶化患者应警惕慢性肝衰竭。

（十一）变异及原因分析

1. 入院检查发现门静脉血供缺乏、Child C 级肝硬化、胆道梗阻、肝性脑病者不适宜行TACE，退出路径。
2. 重要器官功能障碍、生命体征不稳定、休克、意识障碍等均属高危患者，不宜行TACE 术。
3. 出现严重的并发症，如曲张静脉破裂出血、肺栓塞及脑血管意外，退出路径，进入相应路径。
4. 治疗前、中、后有骨髓抑制、感染、贫血、出血及其他合并症者，需进行相关的诊断和治疗，可能延长住院时间并导致费用增加。
5. 治疗后出现骨髓抑制，需要对症处理，导致治疗时间延长、费用增加。
6. 需要结合放疗、射频等其他治疗。
7. 70 岁以上的肝细胞癌患者根据个体化情况具体实施。
8. 医师认可的变异原因分析。
9. 其他患者方面的原因等。

释义

■ 按标准治疗方案如患者发热、腹痛缓解不明显，发现其他严重基础疾病，需调整药物治疗或继续其他基础疾病的治疗，则终止本路径；出现严重的并发症，如肝衰竭、曲张静脉破裂出血、肺栓塞及脑血管意外，治疗疗程长、治疗费用高者，需退出本路径，进入相应路径。

■ 认可的变异原因主要是指患者入选路径后，在检查及治疗过程中发现患者合并存在事前未预知的、对本路径治疗可能产生影响的情况，需要终止执行路径或延长治疗时间、增加治疗费用。医师需在表单中明确说明。

■ 因患者方面的主观原因导致执行路径出现变异，需医师在表单中予以说明。

五、原发性肝细胞癌经皮肝动脉化疗栓塞术（TACE）给药方案

（一）用药选择

1. 化疗药：TACE 中化疗药物较多，如多柔比星或表柔比星素（10~30mg）、顺铂（20mg）或奥沙利铂（50~100mg）、丝裂霉素（2~4mg）、5-氟尿嘧啶（200~500mg）、注射用羟喜树碱（20mg）无统一的标准，其中无任何一种药物的疗效明显优于其他药物。
2. 栓塞剂：灌注化疗后通常行栓塞治疗，栓塞材料主要包括碘油（常用超液化碘油）、明胶海绵颗粒、聚乙烯醇微球、空白微球、载药微球和弹簧圈。一般用超液化碘油与化疗药物充分混合成乳剂，经导管缓慢注入。如超液化碘油 5~20ml 联合多柔比星 10~30mg 或丝裂霉素 2~4mg 或顺铂 20mg 充分乳化后经导管栓塞。用药剂量视肝癌病灶体积大小、肿瘤血管丰富

程度、患者术中对腹部疼痛耐受程度不同予以相应变化。

3. 载药微球：能选择性地进入肿瘤血管并长期滞留，同时载入微球里面的化疗药物能够持续缓慢释放出来。副作用包括化疗药物引起的过敏反应，心脏毒性、肝肾功能影响、骨髓抑制等。载药微球则可能促使结核病灶恶化，进入肺泡、颅脑等组织可引起异物反应，生成肉芽肿，异位栓塞等。

（二）药学提示

1. 化疗药：因是经肝动脉局部给药，出现化疗药的不良反应可能相对较小，包括过敏反应、心脏毒性、肝肾功能影响、骨髓抑制等。

2. 超液化碘油：能选择性地进入肿瘤血管并长期滞留，同时与某些化疗药物混合后制成乳剂，可作为药物载体。不良反应包括过敏反应，促使结核病灶恶化，进入肺泡、腹腔等组织可引起异物反应，生成肉芽肿，异位栓塞等。

（三）注意事项

1. 化疗药物应根据患者情况，选择 1~3 种药物联合使用。

2. 在实施 TACE 治疗前，需检测乙型和丙型肝炎病毒标志物及 HBV-DNA 和 HCV-RNA 滴度。由于化疗药物可以激活病毒，需给予抗病毒治疗。即使是 HBsAg 阳性，目前也推荐抗病毒治疗，首选恩替卡韦。

3. 应根据肿瘤具体情况选择合适的栓塞剂。如有肝动脉-门静脉或肝动脉-肝静脉瘘，可酌情选用明胶海绵颗粒、微球、弹簧圈等栓塞，再注入碘油或载药微球。

4. 术中应注意保护正常肝组织，尽量超选择插管进行栓塞。对肝功能较差的患者，应根据实际情况使用栓塞剂，避免因追求效果而轻视肝衰竭可能。

六、原发性肝癌经皮肝动脉化疗栓塞术护理规范

1. 告知患者化疗相关药物知识及常见不良反应。

2. 加强患者心理疏导，积极与患者及家属进行沟通，消除患者对治疗的焦虑、恐惧等负面情绪。

七、原发性肝癌经皮肝动脉化疗栓塞术营养治疗规范

1. 治疗期间，饮食宜清淡，营养均衡，注意饮食卫生。

2. 消化道反应严重的患者，应予以适当补液对症支持治疗。

3. 营养干预遵循膳食教育、口服营养补充、肠内营养、肠内加肠外营养、肠外营养的顺序进行。

八、原发性肝癌经皮肝动脉化疗栓塞术患者健康宣讲

1. 保持良好的个人卫生习惯及生活习惯。戒烟戒酒，避免熬夜，劳逸结合，适当进行体力活动，增强体质。

2. 避免进食坚果等质硬、辛辣、过酸、霉变食物。提倡荤素搭配，营养均衡。

3. 尽量避免饮用浓茶、咖啡等饮品。

4. 放松心情，树立信心，积极配合治疗。

九、推荐表单

（一）医师表单

原发性肝细胞癌经皮肝动脉化疗栓塞临床路径医师表单

适用对象：第一诊断为肝细胞癌 ICD-10：C22.001/C22.951）

患者姓名：	**性别：　　年龄：　　门诊号：**	**住院号：**
住院日期：　年　月　日	**出院日期：**　年　月　日	**标准住院日：**5~7 天

时间	住院第 1 天	住院第 2 天
主要诊疗工作	□ 询问病史 □ 体格检查 □ 开出各项检验检查项目 □ 完善医患沟通和病历书写 □ 对患者进行有关肝细胞肝癌相关问题的宣教	□ 查看检查/检验报告，明确有无 TACE 禁忌 □ 上级医师查房，明确下一步诊疗计划，并制订治疗方案，交待治疗不良反应及注意事项 □ 完成医师查房记录 □ 根据检查结果，明确诊断和适应证，排除禁忌证 □ 向患者及家属交代病情，解释 TACE 治疗的原理及可能的风险 □ 签署 TACE 知情同意书、化疗知情同意书及碘对比剂知情同意书 □ 完善病历书写
重点医嘱	**长期医嘱：** □ 内科护理常规 □ 二级护理 □ 低盐软食 □ 保肝治疗药物 **临时医嘱：** □ 血常规、尿常规、大便常规+隐血 □ 肝肾功能、电解质、血糖、凝血功能、HBV、HCV、HIV、梅毒抗体、血型、AFP、CEA、CA19-9、CA12-5、CA74-2 等 □ 腹部超声、超声心动图、胸部正侧位 X 线片或 CT 平扫、心电图 □ 必要时行腹部增强 CT 或 MRI 检查 □ 其他检查（酌情）HBV-DNA	**长期医嘱：** □ 内科护理常规 □ 二级护理 □ 低盐软食 □ 必要的基础治疗（如口服抗病毒药物） □ 保肝治疗药物 **临时医嘱：** □ 术前谈话并签字 □ 必要时行：D-二聚体 □ 必要时行：胃镜检查 □ 其他检查（酌情）
病情变异记录	□ 无　□ 有，原因： 1. 2.	□ 无　□ 有，原因： 1. 2.
医师签名		

日期	住院第 3~4 天 （行 TACE 术当日）	住院第 4~5 天 （术后第 1 天）	住院第 5~7 天 （出院日）
主要诊疗工作	□ 上级医师查房 □ 行 TACE □ 术前禁食 6 小时、禁水 4 小时 □ 术中心电、血氧及血压监测 □ 术后严密观察患者病情变化 □ 完成病程记录及手术记录	□ 上级医师查房 □ 观察患者生命体征、腹部症状和体征，注意有无腹痛、发热、消化道出血、感染等并发症 □ 观察动脉穿刺点情况 □ 根据术后临床表现及检查结果进行必要的支持对症治疗 □ 完成病程记录	□ 上级医师查房，进行评估，明确是否可出院 □ 完成出院记录、病案首页、出院证明书等 □ 向患者交代出院后的注意事项，如：返院复诊的时间、地点，定期复查血常规及肝功能等问题，发生紧急情况时的处理等。
重点医嘱	**长期医嘱：** □ 低盐软食（术后酌情禁食 6 小时，禁水 4 小时） □ 一级护理（手术后） □ 静脉输液水化 □ 应用保肝药物 □ 酌情应用止吐剂 □ 应用 PPI □ 酌情确定是否应用抗菌药物 □ 其他医嘱 **临时医嘱：** □ 术中带药 □ 复查血常规、肝功能（必要时） □ 心率、血压、呼吸监护（必要时） □ 腹部 CT 检查（必要时） □ 对症支持（镇痛、止吐药物） □ 其他医嘱	**长期医嘱：** □ 二级护理 □ 低盐软食 □ 酌情确定是否继续应用保肝药物 □ 酌情确定是否停用 PPI 制剂 □ 酌情应用止吐剂 □ 其他医嘱 **临时医嘱：** □ 复查血常规 □ 复查肝肾功能、电解质 □ 对症支持 □ 其他医嘱	**出院医嘱：** □ 出院带药：保肝药物、PPI 制剂，必要时抗肿瘤药物等 □ 其他医嘱 □ 定期门诊随访
病情变异记录	□ 无　□ 有，原因： 1. 2.	□ 无　□ 有，原因： 1. 2.	□ 无　□ 有，原因： 1. 2.
医师签名			

（二）护士表单

原发性肝癌经皮肝动脉化疗栓塞临床路径护士表单

适用对象：第一诊断为第一诊断为原发性肝细胞癌（ICD-10：C22.001/C22.951）（无并发症患者）

患者姓名：	**性别：　　年龄：**	**住院号：**
住院日期：　　年　月　日	**出院日期：**　　年　月　日	**标准住院日：5~7 天**

时间	住院第 1 天	住院第 2 天	住院第 3 天
健康宣教	□ 入院宣教 □ 介绍主管医师、护士 □ 介绍环境、设施 □ 介绍住院注意事项 □ 介绍探视和陪伴制度 □ 介绍贵重物品制度	□ 药物宣教 □ TACE 治疗前宣教 □ 宣教 TACE 治疗前准备及治疗后注意事项 □ 告知 TACE 治疗后饮食 □ 告知患者在治疗中配合医师 □ 主管护士与患者沟通，消除患者紧张情绪 □ 告知治疗后可能出现的情况及应对方式	□ TACE 治疗当日宣教 □ 告知饮食、体位要求 □ 告知 TACE 治疗后卧床休息 24 小时，股动脉穿刺患肢制动 24 小时 □ 给予患者及家属心理支持 □ 再次明确探视陪伴须知
护理处置	□ 核对患者，佩戴腕带 □ 建立入院护理病历 □ 协助患者留取各种标本 □ 测量体重	□ 协助医师完成 TACE 治疗前的相关实验室检查 □ TACE 治疗前准备	□ 备皮、送患者至介入手术室 □ 核对患者资料及带药 □ 接患者 □ 核对患者及资料
基础护理	□ 三级护理 □ 晨晚间护理 □ 患者安全管理	□ 三级护理 □ 晨晚间护理 □ 患者安全管理	□ 二/一级护理 □ 晨晚间护理 □ 患者安全管理
专科护理	□ 护理查体 □ 病情观察 □ 生命体征、腹部体征的观察 □ 需要时，填写跌倒及压疮防范表 □ 需要时，请家属陪伴 □ 确定饮食种类 □ 心理护理	□ 病情观察 □ 生命体征、腹部体征的观察 □ 遵医嘱完成相关检查 □ 心理护理	□ 遵医嘱予补液 □ 病情观察 □ 生命体征、腹部体征的观察 □ 股动脉穿刺点的观察 □ 心理护理
重点医嘱	□ 详见医嘱执行单	□ 详见医嘱执行单	□ 详见医嘱执行单
病情变异记录	□ 无　□ 有，原因： 1. 2.	□ 无　□ 有，原因： 1. 2.	□ 无　□ 有，原因： 1. 2.
护士签名			

时间	住院第 4 天	住院第 5~7 天 （出院日）
健康宣教	□ TACE 治疗后宣教 □ 药物作用及频率 □ 饮食、活动指导	□ 出院宣教 □ 复查时间 □ 服药方法 □ 活动休息 □ 指导饮食 □ 指导办理出院手续
护理处置	□ 遵医嘱完成相关检查	□ 办理出院手续 □ 书写出院小结
基础护理	□ 二级护理 □ 晨晚间护理 □ 患者安全管理	□ 三级护理 □ 晨晚间护理 □ 协助或指导进食、进水 □ 协助或指导活动 □ 患者安全管理
专科护理	□ 病情观察 □ 监测生命体征 □ 发热、恶心、呕吐、腹痛、出血、感染等并发症的观察 □ 腹部体征的观察 □ 心理护理	□ 病情观察 □ 监测生命体征 □ 发热、恶心、呕吐、腹痛、出血、感染等并发症的观察 □ 腹部体征的观察 □ 出院指导（出院后需门诊随访，复查肝肾功、CT，必要时再次入院行巩固治疗） □ 心理护理
重点医嘱	□ 详见医嘱执行单	□ 详见医嘱执行单
病情变异记录	□ 无　□ 有，原因： 1. 2.	□ 无　□ 有，原因： 1. 2.
护士签名		

（三）患者表单

原发性肝癌经皮肝动脉化疗栓塞临床路径患者表单

适用对象：第一诊断为原发性肝细胞癌（ICD-10：C22.001/C22.951）（无并发症患者）

患者姓名：	性别： 年龄：	门诊号：	住院号：
住院日期： 年 月 日	出院日期： 年 月 日		标准住院日：5~7天

时间	入院	TACE 术前	TACE 治疗当天
医患配合	□ 配合询问病史、收集资料，务必详细告知既往史、用药史、过敏史 □ 配合进行体格检查 □ 有任何不适告知医师	□ 配合完善 TACE 治疗前相关检查，如采血、留尿、心电图腹部超声、X 线胸片或 CT、腹部增强 CT 或 MRI □ 医师与患者及家属介绍病情及 TACE 治疗谈话、TACE 治疗前签字	□ 配合完善相关检查 □ 配合医师摆好检查体位
护患配合	□ 配合测量体温、脉搏、呼吸 3 次，血压、体重 1 次 □ 配合完成入院护理评估（简单询问病史、过敏史、用药史） □ 接受入院宣教（环境介绍、病室规定、订餐制度、贵重物品保管等） □ 配合执行探视和陪伴制度 □ 有任何不适告知护士	□ 配合测量体温、脉搏、呼吸 3 次，询问大便 1 次 □ 接受 TACE 治疗前宣教 □ 接受饮食宣教 □ 接受药物宣教	□ 配合测量体温、脉搏、呼吸 3 次 □ 送介入手术室前，协助完成核对，带齐影像资料及用药 □ 返回病房后，配合接受生命体征的测量 □ 配合检查意识（全身麻醉者） □ 配合缓解疼痛 □ 接受 TACE 治疗后宣教 □ 接受饮食宣教：治疗当天禁食或进食流质饮食 □ 接受药物宣教 □ 有任何不适告知护士
饮食	□ 遵医嘱饮食	□ 遵医嘱饮食	□ 治疗当天禁食或进食流质饮食 □ 治疗后，根据医嘱 2 小时后试饮水，无恶心呕吐进少量流质饮食或者半流质饮食
排泄	□ 正常排尿便	□ 正常排尿便	□ 床上排尿便
活动	□ 正常活动	□ 正常活动	□ 卧床休息，股动脉穿刺患肢制动 24 小时

时间	治疗后	出院
医患配合	□ 配合腹部检查 □ 配合完善术后检查：如采血、留尿便等	□ 接受出院前指导 □ 知道复查程序 □ 获取出院诊断书
护患配合	□ 配合定时测量生命体征 □ 配合检查腹部 □ 接受输液、服药等治疗 □ 接受进食、进水、排便等生活护理 □ 配合活动，预防皮肤压力伤 □ 注意活动安全，避免坠床或跌倒 □ 配合执行探视及陪伴	□ 接受出院宣教 □ 办理出院手续 □ 获取出院带药 □ 知道服药方法、作用、注意事项 □ 知道复印病历程序
饮食	□ 遵医嘱饮食	□ 遵医嘱饮食
排泄	□ 正常排尿便	□ 正常排尿便
活动	□ 正常适度活动，避免疲劳	□ 正常适度活动，避免疲劳

附：原表单（2016 年版）

原发性肝癌经皮肝动脉化疗栓塞术临床路径表单

适用对象：第一诊断为肝细胞肝癌 ICD-10：C22.001/C22.951）

患者姓名：	性别：　年龄：　门诊号：	住院号：
住院日期：　年　月　日	出院日期：　年　月　日	标准住院日：4~7 日

时间	住院第 1 天	住院第 2 天
主要诊疗工作	□ 询问病史 □ 体格检查 □ 开出各项检验检查项目 □ 完善医患沟通和病历书写 □ 对患者进行有关肝癌相关问题的宣教	□ 查看检查/检验报告，明确有无 TACE 禁忌 □ 上级医师查房，明确下一步诊疗计划，并制订治疗方案，交待治疗不良反应及注意事项 □ 完成医师查房记录 □ 根据检查结果，明确诊断和适应证，排除禁忌证 □ 向患者及家属交代病情，解释 TACE 治疗的原理及可能的风险 □ 签署化疗同意书 □ 完善病历书写
重点医嘱	**长期医嘱：** □ 内科护理常规 □ 二级护理 □ 低盐软食 □ 保肝治疗药物 **临时医嘱：** □ 血常规、尿常规、大便常规+隐血 □ 肝肾功能、电解质、血糖、凝血功能、AFP、HBV、HCV、HIV、梅毒抗体、血型、AFP、CEA、CA19-9。 □ 腹部超声、胸部正侧位 X 线片、心电图 □ 必要时行：腹部增强 CT 或 MRI 检查 □ 其他检查（酌情）HBV-DNA	**长期医嘱：** □ 内科护理常规 □ 二级护理 □ 低盐软食 □ 必要的基础治疗（如口服抗病毒药物） □ 保肝治疗药物 **临时医嘱：** □ 术前谈话并签字 □ 必要时行：D-二聚体 □ 必要时行：胃镜检查 □ 其他检查（酌情）
主要护理工作	□ 入院宣教 □ 健康宣教：疾病相关知识 □ 根据医嘱指导患者完成相关检查 □ 完成护理记录	□ 基本生活和心理护理 □ 指导 TACE 术前注意事项 □ 正确执行医嘱 □ 认真完成交接班
病情变异记录	□ 无　□ 有，原因： 1. 2.	□ 无　□ 有，原因： 1. 2.
护士签名		
医师签名		

日期	住院第 3~4 天 （行 TACE 术当日）	住院第 4~5 天 （术后第 1 天）	住院第 5~7 天 （出院日）
主要诊疗工作	□ 上级医师查房 □ 行 TACE □ 术前低盐软食 □ 术中根据病情确定是否需要心电、血氧及血压监测 □ 术后严密观察患者病情变化 □ 完成病程记录	□ 上级医师查房 □ 观察患者生命体征、腹部症状和体征，注意有无腹痛、发热、消化道出血、感染等并发症 □ 观察动脉穿刺点情况 □ 根据术后临床表现及检查结果进行必要的支持对症治疗 □ 完成病程记录	□ 上级医师查房，进行评估，明确是否可出院 □ 完成出院记录、病案首页、出院证明书等 □ 向患者交代出院后的注意事项，如：返院复诊的时间、地点，定期复查血常规及肝功能等问题，发生紧急情况时的处理等。
重点医嘱	**长期医嘱：** □ 低盐软食 □ 一级护理（手术后） □ 静脉输液水化 □ 应用保肝药物 □ 酌情应用止吐剂 □ 酌情应用 PPI □ 酌情确定是否应用抗菌药物 □ 其他医嘱 **临时医嘱：** □ 术中带药 □ 复查血常规、肝功能（必要时） □ 心率、血压、呼吸监护（必要时） □ 腹部 CT 检查（必要时） □ 对症支持（镇痛、止吐药物） □ 其他医嘱	**长期医嘱：** □ 二级护理 □ 低盐软食 □ 酌情确定是否继续应用保肝药物 □ 酌情确定是否停用 PPI 制剂 □ 酌情应用止吐剂 □ 其他医嘱 **临时医嘱：** □ 复查血常规 □ 复查肝肾功能、电解质 □ 对症支持 □ 其他医嘱	**出院医嘱：** □ 出院带药：保肝药物、PPI 制剂 □ 其他医嘱 □ 定期门诊随访
主要护理工作	□ 基本生活和心理护理 □ 检查治疗后常规护理 □ 术后严密观察患者病情变化及血管	□ 基本生活和心理护理 □ 严密观察患者病情变化及血管 □ 检查治疗后常规护理 □ 饮食生活宣教、并发症观察	□ 指导患者办理出院手续 □ 做好患者出院后的饮食指导
病情变异记录	□ 无 □ 有，原因： 1. 2.	□ 无 □ 有，原因： 1. 2.	□ 无 □ 有，原因： 1. 2.
护士签名			
医师签名			

第二十五章

肾细胞癌内科治疗临床路径释义

【医疗质量控制指标】

指标一、治疗前病理诊断及临床 TNM 分期检查。

指标二、治疗后实施疗效评价和不良反应评价。

指标三、平均住院日和平均住院费用。

一、肾细胞癌内科治疗编码

1. 原编码：

疾病名称及编码：肾癌（ICD-10：C64，D09.101）

2. 修改编码：

疾病名称及编码：肾癌（ICD-10：C64）

二、临床路径检索方法

C64

三、国家医疗保障疾病诊断相关分组（CHS-DRG）

MDC 编码：MDCL（肾脏及泌尿系统疾病及功能障碍）

ADRG 编码：LT1（肾及尿路肿瘤）

四、肾细胞癌内科治疗临床路径标准住院流程

（一）适用对象

第一诊断为肾癌（ICD-10：C64，D09.101）

转移性或不可切除的肾细胞癌。

（二）诊断依据

根据《NCCN 肾癌指南（2015 版）》以及 2013 版国家卫生和计划生育委员会《肾细胞癌诊断治疗指南》。

1. 临床症状：血尿、腰痛、腹部肿块，伴随症状如高血压、贫血、消瘦、发热、红细胞沉降率增快及转移引起的症状如骨痛、骨折、咳嗽、高钙血症也常见。

2. 体格检查：腹部检查，锁骨上淋巴结检查等。

3. 一般情况评估：体力状态评估。

4. 辅助检查：胸、腹部影像学检查，血常规及生化检验、血肿瘤标志物，肾功能，肾穿刺活检（明确诊断时）与肾血管造影检查等。

5. 细胞、组织学等病理学诊断阳性为确诊标准。

（三）进入路径标准

1. 第一诊断为肾癌（ICD-10：C64，D09.101），有明确病理细胞学诊断。

2. 符合内科治疗适应证，无相关禁忌证。

3. 当患者合并其他疾病，但住院期间不需要特殊处理也不影响第一诊断的临床路径流程实施时，可以进入路径。

释义

■ 适用对象为有明确病理或细胞学诊断的局部晚期或转移性肾细胞癌患者。如可接受根治性手术切除则进入其他路径。

■ 入院常规检查 1~2 天，第 2~3 天行 CT、骨扫描等检查，必要时行穿刺细胞学或病理检查（如行病理检查，住院日可延长至 10~14 天）。明确诊断后开始靶向治疗，观察药物不良反应，原则上总住院时间不超过 7 天符合本路径要求。

（四）住院期间的检查项目

1. 必需的检查项目：
（1）血常规、尿常规、大便常规。
（2）肝功能、肾功能、电解质、血糖、红细胞沉降率、碱性磷酸酶和乳酸脱氢酶、感染性疾病筛查、凝血功能。
（3）腹部 B 超、胸部 CT 平扫、腹部 CT 平扫+增强、心电图。
（4）细胞学检查、病理检查（明确诊断时）。
2. 根据情况可选择的检查项目：
（1）骨扫描。
（2）头颅 MRI。
（3）PET-CT。
（3）超声心动图。
（4）肿瘤标志物。
（5）肾血管造影。
（6）合并其他疾病的相关检查。

释义

■ 血常规、尿常规、大便常规、肝肾功能是常规检查，进入路径的患者均需完成。甲状腺功能、电解质、血糖、凝血功能、传染病四项心电图、超声心动图可评估有无基础疾病，是否影响住院时间、费用及其治疗预后；CT、骨扫描、超声检查可明确病变范围，明确诊断；无禁忌证患者均应行细胞学或组织学活检以明确诊断；头 MRI、PET 有助于进一步明确病变范围。

■ 本病需要有明确的组织学或细胞学诊断。

（五）治疗前准备

1. 体格检查、体能状况评分。
2. 无相关禁忌。
3. 患者、监护人或被授权人签署相关同意书。

释义

■ 治疗前需评估患者体能状况，测量血压，评估心脏功能和心脑血管相关疾病史，了解有无出血风险，如有高血压需将血压控制在正常范围之内。

（六）内科治疗方案

根据《NCCN 肾癌指南（2015 版）》以及 2013 版国家卫生和计划生育委员会《肾细胞癌诊断治疗指南》，结合患者的病理分型、分期和身体状况选择方案和剂量。

1. 免疫治疗：IL-2。
2. 靶向治疗：
（1）索拉非尼。
（2）舒尼替尼。
（3）贝伐珠单抗。
（4）依维莫司。
（5）阿昔替尼。

释义

■ 根据国内外的治疗指南，晚期肾细胞癌首选靶向药物治疗。根据具体病理类型的不同，一类推荐药物选择略有差异，晚期肾透明细胞癌一类推荐舒尼替尼、培唑帕尼、贝伐珠单抗+干扰素治疗和替西罗莫司（高危患者一类推荐替西罗莫司，高危定义为以下因素≥3 个：LDH≥1.5 倍正常值上限，贫血、校正的血钙> 10mg/dl，确诊至系统治疗时间<1 年，KPS 评分≤70 分，转移部位≥2）；非透明细胞癌首选推荐舒尼替尼。

（七）治疗期间及治疗后必须复查的检查项目

1. 血常规：建议每周复查 1 次。根据具体治疗方案及血象变化，复查时间间隔可酌情增减。
2. 肝肾功能：每 2 周酌情复查 1 次。根据具体治疗方案及肝肾功能变化，复查时间间隔可酌情增减。

释义

■ 尿常规：每周期酌情复查 1 次。根据具体治疗方案及尿蛋白变化，复查时间间隔可酌情增减。

■ 血压：治疗初期每日监测血压，根据具体治疗方案及血压变化，复查时间间隔可酌情增减。血压平稳时，每周至少监测 2~3 次。

■ 靶向治疗期间密切观察血压变化，如有血压升高应予降压治疗，并要注意有无蛋白尿、口腔黏膜炎、手足皮肤反应、腹泻等不良反应发生。

（八）治疗中及治疗后治疗。

治疗期间脏器功能损伤的相应防治：止吐、保肝、水化、抑酸、止泻、预防过敏、升白细胞及血小板、纠正贫血。

释义

■ 靶向治疗消化道反应较轻，一般无需止吐治疗，水化。必要时可予抑酸药、止泻药等治疗。

（九）出院标准

1. 完成既定住院治疗流程。
2. 无发热等感染表现。
3. 无Ⅲ度及以上的恶心、呕吐及腹泻（NCI 分级）。
4. 无未控制的癌痛。
5. 若行实验室检查，无需干预的异常结果。
6. 无需干预的其他并发症。

释义

■ 患者出院前应完成所有必须检查的项目，且开始药物治疗，观察临床症状是否减轻或消失，有无明显药物相关不良反应。

（十）变异及原因分析

1. 治疗前、中、后有严重感染、贫血、出血、穿孔、间质性肺炎、肠炎及其他合并症者，需进行相关的诊断和治疗，可能延长住院时间并致费用增加。
2. 治疗中出现严重骨髓抑制，需要对症处理，导致治疗时间延长、费用增加。
3. 药物不良反应需要特殊处理，如过敏反应、神经毒性、心脏毒性等。
4. 高龄患者根据个体化情况具体实施。
5. 医师认可的变异原因分析，如药物减量使用。
6. 其他患者方面的原因等。

释义

■ 如患者经组织学或细胞学诊断并非肾细胞癌需退出本路径。发现其他严重基础疾病，需调整药物治疗或继续其他基础疾病的治疗，则终止本路径。治疗中出现严重心脑血管、蛋白尿、口腔黏膜炎、手足皮肤反应、腹泻等并发症时，需转入相应路径。

■ 认可的变异原因主要是指患者入选路径后，在检查及治疗过程中发现患者合并存在事前未预知的、对本路径治疗可能产生影响的情况，需要终止执行路径或延长治疗时间、增加治疗费用。医师需在表单中明确说明。

■ 因患者方面的主观原因导致执行路径出现变异，需医师在表单中予以说明。

五、肾癌内科治疗给药方案

（一）用药选择

标准药物治疗方案：

1. 针对肾透明细胞性肾细胞癌晚期患者：一线首选方案包括舒尼替尼、培唑帕尼、索拉非尼和贝伐珠单抗+干扰素治疗，一线方案之间疗效基本相近。舒尼替尼、培唑帕尼、索拉非尼均属于 VEGFR-TKI 类药物，不良反应类型相近，最常见的不良反应包括乏力、手足皮肤反应、高血压、腹泻、蛋白尿、黏膜炎等。舒尼替尼可引起明显的骨髓抑制，贝伐珠单抗+干扰素的不良反应主要表现为高血压、蛋白尿和类流感样反应。可根据不良反应的耐受情况和疗效选择治疗方案，一个方案治疗耐药后或不能耐受，可考虑更换其他方案。阿昔替尼和索拉非尼也可以考虑作为一线方案使用。增加靶向药物的剂量不良反应明显，患者耐受性较差，且疗效与上述靶向药物比较较差，一般不建议作为首选治疗。

(1) 舒尼替尼：50mg，每日1次，连服4周，停药2周，每6周为1周期。

(2) 培唑帕尼：800mg，每日1次连续口服。

(3) 贝伐珠单抗+干扰素-α：贝伐珠单抗 10mg/kg，每2周1次；干扰素-α 900万单位/次，每周3次。

(4) 索拉非尼：400mg，每日2次，连续口服。

2. 针对非透明细胞性肾细胞癌晚期患者：目前针对非透明细胞癌的治疗尚缺乏大型临床研究数据，总体来说，适用于透明细胞癌治疗方案也适用于非透明细胞癌，但疗效较透明细胞癌差。

（二）药学提示

1. 舒尼替尼、培唑帕尼、索拉非尼、阿昔替尼等均属于 VEGFR-TKI 类药物，不良反应类型相近，包括手足皮肤反应、高血压、蛋白尿、黏膜炎、腹泻等，不同药物之间各种不良反应的发生率和严重程度可不同。舒尼替尼可引起明显的骨髓抑制。

2. 贝伐珠单抗+干扰素的不良反应主要表现为高血压、蛋白尿和类流感样反应。

（三）注意事项

VEGFR-TKI 类药物和贝伐珠单抗均是抗血管类药物，如患者存在心血管疾病或有出凝血异常，应慎用。高血压患者，治疗开始前应控制血压至基本正常水平。

六、肾细胞癌内科治疗护理规范

1. 告知患者各种靶向药物的毒副作用，以便出现不良反应时及时处理。

2. 鼓励患者进食营养丰富的食物，多饮水及富含钾离子的鲜果汁，协助患者制定合理食谱。

3. 针对手足皮肤反应：建议患者穿宽松的衣服；避免直接日晒，建议使用 SPF≥30 防晒霜；避免热水刺激及过度摩擦；沐浴后或睡觉前涂抹保湿霜，洗护手足：如尿素软膏、手足护理霜等涂抹皮肤硬痂处；修剪脚皮，防止足部受压：穿棉袜或软垫，穿软底鞋，勿长时间站立。

4. 靶向治疗相关的腹泻通常表现为稀便和/或大便次数增加，大多数为可以控制的轻度腹泻，清淡饮食，餐后1小时内避免饮水，避免辛辣和乳制品，避免可加重腹泻的食物等。症状较重者需要口服药物止泻治疗，如洛哌丁胺等。

5. 高血压的监测：治疗期间，患者应每日自行监测血压，既往高血压病史者需在用药前控制血压，服药期间密切监测血压。抗高血压治疗：血管紧张素 β 受体阻断剂、β 受体阻断剂、利尿剂、ACEI 等。

6. 甲状腺功能监测：注意鉴别乏力等甲状腺功能减退早期可见的一般症状，每个周期治疗开始前和结束时行甲状腺功能检查，出现甲状腺机能减退后的处理：甲状腺激素替代治疗；咨询内分泌医生；激素替代治疗有效的患者无需调整靶向药物剂量

7. 乏力监测：通常出现在治疗后2~3周，3~4周后可加重，在治疗间期可消失，重新用药又出现，不同的治疗周期情况可能不同。需注意患者治疗中出现乏力的其他常见原因：疼痛、情绪变化、贫血、睡眠障碍、营养不良、活动过多、其他合并疾病等。

8. 恶心、呕吐监测：通常不需要减低剂量或中断治疗，给予合适的合并药物即可控制，减慢饮食速度，细嚼慢咽，避免强烈气味食物，必要时使用 5-HT3 阻断剂。

9. 口腔改变：包括感觉异常、味觉改变、口干和口腔炎，一般不需要调整剂量或停药，如发生溃疡，暂停2~3天治疗有利于愈合。针对口腔溃疡和口角炎进行缓解治疗（漱口水、镇痛剂和支持疗法）。

七、肾细胞癌内科治疗营养治疗规范

1. 进食营养丰富的食物。

2. 腹痛腹泻患者清淡饮食，避免辛辣和乳制品，避免可加重腹泻的食物等。症状较重者需要口服药物止泻治疗，如洛哌丁胺等。

3. 进食少及腹泻严重者，可适量补液。

八、肾细胞癌内科治疗患者健康宣教

1. 保持良好的个人卫生习惯。

2. 建议患者穿宽松的衣服；避免直接日晒；避免热水刺激及过度摩擦；沐浴后或睡觉前涂抹保湿霜，洗护手足。

3. 避免进食易导致腹泻的食物，包括牛奶及各种奶制品、豆浆及类似产气多的食物、各种凉拌菜及冷食、果汁；减慢饮食速度，细嚼慢咽，避免强烈气味食物。

4. 充分休息，适度体育锻炼。

5. 每日自行监测血压，既往高血压病史者需在用药前控制血压，服药期间密切监测血压。

九、推荐表单

（一）医师表单

肾细胞癌临床路径医师表单

适用对象：第一诊断为肾癌（ICD-10：C64，D09.101）（无并发症患者）

患者姓名：	性别：　　年龄：　　门诊号：	住院号：
住院日期：　　年　月　日	出院日期：　　年　月　日	标准住院日：5~7 天

时间	住院第 1 天	住院第 2 天	住院第 3 天
主要诊疗工作	□ 完成询问病史和体格检查，按要求完成病历书写 □ 评估有无急性并发症（如血尿等） □ 检查患者血压 □ 安排完善常规检查 □ 安排 CT、MRI 等检查	□ 上级医师查房 □ 明确下一步诊疗计划 □ 完成上级医师查房记录 □ 做好行肾脏穿刺活检检查准备 □ 对患者进行有关肾脏穿刺活检检查的宣教 □ 向患者及家属交代病情，签署肾脏穿刺活检检查同意书	□ 上级医师查房 □ 完成三级查房记录 □ 行肾脏穿刺活检检查，明确诊断 □ 观察有无肾脏穿刺检查后并发症（如感染、出血等）
重点医嘱	**长期医嘱：** □ 肿瘤内科护理常规 □ 二级护理 □ 普通饮食 □ 对症治疗 **临时医嘱：** □ 血常规、尿常规、大便常规+隐血 □ 肝肾功能、电解质、血糖、凝血功能、甲状腺功能、血型、病毒检查 □ 心电图、X 线胸片 □ 其他检查（酌情）：肿瘤标志物筛查，腹部超声、胸、腹部 CT 或 MRI、骨扫描、超声心动图	**长期医嘱：** □ 肿瘤内科护理常规 □ 二级护理 □ 普通饮食 □ 对症治疗 **临时医嘱：** □ 次晨肾脏穿刺准备	**长期医嘱：** □ 肿瘤内科护理常规 □ 二级护理 □ 普通饮食 □ 其他对症治疗 **临时医嘱：** □ 复查尿常规+隐血 □ 复查血常规
病情变异记录	□ 无　□ 有，原因： 1. 2.	□ 无　□ 有，原因： 1. 2.	□ 无　□ 有，原因： 1. 2.
医师签名			

时间	住院第 4 天	住院第 5~7 天 （出院日）
主要诊疗工作	□ 观察患者腹部症状和体征，注意患者小便情况 □ 上级医师查房及诊疗评估 □ 完成查房记录 □ 对患者坚持治疗和预防复发进行宣教 □ 根据穿刺细胞学/病理情况选择靶向治疗方案	□ 上级医师查房，确定能否出院 □ 通知出院处 □ 通知患者及家属准备出院 □ 向患者及家属交代出院后注意事项，预约复诊时间，定期复查血压、血常规、肝肾功能、尿常规等 □ 将出院记录的副本交给患者 □ 如果患者不能出院，在病程记录中说明原因和继续治疗的方案
重点医嘱	**长期医嘱：** □ 肿瘤内科护理常规 □ 二级护理 □ 普通饮食 □ 肾细胞癌后采用适当的靶向治疗方案 □ 其他对症治疗	**临时医嘱：** □ 出院带药（参见标准药物治疗方案） □ 门诊随诊
病情变异记录	□ 无 □ 有，原因： 1. 2.	□ 无 □ 有，原因： 1. 2.
医师签名		

（二）护士表单

肾细胞癌临床路径护士表单

适用对象：第一诊断为肾癌（ICD-10：C64，D09.101）（无并发症患者）

患者姓名：	性别：　　年龄：	住院号：
住院日期：　　年　月　日	出院日期：　　年　月　日	标准住院日：5~7 天

时间	住院第 1 天	住院第 2 天	住院第 3 天
健康宣教	□ 入院宣教 □ 介绍主管医师、护士 □ 介绍环境、设施 □ 介绍住院注意事项 □ 介绍探视和陪伴制度 □ 介绍贵重物品制度	□ 药物宣教 □ 肾脏穿刺活检检查前宣教 □ 宣教肾脏穿刺活检检查前准备及检查后注意事项 □ 告知肾脏穿刺活检检查后饮食 □ 告知患者在检查中配合医师 □ 主管护士与患者沟通，消除患者紧张情绪 □ 告知检查后可能出现的情况及应对方式	□ 肾脏穿刺活检检查当日宣教 □ 告知饮食、体位要求 □ 告知肾脏穿刺活检检查后需静卧 2~4 小时 □ 给予患者及家属心理支持 □ 再次明确探视陪伴须知
护理处置	□ 核对患者，佩戴腕带 □ 建立入院护理病历 □ 协助患者留取各种标本 □ 测量体重、血压	□ 协助医师完成肾脏穿刺活检前的相关实验室检查 □ 肾脏穿刺检查前准备 □ 普通饮食	□ 送患者至穿刺活检中心 □ 核对患者资料及带药 □ 接患者 □ 核对患者及资料
基础护理	□ 三级护理 □ 晨晚间护理 □ 排泄管理 □ 患者安全管理	□ 三级护理 □ 晨晚间护理 □ 排泄管理 □ 患者安全管理	□ 二/一级护理 □ 晨晚间护理 □ 患者安全管理
专科护理	□ 护理查体 □ 病情观察 □ 小便的观察 □ 腹部体征的观察 □ 需要时，填写跌倒及压疮防范表 □ 需要时，请家属陪伴 □ 确定饮食种类 □ 心理护理	□ 病情观察 □ 小便的观察 □ 腹部体征的观察 □ 遵医嘱完成相关检查 □ 心理护理	□ 遵医嘱予补液 □ 病情观察 □ 小便的观察 □ 腹部体征的观察 □ 心理护理
重点医嘱	□ 详见医嘱执行单	□ 详见医嘱执行单	□ 详见医嘱执行单
病情变异记录	□ 无　□ 有，原因： 1. 2.	□ 无　□ 有，原因： 1. 2.	□ 无　□ 有，原因： 1. 2.
护士签名			

时间	住院第4天	住院第5~7天 （出院日）
健康宣教	□ 肾脏穿刺活检检查后宣教 □ 药物作用及频率 □ 饮食、活动指导	□ 出院宣教 □ 复查时间 □ 服药方法 □ 活动休息 □ 指导饮食 □ 指导办理出院手续
护理处置	□ 遵医嘱完成相关检查	□ 办理出院手续 □ 书写出院小结
基础护理	□ 二级护理 □ 晨晚间护理 □ 排泄管理 □ 患者安全管理	□ 三级护理 □ 晨晚间护理 □ 协助或指导进食、进水 □ 协助或指导活动 □ 患者安全管理
专科护理	□ 病情观察 □ 监测生命体征 □ 出血、感染等并发症的观察 □ 小便的观察 □ 腹部体征的观察 □ 心理护理	□ 病情观察 □ 监测生命体征 □ 出血、感染等并发症的观察 □ 小便的观察 □ 腹部体征的观察 □ 出院指导（胃溃疡者需要治疗后复查胃镜和病理） □ 心理护理
重点医嘱	□ 详见医嘱执行单	□ 详见医嘱执行单
病情变异记录	□ 无　□ 有，原因： 1. 2.	□ 无　□ 有，原因： 1. 2.
护士签名		

（三）患者表单

肾细胞癌临床路径患者表单

适用对象：第一诊断为肾癌（ICD-10：C64，D09.101）（无并发症患者）

患者姓名：	性别： 年龄： 门诊号：	住院号：
住院日期： 年 月 日	出院日期： 年 月 日	标准住院日：5~7天

时间	入院	肾穿刺活检术前	肾穿刺活检当天
医患配合	□ 配合询问病史、收集资料，务必详细告知既往史、用药史、过敏史 □ 配合进行体格检查 □ 有任何不适告知医师	□ 配合完善肾脏穿刺活检检查前相关检查，如采血、留尿、心电图、X线胸片 □ 医师与患者及家属介绍病情及胃镜检查谈话、肾脏穿刺活检检查前签字	□ 配合完善相关检查 □ 如采血、留尿、肾穿刺活检 □ 配合医师摆好检查体位
护患配合	□ 配合测量体温、脉搏、呼吸3次，血压、体重1次 □ 配合完成入院护理评估（简单询问病史、过敏史、用药史） □ 接受入院宣教（环境介绍、病室规定、订餐制度、贵重物品保管等） □ 配合执行探视和陪伴制度 □ 有任何不适告知护士	□ 配合测量体温、脉搏、呼吸3次，询问大便1次 □ 接受肾穿刺活检检查前宣教 □ 接受饮食宣教 □ 接受药物宣教	□ 配合测量体温、脉搏、呼吸3次，询问大小便1次 □ 送穿刺中心前，协助完成核对，带齐影像资料及用药 □ 返回病房后，配合接受生命体征的测量 □ 配合检查意识（全身麻醉者） □ 配合缓解疼痛 □ 接受肾穿刺活检检查后宣教 □ 接受饮食宣教 □ 接受药物宣教 □ 有任何不适告知护士
饮食	□ 遵医嘱饮食	□ 遵医嘱饮食	□ 肾脏穿刺活检检查后，无恶心呕吐可正常进食
排泄	□ 正常排尿便	□ 正常排尿便	□ 正常排尿便
活动	□ 正常活动	□ 正常活动	□ 穿刺后静卧2~4小时

附：原表单（2016年版）

肾癌内科治疗临床路径表单

适用对象：第一诊断肾癌（ICD-10：C64，D09.101）

患者姓名：	性别： 年龄： 门诊号：	住院号：
住院日期： 年 月 日	出院日期： 年 月 日	标准住院日：≤7天

日期	住院第1天	住院第2~4天	住院第3~5天	住院第<7天（出院日）
主要诊疗工作	□ 询问病史及体格检查 □ 交代病情 □ 书写病历 □ 开具实验室检查单	□ 上级医师查房 □ 完成治疗前准备 □ 根据体检、彩超、穿刺病理结果等，行病例讨论，确定治疗方案 □ 完成必要的相关科室会诊 □ 住院医师完成上级医师查房记录等病历书写 □ 签署治疗相关知情同意书、自费用品协议书、输血同意书 □ 向患者及家属交代治疗注意事项 □ 上级医师查房与评估 □ 初步确定治疗方案	□ 免疫/靶向/生物治疗 □ 住院医师完成病程记录 □ 上级医师查房 □ 向患者及家属交代病情及治疗后注意事项	□ 完成出院记录、病案首页、出院证明等书写 □ 向患者交代出院后的注意事项，重点交代复诊时间及发生紧急情况时处理方法
重点医嘱	**长期医嘱：** □ 内科二级护理常规 □ 饮食：普通饮食/糖尿病饮食/其他 **临时医嘱：** □ 血常规、尿常规、大便常规 □ 凝血功能、肝肾功能、电解质、腹部彩超、胸腹部CT、心电图 □ 超声心动、骨扫描（视患者情况而定）	**长期医嘱：** □ 患者既往基础用药 □ 抗菌药物（必要时） □ 补液治疗（必要时） □ 其他医嘱 **临时医嘱：** □ 免疫/靶向/生物治疗 □ 重要脏器保护 □ 止吐 □ 其他特殊医嘱		**出院医嘱：** □ 出院带药

续 表

日期	住院第1天	住院第2~4天	住院第3~5天	住院第<7天 （出院日）
主要护理工作	□ 入院介绍 □ 入院评估 □ 指导患者进行相关辅助检查	□ 治疗前准备 □ 宣教 □ 心理护理	□ 观察患者病情变化 □ 定时巡视病房	□ 协助患者办理出院手续 □ 出院指导，重点出院后用药方法
病情变异记录	□ 无 □ 有，原因： 1. 2.	□ 无 □ 有，原因： 1. 2.	□ 无 □ 有，原因： 1. 2.	□ 无 □ 有，原因： 1. 2.
护士签名				
医师签名				

第二十六章

结肠癌根治切除手术临床路径释义

【医疗质量控制指标】（2012 年《结直肠癌诊疗质量控制指标（试行）》）

指标一、手术、化疗或放疗前实施临床分期检查。

指标二、化疗、放疗前明确病理诊断。

指标三、手术中探查并记录肿瘤部位、大小及肝脏、盆腔、主要血管周围淋巴结浸润情况。

指标四、病理检查采用 10%中性福尔马林缓冲液。

指标五、切除病灶的病理报告应当包括肿瘤大体观、分化情况、浸润深度以及切缘、脉管神经浸润的；根治性手术术后病理报告应当包括活检淋巴结个数及阳性淋巴结个数。

指标六、晚期结肠癌化疗适应证及方案选择符合规范。

指标七、晚期结肠癌化疗后应当实施疗效评价。

指标八、化疗、放疗后应当进行不良反应评价。

指标九、为患者提供结肠癌的健康教育。

指标十、患者住院天数与住院费用。

一、结肠癌根治切除手术编码

疾病名称及编码：结肠癌（ICD-10：C18）

手术操作名称及编码：结肠癌根治手术（ICD-9-CM-3：45.73-45.79，45.8）

二、临床路径检索方法

C18 伴（45.73-45.79/45.8）

三、国家医疗保障疾病诊断相关分组（CHS-DRG）

MDC 编码：MDCG 消化系统疾病及功能障碍

ARDC 编码：GR1 消化系统恶性肿瘤

四、结肠癌根治切除手术临床路径标准住院流程

（一）适用对象

1. 第一诊断为结肠癌（ICD-10：C18），行结肠癌根治切除手术（ICD-9-CM-3：45.73-45.79，45.8）。

2. 可 R_0 切除的结肠癌（Ⅰ期、Ⅱ期和部分Ⅲ期）。

3. 对诊断为多原发并多部位的结肠癌（ICD-10：C18），结肠息肉病（如 FAP、HNPCC）和炎性肠病合并癌变的患者，直肠无病变者，可考虑行全结肠切除术。

释义

■ 本路径适用于经外科手术治疗的结肠癌患者，根治性结肠切除+区域性淋巴结清扫是目前结肠癌治疗的主要手段。

■ 对于根治性术后患者，需要与病理科医师共同讨论确定最终病理分期，根据病理分期结果决定术后是否行辅助化疗以及化疗方案的选择。

■ 以下情况均不纳入本路径：采用内镜下 EMR 或 ESD 患者、以化疗作为主要治疗方式的患者、无法耐受手术或不愿接受手术治疗的患者、Ⅳ期或局部晚期无法行根治性手术的患者。

（二）诊断依据

根据原卫生部《结直肠癌诊疗规范（2010 年）》和 NCCN《结肠癌临床实践指南中国版（2011 年）》等。

1. 症状：便血、脓血便、排便习惯改变、腹痛、贫血、腹部肿块等。

2. 体格检查：

（1）一般情况评价：体力状况评分、是否有贫血、全身浅表淋巴结肿大。

（2）腹部检查：是否看到肠型及肠蠕动波、触及肿块、叩及鼓音、听到高调肠鸣音或金属音。

（3）直肠指诊：是否有指套血染。

3. 实验室检查：大便常规+隐血；血清肿瘤标志物 CEA 和 CA19-9，必要时可查 CA242、CA72-4、AFP 和 CA125。

4. 辅助检查：术前肿瘤定性及 TNM 分期，指导选择正确的术式。

（1）结肠镜取活检，病理检查明确肿瘤组织类型（腺癌、黏液腺癌、印戒细胞癌）和分化程度（高、中、低）；排除同时性结直肠多原发癌。必要时全结肠直肠气钡双重造影，确定肿瘤位置。

（2）胸部 X 线检查或胸部平扫 CT 排除肿瘤肺转移。全腹部强化 CT 或超声，排除其他脏器转移。

5. 鉴别诊断：与胃肠道间质瘤（GIST）、炎性肠疾病、淋巴瘤、肠结核、阑尾炎、寄生虫感染、息肉等常见的结肠疾病，以及腹腔其他脏器疾病累及结肠等鉴别。

释义

■ 早期结肠癌无明显症状，癌瘤生长到一定程度依据其生长部位不同临床表现亦有不同。

■ 右半结肠癌的临床表现：腹痛，多为隐痛，约占 70%~80%；贫血，多为癌瘤坏死、脱落引起；腹部肿块亦是右半结肠常见症状。

■ 左半结肠癌的临床表现：便血、黏液血便，70%以上患者会出现；腹痛，多为隐痛；腹部肿块，约 40%患者腹壁可触及肿块。

■ 大便常规+隐血：可作为结肠癌筛查的最简单、经济的手段，最少 3 次隐血检查为宜，隐血试验阳性的患者建议进一步行纤维结肠镜检查。

■ CEA 和 CA19-9 对结肠癌的诊断及术后监测具有重要意义，但作为早期诊断敏感度差；CEA 的阳性率与结肠癌 TNM 分期呈正相关。CA72-4 及 CA125 增高提示腹膜转移可能。

■ 影像学检查主要用于评估术前分期及手术可切除性，为治疗方案及手术方式的选择提供依据。

■ 诊断金标准：纤维结肠镜检查及活检，对于疑难病例可行免疫组化检查。

■ 目前结肠癌分期主要依据国际抗癌联盟及美国肿瘤联合会 TNM 分期标准（第七版），2018 年 1 月 1 日起将施行第八版分期标准。准确的术前分期对治疗方案的选择及手术方式的确定具有重要意义，准确的术后分期可指导术后辅助治疗。

（三）治疗方案的选择

根据原卫生部《结直肠癌诊疗规范（2010 年）》和 NCCN《结肠癌临床实践指南（中国版，2011 年）》等。

1. 结肠癌根治切除手术。
2. 抗菌药物使用按照《抗菌药物临床应用指导原则》（国办卫医发〔2015〕43 号）执行。

释义

■ 应按照原卫生部《结直肠癌诊疗规范（2015 年）》和 NCCN《结肠癌临床实践指南（中国版，2017 年）》规范诊疗行为。

■ 抗菌药物使用原则应严格按照《抗菌药物临床应用指导原则》（国办卫医发〔2015〕43 号）的修订版《抗菌药物临床应用指导原则（2015 年版）》规范抗菌药物使用，防止抗菌药物滥用。

（四）标准住院日 14~16 天

释义

■ 住院日包括：术前检查及准备、手术过程、术后恢复，总住院时间不应该超过 16 天。

（五）进入路径标准

1. 第一诊断必须符合 ICD-10：C18 结肠癌疾病编码。
2. 可 R_0 切除的结肠癌（Ⅰ期、Ⅱ期和部分Ⅲ期）。
3. 有手术适应证，无绝对禁忌证。
4. 当患者合并其他疾病，但住院期间不需要特殊处理也不影响第一诊断的临床路径流程实施时，可以进入路径。

释义

■ 进入本路径的患者第一诊断必须为结肠癌，且为可根治性切除的结肠癌，分期为Ⅰ期、Ⅱ期和Ⅲ期。

■ 合并有其他疾病，但不影响手术方式及术后恢复的结肠癌患者可进入本路径。

■ 术前检查发现以往未发现的疾病或既往基础疾病（如高血压、心脏病、糖尿病等），经相关科室会诊后，如对手术及术后无明显影响可进入本路径；若延长住院时间及提高治疗费用，需在临床路径中特殊说明。

（六）术前准备（术前评估）≤3天

1. 必需的检查：
（1）血常规、尿常规、大便常规+隐血。
（2）凝血功能、肝功能、肾功能、电解质、血糖、血清肿瘤标志物、血型、感染性疾病筛查、心电图检查。
（3）结肠镜。
（4）胸部X线检查或胸部平扫CT，必要时强化。
（5）全腹部强化CT或超声。
2. 根据患者病情可选择的检查：
（1）高龄、危重患者应行血气分析、肺功能及超声心动图检查。
（2）肿瘤定位不准确时可行全结肠直肠气钡双重造影。
（3）疑似骨转移者应行全身ECT进行筛查。
（4）合并其他疾病应行相关检查，如心肌酶、血糖等。
3. 肠道准备：
（1）无肠梗阻病例：于术前12~24小时开始口服泻药，2~3小时内服完。
（2）不完全性肠梗阻病例：于入院当日起每日口服2次小剂量泻药。
（3）完全性肠梗阻病例：禁忌任何方式的肠道准备。
4. 签署手术及其他相关同意书。

释义

■ 血常规、尿常规、大便常规+隐血、凝血功能、肝功能、肾功能、电解质、血糖为入院时基础检查，评估患者一般情况；血清肿瘤标志物检查协助结肠癌诊断；血型、感染性疾病筛查确保医疗安全及为手术及输血做准备。

■ 心电图、胸部X线检查或胸部平扫CT，评估重要脏器功能及有无远端转移。

■ 全腹部强化CT或MRI，可评估肝脏、胆囊、胰腺、脾脏、肾、输尿管、膀胱、子宫、附件等重要器官转移情况，同时可评估腹膜后、腹腔淋巴结的转移情况。对怀疑有肾、输尿管、膀胱、子宫、附件等侵犯者，应请相应科室会诊。疑似骨及全身转移者应行全身ECT或PET-CT进行筛查。

■ 年龄较大、长期吸烟、饮酒史以及伴有心脑肺等基础疾病患者，可行心肌酶、超声心动、肺功能、脑血流图及颈部血管超声等检查，充分评估重要脏器功能，发现严重病变者，可退出本路径。

■ 术前肠道准备：无肠梗阻病例可选择聚乙二醇电解质，不完全性肠梗阻病例可选用甘油乳果糖、甘露醇，完全性肠梗阻病例禁忌肠道准备；不推荐机械性灌肠作为肠道准备。

（七）预防性抗菌药物选择与使用时机

按照《抗菌药物临床应用指导原则》（国办卫医发〔2015〕43号）执行，并根据患者的病情决定抗菌药物的选择与使用时间。建议使用第二代头孢菌素或头孢曲松或头孢噻肟，可加用甲硝唑。
预防性应用抗菌药物：术前0.5~2小时或麻醉开始时静脉给药，手术超过3小时可再给第二剂。

释义

■ 结肠癌根治切除手术为清洁-污染手术（Ⅱ类切口），手术部位存在大量人体寄殖菌群，手术时可能污染手术部位引致感染，故此类手术通常需预防用抗菌药物。

■ 预防性抗菌药物选择：第二代头孢菌素或第三代头孢菌素头孢曲松、头孢噻肟等，可加用甲硝唑。

■ 给药方法：给药途径多为静脉输注。静脉输注时间应在皮肤、黏膜切开前0.5~2小时内或麻醉开始时给药，在输注完毕后开始手术；如手术时间超过3小时或超过所用药物半衰期的2倍以上，或成人出血量超过1500ml，术中应追加1次。结肠癌根治切除手术预防用药时间为24小时，延长用药时间并不能进一步提高预防效果，且预防用药时间超过48小时，耐药菌感染机会增加。

■ 治疗性抗菌药物使用：患者术前发热，结肠肿瘤存在出血、坏死、穿孔或可疑合并感染，应在术前抽血行血细菌培养，根据病原菌种类和药敏结果选用治疗性抗菌药物；术后发生腹腔、泌尿生殖系统、呼吸道等感染应请相应科室会诊，选用合理的治疗性抗菌药物；治疗性抗菌药物时程应根据患者的症状、体温、血常规等检查综合判断。

（八）手术日为入院第4天

1. 麻醉方式：全身麻醉或静脉复合连续硬膜外麻醉。
2. 手术方式：结肠癌根治切除。
3. 手术内固定物：部分患者可能使用肠道吻合器等。
4. 术中用药：麻醉常规用药。
5. 输血：根据术中情况而定。
6. 病理：术前病理诊断不明确者术中应行快速组织活检；术后切除标本全部送病理。病理报告必须符合原卫生部《结直肠癌诊疗规范（2010年）》中病理评估的要求。

释义

■ 术前不常规放置胃管；术前6小时可进食，2小时可进水；术前放置导尿管，术后清醒后可拔除。

■ 结肠癌根治切除手术目前多采用腹腔镜，手术时间较长、术野暴露较大、出血风险较高，建议全身麻醉手术；若患者心肺功能不能耐受全身麻醉手术，可采用静脉复合连续硬膜外麻醉。

■ 结肠癌根治切除手术，除保证癌瘤两端10cm的手术切缘，还需根据术前淋巴结评估情况行相应淋巴结清扫。

■ 术中可根据实际情况使用合适的肠道吻合器，建议薄弱部位可浆肌层间断缝合加固吻合口。

■ 术中除麻醉药、常规补液外，对于存在高血压病、心脏病、慢性支气管炎等基础病的患者，应根据术中情况给予相应药物；术中出血较多的患者可酌情给予止血药物；术中粘连严重，可酌情放置防粘连材料。

■ 结肠癌根治切除术术中不常规输血，对于出血量较大，为保证术中循环稳定和术后恢复，可根据出血量及术中检查血红蛋白的水平决定输血量，提倡成分输血。

■ 术中必要时可送快速冷冻病理检查；术中切除的所有标本均要在术后进行常规石蜡切片组织学检查；所有临床研究行标本取材应术前取得患者同意，且在病理科医师的指导下取材，不可影响病理结果的判读。

■ 不常规推荐放置引流管，若渗出较多、出血风险大，可经腹壁放置引流管。

（九）入院后第5~13天（术后1~9天）治疗

1. 维持水电解质平衡，酌情给予肠外营养治疗。
2. 鼓励术后早期下床活动，排气后可酌情进食流质或半流质。
3. 术后隔日腹部切口换药；切口感染时应及时局部拆线，引流。
4. 术后第1天、3天和5天复查血常规、电解质等，根据检查结果调整抗菌药物和肠外营养治疗。
5. 术后第9天腹部切口拆线。

释义

■ 术后严密监测患者血常规、电解质等，及时发现贫血、电解质紊乱等常见术后并发症，及时对症处理。除常规检查项目外，可根据病情增加相应检查：如怀疑下肢深静脉血栓形成需要进行凝血功能、下肢静脉彩超等检查；怀疑肺栓塞患者应行血气分析、胸部X线或胸部增强CT等检查；怀疑心脏病应行心肌酶学、心电图、超声心动等检查；怀疑肠梗阻患者行立位腹平片或腹部CT检查；怀疑吻合口出血或瘘，行腹部CT或结肠镜检查等。

■ 术后密切观察患者生命体征、出入量及脏器功能恢复情况，尤其关注吻合口及胃肠功能恢复情况；鼓励患者尽早离床活动，术后12小时无出血倾向的患者皮下注射低分子量肝素可预防下肢深静脉血栓形成；早期肠内营养支持，尽量减少输液量，维持出入量平衡；若放置引流管，拔除时机应根据术后引流液的形状和量决定。

■ 导尿管术后应及早拔除，减少导管相关性感染；若有明显前列腺增生伴尿潴留患者，可服用抗前列腺增生药物，并适当延长导尿管放置时间。

■ 术后无感染证据，预防性抗菌药物使用不应超过24小时。

■ 术后关注切口愈合情况，及时发现有无红、肿、热、痛及波动等情况，发现积液或感染及时引流，术后根据切口愈合情况，7~9天给拆线，若减张缝合可14天拆线。

（十）出院标准

1. 患者一般情况良好，基本恢复正常饮食和肠道功能。
2. 体温正常，腹部检查无阳性体征，相关实验室检查结果基本正常。
3. 腹部切口Ⅱ/甲愈合。

释义

■ 患者出院时应当生命体征平稳，无发热，胃肠功能恢复，能够经口进流质或半流质饮食，无吻合口瘘发生，实验室检查无严重贫血、电解质紊乱、酸碱平衡紊乱等。

■ 切口愈合良好，无红肿、渗出、脂肪液化、感染等可出院。

■ 术后恢复良好，无严重手术并发症，或术后出现并发症无需继续住院治疗的患者。

■ 术后告知患者或家属如有以下情况需后续辅助化疗：有淋巴结转移者；无淋巴结转移，但存在高危因素的Ⅱ期患者。

（十一）变异及原因分析

1. 有影响手术的合并症，需要进行相关的诊断和治疗。
2. 对于完全肠梗阻患者，可一期行横结肠或末端回肠双腔造口术，缓解梗阻症状后可行化疗。
3. 围术期并发症可能造成住院日延长或费用超出参考标准。
4. 医师认为的变异原因。
5. 结肠癌肝转移切除术者，酌情处理。
6. 患者其他原因的变异。

释义

■ 变异是指医疗不能按照预定的路径进行或不能达到预期的医疗目标。

■ 微小变异是指由于某种原因，表单中的检查或操作提前或延后进行，但不影响总体治疗进程和康复，或者整体住院日有小的出入，不影响纳入路径。

■ 重大变异是指入选临床路径的患者未能按照路径流程完成医疗行为或未达到预期的医疗治疗控制目标，需要终止执行路径；或者是因严重合并症或并发症导致治疗时间延长、治疗费用增加而无法按照规定完成路径。对这些患者，主管医师可决定患者退出临床路径，并进行变异原因分析，且需要在临床路径的表单中予以明确说明变异原因。这包含有以下情况：

（1）术前检查发现严重合并症，如血栓栓塞性疾病需要抗凝治疗，放置下腔静脉滤网等；严重感染需要抗感染治疗；无法控制的活动性出血需要介入治疗；合并未控制的高血压病、糖尿病等需要治疗而影响住院时间和产生额外治疗费用等。

（2）术中发现术前检查未能发现的病变，导致无法按照术前计划实施结肠癌切除术。如：严重的盆腹腔粘连无法完成手术；腹膜后淋巴结广泛转移或无法行根治性切除（可根据具体情况仅行腹膜后淋巴结清扫）；发现合并其他恶性肿瘤如妇科恶性肿瘤等需要改变手术范围及术后治疗方案等。

（3）术中、术后出现严重并发症需要进行相应诊断和治疗，导致住院时间明显延长和费用明显增加。如：肠梗阻患者需要手术治疗或肠外营养支持治疗；术中、术后因严重贫血、感染、肺栓塞等需要转重症监护病房治疗；术中、术后发生肠瘘、泌尿系瘘等并发症等需要进一步治疗等。

（4）因患者主观原因，如：放弃手术治疗改为放疗等，导致本路径无法实施，也需要主管医师在表单中予以说明。

（十二）费用参考标准

4万~6万元。

五、结肠癌根治切除手术给药方案

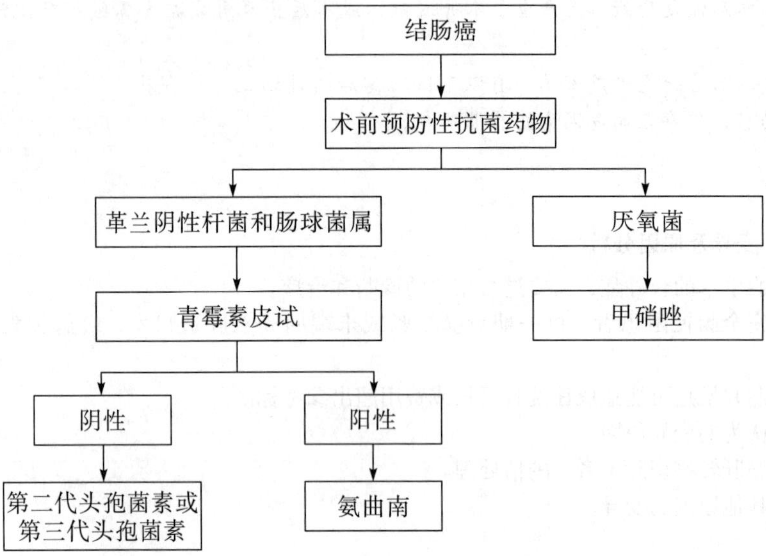

（一）用药选择

1. 预防手术部位感染或全身性感染，需依据手术野污染或可能的污染菌种类选用；结肠手术前应选用对大肠埃希菌、脆弱拟杆菌及厌氧菌等有效的抗菌药物。

2. 第二代头孢菌素可选用头孢呋辛或头孢替安等；第三代头孢菌素可选用头孢曲松或头孢噻肟等；可加用甲硝唑。对青霉素皮试阳性者，可使用氨曲南。

（二）药学提示

1. 给药途径多为静脉输注。静脉输注时间应在皮肤、黏膜切开前0.5~2小时内或麻醉开始时给药，在输注完毕后开始手术。

2. 如手术时间超过3小时或超过所用药物半衰期的2倍以上，或成人出血量超过1500ml，术中应追加1次。

3. 结肠癌根治切除手术预防用药时间为24小时，延长用药时间并不能进一步提高预防效果，且预防用药时间超过48小时，耐药菌感染机会增加。

（三）注意事项

1. 用药前需仔细询问药物过敏史，尤其是否对青霉素及头孢菌素过敏。

2. 如果肿瘤已经存在出血、坏死、穿孔或合并其他感染者，应当术前行血培养及相应感染部位细菌培养；术中取相应腹水、脓液等送细菌培养；根据病原菌及药敏试验结果选择合理抗菌药物。

3. 手术中若发生手术部位污染者应按照治疗性选择抗菌药物。

4. 治疗性抗菌药物使用时限应根据患者症状、体征、血常规及相应病原学检查等综合因素决定。

六、结肠癌根治切除术护理规范

1. 体位护理：回病房后患者应去枕平卧，头偏向一侧。清醒后病情稳定时患者可半卧，这可减轻呼吸困难，有助于腹腔和盆腔的引流，使炎症局限，并可减轻切口缝合处的张力，有助于切口愈合。

2. 引流管的护理：患者术后带有各种引流管，护理时首先要妥善固定各种引流管，防止扭曲、打折、受压、脱出等，随时观察管道通畅情况，若发现异常情况及时报告医师处理。

3. 排尿护理：每 1.5~2 小时或患者有尿意时可开放夹管，以训练膀胱收缩功能，促使患者自动排尿的恢复。拔出尿管后观察患者的排尿情况，看是否存在膀胱麻痹、尿潴留，必要时重新插尿管。

4. 加强心肺功能监测：由于创伤、麻醉、疼痛等因素，术后患者易出现生命体征的变化，尤其是老年人本身各器官功能减退，手术可进行吸氧，并进行心电及血氧饱和度监测，定时监测动脉血气分析及血糖。

七、结肠癌根治切除术营养治疗规范

患者术后要禁食，之后逐渐进食。患者可遵医嘱静滴深静脉高营养液并注意水电解质的平衡。待肛门排气后可拔除胃管，患者可先饮少量水，无不良反应后进流质饮食，逐渐过渡至半流饮食。饮食适宜进高营养易消化低渣饮食。

八、结肠癌根治切除术患者健康宣教

1. 适当休息与活动。在医护指导下取平卧或半卧位，可适当左右翻身、活动四肢。

2. 合理安排饮食。术后早期禁食禁水，待肛门排气后，经医师允许可适当进流质饮食。术后 2 周左右过渡至正常饮食。

3. 如有造口，注意造口清洁。手术后早期睡眠宜采取侧卧位，使造口的一侧在上，这样可避免粪便污染伤口而引起感染。造口周围的皮肤应保持清洁，每次排便后，用温水擦洗干净，并涂以凡士林软膏，以保护皮肤。定时用手指带上指套扩张造口，当大便变细时，扩张更为需要。

九、推荐表单

（一）医师表单

结肠癌根治切除手术临床路径医师表单

适用对象：（1）第一诊断为结肠癌（ICD-10：C18），行结肠癌根治切除手术（ICD-9-CM-3：45.73-45.79，45.8）。（2）可R0切除的结肠癌（Ⅰ期、Ⅱ期和部分Ⅲ期）。（3）对诊断为多原发并多部位的结肠癌（ICD-10：C18），结肠息肉病（如FAP、HNPCC）和炎性肠病合并癌变的患者，直肠无病变者，可考虑行全结肠切除术

患者姓名：	性别： 年龄： 门诊号：	住院号：
住院日期： 年 月 日	出院日期： 年 月 日	标准住院日：14~16天

时间	住院第1天（术前3天）	住院第2天（术前2天）	住院第3天（术前1天）
主要诊疗工作	□ 完成询问病史和体格检查，按要求完成病历书写 □ 二级医师查房，完成查房记录 □ 安排完善常规术前检查 □ 对患者进行健康宣教	□ 三级医师查房，完成查房记录 □ 术前讨论，分析检查结果，制订治疗方案 □ 完成相关科室会诊 □ 开始术前肠道准备	□ 向患者及家属交代病情，充分交代围术期的风险及意外 □ 签署手术及麻醉知情同意书、委托书、自费药品协议书、输血同意书、互助献血同意书 □ 完成术前准备 □ 完成术前医嘱及术前小结、术前讨论 □ 麻醉医师术前访视患者及完成记录 □ 通知手术室拟定手术时间
重点医嘱	**长期医嘱：** □ 普外科护理常规 □ 二级护理 □ 半流质饮食/无渣流质饮食/禁食、禁水 □ 对症治疗 **临时医嘱：** □ 血、尿、大便常规+隐血 □ 肝肾功能、电解质、血糖、凝血功能、血型、血清肿瘤标志物、感染性疾病筛查及相关合并症筛查 □ 心电图 □ X线胸片或胸部低剂量平扫 □ 腹盆腔增强CT □ 结肠镜或超声内镜	**长期医嘱：** □ 普外科护理常规 □ 二级护理 □ 半流质饮食/无渣流质饮食/禁食、禁水 □ 对症治疗	**长期医嘱：** □ 普外科护理常规 □ 二级护理 □ 无渣流质饮食/禁食、禁水 □ 对症治疗 **临时医嘱：** □ 晚8点开始服用复方聚乙二醇清洁肠道 □ 备皮 □ ABO交叉验血确定输血原则，备血 □ 睡前地西泮（酌情） □ 准备术中特殊器械及耗材 □ 青霉素皮试（酌情） □ 复查血常规
病情变异记录	□ 无 □ 有，原因： 1. 2.	□ 无 □ 有，原因： 1. 2.	□ 无 □ 有，原因： 1. 2.
医师签名			

时间	住院第4天 （手术日）	住院第5~6天 （术后第1~2天）	住院第7~8天 （术后第3~4天）
主要诊疗工作	□ 术前安全核查 □ 术前导尿 □ 手术 □ 完成手术记录 □ 完成术后志 □ 向患者及家属交代手术情况及术后注意事项 □ 手术标本常规送病理检查 □ 完成术者查房记录	□ 上级医师查房：观察腹部切口及出入量情况；根据各项检查结果评估重要脏器功能，提出诊治意见 □ 可下床活动，促进排气、预防深静脉血栓 □ 拔除尿管 □ 记录每日病程和上级医师查房意见 □ 根据血常规及相关检查是否需要使用抗菌药物	□ 腹部切口换药，必要时引流 □ 检查腹部临床表现，注意排气、排大便情况 □ 注意腹腔引流管情况 □ 记录每日病程及上级医师查房意见
重点医嘱	**长期医嘱：** □ 全身麻醉术后护理常规 □ 一级护理 □ 禁食、禁水 □ 心电监护、吸氧、留置尿管、留置引流管 □ 记录出入量，注意引流情况 □ 预防性应用抗菌药物 □ 抑酸、化痰和镇痛治疗 □ 静脉肠外营养治疗，补充液量及能量，维持水电解质及酸碱平衡 **临时医嘱：** □ 复查血常规及血生化 □ 复查相关指标	**长期医嘱：** □ 雾化吸入 **临时医嘱：** □ 试饮水 □ 复查血常规、血生化 □ 复查相关指标	**长期医嘱：** □ 酌情进流质饮食或半流质饮食 □ 根据病情停用心电监护、吸氧 **临时医嘱：** □ 腹部切口换药 □ 复查血常规、血生化 □ 复查相关指标
病情变异记录	□ 无 □ 有，原因： 1. 2.	□ 无 □ 有，原因： 1. 2.	□ 无 □ 有，原因： 1. 2.
医师签名			

时间	住院第9~10天 （术后第5~6天）	住院第11~12天 （术后第7~8天）	住院第13~14天 （术后第9~10天）	住院第14~16天 （出院日）
主要诊疗工作	□ 上级医师查房 □ 根据临床表现、血常规及相关生化检查结果调整治疗方案 □ 已排气排大便，可拔除引流管 □ 根据患者胃肠道功能决定饮食 □ 腹部切口换药，检查愈合情况	□ 腹部切口换药，可间断拆线 □ 根据病理分期，制订术后化疗方案，向上级医师汇报 □ 记录病程及上级医师查房记录	□ 上级医师查房 □ 询问进食及排大便情况 □ 腹部切口拆线 □ 评估是否可以出院 □ 向患者及家属交代病情	□ 完成出院记录、出院证明、病案首页等 □ 向患者及家属交代出院后注意事项，重点交代复诊时间及发生紧急情况时处理方法
重点医嘱	**长期医嘱：** □ 二级护理 □ 半流质饮食 □ 停用相关药物 □ 停引流管 **临时医嘱：** □ 复查血常规及血生化 □ 复查相关指标 □ 腹部切口换药	**长期医嘱：** □ 二级护理 □ 半流质饮食 **临时医嘱：** □ 腹部切口换药、间断拆线	**长期医嘱：** □ 三级护理 □ 普通饮食 **临时医嘱：** □ 换药、拆线	**长期医嘱：** □ 酌情进流质饮食或半流质饮食 □ 根据病情停用心电监护、吸氧 **临时医嘱：** □ 出院带药
病情变异记录	□ 无 □ 有，原因： 1. 2.	□ 无 □ 有，原因： 1. 2.	□ 无 □ 有，原因： 1. 2.	□ 无 □ 有，原因： 1. 2.
医师签名				

（二）护士表单

结肠癌根治切除手术临床路径护士表单

适用对象：（1）第一诊断为结肠癌（ICD-10：C18），行结肠癌根治切除手术（ICD-9-CM-3：45.73-45.79，45.8）。（2）可R0切除的结肠癌（Ⅰ期、Ⅱ期和部分Ⅲ期）。（3）对诊断为多原发并多部位的结肠癌（ICD-10：C18），结肠息肉病（如FAP、HNPCC）和炎性肠病合并癌变的患者，直肠无病变者，可考虑行全结肠切除术

患者姓名：	性别： 年龄： 门诊号：	住院号：
住院日期： 年 月 日	出院日期： 年 月 日	标准住院日：14~16天

时间	住院第1天	住院第2~3天	住院第3~4天 （手术日）
健康宣教	□ 入院宣教 □ 介绍主管医师、护士 □ 介绍环境、设施 □ 介绍住院注意事项 □ 介绍探视和陪伴制度 □ 介绍贵重物品制度	□ 术前宣教 □ 宣教疾病知识、术前准备及手术过程 □ 告知准备物品、沐浴 □ 告知术后饮食、活动及探视注意事项 □ 责任护士与患者沟通，了解心理反应指导应对方法	□ 告知家属等待区位置 □ 术后当日宣教 □ 告知饮食、体位要求 □ 告知术后可能出现情况的应对方式 □ 如保留引流管，宣教注意事项 □ 如有造口，宣教注意事项 □ 给予患者及家属心理支持 □ 再次明确探视陪伴须知
护理处置	□ 核对患者，佩戴腕带 □ 建立入院护理病历 □ 协助患者留取各种标本 □ 测量体重	□ 协助医师完成术前的相关实验室检查 □ 术前准备 □ 禁食禁水 □ 备皮	□ 送手术 □ 摘除患者义齿 □ 核对患者资料及带药 □ 填写手术交接班 □ 接患者 □ 核对患者及资料
基础护理	□ 三级护理 □ 晨晚间护理 □ 排泄管理 □ 患者安全管理	□ 三级护理 □ 晨晚间护理 □ 排泄管理 □ 患者安全管理	□ 一级护理 □ 晨晚间护理 □ 患者安全管理 □ 遵照医嘱吸氧及心电监护 □ 协助及指导进食
专科护理	□ 护理查体 □ 病情观察 □ 呕吐物及大便的观察 □ 腹部体征的观察 □ 需要时，填写跌倒及压疮防范表 □ 需要时，请家属陪伴 □ 确定饮食种类 □ 心理护理	□ 遵医嘱完成相关检查 □ 心理护理	□ 病情观察，观察伤口情况 □ 如有引流管，固定并观察引流情况 □ 书写护理记录 □ 口腔护理 □ 心理护理
重点医嘱	□ 详见医嘱执行单	□ 详见医嘱执行单	□ 详见医嘱执行单
病情变异记录	□ 无 □ 有，原因： 1. 2.	□ 无 □ 有，原因： 1. 2.	□ 无 □ 有，原因： 1. 2.
护士签名			

时间	住院第 4~6 天 （术后第 1~2 天）	住院第 6~10 天 （术后第 3~6 天）	住院第 10~14 天 （术后第 7~10 天，入院日）
健康宣教	□ 术后宣教 □ 药物作用及频率 □ 饮食及活动指导 □ 复查患者对宣教内容的掌握程度 □ 疾病恢复期注意事项	□ 术后宣教 □ 饮食指导 □ 疾病恢复期注意事项	□ 出院宣教 □ 复查时间 □ 服药方法 □ 活动休息 □ 饮食指导 □ 指导办理出院手续
护理处置	□ 遵医嘱完成相关治疗	□ 遵医嘱完成相关治疗	□ 遵医嘱完成相关治疗
基础护理	□ 二级护理 □ 晨晚间护理 □ 排泄管理 □ 患者安全管理	□ 二级护理 □ 晨晚间护理 □ 排泄管理 □ 患者安全管理	□ 二级护理 □ 晨晚间护理 □ 排泄管理 □ 患者安全管理
专科护理	□ 病情观察、写护理记录 □ 如保留引流管，观察并记录引流量 □ 需要时，联系主管医师给予相应治疗及处理 □ 口腔护理 □ 心理护理	□ 病情观察、写护理记录 □ 如保留引流管，观察并记录引流量 □ 需要时，联系主管医师给予相应治疗及处理 □ 口腔护理 □ 心理护理	□ 病情观察，写出院记录 □ 口腔护理 □ 心理护理
重点医嘱	□ 详见医嘱执行单	□ 详见医嘱执行单	□ 详见医嘱执行单
病情变异记录	□ 无 □ 有，原因： 1. 2.	□ 无 □ 有，原因： 1. 2.	□ 无 □ 有，原因： 1. 2.
护士签名			

（三）患者表单

结肠癌根治切除手术临床路径患者表单

适用对象：（1）第一诊断为结肠癌（ICD-10：C18），行结肠癌根治切除手术（ICD-9-CM-3：45.73-45.79，45.8）。（2）可R0切除的结肠癌（Ⅰ期、Ⅱ期和部分Ⅲ期）。（3）对诊断为多原发并多部位的结肠癌（ICD-10：C18），结肠息肉病（如FAP、HNPCC）和炎性肠病合并癌变的患者，直肠无病变者，可考虑行全结肠切除术

患者姓名：	性别：　年龄：　门诊号：	住院号：
住院日期：　年　月　日	出院日期：　年　月　日	标准住院日：14~16天

时间	住院第1天	住院第2~3天	住院第3~4天 （手术日）
医患配合	□ 配合询问病史、收集资料，务必详细告知既往史、用药史、过敏史 □ 如用抗凝剂，告知医师 □ 配合进行体格检查 □ 有任何不适告知医师	□ 配合完善胃镜检查前相关检查，如采血、留尿、心电图、X线胸片 □ 医师与患者及家属介绍病情及手术谈话、术前签字 □ 麻醉医师与患者进行交流、术前访视	□ 接受手术治疗 □ 如术后需要，配合监护及检查治疗 □ 交流手术情况及术后注意事项 □ 有任何不适告知医师
护患配合	□ 配合测量体温、脉搏、呼吸3次，血压、体重1次 □ 配合完成入院护理评估（简单询问病史、过敏史、用药史） □ 接受入院宣教（环境介绍、病室规定、订餐制度、贵重物品保管等） □ 配合执行探视和陪伴制度 □ 有任何不适告知护士	□ 配合测量体温、脉搏、呼吸3次，询问大便1次 □ 接受术前宣教 □ 接受术前准备 □ 配合术前备皮 □ 准备术后必要物品	□ 配合测量体温、脉搏、呼吸 □ 术前剃须漱口 □ 取下义齿、饰品等贵重物品交予家属保存 □ 送手术前，协助完成核对，带齐影像资料及用药 □ 返回病房后，配合接受生命体征的测量，完成核对 □ 配合检查意识（全身麻醉者） □ 配合缓解疼痛、输液治疗 □ 配合术后吸氧、心电监护 □ 如保留引流管，配合固定 □ 有任何不适告知护士
饮食	□ 遵医嘱饮食	□ 遵医嘱饮食	□ 术前禁食、禁水 □ 如保留胃管，不能经口进食
排泄	□ 正常排尿便	□ 正常排尿便	□ 需要配合尿管排尿及训练
活动	□ 正常活动	□ 正常活动	□ 术后6小时可垫枕，可床上翻身

时间	手术后	出院
医患配合	□ 配合术后检查 □ 配合术后治疗 □ 配合术后换药 □ 如保留引流管，需要配合拔除引流管	□ 接受出院前指导 □ 知道复查程序 □ 获取出院诊断书
护患配合	□ 配合定时测量生命体征、每日询问大便 □ 配合检查腹部 □ 接受输液、服药等治疗 □ 接受进食、进水、排便等生活护理 □ 配合活动，预防皮肤压疮 □ 注意活动安全，避免坠床或跌倒 □ 配合执行探视及陪伴	□ 接受出院宣教 □ 办理出院手续 □ 获取出院带药 □ 知道服药方法、作用、注意事项 □ 知道复印病历程序
饮食	□ 遵医嘱饮食	□ 遵医嘱饮食
排泄	□ 正常排尿便	□ 正常排尿便
活动	□ 正常适度活动，避免疲劳	□ 正常适度活动，避免疲劳

附：原表单（2012 年版）

结肠癌根治性切除手术临床路径表单

适用对象：第一诊断为Ⅰ、ⅡA（T_3，N_0，M_0）、ⅢA（仅 $T_{1\sim2}$、N_1、M_0）或ⅢB（仅 $T_3N_1M_0$）期的结肠癌（ICD-10：C18）

行结肠癌根治手术（ICD-9-CM-3：45.73-45.79，45.8）

患者姓名：	性别：　年龄：　门诊号：	住院号：
住院日期：　年　月　日	出院日期：　年　月　日	标准住院日：14~16 天

时间	住院第 1 天（术前 3 天）	住院第 2 天（术前 2 天）	住院第 3 天（术前 1 天）
主要诊疗工作	□ 询问病史、体格检查 □ 书写病历 □ 上级医师查房，完成查房记录 □ 完善相关检查并开始术前肠道准备	□ 三级医师查房 □ 术前讨论，分析检查结果，制订治疗方案 □ 完成上级医师查房记录等病历书写 □ 完成必要相关科室会诊	□ 向患者及家属交代病情，明确告知围术期治疗中可能出现的意外和危险 □ 签署手术及麻醉同意书、委托书、自费药品协议书、输血同意书 □ 完成术前准备 □ 完成手术医嘱及术前小结 □ 麻醉医师术前访视患者及完成记录 □ 通知手术室拟定手术时间
重点医嘱	**长期医嘱：** □ 二级护理 □ 半流质饮食/无渣流质饮食/禁食、禁水 □ 继续合并症治疗用药 **临时医嘱：**（如门诊未查） □ 血常规、尿常规、大便常规+隐血 □ 凝血功能、肝功能、肾功能、电解质、血糖，血清肿瘤标志物，感染性疾病筛查 □ 结肠镜 □ 胸部 X 线检查或胸部平扫 CT，必要时强化 □ 全腹部强化 CT 或超声 □ 心电图	**长期医嘱：** □ 二级护理 □ 半流质饮食/无渣流质饮食/禁食、禁水 □ 继续合并症治疗用药 □ 新制订的治疗方案	**长期医嘱：** □ 二级护理 □ 半流质饮食/无渣流质饮食/禁食、禁水 □ 继续合并症治疗用药 **临时医嘱：** □ 晚 8 点开始口服复方聚乙二醇清洁肠道 □ 备皮 □ 检查血型，备血制品 □ 睡前地西泮 10mg im（酌情） □ 准备术中特殊器械及材料 □ 抗菌药物皮试（酌情）
主要护理工作	□ 入院介绍 □ 入院评估：一般情况、营养状况、心理变化、生命体征等 □ 指导患者进行辅助检查	□ 观察患者病情及情绪变化等 □ 心理护理	□ 术前宣教（提醒患者术前禁食禁水） □ 术前准备 □ 沐浴、剪指（趾）甲、更衣
病情变异记录	□ 无　□ 有，原因： 1. 2.	□ 无　□ 有，原因： 1. 2.	□ 无　□ 有，原因： 1. 2.
护士签名			
医师签名			

时间	住院第4天 （手术日）	住院第5~6天 （术后第1~2天）	住院第7~8天 （术后第3~4天）
主要诊疗工作	□ 手术（包括手术安全核对） □ 完成手术记录 □ 完成术后病程记录 □ 向患者及家属交代术中情况及术后注意事项 □ 手术标本常规送病理检查	□ 上级医师查房：观察腹部切口及出入量（特别注意尿量和引流）情况；根据各项检查结果评价重要脏器功能，提出诊治意见 □ 可下床活动，促进排气、预防DVT □ 记录每日病程和上级医师查房意见	□ 腹部切口换药，必要时引流 □ 检查腹部临床表现，注意排气、排便情况 □ 注意腹腔引流情况 □ 记录每日病程
重点医嘱	**长期医嘱：** □ 全身麻醉下经腹结肠癌根治术后护理常规 □ 一级护理 □ 禁食、禁水 □ 心电监护、吸氧、留置导尿 □ 记录出入量，注意引流情况 □ 预防性应用抗菌药物 □ 抑酸、化痰和镇痛治疗 □ 静脉肠外营养治疗，补充液量和能量，维持水电解质平衡 **临时医嘱：** □ 复查血常规及相关指标	**长期医嘱：** □ 雾化吸入 **临时医嘱：** □ 试饮水 □ 尿管q4h开放	**长期医嘱：** □ 酌情进流质或半流质饮食 □ 根据病情停用心电监护和吸氧 □ 停用尿管 □ 根据病情停用预防性抗菌药物 **临时医嘱：** □ 腹部切口换药 □ 复查血常规及相关指标
主要护理工作	□ 定时巡视病房 □ 观察患者病情变化及腹部切口敷料 □ 术后生活护理 □ 鼓励患者床上活动，尤其下肢，预防DVT的发生	□ 观察患者一般状况及腹部切口敷料 □ 术后生活护理 □ 鼓励患者下床活动 □ 拍背排痰	□ 观察患者一般状况及腹部切口敷料 □ 术后生活护理 □ 指导排尿 □ 鼓励患者下床活动
病情变异记录	□ 无 □ 有，原因： 1. 2.	□ 无 □ 有，原因： 1. 2.	□ 无 □ 有，原因： 1. 2.
护士签名			
医师签名			

时间	住院第 9~10 天 （术后第 5~6 天）	住院第 11~12 天 （术后第 7~8 天）	住院第 13~14 天 （术后第 9~10 天）	住院第 14~16 天 （出院日）
主要诊疗工作	□ 上级医师查房 □ 根据临床表现、血常规及相关生化检查结果调整治疗方案 □ 已排气排便，可拔除引流管 □ 根据患者胃肠道功能决定饮食 □ 腹部切口换药，检查愈合情况	□ 腹部切口换药，可间断拆线 □ 根据血常规及相关指标检查结果，决定是否停用治疗性抗菌药物 □ 根据病理分期，制订术后化疗方案，向上级医师汇报 □ 对以上如实记录病程	□ 上级医师查房 □ 询问进食和排便情况 □ 腹部切口换药拆线 □ 上级医师进行术后康复评估，决定出院日期 □ 向患者及家属交代病情	□ 完成出院记录、病案首页、出院证明等书写 □ 向患者交代出院后的注意事项，重点交代复诊时间及发生紧急情况时处理方法
重点医嘱	**长期医嘱：** □ 二级护理 □ 半流质饮食 □ 停用相关治疗 □ 停引流管 **临时医嘱：** □ 复查血常规及相关指标 □ 腹部切口换药	**长期医嘱：** □ 停用治疗性抗菌药物 **临时医嘱：** □ 腹部切口换药、间断拆线	**长期医嘱：** □ 三级护理 □ 普通饮食 **临时医嘱：** □ 换药拆线	**出院医嘱：** □ 出院带药
主要护理工作	□ 观察患者一般状况及腹部切口情况 □ 鼓励患者下床活动 □ 术后生活护理，注意进食和排便情况	□ 观察患者一般状况及腹部切口情况 □ 鼓励患者下床活动 □ 术后生活护理，注意进食情况和排便情况	□ 指导患者术后康复 □ 术后生活护理	□ 协助患者办理出院手续 □ 出院指导，重点出院后用药方法
病情变异记录	□ 无　□ 有，原因： 1. 2.	□ 无　□ 有，原因： 1. 2.	□ 无　□ 有，原因： 1. 2.	□ 无　□ 有，原因： 1. 2.
护士签名				
医师签名				

第二十七章

结肠癌化疗临床路径释义

【医疗质量控制指标】（2012 年《结直肠癌诊疗质量控制指标（试行）》）

指标一、手术、化疗或放疗前实施临床分期检查。

指标二、化疗、放疗前明确病理诊断。

指标三、手术中探查并记录肿瘤部位、大小及肝脏、盆腔、主要血管周围淋巴结浸润情况。

指标四、病理检查采用 10%中性福尔马林缓冲液。

指标五、切除病灶的病理报告应当包括肿瘤大体观、分化情况、浸润深度以及切缘、脉管神经浸润的；根治性手术术后病理报告应当包括活检淋巴结个数及阳性淋巴结个数。

指标六、晚期结肠癌化疗适应证及方案选择符合规范。

指标七、晚期结肠癌化疗后应当实施疗效评价。

指标八、化疗、放疗后应当进行不良反应评价。

指标九、为患者提供结肠癌的健康教育。

指标十、患者住院天数与住院费用。

一、结肠癌化疗编码

疾病名称及编码：结肠癌（ICD-10：C18）

结肠恶性肿瘤个人史（ICD-10：Z85.006）

恶性肿瘤化疗（ICD-10：Z51.1）

二、临床路径检索方法

C18 伴 Z51.1/Z51.1 伴 Z85.006

三、国家医疗保障疾病诊断相关分组（CHS-DRG）

MDC 编码：MDCG（消化系统疾病及功能障碍）

ARDC 编码：GR1（消化系统恶性肿瘤）

四、结肠癌化疗临床路径标准住院流程

（一）适用对象

第一诊断为结肠癌（ICD-10：C18 伴 Z51.1，Z51.1 伴 Z85.006），符合以下情形：

1. Ⅱ~Ⅲ期需行术后辅助化疗患者。
2. 结肠癌肝转移和/或肺转移，可切除及潜在可切除的患者可行围术期化疗。
3. 晚期/转移性结肠癌需行化疗患者。

释义

- 适用对象编码参见第一部分。
- 初次诊断的结肠癌需要有病理组织学证据。
- 本路径适用于Ⅱ~Ⅲ期需行结肠癌术后化疗患者。
- 手术或放化疗后复发转移的患者亦适用本路径。

■ 晚期/转移性结肠癌，无化疗禁忌证患者亦适用本路径。

■ 年老体弱、恶病质、骨髓功能低下、严重贫血或出血、肠穿孔、肠梗阻、严重感染、心肝肾等重要脏器病变患者不适用本路径。

（二）诊断依据

根据原卫生部《结直肠癌诊疗规范（2010年）》和NCCN《结肠癌临床实践指南中国版(2016年)》等。

1. 症状：便血、脓血便、排便习惯改变、腹痛、贫血、腹部肿块等。

2. 体格检查：

（1）一般情况评价：体力状态评分、是否有贫血、全身浅表淋巴结肿大。

（2）腹部检查：是否看到肠型及肠蠕动波、触及肿块、叩及鼓音、听到高调肠鸣音或金属音。

3. 实验室检查：大便常规及隐血；血清肿瘤标志物CEA和CA19-9，必要时可查CA242、CA72-4、AFP和CA125。

释义

■ 早期患者可无明显症状和体征，常见症状包括便血、脓血便、排便习惯及性状改变、腹痛、腹部肿块。晚期患者腹部可扪及肿块、蠕动波等。实验室检查大便隐血（+）。肿瘤标志物可有异常增高。

■ 影像学主要明确结肠癌的临床分期及判断手术可切除性，CT、MRI、腔内超声均为有效手段。影像学分期主要依靠对肿瘤与周围脏器和盆壁的关系、淋巴结及脏器转移情况综合判定。

■ 确诊主要依赖结肠镜活检病理组织学诊断。

■ 正确的治疗前分期对制订综合治疗方案具有重要的临床意义。

■ 结肠癌主要与炎症性肠病、肠结核、结肠息肉等相鉴别：结肠癌常出现腹泻、黏液脓血便、大便次数增多、腹胀、腹痛、消瘦、贫血等症状，伴有感染者尚可有发热等中毒症状，这些都与特发性溃疡性结肠炎的症状相似，具体可根据病理结果进行鉴别；肠结核常有全身中毒症状，表现为午后低热或不规则发热、盗汗、消瘦乏力等，结核菌素试验阳性和病理检查结果可鉴别。

（三）选择治疗方案的依据

根据原卫生部《结直肠癌诊疗规范（2010年）》。

释义

■ 结肠癌的治疗遵循分期指导的治疗原则，可参照《结直肠癌诊疗规范（2010年）》，化疗前准确分期是必不可少的。

■ 化疗方案的制订应在多学科协作组（MDT）讨论的基础上进行，应充分考虑结肠癌病变位置、病理类型、患者症状、肿瘤分期、化疗目的以及既往治疗经过，由包括肿瘤内科、肿瘤外科、放疗科、影像科、病理科等在内的多学科讨论决定。

■ Ⅲ期结肠癌（$T_{1\sim4}N_{1\sim2}M_0$）是辅助化疗的主要适应证和绝对适应证，术后化疗可降低结肠癌根治术后的复发或转移风险，改善患者生存。Ⅲ期结肠癌根治性手术后需给予辅助化疗，按照NCCN指南Ⅰ类推荐使用含奥沙利铂的联合方案，根据不同风险分层选择方案和周期。

■ Ⅱ期结肠癌术后应根据病理情况，如具有高危因素包括T_4肿瘤、伴有肠梗阻、穿孔、肿瘤分化差、伴有神经脉管浸润以及切除或送检淋巴结<12枚，应选择术后化疗。

■ 转移性结肠癌或行姑息手术后给予化疗的，如患者12个月前曾接受含奥沙利铂方案辅助化疗，一线化疗可延续原化疗方案，如辅助化疗在12个月内疾病复发，一线化疗考虑改作其他方案。

■ 患者一般情况或脏器功能差不能耐受手术者，或病灶无法切除者可行化疗。前一种情况下更应该重视患者脏器功能和营养状况的保护和改善。

（四）标准住院日为5~8天

释义

■ 进入路径前必须有确诊结肠癌的临床病理证据。

■ 患者收治入院后，化疗前准备（治疗前诊断、评估等），可根据临床科室不同的运行状况在此时间范围内完成诊治均符合路径要求，部分检查可在入院前完成。

■ 化疗相关的不良反应可发生在化疗过程中或化疗后，故应加强患者教育、及时检测、记录和处理不良反应，避免严重不良反应的发生。

（五）进入路径标准

1. 第一诊断必须符合ICD-10：C18伴Z51.1，Z51.1伴Z85.006结肠癌疾病编码。
2. 符合化疗适应证、无化疗禁忌证。
3. 当患者合并其他疾病，但住院期间无需特殊处理也不影响第一诊断的临床路径流程实施时，可进入路径。

释义

■ 进入路径前必须有确诊结肠癌的临床病理组织学证据。

■ Ⅲ期结肠癌（$T_{1\sim4}N_{1\sim2}M_0$）是辅助化疗的主要适应证和绝对适应证。Ⅱ期结肠癌术后应根据病理情况，如具有高危因素包括T_4肿瘤、伴有肠梗阻、穿孔、肿瘤分化差、伴有神经脉管浸润以及切除或送检淋巴结<12枚，应选择术后化疗，进入本路径。

■ 入院检查发现其他疾患或伴随疾病时，如该疾病必须于化疗前治疗或调整，否则增大化疗风险，增加并发症出现概率，则不宜进入本路径，如：高血压三级，严重的控制不佳的糖尿病，心肺功能不全，肝肾功能不全，严重出血倾向，严重感染，骨髓功能低下，恶病质等。

■ 化疗需要结合患者体力状况、症状、复发转移类型等综合判断预期获益，并与患者及家属充分沟通病情及预后。

■ 治疗前存在感染、严重贫血、出血、梗阻及其他合并症者，需要在及时控制、纠治的前提下方可进入本路径。

（六）住院期间检查项目

1. 必需的检查项目：

（1）血常规、尿常规、大便常规及隐血。

（2）肝功能、肾功能、电解质、凝血功能、血糖、消化道肿瘤标志物（必须检测 CEA、CA19-9，建议检测 CA242、CA72-4，有肝转移患者建议检测 AFP，有卵巢转移患者建议检测 CA125）。

（3）心电图。

2. 根据情况可选择的检查项目：

（1）结肠镜检查和/或钡剂灌肠造影。

（2）B 超检查。

（3）提示转移时，可进行相关部位 CT 或 MRI。

（4）合并其他疾病相关检查：心肺功能检查等。

3. 签署化疗及其他相关同意书。

4. 化疗期间定期复查血常规，建议每周复查 1 次。根据具体化疗方案及血象变化，复查时间间隔可酌情增减。

5. 监测 CEA 等肿瘤标志物。

6. 脏器功能评估。

释义

■ 化疗前需要完善必要的基础检查，如三大常规、肝肾功能、凝血功能等，以便后期随访观察，尤其是治疗前检查血液肿瘤标志物有升高者，应注意检测肿瘤标志物。如患者出现卵巢转移，建议行 CA125 检测。

■ 结肠癌化疗前建议行心电图检查、病理检查。对于局部晚期结肠癌患者，应进行相关部位 CT 或 MRI 检查，评价有无其他部位转移灶。

■ PET-CT 对发现微小病灶或转移灶，超声内镜对早期病变及肿瘤侵犯深度，淋巴结转移情况能够提供有效的证据，可进一步精确术前分期，明确治疗方向。有条件的医疗机构可以根据诊断具体需要添加。

■ 高龄患者应进行心肺肾功能评价，治疗前征询患者及家属的治疗意见非常重要。

■ 化疗前必须告知患者及家属化疗目的、预后和可能出现的不良反应，签署化疗知情同意书。

■ 化疗需要结合患者体力状况、症状、复发转移类型等综合判断预期获益，并与患者及家属充分沟通病情及预后。

■化疗常见的不良反应是胃肠道反应、骨髓抑制、肝肾功能损害等，定期复查血常规和肝肾功能以及早发现和纠治，建议至少每周复查1次血常规，每周期复查1次肝肾功能，每月复查1次肿瘤标志物。在化疗期间及化疗后，对患者应密切监测，并予以积极支持治疗。

■在化疗后，应定期进行CEA等肿瘤标志物检测及影像学检查，以便及时了解化疗疗效。

■化疗期间坚持定期进行肝肾、血液等器官和系统功能评估是减少化疗风险的重要方法之一。

■注意询问患者化疗前后症状的变化是判断化疗患者临床获益的重要依据。

（七）治疗方案和药物选择

根据原卫生部《结直肠癌诊疗规范（2010年）》，结合患者的疾病状态选择化疗方案及周期数。

1. mFOLFOX6方案：

药物	给药剂量（mg/m^2）及给药途径	给药时间及周期间隔
奥沙利铂	85，ivdrip	d1，q14d
醛氢叶酸	400，ivdrip	d1，q14d
氟尿嘧啶	400，ivbolus	d1，q14d
氟尿嘧啶	1200，civ	d1~2，q14d

2. FOLFIRI方案：

药物	给药剂量（mg/m^2）及给药途径	给药时间及周期间隔
伊立替康	180，ivdrip	d1，q14d
醛氢叶酸	400，ivdrip	d1，q14d
氟尿嘧啶	400，ivbolus	d1，q14d
氟尿嘧啶	1200，civ	d1~2，q14d

3. CapeOX方案：

药物	给药剂量（mg/m^2）及给药途径	给药时间及周期间隔
奥沙利铂	130，ivdrip	d1，q21d
卡培他滨	850~1000，bid，po	d1~14，q21d

4. 卡培他滨方案：

药物	给药剂量（mg/m²）及给药途径	给药时间及周期间隔
卡培他滨	1000～1250，bid，po	d1～14，q21d

5. 简化的双周静脉用 5-FU/LV 方案：

药物	给药剂量（mg/m²）及给药途径	给药时间及周期间隔
醛氢叶酸	400，ivdrip	d1，q14d
氟尿嘧啶	400，ivbolus	d1，q14d
氟尿嘧啶	1200，civ	d1～2，q14d

6. FOLFOXIRI 方案：

药物	给药剂量（mg/m²）及给药途径	给药时间及周期间隔
奥沙利铂	85，ivdrip	d1，q14d
伊立替康	165，ivdrip	d1，q14d
醛氢叶酸	400，ivdrip	d1，q14d
氟尿嘧啶	1600，civ	d1～2，q14d

化疗期间脏器功能损伤的相应防治：止吐、保肝、水化、碱化、防治尿酸肾病（别嘌呤醇）、抑酸、止泻、G-CSF 支持等。

释义

■ 化疗方案的制订应在多学科讨论的基础上进行，应充分考虑结肠癌病变位置、病理类型、患者症状、肿瘤分期、化疗目的以及既往治疗经过，由包括肿瘤内科、外科、放疗科、影像科、病理科等在内的多学科讨论决定。

■ 选用化疗方案药物组合时应选用毒性不同，作用机制相异的药物进行组合。除注意一般不良反应如骨髓抑制、胃肠反应外，还应特别注意特殊药物的特殊不良反应。

■ 化疗药物剂量应根据患者体表面积确定，同时要考虑患者一般状况、年龄、肝肾功能等，尽量做到个体化用药。

■ 应及时评价化疗疗效，根据化疗疗效和患者状况决定化疗周期数，并根据疗效及时调整化疗方案。对有机会达到无瘤状态（NEO）者，应积极给予相应的局部治疗。

■ 化疗期间，应补充足够的液体，进行必要的水化和碱化处理。

■依据化疗方案的不同，注意特殊化疗药物的特殊不良反应并及时处理，如使用含伊立替康方案时应特别注意腹泻不良反应，如出现应及时止泻治疗，出现严重腹泻的患者在下个治疗周期用药应适当减量；可考虑在使用前检测UGT1A1基因变异体以指导剂量调整；使用含奥沙利铂方案时应注意外周神经毒性。

■化疗药物对患者的消化系统、血液系统等组织和器官造成损害。因此，化疗常见的不良反应是胃肠道反应、骨髓抑制、肝肾功能损害等，化疗中及化疗后应及时处理化疗不良反应。

■化疗期间，应酌情预防性应用止吐、抑酸等药物，昂丹司琼、帕洛诺司琼等5-HT_3受体阻断剂以及阿瑞匹坦等NK-1受体阻断剂阿瑞匹坦等药物的使用可预防呕吐发生。

■治疗过程中需注意酌情水化、碱化处理，防治尿酸肾病，减轻治疗的不良反应。

■化疗前以及化疗期间的营养评估非常重要，因结肠癌化疗多出现胃肠反应，影响进食，如果热量摄入不足，应该考虑给予肠外或肠内营养。

（八）出院标准

1. 患者一般情况良好，体温正常，无明显化疗不良反应，完成复查项目。
2. 没有需要住院处理的并发症。

释义

■患者一般情况良好，生命体征平稳，无明显不适即可达到出院标准。

■化疗相关的不良反应可发生在化疗后，故应加强出院后患者教育，以及时检测、记录和处理不良反应，避免严重不良反应的发生。

■建议出院应有详细的出院指导包括注意事项、复诊计划、应急处理方案及联系方式等。

■治疗期间出现感染者需控制感染、寻找感染部位，警惕化疗引起的重度骨髓抑制造成的感染，必要时采取隔离等保护措施，待血象恢复正常，感染控制后方可出院。

（九）变异及原因分析

1. 围治疗期有感染、贫血、出血及其他合并症者，需进行相关的诊断和治疗，可能延长住院时间并致费用增加。
2. 化疗后出现骨髓抑制，需要对症处理，导致治疗时间延长、费用增加。
3. 治疗晚期或转移性结肠癌可能使用分子靶向药物等，包括贝伐珠单抗和西妥昔单抗（仅限用于K-ras基因野生型患者），导致费用增加。
4. 医师认可的变异原因分析。
5. 其他患者方面的原因等。

释义

■ 化疗如出现严重的骨髓抑制等不良反应影响下周期化疗，应退出本路径。

■ 治疗期间出现感染，出血等合并症者，或因合并疾病，如高血压，糖尿病，冠心病等需要进行相关等诊断和治疗，应退出本路径。

■ 一般情况差的老年患者，易出现不可预料的并发症，应进行个体化治疗，不建议进入该路径。

■ 对适合分子靶向药物治疗的晚期或转移性结肠癌患者不应该进入本路径。

■ 治疗期间出现肿瘤复发或转移、病情进展者退出该临床路径。

（十）参考费用标准

1000~20 000 元，针对不同治疗方案。

五、结肠癌化疗给药方案

（一）用药选择

1. 结肠癌的术后辅助治疗部分请参照结直肠癌术后辅助化疗的治疗方案与药物选择。
2. 可切除的转移性结直肠癌，根据复发风险评分，选择是否进行原发灶的治疗，FOLFOX，FOLFIRI 或 XELOX 方案均可选择。需要多学科协作讨论来制定整体治疗方案，由肿瘤内科专科医师制订化疗方案。
3. 不可切除的转移性结直肠癌，若有潜在切除机会，根据肿瘤部位，转移情况，基因情况以及机体条件，可考虑选择两药 FOLFOX，FOLFIRI，XELOX 或三药 FOLFOXIRI 方案联合靶向治疗；若为姑息性化疗，则同样根据上述条件来选择。

（二）药学提示

1. 奥沙利铂：最常见的不良反应为胃肠道系统（腹泻、恶心、呕吐以及黏膜炎）、血液系统（中性粒细胞减少、血小板减少）以及神经系统反应（急性、剂量累积性、外周感觉神经病变）。
2. 5-FU：常见不良反应为消化道反应（如恶心、呕吐、食欲缺乏、腹泻、黏膜炎等）和骨髓抑制。
3. 卡培他滨：为氟尿嘧啶类的口服制剂。单药使用不良反应较轻，耐受性较好。最常见的为消化道反应（如恶心、呕吐、食欲缺乏、腹泻、黏膜炎等）、骨髓抑制和色素沉着。比较特殊的是手足综合征。
4. 伊立替康：最常见的不良反应为胃肠道系统（腹泻、恶心、呕吐以及黏膜炎）、血液系统（中性粒细胞减少、血小板减少）以及急性胆碱能综合征。

（三）注意事项

1. 药物剂量建议足量足疗程，根据不良反应的分级调整剂量。剂量减量后，无特殊情况不再加量。
2. 奥沙利铂必须在 5%葡萄糖溶液里配制。其神经毒性与冷刺激相关，故输注奥沙利铂后不应接触任何冷刺激，注意保暖，以免诱发和加重神经毒性；主要表现为手足的麻木、触电感，以外周感觉神经为主。
3. 卡培他滨的手足综合征主要表现在手足的皮肤，轻度的为皮肤红斑、干裂、脱皮和肿胀，严重者渗液、脱甲。建议使用凡士林等预防性涂抹保护，严重者停用药。
4. 伊立替康的急性胆碱能综合征表现为给药后 24 小时内，腹痛，腹泻，结膜炎，低血压，出汗，头晕，视力障碍，瞳孔缩小，流泪，流涎增多等症状，给予阿托品治疗。出现后在下次用药前推荐预防性给予阿托品处理。

5. 伊立替康的迟发性腹泻发生时间较晚，中位发生时间为用药后的第5天，一般会在患者出院期间发生，故出院前一定要进行宣教。在第一次出现水样便或异常肠蠕动时，立即开始口服洛哌丁胺，首剂4mg，之后每2小时1次，每次2mg，直至末次腹泻后继续12小时。最长用药时间不超过48小时。若腹泻合并中性粒细胞缺乏时，需应用抗菌药物预防性治疗。出现腹泻伴发热，或腹泻持续48小时以上应住院治疗。出现严重腹泻，下周期使用需酌情减量。

六、结肠癌化疗护理规范

1. 化疗前做好与化疗相关问题的评估与处理①掌握病史，了解患者各系统的功能状态。②检查血常规及肝肾功能，出现异常情况采取相应措施。③评估静脉条件，选择最佳穿刺部位及方式，强刺激性药物选择深静脉给药。

2. 强刺激性药物外周静脉给药过程中，给予25%硫酸镁局部湿敷治疗，必须注意床旁监护，防止药液外溢。

3. 按照化疗药物作用机制，采取正确的给药方法及给药顺序。

4. 化疗前了解患者的治疗方案，向患者及家属介绍药物不良反应及用药方法。化疗期间注意观察药物特殊不良反应。

5. 化疗前配置漱口液，指导并督促患者漱口，防治口腔溃疡发生。观察患者排便排气情况，及早发现有无肠梗阻征象。根据患者出现的不良反应给予相应的饮食指导。

6. 化疗期间根据患者自身情况鼓励患者多饮水，保护肾功能。化疗期间嘱患者适当活动，促进胃肠蠕动，防止便秘的发生。加强心理护理，减少患者心理负担。

七、结肠癌化疗营养治疗规范

1. 所有患者入院后应常规进行营养筛查和营养状况评估和综合测定。

2. 治疗过程中每周至少为患者评估1次，以便尽早发现患者出现营养风险并采取早期干预。

3. 营养治疗方式的选择：①为了降低感染风险，首选经口摄入；②出现重度口腔/口咽黏膜炎影响吞咽功能者或产生较强的胃肠道反应的患者，肠内营养应经管饲给予。

4. 患者的每日供给量推荐为每日25~30kcal/kg，如患者合并严重消耗，每日供给量推荐为每日30~35kcal/kg。

5. 患者可适当提高优质脂肪的供能比例；蛋白质供给量为每日1.0~1.5g/kg。

6. 根据胃肠功能状况尽早经口营养补充肠内营养制剂。如口服摄入不足目标量的60%时，推荐管饲肠内营养。肠内营养不能达到目标量60%时可选用肠外营养药物，以全合一的方式实施（应包含氨基酸、脂肪乳、葡萄糖、维生素、微量元素、电解质注射制剂等）。根据病情变化及营养耐受性选择或调整肠外肠内营养方案。

八、结肠癌化疗患者健康宣教

1. 保持良好的生活作息及个人卫生习惯。

2. 勤洗手，多漱口，少去人群密集的公共场所，避免在免疫低下时期感染病毒和病菌。

3. 加强力所能及的体育锻炼，提高机体免疫力。

4. 健康饮食，忌油炸腌制刺激性食物。

九、推荐表单

（一）医师表单

结肠癌化疗临床路径医师表单

适用对象：第一诊断为结肠癌（ICD-10：C18 伴 Z51.1，Z51.1 伴 Z85.006）

患者姓名：	性别：　　年龄：　　门诊号：	住院号：
住院日期：　　年　月　日	出院日期：　　年　月　日	标准住院日：≤12 天

日期	住院第 1 天	住院第 2~4 天	住院第 3~6 天（化疗日）
主要诊疗工作	□ 询问病史及体格检查 □ 交代病情 □ 书写病历 □ 开具实验室检查单	□ 上级医师查房 □ 完成化疗前准备 □ 根据体检、结肠镜、CT 检查、病理结果等，行病例讨论，确定化疗方案 □ 完成必要的相关科室会诊 □ 住院医师完成上级医师查房记录等病历书写 □ 签署化疗知情同意书、自费用品协议书、输血同意书 □ 向患者及家属交代化疗注意事项 □ 上级医师查房与评估 □ 初步确定化疗方案	□ 化疗 □ 住院医师完成病程记录 □ 上级医师查房 □ 向患者及家属交代病情及化疗后注意事项
重点医嘱	**长期医嘱：** □ 内科二级护理常规 □ 饮食：普通饮食/糖尿病饮食/其他 **临时医嘱：** □ 血常规、尿常规、大便常规及隐血 □ 肝功能、肾功能、电解质、凝血功能、血糖、消化道肿瘤标志物 □ 心电图、病理检查 □ 必要时胸、腹、盆 CT	**长期医嘱：** □ 患者既往基础用药 □ 防治尿酸肾病（别嘌呤醇） □ 抗菌药物（必要时） □ 补液治疗（水化、碱化） □ 止泻药（必要时） □ 其他医嘱（化疗期间一级护理） **临时医嘱：** □ 化疗 □ 重要脏器保护 □ 止吐 □ 其他特殊医嘱	
病情变异记录	□ 无　□ 有，原因： 1. 2.	□ 无　□ 有，原因： 1. 2.	□ 无　□ 有，原因： 1. 2.
医师签名			

时间	住院第 7~11 天	住院第 12 天 （出院日）
主要诊疗工作	□ 上级医师查房 □ 上级医师进行评估，决定出院日期 □ 向患者及家属交代病情	□ 完成出院记录、病案首页、出院证明等书写 □ 向患者交代出院后的注意事项，重点交代复诊时间及发生紧急情况时处理方法
重点医嘱	**长期医嘱：** □ 三级护理 □ 普通饮食 **临时医嘱：** □ 定期复查血常规 □ 监测 CEA 等肿瘤标志物 □ 脏器功能评估	**出院医嘱：** □ 出院带药
病情变异记录	□ 无　□ 有，原因： 1. 2.	□ 无　□ 有，原因： 1. 2.
医师签名		

（二）护士表单

结肠癌化疗临床路径护士表单

适用对象：第一诊断为结肠癌（ICD-10：C18 伴 Z51.1，Z51.1 伴 Z85.006）

患者姓名：	性别： 年龄： 门诊号：	住院号：
住院日期： 年 月 日	出院日期： 年 月 日	标准住院日：≤12 天

时间	住院第 1~2 天	住院第 2~4 天	住院第 3~6 天
健康宣教	□ 入院宣教 □ 介绍病房环境、设施 □ 介绍主管医师、责任护士、护士长 □ 介绍住院注意事项 □ 介绍探视制度	□ 化疗前宣教 □ 告知化疗前检查项目及注意事项 □ 宣教疾病知识、说明术前化疗的目的 □ 化疗前准备及化疗过程 □ 告知相关药物知识及不良反应预防 □ 责任护士与患者沟通，了解心理反应指导应对方法 □ 告知家属等候区位置	□ 化疗后宣教 □ 告知监护设备的功能及注意事项 □ 告知输液管路功能及化疗过程中的注意事项 □ 告知化疗后可能出现情况的应对方式 □ 给予患者及家属心理支持 □ 再次明确探视陪伴须知
护理处置	□ 核对患者资料，佩戴腕带 □ 卫生处置：剪指（趾）甲、沐浴、更换病号服 □ 入院评估	□ 协助医师完成化疗前检查 □ 化疗前准备	□ 核对患者及资料，签字确认 □ 接通各管路，保持畅通 □ 心电监护
基础护理	□ 三级护理 □ 患者安全管理	□ 二级护理 □ 卫生处置 □ 患者睡眠管理 □ 患者安全管理	□ 特级护理 □ 患者安全管理
专科护理	□ 护理查体 □ 跌倒、压疮等风险因素评估需要时安置危险标志 □ 心理护理	□ 相关指征监测，如血压、血糖等 □ 心理护理 □ 饮食指导	□ 病情观察，记特护记录 □ 评估生命体征、患者症状、穿刺输液部位 □ 心理护理
病情变异记录	□ 无 □ 有，原因： 1. 2.	□ 无 □ 有，原因： 1. 2.	□ 无 □ 有，原因： 1. 2.
护士签名			

时间	住院第 7~11 天 （化疗过程）	住院第 8 天 （出院日）
健康宣教	□ 化疗后宣教 □ 药物作用及频率 □ 饮食、活动指导 □ 强调拍背咳嗽的重要性 □ 复查患者对化疗前宣教内容的掌握程度 □ 告知拔管后注意事项	□ 出院宣教 □ 复查时间 □ 服药方法 □ 活动指导 □ 饮食指导 □ 告知办理出院的流程 □ 指导出院带管的注意事项
护理处置	□ 遵医嘱完成相应检查及治疗	□ 办理出院手续
基础护理	□ 特/一级护理（根据患者病情和资历能力给予相应的护理级别） □ 晨晚间护理 □ 患者安全管理	□ 二级护理 □ 晨晚间护理 □ 协助进食 □ 患者安全管理
专科护理	□ 病情观察，记特护记录 □ 评估生命体征、穿刺输液部位、皮肤、水化情况 □ 心理护理	□ 病情观察 □ 心理护理
病情变异记录	□ 无　□ 有，原因： 1. 2.	□ 无　□ 有，原因： 1. 2.
护士签名		

（三）患者表单

结肠癌化疗临床路径患者表单

适用对象：第一诊断为结肠癌（ICD-10：C18 伴 Z51.1，Z51.1 伴 Z85.006）

患者姓名：	性别：　年龄：　门诊号：	住院号：
住院日期：　年　月　日	出院日期：　年　月　日	标准住院日：≤12 天

时间	住院第 1~2 天	化疗前
医患配合	□ 配合询问病史、收集资料，详细告知既往史、用药史、过敏史、家族史 □ 如服用抗凝药，明确告知 □ 配合进行体格检查 □ 有任何不适告知医师	□ 配合完善化疗前相关检查：采血、留尿便、心电图、肺功能、X 线胸片、胃镜、上消化道造影、腹部 B 超等常规项目。需要时完成特殊检查，如 CT、MRI 等 □ 医师与患者及家属介绍病情及化疗谈话及签字
护患配合	□ 配合测量体温、脉搏、呼吸、血压、体重 □ 配合完成入院护理评估 □ 接受入院宣教（环境介绍、病室规定、订餐制度、探视制度、贵重物品保管等） □ 有任何不适告知护士	□ 配合测量体温、脉搏、呼吸、询问排便次数 □ 接受化疗前宣教 □ 自行卫生处置：剪指（趾）甲、剃胡须、沐浴 □ 准备好必要用物、吸水管、纸巾
饮食	□ 正常饮食	□ 遵医嘱饮食
排泄	□ 正常排尿便	□ 正常排尿便
活动	□ 正常活动	□ 正常活动

时间	住院第 7~11 天 （化疗过程）	出院
医患配合	□ 及时告知化疗过程中特殊情况和症状 □ 向患者及家属交代化疗中情况及化疗后注意事项 □ 上级医师查房 □ 完成病程记录和上级医师查房记录	□ 上级医师查房，对化疗近期反应进行评估 □ 完成病历书写 □ 根据情况决定是否需要复查实验室检查
护患配合	□ 配合定时测量生命体征、每日询问大便 □ 配合冲洗胃管、查看引流量，检查伤口情况 □ 接受输液、注射、服药、雾化吸入等治疗 □ 接受营养管注入肠内营养液 □ 配合晨晚间护理 □ 接受进食、进水、排便等生活护理 □ 配合拍背咳痰，预防肺部并发症 □ 配合活动，预防压疮 □ 注意活动安全，避免坠床或跌倒 □ 配合执行探视及陪伴	□ 接受出院宣教 □ 办理出院手续 □ 获取出院带药 □ 知道服药方法、作用、注意事项 □ 知道复印病历方法
饮食	□ 清淡饮食	□ 普通饮食
排泄	□ 正常排尿便	□ 正常排尿便
活动	□ 根据医嘱，正常适度活动，避免疲劳	□ 正常适度活动，避免疲劳

附：原表单（2012 年版）

结肠癌化疗临床路径表单

适用对象：第一诊断为结肠癌（ICD-10：C18 伴 Z51.1，Z51.1 伴 Z85.006）

患者姓名：	性别： 年龄： 门诊号：	住院号：
住院日期： 年 月 日	出院日期： 年 月 日	标准住院日：≤12 天

日期	住院第 1~2 天	住院第 2~4 天	住院第 3~6 天（化疗日）
主要诊疗工作	□ 询问病史及体格检查 □ 交代病情 □ 书写病历 □ 开具实验室检查单	□ 上级医师查房 □ 完成化疗前准备 □ 根据体检、结肠镜、CT 检查、病理结果等，行病例讨论，确定化疗方案 □ 完成必要的相关科室会诊 □ 住院医师完成上级医师查房记录等病历书写 □ 签署化疗知情同意书、自费用品协议书、输血同意书 □ 向患者及家属交代化疗注意事项 □ 上级医师查房与评估 □ 初步确定化疗方案	□ 化疗 □ 住院医师完成病程记录 □ 上级医师查房 □ 向患者及家属交代病情及化疗后注意事项
重点医嘱	**长期医嘱：** □ 内科二级护理常规 □ 饮食：普通饮食/糖尿病饮食/其他 **临时医嘱：** □ 血常规、尿常规、大便常规及隐血 □ 肝功能、肾功能、电解质、凝血功能、血糖、消化道肿瘤标志物 □ 心电图、病理检查 □ 必要时胸、腹、盆 CT	**长期医嘱：** □ 患者既往基础用药 □ 防治尿酸肾病（别嘌呤醇） □ 抗菌药物（必要时） □ 补液治疗（水化、碱化） □ 止泻药（必要时） □ 其他医嘱（化疗期间一级护理） **临时医嘱：** □ 化疗 □ 重要脏器保护 □ 止吐 □ 其他特殊医嘱	
主要护理工作	□ 入院介绍 □ 入院评估 □ 指导患者进行相关辅助检查	□ 化疗前准备 □ 宣教 □ 心理护理	□ 观察患者病情变化 □ 定时巡视病房
病情变异记录	□ 无 □ 有，原因： 1. 2.	□ 无 □ 有，原因： 1. 2.	□ 无 □ 有，原因： 1. 2.
护士签名			
医师签名			

时间	住院第 7~11 天	住院第 12 天 （出院日）
主要诊疗工作	□ 上级医师查房 □ 上级医师进行评估，决定出院日期 □ 向患者及家属交代病情	□ 完成出院记录、病案首页、出院证明等书写 □ 向患者交代出院后的注意事项，重点交代复诊时间及发生紧急情况时处理方法
重点医嘱	**长期医嘱：** □ 三级护理 □ 普通饮食 **临时医嘱：** □ 定期复查血常规 □ 监测 CEA 等肿瘤标志物 □ 脏器功能评估	**出院医嘱：** □ 出院带药
主要护理工作	□ 观察患者病情变化 □ 定时巡视病房	□ 协助患者办理出院手续 □ 出院指导，重点出院后用药方法
病情变异记录	□ 无 □ 有，原因： 1. 2.	□ 无 □ 有，原因： 1. 2.
护士签名		
医师签名		

第二十八章

直肠癌低位前切除手术临床路径释义

【医疗质量控制指标】（2012 年《结直肠癌诊疗质量控制指标（试行）》）

指标一、手术、化疗或放疗前实施临床分期检查。

指标二、化疗、放疗前明确病理诊断。

指标三、手术中探查并记录肿瘤部位、大小及肝脏、盆腔、主要血管周围淋巴结浸润情况。

指标四、病理检查采用 10%中性福尔马林缓冲液。

指标五、切除病灶的病理报告应当包括肿瘤大体观、分化情况、浸润深度以及切缘、脉管神经浸润的；根治性手术术后病理报告应当包括活检淋巴结个数及阳性淋巴结个数。

指标六、晚期直肠癌化疗适应证及方案选择符合规范。

指标七、晚期直肠癌化疗后应当实施疗效评价。

指标八、化疗、放疗后应当进行不良反应评价。

指标九、为患者提供直肠癌的健康教育。

指标十、患者住院天数与住院费用。

一、直肠癌低位前切除手术编码

疾病名称及编码：直肠癌（ICD-10：C20）

手术、操作名称及编码：直肠前切除术同时伴结肠造口术（ICD-9-CM-3：48.62）

其他直肠切除术（ICD-9-CM-3：48.63）

二、临床路径检索方法

C20 伴（48.62/48.63）

三、国家医疗保障疾病诊断相关分组（CHS-DRG）

MDC 编码：MDCG（消化系统疾病及功能障碍）

ARDC 编码：GR1（消化系统恶性肿瘤）

四、直肠癌低位前切除手术临床路径标准住院流程

（一）适用对象

1. 第一诊断为直肠癌（ICD-10：C20），行直肠癌低位前切除手术（ICD-9-CM-3：48.62 或 48.63）。

2. 可 R_0 切除的高中位直肠癌（Ⅰ期及部分Ⅱ、Ⅲ期患者）。

（二）诊断依据

根据国家卫生和计划生育委员会《结直肠癌诊疗规范（2010 年）》等。

1. 症状：便血、脓血便、排便习惯改变、里急后重、下腹坠痛等。

2. 体格检查：

（1）一般情况评价：体力状况评估、是否有贫血、全身浅表淋巴结肿大。

（2）腹部检查：是否看到肠型及肠蠕动波、触及肿块、叩及鼓音、听到高调肠鸣音或金属音。

（3）直肠指检：明确肿瘤位于直肠壁的位置，下极距肛缘的距离；占肠壁周径的范围。肿瘤

大体类型（隆起、溃疡、浸润），基底部活动度及与周围脏器的关系，了解肿瘤向肠壁外浸润情况。观察是否有指套血染。

3. 实验室检查：大便常规+隐血；血清肿瘤标志物 CEA 和 CA19-9，必要时可查 CA242、CA72-4、AFP 和 CA125。

4. 辅助检查：术前肿瘤定性及 TNM 分期，指导选择正确的术式。

（1）结肠镜取活检，病理检查明确肿瘤组织类型（腺癌、黏液腺癌、印戒细胞癌）和分化程度（高、中、低）；排除同时性结直肠多原发癌。可使用乙状结肠镜确定直肠肿瘤位置（低位、中位、高位）。

（2）术前应当明确肿瘤分期；行盆腔 MRI 或 CT 明确肿瘤与周围脏器和盆壁的关系，或行直肠腔内超声内镜，诊断肿瘤浸润肠壁深度及周围淋巴结是否转移。

（3）术前还应进行胸部 CT 和腹部增强 CT 扫描，以除外肝肺等部位转移。

5. 鉴别诊断：必要时需行经肛门直肠壁穿刺活检病理，并请相关科室会诊。

（1）其他常见的结直肠疾病：胃肠道间质瘤（GIST）、炎性肠疾病、淋巴瘤、寄生虫感染、息肉等。

（2）腹腔其他脏器疾病累及直肠：妇科肿瘤、子宫内膜异位症及男性前列腺癌累及直肠。

释义

■ 本路径的制订主要参考国家卫生和计划生育委员会《结直肠癌诊疗规范（2015 年）》及国内权威参考书籍和诊疗指南。

■ 早期直肠癌大多数无症状，直肠癌的主要表现为便血，脓血便，排便习惯改变。直肠指诊为主要检查手段，大约 80%的直肠癌可以通过直肠指诊发现，必要时辅以肠镜检查。

■ 虽然通过硬质乙状结肠镜可以对绝大多数直肠癌患者进行组织学检查，但全结肠的电子结肠镜检查仍十分必要，有助于发现结肠内其他病灶。

■ 病理诊断是直肠癌诊断的金标准，建议术前能通过各种方法取得病理诊断。直肠癌的分期根据 AJCC 直肠癌 TNM 分期（第八版）的分期标准。

■ 直肠癌的术前分期首选盆腔 MRI，术前准确分期有利于后续诊治工作开展。

（三）治疗方案的选择

根据原卫生部《结直肠癌诊疗规范（2010 年）》和 NCCN《结肠癌临床实践指南中国版（2011 年）》等。

1. 直肠癌低位前切除手术。

2. 抗菌药物使用按照《抗菌药物临床应用指导原则》（国办卫医发〔2015〕43 号）执行。

3. 术前临床分期为 cT_3 或 cN+的患者可接受术前放化疗（参考放疗临床路径）。

释义

■ 根据国家卫生和计划生育委员会《结直肠癌诊疗规范（2015 年）》和 NCCN《结肠癌临床实践指南中国版（2016 年）》等。

■ 本病确诊后即应开始以手术为主的综合性治疗。

■ 术前新辅助放化疗目前已成为进展期直肠癌的重要内容，建议有条件的单位采纳。

■ 直肠癌低位前切除术应遵循全直肠系膜切除术（TME）原则。

（四）标准住院日 14~16 天

释义

■ 对有症状的患者入院完善各项检查 3 天，术前准备 1 天，手术及术后康复 8~10 天。

（五）进入路径标准

1. 第一诊断必须符合 ICD-10：C20 直肠癌疾病编码。
2. 有手术适应证，无绝对禁忌证。
3. 当患者合并其他疾病，但住院期间不需要特殊处理也不影响第一诊断的临床路径流程实施时，可以进入路径。

释义

■ 进入本路径的患者第一诊断为直肠癌，临床分期为Ⅰ期，部分Ⅱ和Ⅲ期。

■ 同时合并有其他疾病，但不影响手术方式及术后恢复的直肠癌患者可进入本路径。

■ 入院后常规检查发现有基础疾病，如高血压、冠状动脉粥样硬化性心脏病、糖尿病、肝肾功能不全等，经系统评估后对手术治疗无特殊影响者，可进入路径。但可能增加医疗费用，延长住院时间。

■ 对于有明确局部梗阻、出血、穿孔等症状的，可不进入路径。

■ 对于长期服用激素类、抗凝类药物的患者，以及重度贫血、低蛋白等严重营养不良患者，可以不进入路径。

（六）住院期间检查项目

1. 必需的检查项目：
（1）血常规、尿常规、大便常规+隐血。
（2）凝血功能、肝功能、肾功能、电解质、血糖、血清肿瘤标志物、血型、感染性疾病筛查、心电图检查。
（3）结肠镜。
（4）胸部平扫 CT，必要时强化。
（5）腹部强化 CT 或 MRI 或超声主要排除脏器转移。
（6）盆腔 MRI 或盆腔增强 CT，或直肠腔内超声。
2. 根据患者病情可选择的检查：
（1）疑似膀胱或尿道受累者应行膀胱镜检查，疑似阴道受累者应行阴道镜检查，必要时取组织活检。
（2）疑似骨转移应行全身 ECT 骨扫描检查。
（3）高龄、危重患者应行血气分析、肺功能及超声心动图检查。
（4）合并其他疾病应行相关检查，如心肌酶、血糖等。
3. 肠道准备：
（1）无肠梗阻病例：于术前 12~24 小时开始口服泻药，2~3 小时内服完。
（2）不完全性肠梗阻病例：于入院当日起每日口服 2 次小剂量泻药。

（3）完全性肠梗阻病例：禁忌任何方式的肠道准备。
4. 签署手术及其他相关同意书。

释义

■ 血常规、尿常规、大便常规+隐血是最基本的三大常规检查，每个进入路径的患者均需完成。便隐血试验和血红蛋白检测可以进一步了解患者有无急性或慢性失血；肝肾功能、电解质、血糖、凝血功能、心电图、X 线胸片可评估有无基础疾病，是否影响住院时间、费用及其治疗预后；血型、Rh 因子、感染性疾病筛查用于备血和术前准备；无禁忌证患者均应行肠镜检查。

■ 本病需与其他引起直肠内占位的疾病如间质瘤、腺瘤、淋巴瘤等疾病相鉴别。

■ 血清肿瘤标志物可协助判断疗效，并用于术后随访。

■ 盆腔 MRI 或直肠腔内超声等检查用于评估直肠癌的临床分期至关重要。胸腔、腹腔 CT 或 MRI 等检查排除胸部、腹部转移等异常情况，对于了解术前肾脏等泌尿系统情况、子宫妇科情况也十分必要。

■ 年龄较大、长期吸烟及伴有心脑肺血管等基础病的患者，应在术前进行充分检查，充分评估手术风险，并积极予以干预，必要时排除出路径。

■ 术前肠道准备的目的是使肠道清洁空虚便于手术操作，并减少肠道内致病菌的数量以降低术后感染并发症。

（七）预防性抗菌药物选择与使用时机

按照《抗菌药物临床应用指导原则》（卫医发〔2004〕285 号）执行，并根据患者的病情决定抗菌药物的选择与使用时间。建议使用第二代头孢菌素或头孢曲松或头孢噻肟，可加用甲硝唑。预防性应用抗菌药物：术前 0.5~2 小时或麻醉开始时静脉给药，手术超过 3 小时可再给第二剂。

释义

■ 直肠癌低位前切除术属于清洁-污染手术（Ⅱ类切口），手术创面大，手术时可能污染手术野引致感染，故需要预防性应用抗菌药物。

■ 治疗性抗菌药物的使用，如果术前患者发热，直肠肿瘤已存在出血坏死穿孔或可疑合并感染者，应在术前抽血行细菌培养，根据病原菌种类和药敏结果选用治疗性抗菌药物。或者根据手术情况，结合患者症状、体温、血常规检查等综合决定。

（八）手术日为入院第 4 天

1. 麻醉方式：全身麻醉或静脉复合连续硬膜外麻醉。
2. 手术方式：直肠癌低位前切除术。
3. 手术内固定物：部分患者可能使用肠道吻合器等。
4. 术中用药：麻醉常规用药。
5. 输血：根据术中情况而定。
6. 病理：术前病理诊断不明确者术中应行快速组织活检；术后切除标本全部送病理。病理报告必须符合原卫生部《结直肠癌诊疗规范（2010 年）》中病理评估的要求。
7. 高危患者，如术前行新辅助放疗和化疗等，可行预防性回肠造口。

释义

■ 病理报告必须符合国家卫生和计划生育委员会《结直肠癌诊疗规范（2015年）》中病理评估的要求。

■ 直肠癌低位前切除术手术创伤较大，建议首选全身麻醉。

■ 直肠癌低位前切除术应遵循全直肠系膜切除术原则（TME）。

■ 术中必要时可送快速冷冻病理检查，术中切除的所有标本均应术后送常规石蜡切片组织病理学检查。

■ 可根据术中情况决定是否经腹或经盆留置引流管。

■ 手术多采用双吻合器吻合的方式

■ 手术可采用开腹或腹腔镜的方式完成。

■ 病理报告应报告癌组织的组织学分型、分级、浸润深度、远近端切缘；环周切缘情况、脉管及神经侵犯情况、错配修复（MMR）蛋白表达情况。

■ 手术必要时可做临时预防性造口，造口可于术后3个月或辅助化疗后，经全面检查无转移迹象时回纳。

（九）入院后第5~13天（术后1~9天）治疗

1. 静脉肠外营养治疗5~7天，维持水电解质平衡。
2. 排气后可考虑进食流质或半流质。
3. 术后隔日腹部切口换药；切口感染时应及时局部拆线，引流。
4. 术后第1天、3天和5天复查血常规、电解质等，根据检查结果调整抗菌药物和肠外营养治疗。
5. 术后第7~10天腹部切口拆线。

释义

■ 术后必须复查的检查项目应在术后3天内完成，目的是了解患者术后的恢复情况，及时发现贫血、电解质紊乱等常见的异常情况便于及时处理。对异常情况在治疗后应予复查，除必需的检查项目外，可根据病情需要增加检查项目。

■ 围手术期应遵循快速康复外科的原则，应用循证医学证据，优化围术期处理，减少创伤应激，减少并发症，缩短住院时间，加速患者康复。

（十）出院标准

1. 患者一般情况良好，基本恢复正常饮食和肠道功能。
2. 体温正常，腹部检查无阳性体征，相关实验室检查结果基本正常。
3. 腹部切口Ⅱ/甲愈合。

释义

■ 患者出院前应当生命体征平稳，无发热，肠道功能恢复，无吻合口漏的发生，实验室检查无严重贫血和电解质异常等。

■ 伤口愈合良好，无红肿、渗出，无脂肪液化或感染征象。

■ 无手术并发症或出现并发症但无需住院治疗的患者可以出院（如术后尿潴留需继续保留导尿管的患者）。

（十一）变异及原因分析

1. 有影响手术的合并症，需要进行相关的诊断和治疗。
2. 对于完全肠梗阻患者，可一期行乙状结肠双腔造口术，缓解梗阻症状后可行新辅助化疗。
3. 围术期并发症可能造成住院日延长或费用超出参考标准。
4. 医师认为的变异原因。
5. 患者其他原因的变异。

释义

■ 认可的变异原因主要是指患者入选路径后，在检查及治疗过程中发现患者合并存在事前未预知的、对本路径治疗可能产生影响的情况，需要终止执行路径或延长治疗时间、增加治疗费用。医师需在表单中明确说明。

■ 术前检查发现其他严重基础疾病，需调整药物治疗或调整治疗方案的，则终止本路径，如下肢深静脉血栓、难以控制的高血压、糖尿病需要额外治疗等。

■ 术中发现术前检查未能发现的病变，导致无法按照术前计划实施根治性直肠癌低位前切除。如严重的腹盆腔粘连无法手术或合并其他恶性肿瘤需改变手术方案。

■ 因患者方面的主观原因导致执行路径出现变异，需医师在表单中予以说明。

（十二）费用参考标准

2 万~5 万元。

五、直肠癌低位前切除手术给药方案

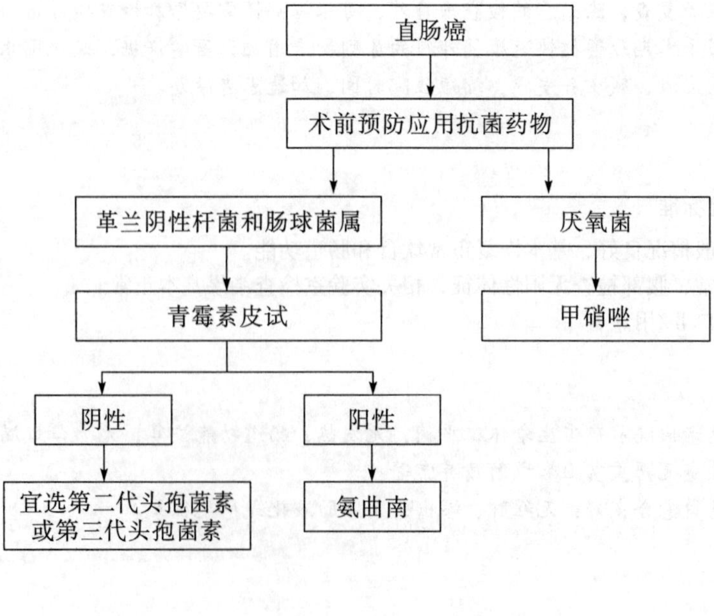

（一）用药选择

1. 为预防术后切口或手术部位感染，应针对革兰阴性杆菌、肠球菌属和厌氧菌选用药物。

2. 第二代头孢菌素常用的注射剂有头孢呋辛、头孢替安等。对于感染较重者可选用第三代头孢菌素+甲硝唑；对青霉素过敏者不宜使用头孢菌素时可用氨曲南替代。

（二）药学提示

1. 预防性抗菌药物给药时机极为关键，应在术前 0.5~2 小时给药，以保证在发生细菌污染之前血清及组织中的药物达到有效浓度。

2. 如手术时间超过 3 小时，或失血量大（>1500ml），可手术中给予第 2 剂。

3. 预防用药时间不超过 24 小时，必要时延长至 48 小时。

（三）注意事项

1. 用药前必须详细询问患者先前有否对头孢菌素类、青霉素类或其他药物的过敏史。

2. 如果直肠肿瘤已存在梗阻、坏死、穿孔或可疑合并感染者，应在术前抽血行血细菌培养，根据病原菌种类和药敏结果选用治疗性抗菌药物，手术当中发生手术部位污染者也应选用治疗性抗菌药物。治疗时间应根据患者的症状、体温、血常规检查等综合决定。

六、直肠癌低前位切除术后护理规范

1. 病情观察：密切观察患者生命体征，伤口敷料的渗血、渗液以及引流液的情况，造瘘口血运是否良好；观察切口愈合情况，观察患者的排便性状以及腹部有无不适，有无腹泻、便秘、肠梗阻。

2. 卧位与活动：常规给氧，保暖，防止误吸，麻醉清醒后 h（生命体征平稳）给予半卧位，以利于引流。术后的卧床休息使得肌肉萎缩、退化，削弱肺功能，诱发静脉血流和血栓形成。故在疼痛可以忍受的情况下，应该鼓励术后早期下床活动。

3. 多种管道护理：患者同时有管、尿管、氧气管、腹腔引管或会阴部引流管，要注意维持管道的正确位置，保持通畅，注意无菌操作，特别要记录好各管道的引流量、颜色。

4. 饮食指导：

（1）禁食 3~4 天，待肠动恢复，肛门排气（人工肛门排气是指有气泡从造口溢出）后，可进流食，如无腹胀可进半流食，1 周后进半流食，2 周左右后可进容易消化的少渣普食，以减轻肠道负担，利于吻合口合。

（2）为了防止人工肛门排出的大便有恶臭，患者宜吃酸奶、藕粉等食物，避免蛋、蒜、葱、虾等食物，以防止食物消化吸收后产生臭气。

5. 预防感染：遵医嘱应用抗菌药物。禁食期间给予补液，保持水、电解质、酸碱平衡。

七、直肠癌低前位切除营养治疗规范

术后饮食应选择易消化、高蛋白、低脂肪和低纤维素的视频。坚持少量多餐，进食温和性食物，避免食用刺激性、过敏性、高渗性食品，以及过冷、过热、产气性食物。

八、直肠癌低前位切除患者健康宣教

1. 术后规律生活，保持心情舒畅，适当进行户外活动。

2. 教会患者自我护理造口的知识（必要时）。正确应用肛门袋。出院后造口每 1~2 周扩张 1 次，持续 2~3 个月。教会患者掌握人工肛门袋的应用方法。

3. 训练定时排便。术后为了养成定时排便习惯，应禁食有刺激的饮食，同时注意饮食卫生，以免发生腹泻。

九、推荐表单

（一）医师表单

直肠癌低位前切除手术临床路径医师表单

适用对象：第一诊断为直肠癌（ICD-10：C20）

行直肠癌低位前切除术（ICD-9-CM-3：48.62 或 48.63）

患者姓名：	性别： 年龄： 门诊号：	住院号：
住院日期： 年 月 日	出院日期： 年 月 日	标准住院日：14~16 天

时间	住院第 1 天 （术前 3 天）	住院第 2 天 （术前 2 天）	住院第 3 天 （术前 1 天）
主要诊疗工作	□ 询问病史、体格检查 □ 书写病历 □ 上级医师查房，完成查房记录 □ 完善相关检查并开始术前肠道准备	□ 三级医师查房 □ 术前讨论，分析检查结果，制订治疗方案 □ 完成上级医师查房记录等病历书写 □ 完成必要相关科室会诊	□ 向患者及家属交代病情，明确告知围术期治疗中可能出现的意外和危险 □ 签署手术及麻醉同意书、委托书、自费药品协议书、输血同意书 □ 完成术前准备 □ 完成手术医嘱及术前小结 □ 麻醉医师术前访视患者及完成记录 □ 通知手术室拟定手术时间
重点医嘱	**长期医嘱：** □ 二级护理 □ 半流质饮食/无渣流质饮食/禁食、禁水 □ 口服抗菌药物 □ 继续合并症治疗用药 **临时医嘱：**（如门诊未查） □ 血常规、尿常规、大便常规+隐血 □ 凝血功能、肝功能、肾功能、电解质、血糖、血清肿瘤标志物、血型、感染性疾病筛查、心电图检查 □ 结肠镜 □ 胸部 X 线检查或胸部平扫 CT，必要时强化 □ 盆腔 MRI 或盆腔增强 CT，或直肠腔内超声	**长期医嘱：** □ 二级护理 □ 半流质饮食/无渣流质饮食/禁食、禁水 □ 口服抗菌药物 □ 继续合并症治疗用药 □ 新制订的治疗方案	**长期医嘱：** □ 二级护理 □ 半流质饮食/无渣流质饮食/禁食、禁水 □ 口服抗菌药物 □ 继续合并症治疗用药 **临时医嘱：** □ 晚 8 点开始口服复方聚乙二醇清洁肠道 □ 备皮 □ 检查血型，备血制品 □ 准备术中特殊器械及材料 □ 抗菌药物皮试
病情变异记录	□ 无 □ 有，原因： 1. 2.	□ 无 □ 有，原因： 1. 2.	□ 无 □ 有，原因： 1. 2.
医师签名			

时间	住院第 4 天 （手术日）	住院第 5~6 天 （术后第 1~2 天）	住院第 7~8 天 （术后第 3~4 天）
主要诊疗工作	□ 手术（包括手术安全核对） □ 完成手术记录 □ 完成术后病程记录 □ 向患者及家属交代术中情况及术后注意事项 □ 手术标本常规送病理检查	□ 上级医师查房：观察切口及出入量（特别注意尿量和引流）情况；根据各项检查结果评价重要脏器功能，提出诊治意见 □ 直肠指诊促进排气 □ 记录每日病程和上级医师查房意见	□ 切口换药，必要时引流 □ 检查腹部临床表现，注意排气情况 □ 记录每日病程
重点医嘱	**长期医嘱：** □ 全身麻醉下经腹直肠癌根治术后护理常规 □ 一级护理 □ 禁食、禁水 □ 心电监护、吸氧、留置尿管长期开放 □ 记录出入量，注意引流情况 □ 预防性应用抗菌药物 □ 抑酸、化痰和镇痛治疗 □ 静脉肠外营养治疗，补充液量和能量，维持水电解质平衡 **临时医嘱：** □ 复查血常规及相关指标	**长期医嘱：** □ 雾化吸入 **临时医嘱：** □ 试饮水 □ 直肠指诊	**长期医嘱：** □ 酌情进流质饮食 □ 根据病情停用心电监护和吸氧 □ 尿管 q4h 开放 □ 根据病情停用预防性抗菌药物治疗 **临时医嘱：** □ 切口换药 □ 复查血常规及相关指标
病情变异记录	□ 无　□ 有，原因： 1. 2.	□ 无　□ 有，原因： 1. 2.	□ 无　□ 有，原因： 1. 2.
医师签名			

时间	住院第 9~10 天 （术后第 5~6 天）	住院第 11~12 天 （术后第 7~8 天）	住院第 13~14 天 （术后第 9~10 天）	住院第 14~16 天 （出院日）
主要诊疗工作	□ 上级医师查房 □ 根据临床表现、血常规及相关生化检查结果调整治疗方案 □ 已排气排便，可拔除引流管 □ 依根据患者胃肠道功能决定饮食 □ 切口换药，检查愈合情况 □ 拔除尿管	□ 切口换药，可间断拆线 □ 根据血常规及相关指标检查结果，决定是否停用治疗性抗菌药物 □ 根据病理分期，制订术后放化疗方案 □ 书写病程记录	□ 上级医师查房 □ 询问进食情况 □ 观察排尿和排便情况 □ 切口换药拆线 □ 上级医师进行术后康复评估，决定出院日期 □ 向患者及家属交代病情	□ 完成出院记录、病案首页、出院证明等书写 □ 向患者交代出院后的注意事项，重点交代复诊时间及发生紧急情况时处理方法
重点医嘱	**长期医嘱：** □ 二级护理 □ 半流质饮食 □ 停用相关治疗 □ 停导尿管和引流管 **临时医嘱：** □ 复查血常规及相关指标 □ 切口换药	**长期医嘱：** □ 停用治疗性抗菌药物 **临时医嘱：** □ 切口换药、间断拆线	**长期医嘱：** □ 三级护理 □ 普通饮食 **临时医嘱：** □ 换药拆线	**出院医嘱：** □ 出院带药
病情变异记录	□ 无 □ 有，原因： 1. 2.	□ 无 □ 有，原因： 1. 2.	□ 无 □ 有，原因： 1. 2.	□ 无 □ 有，原因： 1. 2.
医师签名				

（二）护士表单

直肠癌低位前切除手术临床路径护士表单

适用对象：第一诊断为直肠癌（ICD-10：C20）

行直肠癌低位前切除术（ICD-9-CM-3：48.62 或 48.63）

患者姓名：	性别： 年龄： 门诊号：		住院号：
住院日期： 年 月 日	出院日期： 年 月 日		标准住院日：≤14 天

时间	住院第 1 天 （术前 3 天）	住院第 2 天 （术前 2 天）	住院第 3 天 （术前 1 天）
健康宣教	□ 入院宣教 □ 介绍主管医师、护士 □ 介绍环境、设施 □ 介绍住院注意事项	□ 术前宣教 □ 宣教疾病知识、术前准备及手术过程 □ 告知准备物品、沐浴 □ 告知术后饮食、活动及探视注意事项 □ 主管护士与患者沟通，了解并指导心理应对	□ 术前宣教 □ 宣教疾病知识、术前准备及手术过程 □ 告知准备物品、沐浴 □ 告知术后饮食、活动及探视注意事项 □ 主管护士与患者沟通，了解并指导心理应对
护理处理	□ 核对患者，佩戴腕带 □ 建立入院护理病历 □ 卫生处置：剪指（趾）甲、沐浴、更换病号服	□ 协助医师完成术前检查 □ 术前准备 □ 禁食、禁水 □ 需要时备皮	□ 协助医师完成术前检查 □ 术前准备 □ 禁食、禁水 □ 需要时备皮
基础护理	□ 三级护理 □ 晨晚间护理 □ 患者安全管理	□ 三级护理 □ 晨晚间护理 □ 患者安全管理	□ 三级护理 □ 晨晚间护理 □ 患者安全管理
专科护理	□ 入院介绍 □ 入院评估：一般情况、营养状况、心理变化、生命体征等 □ 指导患者进行辅助检查	□ 观察患者病情及情绪变化等 □ 心理护理	□ 术前宣教（提醒患者术前禁食禁水） □ 术前准备 □ 沐浴、更衣
重点医嘱	□ 详见医嘱执行单	□ 详见医嘱执行单	□ 详见医嘱执行单
病情变异记录	□ 无 □ 有，原因： 1. 2.	□ 无 □ 有，原因： 1. 2.	□ 无 □ 有，原因： 1. 2.
护士签名			

时间	住院第 4 天 （手术日）	住院第 5~6 天 （术后第 1~2 天）	住院第 7~8 天 （术后第 3~4 天）
健康宣教	□ 告知家属等候区位置 □ 术后当日宣教 □ 告知饮食、体位要求 □ 告知术后可能出现情况的应对方式 □ 如保留引流管，造口宣教注意事项 □ 如保留胃管，宣教注意事项 □ 给予患者及家属心理支持 □ 再次明确探视陪伴须知	□ 术后宣教 □ 药物作用及频率 □ 饮食、活动指导 □ 复查患者对宣教内容的掌握程度 □ 疾病恢复期注意事项	□ 术后宣教 □ 药物作用及频率 □ 饮食、活动指导 □ 复查患者对宣教内容的掌握程度 □ 疾病恢复期注意事项
护理处理	□ 送手术 □ 摘除患者各种活动物品 □ 核对患者资料及带药 □ 填写手术交接单，签字确认 □ 接手术 □ 核对患者及资料，签字确认	□ 遵医嘱完成相关治疗	□ 遵医嘱完成相关治疗
基础护理	□ 一级护理 □ 晨晚间护理 □ 患者安全管理 □ 遵医嘱吸氧及监护治疗 □ 协助及指导进食	□ 二级护理 □ 晨晚间护理 □ 协助或指导进食 □ 患者安全管理	□ 二级护理 □ 晨晚间护理 □ 协助或指导进食 □ 患者安全管理
专科护理	□ 病情观察，观察伤口情况 □ 如保留引流管，固定并观察引流管情况 □ 如保留胃管，观察胃管长度并固定 □ 书写护理记录 □ 遵医嘱予抗感染治疗 □ 口腔清洁 □ 心理护理	□ 观察患者一般状况及切口敷料 □ 术后生活护理 □ 鼓励患者床上活动预防 DVT □ 拍背排痰	□ 观察患者一般状况及切口敷料 □ 术后生活护理 □ 指导排尿 □ 鼓励患者下床活动，促进肠功能恢复
重点医嘱	□ 详见医嘱执行单	□ 详见医嘱执行单	□ 详见医嘱执行单
病情变异记录	□ 无 □ 有，原因： 1. 2.	□ 无 □ 有，原因： 1. 2.	□ 无 □ 有，原因： 1. 2.
护士签名			

时间	住院第 9~10 天 （术后第 5~6 天）	住院第 11~12 天 （术后第 7~8 天）	住院第 13~14 天 （术后第 9~10 天）	住院第 14~16 天 （出院日）
健康宣教	□ 术后宣教 □ 药物作用及频率 □ 饮食、活动指导 □ 复查患者对宣教内容的掌握程度 □ 疾病恢复期注意事项	□ 术后宣教 □ 药物作用及频率 □ 饮食、活动指导 □ 复查患者对宣教内容的掌握程度 □ 疾病恢复期注意事项	□ 术后宣教 □ 饮食指导 □ 疾病恢复期注意事项	□ 出院宣教 □ 复查时间 □ 服药方法 □ 活动休息 □ 指导饮食 □ 指导办理出院手续
护理处置	□ 遵医嘱完成相关治疗	□ 遵医嘱完成相关治疗	□ 遵医嘱完成相关治疗	□ 遵医嘱完成相关治疗
基础护理	□ 二级护理 □ 晨晚间护理 □ 协助或指导进食 □ 患者安全管理	□ 二级护理 □ 晨晚间护理 □ 协助或指导进食 □ 患者安全管理	□ 二级护理 □ 晨晚间护理 □ 协助或指导进食 □ 患者安全管理	□ 二级护理 □ 晨晚间护理 □ 协助及指导进食 □ 患者安全管理
专科护理	□ 观察患者一般状况及切口情况 □ 鼓励患者下床活动，促进肠功能恢复 □ 术后生活护理，注意进食情况	□ 观察患者一般状况及切口情况 □ 鼓励患者下床活动，促进肠功能恢复 □ 术后生活护理，注意进食情况和体温	□ 指导患者术后康复 □ 术后生活护理	□ 协助患者办理出院手续 □ 出院指导，重点出院后用药方法
重点医嘱	□ 详见医嘱执行单	□ 详见医嘱执行单	□ 详见医嘱执行单	□ 详见医嘱执行单
病情变异记录	□ 无 □ 有，原因： 1. 2.	□ 无 □ 有，原因： 1. 2.	□ 无 □ 有，原因： 1. 2.	□ 无 □ 有，原因： 1. 2.
护士签名				

（三）患者表单

直肠癌低位前切除手术临床路径患者表单

适用对象：第一诊断为直肠癌（ICD-10：C20）
行直肠癌低位前切除术（ICD-9-CM-3：48.62 或 48.63）

患者姓名：	性别：　　年龄：　　门诊号：	住院号：
住院日期：　　年　月　日	出院日期：　　年　月　日	标准住院日：≤14 天

时间	住院第 1 天	住院第 2~3 天	住院第 3~4 天（手术日）
医患配合	□ 配合询问病史收集资料，务必详细告知既往史、用药史、过敏史 □ 如服用抗凝剂激素类药物、降压药，明确告知 □ 配合进行体格检查 □ 有任何不适告知医师	□ 配合完善术前相关检查，如采血、留尿、心电图、X 线胸片等 □ 医师与患者及家属介绍病情及手术谈话、书前签字 □ 麻醉师与患者进行术前访视	□ 接受手术治疗 □ 如术后需要，配合监护及检查治疗 □ 交流手术情况及术后注意事项 □ 有任何不适告知医师
护患配合	□ 配合测量体温、脉搏、呼吸、血压、体重 1 次 □ 配合完成入院护理评估（简单询问病史、过敏史、用药时） □ 接受入院宣教（环境介绍、病室规定、订餐制度、贵重物品保管等） □ 有任何不适告知护士	□ 配合测量体温、脉搏、呼吸 □ 接受术前宣教 □ 接受术前准备 □ 需要时配合备皮 □ 准备好必要用物	□ 清晨测量体温、脉搏、呼吸 1 次 □ 术晨剃须、漱口 □ 取下义齿、饰品等贵重物品交家属保管 □ 送手术室前，协助完成核对，带齐影像资料，脱去衣物，上手术车 □ 返回病房后，协助完成核对，配合过病床 □ 配合输液治疗 □ 需要时配合术后吸氧，监护仪监测 □ 如保留引流管或胃管，配合固定，保持有效性 □ 如术后需要，配合监护及检查治疗 □ 有任何不适告知护士
饮食	□ 正常普通饮食或半流质饮食	□ 术前 12 小时禁食、禁水	□ 术前禁食、禁水 □ 如保留胃管，不能经口进食、进水
排泄	□ 正常排尿便	□ 正常排尿便	□ 如果需要配合尿管排尿和锻炼
活动	□ 正常活动	□ 正常活动	□ 术后 6 小时可垫枕，可床上翻身术

时间	手术后	出院
医患配合	□ 配合术后检查 □ 配合术后治疗 □ 配合术后换药 □ 如保留引流管，需要时配合拔除引流管 □ 如保留胃管，需要时配合拔除胃管	□ 接受出院前指导 □ 知道复查程序 □ 获取出院诊断书
护患配合	□ 配合定时测量生命体征、每日询问大便 □ 接受输液、服药等治疗 □ 接受饮食宣教 □ 接受用药及治疗宣教 □ 如保留引流管，配合固定及记量 □ 如保留胃管 □ 注意活动安全，避免坠床或跌倒 □ 配合执行探视及陪伴 □ 配合口腔清洁	□ 接受出院宣教 □ 办理出院手续 □ 获取出院带药 □ 知道服药方法、作用、注意事项 □ 术后禁烟酒 □ 知道复印病历方法
饮食	□ 遵医嘱配合护士调整饮食	□ 遵医嘱配合护士调整饮食
排泄	□ 正常排尿便	□ 正常排尿便
活动	□ 遵医嘱配合护士调整活动量	□ 遵医嘱配合护士调整活动量

附：原表单（2012年版）

直肠癌低位前切除手术临床路径表单

适用对象：第一诊断为直肠癌（ICD-10：C20）

行直肠癌低位前切除术（ICD-9-CM-3：48.62或48.63）

患者姓名：	**性别：　　年龄：　　门诊号：**	**住院号：**
住院日期：　　年　月　日	**出院日期：**　　年　月　日	**标准住院日：**14~16天

时间	住院第1天 （术前3天）	住院第2天 （术前2天）	住院第3天 （术前1天）
主要诊疗工作	□ 询问病史、体格检查 □ 书写病历 □ 上级医师查房，完成查房记录 □ 完善相关检查并开始术前肠道准备	□ 三级医师查房 □ 术前讨论，分析检查结果，制订治疗方案 □ 完成上级医师查房记录等病历书写 □ 完成必要相关科室会诊	□ 向患者及家属交代病情，明确告知围术期治疗中可能出现的意外和危险 □ 签署手术及麻醉同意书、委托书、自费药品协议书、输血同意书 □ 完成术前准备 □ 完成手术医嘱及术前小结 □ 麻醉医师术前访视患者及完成记录 □ 通知手术室拟定手术时间
重点医嘱	**长期医嘱：** □ 二级护理 □ 半流质饮食/无渣流质饮食/禁食、禁水 □ 口服抗菌药物 □ 继续合并症治疗用药 **临时医嘱：**（如门诊未查） □ 血常规、尿常规、大便常规+隐血 □ 凝血功能、肝功能、肾功能、电解质、血糖、血清肿瘤标志物、血型、感染性疾病筛查、心电图检查 □ 结肠镜 □ 胸部X线检查或胸部平扫CT，必要时强化 □ 盆腔MRI或盆腔增强CT，或直肠腔内超声	**长期医嘱：** □ 二级护理 □ 半流质饮食/无渣流质饮食/禁食、禁水 □ 口服抗菌药物 □ 继续合并症治疗用药 □ 新制订的治疗方案	**长期医嘱：** □ 二级护理 □ 半流质饮食/无渣流质饮食/禁食、禁水 □ 口服抗菌药物 □ 继续合并症治疗用药 **临时医嘱：** □ 晚8点开始口服复方聚乙二醇清洁肠道 □ 备皮 □ 检查血型，备血制品 □ 睡前地西泮10mg im □ 准备术中特殊器械及材料 □ 抗菌药物皮试
主要护理工作	□ 入院介绍 □ 入院评估：一般情况、营养状况、心理变化、生命体征等 □ 指导患者进行辅助检查	□ 观察患者病情及情绪变化等 □ 心理护理	□ 术前宣教（提醒患者术前禁食、禁水） □ 术前准备 □ 沐浴、剪指（趾）甲、更衣
病情变异记录	□ 无　□ 有，原因： 1. 2.	□ 无　□ 有，原因： 1. 2.	□ 无　□ 有，原因： 1. 2.
护士签名			
医师签名			

时间	住院第 4 天 （手术日）	住院第 5~6 天 （术后第 1~2 天）	住院第 7~8 天 （术后第 3~4 天）
主要诊疗工作	□ 手术（包括手术安全核对） □ 完成手术记录 □ 完成术后病程记录 □ 向患者及家属交代术中情况及术后注意事项 □ 手术标本常规送病理检查	□ 上级医师查房：观察切口及出入量（特别注意尿量和引流）情况；根据各项检查结果评价重要脏器功能，提出诊治意见 □ 直肠指诊促进排气 □ 记录每日病程和上级医师查房意见	□ 切口换药，必要时引流 □ 检查腹部临床表现，注意排气情况 □ 记录每日病程
重点医嘱	**长期医嘱：** □ 全身麻醉下经腹直肠癌根治术后护理常规 □ 一级护理 □ 禁食、禁水 □ 心电监护、吸氧、留置尿管长期开放 □ 记录出入量，注意引流情况 □ 预防性应用抗菌药物 □ 抑酸、化痰和镇痛治疗 □ 静脉肠外营养治疗，补充液量和能量，维持水电解质平衡 **临时医嘱：** □ 复查血常规及相关指标	**长期医嘱：** □ 雾化吸入 **临时医嘱：** □ 试饮水 □ 直肠指诊	**长期医嘱：** □ 酌情进流质饮食 □ 根据病情停用心电监护和吸氧 □ 尿管 q4h 开放 □ 根据病情停用预防性抗菌药物治疗 **临时医嘱：** □ 切口换药 □ 复查血常规及相关指标
主要护理工作	□ 定时巡视病房 □ 观察患者病情变化及切口敷料 □ 术后生活护理 □ 鼓励患者床上活动，尤其下肢，预防 DVT 的发生	□ 观察患者一般状况及切口敷料 □ 术后生活护理 □ 鼓励患者床上活动预防 DVT □ 拍背排痰	□ 观察患者一般状况及切口敷料 □ 术后生活护理 □ 指导排尿 □ 鼓励患者下床活动，促进肠功能恢复
病情变异记录	□ 无　□ 有，原因： 1. 2.	□ 无　□ 有，原因： 1. 2.	□ 无　□ 有，原因： 1. 2.
护士签名			
医师签名			

时间	住院第 9~10 天 (术后第 5~6 天)	住院第 11~12 天 (术后第 7~8 天)	住院第 13~14 天 (术后第 9~10 天)	住院第 14~16 天 (出院日)
主要诊疗工作	□ 上级医师查房 □ 根据临床表现、血常规及相关生化检查结果调整治疗方案 □ 已排气排便，可拔除引流管 □ 依根据患者胃肠道功能决定饮食 □ 切口换药，检查愈合情况 □ 拔除尿管	□ 切口换药，可间断拆线 □ 根据血常规及相关指标检查结果，决定是否停用治疗性抗菌药物 □ 根据病理分期，制订术后放化疗方案 □ 书写病程记录	□ 上级医师查房 □ 询问进食情况 □ 观察排尿和排便情况 □ 切口换药拆线 □ 上级医师进行术后康复评估，决定出院日期 □ 向患者及家属交代病情	□ 完成出院记录、病案首页、出院证明等书写 □ 向患者交代出院后的注意事项，重点交代复诊时间及发生紧急情况时处理方法
重点医嘱	**长期医嘱：** □ 二级护理 □ 半流质饮食 □ 停用相关治疗 □ 停导尿管和引流管 **临时医嘱：** □ 复查血常规及相关指标 □ 切口换药	**长期医嘱：** □ 停用治疗性抗菌药物 **临时医嘱：** □ 切口换药、间断拆线	**长期医嘱：** □ 三级护理 □ 普通饮食 **临时医嘱：** □ 换药拆线	**出院医嘱：** □ 出院带药
主要护理工作	□ 观察患者一般状况及切口情况 □ 鼓励患者下床活动，促进肠功能恢复 □ 术后生活护理，注意进食情况	□ 观察患者一般状况及切口情况 □ 鼓励患者下床活动，促进肠功能恢复 □ 术后生活护理，注意进食情况和体温	□ 指导患者术后康复 □ 术后生活护理	□ 协助患者办理出院手续 □ 出院指导，重点出院后用药方法
病情变异记录	□ 无 □ 有，原因： 1. 2.	□ 无 □ 有，原因： 1. 2.	□ 无 □ 有，原因： 1. 2.	□ 无 □ 有，原因： 1. 2.
护士签名				
医师签名				

第二十九章

直肠癌腹会阴联合切除手术临床路径释义

【医疗质量控制指标】（2012 年《结直肠癌诊疗质量控制指标（试行）》）

指标一、手术、化疗或放疗前实施临床分期检查。

指标二、化疗、放疗前明确病理诊断。

指标三、手术中探查并记录肿瘤部位、大小及肝脏、盆腔、主要血管周围淋巴结浸润情况。

指标四、病理检查采用 10%中性福尔马林缓冲液。

指标五、切除病灶的病理报告应当包括肿瘤大体观、分化情况、浸润深度以及切缘、脉管神经浸润的；根治性手术术后病理报告应当包括活检淋巴结个数及阳性淋巴结个数。

指标六、晚期直肠癌化疗适应证及方案选择符合规范。

指标七、晚期直肠癌化疗后应当实施疗效评价。

指标八、化疗、放疗后应当进行不良反应评价。

指标九、为患者提供直肠癌的健康教育。

指标十、患者住院天数与住院费用。

一、直肠癌腹会阴联合切除手术编码

1. 原编码：

疾病名称及编码：直肠癌（ICD-10：C20）

手术操作名称及编码：直肠癌腹会阴联合切除手术（ICD-9-CM-3：48.49 或 48.65）

2. 修改编码：

疾病名称与编码：直肠癌（ICD-10：C20）

手术操作名称及编码：腹会阴直肠切除术（ICD-9-CM-3：48.5）

二、临床路径检索方法

C20 伴 48.5

三、国家医疗保障疾病诊断相关分组（CHS-DRG）

MDC 编码：MDCG（消化系统疾病及功能障碍）

ARDC 编码：GR1（消化系统恶性肿瘤）

四、直肠癌腹会阴联合切除手术临床路径标准住院流程

（一）适用对象

1. 第一诊断为直肠癌（ICD-10：C20），行直肠癌腹会阴联合切除手术（ICD-9-CM-3：48.49 或 48.65）。

2. 可 R_0 切除的低位直肠癌（Ⅰ期及部分Ⅱ、Ⅲ期患者，$cT_{1\sim4}N_{0\sim2}M_0$）。

释义

■ 本路径适用对象为将进行根治性切除作为首选治疗手段的低位直肠癌患者。

■ 可以进行低位或超低位保肛手术（开腹或腹腔镜手术）的中低位直肠癌患者不纳入本路径。

■ 原位癌（T 分期为 Tis）及部分早期浸润癌（T 分期为 T_1 期）可行经肛门肿瘤局部切除术的低位直肠癌患者不进入本路径。

■ 对于无法手术或不愿意进行手术，采用根治性放疗作为首选治疗方式的中低位直肠癌患者或采用放化疗等综合治疗的晚期或复发性直肠癌患者均不进入本路径。

（二）诊断依据

依据国家卫生和计划生育委员会《结直肠癌诊疗规范（2015 年）》。

1. 症状：便血、脓血便、排便习惯改变、里急后重、下腹坠痛等。

2. 体格检查：

（1）一般情况评价：体力状况评估、是否有贫血、全身浅表淋巴结肿大。

（2）腹部检查：是否看到肠型及肠蠕动波、触及肿块、叩及鼓音、听到高调肠鸣音或金属音。

（3）直肠指检：明确肿瘤位于直肠壁的位置，下极距肛缘的距离；占肠壁周径的范围。肿瘤大体类型（隆起、溃疡、浸润），基底部活动度及与周围脏器的关系，了解肿瘤向肠壁外浸润情况。观察是否有指套血染。

3. 实验室检查：大便常规+隐血；血清肿瘤标志物 CEA、CA19-9，必要时可查 AFP 和 CA125。

4. 辅助检查：明确肿瘤性质及临床分期（cTNM），指导选择正确的术式。

（1）结肠镜：可以取活检，病理检查明确肿瘤组织类型（腺癌、黏液腺癌、印戒细胞癌）和分化程度（高、中、低）；全结肠镜检查排除同时性结直肠多原发癌。可使用乙状结肠镜确定直肠肿瘤位置（低位、中位、高位）。

（2）盆腔 MRI 或 CT：盆腔 MRI 或 CT 明确肿瘤与周围脏器和盆壁的关系，肿瘤浸润肠壁深度及周围淋巴结是否转移，确定肿瘤的临床分期（cTNM）。

（3）直肠腔内超声或内镜超声：可以辅助判断肿瘤浸润肠壁深度及周围淋巴结是否转移。

5. 鉴别诊断：必要时需行经肛门直肠壁穿刺活检病理，并请相关科室会诊。

（1）其他常见的结直肠疾病：恶性黑色素瘤、肛管癌、胃肠道间质瘤（GIST）、炎性肠疾病、淋巴瘤、寄生虫感染、息肉等。

（2）腹腔其他脏器疾病累及直肠：妇科肿瘤、子宫内膜异位症、腹腔肿瘤转移至盆底及男性前列腺癌累及直肠。

释义

■ 依据国家卫生和计划生育委员会《结直肠癌诊疗规范（2015 年）》。

■ 早期直肠癌大多数无症状，直肠癌的主要表现为便血、脓血便、排便习惯改变。直肠指诊为主要检查手段，大约 80%的直肠癌可以通过直肠指诊发现，必要时辅以硬质乙状结肠镜检查。

■ 通过硬质乙状结肠镜可以对绝大多数直肠癌患者进行组织学活检，并送病理学检查。直肠癌的治疗依据必须为组织病理学诊断，如通过硬质乙状结肠镜去活检困难或考虑患者存在多发原发结肠肿瘤的情况，应进行全结肠的纤维结肠镜检查。

■ 直肠癌的术前分期检查首选盆腔 MRI 检查或直肠腔内超声检查。

■ 直肠癌分期根据 AJCC 直肠癌 TNM 分期（第八版）的分期标准。

■ PET-CT：不推荐常规使用，但对于病情复杂、常规检查无法明确诊断的患者可作为有效的辅助检查。术前检查提示为Ⅲ期以上肿瘤，为了解有无远端转移，推荐使用。

■ 直肠癌患者在诊断、治疗前、评价疗效、随访时必须检测 CEA、CA19-9；有肝转移患者建议检测 AFP；疑有卵巢转移患者建议检测 CA125。

（三）治疗方案的选择

根据国家卫生和计划生育委员会《结直肠癌诊疗规范（2015 年）》和 NCCN《Clinical Practice Guidelines in Oncology-Rectal Cancer. Version 2（2017）》等。

1. 直肠癌腹会阴联合切除手术。
2. 抗菌药物使用按照《抗菌药物临床应用指导原则》（国卫办医发〔2015〕43 号）执行。
3. 术前临床分期（cTNM）为 cT_3 以上或 cN+的患者可推荐术前新辅助放化疗（参考放疗临床路径）。

释义

■ 根据国家卫生和计划生育委员会《结直肠癌诊疗规范（2015 年）》和 NCCN《Clinical Practice Guidelines in Oncology-Rectal Cancer. Version 2（2017）》等。

■ 下段直肠癌行腹会阴联合切除手术必须遵循直肠癌全系膜切除术原则，尽可能锐性游离直肠系膜，连同肿瘤远侧系膜整块切除，尽量保证环周切缘阴性，对可疑环周切缘阳性者，应加后续治疗。

■ 直肠癌的新辅助放化疗：①直肠癌术前治疗推荐以氟尿嘧啶类药物为基础的新辅助放化疗；②$T_{1\sim2}N_0M_0$ 或有放化疗禁忌的患者推荐直接手术，不推荐新辅助治疗；③T_3 和/或 N+的可切除直肠癌患者，推荐术前新辅助放化疗；④T_4 或局部晚期不可切除的直肠癌患者，必须行新辅助放化疗。治疗后必须重新评价，多学科讨论是否可行手术。

（四）标准住院日 19~21 天

释义

■ 住院治疗包括术前检查和术前准备、手术治疗、术后恢复，共三个部分，总住院时间不应超过 16 天。

■ 部分患者在手术治疗前行新辅助放化疗或术后接受辅助放化疗，均不计算在本路径的住院时间内。

（五）进入路径标准

1. 第一诊断必须符合 ICD-10：C20 直肠癌疾病编码。
2. 可 R_0 切除的低位直肠癌（Ⅰ期和部分Ⅱ、Ⅲ期，$cT_{1\sim4}N_{0\sim2}M_0$）。
3. 有手术适应证，无绝对禁忌证。
4. 当患者合并其他疾病，但住院期间不需要特殊处理也不影响第一诊断的临床路径流程实施时，可以进入路径。

释义

■ 进入本路径的患者第一诊断为直肠癌，临床分期为Ⅰ期和部分Ⅱ、Ⅲ期。

■ 同时合并有其他疾病，但不影响手术方式及术后恢复的直肠癌患者可以进入本路径。

■ 术前检查发现以往未发现的疾病或既往基础疾病（如高血压病、心脏病、糖尿病等），经相关科室会诊后，如果仅需要药物维持治疗，对手术及术后恢复无影响，可进入本路径。但可能会增加治疗费用，延长住院时间，需要主管医师在临床路径的表单中予以说明。

（六）术前准备（术前评估）≤3 天

1. 必需的检查项目：
（1）血常规、尿常规、大便常规+隐血。
（2）凝血功能、肝功能、肾功能、电解质、血糖、血清肿瘤标志物、血型、感染性疾病筛查、心电图检查。
（3）结肠镜及活检病理。
（4）胸部 X 线检查或胸部平扫 CT，必要时强化。
（5）中上腹部强化 CT 或 MRI 或超声排除腹腔脏器转移。
（6）盆腔 MRI 或盆腔增强 CT，或直肠腔内超声。
2. 根据患者病情可选择的检查：
（1）疑似膀胱或尿道受累者应行膀胱镜检查，疑似阴道受累者应行阴道镜检查，必要时取组织活检。
（2）疑似骨转移应行全身 ECT 骨扫描检查。
（3）疑似输尿管受累者，行静脉尿路造影（IVU）或磁共振尿路造影（MRU）。
（4）高龄、危重患者应行血气分析、肺功能及超声心动图、颈动脉超声、下肢深静脉超声等检查。
（5）合并其他疾病应行相关检查，如心肌酶、糖化血红蛋白等。
3. 肠道准备：
（1）无肠梗阻病例：于术前 12~24 小时开始口服泻药，2~3 小时内服完。
（2）不完全性肠梗阻病例：于入院当日起每日口服两次小剂量泻药。

(3) 完全性肠梗阻病例：禁忌任何方式的肠道准备。
4. 签署手术及其他相关同意书。

释义

■ 血、尿、大便常规是最基本的三大常规检查，每个进入路径的患者均需要完成；肝肾功能、电解质、血糖、凝血功能、心电图及 X 线胸片检查主要是评估有无基础疾病，排除手术禁忌；感染性疾病筛查是为住院治疗期间的医疗安全以及为输血等治疗做准备。

■ 盆腔 MRI 或直肠腔内超声等检查用于评估直肠癌的临床分期至关重要。胸腔、腹腔 CT 或 MRI 等检查排除肺脏、肝脏、胆囊、胰腺、脾脏和肾脏等腹腔脏器以及盆腹腔淋巴结有无增大等异常情况，对于了解术前肾脏及输尿管等泌尿系统的情况也十分必要。对于可疑宫旁浸润影响输尿管或肾脏的患者，建议行静脉肾盂造影或 CT、磁共振尿路成像等泌尿系统检查。根据临床情况，部分患者需要术前进一步评估肾功能（如肾脏血流图检查）以及尿动力学检查。

■ 直肠癌的血清学肿瘤标志物 CEA、CA19-9 应作为常规检查项目。

■ 年龄较大、长期吸烟以及伴有心脑肺血管等基础病的患者，应在术前进行充分的检查，如心脏超声、血管超声、血气分析及肺功能检查等，充分评估手术风险，必要时予以干预，排除出本路径。

（七）预防性抗菌药物选择与使用时机

按照《抗菌药物临床应用指导原则》（国卫办医发〔2015〕43 号）执行，并根据患者的病情决定抗菌药物的选择与使用时间。建议使用第一、二代头孢菌素±甲硝唑，或头霉素类，或头孢曲松±甲硝唑。
预防性应用抗菌药物：术前 0.5~1 小时或麻醉开始时静脉给药，手术超过 3 小时可再给第二剂。

释义

■ 预防性抗菌药物首选第二代头孢菌素，可以联合使用抗厌氧菌类药物。

■ 预防性抗菌药物的使用：预防用药从术前 0.5~1 小时内给药，或麻醉开始时给药，使手术切口暴露时局部组织中已达到足以杀灭手术过程中入侵切口细菌的药物浓度。如果手术时间超过 3 小时或超过所用药物半衰期的 2 倍以上，或失血量大（>1500ml），可手术中给予第 2 剂。预防用药时间不超过 24 小时，必要时延长至 48 小时。

■ 治疗性抗菌药物的使用：如果术前患者发热，直肠肿瘤已存在出血、坏死、穿孔或可疑合并感染者，应抽血行血细菌培养，根据病原菌种类和药敏结果选用治疗性抗菌药物。治疗时间应根据患者的症状、体温、血常规检查等综合决定。

（八）手术日为入院第 4 天

1. 麻醉方式：全身麻醉或静脉复合连续硬膜外麻醉。
2. 手术方式：直肠癌腹会阴联合切除术。

3. 手术内固定物：部分患者可能使用肠道吻合器等。
4. 术中用药：麻醉常规用药，必要时腹腔化疗药物等。
5. 输血：根据术中情况而定。
6. 病理：术前病理诊断不明确者术中应行快速组织活检；术后切除标本全部送病理。病理报告必须符合国家卫生和计划生育委员会《结直肠癌诊疗规范（2015 年）》中病理评估的要求。
7. 高危患者，如术前行新辅助放疗和化疗等，可行预防性回肠造口。

释义

■ 直肠癌腹会阴联合切除术存在腹部和会阴两个手术切口、手术野暴露较大、手术时间较长、出血等手术风险较大，应当选择全身麻醉。

■ 术中除麻醉药、常规补液外，对于存在高血压病、心脏病等基础病的患者，应根据术中情况给予相应药物；术中出血较多的患者可酌情给予止血药物。

■ 直肠癌腹会阴联合切除术术中不进行常规输血。对于出血量较大的患者，为保证术中循环稳定和术后恢复，可根据出血量及术中检查血红蛋白的水平决定输血的治疗量。提倡成分输血。

■ 手术标本的病理报告内容和要求：①患者基本信息及送检信息；②大体情况：肿瘤大小、大体类型、肉眼所见浸润深度、切除肠管两端距肿瘤远近端的长度；③肿瘤分化程度（肿瘤分型、分级）；④肿瘤浸润深度（T 分期）（T 分期或 ypT 是根据有活力的肿瘤细胞来决定的，经过新辅助治疗的标本内无细胞的黏液湖不认为是肿瘤残留）；⑤检出淋巴结数目和阳性淋巴结数目（N 分期）以及淋巴结外肿瘤种植（ENTD，Extra Nodal Tumor Deposit）（指沉积于远离原发肿瘤边缘的结直肠周围脂肪组织内的不规则肿瘤实性结节，没有残余淋巴结组织学证据，但分布于肿瘤的淋巴引流途径上）；⑥近端切缘、远端切缘的状况；⑦建议报告系膜/环周切缘的状况（如果肿瘤距切缘很近，应当在显微镜下测量并报告肿瘤与切缘的距离，肿瘤距切缘 1mm 以内报切缘阳性）；⑧新辅助放和/或化疗疗效评估：0 级，完全反应，无肿瘤残留；1 级，中度反应，少量肿瘤残留；2 级，低度反应，大部分肿瘤残留；3 级，无反应；⑨脉管侵犯情况（以 V 代表血管，V1 为镜下血管浸润，V2 为肉眼血管浸润，L 代表淋巴管）。建议尽量区分血管与淋巴管浸润；⑩神经侵犯；⑪错配修复（MMR）蛋白（MLH1、MSH2、MSH6、PMS2）表达情况。建议选择检测错配修复蛋白的基因状态和甲基化状态；⑫确定为复发或转移性结直肠癌时，推荐检测 K-ras、N-ras、BRAF 基因状态。如无手术切除标本可从活检标本中测定。

■ 一般应经盆腔留置引流管。

■ 手术中如发现切除肿瘤标本的环周切缘可疑阳性，应在盆腔内可疑肿瘤残留部位留置银夹，以利术后放疗定位。

（九）入院后第 5~18 天（术后 1~14 天）治疗

1. 静脉肠外营养治疗 5~7 天，维持水电解质平衡。
2. 术后排气后即可进食流质或半流质饮食。
3. 术后隔日腹部切口换药；切口感染时应及时局部拆线，引流。
4. 术后第 1 天、3 天、5 天和 10 天复查血常规、电解质等，根据检查结果调整抗菌药物和肠外营养治疗。
5. 术后第 7~10 天腹部切口拆线；术后第 14 天会阴伤口拆线。

释义

■ 术后必须复查的检查项目应在术后3天内完成。目的是了解患者术后的恢复情况，及时发现贫血、电解质紊乱等常见的异常情况便于及时处理。对异常情况在治疗后应予以复查。除必须检查的项目外，可根据病情需要增加检查项目，如：怀疑血栓形成的患者需要进行凝血功能检查、双下肢静脉B超等；怀疑肺栓塞的患者需进一步检查血气分析及胸部CT等；怀疑肠梗阻的患者应进行X线腹部平片或立位片检查；怀疑泌尿系瘘的患者应进行膀胱甲亚蓝注射检查或静脉肾盂造影检查等。

■ 术后应常规观察患者的生命体征、出入量及各脏器功能恢复情况以确定对症治疗的手段与时间；尤其应关注患者的伤口愈合情况、胃肠道功能恢复情况；鼓励患者尽早离床活动，预防血栓形成；尽量减少输液治疗；留置引流管的拔除时机应根据术中情况和术后引流液的性状等决定。

■ 直肠癌腹会阴联合切除术由于手术创面较大，对周围组织损伤范围较广，术后容易出现尿潴留，因此在拔除导尿管前应间断夹闭尿管进行膀胱功能锻炼以增加导尿管拔除后患者能够自主排尿的机会。导尿管拔除后应继续密切观察患者排尿情况，并通过B超检查测量残余尿量确认患者排尿功能的恢复；对于存在尿潴留的患者，应再次予以保留导尿管。

■ 如果患者术后无感染证据，需及时停用预防性应用抗菌药物。

■ 根据患者的症状、体征及血、尿常规等实验室检查结果诊断为细菌性感染者以及经病原微生物检查确诊为感染者，具有治疗性应用抗菌药物的指征。抗菌药物的使用因感染不同而异，一般宜使用至体温正常、症状消退后72~96小时。特殊情况，妥善处理。

■ 术后辅助治疗应根据患者原发部位、病理分期、分子指标及术后恢复状况来决定。

（1）术后病理分期pT_3以上或pN+、手术远近端切缘或环周切缘肿瘤阳性，如术前未进行新辅助放化疗，术后需要进行辅助放化疗。

（2）术前已经进行过术前新辅助放化疗，则进行术后辅助化疗。

（3）术后辅助治疗推荐术后8周内开始，辅助时限应当不超过6个月。

■ 会阴部伤口缝合线可以根据会阴部伤口的愈合情况延迟拆线。如遇到盆腔积液、感染等情况，可以根据情况局部拆除会阴缝合线以利盆腔引流。

■ 告知：术后主管医师应注意结合患者病情与患者本人及或患者委托人及时沟通。

（十）出院标准

1. 患者一般情况良好，基本恢复正常饮食和肠道功能。
2. 体温正常，腹部检查无阳性体征，相关实验室检查基本正常。
3. 切口Ⅱ/甲愈合。

释义

■ 患者出院前应当生命体征平稳，无发热，肠道功能恢复，无吻合口漏的发生（腹-会阴联合切除无吻合口），实验室检查无严重贫血和电解质异常等。

■ 腹部伤口对合良好，无红肿、渗出，无脂肪液化或感染征象的患者可以出院。会阴部伤口因愈合所需时间较长，部分患者可以拆线出院，部分患者根据伤口情况，出院后可返回医院拆线。

■ 术后恢复满意，无手术并发症，或术后出现并发症但无需继续住院治疗的患者可出院（如术后尿潴留需继续保留导尿管的患者）。

■ 告知：出院前主管医师应注意结合患者病理报告与患者本人及或患者委托人及时沟通，内容包括患者的预后、术后是否需要辅助放化疗、复查及随访要求。

（十一）变异及原因分析

1. 有影响手术的合并症，需要进行相关的诊断和治疗。
2. 对于完全肠梗阻患者，可一期行乙状结肠或横结肠双腔造口术，缓解梗阻症状后可行新辅助放化疗后再行手术治疗。
3. 围术期并发症可能造成住院日延长或费用超出参考标准。
4. 医师认为的变异原因。
5. 患者其他原因的变异。

释义

■ 变异是指医疗不能按照预定的路径进行或不能达到预期的医疗目标。

■ 微小变异是指由于某种原因，表单中的检查或操作提前或延后进行，但不影响总体治疗进程和康复，或者整体住院日有小的出入，不影响纳入路径。

■ 重大变异是指入选临床路径的患者未能按照路径流程完成医疗行为或未达到预期的医疗治疗控制目标，需要终止执行路径；或者是因严重合并症或并发症导致治疗时间延长、治疗费用增加而无法按照规定完成路径。对这些患者，主管医师可决定患者退出临床路径，并进行变异原因分析，且需要在临床路径的表单中予以明确说明变异原因。这包含有以下情况。

（1）术前检查发现严重合并症，如血栓栓塞性疾病需要抗凝治疗、放置下腔静脉滤网等；严重感染需要抗感染治疗；无法控制的活跃出血需要介入治疗；合并未能控制的高血压病、糖尿病等需要治疗而影响住院时间和产生额外治疗费用等。

（2）术中发现术前检查未能发现的病变，导致无法按照术前计划实施根治性直肠癌低位腹会阴联合切除术。如：术中发现肝脏其他脏器发生转移无法完成手术；严重的盆腹腔粘连无法完成手术；腹膜后淋巴结广泛转移或无法行根治性直肠切除（可根据具体情况仅行腹膜后淋巴结清扫）；发现合并盆腔其他恶性肿瘤如妇科恶性肿瘤等需要改变手术范围及术后治疗方案等。

（3）术后组织病理学检查发现存在高危因素，需要术后进行放化疗等辅助治疗，影响患者住院时间及治疗费用等。

（4）术中、术后出现严重并发症需要进行相应诊断和治疗，导致住院时间明显延长和费用明显增加。如：肠梗阻患者需要手术治疗或肠道外营养支持治疗；术中、术后因严重贫血、感染、肺栓塞等需要转重症监护病房治疗；术中、术后发生吻合口漏、肠瘘、泌尿系瘘等并发症等需要进一步治疗等。

（5）因患者主观原因，如放弃手术治疗改为放疗等，导致本路径无法实施，也需要主管医师在表单中予以说明。

（十二）费用参考标准

3 万~6 万元。

五、直肠癌腹会阴联合切除手术给药方案

（一）围术期预防性应用抗菌药物用药选择

给药应选用针对肠道革兰阴性菌和脆弱拟杆菌等厌氧菌的抗菌药物。第一、二代头孢菌素±甲硝唑，或头霉素类，或头孢曲松±甲硝唑。如果对头孢菌素过敏患者可以可选择使用氨曲南或氨基苷类。

（二）药学提示

给药途径大部分为静脉输注，仅有少数为口服给药。静脉输注应在皮肤、黏膜切开前 0.5~1 小时内或麻醉开始时给药，在输注完毕后开始手术，保证手术部位暴露时局部组织中抗菌药物已达到足以杀灭手术过程中沾染细菌的药物浓度。

（三）注意事项

抗菌药物的有效覆盖时间应包括整个手术过程。手术时间较短（＜2 小时）的清洁手术术前给药 1 次即可。如手术时间超过 3 小时或超过所用药物半衰期的 2 倍以上，或成人出血量>1500ml，术中应追加 1 次。清洁手术的预防用药时间不超过 24 小时，清洁-污染手术和污染手术的预防用药时间亦为 24 小时，污染手术必要时延长至 48 小时。过度延长用药时间并不能进一步提高预防效果，且预防用药时间超过 48 小时，耐药菌感染机会增加。

六、直肠癌腹会阴联合切除手术术后护理规范

1. 病情观察：密切观察患者生命体征，伤口敷料的渗血、渗液以及引流液的情况，造瘘口血运是否良好；观察切口愈合情况，观察患者的排便性状以及腹部有无不适，有无腹泻、便秘、肠梗阻。

2. 卧位与活动：常规给氧，保暖，防止误吸，麻醉清醒后 4~6h（生命体征平稳）给予半卧位，以利于引流。术后的卧床休息使得肌肉萎缩、退化，削弱肺功能，诱发静脉血流和血栓形成。故在疼痛可以忍受的情况下，应该鼓励术后早期下床活动。

3. 多种管道护理：患者同时有胃管、尿管、氧气管、腹腔引管管或会阴部引流管，要注意维持管道的正确位置，保持通畅，注意无菌操作，特别要记录好各管道的引流量、颜色。

4. 饮食指导：

（1）禁食 3~4 天，待肠蠕动恢复，人工肛门排气（人工肛门排气是指有气泡从造口溢出）后，可进流食，如无腹胀可进半流食，1 周后进软食，2 周左右后可进容易消化的少渣普食，以减轻肠道负担。

（2）为了防止人工肛门排出的大便有恶臭，患者宜吃酸奶、藕粉等食物，避免蛋、蒜、葱、虾等食物，以减少食物消化吸收后产生臭气。

5. 预防感染：遵医嘱应用抗菌药物。禁食期间给予补液，保持水、电解质、酸碱平衡。

七、直肠癌腹会阴联合切除手术营养治疗规范

术后饮食应选择易消化、高蛋白、低脂肪和低纤维素的食品。坚持少量多餐，进食温和性食

物，避免食用刺激性、过敏性、高渗性食品，以及过冷、过热、产气性食物。

八、直肠癌腹会阴联合切除手术患者健康宣教

1. 术后规律生活，保持心情舒畅，适当进行户外活动。

2. 教会患者自我护理造口的知识（必要时）。正确应用造口袋。出院后造口每 1~2 周扩张 1 次，持续 2~3 个月。教会患者掌握造口袋的应用方法。

3. 训练定时排便。术后为了养成定时排便习惯，应禁食有刺激的饮食，同时注意饮食卫生，以免发生腹泻。

九、推荐表单

（一）医师表单

直肠癌腹会阴联合切除手术临床路径医师表单

适用对象：第一诊断为直肠癌（ICD-10：C20）
行直肠癌腹会阴联合切除手术（ICD-9-CM-3：48.49 或 48.65）

患者姓名：	性别：　年龄：　门诊号：	住院号：
住院日期：　年　月　日	出院日期：　年　月　日	标准住院日：19~21 天

时间	住院第 1 天 （术前 3 天）	住院第 2 天 （术前 2 天）	住院第 3 天 （术前 1 天）
诊疗工作	□ 询问病史、体格检查 □ 书写病历 □ 上级医师查房，完成查房记录 □ 完善相关检查并开始术前肠道准备	□ 三级医师查房 □ 术前讨论，分析检查结果，制订治疗方案 □ 完成上级医师查房记录等病历书写 □ 完成必要相关科室会诊	□ 向患者及家属交代病情，明确告知围术期治疗中可能出现的意外和危险 □ 签署手术及麻醉同意书、委托书、自费药品协议书、输血同意书 □ 完成术前准备 □ 完成手术医嘱及术前小结 □ 麻醉医师术前访视患者及完成记录 □ 通知手术室拟定手术时间
重点医嘱	**长期医嘱：** □ 二级护理 □ 半流质饮食/无渣流质饮食/禁食、禁水 □ 口服抗菌药物 □ 继续合并症治疗用药 **临时医嘱：**（如门诊未查） □ 血常规和凝血功能、尿常规、大便常规+隐血；肝肾功能、电解质、血糖及 CEA；感染疾病筛查 □ 中上腹部增强 CT；盆腔增强 MRI 或 CT；电子结肠镜，取活检病理及乙状结肠镜检查；胸部平扫 CT □ 心电图，肺功能，超声心动图	**长期医嘱：** □ 二级护理 □ 半流质饮食/无渣流质饮食/禁食、禁水 □ 口服抗菌药物 □ 继续合并症治疗用药 □ 新制订的治疗方案	**长期医嘱：** □ 二级护理 □ 半流质饮食/无渣流质饮食/禁食、禁水 □ 口服抗菌药物 □ 继续合并症治疗用药 **临时医嘱：** □ 晚 8 点开始口服复方聚乙二醇清洁肠道 □ 备皮 □ 检查血型，备血制品 □ 睡前地西泮 10mg im □ 准备术中特殊器械及材料 □ 抗菌药物皮试 □ 乙状结肠造口定位
病情变异记录	□ 无　□ 有，原因： 1. 2.	□ 无　□ 有，原因： 1. 2.	□ 无　□ 有，原因： 1. 2.
医师签名			

时间	住院第4天 （手术日）	住院第5~6天 （术后第1~2天）	住院第7~8天 （术后第3~4天）
诊疗工作	□ 手术（包括手术安全核对） □ 完成手术记录 □ 完成术后病程记录 □ 向患者及家属交代术中情况及术后注意事项 □ 手术标本常规送病理检查	□ 上级医师查房：观察切口及出入量（特别注意尿量和引流）情况以及造口情况、根据各项检查结果评价重要脏器功能，提出诊治意见 □ 乙状结肠指诊促进排气 □ 记录每日病程和上级医师查房意见	□ 切口换药，必要时引流 □ 检查腹部临床表现，注意排气情况及造口情况 □ 记录每日病程
重点医嘱	**长期医嘱：** □ 全身麻醉下经腹直肠癌根治术后护理常规 □ 一级护理 □ 禁食、禁水 □ 心电监护、吸氧、尿管长期开放 □ 记录出入量，注意引流情况 □ 预防性应用抗菌药物 □ 抑酸、化痰和镇痛治疗 □ 静脉肠外营养治疗，补充液量和能量，维持水电解质平衡 **临时医嘱：** □ 复查血常规及相关指标	**长期医嘱：** □ 雾化吸入 **临时医嘱：** □ 试饮水 □ 乙状结肠造口指诊	**长期医嘱：** □ 酌情进流质饮食 □ 根据病情停用心电监护和吸氧 □ 尿管 q4h 开放 □ 根据病情停用预防性抗菌药物治疗 **临时医嘱：** □ 腹部和会阴切口换药 □ 复查血常规及相关指标
病情变异记录	□ 无 □ 有，原因： 1. 2.	□ 无 □ 有，原因： 1. 2.	□ 无 □ 有，原因： 1. 2.
医师签名			

时间	住院第 9~10 天 （术后第 5~6 天）	住院第 11~12 天 （术后第 7~8 天）	住院第 13~14 天 （术后第 9~10 天）
诊疗工作	□ 上级医师查房 □ 根据临床表现、血常规及相关生化检查结果调整治疗方案 □ 会阴切口引流量< 20ml 可拔除引流管 □ 根据患者胃肠道功能决定饮食 □ 腹部和会阴切口换药，检查愈合情况 □ 男性患者可拔除尿管 □ 更换乙状结肠造口袋	□ 腹部和会阴切口换药，腹部切口可间断拆线 □ 根据血常规及相关指标检查结果，决定是否停用抗菌药物治疗 □ 根据病理分期，制订术后放化疗方案，向上级医师汇报 □ 向家属交代病理结果及放化疗方案，家属签字 □ 对以上如实记录病程	□ 上级医师查房 □ 询问进食情况 □ 询问排尿和排便情况 □ 观察腹部情况 □ 腹部和会阴切口换药，腹部切口拆线 □ 更换乙状结肠造口袋
重点医嘱	**长期医嘱：** □ 二级护理 □ 半流质饮食 □ 停用相关治疗 □ 男性患者停导尿管 □ 停会阴引流管 **临时医嘱：** □ 复查血常规及相关指标 □ 腹部和会阴切口换药 □ 乙状结肠造口护理	**长期医嘱：** □ 停用抗菌药物 **临时医嘱：** □ 腹部和会阴切口换药，腹部间断拆线	**长期医嘱：** □ 三级护理 □ 普通饮食 **临时医嘱：** □ 腹部和会阴切口换药，腹部切口拆线 □ 复查血常规及相关指标
病情变异记录	□ 无　□ 有，原因： 1. 2.	□ 无　□ 有，原因： 1. 2.	□ 无　□ 有，原因： 1. 2.
医师签名			

时间	住院第 14~16 天 （术后第 10~12 天）	住院第 16~18 天 （术后第 12~14 天）	住院第 19~21 天 （术后第 15~17 天，出院日）
诊疗工作	□ 询问患者进食和排便情况 □ 会阴切口换药，可间断拆线 □ 女性患者拔除尿管	□ 上级医师查房 □ 询问进食情况 □ 询问排尿和排便情况 □ 会阴切口换药、拆线 □ 上级医师进行术后康复评估，决定出院日期 □ 向患者及家属交代病情 □ 更换乙状结肠造口袋	□ 完成出院记录、病案首页、出院证明等书写 □ 向患者交代出院后的注意事项，重点交代复诊时间及发生紧急情况时处理方法
重点医嘱	□ 会阴切口换药，间断拆线 □ 女性患者停尿管 □ 复查血常规及相关指标	**长期医嘱：** □ 三级护理 □ 普通饮食 **临时医嘱：** □ 会阴切口换药拆线 □ 乙状结肠造口护理	**出院医嘱：** □ 出院带药
病情变异记录	□ 无 □ 有，原因： 1. 2.	□ 无 □ 有，原因： 1. 2.	□ 无 □ 有，原因： 1. 2.
医师签名			

（二）护士表单

直肠癌腹会阴联合切除手术临床路径护士表单

适用对象：第一诊断为直肠癌（ICD-10：C20）

行直肠癌腹会阴联合切除手术（ICD-9-CM-3：48.49 或 48.65）

患者姓名：	**性别：　年龄：　门诊号：**	**住院号：**
住院日期：　年　月　日	**出院日期：**　年　月　日	**标准住院日：**19~21 天

时间	住院第 1 天 （术前 3 天）	住院第 2 天 （术前 2 天）	住院第 3 天 （术前 1 天）
主要护理工作	□ 入院宣教 □ 介绍主管医师、护士 □ 介绍病室环境、设施 □ 介绍常规制度及注意事项 □ 介绍疾病相关注意事项 □ 核对患者，佩戴腕带 □ 建立住院病历 □ 评估患者并书写护理评估单 □ 卫生处置：剪指（趾）甲、沐浴，更换病号服 □ 二级护理 □ 晨晚间护理 □ 患者安全管理 □ 遵医嘱通知实验室检查	□ 化疗前宣教 □ 宣教疾病知识、化疗前准备及化疗过程 □ 告知准备物品 □ 告知化疗过程中饮食、活动及探视注意事项 □ 告知化疗后可能出现的不良反应及应对方式等 □ 告知家属探视须知 □ 二级护理 □ 晨晚间护理 □ 患者安全管理 □ 抽血，大小便常规检查 □ 指导患者到相关科室进行检查并讲明各种检查的目的 □ 给予患者和家属心理支持	□ 化疗当日宣教 □ 告知监护设备、管理功能及注意事项 □ 告知饮食等要求 □ 告知化疗后可能出现的不良反应及应对方式 □ 再次明确探视陪伴须知 □ 化疗前监测生命体征 □ 给予患者和家属心理支持 □ 一/二级护理 □ 晨晚间护理 □ 患者安全管理 □ 药物配置、输液及抽血 □ 观察化疗期间患者反应及血管
重点医嘱	□ 详见医嘱执行单	□ 详见医嘱执行单	□ 详见医嘱执行单
病情变异记录	□ 无　□ 有，原因： 1. 2.	□ 无　□ 有，原因： 1. 2.	□ 无　□ 有，原因： 1. 2.
护士签名			

时间	住院第 4 天 （手术日）	住院第 5~6 天 （术后第 1~2 天）	住院第 7~8 天 （术后第 3~4 天）
主要护理工作	□ 定时巡视病房 □ 观察患者病情变化及切口敷料 □ 术后生活护理 □ 鼓励患者床上活动，尤其下肢，预防 DVT 的发生	□ 观察患者一般状况及切口敷料 □ 术后生活护理 □ 鼓励患者床上活动预防 DVT □ 拍背排痰 □ 针对乙状结肠造口进行心理护理	□ 观察患者一般状况及切口敷料 □ 术后生活护理 □ 指导排尿 □ 鼓励患者床上活动，促进肠功能恢复 □ 针对乙状结肠造口进行心理护理
重点医嘱	□ 详见医嘱执行单	□ 详见医嘱执行单	□ 详见医嘱执行单
病情变异记录	□ 无 □ 有，原因： 1. 2.	□ 无 □ 有，原因： 1. 2.	□ 无 □ 有，原因： 1. 2.
护士签名			

时间	住院第 9~10 天 （术后第 5~6 天）	住院第 11~12 天 （术后第 7~8 天）	住院第 13~14 天 （术后第 9~10 天）
主要护理工作	□ 观察患者一般状况及切口情况 □ 鼓励患者床上活动，促进肠功能恢复 □ 术后生活护理，注意进食情况	□ 观察患者一般状况及切口情况 □ 鼓励患者下床活动，促进肠功能恢复 □ 术后生活护理，注意进食情况和体温	□ 指导患者和家属更换乙状结肠造口袋 □ 术后生活护理
重点医嘱	□ 详见医嘱执行单	□ 详见医嘱执行单	□ 详见医嘱执行单
病情变异记录	□ 无 □ 有，原因： 1. 2.	□ 无 □ 有，原因： 1. 2.	□ 无 □ 有，原因： 1. 2.
护士签名			

时间	住院第 14~16 天 （术后第 10~12 天）	住院第 16~18 天 （术后第 12~14 天）	住院第 19~21 天 （术后第 15~17 天，出院日）
主要护理工作	□ 向患者及家属宣教乙状结肠造口护理常识	□ 指导患者和家属更换乙状结肠造口袋	□ 协助患者办理出院手续 □ 出院指导，重点出院后用药方法
重点医嘱	□ 详见医嘱执行单	□ 详见医嘱执行单	□ 详见医嘱执行单
病情变异记录	□ 无　□ 有，原因： 1. 2.	□ 无　□ 有，原因： 1. 2.	□ 无　□ 有，原因： 1. 2.
护士签名			

（三）患者表单

直肠癌腹会阴联合切除手术临床路径患者表单

适用对象：第一诊断为直肠癌（ICD-10：C20）
行直肠癌腹会阴联合切除手术（ICD-9-CM-3：48.49 或 48.65）

患者姓名：	性别： 年龄： 门诊号：	住院号：
住院日期： 年 月 日	出院日期： 年 月 日	标准住院日：19~21 天

时间	住院第 1 天（术前 3 天）	住院第 2 天（术前 2 天）	住院第 3 天（术前 1 天）
医患配合	□ 配合询问病史，务必详细告知既往史、用药史、过敏史 □ 如服用抗凝药物，明确告知 □ 配合测量生命体征和体格检查 □ 接受入院宣教 □ 遵守医院的相关规定和家属探视制度 □ 有不适症状及时告知医师和护士	□ 配合完善化疗前相关实验室检查，如采血，留尿、心电图、中上腹部增强 CT；盆腔增强 MRI 或 CT；电子结肠镜，取活检病理及乙状结肠镜检查；胸部平扫 CT 等 □ 有不适症状及时告知医师和护士	□ 签署手术及麻醉同意书、委托书、自费药品协议书、输血同意书 □ 配合完成术前准备 □ 配合乙状结肠造口定位
重点诊疗及检查	**诊疗重点：** □ 协助医师记录病史 □ 告知医师既往的基础疾病并继续治疗 □ 半流质饮食/无渣流质饮食/禁食、禁水 □ 口服抗菌药物 **重要检查：** □ 测量生命体征，身高体重 □ 进行全身体格检查	**诊疗重点：** □ 半流质饮食/无渣流质饮食/禁食、禁水 □ 口服抗菌药物 **重要检查：** □ 血常规和凝血功能、尿常规、大便常规+隐血；肝肾功能、电解质、血糖及 CEA；感染疾病筛查 □ 中上腹部增强 CT；盆腔增强 MRI 或 CT；电子结肠镜，取活检病理及乙状结肠镜检查；胸部平扫 CT	**诊疗重点：** □ 禁食、禁水 □ 口服抗菌药物 □ 晚 8 点开始口服复方聚乙二醇清洁肠道 □ 备皮 □ 睡前地西泮 10mg im □ 乙状结肠造口定位 □ 静脉营养治疗

时间	住院第 4 天 （手术日）	住院第 5~6 天 （术后第 1~2 天）	住院第 7~8 天 （术后第 3~4 天）
医患配合	□ 配合麻醉医师和手术医师完成手术治疗	□ 配合医师观察切口及出入量情况以及造口情况 □ 配合医师进行乙状结肠指诊促进排气 □ 配合医师护士下地活动 □ 少量饮水	□ 配合医师切口换药，必要时引流 □ 配合医师护士下地活动 □ 饮水，视情况流质饮食 □ 配合锻炼排尿功能
重点诊疗及检查	**诊疗重点：** □ 禁食、禁水 □ 心电监护、吸氧、尿管长期开放 □ 记录出入量，注意引流情况 □ 预防性应用抗菌药物 □ 抑酸、化痰和镇痛治疗 □ 静脉肠外营养治疗，补充液量和能量，维持水电解质平衡 **重要检查：** □ 复查血常规及相关指标	**诊疗重点：** □ 心电监护、吸氧、尿管长期开放 □ 记录出入量，注意引流情况 □ 预防性应用抗菌药物 □ 抑酸、化痰和镇痛治疗 □ 静脉肠外营养治疗，补充液量和能量，维持水电解质平衡 □ 雾化吸入	**诊疗重点：** □ 酌情进流质饮食 □ 根据病情停用心电监护和吸氧 □ 静脉肠外营养治疗，补充液量和能量，维持水电解质平衡 □ 雾化吸入 □ 尿管 q4h 开放 **重要检查：** □ 复查血常规及相关指标

时间	住院第 9~10 天 （术后第 5~6 天）	住院第 11~12 天 （术后第 7~8 天）	住院第 13~14 天 （术后第 9~10 天）
诊疗工作	□ 进食半流质饮食 □ 配合医师拔除引流管 □ 配合医师腹部和会阴切口换药 □ 配合医师拔除尿管 □ 配合护士更换乙状结肠造口袋	□ 配合医师腹部和会阴切口换药和间断拆线 □ 与医师沟通了解病理结果及放化疗方案，配合签字	□ 进食普通饮食 □ 配合配合腹部和会阴切口换药，腹部切口拆线 □ 配合护士更换乙状结肠造口袋
重点诊疗及检查	**诊疗重点：** □ 半流质饮食 □ 停用相关治疗 □ 男性患者停导尿管 □ 停会阴引流管 **重要检查：** □ 复查血常规及相关指标	**诊疗重点：** □ 腹部和会阴切口换药，腹部间断拆线	**诊疗重点：** □ 普通饮食 □ 腹部和会阴切口换药，腹部切口拆线 **重要检查：** □ 复查血常规及相关指标

时间	住院第 14~16 天 （术后第 10~12 天）	住院第 16~18 天 （术后第 12~14 天）	住院第 19~21 天 （术后第 15~17 天，出院日）
诊疗工作	□ 配合医师会阴切口换药和间断拆线	□ 配合医师会阴切口换药、拆线	□ 了解医师的交代出院后的注意事项，重点交代复诊时间及发生紧急情况时处理方法
重点诊疗及检查	**诊疗重点：** □ 会阴切口换药，间断拆线 **重要检查：** □ 复查血常规及相关指标	**诊疗重点：** □ 会阴切口换药拆线 □ 乙状结肠造口护理	**诊疗重点：** □ 出院带药

附：原表单（2012 年版）

直肠癌腹会阴联合切除手术临床路径表单

适用对象：第一诊断为直肠癌（ICD-10：C20）

行直肠癌腹会阴联合切除手术（ICD-9-CM-3：48.49 或 48.65）

患者姓名：	**性别：　年龄：　门诊号：**	**住院号：**
住院日期：　年　月　日	**出院日期：**　年　月　日	**标准住院日：** 19~21 天

时间	住院第 1 天 （术前 3 天）	住院第 2 天 （术前 2 天）	住院第 3 天 （术前 1 天）
主要诊疗工作	□ 询问病史、体格检查 □ 书写病历 □ 上级医师查房，完成查房记录 □ 完善相关检查并开始术前肠道准备	□ 三级医师查房 □ 术前讨论，分析检查结果，制订治疗方案 □ 完成上级医师查房记录等病历书写 □ 完成必要相关科室会诊	□ 向患者及家属交代病情，明确告知围术期治疗中可能出现的意外和危险 □ 签署手术及麻醉同意书、委托书、自费药品协议书、输血同意书 □ 完成术前准备 □ 完成手术医嘱及术前小结 □ 麻醉医师术前访视患者及完成记录 □ 通知手术室拟定手术时间
重点医嘱	**长期医嘱：** □ 二级护理 □ 半流质饮食/无渣流质饮食/禁食、禁水 □ 口服抗菌药物 □ 继续合并症治疗用药 **临时医嘱：**（如门诊未查） □ 血常规和凝血功能、尿常规、大便常规+隐血；肝肾功能、电解质、血糖及 CEA；感染疾病筛查 □ 中上腹部强化 CT；盆腔 MRI 或 CT；电子结肠镜，取活检病理及乙状结肠镜检查；胸部强化 CT □ 心电图，肺功能，超声心动图	**长期医嘱：** □ 二级护理 □ 半流质饮食/无渣流质饮食/禁食、禁水 □ 口服抗菌药物 □ 继续合并症治疗用药 □ 新制订的治疗方案	**长期医嘱：** □ 二级护理 □ 半流质饮食/无渣流质饮食/禁食、禁水 □ 口服抗菌药物 □ 继续合并症治疗用药 **临时医嘱：** □ 晚 8 点开始口服复方聚乙二醇清洁肠道 □ 备皮 □ 检查血型，备血制品 □ 睡前地西泮 10mg im □ 准备术中特殊器械及材料 □ 抗菌药物皮试 □ 乙状结肠造口定位
主要护理工作	□ 入院介绍 □ 入院评估：一般情况、营养状况、心理变化、生命体征等 □ 指导患者进行辅助检查	□ 观察患者病情及情绪变化等 □ 心理护理	□ 术前宣教（提醒患者术前禁食、禁水） □ 术前准备 □ 沐浴、剪指（趾）甲、更衣
病情变异记录	□ 无　□ 有，原因： 1. 2.	□ 无　□ 有，原因： 1. 2.	□ 无　□ 有，原因： 1. 2.
护士签名			
医师签名			

时间	住院第4天 （手术日）	住院第5~6天 （术后第1~2天）	住院第7~8天 （术后第3~4天）
主要诊疗工作	□ 手术（包括手术安全核对） □ 完成手术记录 □ 完成术后病程记录 □ 向患者及家属交代术中情况及术后注意事项 □ 手术标本常规送病理检查	□ 上级医师查房：观察切口及出入量（特别注意尿量和引流）情况以及造口情况，根据各项检查结果评价重要脏器功能，提出诊治意见 □ 乙状结肠指诊促进排气 □ 记录每日病程和上级医师查房意见	□ 切口换药，必要时引流 □ 检查腹部临床表现，注意排气情况及造口情况 □ 记录每日病程
重点医嘱	**长期医嘱：** □ 全身麻醉下经腹直肠癌根治术后护理常规 □ 一级护理 □ 禁食、禁水 □ 心电监护、吸氧、尿管长期开放 □ 记录出入量，注意引流情况 □ 预防性应用抗菌药物 □ 抑酸、化痰和镇痛治疗 □ 静脉肠外营养治疗，补充液量和能量，维持水电解质平衡 **临时医嘱：** □ 复查血常规及相关指标	**长期医嘱：** □ 雾化吸入 **临时医嘱：** □ 试饮水 □ 乙状结肠造口指诊	**长期医嘱：** □ 酌情进流质饮食 □ 根据病情停用心电监护和吸氧 □ 尿管 q4h 开放 □ 根据病情停用预防性抗菌药物治疗 **临时医嘱：** □ 腹部和会阴切口换药 □ 复查血常规及相关指标
主要护理工作	□ 定时巡视病房 □ 观察患者病情变化及切口敷料 □ 术后生活护理 □ 鼓励患者床上活动，尤其下肢，预防 DVT 的发生	□ 观察患者一般状况及切口敷料 □ 术后生活护理 □ 鼓励患者床上活动预防 DVT □ 拍背排痰 □ 针对乙状结肠造口进行心理护理	□ 观察患者一般状况及切口敷料 □ 术后生活护理 □ 指导排尿 □ 鼓励患者床上活动，促进肠功能恢复 □ 针对乙状结肠造口进行心理护理
病情变异记录	□ 无 □ 有，原因： 1. 2.	□ 无 □ 有，原因： 1. 2.	□ 无 □ 有，原因： 1. 2.
护士签名			
医师签名			

时间	住院第 9~10 天 （术后第 5~6 天）	住院第 11~12 天 （术后第 7~8 天）	住院第 13~14 天 （术后第 9~10 天）
主要诊疗工作	□ 上级医师查房 □ 根据临床表现、血常规及相关生化检查结果调整治疗方案 □ 会阴切口引流量< 20ml 可拔除引流管 □ 根据患者胃肠道功能决定饮食 □ 腹部和会阴切口换药，检查愈合情况 □ 男性患者可拔除尿管 □ 更换乙状结肠造口袋	□ 腹部和会阴切口换药，腹部切口可间断拆线； □ 根据血常规及相关指标检查结果，决定是否停用抗菌药物治疗 □ 根据病理分期，制订术后放化疗方案，向上级医师汇报 □ 向家属交代病理结果及放化疗方案，家属签字 □ 对以上如实记录病程	□ 上级医师查房 □ 询问进食情况 □ 询问排尿和排便情况 □ 观察腹部情况 □ 腹部和会阴切口换药，腹部切口拆线 □ 更换乙状结肠造口袋
重点医嘱	**长期医嘱：** □ 二级护理 □ 半流质饮食 □ 停用相关治疗 □ 男性患者停导尿管 □ 停会阴引流管 **临时医嘱：** □ 复查血常规及相关指标 □ 腹部和会阴切口换药 □ 乙状结肠造口护理	**长期医嘱：** □ 停用抗菌药物 **临时医嘱：** □ 腹部和会阴切口换药，腹部间断拆线	**长期医嘱：** □ 三级护理 □ 普通饮食 **临时医嘱：** □ 腹部和会阴切口换药，腹部切口拆线 □ 复查血常规及相关指标
主要护理工作	□ 观察患者一般状况及切口情况 □ 鼓励患者床上活动，促进肠功能恢复 □ 术后生活护理，注意进食情况	□ 观察患者一般状况及切口情况 □ 鼓励患者下床活动，促进肠功能恢复 □ 术后生活护理，注意进食情况和体温	□ 指导患者和家属更换乙状结肠造口袋 □ 术后生活护理
病情变异记录	□ 无　□ 有，原因： 1. 2.	□ 无　□ 有，原因： 1. 2.	□ 无　□ 有，原因： 1. 2.
护士签名			
医师签名			

时间	住院第 14~16 天 （术后第 10~12 天）	住院第 16~18 天 （术后第 12~14 天）	住院第 19~21 天 （术后第 15~17 天，出院日）
主要诊疗工作	□ 询问患者进食和排便情况 □ 会阴切口换药，可间断拆线 □ 女性患者拔除尿管	□ 上级医师查房 □ 询问进食情况 □ 询问排尿和排便情况 □ 会阴切口换药、拆线 □ 上级医师进行术后康复评估，决定出院日期 □ 向患者及家属交代病情 □ 更换乙状结肠造口袋	□ 完成出院记录、病案首页、出院证明等书写 □ 向患者交代出院后的注意事项，重点交代复诊时间及发生紧急情况时处理方法
重点医嘱	□ 会阴切口换药，间断拆线 □ 女性患者停尿管 □ 复查血常规及相关指标	**长期医嘱：** □ 三级护理 □ 普通饮食 **临时医嘱：** □ 会阴切口换药拆线 □ 乙状结肠造口护理	**出院医嘱：** □ 出院带药
主要护理工作	□ 向患者及家属宣教乙状结肠造口护理常识	□ 指导患者和家属更换乙状结肠造口袋	□ 协助患者办理出院手续 □ 出院指导，重点出院后用药方法
病情变异记录	□ 无 □ 有，原因： 1. 2.	□ 无 □ 有，原因： 1. 2.	□ 无 □ 有，原因： 1. 2.
护士签名			
医师签名			

第三十章

直肠癌术前放疗临床路径释义

【医疗质量控制指标】(专家建议)

指标一、诊断及分期需结合临床表现、影像结果和病理诊断。

指标二、综合治疗的选择应重视分期和危险度评估。

指标三、放疗治疗过程中应重视患者毒副反应。

指标四、对症治疗药物需有用药指征。

一、直肠癌术前放疗编码

疾病名称与编码：直肠癌（ICD-10：C20）

恶性肿瘤术前放疗（ICD-10：Z51.001）

二、临床路径检索方法

C20 伴 Z51.001

三、国家医疗保障疾病诊断相关分组（CHS-DRG）

MDC 编码：MDCG 消化系统疾病及功能障碍

ARDC 编码：GR1 消化系统恶性肿瘤

四、直肠癌术前放疗临床路径标准住院流程

（一）适用对象

第一诊断为直肠癌需行术前放疗。

释义

■ 适用对象编码参见第一部分。

■ 本路径适用对象为临床诊断为直肠癌术前拟行常规分割放疗的患者，直肠癌术后或复发患者，需进入其他相应路径；拟行直肠癌大分割放疗的患者，需进入其他路径。

■ 推荐术前放化疗用于肿瘤分期 $T_{3\sim4}N_0M_0$ 或任何 T、N+M_0。12cm 以上病变及 $T_{1\sim2}N_0M_0$ 建议直接手术。

（二）诊断依据

根据《肿瘤放射治疗学（第 5 版）》（中国协和医科大学出版社）、中国结直肠癌诊疗规范（2020 年版）（中华人民共和国国家卫生健康委员会医政医管局）。

1. 临床症状：主要为：①排便习惯改变；②大便性状改变（变细、血便、黏液便等）；③腹痛或腹部不适；④腹部肿块；⑤肠梗阻相关症状；⑥全身症状：如贫血、消瘦、乏力、低热等。

2. 辅助检查：直肠指检、电子肠镜、直肠腔内超声、CT 和 MRI 提示直肠占位性病变。

释义

■ 本路径的制订主要根据《肿瘤放射治疗学（第 5 版）》（中国协和医科大学出版社）、中国结直肠癌诊疗规范（2020 年版）（中华人民共和国国家卫生健康委员会医政医管局；中华医学会肿瘤学分会）。

■ 病史和临床症状是诊断直肠癌的初步依据，多数患者表现为大便习惯改变，如便秘与腹泻交替；大便性状的改变，如出现大便变细、凹痕、血便或黏液血便等，可伴有贫血、消瘦、乏力、低热等症状。直肠指诊可发现中低位直肠癌，表现为直肠壁隆起型、溃疡型或浸润型肿物，肿物可侵犯部分或全部肠周，通常质硬、活动度较差，与正常肠壁分界不清，可伴有肠壁僵硬、肠腔变窄、指套染血等。直肠镜适用于病变位置较低的肿瘤，乙状结肠镜和电子结肠镜检查可发现位置较高的病变。电子结肠镜还可同时进行结肠检查。如无禁忌证，推荐所有疑似直肠癌的患者行电子结肠镜检查。胸腹 CT 和盆腔 MRI 对明确肿瘤分期有帮助，避免不必要的术前放疗。

3. 病理：活检证实。

释义

■ 直肠肿物病理活检明确占位性质是直肠癌放疗前的必要依据，也是与其他疾病鉴别的重要手段。

（三）进入路径标准

第一诊断必须符合直肠癌。
当患者同时具有其他疾病诊断，但在住院期间不需要特殊处理也不影响第一诊断的临床路径流程实施时，可以进入路径。

释义

■ 因患有其他疾病且影响直肠癌放化疗实施及局部肿瘤较晚无法按计划完成术前放疗和计划性手术者，需退出本路径。

（四）标准住院日 35~45 天

释义

■ 确诊直肠癌的患者入院后，第 1 天明确病史及查体、病历记录、完善检查。第 2~9 天上级医师查房，行 CT 模拟定位、勾画靶区和正常器官、制订治疗计划、确认治疗计划。第 5~11 天开始放疗。第 6~45 天，放疗及同步化疗，观察临床症状变化、肿瘤退缩情况及对症处理放化疗不良反应。总住院时间不超过 45 天符合本路径要求。

（五）住院期间的检查项目

1. 必需的检查项目：

（1）血常规、尿常规、大便常规。

（2）肝肾功能。

（3）凝血功能、血型、感染性疾病筛查（乙型肝炎、丙型肝炎、艾滋病、梅毒等）。

（4）消化道肿瘤标志物。

（5）肠镜、腔内超声、盆腔 MRI、胸部+腹部 CT、心电图。

（6）CT 放疗定位。

释义

■ 血常规、尿常规、大便常规+隐血是最基本的三大常规检查，进入路径的患者均需完成。大便隐血试验和血红蛋白检测可以进一步了解患者有无急性或慢性失血；肝肾功能、消化道肿瘤标志物、凝血功能、感染性疾病筛查、心电图可用于肠镜检查前准备，同时评估有无基础疾病，是否影响放化疗实施、影响住院时间、费用及其治疗预后；血型筛查用于输血前准备。

无禁忌证患者均应行电子肠镜检查。直肠腔内超声和 MRI 检查是诊断及分期的常规检查。胸腹部 CT 可以协助诊断盆腔以外脏器或淋巴结转移情况，最常见的转移部位如肝脏、肺、腹膜后淋巴结等。

■ 电子肠镜检查并取活检病理是确诊直肠癌的重要方法，有条件施行电子肠镜检查的医疗单位且患者无禁忌证的情况下均应进行电子肠镜检查。

■ 经过肠镜病理活检尚不能明确诊断且高度怀疑直肠癌，出现肠梗阻、可疑肠穿孔、肿瘤明显出血等急诊情况者建议先行手术解决急诊问题，需急行手术者，退出本路径。

■ 本病需与一些其他疾病鉴别，如痔、直肠息肉、肛瘘、阿米巴肠炎等。痔一般多为便后鲜血，血色鲜红不与大便相混合，直肠癌便血常伴有黏液而出现黏液血便或大便与血相混合。对便血患者必须常规行直肠指诊。痔为静脉团形成，触之柔软，与周围组织界限尚清晰。直肠息肉与直肠癌的鉴别主要为活检病理，部分直肠癌即为息肉癌变形成。肛瘘常由肛窦炎而形成肛旁脓肿所致。患者有肛周脓肿病史，局部红肿疼痛，与直肠癌症状差异较大。阿米巴肠炎症状为腹痛、腹泻，病变累及直肠可伴里急后重。粪便为暗红色或紫红色血液及黏液。肠炎可致肉芽及纤维组织增生，使肠壁增厚，肠腔狭窄，易误诊为直肠癌，电子结肠镜检查及活检为有效鉴别手段。

■ 以上检查如果近期内门诊或其他医院已完成并结果可靠则不必重复检查。

■ CT 放疗定位：定位前 1 小时排空膀胱，饮水 1000ml（其中含对比剂碘化醇 20ml），充盈膀胱并显影小肠。患者俯卧位，身下垫有孔腹部定位板，双臂前伸，下颏着床。高龄或俯卧困难者也可仰卧放疗。热塑体模或真空垫固定，碘对比剂血管增强。有对比剂过敏、高龄、严重并发症等不适合增强的患者，仅行平扫。扫描范围：腰椎 1~2 水平至坐骨结节下 10cm，层厚 5mm。放疗期间每次放疗前膀胱充盈准备跟定位时一致，但不用再在水中加入碘化醇。

2. 根据患者病情进行的检查项目：心脏彩超（老年人或既往相关病史者）、全身骨 ECT（疑有骨转移者）、SPECT（疑有其余部位转移者）、PET-CT。

释义

■ 骨 ECT 在患者存在骨痛或血碱性磷酸酶升高时可以应用，SPECT、PET-CT 不推荐常规使用，但对于常规检查无法明确的病灶可作为有效的辅助检查。

（六）治疗方案的选择

1. 根据《肿瘤放射治疗学（第 5 版）》（中国协和医科大学出版社）、中国结直肠癌诊疗规范（2020 年版）（中华人民共和国国家卫生健康委员会医政医管局；中华医学会肿瘤学分会）。
2. 术前适形或调强放疗，并同步化疗。

释义

■ 本路径适用于直肠癌术前行常规分割放疗的患者。

■ 放疗建议采用适形或调强放疗或更先进的放疗技术，如容积弧形调强和螺旋断层调强。适形或调强放疗技术有助于提高肿瘤区域的照射剂量，以达到更好的杀灭肿瘤细胞、提高根治性手术切除率和病理完全缓解率的目的；同时可降低周围正常组织受量，有利于小肠、膀胱、阴道、股骨头等的保护。推荐放疗剂量 DT 45~50.4Gy，每次 1.8~2.0Gy，共 25~28 次，5~6 周完成。

■ 同步化疗在放疗期间使用。化疗方案建议卡培他滨单药口服或者静脉应用 5-FU 及甲酰四氢叶酸。

（七）预防性抗菌药物选择与使用时机

发热、腹痛、腹泻明显患者建议立即进行病原微生物培养并使用抗菌药物。

释义

■ 放疗期间出现腹痛、腹泻明显，伴有发热、黏液血便、里急后重的患者，应当停止放化疗，需及时行血常规、大便常规、肝肾功能检查及血液和粪便的病原微生物培养。因放疗本身可造成放射性肠炎，同时 5-FU 或卡培他滨也可造成药物性腹泻，临床首先需要鉴别何种原因造成的腹泻。即使不能立即确诊腹泻原因，如患者出现发热、血象升高等情况，也建议先停止放化疗，使用抗菌药物缓解病情，以免延误治疗导致症状恶化。

（八）必要的升血、针对放射性消化和泌尿系统反应等的药物

释义

■ 如果放化疗期间出现Ⅰ~Ⅱ度骨髓抑制，建议给予口服升血药物，每周复查观察血象变化。若白细胞、血红蛋白、血小板等出现Ⅲ度及以上不良反应，建议暂停放化疗，给予集落刺激因子、白细胞介素 2 或重组人血小板生成素等治疗。

■ 针对恶心、食欲缺乏、胃部不适、胃灼热等上消化道不良反应，可给予增进食欲药物如甲地孕酮、抑酸药如奥美拉唑或胃黏膜保护剂如胶体铋、硫糖铝等，也可使用多巴胺受体阻断剂如甲氧氯普胺、5-HT_3受体阻断剂、糖皮质激素、抗组胺类药物等。针对腹痛腹泻、里急后重等下消化道不良反应，在排除感染因素后，仅考虑药物性腹泻或放射性肠炎时，可给予止泻剂，如蒙脱石、盐酸洛哌丁胺等。腹痛一般与腹泻伴随，不建议应用镇痛药，以免掩盖临床症状变化情况。里急后重严重者可考虑局部药物保留灌肠。严重的恶心、食欲下降、体重下降、腹泻脱水、电解质紊乱、肝肾功能异常应当考虑停止放化疗，积极输液对症支持治疗，待症状改善后再考虑继续放化疗。

■ 放疗期间如出现尿频、尿急、尿痛的泌尿系症状，在排除泌尿系感染因素后，首先考虑膀胱受到照射后产生的放射性膀胱或尿道炎。多饮水、多排尿、严格重复充盈膀胱的放疗前准备以及合理的放疗靶区勾画，可大大降低放射性膀胱炎及尿道炎的发生率。若临床症状较重，可给予选择性α_1受体阻断剂或抗胆碱能性质的药品缓解症状。女性患者放疗期间可能出现阴道分泌物增多情况，建议每日冲洗阴道，保持阴道清洁。

（九）放疗日

开始时间为入院第5~11天。

释义

■ 入院前已经在门诊完善检查，入院即行放疗模拟定位及制订治疗计划的患者，放疗可于入院后第5天左右即开始。门诊检查不完善，需要入院后再行检查的患者，则可于入院后第11天左右开始放疗，另外各医院的放疗病例数和放疗机器紧张程度的不同也决定了放疗前期的准备时间一般需要5~11天。放疗时间是周一至周五，每日1次，周六、日休息。

（十）出院标准

1. 一般情况良好。
2. 没有需要住院处理的并发症和/或合并症。
3. 没有需要住院处理的严重放化疗不良反应。

释义

■ 患者出院前应完成全部放疗及化疗，观察临床症状是否减轻或消失、有无严重放化疗不良反应（包括Ⅲ度以上血象毒性和肝肾功能异常以及严重感染等）、有无影响患者生命安全和生活质量的并发症和/或控制不稳定的合并症。

（十一）变异及原因分析

1. 有影响放化疗的并发症或合并症，需要进行相关的诊断和治疗，并适当延长住院时间。

2. 放化疗后产生严重放化疗不良反应，需继续住院处理，并适当延长住院时间。
3. 发现有远处转移或因无法耐受治疗、患者主观原因、意外情况等终止放化疗者，退出此临床路径。
4. 术前放疗结束时复查、评估发现仍无法手术，需行根治性放疗，退出此临床路径。

释义

■ 疗前检查发现患者存在其他系统严重疾病，需要在直肠癌放疗前首先治疗的，则终止本路径；出现肿瘤出血、肠穿孔、梗阻等并发症需外科介入处理时，需转入相应路径；出现严重的放化疗不良反应，导致治疗疗程延长、治疗费用高者需退出本路径；疗中出现远端转移或因无法耐受、患者主观原因、意外情况等终止放化疗者，需退出本路径；术前放疗结束时复查、评估发现仍无法手术，需行根治性放疗，退出此临床路径。

■ 认可的变异原因主要是指患者入选路径后，在检查及治疗过程中发现患者合并存在事前未预知的、对本路径治疗可能产生影响的情况，需要终止执行路径或延长治疗时间、增加治疗费用，医师需在表单中明确说明。

■ 因患者方面的主观原因导致执行路径出现变异，需医师在表单中予以说明。

■ 因放疗加速器故障的客观原因导致执行路径出现变异，需医师在表单中予以说明。

五、直肠癌术前放疗给药方案

（一）用药选择：

同步化疗药：

1. 卡培他滨：825mg/m^2，每天 2 次，每周 5 天，建议放疗日口服。
2. 5-FU：225mg/m^2/天，放疗期间持续静脉滴注，每天 24 h，每周 5~7d。

其他对症治疗药物：

①抗菌药物，②升血类药物，③缓解消化系统反应类药物，④缓解泌尿系统反应类药物。

（二）药学提示

1. 腹泻：卡培他滨可引起腹泻，有时比较严重。对于出现严重腹泻的患者应给予密切监护，若患者开始出现脱水，应立即补充液体和电解质。在适当的情况下，应及早开始使用标准止泻治疗药物（如洛哌丁胺）。必要时需降低给药剂量。
2. 手足综合征（手掌-足底红肿疼痛或化疗引起肢端红斑）：是一种皮肤毒性。严重程度为1~3 级（1 级手足综合征定义为出现下列任一现象：手和/或足的麻木、感觉迟钝/感觉异常、麻刺感、红斑和/或不影响正常活动的不适。2 级手足综合征定义为手和/或足的疼痛性红斑和肿胀和/或影响患者日常生活的不适。3 级手足综合征定义为手和/或足湿性脱屑、溃疡、水疱或严重的疼痛和/或使患者不能工作或进行日常活动的严重不适）。出现 2 或 3 级手足综合征时应暂停使用卡培他滨，直至恢复正常或严重程度降至 1 级。
3. 对于同时服用卡培他滨和香豆素类衍生物抗凝药如华法林和苯丙香豆素的患者，应该频繁监测抗凝反应指标，如 INR 或凝血酶原时间，以调整抗凝剂的用量。在合并用药期间，曾有凝血参数改变和/或出血，包括死亡的报告。
4. 5-FU：对本品有严重过敏者禁用；孕妇及哺乳期妇女禁用；伴发水痘或带状疱疹时禁用。

六、直肠癌术前放疗护理规范

1. 标记保护：患者在接受治疗期间，必须保持皮肤上标记的清晰。勿将标记洗去，如有褪色，应及时告诉医师。

2. 肛门局部皮肤相关护理：局部皮肤切勿用肥皂、盐水清洗。局部禁用碘酒等刺激性药品，避免冷、热、摩擦等不良刺激，内裤以宽松柔软、吸湿性较好的棉制品为宜。放射野内皮肤有痒的感觉，可以用手轻轻拍打，切勿用手搔抓。局部皮肤出现红斑、有烧灼感和刺痒感时，可涂冰片滑石粉止痒。

3. 放射性肠炎相关护理：如果患者出现黏液血便、腹痛或腹泻等症状，应考虑放射性肠炎的发生，腹泻严重者，应及时按医嘱服用止泻药。若有水电解质、酸碱平衡失调，应静脉补液。

4. 放射性膀胱炎相关护理：若患者出现尿频、尿急、尿痛等，应考虑放射性膀胱反应。注意多喝水，多排尿，以起到尿路自洁作用，并在放疗前充盈膀胱，减少膀胱照射。

七、直肠癌术前放疗营养治疗规范

1. 所有患者入院后应常规进行营养筛查和营养状况评估和综合测定。

2. 治疗过程中每周至少为患者评估1次，以便尽早发现患者出现营养风险并采取早期干预。

3. 营养治疗方式的选择：①为了降低感染风险，首选经口摄入；②出现重度口腔/口咽黏膜炎影响吞咽功能者或产生较强的胃肠道反应的患者，肠内营养应经管饲给予。

4. 患者的每日供给量推荐为每日25~30kcal/kg，如患者合并严重消耗，每日供给量推荐为每日30~35kcal/kg。

5. 患者可适当提高优质脂肪的供能比例；蛋白质供给量为每日1.0~1.5g/kg。

6. 根据胃肠功能状况尽早经口营养补充肠内营养制剂。如口服摄入不足目标量的60%时，推荐管饲肠内营养。肠内营养不能达到目标量60%时可选用肠外营养药物，以全合一的方式实施（应包含氨基酸、脂肪乳、葡萄糖、维生素、微量元素、电解质注射制剂等）。根据病情变化及营养耐受性选择或调整肠外肠内营养方案。

八、直肠癌术前放疗患者健康宣教

1. 患者在家中应注意休息，避免过度劳累和精神紧张，保证充足的睡眠，规律作息。

2. 在日常饮食上，应戒烟酒，忌暴饮暴食，养成良好的饮食习惯。少食烟熏食物、高盐食品以及油炸刺激性食物，多进食高热量、高维生素、高蛋白食物，多吃新鲜水果、蔬菜。切忌“生、冷、硬”及刺激性食物，以吃容易消化的食物为主。

3. 适量多饮水，每天不少于1500ml。

4. 切忌食用野生动物、渠道不明的补品以及未经过正规医院处方开具的“民间偏方”。

5. 如果体力允许，可以适当运动，保持身体良好状态，增强免疫力。

九、推荐表单

（一）医师表单

直肠癌术前放疗临床路径医师表单

适用对象：第一诊断为直肠癌，需术前放疗（无并发症患者）

患者姓名：	**性别：　　年龄：　　门诊号：**	**住院号：**
住院日期：　　年　月　日	**出院日期：**　　年　月　日	**标准住院日：** 35～45 天

时间	住院第 1 天	住院第 2～9 天	住院第 5～11 天 （放疗开始）
主要诊疗工作	□ 询问病史及体格检查 □ 完成病历书写 □ 开实验室检查单 □ 上级医师查房与放疗前评估	□ 上级医师查房 □ 完成相关检查 □ 住院医师完成上级医师查房记录等病历书写 □ 完成必要的相关科室会诊 □ 向患者或其家属交代病情，并签署 72 小时入院谈话，介绍诊疗计划 □ CT 定位，靶区正常器官勾画，治疗计划准备	□ 上级医师查房 □ 完成入院检查 □ 完成上级医师查房记录等病历书写 □ 向患者或其家属交代病情，并签署放疗知情同意书，化疗知情同意书、激素使用知情同意书等 □ 开始放疗
重点医嘱	**长期医嘱：** □ 护理常规 □ 二/三级护理 □ 饮食：普通饮食/半流质饮食/流质饮食/其他 □ 其他医嘱 **临时医嘱：** □ 血常规、尿常规、便常规、肝肾功能、电解质、消化道肿瘤标志物、凝血功能、血型 □ 肠镜、盆腔 MRI、胸部+上腹 CT、腹股沟 B 超、心电图 □ 必要时行超声心动、全身骨 ECT、SPECT、PET-CT	**长期医嘱：** □ 患者既往疾病基础用药 □ 护理常规 □ 二/三级护理 □ 饮食：普通饮食/半流质饮食/流质饮食/其他 □ 其他医嘱 **临时医嘱：** □ CT 定位	**长期医嘱：** □ 患者既往疾病基础用药 □ 护理常规 □ 二/三级护理 □ 饮食：普通饮食/半流质饮食/流质饮食/其他 □ 通便治疗（必要时） □ 其他医嘱 **临时医嘱：** □ 其他特殊医嘱
病情变异记录	□ 无　□ 有，原因： 1. 2.	□ 无　□ 有，原因： 1. 2.	□ 无　□ 有，原因： 1. 2.
医师签名			

时间	住院第 6~44 天	出院日
主要诊疗工作	□ 上级医师查房，注意病情变化 □ 住院医师完成常规病历书写 □ 根据情况决定是否需要复查血常规、肝肾功能、电解质、X 线胸片、淋巴结 B 超、盆腔 CT 等 □ 注意观察生命体征、疼痛评分等 □ 注意放射性皮炎、放射性肠炎等的观察 □ 予以卡培他滨或 5-FU 类同步化疗（化疗禁忌者单纯放疗）	□ 上级医师查房，确定有无并发症情况，明确是否出院 □ 完成出院记录、病案首页、出院证明书等 □ 告知患者出院后 4~6 周行手术治疗 □ 向患者交代出院后的注意事项，如：返院复诊的时间、地点，发生紧急情况时的处理等
重点医嘱	**长期医嘱：** □ 护理常规 □ 二/三级护理 □ 患者既往基础用药 □ 饮食：普通饮食/半流质饮食/流质饮食/其他 □ 其他医嘱 **临时医嘱：** □ 血常规、尿常规、大便常规 □ 肝肾功能、电解质 □ 病原微生物培养（必要时） □ X 线胸片、淋巴结 B 超、盆腔 CT 等 □ 奥沙利铂、卡培他滨等 5-FU 类同步化疗 □ 止吐、补液、护肝、抗炎、通便或止泻等 □ 其他医嘱	**出院医嘱：** □ 出院带药 □ 定期门诊随访、复查 □ 继续皮肤护理至少半月 □ 需序贯化疗患者按时来院化疗
病情变异记录	□ 无　□ 有，原因： 1. 2.	□ 无　□ 有，原因： 1. 2.
医师签名		

（二）护士表单

直肠癌术前放疗临床路径护士表单

适用对象：第一诊断为直肠癌，需术前放疗（无并发症患者）

患者姓名：	性别：　　年龄：　　门诊号：	住院号：
住院日期：　　年　月　日	出院日期：　　年　月　日	标准住院日：35~45 天

时间	住院第 1 天	住院第 2~9 天	住院第 5~11 天 （放疗开始）
健康宣教	□ 入院宣教 □ 介绍主管医师、护士 □ 介绍环境、设施 □ 介绍住院注意事项 □ 介绍探视和陪伴制度 □ 介绍贵重物品制度 □ 宣教放疗相关知识	□ 药物宣教 □ 宣教放疗相关知识 □ 告知相关检验项目及注意事项，指导并协助患者到相关科室进行检查 □ 告知检查后可能出现的情况及应对方式	□ 放疗开始当日再次宣教 □ 告知饮食、体位要求 □ 告知放疗前需充盈膀胱 □ 给予患者及家属心理支持 □ 再次明确探视陪伴须知
护理处置	□ 核对患者，佩戴腕带 □ 建立入院护理病历 □ 协助患者留取各种标本 □ 测量体重	□ 协助医师完成 CT 定位前的膀胱充盈准备，告知注意事项	□ 协助医师完成放疗前的膀胱充盈准备，告知注意事项
基础护理	□ 实施相应级别护理及饮食护理 □ 晨晚间护理 □ 排泄管理 □ 患者安全管理	□ 实施相应级别护理及饮食护理 □ 晨晚间护理 □ 排泄管理 □ 患者安全管理	□ 实施相应级别护理及饮食护理 □ 晨晚间护理 □ 排泄管理 □ 患者安全管理
专科护理	□ 护理查体 □ 病情观察 □ 呕吐物及大便的观察 □ 腹部体征的观察 □ 需要时，填写跌倒及压疮防范表 □ 需要时，请家属陪伴 □ 确定饮食种类 □ 心理护理	□ 病情观察 □ 呕吐物或大小便的观察 □ 腹部体征的观察 □ 遵医嘱完成相关检查 □ 心理护理	□ 遵医嘱予口服药物或静脉输液 □ 病情观察 □ 呕吐物或大小便的观察 □ 腹部体征的观察 □ 皮肤护理 □ 心理护理
重点医嘱	□ 详见医嘱执行单	□ 详见医嘱执行单	□ 详见医嘱执行单
病情变异记录	□ 无　□ 有，原因： 1. 2.	□ 无　□ 有，原因： 1. 2.	□ 无　□ 有，原因： 1. 2.
护士签名			

时间	住院第 6~44 天	出院日
健康宣教	□ 放疗中宣教放疗不良反应，药物作用及饮食、活动指导	□ 出院宣教 □ 复查时间 □ 服药方法 □ 活动休息 □ 指导饮食 □ 指导办理出院手续 □ 告知出院后皮肤护理注意事项
护理处置	□ 遵医嘱完成相关检查	□ 办理出院手续 □ 书写出院小结
基础护理	□ 实施相应级别护理及饮食护理 □ 晨晚间护理 □ 皮肤护理 □ 排泄管理 □ 患者安全管理	□ 实施相应级别护理及饮食护理 □ 晨晚间护理 □ 皮肤护理 □ 排泄管理 □ 患者安全管理
专科护理	□ 病情观察 □ 监测生命体征 □ 出血、穿孔、感染等并发症的观察 □ 大小便的观察 □ 腹部体征的观察 □ 心理护理	□ 病情观察 □ 监测生命体征 □ 出血、穿孔、感染等并发症的观察 □ 大小便的观察 □ 腹部体征的观察 □ 出院指导 □ 心理护理
重点医嘱	□ 详见医嘱执行单	□ 详见医嘱执行单
病情变异记录	□ 无 □ 有，原因： 1. 2.	□ 无 □ 有，原因： 1. 2.
护士签名		

（三）患者表单

直肠癌术前放疗临床路径患者表单

适用对象：第一诊断为直肠癌，需术前放疗（无并发症患者）

患者姓名：	**性别：　　年龄：　　门诊号：**		**住院号：**
住院日期：　年　月　日	**出院日期：**　年　月　日		**标准住院日：** 35~45 天

时间	住院第 1 天	住院第 2~9 天	住院第 5~11 天 （放疗开始）
医患配合	□ 配合询问病史、收集资料，务必详细告知既往史、用药史、过敏史 □ 配合进行体格检查 □ 有任何不适告知医师	□ 配合完善放疗前相关检查，如采血、留尿便、心电图、影像检查等 □ 医师与患者及家属介绍病情，介绍诊疗计划 □ 配合医师完善 CT 定位前准备工作，充盈膀胱	□ 配合完善相关检查，如采血、留尿便 □ 配合医师签署放疗知情同意书，化疗知情同意书等 □ 摆好放疗体位及做好每次放疗前充盈膀胱准备
护患配合	□ 配合测量体温、脉搏、呼吸 3 次，血压、体重 1 次 □ 配合完成入院护理评估（简单询问病史、过敏史、用药史） □ 接受入院宣教（环境介绍、病室规定、订餐制度、贵重物品保管等） □ 配合执行探视和陪伴制度 □ 有任何不适告知护士	□ 配合测量体温、脉搏、呼吸 3 次，询问大便 1 次 □ 接受放疗前宣教 □ 接受饮食宣教 □ 接受药物宣教	□ 配合测量体温、脉搏、呼吸 3 次，询问大便 1 次 □ 接受放疗宣教 □ 接受饮食宣教 □ 接受药物宣教 □ 有任何不适告知护士
饮食	□ 遵医嘱饮食	□ 遵医嘱饮食	□ 遵医嘱饮食
排泄	□ 正常排尿便	□ 正常排尿便	□ 正常排尿便
活动	□ 正常活动	□ 正常活动	□ 正常活动

时间	住院第6~44天	出院日
医患配合	□ 配合查体 □ 配合完善相关检查：如采血、留尿、便等 □ 摆好放疗体位及做好每次放疗前充盈膀胱准备	□ 接受出院前指导 □ 知道复查程序 □ 知道放疗后4~6周准备手术 □ 获取出院诊断书 □ 知晓出院后的注意事项，如：继续皮肤护理至少半月，返院复诊的时间、地点，发生紧急情况时的处理等
护患配合	□ 配合定时测量生命体征、每日观察大便 □ 配合检查 □ 注意放射野皮肤保护 □ 接受输液、服药等治疗 □ 接受进食、进水、排便等生活护理 □ 配合活动 □ 注意活动安全，避免坠床或跌倒 □ 配合执行探视及陪伴	□ 接受出院宣教 □ 办理出院手续 □ 获取出院带药 □ 知道服药方法、作用、注意事项 □ 知道复印病历程序
饮食	□ 遵医嘱饮食	□ 遵医嘱饮食
排泄	□ 正常排尿便	□ 正常排尿便
活动	□ 正常适度活动，避免疲劳	□ 正常适度活动，避免疲劳

附：原表单（2016年版）

直肠癌术前放疗临床路径表单

适用对象：第一诊断为直肠癌；行术前放疗

患者姓名：	性别： 年龄： 门诊号：	住院号：
住院日期： 年 月 日	出院日期： 年 月 日	标准住院日：35~45天

时间	住院第1天	住院第2~9天	住院第5~11天 （放疗开始）
主要诊疗工作	□ 询问病史及体格检查 □ 完成病历书写 □ 开实验室检查单 □ 上级医师查房与术前评估	□ 上级医师查房 □ 完成相关检查 □ 住院医师完成上级医师查房记录等病历书写 □ 完成必要的相关科室会诊 □ 向患者或其家属交代病情，并签署72小时入院谈话，介绍诊疗计划 □ CT定位，靶区正常器官勾画，治疗计划准备	□ 上级医师查房 □ 完成入院检查 □ 完成上级医师查房记录等病历书写 □ 向患者或其家属交代病情，并签署放疗知情同意书，化疗知情同意书等 □ 开始放疗
重点医嘱	**长期医嘱：** □ 护理常规 □ 二/三级护理 □ 饮食：普通饮食/半流质饮食/流质饮食/其他 □ 其他医嘱 **临时医嘱：** □ 血常规、尿常规、大便常规、肝肾功能、电解质、消化道肿瘤标志物、凝血功能、血型 □ 肠镜、盆腔MRI、胸部+上腹CT、腹股沟B超、心电图 □ 必要时行超声心动、全身骨ECT、SPECT、PET-CT	**长期医嘱：** □ 患者既往疾病基础用药 □ 护理常规 □ 二/三级护理 □ 饮食：普通饮食/半流质饮食/流质饮食/其他 □ 其他医嘱 **临时医嘱：** □ CT定位	**长期医嘱：** □ 患者既往疾病基础用药 □ 护理常规 □ 二/三级护理 □ 饮食：普通饮食/半流质饮食/流质饮食/其他 □ 通便治疗（必要时） □ 其他医嘱 **临时医嘱：** □ 其他特殊医嘱
主要护理工作	□ 介绍病房环境、设施和设备 □ 入院护理评估 □ 实施相应级别护理及饮食护理 □ 告知相关检验项目及注意事项，指导并协助患者到相关科室进行检查	□ 实施相应级别护理及饮食护理 □ 告知特殊检查注意事项、指导并协助患者进行检查 □ 给予心理疏导	□ 宣教（放疗知识） □ 实施相应级别护理及饮食护理 □ 药物宣教及疗效观察
病情变异记录	□ 无 □ 有，原因： 1. 2.	□ 无 □ 有，原因： 1. 2.	□ 无 □ 有，原因： 1. 2.
护士签名			
医师签名			

时间	住院第 6~44 天	出院日
主要诊疗工作	□ 上级医师查房，注意病情变化 □ 住院医师完成常规病历书写 □ 根据情况决定是否需要复查血常规、肝肾功能、电解质、X 线胸片、淋巴结 B 超、盆腔 CT 等 □ 注意观察生命体征、疼痛评分等 □ 注意放射性皮炎、放射性肠炎等的观察 □ 必要可予以卡培他滨或 5-FU 类同步化疗	□ 上级医师查房，确定有无并发症情况，明确是否出院 □ 完成出院记录、病案首页、出院证明书等 □ 告知患者出院后 4~6 周行手术治疗 □ 向患者交代出院后的注意事项，如：返院复诊的时间、地点，发生紧急情况时的处理等
重点医嘱	**长期医嘱：** □ 护理常规 □ 二/三级护理 □ 患者既往基础用药 □ 饮食：普通饮食/半流质饮食/流质饮食/其他 □ 其他医嘱 **临时医嘱：** □ 血常规、尿常规、大便常规 □ 肝肾功能、电解质 □ 病原微生物培养（必要时） □ X 线胸片、淋巴结 B 超、盆腔 CT 等 □ 奥沙利铂、卡培他滨等 5-FU 类同步化疗 □ 止吐、补液、护肝、抗炎、通便或止泻等 □ 其他医嘱	**出院医嘱：** □ 出院带药 □ 定期门诊随访、复查 □ 继续皮肤护理至少半月 □ 需序贯化疗患者按时来院化疗
主要护理工作	□ 观察患者病情变化 □ 心理与生活护理 □ 加强皮肤护理 □ 深静脉护理	□ 指导患者办理出院手续 □ 出院后的健康教育
病情变异记录	□ 无　□ 有，原因： 1. 2.	□ 无　□ 有，原因： 1. 2.
护士签名		
医师签名		

（有条件的单位患者也可以在门诊治疗）

第三十一章

直肠癌放射治疗临床路径释义

【医疗质量控制指标】

指标一、治疗前明确病理诊断。

指标二、治疗前实施临床分期检查。

指标三、明确放疗适应证、方案、剂量、周期符合规范。

指标四、治疗后应进行不良反应评价。

指标五、为患者提供相关的健康教育。

一、直肠癌放射治疗编码

1. 原编码：

疾病名称及编码：直肠癌（ICD-10：C20 伴 Z51.0，Z51.0 伴 Z85.007，C78.501 伴 Z51.0）行放射治疗。

2. 修改编码：

疾病名称及编码：直肠癌（ICD.10：C20）

恶性肿瘤放射治疗（ICD-10：Z51.0）

二、临床路径检索方法

C20 伴 Z51.0

三、国家医疗保障疾病诊断相关分组（CHS-DRG）

MDC 编码：MDCG（消化系统疾病及功能障碍）

ARDC 编码：GR1（消化系统恶性肿瘤）

四、直肠癌放射治疗临床路径标准住院流程

（一）适用对象

第一诊断为中、下段直肠癌（ICD-10：C20 伴 Z51.0，Z51.0 伴 Z85.007，C78.501 伴 Z51.0），行放射治疗。

1. 临床分期 $T_{3\sim4}N_0$ 或者 $T_{1\sim4}N_{1\sim2}$、可手术切除的直肠癌病例，应推荐行术前同步放化疗。

2. 对术后病理分期 T_3N_0 或者 $T_{1\sim3}N_{1\sim2}$ 的直肠癌病例，应推荐行术后同步放化疗。

3. 不可切除的局部晚期、无远端转移直肠癌病例放化疗综合治疗。

4. 对因患者一般情况差或合并其他疾病而不能手术的局部、无远端转移的直肠癌病例的放疗化疗综合治疗。

5. 可手术切除的单纯吻合口复发的直肠癌病例。

释义

■ 对于无远转的局部、临床分期 $T_{3\sim4}$ 或 $T_{1\sim4}N_{1\sim2}$、可手术切除的直肠癌患者，行术前同步放化疗可以降低复发率、提高保肛率。与单纯手术相比手术难度和不良反应没有明显增加，与术后放疗相比复发率更低、不良反应更低。

■ 对于直肠肿瘤局部固定或已有盆壁受侵等不可切除的局部晚期直肠癌应进行放化疗的综合治疗，部分患者肿瘤转化为可手术切除，部分患者可达到延长生命、减轻症状体征的目的。

■ 单纯吻合口复发的直肠癌病例，可手术切除者类比术前放疗的患者进行术前放化疗。

■ 复发或远端转移的直肠癌患者，可以根据病情进行放疗化疗，但情况多变，不能统一，故不入本路径。

（二）诊断依据

根据《肿瘤放射治疗学（第5版）》（中国协和医科大学出版社）、中国结直肠癌诊疗规范（2020年版）（中华人民共和国国家卫生健康委员会医政医管局）。

1. 症状：①排便习惯改变；②大便性状改变；③腹痛或腹部不适；④腹部肿块；⑤肠梗阻相关症状；⑥全身症状：如贫血、消瘦、乏力、低热等。

2. 体格检查：

（1）一般情况评价：体力状况评分、是否有贫血、全身浅表淋巴结肿大。

（2）腹部检查：是否看到肠型及肠蠕动波、触及肿块、叩及鼓音、听到高调肠鸣音或金属音。

（3）直肠指检：明确肿瘤位于直肠壁的位置，下极距肛缘的距离；占肠壁周径的范围。肿瘤大体类型（隆起、溃疡、浸润），基底部活动度及与周围脏器的关系，了解肿瘤向肠壁外浸润情况。观察是否有指套血染。

3. 实验室检查：血清肿瘤标志物CEA和CA19-9，必要时可查CA242、CA72-4、AFP和CA125；大便常规+隐血。

4. 辅助检查：术前肿瘤定性及TNM分期，指导选择正确的术式。

（1）结肠镜检查及活检：使用结肠镜确定直肠肿瘤位置、形态、大小；是否同时性结直肠多原发癌。取活检病理检查明确肿瘤组织类型（腺癌、黏液腺癌、印戒细胞癌）和分化程度（高、中、低）；可做病理基因分型检查。

（2）术前应当明确肿瘤分期；行盆腔MRI和/或CT明确肿瘤与周围脏器和盆壁的关系，或行直肠腔内超声内镜，诊断肿瘤浸润肠壁深度及周围淋巴结是否转移。

释义

■ 本路径的制订主要根据《肿瘤放射治疗学（第5版）》（中国协和医科大学出版社）、中国结直肠癌诊疗规范（2020年版）（中华人民共和国国家卫生健康委员会医政医管局；中华医学会肿瘤学分会）。

■ 病史和临床症状是诊断直肠癌的初步依据，多数患者表现为大便习惯改变，如便秘与腹泻交替；大便性状的改变，如出现大便变细、凹痕、血便或黏液血便等，可伴有贫血、消瘦、乏力、低热等症状。直肠指诊可发现中低位直肠癌，表现为直肠壁隆起型、溃疡型或浸润型肿物，肿物可侵犯部分或全部肠周，通常质硬、活动度较差，与正常肠壁分界不清，可伴有肠壁僵硬、肠腔变窄、指套染血等。直肠镜适用于病变位置较低的肿瘤，乙状结肠镜和结肠镜检查可发现位置较高的病变。结肠镜还可同时进行结肠检查。如无禁忌证，推荐所有疑似直肠癌的患者行电子结肠镜检查。胸腹CT和盆腔MRI对明确肿瘤分期有帮助，避免不必要的术前放疗。

5. 鉴别诊断：必要时需行经肛门直肠壁穿刺活检病例，并请相关科室会诊。
（1）其他常见的结直肠疾病：胃肠道间质瘤（GIST）、炎性肠道疾病、淋巴细胞瘤、寄生虫感染、息肉、其他特殊类型的癌症等。
（2）腹腔其他脏器疾病累及直肠：妇科肿瘤、子宫内膜异位症及男性前列腺癌累及直肠，必要时需行经肛门直肠壁穿刺活检病理。
（3）转移性直肠肿瘤：库肯勃瘤较为常见。

释义

■ 根据根据《肿瘤放射治疗学（第5版）》（中国协和医科大学出版社）、中国结直肠癌诊疗规范（2020年版）（中华人民共和国国家卫生健康委员会医政医管局；中华医学会肿瘤学分会）。

（三）选择放疗方案

根据根据《肿瘤放射治疗学（第5版）》（中国协和医科大学出版社）、中国结直肠癌诊疗规范（2020年版）（中华人民共和国国家卫生健康委员会医政医管局；中华医学会肿瘤学分会）。

（四）标准住院日≤59天

释义

■ 确诊直肠癌的患者入院后，第1天明确病史及查体、病历记录、完善检查。第2~9天上级医师查房，行CT模拟定位、勾画靶区和正常器官、制订治疗计划、确认治疗计划。第5~11天开始放疗。第6~59天，放疗及同步化疗，观察临床症状变化、肿瘤退缩情况及对症处理放化疗不良反应。根治性放疗临床路径，标准住院日≤59天。

（五）进入路径标准

1. 第一诊断必须符合ICD-10：C20伴Z51.0，Z51.0伴Z85.007，C78.501伴Z51.0直肠癌疾病编码。
2. 无放疗禁忌证。
3. 当患者合并其他疾病，但住院期间不需要特殊处理也不影响第一诊断的临床路径流程实施时，可以进入路径。

释义

■ 完全性肠梗阻、恶病质、严重贫血、中重度骨髓抑制或既往做过放疗的患者不能进入本路径。

■ 入院检查发现新的或门诊未发现的疾病，而且该疾病可能影响放疗计划的实施或影响预后，则不宜进入本路径，或先治疗该疾病后再入本路径。该疾病影响较小的可以进入本路径，但可能会增加医疗费用、延长住院时间。

（六）放射治疗前准备

1. 必需的检查项目：

（1）血常规。

（2）肝功能、肾功能。

（4）肿瘤标志物。

（5）心电图。

（6）X 线胸片或胸部 CT。

（7）盆腔增强 CT 和/或 MRI 扫描。

（8）上腹部 CT 增强扫描或腹部超声检查。

2. 根据情况可选择的检查项目：

（1）肺功能、超声心动图。

（2）凝血功能。

（3）ECT 骨扫描。

（4）尿常规、大便常规。

（5）临床需要的其他检查项目（如 PET-CT）。

3. 签署放射治疗及其他相关同意书。

释义

■ 血常规、尿常规、大便常规+隐血是最基本的三大常规检查，进入路径的患者均需完成。大便隐血试验和血红蛋白检测可以进一步了解患者有无急性或慢性失血；肝肾功能、消化道肿瘤标志物、凝血功能、感染性疾病筛查、心电图可用于肠镜检查前准备，同时评估有无基础疾病，是否影响放化疗实施、影响住院时间、费用及其治疗预后；血型筛查用于输血前准备。

无禁忌证患者均应行电子肠镜检查。直肠腔内超声和 MRI 检查是诊断及分期的常规检查。胸腹部 CT 可以协助诊断盆腔以外脏器或淋巴结转移情况，最常见的转移部位如肝脏、肺、腹膜后淋巴结等。

■ 肠镜检查并取活检病理是确诊直肠癌的重要方法，有条件施行肠镜检查的医疗单位且患者无禁忌证的情况下均应进行肠镜检查。

■ 经过肠镜病理活检尚不能明确诊断且高度怀疑直肠癌，出现肠梗阻、可疑肠穿孔、肿瘤明显出血等急诊情况者建议先行手术解决急诊问题，需急行手术者，退出本路径。

■ 本病需与一些其他疾病鉴别，如痔、直肠息肉、肛瘘、阿米巴肠炎等。痔一般多为便后鲜血，血色鲜红不与大便相混合，直肠癌便血常伴有黏液而出现黏液血便或大便与血相混合。对便血患者必须常规行直肠指诊。痔为静脉团形成，触之柔软，与周围组织界限尚清晰。直肠息肉与直肠癌的鉴别主要为活检病理，部分直肠癌即为息肉癌变形成。肛瘘常由肛窦炎而形成肛旁脓肿所致。患者有肛周脓肿病史，局部红肿疼痛，与直肠癌症状差异较大。阿米巴肠炎症状为腹痛、腹泻，病变累及直肠可伴里急后重。粪便为暗红色或紫红色血液及黏液。肠炎可致肉芽及纤维组织增生，使肠壁增厚，肠腔狭窄，易误诊为直肠癌，电子结肠镜检查及活检为有效鉴别手段。

■ 常见传染病的检查（如乙型肝炎、丙型肝炎、艾滋病、梅毒）。

■ 以上检查如果近期内门诊或其他医院已完成并结果可靠则不必重复检查。

■ 鉴定上述知情同意书时，应告知患者诊断及治疗过程中的相关风险及获益，告知患者入临床路径的意义；加强医患沟通，有助于患者及家属了解病情，积极配合治疗。

（七）放射治疗方案

1. 术前同步放化疗：推荐行卡培他滨同步放化疗或5-FU类药物同步放化疗。照射范围应包括肿瘤以及区域淋巴结引流区域。照射剂量DT 45~50.4Gy/25~28次/5~6周，可选择性局部加量5.4Gy/3次。或采用调强放疗技术同步给予到相当的照射剂量。
2. 术后放化疗：术后化疗推荐行5-FU或卡培他滨，照射范围为瘤床及区域淋巴结引流区，剂量同术前放化疗。放疗最好在术后3个月内开始。照射剂量DT 45~50.4Gy/25~28次/5~6周。

释义

■ 具体靶区勾画请参照根据《肿瘤放射治疗学（第5版）》（中国协和医科大学出版社）、中国结直肠癌诊疗规范（2020年版）（中华人民共和国国家卫生健康委员会医政医管局；中华医学会肿瘤学分会）。

3. T_4 或局部不可切除的肿瘤，应先行5-FU同步放化疗或卡培他滨同步放化疗，照射范围和剂量同术前放疗，然后评价可切除性，若仍不可切除，应加量同步放化疗，肿瘤局部剂量可加到60~66Gy。

释义

■ 原发肿瘤加量区应包括肿瘤及相应的肠系膜，常用序贯加量，慎用大分割同步加量；转移淋巴结GTVnd的加量最好在盆腔照射时同步加量，单次分割量2.4~2.5Gy。

4. 复发性直肠癌：吻合口复发，若复发病灶不可切除，且既往未行盆腔放疗，可行同步放化疗（剂量同术前放化疗），再评估手术可能性。若不可切除，肿瘤局部剂量可加到60~70Gy。盆腔复发，若既往未行盆腔放疗，可给全盆腔或局部扩大野照射DT 50Gy后，复发灶局部加量照射（至60~70Gy）。若曾经接受盆腔放疗，则行局部放疗DT 40~60Gy。放疗期间可同期化疗。
5. 盆腔复发、盆腔以外转移病灶：可配合肿瘤外科或肿瘤内科行局部放射治疗，如肺肝转移灶及转移淋巴结在正常组织耐受的前提下可行放疗。

释义

■ 盆腔复发的患者，肿瘤多数不能切除，且往往与重要器官相邻或粘连，放疗目的、放疗剂量不能统一。

■ 有远端转移的患者需先行全身化疗，是否放疗及放疗的时机、放疗的范围等不能统一，故不入本路径。

（八）放射治疗技术

1. 有条件的地区，推荐使用调强适形放疗技术（包括容积调强技术）。
2. 三维适形放疗技术。
3. 常规放疗技术。

（1）定位前准备：定位前1小时，依据个人的情况间断饮水约500~1000ml使膀胱充盈，后续治疗期间仍保持同样的膀胱充盈状态。

（2）体位：俯卧位，推荐使用腹盆定位板（belly-board板）。

释义

■ CT放疗定位：定位前1小时排空膀胱，饮水500~1000ml，充盈膀胱并显影小肠。患者俯卧位，身下垫有孔腹盆定位板，双臂前伸，下颏着床。高龄或俯卧困难者也可仰卧放疗。热塑体模或真空垫固定，碘对比剂血管增强。有对比剂过敏、高龄、严重并发症等不适合增强的患者，仅行平扫。

■ 扫描范围：腰椎1~2水平至坐骨结节下10cm，层厚5mm。放疗期间每次放疗前膀胱充盈准备跟定位时一致。

■ 注意belly-board与患者的位置。目前的belly-board尚需改进。

（3）螺旋CT扫描。

（4）三维计划系统做放疗计划。

（5）脏器保护：膀胱V50＜50%，股骨头V50＜5%~10%。应尽量减少射野中的小肠，其剂量V50＜5%~10%，Vmax≤50Gy。

4. 加速器实施放疗，同时做化疗。

（九）放射治疗中的检查和不良反应的治疗处理

1. 至少每周1次体格检查。
2. 每周复查血常规，必要时复查肝肾功能。
3. 密切观察病情，针对急性不良反应，给予必要的治疗，避免可治疗的不良反应造成治疗中断和剂量缩减。
4. 治疗中根据病情复查影像学检查，酌情对治疗计划进行调整或重新定位。

释义

■ 对血象低和肝功能异常、腹泻等情况的对应治疗。

■ 出血患者的止血治疗。

■ 感染性腹泻的抗菌治疗。

（十）治疗后复查

1. 血常规、肝功能、肾功能、肿瘤标志物。
2. 盆腔 CT 或 MRI。
3. 其他合并症的复查。

（十一）出院标准

1. 完成全部放射治疗计划。
2. 无严重毒性反应需要住院处理。
3. 无需要住院处理的其他合并症/并发症。

（十二）参考费用标准

1. 二维外照射治疗：1 万~2 万元。
2. 适形/调强外照射：4 万~7 万元。

释义

■ 适形/调强外照射建议参考费用标准：4 万~10 万元。

（十三）变异及原因分析

1. 有影响放化疗的并发症或合并症，需要进行相关的诊断和治疗，并适当延长住院时间。
2. 放化疗后产生严重放化疗不良反应，需继续住院处理，并适当延长住院时间。
3. 发现有远端转移或因无法耐受、患者主观原因、意外情况等终止放化疗者，退出此临床路径。
4. 术前放疗结束时复查、评估发现仍无法手术，需行根治性放疗，退出此临床路径。

释义

■ 疗前检查发现患者存在其他系统严重疾病，需要在直肠癌放疗前首先治疗的，则终止本路径；出现肿瘤出血、肠穿孔、梗阻等并发症需外科介入处理时，需转入相应路径；出现严重的放化疗不良反应，导致治疗疗程延长、治疗费用高者需退出本路径；疗中出现远端转移或因无法耐受、患者主观原因、意外情况等终止放化疗者，需退出本路径；术前放疗结束时复查、评估发现仍无法手术，需行根治性放疗，退出此临床路径。

■ 认可的变异原因主要是指患者入选路径后，在检查及治疗过程中发现患者合并存在事前未预知的、对本路径治疗可能产生影响的情况，需要终止执行路径或延长治疗时间、增加治疗费用，医师需在表单中明确说明。

■ 因患者方面的主观原因导致执行路径出现变异，需医师在表单中予以说明。

■ 因放疗加速器故障的客观原因导致执行路径出现变异，需医师在表单中予以说明。

五、直肠癌术前/术后放疗给药方案

（一）用药选择：

1. 同步化疗药：

（1）卡培他滨：825mg/m^2，每天 2 次，每周 5 天，建议放疗日口服。

（2）氟尿嘧啶：225mg/（m^2·d），放疗期间持续静脉滴注，每天 24 小时，每周 5~7 天。

2. 其他对症治疗药物：

（1）抗菌药物：发热、腹痛、腹泻明显患者建议立即进行病原微生物培养并使用抗菌药物。放疗期间出现腹痛、腹泻明显，伴有发热、黏液血便、里急后重的患者，应当停止放化疗，需及时行血常规、大便常规、肝肾功能检查及血液和粪便的病原微生物培养。因放疗本身可造成放射性肠炎，同时 5-FU 或卡培他滨也可造成药物性腹泻，临床首先需要鉴别何种原因造成的腹泻。即使不能立即确诊腹泻原因，如患者出现发热、血象升高等情况，也建议先停止放化疗，使用抗菌药物缓解病情，以免延误治疗导致症状恶化。

（2）升血类药物：如果放化疗期间出现Ⅰ~Ⅱ度骨髓抑制，建议给予口服升血药物，每周复查观察血象变化。若白细胞、血红蛋白、血小板等出现Ⅲ度及以上不良反应，建议暂停放化疗，给予集落刺激因子、白细胞介素 2 或重组人血小板生成素等治疗。

（3）缓解消化系统反应类药物：针对恶心、食欲缺乏、胃部不适、胃灼热等上消化道不良反应，可给予增进食欲药物如甲地孕酮、抑酸药如奥美拉唑或胃黏膜保护剂如胶体铋、硫糖铝等，也可使用多巴胺受体拮抗剂如甲氧氯普胺、5-HT_3 受体阻断剂、糖皮质激素、抗组胺类药物等。针对腹痛腹泻、里急后重等下消化道不良反应，在排除感染因素后，仅考虑药物性腹泻或放射性肠炎时，可给予止泻剂，如蒙脱石、盐酸洛哌丁胺等。腹痛一般与腹泻伴随，不建议应用镇痛药，以免掩盖临床症状变化情况。里急后重严重者可考虑局部药物保留灌肠。严重的恶心、食欲下降、体重下降、腹泻脱水、电解质紊乱、肝肾功能异常应当考虑停止放化疗，积极输液对症支持治疗，待症状改善后再考虑继续放化疗。

（4）缓解泌尿系统反应类药物：放疗期间如出现尿频、尿急、尿痛的泌尿系症状，在排除泌尿系感染因素后，首先考虑膀胱受到照射后产生的放射性膀胱或尿道炎。多饮水、多排尿、严格重复充盈膀胱的放疗前准备以及合理的放疗靶区勾画，可大大降低放射性膀胱炎及尿道炎的发生率。若临床症状较重，可给予选择性 α1 受体阻断剂或抗胆碱能性质的药品缓解症状。女性患者放疗期间可能出现阴道分泌物增多情况，建议每日冲洗阴道，保持阴道清洁。

（二）药学提示

1. 腹泻：卡培他滨可引起腹泻，有时比较严重。对于出现严重腹泻的患者应给予密切监护，若患者开始出现脱水，应立即补充液体和电解质。在适当的情况下，应及早开始使用标准止泻治疗药物（如洛哌丁胺）。必要时需降低给药剂量。

2. 手足综合征：手掌-足底红肿疼痛或化疗引起肢端红斑，是一种皮肤毒性。严重程度为 1~3级（1 级手足综合征定义为出现下列任一现象：手和/或足的麻木、感觉迟钝/感觉异常、麻刺感、红斑和/或不影响正常活动的不适。2 级手足综合征定义为手和/或足的疼痛性红斑和肿胀和/或影响患者日常生活的不适。3 级手足综合征定义为手和/或足湿性脱屑、溃疡、水疱或严重的疼痛和/或使患者不能工作或进行日常活动的严重不适）。出现 2 或 3 级手足综合征时应暂停使用卡培他滨，直至恢复正常或严重程度降至 1 级。

3. 对于同时服用卡培他滨和香豆素类衍生物抗凝药如华法林和苯丙香豆素的患者，应该频繁监测抗凝反应指标，如 INR 或凝血酶原时间，以调整抗凝剂的用量。在合并用药期间，曾有凝血参数改变和/或出血，包括死亡的报告。

4. 氟尿嘧啶：对本品有严重过敏者禁用；孕妇及哺乳期妇女禁用；伴发水痘或带状疱疹时禁用。

六、直肠癌放射治疗护理规范

1. 标记保护：患者在接受治疗期间，必须保持皮肤上标记的清晰。勿将标记洗去，如有褪色，应及时告诉医生。

2. 肛门局部皮肤相关护理：局部皮肤切勿用肥皂、盐水清洗。局部禁用碘酒等刺激性药品，避免冷、热、摩擦等不良刺激，内裤以宽松柔软、吸湿性较好的棉制品为宜。放射野内皮肤有痒的感觉，可以用手轻轻拍打，切勿用手搔抓。局部皮肤出现红斑、有烧灼感和刺痒感时，可涂冰片滑石粉止痒。

3. 放射性肠炎相关护理：如果患者出现黏液血便、腹痛或腹泻等症状，应考虑放射性肠炎的发生，腹泻严重者，应及时按医嘱服用止泻药。若有水电解质、酸碱平衡失调，应静脉补液。

4. 放射性膀胱炎相关护理：若患者出现尿频、尿急、尿痛等，应考虑放射性膀胱反应。注意多喝水，多排尿，以起到尿路自洁作用，并在放疗前充盈膀胱，减少膀胱照射。

七、直肠癌放射治疗营养治疗规范

1. 所有患者入院后应常规进行营养筛查和营养状况评估和综合测定。

2. 治疗过程中每周至少为患者评估 1 次，以便尽早发现患者出现营养风险并采取早期干预。

3. 营养治疗方式的选择：①为了降低感染风险，首选经口摄入；②出现重度口腔/口咽黏膜炎影响吞咽功能者或产生较强的胃肠道反应的患者，肠内营养应经管饲给予。

4. 患者的每日供给量推荐为每日 25～30kcal/kg，如患者合并严重消耗，每日供给量推荐为每日 30～35kcal/kg。

5. 患者可适当提高优质脂肪的供能比例；蛋白质供给量为每日 1.0～1.5g/kg。

6. 根据胃肠功能状况尽早经口营养补充肠内营养制剂。如口服摄入不足目标量的 60%时，推荐管饲肠内营养。肠内营养不能达到目标量 60%时可选用肠外营养药物，以全合一的方式实施（应包含氨基酸、脂肪乳、葡萄糖、维生素、微量元素、电解质注射制剂等）。根据病情变化及营养耐受性选择或调整肠外肠内营养方案。

八、直肠癌放射治疗患者健康宣教

1. 患者在家中应注意休息，避免过度劳累和精神紧张，保证充足的睡眠，规律作息。

2. 在日常饮食上，应戒烟酒，忌暴饮暴食，养成良好的饮食习惯。少食烟熏食物、高盐食品以及油炸刺激性食物，多进食高热量、高维生素、高蛋白食物，多吃新鲜水果、蔬菜。切忌“生、冷、硬”及刺激性食物，以吃容易消化的食物为主。

3. 适量多饮水，每天不少于 1500ml。

4. 切忌食用野生动物、渠道不明的补品以及未经过正规医院处方开具的“民间偏方”。

5. 如果体力允许，可以适当做一些身体锻炼，增强免疫力。

九、推荐表单

（一）医师表单

直肠癌放疗临床路径医师表单（术前术后放疗）

适用对象：第一诊断为直肠癌（ICD-10：C20 伴 Z51.0，Z51.0 伴 Z85.007，C78.501 伴 Z51.0）

患者姓名：	**性别：　年龄：　门诊号：**		**住院号：**
住院日期：　　年　月　日	**出院日期：**　　年　月　日		**标准住院日：≤45 天**

日期	住院第 1 天	住院第 2~3 天	住院第 3~7 天
主要诊疗工作	□ 询问病史及体格检查 □ 交代病情 □ 书写病历 □ 开具检查申请 □ 初步确定放射治疗靶区和剂量	□ 上级医师查房和评估 □ 完成放疗前检查、准备 □ 根据病理结果影像资料等，结合患者的基础疾病和综合治疗方案，行放疗前讨论，确定放疗方案 □ 完成必要的相关科室会诊 □ 住院医师完成上级医师查房记录等病历书写 □ 签署放疗知情同意书、自费用品协议书（如有必要）、向患者及家属交代放疗注意事项	□ 放疗定位，可二维定位，推荐三维治疗，定位后 CT 扫描或直接行模拟定位 CT □ 医师勾画靶区 □ 物理师完成计划制订 □ 模拟机及加速器计划确认和核对 □ 住院医师完成必要病程记录 □ 上级医师查房 □ 向患者及家属交代病情及放疗注意事项
重点医嘱	**长期医嘱：** □ 放疗科　级护理常规 □ 饮食：普通饮食/糖尿病饮食/其他 **临时医嘱：** □ 血常规、尿常规、便常规 □ 肝功能、肾功能 □ 肿瘤标志物 □ 心电图、X 线胸片 □ 盆腔增强 CT 或 MRI 扫描 □ 上腹部 CT 扫描或腹部超声检查 □ 其他	**长期医嘱：** □ 患者既往基础用药 □ 其他医嘱 **临时医嘱：** □ 其他特殊医嘱	
主要护理工作	□ 入院介绍 □ 入院评估 □ 指导患者进行相关辅助检查	□ 放疗前准备 □ 放疗前宣教 □ 心理护理	□ 观察患者病情变化 □ 定时巡视病房
病情变异记录	□ 无　□ 有，原因： 1. 2.	□ 无　□ 有，原因： 1. 2.	□ 无　□ 有，原因： 1. 2.
医师签名			

日期	住院第 8~43 天 （放疗过程）	住院第 43~45 天 （出院日）
主要诊疗工作	□ 放疗开始，化疗开始 □ 上级医师查房，注意病情变化 □ 住院医师完成常规病历书写 □ 注意记录患者放疗后正常组织的不良反应的发生日期和程度	□ 上级医师查房，对放疗区域不良反应等进行评估，明确是否出院 □ 住院医师完成常规病历书写及完成出院记录、病案首页、出院证明书等，向患者交代出院后的注意事项，如：返院复诊的时间、地点，后续治疗方案及用药方案 □ 完善出院前检查
重点医嘱	**长期医嘱：** □ 患者既往基础用药 □ 其他医嘱 **临时医嘱：** □ 同期化疗 5-FU 卡培他滨 其他化疗药物 □ 正常组织放疗保护剂 □ 针对放疗急性反应的对症处理药物 □ 其他特殊医嘱	**长期医嘱：** □ 患者既往基础用药 □ 其他医嘱，可包括内分泌治疗 **临时医嘱：** □ 血常规、肝肾功能 □ 上腹部/盆腔 CT 检查 **出院医嘱：** □ 出院带药
主要护理工作	□ 观察患者病情变化 □ 定时巡视病房	□ 指导患者放疗结束后注意事项 □ 出院指导 □ 协助办理出院手续
病情变异记录	□ 无 □ 有，原因： 1. 2.	□ 无 □ 有，原因： 1. 2.
医师签名		

直肠癌放疗临床路径医师表单（根治性放疗）

适用对象：第一诊断为直肠癌（ICD－10：C20 伴 Z51.0，Z51.0 伴 Z85.007，C78.501 伴 Z51.0）

患者姓名：	性别：　年龄：　门诊号：	住院号：
住院日期：　年　月　日	出院日期：　年　月　日	标准住院日：≤59 天

日期	住院第 1 天	住院第 2~3 天	住院第 3~7 天
主要诊疗工作	□ 询问病史及体格检查 □ 交代病情 □ 书写病历 □ 开具检查申请 □ 初步确定放射治疗靶区和剂量	□ 上级医师查房和评估 □ 完成放疗前检查、准备 □ 根据病理结果影像资料等，结合患者的基础疾病和综合治疗方案，行放疗前讨论，确定放疗方案 □ 完成必要的相关科室会诊 □ 住院医师完成上级医师查房记录等病历书写 □ 签署放疗知情同意书、自费用品协议书（如有必要）、向患者及家属交代放疗注意事项	□ 放疗定位，可二维定位，推荐三维治疗，定位后 CT 扫描或直接行模拟定位 CT □ 医师勾画靶区 □ 物理师完成计划制订 □ 模拟机及加速器计划确认和核对 □ 住院医师完成必要病程记录 □ 上级医师查房 □ 向患者及家属交代病情及放疗注意事项
重点医嘱	**长期医嘱：** □ 放疗科__级护理常规 □ 饮食：普通饮食/糖尿病饮食/其他 **临时医嘱：** □ 血常规、尿常规、便常规 □ 肝功能、肾功能 □ 肿瘤标志物 □ 心电图、X 线胸片 □ 盆腔增强 CT 或 MRI 扫描 □ 上腹部 CT 扫描或腹部超声检查 □ 其他	**长期医嘱：** □ 患者既往基础用药 □ 其他医嘱 **临时医嘱：** □ 其他特殊医嘱	
主要护理工作	□ 入院介绍 □ 入院评估 □ 指导患者进行相关辅助检查	□ 放疗前准备 □ 放疗前宣教 □ 心理护理	□ 观察患者病情变化 □ 定时巡视病房
病情变异记录	□ 无　□ 有，原因： 1. 2.	□ 无　□ 有，原因： 1. 2.	□ 无　□ 有，原因： 1. 2.
医师签名			

日期	住院第 8~43 天 （放疗过程）	住院第 44~57 天	住院第 57~59 天 （出院日）
主要诊疗工作	□ 放疗开始，化疗开始 □ 上级医师查房，注意病情变化 □ 住院医师完成常规病历书写 □ 注意记录患者放疗后正常组织的不良反应的发生日期和程度	□ 第二段治疗，合并化疗 □ 上级医师查房，注意病变是否好转 □ 住院医师完成常规病历书写 □ 注意记录患者放疗后正常组织的不良反应的发生日期和程度	□ 上级医师查房，对放疗区域不良反应等进行评估，明确是否出院 □ 住院医师完成常规病历书写及完成出院记录、病案首页、出院证明书等，向患者交代出院后的注意事项，如：返院复诊的时间、地点，后续治疗方案及用药方案 □ 完善出院前检查
重点医嘱	**长期医嘱：** □ 患者既往基础用药 □ 其他医嘱 **临时医嘱：** □ 同期化疗 5-FU 卡培他滨 其他化疗药物 □ 正常组织放疗保护剂 □ 针对放疗急性反应的对症处理药物 □ 其他特殊医嘱	**长期医嘱：** □ 患者既往基础用药 □ 其他医嘱 **临时医嘱：** □ 同期化疗 5-FU 卡培他滨 其他化疗药物 □ 正常组织放疗保护剂 □ 针对放疗急性反应的对症处理药物 □ 其他特殊医嘱	**长期医嘱：** □ 患者既往基础用药 □ 其他医嘱，可包括内分泌治疗 **临时医嘱：** □ 血常规、肝肾功能 □ 上腹部/盆腔 CT 检查 **出院医嘱：** □ 出院带药
主要护理工作	□ 观察患者病情变化 □ 定时巡视病房	□ 观察患者病情变化 □ 定时巡视病房	□ 指导患者放疗结束后注意事项 □ 出院指导 □ 协助办理出院手续
病情变异记录	□ 无 □ 有，原因： 1. 2.	□ 无 □ 有，原因： 1. 2.	□ 无 □ 有，原因： 1. 2.
医师签名			

（二）护士表单

直肠癌放疗临床路径护士表单

适用对象：第一诊断为直肠癌（ICD-10：C20 伴 Z51.0，Z51.0 伴 Z85.007，C78.501 伴 Z51.0）

患者姓名：	**性别：　　年龄：　　门诊号：**		**住院号：**
住院日期：　　年　月　日	**出院日期：**　　年　月　日		**标准住院日：≤59 天**

时间	住院第 1 天	住院第 2~3 天	住院第 3~7 天
健康宣教	□ 入院宣教 □ 介绍病房环境、设施 □ 介绍主管医师、责任护士、护士长 □ 介绍住院注意事项 □ 告知探视制度	□ 放疗前宣教 □ 告知放疗前检查项目及注意事项 □ 宣教疾病知识、说明术前放疗的目的 □ 放疗前准备及化疗过程 □ 告知相关药物知识及不良反应预防 □ 责任护士与患者沟通，了解心理反应指导应对方法 □ 告知家属等候区位置	□ 放疗后宣教 □ 告知监护设备的功能及注意事项 □ 告知输液管路功能及放疗过程中的注意事项 □ 告知放疗后可能出现情况的应对方式 □ 给予患者及家属心理支持 □ 再次明确探视陪伴须知
护理处置	□ 核对患者信息，佩戴腕带 □ 卫生处置：剪指（趾）甲、沐浴，更换病号服 □ 入院评估	□ 协助医师完成放疗前检查 □ 放疗前准备	□ 核对患者及资料，签字确认 □ 接通各管路，保持畅通 □ 心电监护
基础护理	□ 三级护理 □ 患者安全管理	□ 三级护理 □ 卫生处置 □ 患者睡眠管理 □ 患者安全管理	□ 特级护理 □ 患者安全管理
专科护理	□ 护理查体 □ 跌倒、压疮等风险因素评估需要时安置危险标志 □ 心理护理	□ 相关指征监测，如血压、血糖等 □ 心理护理 □ 饮食指导	□ 病情观察，记特护记录 □ 评估生命体征、患者症状、穿刺输液部位 □ 心理护理
病情变异记录	□ 无　□ 有，原因 1. 2.	□ 无　□ 有，原因 1. 2.	□ 无　□ 有，原因 1. 2.
护士签名			

时间	住院第 8~43 天 （放疗过程）	住院第 43~45 天 （出院日）
健康宣教	□ 放疗后宣教 □ 药物作用及频率 □ 饮食、活动指导 □ 强调拍背咳嗽的重要性 □ 复查患者对放疗前宣教内容的掌握程度 □ 告知拔管后注意事项	□ 出院宣教 □ 复查时间 □ 服药方法 □ 活动指导 □ 饮食指导 □ 告知办理出院的流程 □ 指导出院带管的注意事项
护理处置	□ 遵医嘱完成相应检查及治疗	□ 办理出院手续
基础护理	□ 特/一级护理（根据患者病情和自理能力给予相应的护理级别） □ 晨晚间护理 □ 患者安全管理	□ 二级护理 □ 晨晚间护理 □ 协助进食 □ 患者安全管理
专科护理	□ 病情观察，记特护记录 □ 评估生命体征、穿刺输液部位、皮肤、水化情况 □ 心理护理	□ 病情观察 □ 心理护理
病情变异记录	□ 无 □ 有，原因： 1. 2.	□ 无 □ 有，原因： 1. 2.
护士签名		

（三）患者表单

直肠癌放疗临床路径患者表单

适用对象：第一诊断为直肠癌（ICD-10：C20 伴 Z51.0，Z51.0 伴 Z85.007，C78.501 伴 Z51.0）

患者姓名：	性别：　年龄：	门诊号：	住院号：
住院日期：　年　月　日	出院日期：　年　月　日		标准住院日：≤59 天

时间	住院第 1 天	住院第 2~3 天
医患配合	□ 配合询问病史、收集资料，详细告知既往史、用药史、过敏史、家族史 □ 如服用抗凝药，明确告知 □ 配合进行体格检查 □ 有任何不适及时告知主管医师	□ 配合完善放疗前相关检查：采血、留尿便、心电图、肺功能、胸部 CT、胃镜、上消化道造影、腹部 B 超等常规项目。需要时完成特殊检查，如：CT、PET-CT、MRI 等 □ 医师与患者及家属介绍病情及放疗谈话及签字
护患配合	□ 配合测量体温、脉搏、呼吸、血压、体重 □ 配合完成入院护理评估 □ 接受入院宣教（环境介绍、病室规定、订餐制度、探视制度、贵重物品保管等） □ 有任何不适及时告知护士	□ 配合测量体温、脉搏、呼吸、询问排便次数 □ 接受放疗前宣教 □ 自行卫生处置：剪指（趾）甲、剃胡须、沐浴 □ 准备好必要用物、吸水管、纸巾
饮食	□ 正常饮食	□ 半流质饮食；术前 12 小时禁食、禁水
排泄	□ 正常排尿便	□ 正常排尿便
活动	□ 正常活动	□ 正常活动

时间	住院第8~43天 （放疗过程）	住院第43~45天 （出院日）
医患配合	□ 遵守医院的管理和查房制度，医师查房时患者本人应在病房的床位，等待上级医师的查房 □ 及时告知放疗过程中特殊情况和症状 □ 向患者及家属交代放疗中情况及放疗后注意事项 □ 完成病程记录和上级医师查房记录	□ 上级医师查房，对放疗近期反应进行评估 □ 完成病历书写 □ 根据情况决定是否需要复查实验室检查
护患配合	□ 配合定时测量生命体征、每日询问排便 □ 接受输液、注射、服药、雾化吸入等治疗 □ 配合晨晚间护理 □ 配合拍背咳痰，预防肺部并发症 □ 配合活动，预防压疮 □ 注意活动安全，避免坠床或跌倒 □ 配合执行探视及陪伴	□ 接受出院宣教 □ 办理出院手续 □ 获取出院带药 □ 知道服药方法、作用、注意事项 □ 知道复印病历方法
饮食	□ 普通饮食	□ 普通饮食
排泄	□ 保留尿管至正常排尿便	□ 正常排尿便
活动	□ 根据医嘱，半卧位至床边或下床活动 □ 注意保护管路，勿牵拉、脱出等	□ 正常适度活动，避免疲劳

附：原表单（2012年版）

直肠癌放疗临床路径表单

适用对象：第一诊断为直肠癌（ICD-10：C20伴Z51.0，Z51.0伴Z85.007，C78.501伴Z51.0）

患者姓名：	性别：　年龄：　门诊号：		住院号：
住院日期：　年　月　日	出院日期：　年　月　日		标准住院日：≤45天

日期	住院第1天	住院第2~3天	住院第3~7天
主要诊疗工作	□ 询问病史及体格检查 □ 交代病情 □ 书写病历 □ 开具检查申请 □ 初步确定放射治疗靶区和剂量	□ 上级医师查房和评估 □ 完成放疗前检查、准备 □ 根据病理结果影像资料等，结合患者的基础疾病和综合治疗方案，行放疗前讨论，确定放疗方案 □ 完成必要的相关科室会诊 □ 住院医师完成上级医师查房记录等病历书写 □ 签署放疗知情同意书、自费用品协议书（如有必要）、向患者及家属交代放疗注意事项	□ 放疗定位，可二维定位，推荐三维治疗，定位后CT扫描或直接行模拟定位CT □ 医师勾画靶区 □ 物理师完成计划制订 □ 模拟机及加速器计划确认和核对 □ 住院医师完成必要病程记录 □ 上级医师查房 □ 向患者及家属交代病情及放疗注意事项
重点医嘱	**长期医嘱：** □ 放疗科__级护理常规 □ 饮食：普通饮食/糖尿病饮食/其他 **临时医嘱：** □ 血常规、尿常规、便常规 □ 肝功能、肾功能 □ 肿瘤标志物 □ 心电图、X线胸片 □ 盆腔增强CT或MRI扫描 □ 上腹部CT扫描或腹部超声检查 □ 其他	**长期医嘱：** □ 患者既往基础用药 □ 其他医嘱 **临时医嘱：** □ 其他特殊医嘱	
主要护理工作	□ 入院介绍 □ 入院评估 □ 指导患者进行相关辅助检查	□ 放疗前准备 □ 放疗前宣教 □ 心理护理	□ 观察患者病情变化 □ 定时巡视病房
病情变异记录	□ 无　□ 有，原因： 1. 2.	□ 无　□ 有，原因： 1. 2.	□ 无　□ 有，原因： 1. 2.
护士签名			
医师签名			

日期	住院第 8~43 天 （放疗过程）	住院第 43~45 天 （出院日）
主要诊疗工作	□ 放疗开始，化疗开始 □ 上级医师查房，注意病情变化 □ 住院医师完成常规病历书写 □ 注意记录患者放疗后正常组织的不良反应的发生日期和程度	□ 上级医师查房，对放疗区域不良反应等进行评估，明确是否出院 □ 住院医师完成常规病历书写及完成出院记录、病案首页、出院证明书等，向患者交代出院后的注意事项，如：返院复诊的时间、地点，后续治疗方案及用药方案 □ 完善出院前检查
重点医嘱	**长期医嘱：** □ 患者既往基础用药 □ 其他医嘱 **临时医嘱：** □ 同期化疗 5-FU 卡培他滨 其他化疗药物 □ 正常组织放疗保护剂 □ 针对放疗急性反应的对症处理药物 □ 其他特殊医嘱	**长期医嘱：** □ 患者既往基础用药 □ 其他医嘱，可包括内分泌治疗 **临时医嘱：** □ 血常规、肝肾功能 □ 上腹部/盆腔 CT 检查 **出院医嘱：** □ 出院带药
主要护理工作	□ 观察患者病情变化 □ 定时巡视病房	□ 指导患者放疗结束后注意事项 □ 出院指导 □ 协助办理出院手续
病情变异记录	□ 无 □ 有，原因： 1. 2.	□ 无 □ 有，原因： 1. 2.
护士签名		
医师签名		

第三十二章
直肠癌化疗临床路径释义

【医疗质量控制指标】（专家建议）

指标一、诊断需结合既往病史、肿瘤家族史、临床表现、内镜/影像和病理/细胞学检查。

指标二、化疗方案的制订应在多学科讨论的基础上进行。

指标三、化疗前对患者一般状况、器官功能充分评估，并进行健康宣教。

指标四、化疗期间及化疗后注意监测和处理不良反应、及时评估治疗的疗效。

一、直肠癌化疗编码

疾病名称及编码：直肠癌（ICD-10：C20 伴 Z51.1，Z51.1 伴 Z85.007，C78.501 伴 Z51.1）

二、临床路径检索方法

C20 伴 Z51.1/Z51.1 伴 Z85.007/C78.501 伴 Z51.1

三、国家医疗保障疾病诊断相关分组（CHS-DRG）

MDC 编码：MDCG（消化系统疾病及功能障碍）

ADRG 编码：GR1（消化系统恶性肿瘤）

四、直肠癌化疗临床路径标准住院流程

（一）适用对象

第一诊断为直肠癌（ICD-10：C20 伴 Z51.1，Z51.1 伴 Z85.007，C78.501 伴 Z51.1），符合以下情形：

1. Ⅱ~Ⅲ期需行术后辅助化疗患者。
2. 新辅助化疗。
3. 晚期/转移性直肠癌患者。

释义

■ 适用对象编码参见第一部分。

■ 初次诊断的直肠癌需要有病理组织学证据。

■ 本路径适用于如下情况：①Ⅱ期直肠癌如存在以下情况可行术后化疗：T_3 或 T_4 期肿瘤，组织学分化差且未错配修复蛋白完整（pMMR）或微卫星稳定（MSS），淋巴管/血管侵犯，神经侵犯，术前肠梗阻/局部穿孔，手术切缘阳性或不确定，标本检出的淋巴结数量不足 12 枚；②Ⅲ期直肠癌术后化疗；③晚期/转移性直肠癌化疗；④局部晚期直肠癌无法切除或手术切除困难可行术前新辅助化疗；⑤局部复发性直肠癌可行化疗。

（二）诊断依据

根据原卫生部《结直肠癌诊疗规范（2010 年）》等。

1. 症状：便血、脓血便、排便习惯改变、里急后重、下腹坠痛等。

2. 体格检查：

（1）一般情况评价：体力状况评估、是否有贫血、全身浅表淋巴结肿大。

（2）腹部检查：是否看到肠型及肠蠕动波、触及肿块、叩及鼓音、听到高调肠鸣音或金属音。

（3）直肠指检：明确肿瘤位于直肠壁的位置，下极距肛缘的距离；占肠壁周径的范围。肿瘤大体类型（隆起、溃疡、浸润），基底部活动度及与周围脏器的关系，了解肿瘤向肠壁外浸润情况。观察是否有指套血染。

3. 实验室检查：大便常规+隐血；血清肿瘤标志物 CEA 和 CA19-9，必要时可查 AFP 和 CA125。

4. 辅助检查：术前肿瘤定性及 TNM 分期，指导选择正确的术式。

（1）全结肠镜检查并取活检，病理检查明确肿瘤组织类型（腺癌、黏液腺癌、印戒细胞癌）和分化程度（高、中、低）；排除同时性结直肠多原发癌；可使用乙状结肠镜确定直肠肿瘤位置（低位、中位、高位）。

（2）术前应当明确肿瘤分期；行盆腔 MRI 或 CT 明确肿瘤与周围脏器和盆壁的关系，或行直肠腔内超声内镜，诊断肿瘤浸润肠壁深度及周围淋巴结是否转移。

5. 鉴别诊断：必要时需行经肛门直肠壁穿刺活检病理，并请相关科室会诊。

（1）其他常见的结直肠疾病：胃肠道间质瘤（GISTs）、炎症性肠病、淋巴瘤、寄生虫感染、息肉等。

（2）腹、盆腔其他脏器疾病累及直肠：妇科肿瘤、子宫内膜异位症及男性前列腺癌累及直肠。

释义

■ 根据国家卫健委《中国结直肠癌诊疗规范（2020 年版）》等。

■ 疾病史和家族史：直肠息肉、直肠腺瘤病史；结直肠癌家族史、遗传性结直肠癌综合征家族史（林奇综合征、家族性腺瘤性息肉病等）。

■ 直肠癌早期可无症状和体征，常见的症状为便血、脓血便、排便习惯改变、里急后重、下腹坠痛等。晚期腹部可触及肿块，直肠指诊可触及质硬、易出血肿块。实验室检查隐血（+）。肿瘤标志物（CEA 等）可有异常升高。

■ 确诊主要依赖结肠镜活检病理组织学诊断。

■ 影像学主要明确直肠癌的临床分期及判断手术可切除性，CT、MRI、腔内超声均为有效手段。需要对肿瘤与周围脏器和盆壁的关系、淋巴结及脏器转移情况进行综合判定。

■ 正确的治疗前分期对综合治疗方案具有重要的临床意义。

■ 直肠癌主要与常见结直肠疾病、其他疾病累及结直肠以及转移性直肠肿瘤进行鉴别。与肛肠良性疾病如痔疮、肛裂、息肉的鉴别：肛肠良性疾病常表现为肛门出血，血色鲜红，一般量不多，多为大便干结时或进食辛辣刺激食物后出现，不伴腹痛、腹胀、肠梗阻，无大便变细或大便性状改变，直肠指诊可触及柔软肿块，指套可染血。而直肠癌可引起肠梗阻症状，可引起乏力、体重下降等全身症状。直肠指诊可触及直硬肿块，指套可染血。行 PET-CT、盆腔 CT、MRI 和肿瘤标志物检查可鉴别是否其他脏器疾病累及直肠。

（三）选择化疗方案

根据原卫生部《结直肠癌诊疗规范（2010 年）》。

释义

■ 直肠癌的治疗遵循分期指导下的治疗原则，可参照国家卫健委《中国结直肠癌诊疗规范（2020 年版）》；化疗前准确分期是必不可少的。

■ 化疗方案的制订应在多学科讨论的基础上进行。应充分考虑直肠癌病变位置、患者症状、肿瘤分期、化疗目的以及既往治疗经过，由包括肿瘤内科、外科、放疗科、影像科、病理科等在内的多学科讨论决定。

■ T_2 以上或淋巴结阳性的局部进展期病变，术前卡培他滨或 5-FU 单药同步放化疗可降低肿瘤分期，提高根治性手术切除率，降低局部复发率。

■ 术后辅助化疗可降低直肠癌根治术后复发和转移率，改善患者生存。

■ 一般情况或脏器功能差不能耐受手术或者病灶无法切除的患者，可行同步放化疗。前一种情况下更应该重视患者脏器功能和营养状况的保护与改善。

（四）标准住院日 8~12 天

释义

■ 患者收治入院后，化疗前准备（治疗前诊断、评估等），可根据临床科室不同的运行状况，在此时间范围内完成诊治均符合路径要求。部分检查可在入院前完成。

■ 化疗相关的不良反应可发生在化疗过程中或化疗后，应加强患者教育，及时检测、记录和处理不良反应，避免严重不良反应的发生。

（五）进入路径标准

1. 第一诊断必须符合 ICD-10：C20 伴 Z51. 1，Z51. 1 伴 Z85. 007，C78. 501 伴 Z51. 1 直肠癌疾病编码。
2. 符合化疗适应证、无化疗禁忌证。
3. 当患者合并其他疾病，但住院期间不需要特殊处理也不影响第一诊断的临床路径流程实施时，可以进入路径。

释义

■ 进入路径前必须有确诊直肠癌的组织病理学证据。

■ 入院检查发现其他疾患或伴随疾病时，如该疾病必须于化疗前治疗或调整，否则增大化疗风险，增加并发症出现概率，则不宜进入本路径，如高血压三级、严重的未良好控制的糖尿病、心肺功能不全、肝肾功能不全、严重出血倾向、严重感染等。

■ 治疗前存在感染、严重贫血、出血、梗阻及其他肿瘤相关合并症者，需要在及时控制、纠治的前提下方可进入本路径。

■ 化疗需要结合患者体力状况、症状、复发转移类型等综合判断预期获益，并与患者及家属充分沟通病情及预后。

（六）化疗前准备需3~5天

1. 必需的检查项目：

（1）血常规、尿常规、大便常规及隐血。

（2）肝功能、肾功能、电解质、凝血功能、血糖、消化道肿瘤标志物（必须检测 CEA、CA19-9；有肝转移患者建议检测 AFP；有卵巢转移患者建议检测 CA125）。

（3）心电图、病理检查。

2. 根据情况可选择的检查项目：

（1）直、结肠镜检查和/或钡剂灌肠造影。

（2）经直肠腔内超声。

（3）B 超检查：了解患者有无复发转移。

（4）提示转移时，可进行相关部位 CT 或 MRI 检查。

（5）直肠癌分期、评价肝转移病灶及怀疑腹膜以及肝被膜下病灶时首选 MRI 检查。

（6）合并其他疾病相关检查：心肺功能检查等。

3. 签署化疗及其他相关知情同意书。

释义

■ 化疗前需完善必要的基础检查，如三大常规、肝肾功能、心电图等，以了解脏器功能情况，并在治疗中定期随访观察。

■ 对于高龄患者，应进行心肺肾功能评价，治疗前征询患者及家属的治疗意见非常重要。

■ 化疗前行体格检查是必需的，尤其应注意腹股沟淋巴结有无肿大，切口部位有无可疑肿物等。

■ 化疗前对肿瘤情况进行评估，包括血液肿瘤标志物、CT 或 MRI 检查，MRI 可提高对肝转移的诊断准确性。PET-CT 不应作为常规检查项目。

■ 化疗前须告知患者及家属化疗的目的、预后及可能出现的不良反应，签署化疗知情同意书。

（七）化疗方案

根据原卫生部《结直肠癌诊疗规范（2010 年）》，结合患者的疾病状态选择化疗方案及周期数。

1. mFOLFOX6 方案：

药物	给药剂量（mg/m^2）及给药途径	给药时间及周期间隔
奥沙利铂	85，iv drip	d1，q14d
醛氢叶酸	400，iv drip	d1，q14d
氟尿嘧啶	400，iv bolus	d1，q14d
氟尿嘧啶	1200，civ	d1~2，q14d

2. FOLFIRI 方案：

药物	给药剂量（mg/m^2）及给药途径	给药时间及周期间隔
伊立替康	180，iv drip	d1，q14d
醛氢叶酸	400，iv drip	d1，q14d
氟尿嘧啶	400，iv bolus	d1，q14d
氟尿嘧啶	1200，civ	d1~2，q14d

3. CapeOX 方案：

药物	给药剂量（mg/m^2）及给药途径	给药时间及周期间隔
奥沙利铂	130，iv drip	d1，q21d
卡培他滨	850~1000，bid，po	d1~14，q21d

4. 卡培他滨方案：

药物	给药剂量（mg/m^2）及给药途径	给药时间及周期间隔
卡培他滨	1000~1250，bid，po	d1~14，q21d

5. 简化的双周静脉用 5-FU/LV 方案：

药物	给药剂量（mg/m^2）及给药途径	给药时间及周期间隔
醛氢叶酸	400，iv drip	d1，q14d
氟尿嘧啶	400，iv bolus	d1，q14d
氟尿嘧啶	1200，civ	d1~2，q14d

6. FOLFOXIRI 方案：

药物	给药剂量（mg/m^2）及给药途径	给药时间及周期间隔
奥沙利铂	85，iv drip	d1，q14d
伊立替康	165，iv drip	d1，q14d
醛氢叶酸	400，iv drip	d1，q14d
氟尿嘧啶	1200，civ	d1~2，q14d

释义

■ 选用化疗方案药物组合时应选用毒性不同、作用机制相异的药物进行组合。除主要一般不良反应如骨髓抑制、胃肠反应外，还应特别注意特殊药物的特殊不良反应。

■ 如使用含伊立替康的方案时，应特别注意腹泻的不良反应，如出现应及时治疗，出现严重腹泻的患者在下个周期用药应适当减量或停用；使用含奥沙利铂方案时应注意神经毒性和过敏反应。5-FU 及其口服衍生物的心脏毒性也应该引起重视。其发生率虽然不高（1.2%~18%），但通常比较严重，包括急性冠脉综合征、心肌病、血管痉挛性心绞痛、冠状动脉血栓形成、恶性心律失常和心源性猝死等。其中伴心脏基础疾病如冠心病、结构性心脏病或心肌病的患者，其心脏毒性发生率普遍较高，呈现正相关性。其他相关因素包括给药剂量、频率和时间等。

■ 临床中 5-FU 治疗一旦出现心脏毒性，不推荐再使用该药剂，建议在治疗期间密切监测，并可使用硝酸酯类或钙离子通道阻滞剂等治疗，同时对于具有潜在心脏毒性风险者，胸苷酸合成酶（TS）的特异性抑制剂雷替曲塞是一个安全的替代选择，其心脏毒性发病率约 2.4%。

■ 化疗药物剂量应根据患者体表面积确定，同时要考虑患者一般状况、年龄、肝肾功能等，尽量做到个体化用药。

■ 化疗期间应及时进行疗效评价，根据化疗疗效和患者状况决定化疗周期数，同时根据化疗疗效及时调整化疗方案。

（八）化疗后必须复查的检查项目

1. 化疗期间定期复查血常规，建议每周复查 1~2 次。根据具体化疗方案及血象变化，复查时间间隔可酌情增减。
2. 脏器功能评估。

释义

■ 注意询问患者化疗前后症状的变化，包括肿瘤引起相关症状的变化以及化疗引起的不良反应症状如恶心、呕吐、疲乏等。同时，化疗期间应行详细的体格检查。这些是对于判断化疗患者临床获益以及发现远端转移、开具有针对性检查项目的基础。

■ 化疗常见的不良反应包括胃肠道反应、骨髓抑制、肝肾功能损害等，应定期复查血常规和肝肾功能，早期发现异常并给予相应治疗。

■ 化疗期间坚持定期进行肝肾、血液等器官和系统功能评估是降低化疗风险的重要方法之一。

（九）化疗中及化疗后治疗

化疗期间脏器功能损伤的相应防治：止吐、保肝、水化、碱化、防治尿酸肾病（别嘌呤醇）、抑酸、止泻、G-CSF 支持等。

释义

■ 化疗常见的不良反应包括胃肠道反应、骨髓抑制、肝肾功能损害等。为避免中断治疗，发生急性毒性反应时应给予及时正确处理。

■ 化疗期间，应预防性给予止吐（如 5-TH_3 受体阻断剂）、抑酸（如质子泵抑制剂等）、拮抗化疗心肌毒性（如磷酸肌酸等）等药物。适当进行水化、碱化尿液治疗，防止发生尿酸肾病。

■ 化疗前以及化疗期间的营养评估非常重要，如果化疗期间出现严重胃肠道反应，如严重呕吐、腹泻等，应给予积极对症支持治疗，如果热量摄入不足，应该考虑给予肠外或肠内营养。

（十）出院标准

1. 患者一般情况良好，体温正常，完成复查项目。
2. 没有需要住院处理的并发症。

释义

■ 患者一般情况良好，生命体征平稳，无明显不适即可达到出院标准。

■ 化疗相关的不良反应可发生在化疗后，故应加强出院后患者教育，及时检测、记录和处理不良反应，避免严重不良反应的发生。

■ 建议出院应有详细的出院指导包括注意事项、复诊计划、应急处理方案及联系方式等。

（十一）变异及原因分析

1. 围治疗期有感染、贫血、出血及其他合并症者，需进行相关的诊断和治疗，可能延长住院时间并致费用增加。
2. 化疗后出现骨髓抑制，需要对症处理，导致治疗时间延长、费用增加。
3. 70 岁以上的结肠癌患者根据个体化情况具体实施。
4. 治疗晚期或转移性直肠癌可能使用靶向药物等，包括贝伐珠单抗和西妥昔单抗（推荐用于 ras/braf 基因野生型患者），导致费用增加。
5. 医师认可的变异原因分析。
6. 其他患者方面的原因等。

释义

■ 围治疗期如出现肿瘤导致的感染、贫血、出血及其他合并症者，需进行相关的诊断和治疗，导致住院时间延长、费用增加者应退出本路径。

■ 化疗后出现严重骨髓抑制等不良反应影响下周期化疗，应退出本路径。

■ 老年患者因脏器储备功能差，易出现不可预料的并发症，应进行个体化治疗，不适合本路径。

■ 对于适合靶向药物治疗的晚期或转移性直肠癌患者不适合进入本路径。

■ 治疗期间出现肿瘤复发或转移、疾病进展者，应退出本路径。

（十二）参考费用标准

每周期1000~20 000元，针对不同治疗方案。

五、直肠癌化疗给药方案

（一）用药选择

1. 根治性手术后病理分期为Ⅱ期和Ⅲ期的患者，术后辅助化疗的药物仅包括5-FU或卡培他滨单药，或在此基础上联合奥沙利铂，如mFOLFOX6、CapeOX、卡培他滨方案、简化的双周静脉用5-FU/LV方案。辅助化疗的时间为6个月，即双周方案12周期、三周方案8周期。含伊立替康的方案不推荐用于术后辅助治疗。

2. 晚期或转移性直肠癌患者，5-FU或卡培他滨、伊立替康、奥沙利铂均可作为治疗选择。需根据患者的身体一般状况选择给予不同的治疗强度。①一般状况较差，不能耐受强烈治疗的患者，选择单药5-FU或卡培他滨或伊立替康治疗；②一般状况好，能耐受较强烈治疗者，需要根据不同的治疗目标选择不同强度的联合化疗方案。经多学科讨论，认为有可能通过化疗使潜在可切除或不可切除的肿瘤转化成可切除或可通过局部治疗（如介入消融、立体定向放疗等）达到无病状态者，可考虑给予强烈的化疗如三药联合方案，如FOLFOXIRI。

3. 晚期或转移性直肠癌患者经4~6个月联合化疗（诱导治疗）后疾病缓解或稳定，可考虑给予单药卡培他滨方案维持治疗，直到疾病进展，或出现不可耐受的不良反应。

（二）药学提示

1. 奥沙利铂：

适应证包括：①与5-FU和亚叶酸钙（甲酰四氢叶酸钙）联合一线应用治疗转移性结直肠癌；②辅助治疗原发肿瘤完全切除后的Ⅲ期结肠癌。用于该适应证是基于国外临床研究结果。

禁忌证包括：①已知对奥沙利铂过敏者；②哺乳期妇女；③开始化疗前已有骨髓抑制者，如中性粒细胞计数＜2×10^9/L和/或血小板计数＜100×10^9/L；④开始化疗前有周围感觉神经病变伴功能障碍者；⑤有严重肾功能不全者（血清肌酐清除率＜30ml/min）。

特殊人群：中度肾功能不全患者，用药前应权衡利弊，用药时密切监测肾功能，根据毒性大小调整剂量；轻度肾功能不全者，无需调整剂量；肝功能异常者不需要进行特别的剂量调整；老年患者，没有特殊的剂量调整。

2. 伊立替康：

适应证包括：①与5-FU和亚叶酸钙联合治疗既往未接受化疗的晚期结直肠癌患者；②作为单一用药，治疗经含5-FU化疗方案治疗失败的患者。

禁忌证包括：①慢性炎性肠病和/或肠梗阻；②胆红素超过正常值上限的3倍；③严重骨髓抑制；④体力状况评分＞2分者；⑤禁用于对该药物或辅料过敏的患者；⑥禁用于准备怀孕的妇女以及怀孕期和哺乳期妇女。

特殊人群：体力状态差的、年老和曾接受过盆腔/腹部放疗的患者接受伊立替康治疗时，要特别注意监测不良反应；不推荐透析患者使用本药物；高胆红素血症的患者，伊立替康的清除率下降，其发生血液学毒性的风险增加；胆红素糖脂化过程异常患者，如有吉尔伯特综合征的患者，接受伊立替康治疗后发生骨髓抑制的风险较高；伊立替康具有胆碱能效应，有哮喘或心血管疾病的患者使用时要谨慎；65岁以上老年人中药物清除率下降，建议使用较低的初始剂量。

3. 卡培他滨：

适应证包括：①结肠癌的辅助化疗；②单药或与奥沙利铂联合适用于转移性结直肠癌的一线治疗。

禁忌证包括：①已知对卡培他滨或其他任何成分过敏者禁用；②既往对氟尿嘧啶有严重、非预期的反应或已知对氟尿嘧啶过敏患者；③已知二氢嘧啶脱氢酶（DPD 酶）缺陷的患者；④不应与索利夫定或其类似物（如溴夫定）同时给药；⑤严重肾功能损伤（肌酐清除率<30ml/min）；⑥联合化疗时，如存在任一联合药物相关的禁忌证，则应避免使用该药物。

特殊人群：肝转移引起的轻到中度肝功能障碍患者不必调整起始剂量；轻度肾功能不全不必调整剂量；中度肾功能不全须降低起始剂量至标准剂量的 75%；老年患者不必调整起始剂量。

4. 5-FU：抗瘤谱广，消化道肿瘤是主要的适应证。禁忌证包括：妊娠及哺乳期妇女；伴发水痘或带状疱疹时禁用；禁用于衰弱的患者。

（三）注意事项

1. 奥沙利铂的剂量限制性毒性反应是神经系统毒性。主要为外周感觉神经病变，表现为肢体末端感觉障碍和/或感觉异常，治疗间歇期症状通常会减轻，但随着治疗周期的增加，症状会逐渐加重。奥沙利铂也可发生急性感觉神经症状，通常在用药后几小时内出现，多发于遇冷空气时，症状特征表现为一过性感觉异常、感觉迟钝或感觉减退，或有可能发生急性咽喉感觉异常综合征（发生率 1%~2%）。主要特征是伴有吞咽困难和呼吸困难的主观感觉，但并无任何呼吸困难的客观征象（无发绀和缺氧症发生），也不伴有喉痉挛或支气管痉挛（无哮鸣和喘鸣），也有报道出现颌痉挛、舌部感觉异常以及随后可能出现的语言障碍和胸闷等症状。发生以上症状时，可给予抗组胺药和支气管扩张剂，但即使不做任何处理，这些症状也可以迅速逆转。在以后的治疗中延长输注时间可以减少症状的发生。

2. 奥沙利铂与 5-FU/亚叶酸钙联合使用期间，可观察到的最常见的不良反应为：胃肠道（腹泻、恶心、呕吐以及黏膜炎），血液系统（中性粒细胞减少、血小板减少）以及神经系统反应（急性、剂量累积性、外周感觉神经病变）。总体上，这些不良反应在奥沙利铂与 5-FU/亚叶酸钙联合使用时比单独使用 5-FU/亚叶酸钙时更常见、更严重。

3. 伊立替康的主要不良反应包括腹泻、恶心、呕吐、中性粒细胞减少和脱发。腹泻可以很严重。患者可能出现鼻炎、流涎增多、瞳孔缩小、流泪、出汗、潮红和可引起腹部痉挛或早发性腹泻（用药后的 24 小时内发生）的肠蠕动亢进等胆碱能综合征。这些症状在滴注药物同时或结束后短时间内发生，高剂量时更容易发生。阿托品有助于缓解这些症状。

4. 卡培他滨可引起腹泻，有时比较严重，对出现严重腹泻的患者应密切监护，要预防脱水，开始出现脱水时及时给予纠正。卡培他滨可引起手足综合征，出现 2~3 级手足综合征时应暂停卡培他滨治疗，直到恢复正常或降至 1 级。如出现 3 级手足综合征，再次给药时应减量。卡培他滨还可导致高胆红素血症。当药物导致的血胆红素升高超过正常值上限的 3 倍，或转氨酶升高超过正常值上限的 2.5 倍，应立即停止使用卡培他滨直至分别恢复至 3 倍或 2.5 倍以下，方可恢复使用。卡培他滨的心脏毒性与氟尿嘧啶类似，包括心肌梗死、心绞痛、心律不齐、心脏停搏、心功能衰竭和心电图改变。既往有冠状动脉疾病史的患者中这些不良事件可能更常见。对于同时服用卡培他滨和香豆素类衍生物抗凝药如华法林和苯丙香豆素的患者，应该频繁监测抗凝反应指标，如 INR 或凝血酶原时间，以调整抗凝剂的用量。

六、直肠癌化疗护理规范

1. 应充分了解各种化疗药物的毒副作用，以便出现不良反应时做出相应的处理。
2. 鼓励患者进食营养丰富的食物，多饮水及富含钾离子的鲜果汁，协助患者制定合理食谱。
3. 白细胞低下时感染概率大，应做好保护性隔离措施，条件允许时让患者住单间。
4. 血小板低下时，避免磕碰，避免进食辛辣刺激及硬的食物。

七、直肠癌化疗营养治疗规范

1. 化疗期间宜进食高热量、高蛋白、高维生素、易消化的食物。

2. 腹痛腹泻患者进食清淡、低渣饮食，避免进食产气食物。

3. 进食少及腹泻严重者，可适量补液。

八、直肠癌化疗患者健康宣教

1. 保持良好的个人卫生习惯，保持口腔、会阴处清洁。

2. 化疗期间多饮水，进食营养丰富的食物。

3. 避免进食易导致腹泻的食物，包括牛奶及各种奶制品、豆浆及类似产气多的食物、各种凉拌菜及冷食、各种果汁；禁食西瓜、葡萄、草莓、香蕉、菠萝、橙子、桃，可吃苹果、橘子。

4. 注射奥沙利铂后，要忌食冷食，注意保暖肢体，不洗冷水。

5. 化疗后因周围神经毒性出现四肢感觉异常或麻木时，要注意保持四肢清洁，可戴手套穿袜子保护，避免手足受压和冷热刺激，防止烫伤和冻伤，避免皮肤受损，尤其手（足）指（趾）。

6. 充分休息，适度体育锻炼。

九、推荐表单

（一）医师表单

直肠癌化疗临床路径医师表单

适用对象：第一诊断为直肠癌（ICD-10：C20 伴 Z51.1，Z51.1 伴 Z85.007，C78.501 伴 Z51.1）

患者姓名：	性别：　　年龄：　　门诊号：	住院号：
住院日期：　　年　月　日	出院日期：　　年　月　日	标准住院日：≤12 天

日期	住院第 1~2 天	住院第 2~4 天	住院第 3~6 天 （化疗日）
主要诊疗工作	□ 询问病史及体格检查 □ 交代病情 □ 书写病历 □ 开具实验室检查单	□ 上级医师查房 □ 完成化疗前准备 □ 根据体检、结肠镜、CT 检查、病理结果等，行病例讨论，确定化疗方案 □ 完成必要的相关科室会诊 □ 住院医师完成上级医师查房记录等病历书写 □ 签署化疗知情同意书、自费用品协议书、输血同意书 □ 向患者及家属交代化疗注意事项 □ 上级医师查房与评估 □ 初步确定化疗方案	□ 化疗 □ 住院医师完成病程记录 □ 上级医师查房 □ 向患者及家属交代病情及化疗后注意事项
重点医嘱	**长期医嘱：** □ 内科二级护理常规 □ 饮食：普通饮食/糖尿病饮食/其他 **临时医嘱：** □ 血常规、尿常规、大便常规及隐血 □ 肝功能、肾功能、电解质、凝血功能、血糖、消化道肿瘤标志物 □ 心电图、病理检查 □ 必要时胸、腹、盆 CT	**长期医嘱：** □ 患者既往基础用药 □ 防治尿酸肾病（别嘌呤醇） □ 抗菌药物（必要时） □ 补液治疗（水化、碱化） □ 止泻药（必要时） □ 其他医嘱（化疗期间一级护理） **临时医嘱：** □ 化疗 □ 重要脏器保护 □ 止吐 □ 其他特殊医嘱	
病情变异记录	□ 无　□ 有，原因： 1. 2.	□ 无　□ 有，原因： 1. 2.	□ 无　□ 有，原因： 1. 2.
医师签名			

时间	住院第 7～11 天	住院第 12 天 （出院日）
主要诊疗工作	□ 上级医师查房 □ 上级医师进行评估，决定出院日期 □ 向患者及家属交代病情	□ 完成出院记录、病案首页、出院证明等书写 □ 向患者交代出院后的注意事项，重点交代复诊时间及发生紧急情况时处理方法
重点医嘱	**长期医嘱：** □ 三级护理 □ 普通饮食 **临时医嘱：** □ 定期复查血常规 □ 监测 CEA 等肿瘤标志物 □ 脏器功能评估	**出院医嘱：** □ 出院带药
病情变异记录	□ 无 □ 有，原因： 1. 2.	□ 无 □ 有，原因： 1. 2.
医师签名		

（二）护士表单

直肠癌化疗临床路径护士表单

适用对象：第一诊断为直肠癌（ICD-10：C20 伴 Z51.1，Z51.1 伴 Z85.007，C78.501 伴 Z51.1）

患者姓名：	性别：　　年龄：　　门诊号：	住院号：
住院日期：　　年　月　日	出院日期：　　年　月　日	标准住院日：≤12 天

日期	住院第 1~2 天	住院第 2~4 天	住院第 3~6 天（化疗日）
健康宣教	□ 入院宣教 □ 介绍主管医师、护士 □ 介绍环境、设施 □ 介绍住院注意事项 □ 介绍探视和陪伴制度 □ 介绍贵重物品制度	□ 化疗前宣教 □ 告知化疗前检查项目及注意事项 □ 宣教疾病知识、说明化疗的目的 □ 化疗前准备及化疗过程 □ 告知相关药物知识及不良反应预防 □ 责任护士与患者沟通，了解心理反应指导应对方法 □ 告知家属等候区位置	□ 化疗当日宣教 □ 告知监护设备的功能及注意事项 □ 告知输液管路功能及化疗过程中的注意事项 □ 告知化疗后可能出现情况的应对方式 □ 给予患者及家属心理支持 □ 再次明确探视陪伴须知
护理处置	□ 核对患者，佩戴腕带 □ 卫生处置：剪指（趾）甲、沐浴，更换病号服 □ 入院评估	□ 协助医师完成化疗前检查 □ 化疗前准备	□ 核对患者及资料，签字确认接通各管路，保持畅通 □ 心电监护
基础护理	□ 三级护理 □ 患者安全管理	□ 三级护理 □ 卫生处置 □ 患者睡眠管路 □ 患者安全管理	□ 特级护理 □ 患者安全管理
专科护理	□ 护理查体 □ 跌倒、压疮等风险因素评估需要时安置危险标志 □ 心理护理	□ 相关指征监测，如血压、血糖等 □ 心理护理 □ 饮食指导	□ 病情观察，记特护记录 □ 评估生命体征、患者症状、穿刺输液部位 □ 心理护理
病情变异记录	□ 无　□ 有，原因： 1. 2.	□ 无　□ 有，原因： 1. 2.	□ 无　□ 有，原因： 1. 2.
护士签名			

时间	住院第7~11天 (化疗过程日)	住院第12天 (出院日)
健康宣教	□ 化疗后宣教 □ 药物作用及频率 □ 饮食、活动指导 □ 复查患者对化疗前宣教内容的掌握程度 □ 告知拔管后注意事项	□ 出院宣教 □ 复查时间 □ 服药方法 □ 活动休息 □ 指导饮食 □ 告知办理出院的流程 □ 指导出院带管的注意事项
护理处置	□ 遵医嘱完成相关检查及质量	□ 办理出院手续
基础护理	□ 特/一级护理（根据患者病情和自理能力给予相应的护理级别） □ 晨晚间护理 □ 患者安全管理	□ 三级护理 □ 晨晚间护理 □ 患者安全管理
专科护理	□ 病情观察，记特护记录 □ 评估生命体征、穿刺输液部位、皮肤情况 □ 心理护理	□ 病情观察 □ 心理护理
病情变异记录	□ 无 □ 有，原因： 1. 2.	□ 无 □ 有，原因： 1. 2.
护士签名		

（三）患者表单

直肠癌化疗临床路径患者表单

适用对象：第一诊断为胃十二指肠溃疡（ICD-10：K25.7/K26.7/K27.7）（无并发症患者）

患者姓名：	**性别：　年龄：　门诊号：**	**住院号：**
住院日期：　年　月　日	**出院日期：**　年　月　日	**标准住院日：≤12 天**

时间	住院第 1~2 天	住院第 2~6 天
医患配合	□ 配合询问病史、收集资料，详细告知既往史、用药史、过敏史、家族史 □ 如服用抗凝药，明确告知 □ 配合进行体格检查 □ 有任何不适告知医师	□ 配合完善化疗前相关检查：采血、留尿便、心电图、肺功能、X 线胸片、胃镜、上消化道造影、腹部 B 超等常规项目。需要时完成特殊检查，如 CT、MRI 等 □ 医师与患者及家属介绍病情及化疗谈话和签字 □ 化疗
护患配合	□ 配合测量体温、脉搏、呼吸 3 次，血压、体重 1 次 □ 配合完成入院护理评估 □ 接受入院宣教（环境介绍、病室规定、订餐制度、探视制度、贵重物品保管等） □ 有任何不适告知护士	□ 配合测量体温、脉搏、呼吸，询问排便次数 □ 接受化疗前宣教 □ 自行卫生处置：剪指（趾）甲、剃胡须、沐浴 □ 准备好必要用物、吸水管、纸巾
饮食	□ 正常饮食	□ 正常饮食
排泄	□ 正常排尿便	□ 正常排尿便
活动	□ 正常活动	□ 正常活动

时间	住院第7~11天 （化疗过程）	住院第12天 （出院日）
医患配合	□ 及时告知化疗过程中特殊情况和正在 □ 向患者及家属交代化疗中情况及化疗后注意事项 □ 上级医师查房 □ 完成病程记录和上级医师查房记录	□ 上级医师查房，对化疗近期反应进行评估 □ 完成病历书写 □ 根据情况决定是否需要复查实验室检查
护患配合	□ 配合定时测量生命体征，每日询问排便 □ 配合冲洗胃管，查看引流管，检查伤口情况 □ 接受输液、注射、服药、雾化吸入等治疗 □ 接受营养管注入肠内营养液 □ 配合晨晚间护理 □ 接受进食、进水、排便等生活护理 □ 配合拍背咳嗽，预防肺部并发症 □ 注意活动安全，避免坠床或跌倒 □ 配合执行探视及陪伴	□ 接受出院宣教 □ 办理出院手续 □ 获取出院带药 □ 知道服药方法、作用、注意事项 □ 知道复印病历程序
饮食	□ 清淡饮食	□ 清淡饮食
排泄	□ 正常排尿便	□ 正常排尿便
活动	□ 根据医嘱，正常适度活动，避免疲劳	□ 正常适度活动，避免疲劳

附：原表单（2012 年版）

直肠癌化疗临床路径表单

适用对象：第一诊断为直肠癌（ICD－10：C20 伴 Z51.1，Z51.1 伴 Z85.007，C78.501 伴 Z51.1）

患者姓名：	性别：　年龄：　门诊号：	住院号：
住院日期：　年　月　日	出院日期：　年　月　日	标准住院日：≤12 天

日期	住院第 1~2 天	住院第 2~4 天	住院第 3~6 天 （化疗日）
主要诊疗工作	□ 询问病史及体格检查 □ 交代病情 □ 书写病历 □ 开具实验室检查单	□ 上级医师查房 □ 完成化疗前准备 □ 根据体检、结肠镜、CT 检查、病理结果等，行病例讨论，确定化疗方案 □ 完成必要的相关科室会诊 □ 住院医师完成上级医师查房记录等病历书写 □ 签署化疗知情同意书、自费用品协议书、输血同意书 □ 向患者及家属交代化疗注意事项 □ 上级医师查房与评估 □ 初步确定化疗方案	□ 化疗 □ 住院医师完成病程记录 □ 上级医师查房 □ 向患者及家属交代病情及化疗后注意事项
重点医嘱	**长期医嘱：** □ 内科二级护理常规 □ 饮食：普通饮食/糖尿病饮食/其他 **临时医嘱：** □ 血常规、尿常规、大便常规及隐血 □ 肝功能、肾功能、电解质、凝血功能、血糖、消化道肿瘤标志物 □ 心电图、病理检查 □ 必要时胸、腹、盆 CT	**长期医嘱：** □ 患者既往基础用药 □ 防治尿酸肾病（别嘌呤醇） □ 抗菌药物（必要时） □ 补液治疗（水化、碱化） □ 止泻药（必要时） □ 其他医嘱（化疗期间一级护理） **临时医嘱：** □ 化疗 □ 重要脏器保护 □ 止吐 □ 其他特殊医嘱	
主要护理工作	□ 入院介绍 □ 入院评估 □ 指导患者进行相关辅助检查	□ 化疗前准备 □ 宣教 □ 心理护理	□ 观察患者病情变化 □ 定时巡视病房
病情变异记录	□ 无　□ 有，原因： 1. 2.	□ 无　□ 有，原因： 1. 2.	□ 无　□ 有，原因： 1. 2.
护士签名			
医师签名			

时间	住院第 7～11 天	住院第 12 天 （出院日）
主要诊疗工作	□ 上级医师查房 □ 上级医师进行评估，决定出院日期 □ 向患者及家属交代病情	□ 完成出院记录、病案首页、出院证明等书写 □ 向患者交代出院后的注意事项，重点交代复诊时间及发生紧急情况时处理方法
重点医嘱	**长期医嘱：** □ 三级护理 □ 普通饮食 **临时医嘱：** □ 定期复查血常规 □ 监测 CEA 等肿瘤标志物 □ 脏器功能评估	**出院医嘱：** □ 出院带药
主要护理工作	□ 观察患者病情变化 □ 定时巡视病房	□ 协助患者办理出院手续 □ 出院指导，重点出院后用药方法
病情变异记录	□ 无 □ 有，原因： 1. 2.	□ 无 □ 有，原因： 1. 2.
护士签名		
医师签名		

第三十三章

结直肠癌术后化疗临床路径释义

【医疗质量控制指标】2012 年《结直肠癌诊疗质量控制指标（试行）》

指标一、手术、化疗或放疗前实施临床分期检查。

指标二、化疗、放疗前明确病理诊断。

指标三、手术中探查并记录肿瘤部位、大小及肝脏、盆腔、主要血管周围淋巴结浸润情况。

指标四、病理检查采用 10%中性福尔马林缓冲液。

指标五、切除病灶的病理报告应当包括肿瘤大体观、分化情况、浸润深度以及切缘、脉管神经浸润的；根治性手术术后病理报告应当包括活检淋巴结个数及阳性淋巴结个数。

指标六、T_3 和/或 N+的中下段直肠癌应当接受规范的术前或术后放化疗。

指标七、化疗、放疗后应当进行不良反应评价。

指标八、为患者提供结直肠癌的健康教育。

指标九、患者住院天数与住院费用。

一、结直肠癌术后化疗编码

疾病名称及编码：结直肠癌术后化疗（ICD-10：Z51.102）

二、临床路径检索方法

Z51.102

三、国家医疗保障疾病诊断相关分组（CHS-DRG）

MDC 编码：MDCG（消化系统疾病及功能障碍）

ARDC 编码：GR1（消化系统恶性肿瘤）

四、结直肠癌术后化疗临床路径标准住院流程

（一）适用对象

第一诊断为结直肠恶性肿瘤术后（ICD-10：Z51.102），病理为腺癌。

需要术后辅助性化疗者：术后分期为Ⅱ期含有以下高危因素：T_4 肿瘤，组织学分级差（3/4 级的病灶），脉管或神经浸润，肿瘤周围淋巴结受累，肠梗阻，局部穿孔，手术切缘阳性或不确定，切除的淋巴结数量小于 12 枚，微卫星稳定。术后分期为Ⅲ期。

释义

■ 适用对象编码参见第一部分。

■ 初次诊断的结直肠癌需要有病理组织学证据。

■ 本路径适用于如下情况：

（1）未进行术前治疗者，术后病理分期为Ⅱ期且伴有高危因素：T_4、组织学分化差（3~4 级、不包括 MSI-H 者）、脉管浸润、神经浸润、肠梗阻、肿瘤部位穿孔、切缘阳性或情况不明、送检淋巴结不足 12 枚。

（2）未进行术前治疗者，术后病理分期为Ⅲ期者。

(3) 中低位直肠癌（距肛缘 10cm 以下者）因各种原因未行术前放疗者，术后分期为 $pT_{3\sim4}N_0$ 或任何 $pTN_{1\sim2}$ 者，术后辅助治疗应包括辅助化疗及辅助放化疗，需进入放疗相应路径。

(4) 经过术前治疗的结直肠癌术后化疗，需进入相应临床路径。

（二）诊断依据

根据国家卫生和计划生育委员会《结直肠诊疗规范》和 NCCN《结直肠癌临床实践指南中国版》。

1. 症状：血便为主要症状，可出现腹痛和腹泻。
2. 体格检查：腹部检查，全身浅表淋巴结肿大情况，直肠指诊。
3. 一般情况评估：体力状态评估。
4. 实验室检查：大便隐血试验、结肠镜检查；血清肿瘤标志物检查如 CEA、CA19-9 等。
5. 病理证实结直肠癌腺癌。

释义

■ 早期可无症状和体征，常见症状包括腹痛、乏力、便血、脓血便、排便习惯改变、里急后重等。

■ 确定病理分期主要依赖术后病理报告，需含有大体标本描述及镜下描述，必要时需进行错配修复（MMR）蛋白或微卫星不稳定性检测。

■ 为正确制订术后治疗方案，亦需了解术前分期以及术中所见等，以帮助明确是否伴有肠梗阻等临床高危因素。且术后 CT 或 MRI 等确认为根治术后无远端转移。

（三）进入路径标准

1. 第一诊断必须符合 ICD-10：Z51.102 手术后恶性肿瘤化疗疾病编码。
2. 符合化疗适应证，无化疗禁忌。
3. 当患者同时具有其他疾病诊断，但在住院期间不需要特殊处理也不影响第一诊断的临床路径流程实施时，可以进入路径。

释义

■ 进入路径前，必须有结直肠癌术后病理诊断依据。

■ 结直肠癌术后化疗适合于结直肠癌根治术后患者；骨髓及肝、肾、心、肺功能基本正常者。

■ 术后应恢复良好后进行辅助化疗，一般在根治术后 3~4 周进行，最好不超过 2 个月。

■ 如发现其他疾患或伴随疾病时，需在进行术后辅助化疗前治疗或调整，需要疾病稳定时，方可进行化疗，否则增加化疗后并发症出现概率。

（四）标准住院日5天

释义

■ 患者收治入院后，化疗前准备（疾病诊断及体力状况评估等），可根据临床科室不同运行状况在此时间范围内完成，部分检查可在入院前完成。

■ 化疗相关不良反应可能发生在化疗过程中及化疗后，故应加强患者教育，院外定期监测骨髓及重要脏器功能，准确记录，门诊随诊，及时处理不良反应，避免严重不良反应的发生。

（五）住院期间的检查项目

1. 必需的检查项目：

（1）血常规、尿常规、大便常规+隐血。

（2）肝肾功能、电解质；CEA、CA19-9、CA72-4等肿瘤标志物。

（3）心电图、胸部正位片和肝胆胰脾超声检查。

2. 根据患者病情选择：

（1）超声心动图、肺功能检查等。

（2）其他病理检测包括相关的免疫组化等。

（3）骨扫描。

（4）电子结肠镜检查。

（5）PET-CT。

释义

■ 化疗前需完善必要的基础检查，如三大常规、肝肾功能、心电图等，以便后期随访观察。

■ 化疗前应行肿瘤情况评估，包括（胸）腹盆CT或MRI以及肿瘤标志物检查，留作基线，便于今后随访过程中进行对比。

■ 高龄或伴有相关基础疾病患者，可根据临床情况考虑补充心肺功能检查。

■ 随访过程中的检查包括超声、CT/MRI等影像学以及血液肿瘤标志物检查，必要时补充骨扫描、肠镜及PET-CT等。

（六）化疗前准备

1. 体格检查、体能状况评分。

2. 排除化疗禁忌。

3. 患者、监护人或被授权人签署相关同意书。

释义

■ 化疗前应向患者及家属详细告知术后辅助化疗的目的、疗程、可能发生的不良反应、药物经济学等，并签署化疗知情同意书。

■ 化疗前应了解术后恢复情况及排便习惯等，需进行体格检查，了解切口愈合情况等。

■ 体力状况评分为 ECOG 0~1 分者，方可进行术后辅助化疗。

■ 治疗前存在感染、严重贫血、脏器功能不全等化疗禁忌证时，需先进行纠正。

（七）治疗方案的选择

化疗方案（以下方案选一）：

1. FOLFOX6。
2. FOLFOX4。
3. XELOX。
4. 卡培他滨单药。

释义

■ 所有Ⅱ期患者均应考虑进行错配修复蛋白（MMR）检测，MMR 蛋白缺失或 MSI-H（高度微卫星不稳定）的Ⅱ期患者可能预后较好，且不会从单药 5-FU 的辅助化疗中获益。

■ 根据 IDEA 研究结果，推荐患者根据高低风险进行治疗选择。若为 T_4 或 N_2，建议 6 个月的 mFOLFOX6 或 3~6 个月的 XELOX 方案化疗；若为 T_3 或 N_1，建议 3 个月的 XELOX 方案或 3~6 个月的 mFOLFOX 方案化疗。

■ 低危Ⅱ期推荐观察，或单药氟尿嘧啶治疗。高危Ⅱ期参考Ⅲ期治疗，给予双药联合方案。

■ 推荐的单药氟尿嘧啶方案包括：口服卡培他滨（首选），5-FU/LV 持续静脉输注双周方案。

■ 推荐的联合化疗方案包括 XELOX（又称 CapeOx）和 mFOLFOX6。

■ 辅助化疗的具体方案需要考虑年龄、身体状况、合并基础疾病等综合考虑；尚无证据显示增加奥沙利铂至 5-FU/LV 可以使 70 岁或以上的患者受益。

（八）化疗后必须复查的检查项目

1. 血常规：建议每周复查 1~2 次。根据具体化疗方案及血象变化，复查时间间隔可酌情增减。
2. 肝肾功能：每化疗周期复查 1 次。根据具体化疗方案及血象变化，复查时间间隔可酌情增减。

释义

■ 注意询问患者化疗后发生不良反应的出现时间、持续时间及严重程度，有助于判断不良反应相关的药物，并进行相应处理，如剂量调整或延期给药等。

■ 化疗期间常见的不良反应包括胃肠道反应、骨髓抑制及肝肾功能损害等，需定期进行血液学检查。发生的严重程度与患者伴随基础疾病等个体状况有关，需按照不良反应处理原则，结合具体情况进行处理。

（九）化疗中及化疗后治疗

化疗期间脏器功能损伤的相应防治：止吐、保肝、水化、抑酸、止泻、预防过敏、升白细胞及血小板、纠正贫血。

释义

■ 化疗药物对患者的消化系统、血液系统等组织和器官造成损害，上述血液学毒性和非血液学毒性发生时间、持续时间等均各有特点，需进行预防性处理，或治疗中治疗后严密监测及时处理。化疗后白细胞减少、免疫功能低下的患者，酌情给予注射用黄芪多糖等药物，改善患者生活质量。

■ 预防性处理包括预防性应用止吐药物，如 5-HT_3 受体阻断剂。

■ 化疗前及化疗期间应定期进行营养评估，可由营养师或接受过肿瘤营养培训的医师进行膳食指导，或营养补充。

（十）出院标准

1. 完成既定化疗流程。
2. 无发热等感染表现。
3. 无Ⅲ度及以上的恶心、呕吐及腹泻（NCI 分级）。
4. 无未控制的癌痛。
5. 若行实验室检查，无需干预的异常结果。
6. 无需干预的其他并发症。

释义

■ 患者一般情况良好，生命体征平稳，无明显不适即可达到出院标准。

■ 化疗相关不良反应可能发生在化疗过程中及化疗后，故应加强患者教育，院外定期监测骨髓及重要脏器功能，准确记录，门诊随诊，及时处理不良反应，避免严重不良反应的发生。

（十一）变异及原因分析

1. 注意化疗期间的并发症，需要进行相关的诊断和治疗，避免导致住院时间延长、费用增加。
2. 因化疗严重不良反应导致的方案、药物或剂量的临时调整。
3. 手术的并发症，如肠粘连、梗阻、伤口裂开等。

释义

■ 化疗期间如出现感染、贫血、营养不良、急性过敏反应、累积神经毒性等合并症和/或并发症，需进行相关的诊断和治疗，如导致住院时间延长、费用增加者应退出本路径。

■ 化疗如出现严重的骨髓抑制等不良反应影响下周期化疗者，应退出本路径。

■ 老年患者或合并较严重基础疾病患者，易出现不可预料的并发症，应进行个体化治疗，不适合进入本路径。

■ 治疗期间出现肿瘤复发或转移等情况，退出本路径。治疗期间出现其他需要停止术后辅助化疗的病情变化等原因，退出该临床路径。

五、结直癌术后辅助化疗给药方案

（一）用药选择

1. FOLFOX 方案（奥沙利铂+5-FU+亚叶酸钙）：奥沙利铂 85mg/m^2，d1；亚叶酸钙 400mg/m^2，d1；5-FU 400mg/m^2，静脉推注，d1；5-FU 2400mg/m^2，静脉泵入 46 小时，d1。14 天为 1 个周期。

2. XELOX 方案（奥沙利铂+卡培他滨）：奥沙利铂 130mg/m^2，d1；卡培他滨 1000mg/m^2，每天 2 次，早餐晚餐后 30 分钟服用，d1~14。21 天为 1 个周期。

3. 卡培他滨：卡培他滨 1250mg/m^2，每天 2 次，早餐晚餐后 30 分钟服用，d1~14。21 天为 1 个周期。

（二）药学提示

1. 奥沙利铂：最常见的不良反应为胃肠道系统（腹泻、恶心、呕吐以及黏膜炎）、血液系统（中性粒细胞减少、血小板减少）以及神经系统反应（急性、剂量累积性、外周感觉神经病变）。

2. 5-FU：常见不良反应为消化道反应（如恶心、呕吐、食欲缺乏、腹泻、黏膜炎等）和骨髓抑制。

3. 卡培他滨：为氟尿嘧啶类的口服制剂。单药使用不良反应较轻，耐受性较好。最常见的为消化道反应（如恶心、呕吐、食欲缺乏、腹泻、黏膜炎等）、骨髓抑制和色素沉着。比较特殊的是手足综合征。

（三）注意事项

1. 药物剂量建议足量足疗程，根据不良反应的分级调整剂量。剂量减量后，无特殊情况不再加量。

2. 奥沙利铂必须在 5%葡萄糖溶液里配制。其神经毒性与冷刺激相关，故输注奥沙利铂后不应接触任何冷刺激，注意保暖，以免诱发和加重神经毒性；主要表现为手足的麻木、触电感，以外周感觉神经为主。

3. 卡培他滨的手足综合征主要表现在手足的皮肤，轻度的为皮肤红斑、干裂、脱皮和肿胀，严重者渗液、脱甲。建议使用凡士林等预防性涂抹保护，严重者停用药物。

六、结直肠癌术后辅助化疗护理规范

1. 化疗前做好与化疗相关问题的评估与处理：①掌握病史，了解患者各系统的功能状态；②检查血常规及肝肾功能，出现异常情况采取相应措施；③评估静脉条件，选择最佳穿刺部位及方式，强刺激性药物选择深静脉给药。

2. 强刺激性药物外周静脉给药过程中，给予25%硫酸镁局部湿敷治疗，必须注意床旁监护，防止药液外溢。

3. 按照化疗药物作用机制，采取正确的给药方法及给药顺序。

4. 化疗前了解患者的治疗方案，向患者及家属介绍药物不良反应及用药方法。化疗期间注意观察药物特殊不良反应。

5. 化疗前配置漱口液，指导并督促患者漱口，防治口腔溃疡发生。观察患者排便排气情况，及早发现有无肠梗阻征象。根据患者出现的不良反应给予相应的饮食指导。

6. 直肠麦氏术后患者，观察造口血运及功能，指导帮助患者进行造瘘口换药、换袋、扩肛及训练定时排便，有腹泻者指导患者保护造口周围皮肤。伤口未愈合者，观察患者伤口有无分泌物，教会患者坐浴的方法。

7. 化疗期间根据患者自身情况鼓励患者多饮水，保护肾功能。化疗期间嘱患者适当活动，促进胃肠蠕动，防止便秘的发生加强心理护理，减少患者心理负担。

七、结直肠癌术后辅助化疗营养治疗规范

1. 所有患者入院后应常规进行营养筛查和营养状况评估和综合测定。

2. 治疗过程中每周至少为患者评估1次，以便尽早发现患者出现营养风险并采取早期干预。

3. 营养治疗方式的选择：①为了降低感染风险，首选经口摄入；②出现重度口腔/口咽黏膜炎影响吞咽功能者或产生较强的胃肠道反应的患者，肠内营养应经管饲给予。

4. 患者的每日供给量推荐为每日25~30kcal/kg，如患者合并严重消耗，每日供给量推荐为每日30~35kcal/kg。

5. 患者可适当提高优质脂肪的供能比例；蛋白质供给量为每日1.0~1.5g/kg。

6. 根据胃肠功能状况尽早经口营养补充肠内营养制剂。如口服摄入不足目标量的60%时，推荐管饲肠内营养。肠内营养不能达到目标量60%时可选用肠外营养药物，以全合一的方式实施（应包含氨基酸、脂肪乳、葡萄糖、维生素、微量元素、电解质注射制剂等）。根据病情变化及营养耐受性选择或调整肠外肠内营养方案。

八、结直肠癌术后辅助化疗患者健康宣教

1. 保持良好的生活作息及个人卫生习惯。

2. 勤洗手，多漱口，少去人群密集的公共场所，避免在免疫低下时期感染病毒和病菌。

3. 加强力所能及的体育锻炼，提高机体免疫力。

4. 健康饮食，忌油炸腌制刺激性食物。

九、推荐表单

（一）医师表单

结直肠癌术后辅助化疗临床路径医师表单

适用对象：第一诊断为结直肠恶性肿瘤（ICD-10：Z51-102）行结直肠癌根治术术后患者进行首次辅助化疗

患者姓名：	**性别：　　年龄：　　门诊号：**	**住院号：**	
住院日期：　　年　月　日	**出院日期：**　　年　月　日	**标准住院日：**5~7 天	

时间	住院第 1 天	住院第 2 天	住院第 3~4 天	住院第 5~7 天
诊疗工作	□ 询问病史 □ 体格检查 □ 开出各项检验检查项目 □ 完善医患沟通和病历书写 □ 上级医师查房	□ 查看检查/检验报告，明确有无化疗禁忌 □ 上级医师查房，并制订化疗方案，交代化疗不良反应及注意事项 □ 签署化疗同意书 □ 完善病历书写	□ 给予化疗及对症治疗 □ 观察患者化疗过程中的病情变化及不良反应 □ 上级医师查房，完善病历书写	□ 复查血常规及肝肾功能 □ 根据患者检查结果及病情是否决定出院 □ 若出院，则交代出院随访事宜，并开具出院证明 □ 若病情不允许出院，根据病情制订下一步治疗方案 □ 完善病历书写
重点医嘱	**长期医嘱：** □ 肿瘤科护理常规 □ 二级护理 □ 饮食 □ 根据患者一般情况给予相应治疗 **临时医嘱：** □ 血常规、尿常规、大便常规+隐血 □ 肝肾功能、电解质、血糖、消化道肿瘤标志物 □ X 线胸片/胸 CT、心电图 □ 腹部及盆腔 CT □ 病理或会诊病理 □ 必要时超声心动图、PET-CT、超声内镜检查	**长期医嘱：** □ 肿瘤科护理常规 □ 二级护理 □ 饮食 □ 根据患者一般情况给予相应治疗 **临时医嘱：** □ 明日行化疗	**长期医嘱：** □ 肿瘤科护理常规 □ 二级护理 □ 饮食 □ 根据患者一般情况给予相应治疗 □ 化疗药物 □ 止吐药物 □ 其他对症治疗药物 **临时医嘱：** □ 化疗药物 □ 其他对症治疗药物	**出院医嘱：** □ 出院带药
病情变异记录	□ 无　□ 有，原因： 1. 2.	□ 无　□ 有，原因： 1. 2.	□ 无　□ 有，原因： 1. 2.	□ 无　□ 有，原因： 1. 2.
医师签名				

（二）护士表单

结直肠癌术后辅助化疗临床路径护士表单

适用对象：第一诊断为结直肠恶性肿瘤（ICD-10：Z51-102）行结直肠癌根治术术后患者进行首次辅助化疗

患者姓名：	**性别：　年龄：**	**门诊号：**	**住院号：**
住院日期：　年　月　日	**出院日期：**　年　月　日		**标准住院日：5~7 天**

时间	住院第 1 天	住院第 2 天	住院第 3~4 天	住院第 5~7 天
健康宣教	□ 入院宣教 □ 介绍主管医师、护士 □ 介绍环境、设施 □ 介绍住院注意事项 □ 介绍探视和陪伴制度	□ 指导患者到相关科室进行检查并讲明各种检查的目的	□ 进行化疗期间饮食、防护及心理宣教	□ 进行出院后饮食、防护等健康宣教
护理处置	□ 核对患者，佩戴腕带 □ 建立入院护理病历	□ 抽血，大小便常规检查	□ 执行医嘱单	□ 协助患者办理出院手续
基础护理	□ 二级护理	□ 二级护理	□ 二级护理	□ 三级护理
专科护理	□ 病情观察 □ 需要时，填写跌倒及压疮防范表 □ 需要时，请家属陪伴 □ 确定饮食种类 □ 心理护理	□ 病情观察 □ 遵医嘱完成相关检查 □ 心理护理	□ 遵医嘱治疗 □ 观察不良反应的发生 □ 心理护理	□ 观察不良反应的发生 □ 出院指导 □ 心理护理
重点医嘱	□ 详见医嘱执行单	□ 详见医嘱执行单	□ 详见医嘱执行单	□ 详见医嘱执行单
护士签名				

（三）患者表单

结直肠癌术后辅助化疗临床路径患者表单

适用对象：第一诊断为结直肠恶性肿瘤（ICD-10：Z51-102）行结直肠癌根治术术后患者进行首次辅助化疗

患者姓名：	性别：　年龄：　门诊号：	住院号：
住院日期：　年　月　日	出院日期：　年　月　日	标准住院日：5~7天

时间	住院第1天	住院第2天	住院第3~4天	住院第5~7天
医患配合	□ 配合病史采集 □ 配合体格检查	□ 配合完善相关检查 □ 医师与患者及家属介绍病情及化疗谈话签字	□ 配合化疗药物的治疗 □ 配合治疗注意事项	□ 接受出院前指导 □ 知道下次返院时间 □ 了解出院后定期复查时间和项目
护患配合	□ 配合测量生命体征 □ 配合完成入院护理评估（简单询问病史、过敏史、用药史） □ 接受入院宣教（环境介绍、病室规定等） □ 配合执行探视和陪伴制度 □ 有任何不适告知护士	□ 配合测量体温、脉搏、呼吸 □ 接受化疗前宣教 □ 接受饮食宣教	□ 配合测量体温、脉搏、呼吸 □ 接受化疗宣教 □ 接受饮食宣教 □ 接受心理宣教	□ 接受出院宣教 □ 办理出院手续 □ 获取出院带药 □ 知道服药方法、作用、注意事项 □ 知道复印病历程序
饮食	□ 遵医嘱饮食	□ 遵医嘱饮食	□ 遵医嘱饮食	□ 遵医嘱饮食
活动	□ 正常适度活动	□ 正常适度活动	□ 正常适度活动，避免疲劳	□ 正常适度活动，避免疲劳

附：原表单（2016 年版）

结直肠肿瘤术后化疗临床路径表单

适用对象：第一诊断为手术后恶性肿瘤化疗（ICD-10：Z51-102）

包括结肠恶性肿瘤个人史、直肠恶性肿瘤个人史

患者姓名：	性别：　年龄：　门诊号：	住院号：
住院日期：　年　月　日	出院日期：　年　月　日	标准住院日：5 天

时间	住院第 1 天	住院第 2~4 天 （输化疗药物）	住院第 5 天 （出院日）
主要诊疗工作	□ 询问病史，体格检查，完善病历 □ 开检查单 □ 上级医师查房与化疗前评估	□ 上级医师查房并评估患者情况，确定化疗方案 □ 改善一般情况，如应用升白细胞药物、保肝药物等 □ 完成病历书写 □ 向患者及家属交代输液时注意事项、签署化疗同意书	□ 办理出院 □ 完成病历书写 □ 上级医师查房 □ 向患者及家属交代出院注意事项（包括定期监测血象、生化）
重点医嘱	**长期医嘱：** □ 普通内科护理常规 □ 二级护理 □ 饮食：按病情 □ 自由体位 **临时医嘱：** □ 血常规、尿常规、大便常规+隐血 □ 肝肾功能、电解质、血糖、出凝血功能 □ 肿瘤标志物大全套或 CEA、CA19-9、CA72-4 等 □ 心电图、胸部 X 线正位片、肝胆胰脾超声	**长期医嘱：** □ 同前 □ 应用止吐、抑酸、护肝等药物 **临时医嘱：** □ 输注奥沙利铂注射液，根据化疗方案选药物，根据体表面积计算药量 □ 输注氟尿嘧啶/口服卡培他滨，根据体表面积计算量	**长期医嘱：** □ 停止全部长期医嘱 □ 开立：今日出院 **临时医嘱：** □ 肝肾功能、血常规 □ 根据实验室检查结果是否应用升白细胞/血小板药物或保肝药物等 □ 开立出院带药
主要护理工作	□ 环境介绍、护理评估 □ 制订护理计划 □ 指导患者到相关科室进行检查 □ 饮食、心理、生活指导 □ 服药指导	□ 静脉抽血 □ 应用输液泵控制液体低速 □ 根据医嘱用药	□ 拔除留置针 □ 根据医嘱用药
病情变异记录	□ 无　□ 有，原因： 1. 2.	□ 无　□ 有，原因： 1. 2.	□ 无　□ 有，原因： 1. 2.
护士签名			
医师签名			

第二篇

肿瘤疾病

临床路径释义药物信息表

Therapeutic Drugs

第一章

细胞毒类药

第一节　作用于DNA化学结构的药物

■ 药品名称	氮芥　Chlormethine
适应证	主要用于霍奇金病、恶性淋巴瘤与肺癌，用于腔内注射控制癌性胸腔积液
制剂与规格	盐酸氮芥注射液[保(甲)]：①1ml：5mg；②2ml：10mg
用法与用量	1. 静脉给药：一次4~6mg/m^2，每周1次，连用2次，疗程间歇不宜少于2周 2. 腔内注射：每次5~10mg，加生理盐水20~40ml稀释，5~7日1次，4~5次为1个疗程 3. 创面冲洗：一次5~10mg稀释后冲洗手术创面
注意事项	1. 本品剂量限制性毒性为骨髓抑制，故应密切观察血象变化，每周查血象1~2次 2. 在用药期间，定期检查肝肾功能 3. 因可能引起严重疼痛、肠梗阻，极少用于腹腔内
禁忌	对本品过敏者、妊娠及哺乳期妇女、骨髓抑制、感染、肿瘤细胞浸润骨髓、曾接受过化疗或放射治疗者禁用
不良反应	1. 血压系统：本品对骨髓抑制可引起显著的白细胞计数及血小板减少、严重者能使全血细胞减少；白细胞计数下降最低值一般在注射后第7~15日，停药后2~4周多可恢复 2. 消化系统：恶心、呕吐等反应常出现于注射后3~6小时后，可持续24小时，使用本品前宜加用镇静止吐药 3. 局部反应：对局部组织的刺激较强，多次注射可引起血管硬化、疼痛及血栓性静脉炎，如药液外溢可致局部组织坏死；高浓度局部灌注，可致严重的外周静脉炎、肌肉坏死及脱皮。局部应用也常产生迟发性皮肤过敏反应 4. 生殖系统：可见月经不调、卵巢衰竭、睾丸萎缩、精子减少等 5. 中枢神经系统：剂量按体重超过0.6mg/kg可致中枢神经系统毒性，高剂量也可引起低钙血症及心脏损伤；少见头晕、乏力及脱发等。霍奇金病患者应用含有氮芥的MOPP方案，在2~3年后急性非淋巴细胞性白血病及非霍奇金性淋巴瘤发病率明显增加
特殊人群用药	妊娠与哺乳期妇女：禁用
药典	USP、BP、Chin. P.
国家处方集	CNF
其他推荐依据	

续 表

■ 药品名称	环磷酰胺 Cycophosphamide
适应证	用于恶性淋巴瘤、急性或慢性淋巴细胞白血病、多发性骨髓瘤、乳腺癌、睾丸肿瘤、卵巢癌、肺癌、头颈部鳞癌、鼻咽癌、神经母细胞瘤、横纹肌肉瘤及骨肉瘤
制剂与规格	注射用环磷酰胺[基,保(甲)]：①100mg；②200mg；③500mg
用法与用量	1. 成人：单药静脉注射按体表面积每次 500~1000mg/m^2，加生理盐水 20~30ml，静脉给药，每周 1 次，连用 2 次，休息 1~2 周后重复。联合用药 500~600mg/m^2 2. 儿童：静脉给药，每次 10~15mg/kg，加生理盐水 20ml 稀释后缓慢注射，每周 1 次，连用 2 次，休息 1~2 周后重复。也可肌内注射
注意事项	1. 本品的代谢产物对尿路有刺激性，大剂量应用时应水化、利尿，同时给予尿路保护剂美司钠 2. 当大剂量用药时，除应密切观察骨髓功能外，尤其要注意非血液学毒性，如心肌炎、中毒性肝炎及肺纤维化等 3. 由于本品需在肝内活化，因此腔内给药无直接作用 4. 环磷酰胺水溶液仅能稳定 2~3 小时，最好现配现用
禁忌	对本品过敏者、妊娠及哺乳期妇女、骨髓抑制、感染、肝肾功能损害者禁用
不良反应	常见白细胞计数减少、用药后 1~2 周最低值，2~3 周可恢复；食欲减退、恶心、呕吐，停药 1~3 日可恢复；大剂量使用，缺乏有效预防措施，可致出血性膀胱炎；表现少尿、血尿、蛋白尿、其代谢产物丙烯醛刺激膀胱所致；脱发、口腔炎、中毒性肝炎、皮肤色素沉着、肺纤维化、月经紊乱、无精或少精、不育症
特殊人群用药	肝功能、肾功能不全患者：禁用 妊娠与哺乳期妇女：禁用
药典	USP、Eur. P.、Chin. P.、Jpn. P.
国家处方集	CNF
其他推荐依据	
■ 药品名称	异环磷酰胺 Ifosfamide
适应证	用于肺癌、睾丸癌、卵巢癌、软组织肉瘤、乳腺癌、肾上腺癌、子宫内膜癌及恶性淋巴瘤
制剂与规格	注射用异环磷酰胺[基,保(乙)]：①0.5g；②1.0g
用法与用量	1. 单药治疗：一次 1.2~2.4g/m^2，静脉滴注 30~120 分钟，连续 5 日为一疗程 2. 联合用药：一次 1.2~2.0g/m^2，静脉滴注，连续 5 日为一疗程。每一疗程间隔 3~4 周 3. 给异环磷酰胺的同时及其后第 4 小时、8 小时、12 小时各静脉注射美司钠 1 次，一次剂量为本品的 20%
注意事项	1. 本品的代谢产物对尿路有刺激性，应用时应水化、利尿，同时给予尿路保护剂美司钠 2. 用药期间应定期检查白细胞、血小板和肝肾功能测定
禁忌	对本品过敏者，肾功能不全及或输尿管阻塞、膀胱炎、妊娠及哺乳期妇女、骨髓抑制、细菌感染者禁用

续　表

不良反应	1. 血液系统：本品可抑制骨髓造血功能，常见白细胞计数减少、较血小板减少常见，最低值在用药后 1~2 周，多在 2~3 周后恢复；对肝功能有影响 2. 消化系统：可见食欲减退、恶心、呕吐，一般停药 1~3 日即可消失 3. 泌尿系统：可致出血性膀胱炎，表现为排尿困难、尿频和尿痛；可在给药后几小时或几周内出现，通常在停药后几日内消失。若给保护药美司钠，分次给药和适当水化，可减少此不良反应发生率。出现急性输尿管坏死少见 4. 中枢神经系统：与剂量有关，表现为焦虑不安、神情慌乱、幻觉和乏力等；少见晕厥、癫痫样发作，甚至昏迷；可能会影响患者驾车和操作机器能力。少见的有一过性无症状肝肾功能异常；若高剂量用药可因肾毒性产生代谢性酸中毒 5. 循环系统：罕见心脏和肺毒性 6. 免疫与生殖系统：长期用药可产生免疫抑制、垂体功能低下、不育症和继发性肿瘤 7. 其他：包括脱发，注射部位可出现静脉炎等
特殊人群用药	肝功能、肾功能不全患者：慎用 妊娠与哺乳期妇女：禁用
药典	USP、Eur. P.
国家处方集	CNF
其他推荐依据	
■ 药品名称	塞替派　Thiotepa
适应证	用于乳腺癌、卵巢癌、胃肠道肿瘤、癌性体腔积液的腔内注射、膀胱癌的局部灌注等
制剂与规格	注射用塞替派[保(甲)]：10mg 塞替派注射液[保(甲)]：1ml：10mg
用法与用量	1. 静脉或肌内注射：一次 10mg 每日 1 次，连续 5 天后改为每周 3 次，一疗程总量 300mg 2. 胸腹腔或心包腔内注射：一次 10~30mg，每周 1~2 次 3. 膀胱腔内灌注：每次排空尿液后将导尿管插入膀胱内向腔内注入 50~100mg（溶于生理盐水 50~100ml），每周 1~2 次，10 次为一疗程 4. 动脉注射：每次 10~20mg，用法同静脉给药
注意事项	1. 妊娠初期的 3 个月应避免使用 2. 下列情况应慎用或减量使用：骨髓抑制、肝功能损害、感染、肾功能损害、肿瘤细胞浸润骨髓、有泌尿系结石史和痛风病史 3. 在白血病、淋巴瘤患者中为防止尿酸性肾病或高尿酸血症，可给予大量补液或给予别嘌呤醇
禁忌	禁用于：对本品过敏者，有严重肝肾功能损害者，妊娠及哺乳期妇女，有严重骨髓抑制者
不良反应	骨髓抑制是最常见的剂量限制毒性，多在用药后 1~6 周发生，停药后大多可恢复；有些病例在疗程结束时开始下降，少数病例抑制时间较长。另常见食欲减退、恶心、呕吐和腹泻等；少见过敏反应；偶见发热、皮疹、出血性膀胱炎、头痛、头晕、闭经及影响精子形成。此外，局部可见注射部位疼痛
特殊人群用药	肝功能、肾功能不全患者：肝肾功能较差时，本品应用较低的剂量 妊娠与哺乳期妇女：妊娠初期的 3 个月应避免使用，因其有致突变或致畸胎作用，可增加胎儿死亡及先天性畸形
药典	USP、BP、Chin. P.、Fr. P.、Jpn. P.

续 表

国家处方集	CNF
其他推荐依据	
■ 药品名称	白消安 Busualfan
适应证	用于慢性粒细胞白血病的慢性期，也可用于治疗原发性血小板增多症、真性红细胞增多症等慢性骨髓增殖性疾病
制剂与规格	白消安片[基,保(甲)]：①0.5mg；②2mg
用法与用量	口服： 1. 成人：慢性粒细胞白血病，每日总量 4~6mg/m²，每日 1 次。直至白细胞数下降至 15×10⁹/L 以下停药。真性红细胞增多症，一日 4~6mg，分次口服，以后根据血象、病情及疗效调整剂量 2. 儿童：诱导剂量为一日 1.8~3.6mg/m²。以后根据血象、病情及疗效调整剂量，以维持白细胞计数在 20×10⁹/L 以上
注意事项	1. 治疗前及治疗中应每周 1~2 次严密观察血象及肝肾功能的变化，及时调整剂量，定期检查肾功能、肝功能 2. 下列情况要慎用：有骨髓抑制、痛风病史、感染、尿酸肾结石病史、以往曾接受细胞毒药物或放射治疗者
禁忌	妊娠及哺乳期妇女禁用
不良反应	可见粒细胞缺乏、血小板减少、长期用药可产生骨髓抑制、并发药物性再生障碍性贫血，严重者需及时停药；另可见肺纤维化、皮肤色素沉着、高尿酸血症、性功能减退、男性乳房女性化、睾丸萎缩、女性月经不调等；罕见白内障、多形红斑皮疹、结节性多动脉炎
特殊人群用药	妊娠与哺乳期妇女：禁用
药典	USP、Eur. P.、Chin. P.、Jpn. P.
国家处方集	CNF
其他推荐依据	
■ 药品名称	六甲蜜胺 Altretamine
适应证	用于卵巢癌、小细胞肺癌、恶性淋巴瘤、子宫内膜癌的联合化疗
制剂与规格	六甲蜜胺片[保(乙)]：①50mg；②100mg 六甲蜜胺胶囊[保(乙)]：①50mg；②100mg
用法与用量	口服：按体重每日 10~16mg/kg，分 4 次服，21 天为一疗程或每日 6~8mg/kg，90 日为一疗程。联合方案中，推荐总量为按体表面积 150~200mg/m²，连用 14 天。饭后 1~1.5 小时或睡前服用能减少胃肠道反应
注意事项	用药期间应定期查血象及肝功能
禁忌	对本品过敏者、妊娠及哺乳期妇女、严重骨髓抑制和神经毒性患者禁用

续　表

不良反应	严重的恶心、呕吐为剂量限制性毒性，骨髓抑制轻至中度，以白细胞计数降低为著，多发生于治疗1周后，3~4周达最低点；神经毒性出现于长期服用后，为剂量限制性毒性，4~5个月可减轻或消失；偶见脱发、膀胱炎、皮疹、瘙痒、体重减轻等
特殊人群用药	老年人：大于65岁老年患者应减量 妊娠与哺乳期妇女：禁用
药典	USP、Chin. P.
国家处方集	CNF
其他推荐依据	
■ 药品名称	氮甲　N-Formylmerphalan
适应证	对睾丸精原细胞瘤疗效最好。对多发骨髓瘤、恶性淋巴瘤也有疗效
制剂与规格	氮甲片：50mg
用法与用量	口服： 1. 成人，每日3~4mg/kg，加碳酸氢钠1g同服，睡前1次或分3次 2. 儿童，每日3~4mg/kg，睡前1次或分3次，80~160mg为1个疗程
注意事项	1. 下列情况慎用：骨髓抑制、严重感染、肿瘤细胞浸润骨髓、以前曾接受过化疗或放射治疗等 2. 在用药期间，应定期检查白细胞计数及分类，测定血清尿酸水平
禁忌	妊娠及哺乳期妇女禁用
不良反应	常见食欲减退、恶心、呕吐、腹泻、乏力、头晕及脱发；对骨髓的抑制也较其他细胞毒素药轻和缓和；白细胞计数下降多在治疗开始后2~3周出现，在停药后2~4周即可恢复，此药对血小板的影响比白细胞计数为轻；对肝肾功能则无明显的影响
特殊人群用药	妊娠与哺乳期妇女：禁用
药典	
国家处方集	CNF
其他推荐依据	
■ 药品名称	美法仑　Melphalan
适应证	用于多发性骨髓瘤、晚期卵巢腺癌、晚期乳腺癌、真性红细胞增多症
制剂与规格	美法仑片：2mg
用法与用量	口服： 1. 多发性骨髓瘤，成人一次150μg/kg，分次服用，共4日，6周后重复疗程 2. 晚期卵巢腺癌，200μg/kg，分次服用，共5天，每4~8周重复 3. 乳腺癌，150μg/kg或6mg/m^2，共5日，每6周重复 4. 真性红细胞增多症，诱导缓解期，6~10mg/d，共5~7日，之后可2~4mg/d，直至症状控制。维持剂量2~6mg，每周1次

续 表

注意事项	1. 长期应用增加致癌风险 2. 近期接受放疗或其他化疗的患者，应注意其骨髓抑制毒性 3. 密切观察肾功能不全的骨髓瘤患者，可能发生尿毒症、骨髓抑制 4. 有痛风史、泌尿道结石者慎用
禁忌	对本品过敏者、妊娠及哺乳期妇女禁用
不良反应	常见骨髓抑制、白细胞计数降低、血小板降低、溶血性贫血、恶心、呕吐、食欲减退、胃炎、腹泻、肝功能异常、肝炎、黄疸、复发性脉管炎、间质性肺炎、肺纤维化、荨麻疹、水肿、皮疹、过敏性休克，斑丘疹、瘙痒、脱发及黏膜炎
特殊人群用药	妊娠与哺乳期妇女：禁用
药典	USP、BP、Jpn. P.
国家处方集	CNF
其他推荐依据	
■ 药品名称	卡莫司汀 Carmustine（BCNU）
适应证	用于脑瘤（恶性胶质细胞瘤、脑干胶质瘤、成神经管细胞瘤、星形胶质细胞瘤、室管膜瘤）、脑转移瘤和脑膜白血病、恶性淋巴瘤、多发性骨髓瘤，与其他药物合用对恶性黑色素瘤有效
制剂与规格	卡莫司汀注射液：2g：125mg
用法与用量	静脉滴注：按体表面积 $100mg/m^2$，每日1次，连用2~3日；或 $200mg/m^2$，用1次，每6~8周重复。溶入5%葡萄糖或生理盐水150ml中快速点滴
注意事项	1. 老年人易有肾功能减退，应慎用 2. 下列情况慎用：骨髓抑制、感染、肝肾功能异常、接受过放射治疗或抗癌药治疗的患者 3. 用药期间应注意检查血常规、血小板、肝肾功能、肺功能
禁忌	对本品过敏者、妊娠及哺乳期妇女禁用
不良反应	1. 血液系统：一次静脉注射后，骨髓抑制常发生在用药后4~6周，白细胞计数最低值见于5~6周，在6~7周逐渐恢复；但多次用药，可延迟至10~12周恢复；一次静脉注射后，血小板最低值见于4~5周，在6~7周恢复，血小板下降常比白细胞计数严重；静脉注射部位可产生血栓性静脉炎，大剂量可产生脑脊髓病，长期作用可产生间质性肺炎或肺纤维化；有时甚至1~2个疗程后即出现肺并发症，部分患者不能恢复 2. 消化系统：可见恶心、呕吐，用药后2小时即可出现，常持续4~6小时；另对肝肾均有影响，肝脏损害常可恢复，肾脏毒性可见氮质血症、功能减退、肾脏缩小 3. 生殖系统：可致畸胎，可抑制睾丸或卵子功能，引起闭经或精子缺乏
特殊人群用药	肝功能、肾功能不全患者：慎用 老年人：老年人易有肾功能减退，可影响排泄，应慎用 妊娠与哺乳期妇女：禁用
药典	Eur. P.、Chin. P.
国家处方集	CNF
其他推荐依据	

续　表

■ 药品名称	司莫司汀　Semustine
适应证	用于脑原发肿瘤及转移瘤。与氟尿嘧啶联用治疗胃癌及大肠癌，治疗霍奇金病
制剂与规格	司莫司汀胶囊[基,保(甲)]：①10mg；②50mg
用法与用量	口服：成人和儿童均为100~200mg/m^2，每6~8周1次
注意事项	1. 骨髓抑制、感染、肝肾功能不全者慎用 2. 用药期间应密切注意血象、血尿素氮、尿酸、肌酐清除率、血胆红素、转氨酶的变化、肺功能
禁忌	严重骨髓造血功能抑制者、肝肾功能不全者、妊娠及哺乳期妇女禁用
不良反应	1. 消化系统：可见恶心、呕吐，肝脏与肾脏均可因与较高浓度的药物接触，影响器官功能 2. 血液系统：可见血小板减少、白细胞计数降低，由于本品对造血干细胞亦有抑制，可在服药后第1周及第4周先后出现2次，第6~8周才恢复正常，但骨髓抑制有累积性 3. 生殖系统：有致畸可能，亦可抑制睾丸或卵巢功能，引起闭经或精子缺乏 4. 其他：可见瘙痒、脱发、全身性皮疹
特殊人群用药	肝功能、肾功能不全患者：禁用 妊娠与哺乳期妇女：禁用
药典	Chin. P.
国家处方集	CNF
其他推荐依据	
■ 药品名称	福莫司汀　Fotemustine
适应证	用于原发性恶性脑肿瘤和播散性恶性黑色素瘤（包括脑内部位）
制剂与规格	注射用福莫司汀[保(乙)]：208mg
用法与用量	静脉输注：必须在避光条件下给予；静脉输注控制在1小时以上。用4ml安瓿瓶内的无菌乙醇溶液将福莫司汀瓶中的内容物溶解，然后计算好用药剂量，将溶液用250ml 5%葡萄糖注射液稀释后静脉输注 1. 单一药剂化疗：①诱导治疗，每周1次，连续3次后，停止用药4~5周；②维持治疗，每3周用药1次。通常使用剂量100mg/m^2 2. 联合化疗：去掉诱导治疗中的第三次给药，剂量维持100mg/m^2
注意事项	1. 不推荐将本药用于过去4周内接受过化疗的患者。每次新给药前，均须进行血细胞计数，并根据血液学检测结果调整用药剂量 2. 从诱导治疗开始至维持治疗开始之间，推荐的间隔期是8周，每2次维持治疗周期之间，间隔期是3周 3. 建议在诱导治疗期间及其后进行肝功能检查 4. 配制的溶液应避免接触皮肤和黏膜
禁忌	合并使用黄热病疫苗和采用苯妥英钠作为预防治疗者禁用，妊娠及哺乳期妇女禁用

续　表

不良反应	1. 血液系统：可见血小板、白细胞计数减少，发生时间较晚，最低水平分别在首剂诱导治疗后的4~5周和5~6周出现；若在注射用福莫司汀治疗前，进行过化学治疗和/或本品与其他可以诱导造血毒性的药物联合应用时，会增加血液系统的不良反应 2. 消化系统：可见恶心、呕吐、腹泻、腹痛，多出现在注射后2小时内；ALT及AST、尿素氮、碱性磷酸酶和血胆红素中有中度暂时性、可逆性地增高 3. 中枢神经系统：可见发热、暂时性、可逆性的神经功能障碍（意识障碍、感觉异常、失味症）等 4. 皮肤与软组织：可见瘙痒 5. 其他：与达卡巴嗪联合应用时，可观察到有极少发生的肺毒性（急性呼吸窘迫综合征）。局部注射部位可见静脉炎
特殊人群用药	妊娠与哺乳期妇女：禁用
药典	
国家处方集	CNF
其他推荐依据	
■ 药品名称	尼莫司汀　Nimustine
适应证	用于脑肿瘤、胃癌、肝癌、结肠癌、直肠癌、肺癌、恶性淋巴瘤及慢性白血病等
制剂与规格	注射用盐酸尼莫司汀[保(甲)]：25mg
用法与用量	按每5mg溶于注射用水1ml的比例溶解下述剂量，供静脉或动脉给药： 1. 以盐酸尼莫司汀计，一次给2~3mg/kg体重，其后据血象停药4~6周 2. 以盐酸尼莫司汀计，将一次量2mg/kg，隔1周给药，2~3次后，据血象停药4~6周，应随年龄和症状适当增减 3. 给药途径：不得用于皮下或肌内注射
注意事项	1. 下列患者慎用：肝肾功能损害患者、合并感染症患者、水痘患者 2. 有时会引起迟缓性骨髓功能抑制等严重不良反应，因此每次给药后至少6周应每周进行临床检验 3. 小儿及育龄患者用药时，应考虑对性腺的影响
禁忌	严重过敏史者、骨髓功能抑制者、妊娠及哺乳期妇女禁用
不良反应	1. 血液系统：可见骨髓抑制、白细胞计数减少、血小板减少、贫血、低蛋白血症，有时出现出血倾向等，因此一次给药后至少6周应每周进行外周血液检查，若发现异常应做适当处理 2. 呼吸系统：偶见间质性肺炎及肺纤维化 3. 消化系统：可见呕吐、食欲减退、恶心、欲吐、腹泻和口腔炎等；少见ALT及AST升高，偶见BUN升高、蛋白尿 4. 皮肤：常见皮疹、脱发、过敏反应 5. 中枢神经系统：可见发热、全身疲乏；少见头痛；偶见眩晕、痉挛等
特殊人群用药	肝功能、肾功能不全患者：肝损坏患者、肾损坏患者慎用 儿童：儿童因代谢系统尚未成熟，易出现不良反应（白细胞计数减少等），故低体重新生儿、新生儿、乳儿、幼儿及儿童给药时，应注意观察，慎重给药。儿童及育龄患者用药时，应考虑对性腺的影响 妊娠与哺乳期妇女：禁用

续　表

药典	
国家处方集	CNF
其他推荐依据	
■ 药品名称	洛莫司汀　Lomustine
适应证	用于脑部原发肿瘤（如成胶质细胞瘤）及继发性肿瘤；与氟尿嘧啶联合用药治疗胃癌、直肠癌；与甲氨蝶呤、环磷酰胺合用治疗支气管肺癌；治疗霍奇金病等
制剂与规格	洛莫司汀胶囊[保(乙)]：①40mg；②50mg；③100mg
用法与用量	口服：成人和儿童均 100~130mg/m^2，间隔 6~8 周，3 次为一疗程
注意事项	1. 下列情况慎用：骨髓抑制、感染、经过放射治疗或抗癌药治疗的患者或有白细胞计数低下史者 2. 治疗前和治疗中应检查肺功能
禁忌	肝功能损害者、严重骨髓抑制者、妊娠及哺乳期妇女禁用
不良反应	口服后 6 小时内可发生恶心、呕吐，预先应用镇静药或甲氧氯普胺并空腹服药可减轻；少见胃肠道出血及肝功能损害；服药后 3~5 周可见血小板减少、白细胞计数降低可在服药后第 1 周及第 4 周先后出现 2 次，第 6~8 周才恢复；骨髓抑制有累积性；偶见全身性皮疹、有致畸胎的可能，亦可能抑制睾丸或卵巢功能，引起闭经或精子缺乏
特殊人群用药	肝功能、肾功能不全患者：肾功能不全者慎用，肝功能损害者禁用 妊娠与哺乳期妇女：禁用
药典	Eur. P.、Chin. P.
国家处方集	CNF
其他推荐依据	
■ 药品名称	顺铂　Cisplatin
适应证	用于治疗小细胞与非小细胞肺癌、睾丸癌、卵巢癌、宫颈癌、子宫内膜癌、前列腺癌、膀胱癌、肉瘤、头颈部肿瘤、各种鳞状上皮癌和恶性淋巴瘤
制剂与规格	注射用顺铂[基,保(甲)]：①10mg；②20mg；③50mg 顺铂注射液[基,保(甲)]：6ml：30mg 顺铂氯化钠注射液[保(乙)]：①100ml：顺铂 100mg 与氯化钠 900mg；②50ml：顺铂 50mg 与氯化钠 450mg
用法与用量	一般剂量：按体表面积一次 20mg/m^2，一日 1 次，连用 5 天，或一次 30mg/m^2，连用 3 天，并必须进行充分的水化治疗。大剂量：每次 80~120mg/m^2，静滴，每 3~4 周 1 次，最大剂量不应超过 120mg/m^2，以 100mg/m^2 为宜。为预防本品的肾脏毒性，需充分水化
注意事项	1. 下列患者用药应特别慎重：既往有肾病史、造血系统功能不全、听神经功能障碍，用药前曾接受其他化疗或放射治疗及非顺铂引起的外周神经炎等 2. 本品应避免接触铝金属（如铝金属注射针器等）

续 表

禁忌	对顺铂和其他铂化合物制剂过敏者、妊娠及哺乳期妇女、骨髓功能减退、严重肾功能损害、失水过多、水痘、带状疱疹、痛风、高尿酸血症、近期感染及因顺铂而引起的外周神经病等患者禁用
不良反应	1. 肾毒性：单次中、大剂量用药后，偶见轻微可逆的肾功能障碍，可出现微量血尿。多次高剂量和短期内重复用药，会出现不可逆的肾功能障碍，严重时肾小管坏死，导致无尿和尿毒症 2. 消化系统：可见恶心、呕吐、食欲减退和腹泻等，反应常在给药后 1~6 小时发生，最长不超过 24~48 小时；偶见肝功能障碍、ALT 及 AST 增加，停药后可恢复 3. 血液系统：白细胞计数或血小板减少，一般与用药剂量有关，骨髓抑制一般在 3 周左右达峰、4~6 周恢复 4. 中枢神经系统：多见于总量超过 300mg/m^2 的患者，周围神经损伤多见，表现为运动失调、肌痛、上下肢感觉异常等；少数患者可能出现大脑功能障碍，亦可出现癫痫，球后视神经炎等；耳毒性以耳鸣和高频听力减低，多为可逆性，不需要特殊处理 5. 过敏反应：可出现心率加快、血压降低、呼吸困难、面部水肿、变态性发热反应等 6. 循环系统：少见心律失常、心电图改变、心功能不全等，也可有血管性病变，如脑缺血、冠状动脉缺血、外周血管障碍类似雷诺病等不良反应少见，但可能与顺铂使用有关 7. 免疫系统：可出现免疫抑制反应 8. 牙龈：牙龈可有铂金属沉积 9. 生殖系统：可见精子、卵子形成障碍和男子乳房女性化等现象。继发性非淋巴细胞性白血病的出现与顺铂化疗使用有关 10. 其他：高尿酸血症常出现腿肿胀和关节痛；电解质紊乱有低镁血症、低钙血症、肌肉痉挛。患者接受动脉或静脉注射的肢体可局部肿胀、疼痛、红斑及皮肤溃疡、局部静脉炎等
特殊人群用药	肝功能、肾功能不全患者：严重肾功能损害者禁用 妊娠与哺乳期妇女：禁用
药典	USP、Eur. P.、Chin. P.
国家处方集	CNF
其他推荐依据	
■ 药品名称	卡铂 Carboplatin
适应证	用于卵巢癌、小细胞肺癌、非小细胞肺癌、头颈部鳞癌、食管癌、精原细胞瘤、膀胱癌、间皮瘤等
制剂与规格	卡铂注射液[保(甲)]：①10ml：100mg；②15ml：150mg 注射用卡铂[基,保(甲)]：①50mg；②100mg
用法与用量	用 5%葡萄糖注射液溶解本品，浓度为 10mg/ml，再加入 5%葡萄糖注射液 250~500ml 中静脉滴注。一般成人用量按体表面积一次 200~400mg/m^2，每 3~4 周给药 1 次；2~4 次为一疗程。也可采用按体表面积一次 50mg/m^2，一日 1 次，连用 5 日，间隔 4 周重复
注意事项	1. 应用本品前应检查血象及肝肾功能，治疗期间至少每周检查 1 次白细胞计数与血小板 2. 带状疱疹、感染、肾功能减退者慎用
禁忌	禁用于：有明显骨髓抑制和肝肾功能不全者；对顺铂或其他铂类化合物过敏者；对甘露醇过敏者；妊娠及哺乳期妇女

续　表

不良反应	1. 血液系统：骨髓抑制为剂量限制毒性，白细胞计数与血小板在用药 21 日后达最低点，通常在用药后 30 日左右恢复；粒细胞的最低点发生于用药后 21~28 日，通常在 35 日左右恢复；白细胞计数与血小板减少与剂量相关，有蓄积作用 2. 过敏反应：常见皮疹、瘙痒，偶见喘咳，可发生于用药后几分钟之内；指或趾麻木或麻刺感；高频率的听觉丧失首先发生，耳鸣偶见；视物模糊、黏膜炎或口腔炎 3. 消化系统：可见恶心、呕吐、便秘、腹泻、食欲减退、肝功能异常 4. 中枢神经系统：可见脱发、头晕或注射部位疼痛
特殊人群用药	肝功能、肾功能不全患者：禁用 妊娠与哺乳期妇女：禁用
药典	USP、Eur. P.、Chin. P.
国家处方集	CNF
其他推荐依据	
■ 药品名称	洛铂　Lobaplatin
适应证	用于乳腺癌、小细胞肺癌及慢性粒细胞性白血病
制剂与规格	注射用洛铂[保(乙)]：①10mg；②50mg
用法与用量	静脉注射：剂量为 $50mg/m^2$，在使用前，用 5ml 注射用水溶解，此溶液应 4 小时内应用并存放温度 2~8℃，推荐的应用间歇期为 3 周
注意事项	1. 本品对骨髓有毒性，血小板严重减少和重度贫血患者，特别在罕见的出血病例可能需要输血 2. 洛铂不能用氯化钠溶液溶解，因为这样做可增加洛铂的降解
禁忌	对铂类化合物过敏者、有骨髓抑制者、凝血机制障碍者（可增加出血危险或出血）、肾功能损害禁用。妊娠及哺乳期妇女禁用，对有生育功能的妇女，在应用本品治疗期间或终止治疗后 6 个月内应避免妊娠
不良反应	常见血小板、白细胞计数减少，并可引起由血小板减少所继发的出血和由白细胞计数减少所继发的感染；另常见恶心、呕吐、腹泻；少见过敏（疹性紫癜、皮肤潮红）、感觉异常、视觉异常、精神错乱、神经痛、耳毒性和肾毒性；偶见 AST 及 ALT 升高
特殊人群用药	肝功能、肾功能不全患者：肾功能损害者禁用 妊娠与哺乳期妇女：禁用
药典	
国家处方集	CNF
其他推荐依据	
■ 药品名称	多柔比星　Doxorubicin
适应证	用于急性白血病（淋巴细胞性和粒细胞性）、恶性淋巴瘤、乳腺癌、肺癌（小细胞和非小细胞肺癌）、卵巢癌、骨及软组织肉瘤、肾母细胞瘤、神经母细胞瘤、膀胱癌、甲状腺癌、前列腺癌、头颈部鳞癌、睾丸癌、胃癌、肝癌等
制剂与规格	注射用多柔比星[保(甲)]：①10mg[基]；②50mg

续 表

用法与用量	静脉冲入、静脉滴注或动脉注射： 1. 单独给药 50~60mg/m², 每 3~4 周 1 次或每日 20mg/m², 连用 3 日，停用 2~3 周后重复 2. 联合用药为 40mg/m², 每 3 周 1 次或 25mg/m², 每周 1 次，连用 2 周，3 周重复。总剂量按体表面积不宜超过 450mg/m²
注意事项	1. 心脏毒性，用药前后要监测心脏功能 2. 少数患者用药后可引起黄疸或其他肝功能损害，有肝功能不全者，用量应予酌减 3. 本品可用于浆膜腔内给药和膀胱灌注，但不能用于鞘内注射 4. 外渗后可引起局部组织坏死，需确定静脉通畅后才能给药
禁忌	禁用于：曾用其他抗肿瘤药或放疗已引起骨髓抑制者，心肺功能失代偿患者、严重心脏病患者、妊娠及哺乳期妇女、周围血象白细胞计数＜3.5×10⁹/L 或血小板＜50×10⁹/L 者、明显感染或发热、恶病质、失水、电解质或酸碱平衡失调患者，胃肠道梗阻、明显黄疸或肝功能损害患者、水痘或带状疱疹患者
不良反应	1. 血液系统：骨髓抑制为其主要不良反应。白细胞计数约于用药后 10~14 日下降至最低点，大多在 3 周内逐渐恢复至正常水平，贫血和血小板减少一般不严重 2. 循环系统：可出现一过性心电图改变，表现为室上性心动过速、室性期前收缩及 ST-T 段改变，一般不影响治疗，少数患者可出现延迟性进行性心肌病变，表现为急性充血性心力衰竭，与累计剂量密切相关，大多出现在总量＞400mg/m² 的患者，这些情况偶尔可突然发生而常规心电图无异常迹象，多柔比星引起的心脏病变多出现在停药后 1~6 个月，心脏毒性可因联合应用其他药物加重 3. 消化系统：可见食欲减退、恶心、呕吐、口腔黏膜红斑、溃疡、食管炎、胃炎 4. 皮肤与软组织：脱发发生率为 90%以上，一般停药 1~2 个月可恢复生长 5. 局部反应：如注射处药物外渗可引起组织溃疡和坏死。药物浓度过高引起静脉炎。少数患者有发热、出血性红斑、肝功能异常与蛋白尿、甲床部位出现色素沉着、指甲松离，在原先放射野可出现皮肤发红或色素沉着。个别患者出现荨麻疹、过敏反应、结膜炎、流泪。此外，多柔比星可增加放疗和一些抗癌药毒性。白血病和恶性淋巴瘤患者应用本品时，特别是初次使用者，可因瘤细胞大量破坏引起高尿酸血症，而致关节痛或肾功能损害
特殊人群用药	肝功能、肾功能不全患者：肾功能不全者用本品后要警惕高尿酸血症的出现 儿童：2 岁以下幼儿慎用 老年人：慎用 妊娠与哺乳期妇女：禁用
药典	USP、Eur. P.、Chin. P.、Jpn. P.
国家处方集	CNF
其他推荐依据	
■ 药品名称	**表柔比星 Epirubicin**
适应证	用于恶性淋巴瘤、乳腺癌、肺癌、软组织肉瘤、食管癌、胃癌、肝癌、胰腺癌、黑色素瘤、结肠直肠癌、卵巢癌、多发性骨髓瘤、白血病。膀胱内给药有助于浅表性膀胱癌、原位癌的治疗和预防其经尿道切除术后的复发
制剂与规格	注射用盐酸表柔比星[保(乙)]：①10mg；②50mg

续 表

用法与用量	1. 常规剂量：表柔比星单独用药时，成人剂量为按体表面积一次 60~120mg/m^2，当表柔比星用来辅助治疗腋下淋巴阳性的乳腺癌患者联合化疗时，推荐的起始剂量为 100~120mg/m^2 静脉注射。间隔 21 天重复使用 2. 膀胱内给药：浅表性膀胱癌，表柔比星 50mg 溶于 25~50ml 生理盐水中，每周 1 次，灌注 8 次。医师可根据患者病情调整给药次数
注意事项	1. 心脏毒性：可导致心肌损伤，心力衰竭；在每个疗程前后都应进行心电图检查。表柔比星总累计剂量为 500~800mg/m^2 2. 肝肾功能影响：肝功能不全者应减量，以免蓄积中毒。中度肾功能受损患者无需减少剂量 3. 骨髓抑制：应定期进行血液学监测 4. 外渗后可引起局部组织坏死，需确定静脉通畅后才能给药。不可肌内注射和鞘内注射
禁忌	因用化疗或放疗而造成明显骨髓抑制的患者，已用过大剂量蒽环类药物（如多柔比星或柔红霉素）的患者，近期或既往有心脏受损病史的患者，血尿患者膀胱内灌注，妊娠及哺乳期妇女禁用
不良反应	与多柔比星相似，但程度较低，尤其是心脏毒性和骨髓抑制毒性。其他不良反应有脱发、男性胡须生长受抑、黏膜炎（常见舌侧及舌下黏膜）、胃肠功能紊乱、恶心、呕吐、腹泻；偶见发热、寒战、荨麻疹、色素沉着、关节痛。注射部位如有药液外溢，可致红肿、局部疼痛、蜂窝织炎或坏死。罕见肝肾功能损害，有慢性肝病或肝转移时可引起 ALT 及 AST 升高或黄疸
特殊人群用药	肝功能、肾功能不全患者：肝功能不全者应减量，以免蓄积中毒；中度肾功能受损患者无需减少剂量，因为仅少量药物经肾脏排出 妊娠与哺乳期妇女：禁用
药典	Eur. P.、Jpn. P.
国家处方集	CNF
其他推荐依据	
■ 药品名称	吡柔比星 Pirarubicin
适应证	用于治疗乳腺癌、恶性淋巴瘤、急性白血病、头颈部恶性肿瘤、胃癌、泌尿生殖系统肿瘤（膀胱癌、输尿管癌、肾盂癌、卵巢癌、宫颈癌、子宫内膜癌）等
制剂与规格	注射用吡柔比星[保(乙)]：①10mg；②20mg
用法与用量	将本品加入 5%葡萄糖注射液或注射用水 10ml 溶解。可静脉、动脉、膀胱内注射： 1. 静脉注射：一般按体表面积一次 25~40mg/m^2 2. 动脉给药：如头颈部癌按体表面积一次 7~20mg/m^2，一日 1 次，共用 5~7 日，亦可每次 14~25mg/m^2，每周 1 次；膀胱内给药：按体表面积一次 15~30mg/m^2，稀释为 500~1000μg/ml 浓度，注入膀胱腔内保留 1~2 小时，每周 3 次为一疗程，可用 2~3 个疗程
注意事项	1. 严格避免注射时渗漏至血管外，密切监测心脏、血象、肝肾功能等情况。原则上每周期均要进行心电图检查 2. 溶解本品只能用 5%葡萄糖注射液或注射用水，以免 pH 的原因影响效价或浑浊 3. 溶解后药液，即时用完，室温下放置不得超过 6 小时
禁忌	对本品过敏者，严重器质性心脏病或心功能异常者，妊娠期、哺乳及育龄期妇女禁用

续 表

不良反应	1. 血液系统：骨髓抑制为剂量限制性毒性，主要为粒细胞计数减少、平均最低值在第14日，第21日恢复，贫血及血小板减少少见 2. 循环系统：心脏毒性低于多柔比星，急性心脏毒性主要为可逆性心电图变化，如心律失常或非特异性ST-T段异常，慢性心脏毒性呈剂量累积性 3. 消化系统：可见恶心、呕吐、食欲减退、口腔黏膜炎，有时出现腹泻，肝肾功能异常 4. 皮肤及软组织：可见脱发、皮肤色素沉着等，偶见皮疹 5. 局部反应：膀胱内注射可出现尿频、排尿痛、血尿等膀胱刺激症状，甚至膀胱萎缩
特殊人群用药	儿童：儿童及生长期的患者用药时注意对性腺影响 老年人：高龄者酌情减量 妊娠与哺乳期妇女：禁用
药典	Jpn. P.
国家处方集	CNF
其他推荐依据	

■ 药品名称	柔红霉素 Daunorubicin
适应证	用于急性粒细胞性白血病、急性淋巴细胞性白血病及其他肿瘤，已观察到柔红霉素对神经母细胞瘤及横纹肌肉瘤有良好的疗效
制剂与规格	注射用盐酸柔红霉素[保(甲)]：①10mg；②20mg[基]
用法与用量	静脉注射或静脉滴注：使用前每支加10ml注射用生理盐水溶解。静脉滴注用0.9%氯化钠注射液250ml溶解后滴注，1小时内滴完 1. 成人：1个疗程的用量为0.4~1.0mg/kg 2. 儿童：用量为1.0mg/kg，一日1次，共3~5次，连续或隔日给药。停药1周后重复。总给药量不超过25mg/kg
注意事项	1. 有骨髓抑制作用，应时常注意药物的骨髓毒性 2. 在治疗开始及治疗期，应评估患者的肝功能、心脏毒性。总给药量不超过25mg/kg 3. 如果皮肤或黏膜意外接触到柔红霉素溶液，应立即彻底冲洗
禁忌	柔红霉素因有增加心脏毒性作用的危险而不适用于那些有心脏病史的患者；对有严重或有潜在心脏病患者、有严重感染患者、妊娠及哺乳期妇女禁用
不良反应	骨髓抑制及心脏毒性是最重要的不良反应；脱发是常见不良反应，治疗停止后可恢复正常；口腔炎如不是由于肿瘤本身所表现的，会在注射药物5~10日后出现，其特点是溃烂区域的疼痛，尤其是在舌两侧及舌下黏膜区域；另可出现消化道症状，如恶心、呕吐、腹泻等。如注射柔红霉素时发生药物外渗会导致严重的坏死；选用小静脉或一条静脉重复多次注射，可造成静脉硬化症
特殊人群用药	妊娠与哺乳期妇女：禁用
药典	USP、Eur. P.、Chin. P.、Jpn. P.
国家处方集	CNF
其他推荐依据	

续　表

■ 药品名称	米托蒽醌　Mitoxantrone
适应证	用于恶性淋巴瘤、乳腺癌和急性白血病、肺癌、黑色素瘤、软组织肉瘤、多发性骨髓瘤、肝癌、大肠癌、肾癌、前列腺癌、子宫内膜癌、睾丸肿瘤、卵巢癌和头颈部癌
制剂与规格	盐酸米托蒽醌注射液[保(乙)]：2ml：2mg
用法与用量	将本品溶于 50ml 以上的 9%氯化钠注射液或 5%葡萄糖注射液中滴注，时间不少于 30 分钟 静脉滴注：单用本品，按体表面积一次 12～14mg/m²，每 3～4 周 1 次；或按体表面积一次 4～8mg/m²，一日 1 次，连用 3～5 天，间隔 2～3 周。联合用药，按体表面积一次5～10mg/m²
注意事项	1. 用药期间应严格检查血象 2. 有心脏疾病，用过蒽环类药物或胸部照射的患者，应密切注意心脏毒性的发生 3. 用药时应注意避免药液外溢 4. 本品遇低温可能析出晶体，可将管制抗菌药瓶置热水中加温，晶体溶解后使用
禁忌	对本品过敏者、对肝功能不全或骨髓抑制者、妊娠及哺乳期妇女禁用
不良反应	常见对骨髓抑制，可引起白细胞计数和血小板减少，为剂量限制性毒性；少见心悸、期前收缩、心电图异常、恶心、呕吐、食欲减退、腹泻等；偶见乏力、脱发、皮疹、口腔炎等
特殊人群用药	肝功能、肾功能不全患者：肝功能不全者禁用 妊娠与哺乳期妇女：禁用
药典	USP、Eur. P.、Chin. P.
国家处方集	CNF
其他推荐依据	
■ 药品名称	丝裂霉素　Bleomycin
适应证	用于胃癌、结肠及直肠癌、肺癌、胰腺癌、肝癌、宫颈癌、宫体癌、乳腺癌、头颈部肿瘤、膀胱肿瘤
制剂与规格	注射用丝裂霉素[保(甲)]：①2mg；②10mg；③20mg
用法与用量	1. 静脉注射：每次 6～8mg，以 9%氯化钠注射液溶解后静脉注射，每周 1 次。也可 10～20mg 1 次，每 6～8 周重复治疗 2. 动脉注射：剂量同静脉注射 3. 腔内注射：每次 6～8mg 4. 联合化疗：FAM（氟尿嘧啶、多柔比星、丝裂霉素）主要用于胃肠道肿瘤
注意事项	1. 下述患者应慎重用药，如肝损害或肾损害、骨髓功能抑制、合并感染症、水痘患者 2. 小儿与育龄妇女用药应慎重，尤应注意不良反应的出现，并考虑对性腺的影响 3. 有时会引起骨髓功能抑制等严重不良反应，故应频繁进行临床检验 4. 用药时应注意避免药液外溢
禁忌	对本品成分过敏者、水痘或带状疱疹、妊娠及哺乳期妇女禁用。用药期间禁止活病毒疫苗接种
不良反应	1. 血液系统：可见溶血性尿毒综合征、微血管性溶血性贫血；若出现伴有破碎红细胞的贫血、血小板减少、肾功能降低等症状，应停药并适当处置。另可见全血细胞减少、白细胞计数减少、中性粒细胞计数减少、血小板减少、出血、贫血等骨髓功能抑制

续 表

	2. 泌尿系统：可见膀胱炎、膀胱萎缩、急性肾衰竭等严重肾功能损害，若出现 BUN、肌酐及肌酐清除率值等异常，应及时停药并适当处置 3. 呼吸系统：可见间质性肺炎、肺纤维化（伴发热、咳嗽、呼吸困难、胸部 X 线片异常、嗜酸性粒细胞增多）等，若出现此类症状，应停药并给予糖皮质激素进行适当处置 4. 消化系统：可见食欲减退、恶心、呕吐、口内炎、腹泻 5. 其他：可见蛋白尿、血尿、水肿、高血压、皮疹、疲乏、脱发等反应
特殊人群用药	肝功能、肾功能不全患者：肝损害或肾损害者慎用 儿童：小儿用药应慎重，尤应注意不良反应的出现，并考虑对性腺的影响 妊娠与哺乳期妇女：禁用
药典	USP、Eur. P.、Chin. P.、Jpn. P.
国家处方集	CNF
其他推荐依据	
■ 药品名称	**博来霉素 Bleomycin**
适应证	用于皮肤癌（包括阴茎癌、阴囊癌、会阴癌）、头颈部位癌（上颚癌、舌癌、咽喉癌、口腔癌）、食管癌、肺癌（原发或转移性鳞状上皮癌）、恶性淋巴瘤、网状细胞肉瘤、霍奇金病、子宫颈癌
制剂与规格	注射用盐酸博来霉素[保(乙)]：15mg
用法与用量	1. 肌内或皮下注射：生理盐水不超出 5ml，溶解 15~30mg（效价）的博莱霉素，进行肌内或皮下注射 2. 动脉内注射：博来霉素 5~15mg（效价），直接缓慢注射 3. 静脉注射：博来霉素 15~30mg（效价），缓慢静脉滴入
注意事项	1. 间质性肺炎、肺纤维化用药过程中出现发热、咳嗽、活动性呼吸困难等，应立即停药，进行胸部 X 线检查 2. 总用量应在 300mg（效价）以下 3. 给药后如患者出现发热现象，可给予退热药
禁忌	禁用于：对本类药物有过敏史；严重肺部疾病，严重弥漫性肺纤维化；严重肾功能障碍；严重心脏疾病；胸部及其周围接受放射治疗者；妊娠及哺乳期妇女
不良反应	常见间质性肺炎、肺纤维化、白细胞计数减少；少见食欲减退、恶心、呕吐、畏食、口内炎、腹泻、皮疹、荨麻疹、发热伴红皮症；罕见休克发生，特别是第一、第二次用药量要少；注意病变因药物引起坏死出血、脱发、皮炎、色素沉着、发红、糜烂、皮肤增厚、指甲颜色改变、肝功异常、残尿感、尿频、尿痛、头痛、嗜睡、发热、全身不适、注射部位静脉壁肥厚、管腔狭窄、硬结、肿瘤部位疼痛等
特殊人群用药	儿童：儿童及生育年龄患者，应考虑对性腺的影响 妊娠与哺乳期妇女：禁用
药典	USP、Eur. P.、Jpn. P.
国家处方集	CNF
其他推荐依据	

续 表

■ 药品名称	平阳霉素 Pingyangmycin
适应证	用于唇癌、舌癌、齿龈癌、鼻咽癌、皮肤癌、乳腺癌、宫颈癌、食管癌、阴茎癌、外阴癌、恶性淋巴癌、坏死性肉芽肿、肝癌及翼状胬肉
制剂与规格	注射用盐酸平阳霉素[基,保(甲)]：8mg
用法与用量	1. 静脉内注射：用生理盐水或葡萄糖溶液等适合静脉用注射液 5~20ml 溶解本品 4~15mg（效价）/ml 的浓度注射 2. 肌内注射：用生理盐水 5ml 以下溶解本品 4~15mg（效价）/ml 的浓度注射 3. 动脉内注射：用 3~25ml 添加抗凝血剂（如肝素）的生理盐水溶解本品 4~8mg（效价）作一次动脉内注射或持续动脉内注射。药物总量一般不超过 70mg（效价）
注意事项	1. 给药后如患者出现发热现象，可给予退热药 2. 患者如出现咳嗽、咳痰、呼吸困难等肺炎样症状，同时胸部 X 线片出现异常，应停止给药，并给予糖皮质激素和适当的抗菌药
禁忌	对博来霉素类抗菌药有过敏史的患者禁用
不良反应	可见发热、食欲减退、恶心、呕吐、腹泻、口腔炎、肝肾功能损伤、色素沉着、角质增厚、指甲变形、皮炎、皮疹、脱发、肿瘤处疼痛、静脉炎、血管痛、肺炎样病变、肺纤维化和过敏反应，极个别患者可发生过敏性休克
特殊人群用药	
药典	
国家处方集	CNF
其他推荐依据	
■ 药品名称	盐酸多柔比星脂质体注射液 Doxorubicin Hydrochloride Liposome Injection
适应证	本品可用于低 CD4（CD4 淋巴细胞＜0.2×10^9/L）及有广泛皮肤黏膜内脏疾病的与艾滋病相关的卡波西肉瘤（AIDS-KS）患者 本品可用作一线全身化疗药物，或者用作治疗病情有进展的 AIDS-KS 患者的二线化疗药物，也可用于不能耐受下述 2 种以上药物联合化疗的患者：长春新碱、博莱霉素和多柔比星（或其他蒽环类抗菌药）
制剂与规格	脂质体注射液：10ml：20mg
用法与用量	本品按 20mg/m^2，每 2~3 周 1 次静脉内给药，给药间隔不宜少于 10 天。患者应持续治疗 2~3个月以产生疗效。为保持一定的疗效，在需要时继续给药 本品用 5%葡萄糖（50mg/ml）注射液稀释后使用，静脉滴注 30 分钟以上
注意事项	1. 心脏损害：在用蒽环类药物治疗期间，上述各种监测心脏功能的评定试验和方法应按以下次序使用：心电图监测，左室射血分数，心肌内膜活检。当测定结果显示心脏损害与使用本品有关时，应认真权衡继续治疗的益处与心脏损伤的利害关系。对于有心血管病史的患者，只有当利大于弊时才能接受本品治疗。心功能不全患者接受本品治疗时要谨慎。对已经用过其他蒽环类药物的患者，应注意观察。盐酸多柔比星总剂量的确定亦应考虑先前（或同时）使用的心脏毒性药物，如其他蒽环类/蒽醌类药物，或氟尿嘧啶之类的药物

续 表

	2. 骨髓抑制：许多使用本品治疗的 AIDS-KS 患者均有艾滋病或许多合用药物等引起的基础骨髓抑制。在用药期间应经常检查血细胞计数，至少在每次用药前作检查。持续性骨髓抑制可导致重复感染和出血 3. 糖尿病患者：本品含葡萄糖，且滴注时用 5%葡萄糖注射液稀释
禁忌	本品禁用于对本品活性成分或其他成分过敏的患者。也不能用于孕妇和哺乳期妇女。对于使用 α 干扰素进行局部或全身治疗有效的 AIDS-KS 患者，禁用本品
不良反应	以下引自国外上市的盐酸多柔比星脂质体的临床文献资料： 对 AIDS-KS 患者的临床开放和对照研究显示，最常见的不良反应是骨髓抑制。白细胞减少是患者最常见的不良反应，也可见贫血和血小板减少。出现血液学毒性反应可能需要减少用量或暂停及推迟治疗。当中性粒细胞计数＜1×10^9/L 或血小板计数＜50×10^9/L 时应暂停使用本品。当中性粒细胞计数＜1×10^9/L 时，可同时使用 G-CSF 或 GM-CSF 来维持血液细胞数目 其他发生率较高（≥5%）的不良反应有：恶心，无力，脱发，发热，腹泻，与滴注有关的急性反应和口腔炎等。临床研究中常发生呼吸系统不良反应（≥5%）。KS 患者使用本品后可见机会性感染，在 HIV 引起的免疫缺陷患者中常见发生。用常规多柔比星制剂治疗时充血性心力衰竭的发生率高，发生心肌病变的风险相近
特殊人群用药	肝功能、肾功能不全患者：建议当胆红素高于以下数值时考虑减少用量：血清胆红素 20.5~51.3mmol/L 时，用常用量的 1/2；＞51.3mmol/L 时用常用量的 1/4 儿童：18 岁以下患者使用本品的安全性和有效性尚未确定 老年人：60 岁以上患者使用本品的安全性和有效性尚未确定。国外同类产品临床研究中的群体药代结果表明，年龄在 21~75 岁的患者使用本品的药动学无明显差异 妊娠与哺乳期妇女：孕妇禁用，建议育龄妇女或其配偶在用本品治疗期间及停药后 6 个月内避孕。在接受本品前应停止哺乳
药典	
国家处方集	
其他推荐依据	中国抗癌协会乳腺癌专业委员会. 中国抗癌协会乳腺癌诊治指南与规范（2017 版）[J]. 中国癌症杂志，2017，27（9）：695-758.
■ 药品名称	注射用奈达铂　Nedaplatin for Injection
适应证	主要用于头颈部癌、非小细胞肺癌、食管癌、卵巢癌等实体癌
制剂与规格	注射剂[保(乙)]：①10mg；②50mg
用法与用量	临用前，用生理盐水溶解后，再稀释至 500ml，静脉滴注，滴注时间不应少于 1 小时，滴完后需继续点滴输液 1000ml 以上。推荐剂量为每次给药 80~100mg/m^2，每疗程给药 1 次，间隔 3~4 周后方可进行下 1 个疗程
注意事项	1. 听力损害，骨髓、肝功能、肾功能不良，合并感染和水痘患者及老年人慎用 2. 本品有较强的骨髓抑制作用，并可能引起肝功能、肾功能异常。应用本品过程中应定期经常检查血液、肝功能、肾功能并密切注意患者的全身情况，若发现异常应停药并适当处置。对骨髓功能低下及肾功能不全及应用过顺铂者，应适当降低初次给药剂量；本品长期给药时，不良反应有增加的趋势，并有可能引起延迟性不良反应，应密切观察

续　表

	3. 注意出血倾向及感染性疾病的发生或加重 4. 本品主要由肾脏排泄，应用本品过程中须确保充分的尿量以减少尿中药物对肾小管的毒性损伤。必要时适当输液及使用甘露醇、呋塞米等利尿剂。由于有报道应用呋塞米等利尿剂时，会加重肾功能障碍，听觉障碍，所以应进行输液等以补充水分。另外，饮水困难或伴有恶心、呕心、食欲缺乏、腹泻等的患者应特别注意 5. 对恶心、呕吐、食欲缺乏等消化道不良反应应注意观察，并进行适当的处理 6. 合用其他抗恶性肿瘤药物（如氮芥类、代谢拮抗类、生物碱、抗菌药物等）及放疗可能使骨髓抑制加重 7. 育龄患者应考虑本品对性腺的影响 8. 本品只作静脉滴注，应避免漏于血管外
禁忌	以下患者禁用： 1. 有明显骨髓抑制及严重肝功能、肾功能不全者 2. 对其他铂制剂及右旋糖酐过敏者 3. 孕妇、可能妊娠及有严重并发症的患者
不良反应	本品主要不良反应为骨髓抑制，表现为白细胞、血小板、血红蛋白减少；其他较常见的不良反应包括恶心、呕吐、食欲缺乏等消化道症状以及肝肾功能异常、耳神经毒性、脱发等。其他不良反应虽发生率较低，但应引起关注： 1. 严重不良反应：①过敏性休克症状（0.1%~5.0%）；②骨髓抑制；③肾功能异常（0.1%~5.0%）；④阿-斯综合征；⑤听觉障碍、听力低下、耳鸣；⑥间质性肺炎；⑦抗利尿激素分泌异常综合征（SIADH） 2. 其他不良反应：详见说明书
特殊人群用药	儿童：用药安全性尚未确立 老年人：本品主要经肾脏排泄，由于一般老年人肾功能减退，排泄延迟，因此应注意观察出现骨髓抑制的可能性。建议老年患者初次用药剂量为 $80mg/m^2$
药典	
国家处方集	CNF
其他推荐依据	巴尔夏古丽·扎比胡拉，穆克代斯·伊力亚斯，伊斯刊达尔·阿布力米提. 奈达铂注射剂联合放疗治疗食管癌的临床研究［J］. 中国临床药理学杂志，2017（21）：2114-2116.

第二节　影响核酸生物合成的药物

■ 药品名称	氨甲蝶呤　Methotrexate
适应证	用于乳腺癌、妊娠性绒毛膜癌、恶性葡萄胎、葡萄胎、急性白血病、恶性淋巴瘤、非霍奇金淋巴瘤、蕈样肉芽肿、多发性骨髓病、卵巢癌、宫颈癌、睾丸癌、头颈部癌、支气管肺癌、各种软组织肉瘤；高剂量用于骨肉病，鞘内注射可用于预防和治疗脑膜白血病以及恶性淋巴瘤的神经侵犯、银屑病

续 表

制剂与规格	注射用氨甲蝶呤：①5mg；②0.1g；③1g 氨甲蝶呤注射液：①4g：0.02g；②4g：0.1g
用法与用量	1. 急性白血病：肌内或静脉注射，每次10~30mg，每周1~2次；儿童每日20~30mg/m^2，每周1次，或视骨髓情况而定 2. 绒毛膜上皮癌或恶性葡萄胎：每日10~20mg，亦可溶于5%或10%的葡萄糖注射液500ml中静脉滴注，一日1次，5~10次为一疗程。总量80~100mg 3. 脑膜白血病：鞘内注射氨甲蝶呤每次一般6mg/m^2，成人常用于5~12mg，最大不超过12mg，一日1次，5天为一疗程。用于预防脑膜白血病时，每日10~15mg，一日1次，每隔6~8周1次 4. 用于实体瘤：静脉给药，一般1次20mg/m^2，亦可介入治疗
注意事项	1. 长期服用后，有潜在的导致继发性肿瘤的危险 2. 影响生殖功能 3. 周围血象如白细胞＜3.5×10^9/L或血小板＜50×10^9/L时不宜用 4. 大剂量氨甲蝶呤疗法，需经住院并可能随时监测其血药浓度 5. 滴注时不宜超过6小时
禁忌	禁用于：对本品高度过敏者，妊娠及哺乳期妇女，肾功能已受损害，营养不良，肝肾功能不全或伴有血液疾病者
不良反应	1. 血液系统：可见白细胞计数减少、血小板减少、贫血、丙种球蛋白减少、多部位出血、败血症 2. 消化系统：可见口腔炎、口唇溃疡、咽喉炎、恶心、呕吐、食欲减退、畏食、腹痛、腹泻、黑粪、消化道溃疡和出血、肠炎、急性肝萎缩和坏死、黄疸、ALT及AST升高、碱性磷酸酶升高、γ-谷氨酰转肽酶升高、脂肪变性、肝门静脉纤维化 3. 泌尿系统：可见肾衰竭、氮质血症、膀胱炎、血尿、蛋白尿、少尿、尿毒症 4. 呼吸系统：可见咳嗽、气短、肺炎、肺纤维化 5. 皮肤及软组织：可见红斑、瘙痒、皮疹、光敏感、脱色、淤斑、毛细血管扩张、痤疮、疖病、脱发 6. 中枢神经系统：可见眩晕、头痛、视物模糊，失语症，轻度偏瘫和惊厥 7. 生殖系统：短期精液减少、月经不调、不育、流产、胎儿先天缺陷和严重肾病，并发感染、代谢改变、糖尿病加重、骨质疏松、组织细胞异常改变 8. 其他：鞘内注射后可出现惊厥、麻痹症、吉兰-巴雷综合征或脑脊液压力增加
特殊人群用药	肝功能、肾功能不全患者：禁用 妊娠与哺乳期妇女：禁用
药典	USP、Eur. P.、Chin. P.、Jpn. P.
国家处方集	CNF
其他推荐依据	
■ 药品名称	氟尿嘧啶 Fluorouracil
适应证	用于消化道肿瘤、绒毛膜上皮癌、乳腺癌、卵巢癌、肺癌、宫颈癌、膀胱癌及皮肤癌
制剂与规格	氟尿嘧啶片[保(甲)]：50mg 氟尿嘧啶注射液[基,保(甲)]：10ml：0.25g 氟尿嘧啶软膏[保(乙)]：①4g：0.02g；②4g：0.1g

续　表

用法与用量	1. 静脉注射：一日 10~20mg/kg，连续 5~10 日，1 个疗程 5~7g（甚至 10g） 2. 静脉滴注：一日 300~500mg/m²，滴注时间不少于 6~8 小时，可用输液泵连续给药维持 24 小时，连续 3~5 日 3. 腹腔内注射：一次 500~600mg/m²，一周 1 次，2~4 次为 1 个疗程。用于原发性或转移性肝癌，多采用动脉插管注药
注意事项	1. 用药期间应停止哺乳 2. 除较小剂量做放射增敏剂外，不宜与放疗同用 3. 有下列情况慎用：肝功能明显异常，白细胞＜3.5×10⁹/L、血小板＜50×10⁹/L 者，感染，出血（包括皮下和胃肠道）或发热超过 38℃者，明显胃肠道梗阻者，脱水和/或酸碱、电解质平衡失调者 4. 治疗前及疗程中定期检查周围血象 5. 用药期间不宜饮酒或同用阿司匹林类药 6. 不能做鞘内注射
禁忌	对本品过敏者、伴水痘或带状疱疹者、衰弱患者、妊娠初期 3 个月内妇女禁用
不良反应	常见恶心、食欲减退、呕吐、白细胞计数减少、脱发、注药静脉上升性色素沉着；偶见口腔黏膜炎或溃疡、腹部不适、腹泻、心肌缺血、心绞痛和心电图的变化；罕见血小板计数减少；极少见咳嗽、气促、小脑共济失调；长期应用可致神经系统毒性；长期动脉插管可引起动脉栓塞或血栓形成、局部感染、脓肿形成或栓塞性静脉炎
特殊人群用药	妊娠与哺乳期妇女：用药期间应停止哺乳，妊娠初期 3 个月内妇女禁用
药典	USP、Eur. P.、Chin. P.、Jpn. P.、Pol. P.
国家处方集	CNF
其他推荐依据	
■ 药品名称	替加氟　Tegafur
适应证	用于胃癌、直肠癌、肝癌、乳腺癌
制剂与规格	1. 替加氟片：①50mg；②100mg 2. 替加氟胶囊：①0.1g；②0.2g 3. 注射用替加氟[保(乙)]：0.2g 4. 替加氟注射液[保(乙)]：①5ml：0.2g；②10ml：0.5g 5. 替加氟栓[保(乙)]：①0.5g；②0.75g
用法与用量	1. 口服：成人，每日 0.6~1.2g，分 3~4 次服用，总量 30~50g 为一疗程。小儿，按体重每日 16~24mg/kg，分 4 次服用 2. 静脉滴注：成人，一日剂量 800~1000mg 或按体重一次 15~20mg/kg，一日 1 次静滴，总量 20~40g 为一疗程。可与其他抗肿瘤药联用
注意事项	用药期间定期检查白细胞、血小板计数，若出现骨髓抑制，轻者对症处理，重者需减量，必要时停药
禁忌	妊娠及哺乳期妇女禁用
不良反应	可见白细胞计数及血小板下降，头痛、眩晕、共济失调、精神状态改变、恶心、呕吐、腹泻、肝肾功能改变，注射部位可见静脉炎、肿胀和疼痛，偶见发热、皮肤瘙痒、色素沉着等

续 表

特殊人群用药	肝功能、肾功能不全患者：有肝肾功能障碍的患者使用时应慎重，酌情减量 妊娠与哺乳期妇女：禁用
药典	Chin. P.、Jpn. P.
国家处方集	CNF
其他推荐依据	
■ 药品名称	卡莫氟 Carmofur
适应证	用于食管癌、胃癌、结直肠癌和乳腺癌
制剂与规格	卡莫氟片[保(乙)]：50mg
用法与用量	1. 成人口服：一次 200mg，一日 3~4 次；或按体表面积一日 140mg/m^2，分 3 次口服 2. 联合化疗：一次 200mg，一日 3 次
注意事项	1. 高龄、骨髓功能低下、肝肾功能不全、营养不良者以及孕妇慎用 2. 服药后避免摄入酒精性饮料 3. 用药期间定期检查白细胞、血小板计数，若出现骨髓抑制，酌情减量，必要时停药
禁忌	对本品过敏者、妊娠初期 3 个月内妇女禁用
不良反应	可见白细胞计数减少、血小板减少、步行及意识障碍、锥体外系反应、恶心、呕吐、腹痛、腹泻、消化道溃疡、肝肾功能异常、胸痛、ECG 异常、皮疹、发热或水肿
特殊人群用药	肝功能、肾功能不全患者：慎用 妊娠与哺乳期妇女：妊娠初期 3 个月内妇女禁用
药典	Chin. P.、Jpn. P.
国家处方集	CNF
其他推荐依据	
■ 药品名称	去氧氟尿苷 Doxifluridine
适应证	用于治疗乳腺癌、胃癌、结肠癌、直肠癌、鼻咽癌、宫颈癌
制剂与规格	去氧氟尿苷片（胶囊）[保(乙)]：200mg
用法与用量	口服：一日总量 800~1200mg，分 3~4 次服用，于饭后服用。并根据年龄、症状可适当增减。6~8 周为一疗程
注意事项	1. 抗病毒药索立夫定与本品或氟尿嘧啶并用时，可阻碍后者代谢，故严禁并用 2. 骨髓功能抑制、肝功能障碍、肾功能障碍、并发感染、心脏疾患或有既往史、水痘患者、儿童、消化道溃疡或出血的患者慎用 3. 定期进行检查血象、肝肾功能检查，发现异常时减量、停药并给予适当处理，可能引起严重的肠炎及脱水
禁忌	对本品过敏者、妊娠及哺乳期妇女、正在接受索立夫定治疗者禁用

续　表

不良反应	1. 消化系统：可见腹泻、食欲减退、恶心、呕吐、口腔炎、口干、唇炎、胃炎、腹部不适、腹痛、腹胀、麻痹性肠梗阻、AST 升高；罕见胃肠道出血、胃溃疡、舌炎 2. 血液系统：可见白细胞计数减少、血红蛋白降低，偶见血小板减少、贫血 3. 皮肤及软组织：可见脱发、皮疹、湿疹、荨麻疹、色素沉着，罕见光过敏，指（趾）异常 4. 中枢神经系统：可见倦怠感、疲乏、头晕、头痛、嗜睡、耳鸣、步态不稳、定向障碍、听觉障碍、感觉障碍、嗅觉异常、口齿不清、味觉减弱、咽喉部不适、眼睛疲劳、发热 5. 泌尿系统：可见尿素氮升高、血尿、蛋白尿、尿频 6. 其他：罕见胸部压迫感、心悸、心电图异常
特殊人群用药	妊娠与哺乳期妇女：禁用
药典	
国家处方集	CNF
其他推荐依据	
■ 药品名称	巯嘌呤　Mercaptopurine
适应证	用于绒毛膜上皮癌、恶性葡萄胎、急性淋巴细胞白血病及急性非淋巴细胞白血病、慢性粒细胞白血病的急变期
制剂与规格	巯嘌呤片[基,保(甲)]：50mg
用法与用量	口服： 1. 成人，用于绒毛膜上皮癌，每日 6~6.5mg/kg，分 2 次口服，以 10 日为一疗程，疗程间歇为3~4 周。用于白血病，开始每日 2.5mg/kg 或 80~100mg/m^2，一日 1 次或分次服用，一般于用药后 2~4 周可见显效，如用药 4 周后仍未见临床改进及白细胞数下降，可考虑在仔细观察下，加量至每日 5mg/kg；维持量每日 1.0~2.5mg/kg 或 50~100mg/m^2，一日 1 次或分次口服 2. 儿童，每日 1.5~2.5mg/kg 或 50mg/m^2，一日 1 次或分次口服
注意事项	1. 下列情况应慎用：骨髓已有显著的抑制现象，或出现相应的严重感染或明显的出血倾向；肝功能损害、胆道疾患者、有痛风病史、尿酸盐肾结石病史者；4~6 周内已接受过细胞毒药物或放射治疗者 2. 用药期间应注意定期检查外周血象及肝功能、肾功能，每周应随访白细胞计数及分类、血小板计数、血红蛋白 1~2 次，对血细胞在短期内急骤下降者，应每日观察血象
禁忌	妊娠初期 3 个月内妇女禁用
不良反应	较常见骨髓抑制、白细胞计数及血小板减少、肝脏损害；并可致胆汁淤积，出现黄疸、恶心、呕吐、食欲减退、口腔炎、腹泻、高尿酸血症、尿酸性肾病；少见间质性肺炎及肺纤维化
特殊人群用药	肝功能、肾功能不全患者：慎用 老年人：老年白血病患者确需服用本品时，需加强支持疗法，并严密观察症状、体征及周围血象等动态改变，及时调整剂量 妊娠与哺乳期妇女：妊娠初期 3 个月内妇女禁用
药典	USP、Eur. P.、Chin. P.、Jpn. P.
国家处方集	CNF
其他推荐依据	

续 表

■ 药品名称	硫鸟嘌呤 Tioguanine
适应证	用于急性淋巴细胞白血病及急性非淋巴白血病的诱导缓解期及继续治疗期，慢性粒细胞白血病的慢性期及急变期
制剂与规格	硫鸟嘌呤片[保(乙)]：①25mg；②50mg；③100mg
用法与用量	口服：成人，初始每日 2mg/kg 或 100mg/m²，一日 1 次或分次服用，如 4 周后临床未改进，白细胞未见抑制，可慎将每日剂量增至 3mg/kg。维持量按每日 2~3mg/kg 或 100mg/m²，一次或分次口服
注意事项	1. 骨髓已有显著的抑制，有肝肾功能损害、胆道疾患者，有痛风病史、尿酸盐结石病史者，4~6 周内已接受过细胞毒药物或放射治疗者均应慎用 2. 用药期间应注意定期检查周围血象和肝功能
禁忌	妊娠初期 3 个月内的妇女禁用
不良反应	可见骨髓抑制、白细胞计数减少、血小板减少、恶心、呕吐、食欲减退、肝功能损害、黄疸、高尿酸血症、尿酸性肾病、睾丸或卵巢功能抑制、闭经或精子缺乏
特殊人群用药	老年人：老年患者耐受性较差，用药时需加强支持疗法 妊娠与哺乳期妇女：妊娠初期 3 个月内的妇女禁用；哺乳期妇女慎用
药典	USP、BP、Chin. P.
国家处方集	CNF
其他推荐依据	
■ 药品名称	羟基脲 Hyroxycarbamide
适应证	用于慢性粒细胞白血病（CML），头颈部鳞癌、肾癌、黑色素瘤，联合放射治疗治疗头颈部鳞癌及宫颈鳞癌
制剂与规格	羟基脲片[基,保(甲)]：0. 5g
用法与用量	口服：常规用药 CML，每日 20~60mg/kg，每周 2 次，6 周为一疗程；头颈癌、宫颈鳞癌等，每次 80mg/kg，每 3 天 1 次，需与放疗合用
注意事项	1. 本品可使患者免疫功能受到抑制，故用药期间避免接种死或活病毒疫苗 2. 服用本品时应适当增加液体的摄入量，以增加尿量及尿酸的排泄 3. 定期监测白细胞、血小板、血中尿素氮、尿酸及肌苷浓度 4. 下列情况应慎用：严重贫血未纠正前，骨髓抑制，痛风、尿酸盐结石史等
禁忌	水痘、带状疱疹及各种严重感染者，妊娠及哺乳期妇女禁用
不良反应	可见骨髓抑制、白细胞计数和血小板减少、胃肠道反应、睾丸萎缩和畸胎，中枢神经系统症状有脱发、药物性发热
特殊人群用药	肝功能、肾功能不全患者：肾功能不全者慎用 老年人：应适当减量
药典	USP、Eur. P.、Chin. P.
国家处方集	CNF

续　表

其他推荐依据	
■ 药品名称	吉西他滨　Gemcitabine
适应证	用于局部晚期或已转移的非小细胞肺癌、局部晚期或已转移的胰腺癌
制剂与规格	注射用盐酸吉西他滨[保(乙)]：①0.2g；②1g
用法与用量	严格静脉给药：成人 1. 非小细胞肺癌：①单药，剂量为1000mg/m²，静脉滴注30分钟。每周1次，连续3周，每4周重复；②联合治疗，与顺铂联合治疗，3周疗法：1250mg/m²，第1、8天给药。4周疗法：推荐剂量为1000mg/m²，静脉滴注30分钟。第1、8、15天给药，接下来的1周休息 2. 用于晚期胰腺癌：推荐剂量为1000mg/m²，每周1次，连续7周，随后休息1周。以后为每周1次，连续3周，随后休息1周
注意事项	1. 骨髓功能受损的患者，用药应谨慎 2. 若有微血管病性溶血性贫血的表现时应立即停药 3. 推荐氯化钠注射液为唯一溶剂，避免与其他药物混合配制，药物稀释后浓度不超过40mg/ml
禁忌	对本品高度过敏者、联用放疗、严重肾功能不全的患者联用顺铂、妊娠及哺乳期妇女禁用
不良反应	1. 血液系统：可见贫血、白细胞计数降低、血小板减少、中性粒细胞减少、周围性血管炎 2. 消化系统：可见ALT及AST升高、碱性磷酸酶升高、畏食、恶心、呕吐、腹泻、口腔黏膜炎 3. 呼吸系统：可见咳嗽、鼻炎、呼吸困难、支气管痉挛、肺水肿、间质性肺炎、成人呼吸窘迫综合征及流感样综合征 4. 泌尿系统：可见轻度蛋白尿、血尿 5. 循环系统：可见低血压、心肌梗死、充血性心力衰竭、心律失常、水肿 6. 中枢神经系统：可见发热、头痛、背痛、寒战、肌痛、疲乏、全身不适、出汗、失眠、局部疼痛、嗜睡 7. 皮肤及软组织：可见脱发、皮疹、瘙痒、脱皮、水疱和皮肤溃疡
特殊人群用药	肝功能、肾功能不全患者：肝功能不全者慎用，肾功能不全时应定期进行肾脏检查
药典	USP
国家处方集	CNF
其他推荐依据	
■ 药品名称	阿糖胞苷　Cytarabine
适应证	用于急性非淋巴细胞性白血病诱导缓解，巩固和维持治疗；急性淋巴细胞白血病，慢性髓细胞性白血病（急变期）；联合用药治疗儿童的非霍奇金淋巴瘤；单独或与其他药物联合治疗高危白血病；鞘内预防和治疗脑膜白血病
制剂与规格	注射用阿糖胞苷[保(甲)]：①50mg[基]；②0.1g[基]；③0.5g 阿糖胞苷注射液[保(甲)]：①1ml：0.1g；②5ml：0.5g；③10ml：1.0g

续 表

用法与用量	静脉注射或静脉滴注： 1. 成人：①诱导缓解。低剂量化疗，一日100~200mg/m²，持续输注5日，总剂量1g/m²，2周重复1次，需根据血象反应调整。高剂量化疗，一次2g/m²，12小时1次，输注时间>3小时，第1~6日给药，即12次；或一次3g/m²，12小时1次，输注时间>1小时，第1~6日给药，即12次；或一次3g/m²，12小时1次，输注时间>75分钟，第1~6日给药，即12次。联合化疗，一日100mg/m²，持续静脉注射，第1~7日给药；②用于巩固治疗，对诱导方案做适当调整，疗程间歇时间较诱导阶段延长 2. 儿童：诱导及巩固治疗可参照成人剂量计算。脑膜白血病的鞘内应用：阿糖胞苷鞘内注射剂量为5~75mg/m²，可以每天应用1次，连用4天；也可以每4天应用1次。最常见的用法为每4天应用30mg/m²，直到脑脊液检查正常，再加用1次。鞘内注射作为防治脑膜白血病的二线用药，联合地塞米松5mg，如为预防性则每4~8周1次
注意事项	1. 本品可引起ALT、血及尿中尿酸含量增高 2. 骨髓抑制、白细胞计数及血小板显著减少、肝肾功能不全、胆道疾病者、痛风患者、尿酸盐肾结石病史、近期接受过细胞毒药物或放疗者慎用 3. 用药期间定期监测血细胞计数、肝肾功能以及血清尿酸水平 4. 应用本品时适当增加患者液体摄入量，使尿液保持碱性 5. 鞘内注射不用含苯甲醇的稀释液，可用9%氯化钠注射液配制并立即使用
禁忌	对本品过敏者禁用
不良反应	1. 血液系统：常见贫血、白细胞计数减少、血小板减少、巨幼红细胞增多和网织红细胞减少 2. 消化系统：常见畏食、恶心、呕吐、腹痛、腹泻、肝功能异常、黄疸、食管溃疡、严重的胃肠道溃疡、小肠积气囊肿所致的腹膜炎、肝脓肿、肝脏损害伴高胆红素血症、肠坏死和坏死性结肠炎、口腔或肛周炎症或溃疡 3. 泌尿系统：可见尿潴留、肾功能不全 4. 中枢神经系统：可见神经炎、眩晕、咽痛、胸痛、发热、头痛 5. 呼吸系统：可见肺炎、呼吸困难 6. 皮肤及软组织：可见皮疹、血栓性静脉炎，少见脓毒血症、荨麻疹、雀斑、结膜炎、脱发、过敏、瘙痒。大剂量治疗时，可能出现可逆性的角膜毒性和出血性结膜炎，大、小脑功能失调，性格改变，嗜睡和昏迷，神经病变，心肌病变，肺水肿，脱发，高尿酸血症，尿酸性肾病；注射部位可见蜂窝织炎和皮肤溃疡。另外，本品综合征通常发生于用药后6~12小时，主要表现为发热、肌痛、骨痛、偶尔胸痛、斑丘疹、咽痛、结膜炎和全身不适
特殊人群用药	肝功能、肾功能不全患者：慎用
药典	USP、Eur. P.、Chin. P.、Jpn. P.
国家处方集	CNF
其他推荐依据	
■ 药品名称	氟达拉滨 Fludarabine
适应证	用于B细胞性慢性淋巴细胞白血病（CLL）患者的治疗，这些患者接受过至少1个标准的含烷化剂方案的治疗，并且在治疗期间或治疗后，病情没有改善或持续进展

续　表

制剂与规格	磷酸氟达拉滨片[保(乙)]：10mg 注射用磷酸氟达拉滨[保(乙)]：50mg
用法与用量	1. 静脉滴注：成人，推荐的剂量是每体表面积 $25mg/m^2$，连续 5 天，每 28 天为 1 个周期。输注时间 30 分钟 2. 口服：一次 $40mg/m^2$，一日 1 次，连续 5 日，28 日为 1 个周期，需以水吞服
注意事项	注意本品引起的神经毒性、骨髓抑制、输血相关的移植物抗宿主病、疾病进展及转化、既往的皮肤癌病变加重、肿瘤溶解综合征、自身免疫现象、肾功能低下
禁忌	对本品或其所含成分过敏者，肌酐清除率＜30ml/min 的肾功能不全者，失代偿性溶血性贫血者，妊娠及哺乳期妇女禁用
不良反应	常见骨髓抑制、白细胞计数和血小板减少、贫血、肺炎、咳嗽、发热、疲倦、虚弱、恶心、呕吐、腹泻、胃肠道出血、食欲减退、黏膜炎、口腔炎、ALT 及 AST 异常、寒战、水肿、全身不适、周围神经病变、意识模糊、视力障碍、皮疹和严重的机会性感染
特殊人群用药	肝功能、肾功能不全患者：肌酐清除率＜30ml/min 的肾功能不全者禁用 儿童：慎用 老年人：大于 75 岁的老年人慎用 妊娠与哺乳期妇女：禁用
药典	USP、Eur. P.
国家处方集	CNF
其他推荐依据	

第三节　作用于核酸转录的药物

■ 药品名称	放线菌素 D　Dactinomycin
适应证	用于霍奇金病、神经母细胞瘤、绒癌、睾丸癌、联合放疗治疗儿童肾母细胞瘤、尤文肉瘤和横纹肌肉瘤
制剂与规格	注射用放线菌素 D[保(甲)]：0.2mg
用法与用量	静注： 1. 成人，每日 300~400μg（6~8μg/kg），溶于 0.9%氯化钠注射液 20~40ml 中，每日 1 次，10 日为一疗程，间歇期 2 周，一疗程总量 4~6mg 2. 儿童，每日 $0.45mg/m^2$，连用 5 日，3~6 周为一疗程。1 岁以下幼儿慎用
注意事项	1. 当本品漏出血管外时，应即用 1%普鲁卡因局部封闭，或用 50~100mg 氢化可的松局部注射及冷湿敷 2. 骨髓功能低下、有痛风病史、肝功能损害、感染、有尿酸盐性肾结石病史、近期接受过放疗或抗癌药物者慎用本品

续 表

禁忌	有患水痘病史者、妊娠期妇女禁用
不良反应	常见白细胞计数减少、血小板减少、畏食、恶心、呕吐、腹泻、口腔溃疡、胃炎、肠炎、肝功能不全、脱发、皮肤红斑、脱屑、色素沉着、免疫抑制、致畸、闭经或精子缺乏。药液外漏可致疼痛、静脉炎、局部硬结及溃疡
特殊人群用药	肝功能、肾功能不全患者：肝功能损害者慎用 儿童：1 岁以下幼儿慎用 妊娠与哺乳期妇女：妊娠期妇女禁用；哺乳期妇女慎用
药典	USP、Jpn. P.、Chin. P.
国家处方集	CNF
其他推荐依据	
■ 药品名称	阿柔比星 Aclarubicin
适应证	用于急性白血病、恶性淋巴瘤、肺癌及卵巢癌
制剂与规格	注射用阿柔比星[保(乙)]：①10mg；②20mg
用法与用量	静脉滴注： 1. 白血病淋巴瘤，15~20mg/d，连用 7~10 日，间隔 2~3 周后重复 2. 恶性淋巴瘤实体瘤，30~40 毫克/次，一周 2 次，连用 4~8 周
注意事项	1. 本品注射若漏于血管外，会引起局部坏死 2. 应注意累积剂量与心脏毒性的关系 3. 用药期间，应定期检测血象及肝肾功能
禁忌	过敏史患者，有心功能异常及心脏病史者禁用。妊娠及哺乳期妇女慎用或禁用
不良反应	1. 循环系统：可见心电图异常、心动过速、心律失常、心力衰竭，与多柔比星的毒性大致相同，但心肌毒性比多柔比星小 1/10，对心脏的损伤较轻 2. 消化系统：可见食欲减退、恶心、呕吐、腹泻、肝功能损伤，偶见 ALT 及 AST 升高，也可合并消化道出血、口腔炎等 3. 血液系统：可见红细胞及白细胞计数减少、血小板减少、出血倾向、贫血 4. 中枢神经系统：可见头痛、倦怠、乏力、发热等 5. 泌尿系统：可致肾功能损伤、膀胱炎 6. 其他：见皮疹、色素沉着、脱发
特殊人群用药	肝功能、肾功能不全患者：慎用 儿童：慎用 老年人：慎用 妊娠与哺乳期妇女：慎用或禁用
药典	Jpn. P.
国家处方集	CNF
其他推荐依据	

第四节　拓扑异构酶抑制药

■ 药品名称	伊立替康　Irinotecan
适应证	用于晚期大肠癌患者，与5-氟尿嘧啶和亚叶酸联用或单一用药，治疗经含5-氟尿嘧啶化疗方案治疗失败的患者
制剂与规格	注射用盐酸伊立替康[保(乙)]：40mg 盐酸伊立替康注射液[保(乙)]：①2ml：40mg；②5ml：0.1g
用法与用量	1. 在单药治疗中，本品的推荐剂量为350mg/m^2，静脉滴注30~90分钟，每3周1次 2. 本品加5-氟尿嘧啶/亚叶酸的2周治疗方案，推荐剂量是180mg/m^2，每2周给药1次，持续静脉滴注30~90分钟，随后滴注亚叶酸和5-氟尿嘧啶
注意事项	1. 迟发性腹泻：治疗措施为高剂量的洛哌丁胺（首次服药4mg，然后每2小时服药2mg）。这种治疗需持续到最后一次稀便结束后12小时，但也不得连续用药超过48小时 2. 血液学：在本品治疗期间，每周应监测全血细胞计数 3. 肝损害：治疗前及每个化疗周期前均应检查肝功能 4. 恶心与呕吐：本药引起恶心、呕吐的报道很常见。呕吐合并迟发性腹泻的患者应尽快住院治疗 5. 急性胆碱能综合征：应使用硫酸阿托品治疗（0.25mg皮下注射），有禁忌证者除外
禁忌	禁用于：对盐酸伊立替康三水合物或其辅料过敏者；慢性肠炎和/或肠梗阻；胆红素超过正常值上限1.5倍；严重骨髓衰竭者；WHO行为状态评分>2；妊娠及哺乳期妇女
不良反应	1. 迟发性腹泻和中性粒细胞减少为剂量限制性毒性，迟发性腹泻多发生在给药后5日，平均持续4日，严重者致死 2. 消化系统：可见假膜性肠炎、恶心、呕吐、肠梗阻、肠绞痛、胃肠道出血、大肠炎、肠穿孔、畏食、腹痛及黏膜炎 3. 血液系统：可见中性粒细胞减少、血小板下降、贫血、乙酰胆碱综合征。于用药后24小时可出现腹痛、黏膜炎、鼻炎、低血压、血管舒张、出汗、寒战、全身不适、头晕、视力障碍、瞳孔缩小、流泪及流涎、乏力、发热、气短、呼吸困难、脱发、皮肤反应、过敏反应、肌肉收缩、痉挛、感觉异常、短暂性语言障碍
特殊人群用药	肝功能、肾功能不全患者：肝功能不良患者（胆红素在正常值上限的1.0~1.5，氨基转移酶超过正常值上限的5倍时）出现严重中性粒细胞减少症及发热性中性粒细胞减少症的危险性很大，应严密监测 老年人：老年人由于各项生理功能的减退概率很大，尤其是肝功能减退，选择本品剂量时应谨慎
药典	
国家处方集	CNF
其他推荐依据	
■ 药品名称	羟喜树碱　Hydroxycamptothecin
适应证	用于原发性肝癌、胃癌、头颈部腺源性上皮癌、白血病、膀胱癌

续 表

制剂与规格	羟喜树碱注射液[保(甲)]：①2ml：2mg；②5ml：10mg 注射用羟喜树碱[保(甲)]：①2mg；②5mg；③10mg
用法与用量	1. 原发性肝癌：静脉注射，一日4~6mg，或遵医嘱 2. 肝动脉给药：4mg，每日1次，15~30天为一疗程 3. 胃癌：静脉注射，一日4~6mg，或遵医嘱 4. 膀胱癌：剂量由10mg逐渐加至20mg，每周2次，10~15次为一疗程 5. 直肠癌：6~8mg，每日1次，15~20次为一疗程 6. 头颈部上皮癌：静脉注射，每日4~6mg，或遵医嘱 7. 白血病：成人剂量为一日6~8mg/m^2，连续给药，30天为一疗程，或遵医嘱
注意事项	1. 本品用药期间应严格检查血象 2. 本品仅限于用0.9%氯化钠注射液稀释 3. 静脉给药时，药液切勿外溢，否则会引起局部疼痛及炎症
禁忌	对本品过敏者禁用
不良反应	可见恶心、呕吐、食欲减退、骨髓抑制、尿急、尿痛、血尿、蛋白尿及脱发
特殊人群用药	妊娠与哺乳期妇女：妊娠期妇女慎用
药典	
国家处方集	CNF
其他推荐依据	
■ 药品名称	拓扑替康 Topotecan
适应证	用于卵巢癌的二线治疗、小细胞肺癌
制剂与规格	注射用盐酸拓扑替康：①1mg；②2mg
用法与用量	静脉滴注：每日1.2mg/m^2，连续5日，静脉注射时间为30分钟以上。然后每隔21天重复1次
注意事项	严重骨髓抑制者禁用本品，治疗期间应定期监测外周血细胞数，若中性粒细胞数＜1×10^9/L、血小板＜100×10^9/L及血红蛋白＜90g/L时不得继续下个疗程的治疗，必须暂时停止本品治疗
禁忌	对喜树碱类药物或其任何成分过敏者，重度骨髓抑制，中性粒细胞＜0.15×10^9/L者，妊娠及哺乳期妇女禁用
不良反应	可见白细胞计数减少、血小板减少、贫血、骨髓抑制、恶心、呕吐、胃炎、腹泻、便秘、肠梗阻、腹痛、口腔炎、畏食、脱发、皮炎、瘙痒、胸痛、头痛、关节痛、肌肉痛、全身痛、感觉异常、呼吸困难、肝功能异常、ALT及AST升高、血胆红素升高、疲乏、全身不适、发热、局部刺激、红肿及血管神经性水肿
特殊人群用药	妊娠与哺乳期妇女：禁用
药典	
国家处方集	CNF
其他推荐依据	

续　表

■ 药品名称	依托泊苷　Etoposide
适应证	用于小细胞肺癌、恶性淋巴瘤、恶性生殖细胞瘤、白血病、神经母细胞瘤、横纹肌肉瘤、卵巢癌、非小细胞肺癌、胃癌和食管癌
制剂与规格	依托泊苷胶囊[保(乙)]：①25mg；②50mg；③100mg 依托泊苷注射液[基,保(甲)]：5ml∶0.1g
用法与用量	1. 静脉滴注：将本品需用量用氯化钠注射液稀释，浓度每毫升不超过 0.25mg，滴注时间不少于 30 分钟。①成人，一日 60~100mg/m^2，连续 3~5 天，每隔 3~4 周重复用药；②儿童，静脉滴注每日 100~150mg/m^2，连用 3~4 日 2. 口服：一日 70~100mg/m^2，连续 5 日，或 30mg/m^2 连续 10~14 日，3~4 周为 1 个疗程
注意事项	1. 本品不宜静脉推注，静滴时速度不得过快，至少半小时，否则容易引起低血压，喉痉挛等过敏反应 2. 不得作胸腔、腹腔和鞘内注射 3. 用药期间应定期检查周围血象和肝肾功能 4. 本品稀释后立即使用，若有沉淀产生严禁使用
禁忌	骨髓抑制，白细胞计数、血小板明显低下者，心肝肾功能严重障碍者，妊娠期妇女禁用；本品含苯甲醇，禁用于儿童肌内注射
不良反应	可见骨髓抑制、白细胞计数及血小板减少、食欲减退、恶心、呕吐、口腔炎、脱发、低血压及喉痉挛
特殊人群用药	肝功能、肾功能不全患者：肝功能、肾功能严重障碍者禁用 妊娠与哺乳期妇女：妊娠期妇女禁用；哺乳期妇女慎用
药典	USP、Eur. P.、Chin. P.
国家处方集	CNF
其他推荐依据	
■ 药品名称	替尼泊苷　Teniposide
适应证	用于恶性淋巴瘤、急性淋巴细胞白血病、神经母细胞瘤、胶质瘤、空管膜瘤、星形细胞瘤及转移瘤、膀胱癌及儿童的其他实体瘤
制剂与规格	替尼泊苷注射液[保(乙)]：5ml∶50mg
用法与用量	静脉滴注： 1. 单药治疗，每次 60mg/m^2，加生理盐水 500ml，静脉滴注 30min 以上，每日 1 次，连用 5 日，3 周重复 2. 联合用药，常用量为每日 60mg 加生理盐水 500ml 静滴，一般连用 3 日
注意事项	1. 肿瘤已侵犯骨髓者慎用 2. 定期监测白细胞和血小板计数 3. 保证输注本品进入静脉，因为输注于静脉血管外可产生组织坏死和/或血栓性静脉炎 4. 曾有低血压的报道，在输注开始 30~60 分钟应监测主要生命体征
禁忌	对本品过敏者，严重白细胞计数、血小板减少者，妊娠及哺乳期妇女禁用

续　表

不良反应	可见白细胞计数减少、血小板减少、贫血、恶心、呕吐、口腔炎、黏膜炎、畏食、腹泻、腹痛、肝功能异常、寒战、发热、心动过速、支气管痉挛、呼吸困难、荨麻疹、脱发、低血压、神经病变、感染、肾功能不全、高血压、头痛、神经混乱、肌无力等
特殊人群用药	肝功能、肾功能不全患者：肝肾功能异常者慎用 老年人：酌情降低剂量 妊娠与哺乳期妇女：禁用
药典	
国家处方集	CNF
其他推荐依据	

第五节　干扰有丝分裂的药物

■ 药品名称	长春新碱　Vincristine
适应证	用于急性白血病、急慢性淋巴细胞白血病、恶性淋巴瘤、生殖细胞肿瘤、小细胞肺癌、尤文肉瘤、肾母细胞瘤、神经母细胞瘤、乳腺癌、消化道癌、黑色素瘤及多发性骨髓瘤
制剂与规格	注射用硫酸长春新碱[保(甲)]：1mg
用法与用量	静脉注射或冲入：成人剂量 1~2mg（或 1.4mg/m^2）最大≤2mg，年龄>65 岁者，最大每次 1mg。儿童 75μg/kg 或 2.0mg/m^2，每周 1 次静脉注射或冲入。联合化疗是连用 2 周为一周期
注意事项	1. 仅用于静脉注射，漏于皮下可导致组织坏死、蜂窝织炎 2. 防止药液溅入眼内，一旦发生应立即用大量生理盐水冲洗，以后应用地塞米松眼膏保护 3. 冲入静脉时避免日光直接照射 4. 下列情况应慎用：有痛风病史、肝功能损害、感染、白细胞减少、神经肌肉疾病、有尿酸盐性肾结石病史，近期用过放射治疗或抗癌药治疗的患者
禁忌	尚不明确
不良反应	可见四肢麻木、腱反射迟钝或消失、外周神经炎、腹痛、便秘、麻痹性肠梗阻、运动神经和感觉神经及脑神经症状、骨髓抑制、消化道反应、生殖系统毒性、脱发、血压改变、血栓性静脉炎、局部刺激和局部组织坏死
特殊人群用药	肝功能、肾功能不全患者：肝功能异常时减量使用 儿童：2 岁以下儿童的周围神经的髓鞘形成尚不健全，应慎用 妊娠与哺乳期妇女：应用本品应终止哺乳
药典	USP、Eur. P.、Chin. P.、Jpn. P.
国家处方集	CNF
其他推荐依据	

续　表

■ 药品名称	长春碱　Vinblastine
适应证	用于恶性淋巴瘤、睾丸肿瘤、绒毛膜癌、肺癌、乳腺癌、卵巢癌、皮肤癌、肾母细胞瘤及单核细胞白血病
制剂与规格	硫酸长春碱注射液：10ml：10mg
用法与用量	静脉注射或滴注，严禁鞘内注射： 1. 成人，一次 10mg（或 $6mg/m^2$）每周 1 次，剂量逐渐递增 2. 儿童，一次 $10mg/m^2$，每周 1 次，剂量逐渐递增
注意事项	1. 严重白细胞计数及血小板下降者应停药 2. 可增加神经毒性，肝肾功能不全的患者慎用 3. 避免漏出血管外和溅入眼内 4. 药物溶解后应在 6 小时内使用 5. 本品有致畸作用
禁忌	白细胞计数减少者、细菌性感染者、妊娠期妇女禁用
不良反应	常见骨髓抑制、白细胞计数减少、恶心、呕吐、便秘、口疮、腹泻、倦怠、腹痛、直肠出血、喉炎、出血性直肠结肠炎、消化性溃疡或出血、四肢麻木、感觉异常、外周神经炎、深部肌腱反射消失、头痛、惊厥、全身不适、软弱、头晕、精神抑郁、肿瘤部位疼痛、皮肤起疱、脱发、血栓性静脉炎、局部组织坏死、抑制睾丸或卵巢功能
特殊人群用药	妊娠与哺乳期妇女：妊娠期妇女禁用；哺乳期用药应停止哺乳
药典	USP、Eur. P.、Chin. P.
国家处方集	CNF
其他推荐依据	
■ 药品名称	长春地辛　Vindensine
适应证	用于非小细胞肺癌、小细胞肺癌、恶性淋巴瘤、乳腺癌、食管癌及恶性黑色素瘤
制剂与规格	注射用硫酸长春地辛[保(乙)]：①1mg；②4mg
用法与用量	静脉滴注：单一用药每次 $3mg/m^2$，每周 1 次，通常连续用药 3 次为一周期。联合用药时酌情减量，连续用药 4~6 次完成疗程。生理盐水溶解后缓慢静脉注射，亦可溶于 5%葡萄糖缓慢静脉滴注（6~12 小时）
注意事项	1. 白细胞降到 $3×10^9/L$ 及血小板降到 $50×10^9/L$ 应停药 2. 长春碱或鬼臼素类药物可能增加神经毒性。肝肾功能不全的患者应慎用 3. 静脉滴注时应小心，防止外漏，一旦出现应立刻冷敷，并用 0.5%普鲁卡因封闭 4. 药物溶解后应在 6 小时内使用
禁忌	骨髓功能低下者、严重感染者、妊娠期妇女禁用
不良反应	常见白细胞计数降低、中性粒细胞减少、血小板减少、食欲减退、恶心、呕吐、末梢神经炎、腹胀、便秘、静脉炎
特殊人群用药	肝功能、肾功能不全患者：慎用 妊娠与哺乳期妇女：妊娠期妇女禁用

续 表

药典	USP、Eur. P.、Chin. P.、Jpn. P.
国家处方集	CNF
其他推荐依据	
■ 药品名称	长春瑞滨　Vinorelbine
适应证	用于非小细胞肺癌，转移性乳腺癌
制剂与规格	重酒石酸长春瑞滨注射液[保(乙)]：①1ml：10mg；②5ml：150mg
用法与用量	只能静脉给药。单药：常用量为每周 25~30mg/m^2。联合化疗：依照所用方案选用剂量给药时间。药物必须溶于生理盐水并于短时间内（15~20 分钟）静脉输入，然后输入等量生理盐水冲洗静脉
注意事项	1. 血液学毒性，治疗必须在严密的血液学监测下进行 2. 药物渗入周围组织可引起严重局部刺激，一旦药物外渗应立即停止注药，余药从另一静脉输入
禁忌	妊娠及哺乳期妇女、严重肝功能不全者禁用
不良反应	常见粒细胞减少、贫血、深腱反射消失、感觉异常、下肢无力、麻痹性肠梗阻、便秘、恶心、呕吐、呼吸困难、支气管痉挛、心肌缺血、脱发、下颌痛、局部皮肤红肿甚至坏死
特殊人群用药	肝功能、肾功能不全患者：肝功能不全时应减少用药剂量 妊娠与哺乳期妇女：禁用
药典	USP、Eur. P.、Chin. P.
国家处方集	CNF
其他推荐依据	

第六节　其他细胞毒药物

■ 药品名称	门冬酰胺酶　Asparaginase
适应证	用于治疗急性淋巴细胞性白血病、急性粒细胞性白血病、急性单核细胞性白血病、慢性淋巴细胞性白血病、霍奇金病及非霍奇金病淋巴瘤、黑色素瘤
制剂与规格	注射用门冬酰胺酶[基,保(甲)]：①5000U；②10 000U
用法与用量	根据不同病种，不同的治疗方案，本品的用量有较大差异。剂量可根据体表面积计，日剂量 500U/m^2 或 1000U/m^2，最高可达 2000U/m^2；以 10~20 日为一疗程
注意事项	1. 下列情况慎用：①糖尿病；②痛风或肾尿酸盐结石史；③感染等；④以往曾用细胞毒或放射治疗的患者 2. 在治疗开始前及治疗期间随访下列检测：外周血象、血浆凝血因子、血糖、血清淀粉酶、血尿酸、肝功能、肾功能、骨髓涂片分类、血清钙、中枢神经系统功能等 3. 首次采用本品或已用过本品但已停药 1 周或 1 周以上的患者，在注射本品前需做皮试

续　表

禁忌	对本品有过敏史或皮试阳性者，有胰腺炎病史或现患胰腺炎者，患者水痘、广泛带状疱疹等严重感染者，妊娠期妇女
不良反应	可见过敏反应、休克、荨麻疹、血管肿胀、皮疹、瘙痒、面部水肿、关节肿痛、寒战、呕吐、ALT 及 AST 升高、胆红素升高、肝衰竭、腹痛、恶心、呕吐、腹泻，严重者可发生急性胰腺炎。偶见呼吸困难、意识不清、痉挛、血压下降、血糖过高、高氨血症、高尿酸血症、高热、昏迷、意识障碍、定向障碍、广泛脑器质性障碍、凝血功能异常、脑出血或脑梗死、肺出血、血浆纤维蛋白原减少、凝血酶原减少、纤维蛋白溶酶原减少、血清白蛋白浓度降低
特殊人群用药	肝功能、肾功能不全患者：肝功能不全者慎用 儿童：儿童及育龄患者慎用 妊娠与哺乳期妇女：妊娠期妇女禁用；哺乳期妇女应停止哺乳
药典	Chin. P.
国家处方集	CNF
其他推荐依据	
■ 药品名称	达卡巴嗪　Dacarbazine
适应证	用于恶性黑色素瘤、软组织肉瘤和恶性淋巴瘤
制剂与规格	注射用达卡巴嗪[保(乙)]：①0. 1g；②0. 2g
用法与用量	1. 静脉注射：2. 5~6. 0mg/kg 或 200~400mg/m^2，一日 1 次，连用 5~10 天为一疗程，一般间歇 3~6 周重复给药 2. 静脉注射：一次 200mg/m^2，一日 1 次，连续 5 日，每 3~4 周重复给药 3. 动脉灌注：恶性黑色素瘤，如位于四肢，可用同样剂量动脉注射
注意事项	1. 本品对光和热极不稳定，需临时配置，溶解后立即注射，并尽量避光 2. 使用本品时可引起血清尿素氮、碱性磷酸酶、丙氨酸氨基转移酶及门冬氨酸氨基转移酶、乳酸脱氢酶暂时性升高
禁忌	水痘或带状疱疹患者、严重过敏史者、妊娠期妇女禁用
不良反应	可见白细胞计数和血小板减少、贫血、食欲减退、恶心、呕吐、腹泻、黏膜炎、全身不适、发热、肌肉痛、面部麻木、脱发、注射部位刺激反应，偶见肝肾功能损害，罕见肝静脉血栓形成所致的肝坏死
特殊人群用药	肝功能、肾功能不全患者：肝肾功能损害者慎用 妊娠与哺乳期妇女：妊娠期妇女禁用；用药期间应停止哺乳
药典	USP、BP
国家处方集	CNF
其他推荐依据	
■ 药品名称	丙卡巴肼　Procarbazine
适应证	用于治疗恶性淋巴瘤、恶性组织细胞增多症、多发性骨髓瘤和脑肿瘤
制剂与规格	盐酸丙卡巴肼肠溶片：①25mg；②50mg

续 表

用法与用量	口服：成人通常为50mg，每天3次，临睡前顿服，以减轻胃肠道反应，连续2周，4周重复
注意事项	1. 用药期间应监测血象及肝功能 2. 服药时应避免进食含酪胺的食物如奶酪、香蕉等。避免饮酒，慎用拟交感药和三环类抗抑郁剂 3. 慎用巴比妥类药、麻醉药、抗组胺药，以免中枢神经系统过度抑制
禁忌	对本品过敏者、妊娠尤其妊娠初期3个月内妇女禁用
不良反应	1. 骨髓抑制为剂量限制性毒性，可致白细胞及血小板减少，出现较迟，一般发生于用药后4~6周，2~3周后可恢复 2. 常见恶心、呕吐、食欲缺乏，偶见口腔炎、口干、腹泻、便秘、眩晕、嗜睡、精神错乱、脑电图异常、肝损害、皮炎、皮肤色素沉着、脱发、外周神经炎等
特殊人群用药	肝功能、肾功能不全患者：应减量 儿童：对儿童及青少年长期大剂量用药可有潜在的致癌、致畸性，故临床上可使用其他药物如依托泊苷替代 老年人：可酌情减量 妊娠与哺乳期妇女：妊娠尤其妊娠初期3个月内妇女禁用；哺乳期妇女用药不确定
药典	USP、Jpn. P.、Chin. P.
国家处方集	CNF
其他推荐依据	
■ 药品名称	甲异靛 Meisoindigo
适应证	用于慢性粒细胞白血病、真性红细胞增多症、骨髓纤维化、银屑病
制剂与规格	甲异靛片：25mg
用法与用量	口服：成人每次50mg，每日2~3次。餐后服用，一日治疗量不宜超过150mg
注意事项	1. 本品应在医师指导下服用，并定期监测白细胞及血小板数量；出现不良反应后，应酌情减量或停药，并给予对症处理 2. 获得最佳疗效的时间较长，必须保证足够的剂量和时间
禁忌	对本品过敏者禁用
不良反应	常见恶心、食欲缺乏、关节疼痛；极个别患者出现骨髓抑制
特殊人群用药	
药典	
国家处方集	CNF
其他推荐依据	
■ 药品名称	高三尖杉酯碱 Homoharringtonine
适应证	用于各型急性非淋巴细胞白血病、骨髓增生异常综合征、慢性粒细胞性白血病及真性红细胞增多症
制剂与规格	高三尖杉酯碱注射液[基,保(甲)]：1ml：1mg

续　表

用法与用量	静脉滴注： 1. 成人，每日 1~4mg，加 5%葡萄糖注射液 250~500ml，缓慢滴入 3 小时以上，以 4~6 日为一疗程，间歇 1~2 周再重复用药 2. 儿童，每日按体重 0.05~0.1mg/kg，以 4~6 日为一疗程
注意事项	1. 白血病时有大量白血病细胞破坏，采用本品时破坏会更增多，血液及尿中尿酸浓度可能增高 2. 心血管疾病：原有心律失常及各类器质性心血管疾病患者应慎用或不用本品 3. 下列情况也应慎用：骨髓功能显著抑制或血象呈严重粒细胞减少或血小板减少，肝功能或肾功能损害，有痛风或尿酸盐肾结石病史患者
禁忌	妊娠及哺乳期妇女，严重或频发的心律失常者，器质性心血管疾病者禁用
不良反应	可见骨髓抑制、畏食、恶心、呕吐、肝功能损害、脱发、皮疹、过敏性休克、心脏毒性、窦性心动过速、房性或室性期前收缩，心电图出现 ST 段变化及 T 波平坦、奔马律、房室传导阻滞及束支传导阻滞、心房颤动及低血压
特殊人群用药	肝功能、肾功能不全患者：慎用 老年人：慎用 妊娠与哺乳期妇女：禁用
药典	Chin. P.
国家处方集	CNF
其他推荐依据	
■ 药品名称	斑蝥酸钠注射液　Disodium Cantharidinate Injection
适应证	抗肿瘤药。用于原发性肝癌等肿瘤和白细胞低下症，亦可用于肝炎、肝硬化及乙型肝炎病毒携带者
制剂与规格	注射剂：5ml：0.25mg
用法与用量	静脉滴注。一日 1 次，每次 2~10ml，以 0.9%氯化钠或 5%~10%葡萄糖注射液适量稀释后滴注
注意事项	1. 肾功能不全者慎用 2. 泌尿系统出现刺激反应，可降低用量或暂时停用药
禁忌	尚不明确
不良反应	部分患者泌尿系统可能出现刺激反应，局部静注时偶见红肿、疼痛、压痛
特殊人群用药	肝功能、肾功能不全患者：尚不明确 儿童：尚不明确 老年人：尚不明确 妊娠与哺乳期妇女：禁用
药典	
国家处方集	
其他推荐依据	梁传新. 斑蝥酸钠注射液联合肝动脉介入治疗原发性肝癌的疗效观察［J］. 中国临床研究，2015，28（6）：742-744.

第二章

激素类药物

第一节 抗雌激素类

■ 药品名称	他莫昔芬 Tamoxifen
适应证	用于女性复发转移乳腺癌，乳腺癌手术后转移的辅助治疗，预防复发
制剂与规格	枸橼酸他莫昔芬片（以他莫昔芬计）[保(甲)]：①10mg[基]；②20mg
用法与用量	口服：每次 10mg，每日 2 次，也可每次 20mg，每日 2 次
注意事项	1. 生殖系统反应：子宫内膜增厚，治疗前后应进行妇科检查 2. 如有骨转移，在治疗初期需定期查血钙 3. 运动员慎用
禁忌	妊娠及哺乳期妇女，有眼底疾病者禁用
不良反应	常见食欲减退、恶心、呕吐、腹泻、月经失调、闭经、阴道出血、外阴瘙痒、子宫内膜增生、子宫内膜息肉和子宫内膜癌、面部潮红、皮疹及脱发；偶见白细胞计数和血小板减少、肝功异常；罕见精神错乱、肺栓塞（表现为气短）、血栓形成、乏力、嗜睡
特殊人群用药	肝功能、肾功能不全患者：有肝功能异常者应慎用 妊娠与哺乳期妇女：禁用
药典	USP、Eur. P.、Chin. P.
国家处方集	CNF
其他推荐依据	
■ 药品名称	托瑞米芬 Toremifene
适应证	用于绝经后妇女雌激素受体阳性或不详的转移性乳腺癌
制剂与规格	枸橼酸托瑞米芬片[保(乙)]：60mg
用法与用量	口服：60mg，每日 1 次
注意事项	1. 治疗前进行妇科检查，检查是否已患有子宫内膜异常。之后最少每年进行 1 次妇科检查 2. 既往有血栓性疾病史的患者一般不接受托瑞米芬治疗，对非代偿性心功能不全及严重心绞痛患者要密切观察 3. 骨转移患者在治疗刚开始时可能出现高钙血症，故对这类患者要严密监测

续　表

禁忌	有子宫内膜增生症或严重肝衰竭者禁止长期服用。对本品及辅料过敏者禁用。有血栓性疾病史患者禁用。妊娠及哺乳期妇女禁用
不良反应	可见面部潮红、多汗、子宫出血、阴道出血、子宫肥大、子宫息肉、子宫内膜增生、子宫内膜癌、白带增多、恶心、呕吐、便秘、ALT 及 AST 升高、黄疸、皮疹、瘙痒、头晕、头痛、失眠、眩晕、疲乏、抑郁、水肿、体重增加、呼吸困难、一过性角膜不透明、血栓、高钙血症
特殊人群用药	妊娠及哺乳期妇女：禁用
药典	
国家处方集	CNF
其他推荐依据	
■ 药品名称	来曲唑　Letrozol
适应证	用于绝经后妇女的晚期乳腺癌、绝经后妇女雌激素受体阳性的早期乳腺癌的辅助治疗
制剂与规格	来曲唑片[基,保(乙)]：2. 5mg
用法与用量	口服：每次 2. 5mg，每日 1 次。治疗持续到肿瘤出现进展为止
注意事项	1. 没有在肌酐清除率＜10ml/min 的女性中使用过来曲唑 2. 运动员慎用
禁忌	对本品及其辅料过敏者，儿童，妊娠、哺乳期及绝经前妇女，严重肝功能不全者禁用
不良反应	常见恶心、呕吐、消化不良，便秘、腹泻、食欲减退、食欲增加、体重增加、头痛、头晕、高血压、发热、面部潮红、脱发、多汗、红斑、斑丘疹、银屑病、皮肤疱疹、肌痛、骨痛、关节痛、关节炎、疲乏、虚弱、全身不适、水肿；少见尿道感染、白细胞计数减少、高胆固醇、体重降低、抑郁、焦虑、紧张、易怒、精神不振、嗜睡、失眠、记忆力损伤、感觉障碍、感觉异常、味觉障碍、白内障、眼部刺激、视物模糊、心悸、心动过速、血栓性静脉炎、肺栓塞、动脉血栓、脑血管梗死、低血压、呼吸困难、腹痛、口腔炎、口干、黏膜干燥、ALT 及 AST 升高、瘙痒症、皮肤干燥、风疹、尿频、阴道出血、阴道异常分泌、阴道干燥、乳腺疼痛、发热、口渴，长期应用可致骨质疏松和骨折
特殊人群用药	肝功能、肾功能不全患者：严重肝功能不全的患者应严密观察 儿童：禁用 妊娠与哺乳期妇女：禁用
药典	USP
国家处方集	CNF
其他推荐依据	
■ 药品名称	依西美坦　Exemestane
适应证	适用于他莫昔芬治疗后病情进展的绝经后晚期乳腺癌患者。绝经后妇女雌激素受体阳性的早期乳腺癌的辅助治疗
制剂与规格	依昔美坦片：25mg

续 表

用法与用量	口服：25mg，一日1次，饭后服，治疗持续到肿瘤出现进展为止
注意事项	1. 本品不适用于内分泌状态为绝经前的女性。因此，如临床允许，应进行LH、FSH和雌二醇水平的检测以确定是否处于绝经后状态 2. 超量服用可使非致命性不良反应增加
禁忌	对本品或其辅料过敏者，绝经前、妊娠及哺乳期妇女，儿童禁用
不良反应	可见面部潮红、恶心、呕吐、畏食、口干、疲乏、发热、出汗、头晕、头痛、失眠、疼痛、皮疹、腹痛、抑郁、脱发、全身或下肢水肿、便秘、消化不良、食欲和体重增加、高血压、焦虑、嗜睡、精神不振、衰弱、血小板减少、淋巴细胞减少、ALT及AST和碱性磷酸酶升高
特殊人群用药	肝功能、肾功能不全患者：中重度肝肾功能不全者慎用 儿童：禁用 妊娠与哺乳期妇女：禁用
药典	
国家处方集	CNF
其他推荐依据	
■ 药品名称	氨鲁米特 Aminoglutethimide
适应证	用于绝经后或卵巢切除后的晚期乳腺癌、雌激素受体阳性或孕激素受体阳性的患者
制剂与规格	氨鲁米特片：①0.125g；②0.25g
用法与用量	口服：每次250mg，逐日增至4次，维持剂量相同，使用本品期间应同时口服氢化可的松40mg（早晨及下午5时各10mg，临睡前20mg），以防止因肾上腺皮质产生氢化可的松减少而引起的脑垂体对肾上腺皮质激素反馈性增加。用于皮质醇增多症时，应根据病情增减剂量
注意事项	本品为芳香化酶抑制剂，用于绝经后的晚期乳腺癌，不适用于绝经前患者。不宜与他莫昔芬合用
禁忌	合并感染，带状疱疹，肝肾功能损害，未控制的糖尿病，甲状腺功能严重减退，对本品严重过敏者，儿童禁用
不良反应	可见发热、皮疹、嗜睡、眩晕、共济失调、眼球震颤、恶心、呕吐、腹泻、骨髓抑制、甲状腺功能减退、直立性低血压、皮肤发黑及女性性征男性化
特殊人群用药	肝功能、肾功能不全患者：禁用 儿童：禁用 老年人：老年人肾功能减退，可使药物在体内蓄积引起神经系统毒性，应慎用 妊娠与哺乳期妇女：禁用
药典	USP、Eur. P.、Chin. P.
国家处方集	CNF
其他推荐依据	

第二节　抗雄激素类

■ 药品名称	氟他胺　Flutamide
适应证	用于未经治疗，或对激素疗法无效或失效的晚期前列腺癌症患者，可单独使用（睾丸切除或不切除）或与促黄体生成激素释放激素（LHRH）激动剂合用作为治疗局限性 B2~C2（T2b~T4）型前列腺癌症的一部分，本品也可缩小肿瘤体积和加强对肿瘤的控制以及延长无病生存期
制剂与规格	氟他胺片[保(乙)]：250mg
用法与用量	口服：单一用药或与 LHRH 激动剂联合用药的推荐剂量为每日 3 次，间隔 8 小时，每次 250mg。与 LHRH 激动剂联合用药时，两者可同时开始使用，或者在开始使用 LHRH 激动剂前 24 小时使用本品。治疗局限性前列腺癌症的推荐剂量为每日 3 次，间隔 8 小时，每次 250mg。本品必须在放疗前 8 周开始使用，且在放疗期间持续使用
注意事项	1. 本品有可能造成肝功能损害，转氨酶高于正常值 2~3 倍的患者不能服用本品。所有的患者必须定期做肝功能检查 2. 本品与 LHRH 激动剂联合用药治疗时，应了解每个药可能出现的不良反应，没有医师的指导，患者不可以随意停药或改变剂量方案 3. 本品可引起体液潴留，故心脏病患者慎用
禁忌	对本品成分过敏者、妊娠及哺乳期妇女禁用
不良反应	单药应用可见男子乳房发育和/或乳房触痛，有时伴溢乳；对心血管的潜在性影响比己烯雌酚小；另可见恶心、呕吐、食欲增强、失眠和疲乏、暂时性肝功能异常和肝炎、性欲减退、胃不适、畏食、溃疡痛、胃灼热、便秘、水肿、淤斑、带状疱疹、瘙痒、狼疮样综合征、头痛、头晕、乏力、不适、视物模糊、口渴、胸痛、忧虑、压抑、淋巴水肿、精子数量减少。本品与 LHRH 激动药合用出现热潮红、性欲减低、阳痿、腹泻、恶心、呕吐；联合用药较单一使用氟他胺时男子乳房女性化减少；贫血、白细胞计数减少、非特异性胃肠功能紊乱、注射部位刺痒和皮疹、水肿、神经肌肉症状、黄疸、泌尿系症状、高血压、中枢神经系统不良反应（嗜睡、抑郁、昏迷、忧虑、神经质）、血小板减少、肺间质病、肝炎和光敏感性。其他，如溶血性贫血、巨细胞性贫血、高铁血红蛋白症、光过敏反应（红斑、溃疡、大疱疹和表皮坏死）、琥珀色或黄绿色尿、黄疸、肝性脑病、肝坏死、高血糖、糖尿病恶化、恶性男性乳房瘤、肝功能紊乱、血尿素氮升高、血肌酐升高、血清睾酮反馈性升高、心悸
特殊人群用药	禁用
药典	USP、Eur. P.
国家处方集	CNF
其他推荐依据	

第三章

生物反应调节药

■ 药品名称	白细胞介素-2 Interleukin-2
适应证	1. 用于肾细胞癌、黑色素瘤、乳腺癌、膀胱癌、肝癌、直肠癌、淋巴癌、肺癌等恶性肿瘤的治疗，用于癌性胸腹腔积液的控制，也可以用于淋巴因子激活的杀伤细胞的培养 2. 用于手术、放疗及化疗后的肿瘤患者的治疗，可增强机体免疫功能
制剂与规格	注射用重组人白细胞介素-2：①10 万 IU；②20 万 IU；③50 万 IU；④100 万 IU；⑤150 万 IU；⑥200 万 IU
用法与用量	1. 皮下注射：每次 60 万～100 万 IU/m^2，用 2ml 溶解液溶解，皮下注射每周 3 次，6 周为一疗程 2. 静脉滴注：每次 40 万～80 万 IU/m^2，溶于 500ml 生理盐水，滴注不少于 4 小时，每周 3 次，4～6 周为一疗程 3. 胸腔注入：用于癌性胸腔积液，每次 100 万～200 万 IU/m^2，尽量抽去腔内积液，每周 1～2 次，2～4 周（或积液消失）为一疗程 4. 肿瘤病灶局部给药：根据瘤体大小决定给药剂量，隔日 1 次，每次每个病灶注射不少于 10 万 IU，4～6 周为一疗程
注意事项	1. 下列情况慎用：妊娠及哺乳妇女、儿童、有严重心脑肾并发症的老年人 2. 本品加生理盐水溶解后为透明液体，如遇有浑浊、沉淀等现象，不宜使用。药瓶开启后，应一次使用完，不得多次使用 3. 使用本品低剂量、长疗程可降低毒性，并且可维持抗肿瘤活性 4. 药物过量可引起毛细血管渗漏综合征，表现为低血压、末梢水肿、暂时性肾功能不全等，应立即停用，对症处理
禁忌	禁用于：对本品成分有过敏史的患者；高热、严重心脏病、低血压者，严重心肾功能不全者，肺功能异常或进行过器官移植者；重组人白介素-2 既往用药史中出现过与之相关的毒性反应，包括持续性室性心动过速，未控制的心律失常，胸痛并伴有心电图改变、心绞痛或心肌梗死，肾衰竭需透析> 72 小时，昏迷或中毒性精神病> 48 小时，顽固性或难治性癫痫，肠局部缺血或穿孔，消化道出血需外科手术
不良反应	常见发热、寒战，与用药剂量有关，一般是一过性发热（38℃左右），亦可有寒战高热，停药后 3～4 小时体温多可自行恢复到正常；恶心、呕吐、类感冒症状；皮下注射者局部可出现红肿、硬结、疼痛，所有不良反应停药后均可自行恢复；使用较大剂量时，本品可引起毛细血管渗漏综合征，表现为低血压，末梢水肿、暂时性肾功能不全等；使用本品应严格掌握安全剂量，并对症治疗；为减轻寒战和发热，可于白细胞介素-2 应用前 1 小时肌内注射异丙嗪 25mg 或口服对乙酰氨基酚 0.5g，吲哚美辛 25mg，最多一日可服用 3 次；皮疹和瘙痒可用抗组胺药治疗；呕吐可用止吐药对症治疗。严重低血压可用多巴胺等升压药
特殊人群用药	儿童：慎用 老年人：慎用 妊娠与哺乳期妇女：慎用

续　表

药典	
国家处方集	CNF
其他推荐依据	
■ 药品名称	干扰素 α1b　Interferon α1b
适应证	本品具有抗病毒与抗肿瘤作用，可用于移动恶性肿瘤，如慢性粒细胞白血病、毛细胞白血病、黑色素瘤、淋巴瘤以及乳腺癌、膀胱癌等的辅助治疗也有良好疗效
制剂与规格	干扰素 α1b 注射液[保(乙)]：①6μg：0.5ml；②10μg：0.5ml；③20μg：0.5ml；④10μg：1ml；⑤30μg：1ml[基]；⑥40μg：1ml；⑦50μg：1ml
用法与用量	本品可肌内注射、皮下注射和病灶注射： 1. 慢性粒细胞性白血病：本品 10~30μg/次，每日 1 次，皮下或肌内注射，第 2 周后改为 30~50μg/次，每日 1 次，皮下或肌内注射，连续用药 6 个月。可根据病情适当调整，缓解后可改为隔日注射 2. 毛细胞白血病：本品 30~50μg/次，每日 1 次，皮下或肌内注射，连续用药 6 个月以上。缓解后可改为隔日注射 3. 肿瘤：视病情可延长疗程。开始时可皮下或肌内注射 30~50μg，每日或隔日注射
注意事项	1. 过敏体质，特别是对抗菌药过敏者，应慎用本品。在使用过程中如发生过敏反应应立即停药，并给予相应治疗 2. 本品溶解后应一次用完，不得分次使用
禁忌	禁用于：已知对干扰素制品过敏者；有心绞痛、心肌梗死病史以及其他严重心血管病史者；有其他严重疾病不能耐受本品的不良反应者；癫痫和其他中枢神经系统功能紊乱者；有间质性肺炎病史患者
不良反应	可见发热、疲乏、头痛、肌痛、关节痛、食欲减退、恶心、粒细胞计数减少、血小板减少等。如出现上述患者不能耐受的严重不良反应时，应减少剂量或停药，并给予必要的对症治疗。另可能有间质性肺炎发生
特殊人群用药	儿童：本品治疗儿童病毒性肝炎是可行的。推荐采用渐进式治疗，从小剂量逐步过渡到正常治疗剂量，近期不良反应可明显减少、减轻。应在儿科医师严密观察下使用 老年人：本品可在老年患者中应用，但患有禁忌证的例外。对年老体衰不能耐受可能发生的不良反应者应十分谨慎，应在医师严密观察下应用。使用较大剂量时尤应谨慎，必要时可先用小剂量，逐渐加大剂量，可以减少不良反应 妊娠与哺乳期妇女：慎用，在病情十分需要时，由医师指导使用
药典	Chin. P.
国家处方集	CNF
其他推荐依据	
■ 药品名称	干扰素 γ　Interferonγ
适应证	本品具有抗病毒与抗肿瘤作用，可用于移动恶性肿瘤，如慢性粒细胞白血病、毛细胞白血病、黑色素瘤、淋巴瘤以及乳腺癌、膀胱癌等的辅助治疗也有良好疗效
制剂与规格	注射用重组人干扰素 γ：①100 万 IU；②200 万 IU

续 表

用法与用量	本品可肌内、皮下注射和病灶注射，与其他抗肿瘤药并用疗效更好 1. 开始时每天肌内注射 50 万 IU，连续 3~4 天后，如无明显不良反应，将剂量增到每天 100 万 IU，第 2 个月开始改为隔天 150 万~200 万 IU 肌内注射，总疗程 3 个月 2. 前 3 个月，每日注射 100 万 IU，后 6 个月，隔日注射 100 万 IU，总疗程 9 个月
注意事项	1. 凡有明显过敏体质，特别是对抗菌药有过敏史者，本品应慎用，必须使用时应先用本品做皮肤试验（5000IU 皮下注射），阴性者方可使用 2. 制品溶解后应一次用完，不得分次使用
禁忌	禁用于：对干扰素、大肠埃希菌来源的制品过敏者；有心绞痛、心肌梗死史及其他严重心血管病史者；有其他严重疾病而不能耐受本品可能出现的不良反应者；癫痫和其他中枢神经系统功能紊乱者；有间质性肺炎病史患者
不良反应	发热常在开始用药阶段发生，在注射后 3~4 小时后出现，多数为低热（38℃以下），仅少数在 38℃以上，持续数小时自行消退；一般用药 2~4 日后即不再有发热反应；疲劳、不适、头痛、肌痛、关节痛、食欲减退、恶心；粒细胞计数减少、血小板减少，一般为一过性和可逆性，能自行恢复。如出现上述患者不能忍受的严重不良反应时应减少剂量或停药，并给予对症治疗。可能有间质性肺炎发生
特殊人群用药	儿童：应在儿科医师严密观察下谨慎使用（特别是幼龄儿童） 老年人：应慎重考虑是否能耐受本品可能发生的不良反应，应在医师严密观察下谨慎使用。必要时可先用小剂量，然后逐渐加大剂量，可减少不良反应 妊娠与哺乳期妇女：应慎重考虑是否能耐受本品可能发生的不良反应，应在医师严密观察下谨慎使用。必要时可先用小剂量，然后逐渐加大剂量，可减少不良反应
药典	Eur. P.
国家处方集	CNF
其他推荐依据	
■ 药品名称	草分枝杆菌 F. U. 36　Mycobacterium Phlei F. U. 36
适应证	本品为免疫增强剂，用于肿瘤的辅助治疗
制剂与规格	草分枝杆菌 F. U. 36 注射液[保(乙)]：1ml：1.72μg（以草分枝杆菌 F. U. 36 干重计）
用法与用量	深部肌内注射：1 次/周，一次 1.72μg，疗程 6~9 个月
注意事项	1. 使用前需振摇，不应有摇不散的凝块及异物，安瓿有裂纹或有异物者不可用 2. 注意注射部位，可选择臀部上外侧用 50mm 或 60mm 注射针进行深部肌内注射。每次注射前需认真观察注射部位症状，如出现红肿、硬结应暂停注射 3. 注射本品时，患者应平卧
禁忌	高热患者或患者虚弱时禁用
不良反应	本品耐受性好，偶见注射部位发红，但可较快消失，此种反应可能是药效反应。注射后 2~3 日偶见出现疲倦、痰多，在局部或在病灶的皮肤部位有轻微疼痛并伴轻微烧灼感，特别是注射方法不当会加重此不良反应
特殊人群用药	尚不明确
药典	

续　表

国家处方集	CNF
其他推荐依据	
■ 药品名称	注射用核糖核酸Ⅱ　Ribonucleic Acid for Injection Ⅱ
适应证	免疫调节药。适用于胰腺癌、肝癌、胃癌、肺癌、乳腺癌、软组织肉瘤及其他癌症的辅助治疗，对乙型肝炎的辅助治疗有较好的效果。本品亦可用于其他免疫功能低下引起的各种疾病
制剂与规格	注射剂：①50mg；②100mg
用法与用量	静脉注射或肌内注射：以5%葡萄糖注射液或0.9%氯化钠注射液溶解后静脉注射，100~300mg（2~6支），一日1次；以2ml无菌生理盐水或无菌注射用水溶解后肌内注射，50~100mg（1~2支），一日1次
注意事项	1. 给药后如出现荨麻疹、体温升高者应停止使用 2. 注射部位红肿直径在10cm以上者应停止使用 3. 过敏体质患者慎用 4. 据文献报道，本品与甲磺酸培氟沙星葡萄糖注射液、硫酸依替米星注射液、葡萄糖酸依诺沙星注射液序贯使用时，可出现浑浊现象，在临床用药中应避免与上述药物直接接触，两种药物使用应间隔一段时间 5. 静脉滴注时，建议滴速小于40滴/分。首次用药，宜选用小剂量，慢速滴注 6. 本品应在有抢救条件的医疗机构使用，应对患者用药全过程监护（特别是前30分钟），防止突发事件，对有严重过敏史/首次用药的患者用药应慎重。
禁忌	对本品过敏者禁用
不良反应	上市后监测收集到以下不良事件： 1. 过敏反应：皮疹、瘙痒、潮红、发绀、血压下降、喉头水肿、过敏性休克等 2. 全身性反应：头晕、畏寒、寒战、发热、乏力、面色苍白、多汗、抽搐、意识模糊等 3. 呼吸系统：咳嗽、呼吸急促、咽喉痛等 4. 心脑血管系统：心悸、胸闷、心律失常、血压升高等 5. 皮肤及其附件：局部红肿、红斑疹、斑丘疹、荨麻疹等 6. 消化系统：恶心、呕吐、口干、腹泻、胃部不适等 7. 用药部位：注射部位疼痛、红肿、麻木、静脉炎等
特殊人群用药	肝功能、肾功能不全患者：尚不明确 儿童：本品未进行该项实验且无可靠参考文献 老年人：本品未进行该项实验且无可靠参考文献 妊娠与哺乳期妇女：本品未进行该项实验且无可靠参考文献
药典	
国家处方集	
其他推荐依据	胡刚琴，张浩中. 注射用核糖核酸Ⅱ联合艾迪注射液治疗晚期肺癌的近期疗效分析［J］. 医药卫生：全文版，2016（10）：293，295.

续 表

■ 药品名称	乌苯美司胶囊 Ubenimex Capsules
适应证	本品可增强免疫功能，用于抗癌化疗、放疗的辅助治疗，老年性免疫功能缺陷等。可配合化疗、放疗及联合应用于白血病、多发性骨髓瘤、骨髓增生异常综合征及造血干细胞移植后，以及其他实体瘤患者
制剂与规格	胶囊：30mg
用法与用量	成人，一日 30mg，早晨空腹口服；儿童酌减，或遵医嘱。如症状缓解，可每周服用 2~3 次
注意事项	未进行该项实验且无可靠参考文献
禁忌	未进行该项试验且无可靠参考文献
不良反应	偶有皮疹、瘙痒、头痛、面部水肿和一些消化道反应，如恶心、呕吐、腹泻、软便。个别服用者可出现氨基转移酶［AST（GOT）、ALT（GPT）］升高，均属轻度，一般在口服过程中或停药后消失
特殊人群用药	肝功能、肾功能不全患者：尚不明确 儿童：儿童用药的安全性尚未确定，应慎重用药 老年人：一般高龄患者的生理功能有所下降，应慎重用药 妊娠与哺乳期妇女：动物试验表明本品可能导致胎儿发育不全，孕妇或有妊娠可能的妇女应该权衡利弊，慎重用药。动物试验表明本品可经乳汁分泌，哺乳期妇女应避免使用本品
药典	Chin. P.
国家处方集	CNF
其他推荐依据	徐建伟. 黄新恩. 霍介格. 乌苯美司胶囊对晚期胃癌化疗患者影响的临床研究［J］. 癌症进展，2010，8（6）：626-629.

第四章

靶向治疗

第一节　单克隆抗体药

■ 药品名称	利妥昔单抗　Rituximab
适应证	用于复发或耐药的滤泡性中央型淋巴瘤（国际工作分类 B、C 和 D 亚型的 B 细胞非霍奇金淋巴瘤）的治疗。未经治疗的 CD20 阳性的Ⅲ～Ⅳ期滤泡型非霍奇金淋巴瘤，患者应与标准 CVP 治疗（环磷酰胺、长春新碱和泼尼松）8 个周期联合治疗。CD20 阳性弥漫大 B 细胞性非霍奇金淋巴瘤（DLBCL）应与标准 CHOP 化疗（环磷酰胺、多柔比星、长春新碱、泼尼松）8 个周期联合治疗
制剂与规格	利妥昔单抗注射液[基,保(乙)]：①10ml：100mg；②50ml：500mg
用法与用量	静脉滴注：推荐剂量为 375mg/m^2，静脉滴入，每周 1 次，共给药 4 次。每次滴注利妥昔单抗前应预先使用镇痛剂（如对乙酰氨基酚）和抗组胺药（如苯海拉明）（开始滴注前 30～60 分钟）
注意事项	1. 细胞因子释放综合征或肿瘤溶解综合征，出现严重细胞因子释放综合征的患者应立即停止滴注，并给予积极的对症治疗 2. 超敏反应 3. 约 50%接受利妥昔单抗治疗的患者会出现输液相关不良反应，大约 10%的患者较严重，可出现低血压、呼吸困难和支气管痉挛 4. 滴注利妥昔单抗期间可能出现一过性低血压，所以滴注利妥昔单抗前 12 小时以及滴注期间应该考虑停用抗高血压药。有心脏病史的患者在滴注过程中应严密监护 5. 可能导致严重的皮肤黏膜反应 6. 定期监测全血细胞计数，骨髓功能差的患者慎用
禁忌	已知对本品的任何组分和鼠蛋白过敏的患者禁用
不良反应	可见疼痛、全身不适、腹胀、腹泻、消化不良、厌食症、淋巴结病高血压、心动过速、直立性低血压、心律失常、高血糖、外周水肿、LDH 增高、低钙血、肌张力增高、头晕、焦虑、感觉异常、激惹、失眠、神经质、咳嗽、鼻窦炎、支气管炎、呼吸道疾病，阻塞性细支气管炎、出汗、单纯疱疹、带状疱疹、泪液分泌疾病、结膜炎及味觉障碍
特殊人群用药	
药典	
国家处方集	CNF
其他推荐依据	

续 表

■ 药品名称	曲妥珠单抗 Tratuzumab
适应证	用于 HER_2 过度表达的转移性乳腺癌：作为单一药物治疗已接受过1个或多个化疗方案的转移性乳腺癌；与紫杉醇或者多西他赛联合，用于未接受化疗的转移性乳腺癌患者
制剂与规格	注射用曲妥珠单抗[基,保(乙)]：440mg
用法与用量	静脉滴注：初次负荷量为4mg/kg。静脉输注90分钟以上。维持剂量为2mg/kg。如初次负荷量可耐受，则此剂量可静脉输注30分钟。维持治疗直至疾病改善
注意事项	1. 与蒽环类药物和环磷酰胺合用时心脏不良事件风险增加。治疗前应进行全面的基础心脏评估，治疗中应评估左心室功能，若出现显著的左心室功能减退应考虑停药 2. 不能使用5%葡萄糖注射液为溶剂，因其可使蛋白凝固，也不可与其他药物混合输注
禁忌	对本品或其他成分过敏者、妊娠及哺乳期妇女禁用
不良反应	1. 血液系统：可见白细胞计数减少、血小板减少、贫血 2. 消化系统：可见肝毒性、畏食、便秘、腹泻、消化不良、腹胀、恶心、呕吐 3. 循环系统：可见周围水肿、心功能不全、血管扩张、低血压 4. 中枢神经系统：可见焦虑、抑郁、眩晕、失眠、感觉异常、嗜睡、疲乏、寒战、发热、关节痛和肌肉痛 5. 呼吸系统：可见哮喘、咳嗽增多、感冒样症状、感染、呼吸困难、鼻出血、肺部疾病、胸腔积液、咽炎、鼻炎、鼻窦炎 6. 皮肤系统：可见瘙痒及皮疹
特殊人群用药	妊娠与哺乳期妇女：禁用
药典	
国家处方集	CNF
其他推荐依据	
■ 药品名称	西妥昔单抗 Cetuximab
适应证	西妥昔单抗与伊立替康联合用药治疗表达表皮生长因子受体（EGFR）、经含伊立替康细胞毒治疗失败后的转移性结直肠癌
制剂与规格	西妥昔单抗注射液：50ml：100mg
用法与用量	静脉滴注：初始剂量为400mg/m²，时间为120分钟，其后每周的给药剂量为250mg/m²。时间为60分钟，最大滴注速率不得超过10mg/min。治疗持续至病情进展
注意事项	1. 出现轻中度超敏反应，应减慢西妥昔单抗的滴注速率，一旦发生严重超敏反应，应立即并永久停用本品，并进行紧急处理 2. 发生严重的皮肤反应，需中断治疗 3. 注意监测血清中的镁的水平，需要时应补充镁 4. 每一次使用本品前都应给予抗组胺药物治疗
禁忌	已知对本品有严重超敏反应（3级或4级）者、妊娠及哺乳期妇女禁用
不良反应	可见急性气道阻塞、支气管痉挛、喘鸣、声音嘶哑、语言困难、风疹、低血压、发热、寒战、恶心、皮疹、结膜炎、呼吸困难、粉刺样皮疹、指甲病、甲床炎、低镁血症

续　表

特殊人群用药	妊娠与哺乳期妇女：禁用
药典	
国家处方集	CNF
其他推荐依据	
■ 药品名称	贝伐单抗　Bevacizumab
适应证	与氟尿嘧啶/叶酸联合或与氟尿嘧啶/叶酸/伊立替康联合，用于一线治疗转移性结直肠癌
制剂与规格	贝伐单抗注射液：①4ml：100mg；②16ml：400mg
用法与用量	静脉滴注：一次 5mg/kg，14 日给药 1 次。用 9%氯化钠注射液稀释，时间超过 90 分钟。之后给药可在化疗前或化疗后，如耐受性好，滴注时间可缩短
注意事项	1. 本药可能导致胃肠穿孔、手术和伤口愈合并发症、严重或致命的出血 2. 高血压危象、严重动脉血栓者、术前或重大手术后 28 日内及近期咯血患者禁用
禁忌	对活性物质或辅料成分过敏者、对中国仓鼠卵巢细胞产品或其他重组人类或人源抗体过敏者禁用
不良反应	可见胃肠道穿孔、出血、动脉血栓、衰弱、腹泻、恶心、疼痛、高血压、蛋白尿、伤口愈合减慢、可逆性后部白质病综合征（RPLS）、肿瘤相关出血、黏膜皮肤出血、血栓栓塞、充血性心力衰竭、心肌病、中性粒细胞或白细胞计数减少
特殊人群用药	妊娠与哺乳期妇女：妊娠期妇女应慎用，哺乳期妇女应停止哺乳
药典	
国家处方集	CNF
其他推荐依据	

第二节　酪氨酸激酶抑制药

■ 药品名称	吉非替尼　Gefitinib
适应证	既往接受过铂类和多西紫杉醇治疗或不适于化疗的晚期或转移性非小细胞肺癌
制剂与规格	吉非替尼片[基,保(乙)]：0. 25g
用法与用量	口服：一次 250mg。一日 1 次，空腹或与食物同服
注意事项	1. 偶可发生间质性肺病。如果患者气短、咳嗽和发热等呼吸道症状加重，应中断本品治疗，立即进行检查 2. 应告诫患者有眼部症状，严重或持续的腹泻、恶心、呕吐或畏食加重时应立即就医 3. 定期监测肝功能，氨基转移酶严重升高者停药 4. 治疗期间可出现乏力症状
禁忌	对本品或赋形剂有严重过敏反应者、妊娠及哺乳期妇女禁用

续 表

不良反应	可见腹泻、口腔黏膜炎、口腔溃疡、胰腺炎、脓疱性皮疹、指甲异常、多形性红斑、血管性水肿、荨麻疹、皮肤干燥、瘙痒、痤疮、肝功能异常、疲乏、脱发、体重下降、外周性水肿、结膜炎、眼睑炎、睫毛生长异常、弱视、角膜糜烂、角膜脱落、眼部缺血或出血、鼻出血、血尿、INR 升高、出血性膀胱炎、胰腺炎、呼吸困难和间质性肺病
特殊人群用药	儿童：不推荐用于儿童或青少年 妊娠与哺乳期妇女：禁用
药典	
国家处方集	CNF
其他推荐依据	
■ 药品名称	厄洛替尼 Erlotinib
适应证	用于 2 个或 2 个以上化疗方案失败的局部晚期或转移性非小细胞肺癌
制剂与规格	盐酸厄洛替尼片[保(乙)]：①25mg；②100mg；③150mg
用法与用量	口服：一次 150mg，一日 1 次，进餐前 1 小时或餐后 2 小时服用
注意事项	同服华法林或其他双香豆素类抗凝药的患者应定期监测凝血酶原时间或 INR
禁忌	妊娠及哺乳期妇女禁用
不良反应	可见腹泻、腹痛、食欲下降、疲乏、呼吸困难、咳嗽、恶心、呕吐、感染、口腔黏膜炎、皮疹、荨麻疹、皮肤干燥、结膜炎、干燥性角结膜炎、肝功能异常、ALT 及 AST 和胆红素升高
特殊人群用药	妊娠与哺乳期妇女：禁用
药典	
国家处方集	CNF
其他推荐依据	
■ 药品名称	索拉非尼 Sorafenib
适应证	不能手术的晚期肾细胞癌及远处转移的肝细胞癌
制剂与规格	甲苯磺酸索拉非尼片[保(乙)]：0.2g
用法与用量	口服：一次 400mg，一日 2 次，空腹或伴低脂、中脂饮食服用，治疗持续至患者不能临床受益或出现不可耐受的毒性反应时剂量可减为 0.4g，一日 1 次，必要时停药
注意事项	1. 治疗期间监测血压变化、出血风险、骨髓抑制 2. 有活动性出血倾向的患者应慎用，因本品可能诱发血小板减少、使患者易出现出血、碰伤或血肿等情况 3. 肝病、黄疸或肾病患者慎用
禁忌	对本品或非活性成分严重过敏者、妊娠及哺乳期妇女禁用

续　表

不良反应	1. 血液系统：可见淋巴细胞减少、白细胞及中性粒细胞减少、血小板减少、贫血、低磷血症、低钠血症、脱水 2. 消化系统：可见腹泻、便秘、食欲减退、恶心、呕吐、吞咽困难、口腔炎、脂肪酶升高、淀粉酶升高、胰腺炎 3. 中枢神经系统：可见发热、头痛、面部潮红、抑郁、疲乏、虚弱、耳鸣 4. 生殖系统：可见阴茎勃起功能障碍、男性乳房发育 5. 皮肤及软组织：可见皮疹、皮肤脱屑、瘙痒、红斑、皮肤干燥、脱发、手足综合征 6. 其他：可见血压升高、肢体疼痛，关节炎、声嘶
特殊人群用药	儿童：本品在儿童患者中的安全性和有效性尚未得到验证 妊娠与哺乳期妇女：禁用
药典	
国家处方集	CNF
其他推荐依据	
■ 药品名称	舒尼替尼　Sunitinib
适应证	用于伊马替尼后出现疾病进展或对伊马替尼不耐受的胃肠道间质瘤、晚期肾细胞癌
制剂与规格	苹果酸舒尼替尼胶囊[保(乙)]：①12.5mg；②25mg；③37.5mg；④50mg
用法与用量	口服：一次 50mg，一日 1 次，服药 4 周，随后 2 周停药。与食物同服或不同服均可
注意事项	1. 如果患者的射血分数＜50%以及射血分数低于基线 20%，但没有充血性心力衰竭的临床表现，则应减少本药剂量或停药。如果患者出现充血性心力衰竭的临床表现时，应停用本药 2. 如果患者出现严重高血压可暂时停用本药，一旦高血压受控，可重新使用 3. 出现胃肠道不良反应时，可用止吐药或抗腹泻药治疗
禁忌	对本品或非活性成分严重过敏者禁用
不良反应	1. 消化系统：可见食欲减退、畏食、消化不良、恶心、呕吐、腹泻、腹痛、便秘、味觉改变、黏膜炎、口腔炎、ALT 及 AST 升高、脂肪酶、碱性磷酸酶、淀粉酶、总胆红素、间接胆红素、肌酐升高 2. 循环系统：可见左心室功能障碍、左室射血分数下降、心电图 QT 间期延长、静脉血栓事件、高血压、外周性水肿、可逆性后部白质脑病综合征 3. 中枢神经系统：可见发热、头晕、头痛、背痛、关节痛、四肢痛、疲乏、体重改变、灵敏性下降、神精功能改变、视力丧失、结膜炎、嗜睡 4. 呼吸系统：可见呼吸困难 5. 血液系统：可见出血、低血钾、高血钠、血小板减少、白细胞计数减少、淋巴细胞减少及甲状腺功能减退 6. 皮肤及软组织：可见皮疹、手足综合征、皮肤变色
特殊人群用药	妊娠与哺乳期妇女：哺乳期妇女用药时应停止哺乳
药典	
国家处方集	CNF
其他推荐依据	

续 表

■ 药品名称	伊马替尼 Imatinib
适应证	用于慢性髓性白血病（CML）急变期、加速期或α-干扰素治疗失败后的慢性期患者，不能切除和/或发生转移的恶性胃肠道间质肿瘤（GIST）的成人患者
制剂与规格	甲磺酸伊马替尼片[基,保(乙)]：①100mg；②400mg
用法与用量	口服：成人每日1次。儿童和青少年每日1次或分2次服用（早晨和晚上）。宜在进餐时服药，并饮一大杯水，不能吞咽胶囊的患者（儿童），可以将胶囊内药物分散于水或苹果汁中。CML慢性期患者的推荐剂量为400mg/d，对急变期和加速期患者为600mg/d。只要有效，就应持续服用。对不能切除和/或转移的恶性GIST患者，本品的推荐剂量为400mg/d。在治疗后未能获得满意的反应，如果没有药物不良反应，剂量可考虑从400mg/d增加到600mg/d
注意事项	1. 本品可致水潴留，从而加重或导致心力衰竭，儿童患者水潴留可能不出现可以识别的水肿，青光眼患者慎用 2. 可能出现胃肠道出血和肿瘤内出血，在治疗初期应检测患者的胃肠道症状 3. 有肝损害者慎用 4. 定期检查血象、肝功能
禁忌	对本品活性物质或任何赋形剂过敏者、妊娠及哺乳期妇女禁用
不良反应	常见有疲乏、全身水肿、恶心、呕吐、腹泻、消化不良、腹痛、腹胀、胀气、便秘、口干、尿潴留、发热、疲劳、畏寒、体重增加、中性粒细胞计数减少、血小板减少、贫血、发热性中性粒细胞计数减少、全血细胞计数减少、食欲减退、头痛、头晕、味觉障碍、感觉异常、失眠、结膜炎、流泪增多、胸腔积液、鼻出血、皮炎、湿疹、皮疹、眼睑肿胀、眶周肿、瘙痒、红皮症、皮肤干燥、脱发、盗汗、肌痉挛、疼痛性肌痉挛、骨骼肌痛包括关节肿胀；偶见有脱水、高尿酸血症、低钾血症、低钠血症、食欲增加、晕厥、偏头痛、周围神经病变、出血性卒中、嗜睡、眼刺激症状、视物模糊、结膜出血、眼干、眶周水肿、肺水肿、心动过速、心力衰竭、血肿、高血压；罕见乳房肿大、男性乳房女性化、坐骨神经痛、肌酐升高、肾衰竭、引导阴囊水肿、紫癜、指甲断裂、多汗、高胆红质症、荨麻疹、光敏反应
特殊人群用药	肝功能、肾功能不全患者：有肝功能损害者慎用 儿童：儿童患者水潴留可能不出现可以识别的水肿、水潴留可以加重或导致心力衰竭，严重心力衰竭者、青光眼的患者应慎用 妊娠与哺乳期妇女：禁用
药典	
国家处方集	CNF
其他推荐依据	

第五章

免疫系统用药

第一节　免疫抑制剂

■ 药品名称	环孢素　Ciclosporin
适应证	用于预防及治疗骨髓移植时发生的移植物抗宿主反应（GVHD）
制剂与规格	环孢素胶囊[基,保(甲)]：①10mg；②25mg；③50mg；④100mg 环孢素注射液[保(甲)]：5ml：250mg 环孢素口服液（微乳化溶液）[基,保(甲)]：50ml：5g
用法与用量	用于骨髓移植。预防 GVHD 时移植前 1 天起先用环孢素注射液，一日 2.5mg/kg，分 2 次静脉滴注，待胃肠反应消失后（0.5～1 个月），改服本品，起始剂量一日 6mg/kg，分 2 次口服，1 个月后缓慢减量，总疗程半年左右。治疗 GVHD 时，单独或在原用糖皮质激素基础上加用本品，一日 2～3mg/kg，分 2 次口服，待病情稳定后缓慢减量，总疗程半年以上
注意事项	1. 下列情况慎用：肝肾功能不全者，高钾血症、感染、肠道吸收不良和对本品不耐受者等 2. 用药期间，定期监测肝功能、肾功能和监测血药浓度，以调整用药剂量，还应定期检查血压、血脂、血钾和镁 3. 若本品已引起肾功能不全或有持续负氮平衡，应立即减量或停用 4. 若发生感染，应立即用抗菌药治疗，本品亦应减量或停用 5. 本药可增加感染、淋巴瘤和皮肤恶性肿瘤的风险，应与肾上腺皮质类激素联用，但不应与其他免疫抑制药联用 6. 注意药物相互作用
禁忌	对环孢素及任何赋形剂过敏、严重肝肾损害、未控制的高血压、感染及恶性肿瘤者，孕妇和哺乳期妇女禁用
不良反应	1. 常见畏食、恶心、呕吐、齿龈增生伴出血、疼痛，约 1/3 用药者有肾毒性，可出现血清肌酐及尿素氮增高、肾小球滤过率减低等肾功能损害、高血压等。牙龈增生一般在停药 6 个月后消失。慢性、进行性肾中毒多于治疗后约 12 个月发生 2. 少见惊厥，其原因可能与本品对肾毒性及低镁血症有关。此外本品尚可引起 ALT 及 AST 升高、胆汁淤积、高胆红素血症、高血糖、多毛症、手震颤、高尿酸血症伴血小板减少、溶血性贫血、四肢感觉异常、下肢痛性痉挛等。此外，有报道本品可促进 ADP 诱发血小板聚集，增加血栓烷 A_2 的释放和凝血活酶的生成，增强因子Ⅶ的活性，减少前列环素产生，诱发血栓形成 3. 罕见胰腺炎、白细胞减少、雷诺病、糖尿病、血尿等（过敏反应一般只发生在经静脉途径给药的患者，表现为面颈部发红、气喘、呼吸短促等）。产生各种不良反应大多与使用剂量过大有关，预防的方法是经常监测本品的血药浓度，调节本品的全血浓度，维持在

续 表

	临床能起免疫抑制作用而不致有严重不良反应的范围内。有报道认为如在下次服药前测得的本品全血谷浓度为100~200ng/ml，则可达上述效应。如发生不良反应，应立即给予相应的治疗，并减少本品的用量或停用
特殊人群用药	肝功能、肾功能不全患者：慎用 儿童：儿童用量可按体重或稍大于成人剂量计算 老年人：老年人因易合并肾功能不全，故应慎用本品 妊娠与哺乳期妇女：本品由乳汁分泌，可对哺乳婴儿产生危害，故服用本品的母亲不得哺乳
药典	USP、Eur. P.、Chin. P.、Jpn. P.
国家处方集	CNF
其他推荐依据	

第二节 免疫增强剂

■ 药品名称	盐酸左旋咪唑 Levamisole Hydrochloride
适应证	用于肺癌、乳腺癌手术后或急性白血病、恶性淋巴瘤化疗后的辅助治疗
制剂与规格	盐酸左旋咪唑片：①5mg；②25mg；③50mg 盐酸左旋咪唑肠溶片：①25mg；②50mg 盐酸左旋咪唑颗粒：10g：50mg 盐酸左旋咪唑糖浆：①100ml：0.8g；②500ml：4.0g；③2000ml：16.0g 盐酸左旋咪唑栓：①50mg；②100mg；③150mg
用法与用量	癌瘤的辅助治疗：1日量150~250mg，每日3次，连服3日，休息1周，然后再进行下一疗程
注意事项	1. 类风湿关节炎患者服用本品后易诱发粒细胞缺乏症 2. 舍格伦综合征（Sjogren Syndrome，又称干燥综合征）患者慎用 3. 对患者进行适宜的血液学和肝功能的检测
禁忌	肝肾功能不全者、肝炎活动期患者、妊娠妇女早期、原有血吸虫病者禁用
不良反应	1. 常见恶心、呕吐、腹痛等 2. 少见味觉障碍、疲惫、头晕、头痛、关节酸痛、神志混乱、失眠、发热、流感样综合征、血压降低、脉管炎、皮疹、光敏性皮炎等 3. 偶见蛋白尿，个别可见粒细胞计数减少、血小板减少，少数甚至发生粒细胞缺乏症（常为可逆性），常发生于风湿病或肿瘤患者 4. 可引起即发型和阿蒂斯反应，可能系通过刺激T细胞而引起的特应性反应 5. 个别病例可出现共济失调，感觉异常或视物模糊
特殊人群用药	肝功能、肾功能不全患者：禁用 妊娠与哺乳期妇女：尚不明确
药典	Chin. P.、USP、Eur. P.

续　表

国家处方集	CNF
其他推荐依据	
■ 药品名称	小牛脾提取物注射液　Calf Spleen Extractive Injection
适应证	用于提高机体免疫力。可在治疗再生障碍性贫血、原发性血小板减少症、放射线引起的白细胞减少症、各种恶性肿瘤、改善肿瘤患者恶病质时配合使用
制剂与规格	注射剂：2ml：5mg 多肽：380μg 核糖
用法与用量	肌内注射：一次 2~8ml，一日 1 次或遵医嘱 静脉滴注：一次 10ml，溶于 500ml 的 0.9%氯化钠注射液或 5%~10%葡萄糖注射液中，一日 1 次或遵医嘱
注意事项	1. 为防止患者出现过敏反应，建议患者在第一次静脉输液时，开始时速度应慢，每分钟 10~20 滴 2. 严格掌握适应证、禁忌证，询问有关药物过敏史，有过敏史或过敏体质者应慎用 3. 单独使用，并注意配伍禁忌，严格按照说明书的要求使用，药物浓度不宜过高 4. 注意不良反应的早期表现，严密监测患者的生命体征，备好抢救药品，一旦出现不良反应，立即停药并迅速采取有效的抢救措施
禁忌	对本品过敏者禁用
不良反应	免疫系统：偶见皮疹、荨麻疹、丘疹；极个别人可能对本品有过敏反应，较严重者可能出现过敏性休克，因此要充分注意观察，一旦发生异常时，应立即停药，并给予适当的处置 消化系统：个别人用药后偶有恶心、呕吐、腹痛或不适等症状，减量或停药后可消失 呼吸系统：多发生在过敏反应时，主要表现为呼吸困难、胸闷、呼吸急促等 注射部位：个别人可能出现注射部位疼痛、红肿或硬结，减量或停药后均可消失 其他：极个别人用药可出现寒战、高热或发热、大汗、畏寒等症状，可能与输液反应有关，可减慢输液速度或停药
特殊人群用药	肝功能、肾功能不全患者：尚不明确 儿童：目前尚无有关儿童使用本品的临床资料，尚不足以对儿童应用的安全性进行评价 老年人：疗效及安全性与普通人群相比未发现显著差异 妊娠与哺乳期妇女：目前尚无有关妊娠妇女使用本品的临床资料，本品治疗的妇女不应授乳
药典	
国家处方集	
其他推荐依据	王新超，邸旭，李彩霞. 小牛脾提取物在晚期乳腺癌化疗患者中的应用研究［J］. 中国冶金工业医学杂志，2010，27（3）：322-323.

第六章

血液系统用药

■ 药品名称	重组人促红素　RecombinantHuman Erythropoietin
适应证	治疗非骨髓恶性肿瘤应用化疗引起的贫血
制剂与规格	重组人促红素注射液（CHO 细胞）[保(乙)]：①1ml：2000IU[基]；②1ml：3000IU[基]；③1ml：5000IU；④1ml：10 000IU[基]
用法与用量	皮下注射：起始剂量每次 150IU/kg，每周 3 次。如果经过 8 周治疗，不能有效地减少输血需求或增加血细胞比容，可增加剂量至每次 200IU/kg，每周 3 次
注意事项	1. 禁用于未控制的重度高血压患者 2. 注意防止血栓形成 3. 不良反应有头痛、低热、乏力、恶心、呕吐、食欲缺乏、腹泻等 4. 有药物过敏史及过敏倾向的患者慎用
禁忌	1. 难以控制的高血压禁用 2. 对本品过敏者禁用
不良反应	静脉给药约 10%患者可出现自限性的流感样症状。偶有轻微的皮疹和荨麻疹。慢性肾衰竭患者在治疗早期，当血细胞比容（HCT）上升过快时，可出现血压升高及癫痫发作
特殊人群用药	妊娠与哺乳期妇女：用药安全性尚不清楚，不宜使用
药典	Eur. P.、Chin. P.
国家处方集	CNF
其他推荐依据	

■ 药品名称	腺嘌呤　Adenine
适应证	用于防治各种原因引起的白细胞减少症、急性粒细胞减少症，尤其是肿瘤化学和放射治疗以及苯中毒等引起的白细胞减少症
制剂与规格	腺嘌呤片[保(乙)]：10mg
用法与用量	成人口服：一次 10~20mg，一日 3 次
注意事项	由于此药是核酸前体，故与肿瘤化疗或放疗并用时，应考虑是否有促进肿瘤发展的可能性
禁忌	尚不明确
不良反应	推荐剂量下，未见明显不良反应
特殊人群用药	妊娠与哺乳期妇女：慎用
药典	

续 表

国家处方集	CNF
其他推荐依据	
■ 药品名称	小檗胺 Berbamine
适应证	用于各种原因引起的白细胞减少症，亦可用于预防癌症放疗、化疗后白细胞计数减少
制剂与规格	盐酸小檗胺片：28mg（相当于小檗胺 25mg）
用法与用量	成人口服：一日 3 次，一次 4 片
注意事项	1. 不良反应有头晕、无力、便秘、口干并伴阵发性腹痛、腹胀等症状，偶见心悸、咳喘 2. 对环磷酰胺的抗癌疗效有相加作用
禁忌	对本品过敏者、溶血性贫血患者、葡萄糖-6-磷酸脱氢酶缺乏的儿童（可致溶血性贫血而致黄疸）禁用
不良反应	少数患者服药后出现头痛、无力、便秘、口干、呕吐、皮疹、药物热并伴有阵发性腹痛、腹胀等症状，但继续服药均能耐受，服药 1 周后不适症状可自行减轻、消失，但严重者建议停药。偶见心悸、咳喘
特殊人群用药	妊娠与哺乳期妇女：慎用，尤其是妊娠早期妇女
药典	
国家处方集	CNF
其他推荐依据	
■ 药品名称	鲨肝醇 Batilol
适应证	用于治疗各种原因引起的白细胞减少症，如放射性、抗肿瘤药等引起的白细胞减少症
制剂与规格	鲨肝醇片[保(乙)]：①20mg；②25mg；③50mg
用法与用量	成人口服：一日 50~150mg，分 3 次服用，4~6 周为 1 个疗程
注意事项	1. 用药期间应经常检查白细胞数 2. 不良反应有口干、肠鸣音亢进、腹泻
禁忌	尚不明确
不良反应	偶见口干，肠鸣音亢进。剂量过大可引起腹泻
特殊人群用药	尚不明确
药典	
国家处方集	CNF
其他推荐依据	

第七章

其他治疗药物

■ 药品名称	重组人血管内皮抑制素　Recombinant Human Endostatin
适应证	联合 NP 化疗方案用于治疗初治或复治Ⅲ/Ⅳ期非小细胞肺癌患者
制剂与规格	重组人血管内皮抑制素注射液：3ml：15mg（2.4×10^5U）
用法与用量	静脉滴注：每次 7.5mg/m^2（1.2×10^5U/m^2），匀速滴注 3~4 小时，连续给药 14 天，休息一周，21 天为 1 个周期。通常可进行 2~4 个周期的治疗
注意事项	1. 过敏体质或对蛋白类生物制品有过敏史者慎用 2. 有严重心脏病或病史者慎用。本品临床使用中应定期心电检测，出现心脏不良反应者应进行心电监护
禁忌	心、肾功能不全者慎用
不良反应	可见轻度疲乏、胸闷、心悸、心肌缺血、窦性心动过速、轻度 ST-T 段改变、房室传导阻滞、房性期前收缩；偶见室性期前收缩、腹泻、肝功能异常、ALT 及 AST 升高、黄疸、全身斑丘疹、瘙痒、发热及疲乏
特殊人群用药	儿童：应在医师观察下用药 妊娠与哺乳期妇女：应在医师观察下用药
药典	CNF
国家处方集	
其他推荐依据	
■ 药品名称	美司钠　Mesna
适应证	用于预防唑膦类药物包括异环磷酰胺、环磷酰胺在内的泌尿道毒性。应用大剂量环磷酰胺（> 10mg/kg）时也应配用美司钠
制剂与规格	美司钠注射液[基,保(乙)]：①2ml：200mg；②4ml：400mg
用法与用量	静脉注射：成人常用量为环磷酰胺、异环磷酰胺剂量的 20%，时间为 0 时、4~8 小时及 8 小时后的时段
注意事项	美司钠的保护作用只限于泌尿系统的损伤
禁忌	对本品或其他含巯醇化合物过敏者禁用
不良反应	可见皮肤与黏膜的过敏反应、低血压、心率加快、短暂 ALT 及 AST 升高、发热、恶心、呕吐、痉挛性腹痛、腹泻、疼痛、肢体痛、血压降低、心动过速、皮肤反应、抑郁、疲倦、虚弱、注射部位静脉刺激
特殊人群用药	妊娠与哺乳期妇女：慎用

续　表

药典	Eur. P.
国家处方集	CNF
其他推荐依据	
■ 药品名称	格拉司琼　Granisetron
适应证	用于细胞毒性药物化疗和放射治疗引起的恶心呕吐
制剂与规格	盐酸格雷司琼注射液[保(乙)]：①1ml∶1mg；②3ml∶3mg
用法与用量	静脉注射：推荐剂量一次 3mg，在化疗前 5 分钟注入，如症状出现，24 小时内可增补 3mg。1 个疗程可连用 5 日
注意事项	1. 本药可减缓结肠蠕动，患者若有亚急性肠梗阻时，需严格观察 2. 本品不应与其他药物混合使用
禁忌	小儿、对本品过敏者、胃肠道梗阻者禁用
不良反应	常见头痛、便秘、嗜睡、腹泻、AST 及 ALT 升高，有时可有血压暂时性变化，停药后即可消失
特殊人群用药	儿童：不推荐使用 妊娠与哺乳期妇女：慎用，若使用本品时应停止授乳
药典	Chin. P.、Eur. P.
国家处方集	CNF
其他推荐依据	
■ 药品名称	昂丹司琼　Ondansetron
适应证	用于预防放射治疗和细胞毒性药物化疗引起的恶心呕吐
制剂与规格	盐酸昂丹司琼注射液[保(乙)]：①2ml∶4mg；②4ml∶8mg 昂丹司琼片[基,保(甲)]：①4mg；②8mg
用法与用量	1. 对于高度催吐的化疗药引起的呕吐：化疗前 15 分钟、化疗后 4 小时、8 小时各静脉注射昂丹司琼注射液 8mg，停止化疗以后每 8~12 小时口服昂丹司琼片 8mg，连用 5 天 2. 对催吐程度不太强的化疗药引起的呕吐：化疗前 15 分钟静脉注射昂丹司琼注射液 8mg，以后每 8~12 小时口服昂丹司琼片 8mg，连用 5 天 3. 儿童：化疗前静脉注射以 $5mg/m^2$ 的剂量，12 小时后再口服给药；化疗后应持续口服给药，连服 5 天
注意事项	本品注射剂不能与其他药物混于同一注射器中使用或同时输注
禁忌	对本品过敏者、胃肠道梗阻者禁用
不良反应	常见头痛、头部和上腹部温热感；偶见便秘、暂时血清氨基转移酶增加；罕见过敏反应
特殊人群用药	妊娠与哺乳期妇女：慎用
药典	USP
国家处方集	CNF

续 表

其他推荐依据	
■ 药品名称	托烷司琼 Tropisetron
适应证	用于防治化疗和放疗引起的恶心及呕吐
制剂与规格	盐酸托烷司琼胶囊[保(乙)]：5mg 盐酸托烷司琼注射液[保(乙)]：5ml：5mg
用法与用量	静脉注射或滴注，成人，5mg，每日1次，疗程为6天。5mg溶于100ml生理盐水、复方氯化钠液或5%葡萄糖液中。口服可于静脉给药的第2~6天给药，5mg/d，每日1次，于早餐前至少1小时服用
注意事项	1. 盐酸托烷司琼常见不良反应是头晕和疲劳，患者服药后在驾车或操纵机械时应慎用 2. 肝肾功能障碍者不必调整用药剂量
禁忌	对本品过敏者及孕妇禁用
不良反应	常见头痛、便秘、头晕、疲劳、肠胃功能紊乱（腹痛、腹泻）、过敏反应等
特殊人群用药	妊娠与哺乳期妇女：孕妇禁用；哺乳期妇女不宜使用
药典	
国家处方集	CNF
其他推荐依据	
■ 药品名称	替莫唑胺 Temozolomide
适应证	用于新诊断的多形性胶质母细胞瘤，开始先与放疗联合治疗，随后作为辅助治疗；常规治疗后复发或进展的多形性胶质母细胞瘤或间变性星形细胞瘤
制剂与规格	替莫唑胺片[保(乙)]：①5mg；②20mg；③50mg
用法与用量	1. 同步放化疗期，每日剂量为75mg/m^2，共42天 2. 单药最初剂量一次150mg/m^2，一日1次，连服5日，28日为一周期。若治疗周期内，第22日与第29日（下一周期的第1日）测得的绝对中性粒细胞计数（ANC）≥1.5×10^9/L、血小板数≥100×10^9/L，下一周期剂量增加为一次200mg/m^2。在任意治疗周期内，若测得的ANC＜1.0×10^9/L或血小板数＜50×10^9/L，下一周期的剂量减少50mg/m^2，但不得低于最低剂量100mg/m^2
注意事项	1. 有可能出现骨髓抑制，注意监测血象 2. 应密切观察替莫唑胺治疗的全部患者（特别是接受皮质激素治疗患者）发生肺孢子菌病的可能性 3. 新诊断多形性胶质母细胞瘤的患者：在开始接受替莫唑胺合并治疗前及辅助治疗期间，建议采用止吐药预防
禁忌	对本品及辅料过敏者禁用。由于本品与达卡巴嗪均代谢为MTIC，对达卡巴嗪过敏者禁用。妊娠期或即将妊娠的妇女禁用。严重骨髓抑制的患者禁用

续 表

不良反应	十分常见恶心、呕吐、便秘、腹泻、食欲减退、味觉异常、疲惫、头痛、呼吸短促、脱发、贫血、瘙痒、皮疹、发热、免疫力下降、贫血、全血细胞、白细胞和血小板计数减少等，可能会出现骨髓抑制，但可恢复，患者应定期地检测血常规；常见腹痛、疼痛、头晕、体重下降、全身不适、呼吸困难、僵直、消化不良、感觉异常和淤点；少见机会性感染包括卡氏肺孢子菌肺炎；极少见多形性红斑、中毒性表皮坏死、史-约综合征和变态反应（包括过敏反应）病例
特殊人群用药	妊娠与哺乳期妇女：女性患者在接受治疗时应避免妊娠，哺乳期妇女应停止授乳 肝功能、肾功能不全患者：肝功能、肾功能损伤患者慎用本品
药典	
国家处方集	CNF
其他推荐依据	
■ 药品名称	氯膦酸二钠 Disodium Clodronate
适应证	用于治疗恶性肿瘤引起的高钙血症及骨质溶解
制剂与规格	氯膦酸二钠注射液[保(乙)]：5ml：300mg 氯膦酸二钠胶囊[保(乙)]：400mg
用法与用量	1. 静脉滴注：300mg/d，用 500ml 生理盐水或 5%葡萄糖溶液稀释 2. 口服：1.6g/d，可单次用药。若日剂量高于 1.6g，超出部分应分次给药（作为第二剂量）
注意事项	1. 不得与其他二膦酸盐同时使用 2. 妊娠期、哺乳期妇女及儿童慎用 3. 肾衰竭患者禁用
禁忌	肾衰竭患者禁用
不良反应	不良反应有恶心、呕吐、腹泻、低钙血症，血清甲状旁腺激素水平、血清碱性磷酸酶水平和转氨酶升高，颌骨坏死等肌肉骨骼与结缔组织异常等
特殊人群用药	肝功能、肾功能不全患者：肾衰竭者禁用 儿童：慎用 妊娠与哺乳期妇女：慎用
药典	Eur. P.、Chin. P.
国家处方集	CNF
其他推荐依据	
■ 药品名称	帕米膦酸二钠 Pamidronate Disodium
适应证	用于治疗恶性肿瘤并发的高钙血症和溶骨性癌转移引起的骨痛
制剂与规格	注射用帕米膦酸二钠[保(乙)]：①15mg；②30mg

续 表

用法与用量	1. 治疗骨转移性疼痛：静脉缓慢滴注4小时以上，浓度不得超过15mg/125ml，滴速不得大于15~30mg/2h。一次用药30~60mg 2. 治疗高钙血症：治疗前及治疗期间推荐用生理盐水对患者进行再水化，每疗程最大剂量为90mg
注意事项	1. 注意监测血清钙、磷等电解质水平 2. 对本品和二膦酸盐制剂有过敏史者禁用 3. 肾功能损伤者、孕妇及哺乳期妇女慎用
禁忌	对本品和二膦酸盐制剂有过敏史者禁用
不良反应	少见轻度恶心、胸痛、胸闷、头晕、乏力及轻微肝肾功能改变等；偶见发热
特殊人群用药	肝功能、肾功能不全患者：肾功能损伤者慎用 儿童：一般不用，可能影响骨骼成长 老年人：老年患者用药适当减量 妊娠与哺乳期妇女：慎用
药典	USP、Eur. P.、Chin. P.
国家处方集	CNF
其他推荐依据	
■ 药品名称	注射用磷酸肌酸钠 Creatine Phosphate Sodium for Injection
适应证	心脏手术时加入心脏停搏液中保护心肌，缺血状态下的心肌代谢异常
制剂与规格	注射剂：①0.5g（按 $C_4H_8N_3Na_2O_5P$ 计算）；②1g（按 $C_4H_8N_3Na_2O_5P$ 计算）
用法与用量	遵医嘱静脉滴注，每次1g，每日1~2次，在30~45分钟内静脉滴注。心脏手术时加入心脏停搏液中保护心肌，心脏停搏液中的浓度为10mmol/L
注意事项	快速静脉注射1g以上的磷酸肌酸钠可能会引起血压下降 大剂量（5~10g/d）给药引起大量磷酸盐摄入，可能会影响钙代谢和调节稳态的激素的分泌，影响肾功能和嘌呤代谢 上述大剂量需慎用且仅可短期使用
禁忌	对本品组分过敏者禁用 慢性肾功能不全患者禁止大剂量（5~10g/d）使用本品
不良反应	尚不明确；用药过程中如有任何不适，应立即通知医师
特殊用药人群	肝功能、肾功能不全患者：肾功能不全患者适当减少用药剂量，慢性肾功能不全患者禁止大剂量（5~10g/d）使用本品 儿童：未进行该项实验且无可靠参考文献 老年人：通常无须调整用药剂量，但肾功能不全者应适当减少用药剂量 妊娠与哺乳期妇女：无禁忌
药典	Chin. P.
国家处方集	
其他推荐依据	龙惠东，林云恩，王桦，等. 磷酸肌酸钠对含紫杉烷类药物化疗非小细胞肺癌患者心脏的影响［J/CD］. 中华临床医师杂志：电子版，2013，7（14）：6666-6668.

续　表

■ 药品名称	香菇多糖注射液　Lentinan Injection
适应证	免疫调节剂，用于恶性肿瘤的辅助治疗
制剂与规格	注射剂：2ml：1mg
用法与用量	每周 2 次。每次一支 2ml（含 1mg），加入 250ml 生理盐水或 5%葡萄糖注射液中滴注，或用 5%葡萄糖注射液 20ml 稀释后静注
注意事项	1. 对早产儿、新生儿和婴幼儿应慎用 2. 香菇多糖注射液的临床试验发现仅少数患者有头晕、呕吐等过敏反应，应注意过敏反应的可能性
禁忌	对本品过敏患者禁用
不良反应	1. 休克：较为罕见，因此在患者用药后因密切观察。出现口内异常感、畏寒、心律异常、血压下降、呼吸困难等症状时应即停药并适当处理 2. 皮肤：偶见皮疹、发红，应停药 3. 呼吸系统：偶见胸部压迫感、咽喉狭窄感，应密切观察。发生时应减慢给药速度，如改静脉推注为滴注或减慢滴注速度 4. 消化系统：偶见恶心、呕吐、食欲缺乏 5. 神经系统：偶见头痛、头重、头晕 6. 血液：偶见红、白细胞及血红蛋白减少 7. 其他：偶见发热、出汗、面部潮红等症状
特殊人群用药	儿童：由于尚无用早产儿、新生儿、婴儿和幼儿的临床经验，其安全性有待进一步研究 老年人：根据现有临床经验，75 岁以下成人可使用本品 妊娠与哺乳期妇女：目前尚无孕妇及哺乳妇女用药的临床经验，其安全性有待进一步研究
药典	
国家处方集	
其他推荐依据	马云飞，孙旭，念家云，等. 香菇多糖联合化疗治疗晚期胃癌的 Meta 分析［J］. 辽宁中医杂志，2016（11）：2260-2265.

■ 药品名称	注射用甘氨双唑钠　Sodium Glycididazole for Injection
适应证	放射增敏药，适用于对头颈部肿瘤、食管癌、肺癌等实体肿瘤进行放射治疗的患者
制剂与规格	注射剂[保(乙)]：①0.25g（按无水物计）；②0.6g（按无水物计）
用法与用量	静脉滴注：按体表面积每次 800mg/m^2，于放射治疗前加入到 100ml 生理盐水中充分摇匀后，30 分钟内滴完。给药后 60 分钟内进行放射治疗。建议于放射治疗期间按隔日 1 次，每周 3 次用药
注意事项	1. 本品必须伴随放射治疗使用，单独使用本品无抗癌作用 2. 在使用本品时若发生过敏反应，应立即停止给药并采取适当的措施 3. 使用本品时应注意监测肝功能和心电图变化，特别是肝功能、心脏功能异常者
禁忌	肝功能、肾功能和心脏功能严重异常者禁用
不良反应	使用中有时会出现 GPT、GOT 的轻度升高和心悸、窦性心动过速、轻度 ST 段改变。偶尔出现皮肤瘙痒、皮疹和恶心、呕吐等

续 表

特殊人群用药	肝功能、肾功能不全者：肝功能、肾功能严重异常者禁用 儿童：尚无儿童的临床研究资料 老年人：参照成人用法与用量，无须调整剂量 妊娠与哺乳期妇女：禁用
药典	Chin. P.
国家处方集	CNF
其他推荐依据	桂岩，陈小婉，张小兵. 甘氨双唑钠联合放疗治疗鼻咽癌 Meta 分析［J］. 中华肿瘤防治杂志，2014，21（17）：1383-1387.
■ 药品名称	吗啡　Morphine
适应证	本品为强效镇痛药，适用于其他镇痛药无效的急性锐痛，如严重创伤、战伤、烧伤、晚期癌症等疼痛。心肌梗死而血压尚正常者，可用于镇静，并减轻心脏负担；用于心源性哮喘可使肺水肿症状暂时有所缓解；麻醉和手术前给药可保持患者宁静入睡；不能单独用于内脏绞痛（如胆绞痛等），而应与阿托品等有效的解痉药合用
制剂与规格	盐酸吗啡注射液[基,保(甲)]：①0.5ml：5mg；②1ml：10mg 盐酸吗啡片[基,保(甲)]：①5mg；②10mg；③20mg；④30mg 盐酸、硫酸吗啡缓释片[基,保(甲)]：①10mg；②30mg；③60mg 硫酸吗啡口服溶液：①10ml：20mg；②10ml：30mg
用法与用量	1. 注射： 皮下注射：①成人常用量一次 5~15mg，一日 15~40mg；②极量一次 20mg，一日 60mg 成人镇痛时常用静脉注射量，5~10mg；用作静脉全麻按体重不得超过 1mg/kg，不够时加用作用时效短的本类镇痛药 手术后镇痛注入硬膜外间隙，成人自腰部硬膜外腔注入，一次极限 5mg，胸部硬膜外腔应减为 2~3mg，按一定的间隔可重复给药多次。注入蛛网膜下腔，一次 0.1~0.3mg。原则上不再重复给药 对于重度癌痛患者，首次剂量范围较大，一日 3~6 次，以预防癌痛发生及充分缓解癌痛 2. 口服： 普通片剂：①常用量一次 5~15mg。一日 15~60mg；②极量一次 30mg，一日 100mg。对于重度癌痛患者，首次剂量范围可较大，一日 3~6 次，临睡前 1 次剂量可加倍 缓释片：成人常用量，个体差异较大，宜从第 12 小时服用 10 或 20mg 开始，视镇痛效果调整剂量或先用速效吗啡滴定剂量后转换为等效控释片剂量
注意事项	1. 以下情况慎用：①有药物滥用史；②颅内压升高；③低血容量性低血压；④胆道疾病或胰腺炎；⑤老年人；⑥严重肾衰竭；⑦严重慢性阻塞性肺疾病；⑧严重肺源性心脏病；⑨严重支气管哮喘或呼吸抑制；⑩婴幼儿（普通片剂及注射液） 2. 未明确诊断的疼痛，尽可能不用本品，以免掩盖病情，贻误诊断 3. 控、缓释片必须整片吞服 4. 不经胃肠途径滥用口服药物有可能导致严重的不良反应，甚至致死 5. 本品使用 3~5 日会产生对药物的耐受性，长期应用可成瘾，治疗突然停止时会发生戒断症状。本品按麻醉药品严格管理和使用 6. 根据 WHO《癌症疼痛三阶段镇痛治疗指导原则》中关于癌症疼痛治疗用药个体化的规定，对癌症患者镇痛使用吗啡应由医师根据病情需要和耐受情况决定剂量，不受药典中吗啡极量的限制

续 表

	7. 中毒解救除一般中毒处理外，还可静脉注射纳洛酮 0.005~0.01mg/kg，成人 0.4mg。亦可用烯丙吗啡作为拮抗药 8. 口服为最常见的给药途径。对不宜口服患者可用其他给药途径，如吗啡皮下注射、患者自控镇痛（PCA）。对疼痛病情相对稳定的患者，可考虑使用阿片类药物控释剂作为背景给药，在此基础上备用短效阿片类药物（如吗啡普通片），用于治疗暴发性疼痛
禁忌	已知对吗啡过敏者、婴幼儿（缓释片）、未成熟新生儿、妊娠期妇女、临盆产妇、哺乳期妇女、呼吸抑制已显示发绀、颅内压增高和颅脑损伤、支气管哮喘、肺源性心脏病代偿失调、甲状腺功能减退、皮质功能不全、休克尚未纠正控制前、麻痹性肠梗阻等患者禁用
不良反应	1. 注射剂连续 3~5 日即产生耐受性，1 周以上可成瘾；但对于晚期中重度癌痛患者，如果治疗适当，少见依赖及成瘾现象 2. 常见：腹痛，食欲减退，便秘，口干，消化不良，恶心，呕吐，思维混乱，头痛，失眠，肌肉不自主收缩，嗜睡，支气管痉挛，咳嗽减少，皮疹，寒战，瘙痒，出汗 3. 不常见：肝酶升高，胆部疼痛，胃肠功能紊乱，肠梗阻，味觉反常，兴奋，烦躁不安，欣快，幻觉，不适，情绪改变，感觉异常，呼吸抑制，癫痫发作，眩晕，视觉异常，戒断症状，绝经，性欲减退，阳痿，尿潴留，低血压，晕厥，外周性水肿，肺水肿，荨麻疹和过敏反应，药物依赖，面部潮红，瞳孔缩小，药物耐受
特殊人群用药	肝功能、肾功能不全患者：严重肾衰竭慎用 儿童：婴幼儿慎用，未成熟新生儿禁用 老年人：慎用 妊娠与哺乳期妇女：本品可通过胎盘屏障到达胎儿体内，少量经乳汁排出，故禁用于孕妇及哺乳期妇女。本品能对抗缩宫素对子宫的兴奋作用而延长产程，禁用于临盆产妇
药典	Chin. P.、Eur. P.、Int. P.、Jpn. P.、Pol. P.、Viet. P.
国家处方集	CNF
其他推荐依据	于世英，刘端祺，李小梅. 癌症疼痛诊疗规范（2011 年版）[J]. 临床肿瘤学杂志，2012，17（2）：153-158.
■ 药品名称	小牛血清去蛋白注射液 Deproteinised Calf Blood Serum Injection
适应证	1. 改善脑部血液循环和营养障碍性疾病（缺血性损害、颅脑外伤）所引起的神经功能缺损 2. 末梢动脉、静脉循环障碍及其引起的动脉血管病、腿部溃疡 3. 皮肤移植术；皮肤烧伤、烫伤、糜烂；愈合伤口（创伤、压疮）；放射所致的皮肤、黏膜损伤
制剂与规格	注射剂：①5ml：0.2g；②10ml：0.4g；③20ml：0.8g
用法与用量	本品可以用于静脉注射、动脉注射、肌内注射，也可加入输液中滴注或加入 200~300ml 5% 葡萄糖注射液或 0.9%氯化钠注射液中静脉滴注，滴注速度约 2ml/min 1. 静脉给药： （1）脑部缺血性损害：一次 20~30ml 静脉滴注，一日 1 次，连续 2~3 周 （2）动脉血管病：一次 20~50ml 静脉滴注，一日 1 次，或一次 20~50ml 动脉或静脉注射，每周数次，4 周 1 个疗程 （3）腿部或其他慢性溃疡、烧伤：每次 10ml 静注（或 5ml 肌注），一日 1 次或每周数次，按愈合情况可加用本品局部治疗

续　表

	（4）放射引起的皮肤、黏膜损伤的预防和治疗：在放疗期间，平均一日5ml静注 2. 尿道给药：放射性膀胱炎一日10ml联合抗菌药治疗，经尿道给药
注意事项	1. 本品不宜与其他药物混合输注 2. 本品为高渗溶液，肌内注射时要缓慢，注射量不超过5ml 3. 本品如果发生沉淀或混浊，禁止使用
禁忌	对本品或同类药品过敏者禁用
不良反应	过敏反应极为罕见（如荨麻疹、皮肤潮红、药物热、休克等）；如发生过敏反应立即停药，并给予抗过敏处理
特殊用药人群	肝功能、肾功能不全患者：尚不明确 儿童：缺乏在药理、毒理或药代动力学方面与成人差异对比的研究 老年人：缺乏本品在老年人由于机体各种功能衰退的关系而对于该药品在药理、毒理或药代动力学方面与成人差异的临床研究资料 妊娠与哺乳期妇女：本品对母婴无不良影响，但使用时应注意对婴儿可能产生的潜在危险
药典	
国家处方集	
其他推荐依据	孙成英，李慧源，张哲，等. 小牛血清去蛋白注射液联合放疗对非小细胞肺癌骨转移疼痛的作用［J］. 中国临床研究，2016，29（6）：811-813.
■ 药品名称	**注射用复方三维B（Ⅱ）　Compound Trivitamin B for Injection（Ⅱ）**
适应证	用于周围神经损伤、多发性神经炎、三叉神经痛、坐骨神经痛；防治异烟肼中毒、妊娠、放射病、抗肿瘤药所致的呕吐，脂溢性皮炎，恶性贫血、营养性贫血等。也可用于B族维生素摄入障碍患者的营养补充剂
制剂与规格	注射剂
用法与用量	肌内注射：成人每次1支，一天1次；儿童用药遵医嘱 静脉滴注：成人每次1~2支，一天1次。临用前用5%或10%葡萄糖注射液10ml或灭菌注射用水10ml溶解，溶解后加入5%或10%葡萄糖注射液100~250ml经静脉输注
注意事项	1. 使用硝酸硫胺时，测定血清茶碱浓度可受到干扰，测定尿酸浓度可呈假性增高，尿胆原可呈假阳性 2. 盐酸吡多辛对诊断存在干扰，尿胆原试验可呈假阳性
禁忌	对本品过敏者慎用
不良反应	偶见头晕、乏力、恶心、呕吐、皮疹、瘙痒；肌注局部有硬包块，热敷或停药后可逐渐消失。极个别可有过敏反应如过敏性哮喘等
特殊人群用药	儿童：应减量使用 妊娠与哺乳期妇女：孕妇接受大量盐酸吡多辛，可致新生儿产生盐酸吡多辛依赖综合征。乳母摄入正常需要量对婴儿无不良影响
药典	
国家处方集	
其他推荐依据	

续　表

■ 药品名称	注射用盐酸罗沙替丁醋酸酯　Roxatidine Acetate Hydrochloride For Injection
适应证	上消化道出血（由消化道溃疡、急性应激性溃疡、出血性胃炎等引起）的低危患者
制剂与规格	注射剂：75mg
用法与用量	成人一日 2 次（间隔 12 小时），每次 75mg，用 20ml 的生理盐水和葡萄糖注射液溶解，缓慢静脉推注或用输液混合后的静脉滴注，一般可在 1 周内显示疗效，能够口服后改用口服药物治疗 由于肾功能障碍患者的药物血药浓度可能持续，因此应减少剂量或者延长给药间隔
注意事项	1. 下列患者应慎重给药：①有药物过敏既往史的患者；②有肝功能障碍的患者；③有肾功能障碍的患者；④老年患者 2. 重要的基本注意事项：在治疗期间应密切观察，使用的剂量应为治疗所需的最低剂量，并在本品治疗无效时改用其他药物。另外还应注意患者的肝功能、肾功能及血象的变化 3. 静脉给药会导致注射部位一过性疼痛，因此应十分注意注射部位、注射方法等。另外应注意注射时不要漏到血管外 4. 给予本品时，每支药物用 20ml 稀释液稀释后应缓慢给予患者，注入时间应在 2 分钟以上 5. 应用本品可能掩盖胃癌的症状，因此给药前应首先排除恶性肿瘤的可能性
禁忌	本品对药物过敏者禁用，肝肾功能异常者及老年患者慎用
不良反应	皮疹、荨麻疹；头痛、头晕、乏力、幻觉；口干、恶心、呕吐、便秘、腹泻、轻度 ALT 及 AST 增高，罕见腹部胀满感及食欲缺乏；偶见白细胞减少；罕见心率增加、血压上升；罕见耳鸣、面部潮红、月经不调
特殊人群用药	肝功能、肾功能不全者：有肝功能障碍的患者慎用；有肾功能障碍的患者，由于此类患者药物血药浓度可能持续时间长，因此应减少剂量或延长给药间隔 儿童：用药安全性尚未确立 老年人：应减少给药剂量或延长给药间隔 妊娠与哺乳期妇女：①妊娠或有妊娠可能的女性应在判明治疗的获益高于风险是方可应用本品；②应注意在用药过程中禁止哺乳
药典	
国家处方集	CNF
■ 药品名称	艾司奥美拉唑　Esomeprazole
适应证	胃及十二指肠溃疡、反流性食管炎、佐林格-埃利森综合征、消化性溃疡急性出血、急性胃黏膜病变出血；与抗菌药联合用于幽门螺杆菌根除治疗
制剂与规格	艾司奥美拉唑镁肠溶片：①20mg；②40mg 注射用艾司奥美拉唑钠：①20mg；②40mg
用法与用量	口服：①糜烂性食管炎，一次 40mg，一日 1 次，疗程 4 周，如食管炎未治愈或症状持续的患者建议再治疗 4 周；②食管炎维持治疗，一次 20mg，一日 1 次；胃食管反流，一次 20mg，一日 1 次，如果用药 4 周后症状未得到控制，应对患者进一步检查，一旦症状消除，即按需治疗 注射：①对于不能口服用药的胃食管反流患者，推荐每日 1 次静脉注射或静脉滴注本品 20～40mg。反流性食管炎患者应使用 40mg，每日 1 次；本品通常应短期用药（不超过 7 天），一旦可能，转为口服治疗；②对于不能口服用药的 Forrest 分级Ⅱc～Ⅲ的急性胃或十二指肠溃疡出血患者，推荐静脉滴注本品 40mg，每 12 小时 1 次，用药 5 天。依据急性非静脉曲张上消化道出

续　表

	血诊治指南，首次大剂量静脉给药 80mg 后，以 8mg/h 维持输注 72 小时，并可适当延长大剂量疗程，然后改为标准剂量静脉滴注，2 次/日，3~5 天，此后口服标准剂量至溃疡愈合
注意事项	1. 当患者被怀疑患有胃溃疡或已患有胃溃疡时，如果出现异常症状（如明显的非有意识的体重减轻、反复呕吐、吞咽困难、呕血或黑便），应先排除恶性肿瘤的可能性。因为使用本品治疗可减轻症状，延误诊断 2. 使用质子泵抑制剂可能会使胃肠道感染（如沙门菌和弯曲菌）的危险略有增加 3. 不推荐本品与阿扎那韦联合使用。如果阿扎那韦与质子泵抑制剂必须联合使用，阿扎那韦剂量需增至 400mg（同时辅以利托那韦 100mg）；建议配合密切的临床监测，且本品剂量不应超过 20mg 4. 轻至中度肾功能损害的患者无需调整剂量，由于严重肾功能不全的患者使用本品的经验有限，治疗时应慎重 5. 轻至中度肝功能损害的患者无需调整剂量，严重肝功能损害的患者每日剂量不应超过 20mg 6. 尚未观察到对驾驶和使用机器能力的影响
禁忌	1. 已知对艾司奥美拉唑、其他苯并咪唑类化合物或本品的任何其他成分过敏者禁用 2. 本品禁止与奈非那韦（Nelfinavir）联合使用；不推荐与阿扎那韦（Atazanavir）、沙奎那韦联合使用
不良反应	口干、轻度恶心、呕吐、腹胀、便秘、腹泻、腹痛、ALT 及 AST 升高、胆红素升高、萎缩性胃炎；感觉异常、头晕、头痛、嗜睡、失眠、外周神经炎；维生素 B_{12} 缺乏；致癌性，如肠嗜铬细胞增生，胃部类癌；皮疹、男性乳房发育、溶血性贫血
特殊人群用药	肝功能、肾功能不全患者：轻至中度肝功能损害的患者无需调整剂量，严重肝功能损害的患者每日剂量不应超过 20mg 儿童：因没有相关的数据，儿童不应使用本品
	老年人：使用本品无需调整剂量 妊娠与哺乳期妇女：妊娠期妇女使用应慎重。哺乳期间不应使用本品
药典	USP、BP、Chin. P.
国家处方集	CNF
其他推荐依据	中华医学会消化病学分会. 中国慢性胃炎共识意见（2017 年，上海）[J]. 胃肠病学，2017，22（11）：670-687.
■ 药品名称	**枸橼酸托烷司琼注射液　Tropisetron Citrate Injection**
适应证	预防和治疗癌症化疗引起的恶心和呕吐
制剂与规格	注射剂[保(乙)]：5ml：5mg（按 $C_{17}H_{20}N_2O_2$ 计）
用法与用量	在任何化疗周期中，枸橼酸托烷司琼注射液最多应用 6 天 成人：推荐剂量为托烷司琼 5mg/d，在化疗前将本品 5mg（1 安瓿）药物溶于 100ml 常用输注液中（如生理盐水、林格液、5%葡萄糖液）静脉滴注 15 分钟以上或缓慢静脉推注（速度为 2mg/min，5mg/5ml 的安瓿约 3 分钟注射完）。推荐第 1 天采用静脉途径给药，第 2~6 天可改为口服途径给药，5mg/d，于早晨起床时（至少于早餐前 1 小时）用水送服

续　表

	儿童：尚缺乏本品用于儿童的安全有效性数据。一般不推荐用于儿童，如病情需要权衡利弊后必须使用时，可参照下列剂量：2 岁以上儿童推荐剂量为 0.2mg/kg，最高可达 5mg/d，在每天化疗前静脉滴注或缓慢推注给药
注意事项	1. 高血压患者应慎用，其用量不宜超过 10mg/d 2. 本品常见不良反应是头晕和疲劳，患者服药后在驾车或操纵机械者应慎用 3. 尚无本品在肝肾功能障碍中使用的临床数据。肝肾功能障碍者使用盐酸托烷司琼时半衰期延长，但这种变化在每天使用 5mg、连续用药 6 天的治疗中不会发生药物蓄积，因此不必调整用药剂量
禁忌	对托烷司琼过敏者和孕妇禁用
不良反应	推荐剂量（5mg）下主要不良反应是疲倦（16%），较少见的不良反应是头晕、便秘和头痛，偶见的不良反应是恶心、腹痛、乏力、腹泻、咳嗽、呕吐、气喘、胃肠道反应、心律不齐（详见说明书）
特殊人群用药	肝肾功能不全患者：尚不明确
	儿童：尚缺乏本品用于儿童的安全有效性数据。一般不推荐用于儿童，如病情需要权衡利弊后必须使用时，其剂量参见【用法与用量】 老年人：无须调整剂量 妊娠与哺乳期妇女：本品禁用于孕妇，不应用于哺乳女性
药典	
国家处方集	
其他推荐依据	周东民，幸芳，冯艳平. 托烷司琼复合甲泼尼龙对乳腺癌患者术后恶心呕吐的防治作用[J]. 山西医药杂志，2010，39（13）：641-642.
■ 药品名称	醋酸钠林格注射液　Sodium Acetate Ringer's Injection
适应证	用于补充体液，调节电解质平衡、纠正酸中毒
制剂与规格	500ml：氯化钠 3.0g，醋酸钠 1.90g，氯化钾 0.15g，氯化钙 0.1g
用法与用量	注射剂：静脉滴注。常用量一次 500~1000ml
注意事项	1. 下列情况慎用：①水肿性疾病患者，如肾病综合征、肝硬化腹水、充血性心力衰竭、急性左心衰竭、脑水肿及特发性水肿等；②急性肾衰竭少尿期，慢性肾衰竭尿量减少而对利尿药反应不佳者；③高渗性脱水患者；④患有闭塞性泌尿系统疾病尿量减少的患者；⑤高血压患者；⑥低钾血症患者 2. 输注过程中应注意监测：①血清钠、钾、氯浓度；②血液酸碱平衡指标；③肾功能；④血压和心肺功能 3. 治疗脱水时，应根据其脱水程度、类型等决定补液量、种类、途径和速度
禁忌	对本品中任何成分过敏者禁用
不良反应	输注或口服过多、过快，可致水钠潴留，引起水肿、血压升高、心率加快、胸闷、呼吸困难，甚至急性左心衰竭
特殊人群用药	儿童：补液量和速度应严格控制 老年人：补液量和速度应严格控制 妊娠与哺乳期妇女：孕妇及哺乳期妇女用药的安全有效性尚未确立

续　表

药典	
国家处方集	CNF
其他推荐依据	王俊华. 醋酸钠林格注射液用于108例手术患者的液体治疗有效性评价［J］. 中国药业, 2015（6）: 31-33.
■ 药品名称	胸腺五肽　Thymopentin
适应证	1. 1ml：1mg（注射剂）、1mg（粉针剂）适应证：①用于18岁以上的慢性乙型肝炎患者；②各种原发性或继发性T细胞缺陷病（如儿童先天性免疫缺陷病）；③某些自身免疫性疾病（如类风湿关节炎、系统性红斑狼疮）；④各种细胞免疫功能低下的疾病；⑤肿瘤的辅助治疗 2. 1ml：10mg（注射剂）、10mg（粉针剂）适应证：本品适用于恶性肿瘤患者因放疗、化疗所致的免疫功能低下。国内、外文献资料中有胸腺五肽用于下列情况者，但国内尚无1mg以上剂量用药安全性和有效性的资料：①用于18岁以上的慢性乙型肝炎患者。因18岁以后胸腺开始萎缩，细胞免疫功能减退。②各种原发性或继发性T细胞缺陷病。③某些自身免疫性疾病（如类风湿关节炎、系统性红斑狼疮等）。④各种细胞免疫功能低下的疾病。⑤肿瘤的辅助治疗
制剂与规格	胸腺五肽注射液：①1ml：1mg；②1ml：10mg 注射用胸腺五肽：①1mg；②10mg
用法与用量	1. 注射剂： （1）1ml：1mg：肌内注射，或加入250ml 0.9%氯化钠注射液静脉慢速单独滴注。一次1支，一日1~2次；15~30日为1个疗程，或遵医嘱 （2）1ml：10mg：肌内注射或皮下注射。参考源自意大利的文献资料，本品每天可以用到50mg剂量 2. 粉针剂： （1）1mg：肌内注射，用前加灭菌注射用水1ml溶解；或溶于250ml 0.9%氯化钠注射液静脉慢速单独滴注。一次1支，一日1~2次；15~30日为一个疗程，或遵医嘱 （2）10mg：肌内注射或皮下注射。0.5mg/kg，皮下注射，每周3次，用药3~6周。参考源自意大利的文献资料，本品每天可以用到50mg剂量 注：①使用本品请遵医嘱；②国内尚无此大剂量使用本品的安全性和有效性资料
注意事项	1. 本品是通过增强患者的免疫功能而发挥治疗作用的，故而对正在接受免疫抑制治疗的患者（如器官移植受者）应慎重使用本品，除非治疗带来的裨益明显大于危险性 2. 慢性乙型肝炎患者治疗期间应定期检查肝功能 3. 18岁以下患者慎用
禁忌	对本品有过敏反应者或器官移植初期需免疫抑制者禁用
不良反应	1. 耐受性良好，个别可见恶心、发热、头晕、胸闷、无力等不良反应，少数患者偶有嗜睡感 2. 慢性乙型肝炎患者使用时可能ALT水平短暂上升，如无肝衰竭预兆出现，仍可继续使用本品
特殊人群用药	儿童：18岁以下患者，本品的安全性和有效性尚未确立 老年人：本品未进行该项实验且无可靠参考文献；必需使用时，遵医嘱。 妊娠与哺乳期妇女：目前尚不知道本药是否对胚胎有伤害，或是否影响生育能力。故本药只能在十分必要时才给予孕妇使用哺乳期妇女应特别慎重

续　表

药典	Chin. P.
国家处方集	
其他推荐依据	谢婧，张长平，王咏梅. 胸腺五肽辅助用药的临床有效性循证评价［J］. 中国新药杂志，2015，24（22）：2599-2605.
■ 药品名称	榄香烯注射液　Elemene Injection
适应证	用于神经胶质瘤和脑转移瘤；癌性胸腹水辅助治疗
制剂与规格	注射剂[保(乙)]：10ml：0.2g
用法与用量	1. 神经胶质瘤、脑转移瘤： 于用药前30~60分钟快速静脉点滴甘露醇250ml，以暂时开放血脑屏障，并降低颅内压 隔日动脉介入：本品每次600mg，以同等容积10%葡萄糖注射液稀释（总量60ml），加入地塞米松2mg作动脉穿刺给药；本品400mg和地塞米松2.5mg加入500ml 10%葡萄糖溶液内静脉滴注 非动脉介入给药日，本品1000mg和地塞米松5mg加入1000ml10%葡萄糖溶液内静脉滴注 2. 癌性胸腹腔积液： 按体表面积200~400mg/m^2，于抽出胸腹腔积液后，胸、腹腔内注射，每周1~2次或遵医嘱
注意事项	1. 本品应以10%葡萄糖注射液稀释，若用其他稀释剂稀释产生沉淀，不得使用 2. 本品除地塞米松外，不得与其他药物混用 3. 为防止静脉炎发生，滴注后可用500ml生理盐水冲洗血管 4. 有过敏史者禁用。若发生过敏反应，立即停药，并给予1：1000的水剂肾上腺素
禁忌	1. 有过敏史或对本品中的任何成分过敏者禁用 2. 高热、胸腹腔积液合并感染者禁用
不良反应	用药后局部有轻微刺激疼痛，特别是药液外渗时表现明显，但患者均可忍受 经热敷后很快缓解，不需特殊处理。部分患者用药后出现发热、局部反应及轻度消化道反应
特殊人群用药	儿童：尚不明确 老年人：尚不明确 妊娠与哺乳期妇女：孕妇应慎用本药
药典	
国家处方集	
推荐依据	王晖，武晓楠，李琳. 榄香烯注射液联合紫杉醇加卡铂治疗晚期非小细胞肺癌临床观察［J］. 现代肿瘤医学，2012，20（5）：978-980.

第八章

抗肿瘤中成药及辅助用药

■ 药品名称	参莲胶囊 Shenlian Jiaonang
药物组成	苦参、山豆根、半枝莲、三棱、莪术、丹参、补骨脂、乌梅、白扁豆、苦杏仁、防己
功能与主治	清热解毒，活血化瘀，软坚散结。用于中晚期肺癌、胃癌气血瘀滞、热毒内阻证的辅助治疗
临床应用	本方主要治疗肿瘤，作为辅助用药，配合其他治疗，用于肿瘤正气尚未大伤，体质尚可，见舌质黯红而老，苔黄厚腻，脉象尚有力之气血瘀滞、热毒内阻证 1. 合并化疗用药，提高化疗疗效，减轻化疗的不良反应，提高机体免疫功能，适用于肺癌、胃癌、肝癌见上述证候者 2. 合并化疗用药，治疗癌性发热 3. 配合介入疗法治疗原发及继发性肝癌，属于气血瘀滞、热毒内阻证者
制剂与规格	胶囊剂[保(乙)]：每粒装 0.5g
用法与用量	口服：每次 6 粒，一日 3 次
注意事项	1. 少数患者服药后出现恶心，不影响继续用药 2. 非气血瘀滞、热毒内阻证者慎用
禁忌	尚不明确
不良反应	少数患者服药后出现恶心，不影响继续用药
特殊人群用药	尚不明确
药典	
其他推荐依据	
■ 药品名称	益肺清化膏 Yifei Qinghua Gao
药物组成	黄芪、党参、北沙参、麦冬、川贝母、苦杏仁、紫菀、桔梗、败酱草、拳参、仙鹤草、白花蛇舌草、甘草
功能与主治	益气养阴，清热解毒，化痰止咳。用于气阴两虚所致的气短、乏力、咳嗽、咯血、胸痛；晚期肺癌见上述证候者的辅助治疗
临床应用	1. 咯血：因久咳不愈，损耗肺气，灼伤肺阴，热伤肺络所致咳嗽痰少，痰中带血或反复咯血，血色鲜红，口干咽燥，神疲体倦，舌质红，脉细数；晚期肺癌见上述证候者 2. 有用于早期非小细胞肺癌术后治疗的报道
制剂与规格	膏剂[保(乙)]：每瓶装 60g
用法与用量	口服：一次 20g，一日 3 次。2 个月为一疗程，或遵医嘱

续　表

注意事项	1. 肝火犯肺咯血者慎用 2. 晚期肺癌咯血应用本剂应结合放化疗治疗；出血量大者，应立即采取综合急救措施 3. 忌食辛辣、油腻食物
禁忌	尚不明确
不良反应	目前尚未检索到不良反应报道
特殊人群用药	尚不明确
药典	
其他推荐依据	国家药典委员会. 中华人民共和国药典临床用药须知（2020 年版）［M］. 北京：中国医药科技出版社，2020.
■ 药品名称	抗癌平丸　Kang'aiping Wan
药物组成	半枝莲、珍珠菜、香茶菜、藤梨根、肿节风、蛇莓、白花蛇舌草、石上柏、兰香草、蟾酥
功能与主治	清热解毒，散瘀镇痛。用于热毒瘀血壅滞所致的胃癌、食管癌、贲门癌、直肠癌等消化道肿瘤
临床应用	1. 胃癌：因邪毒伤胃，瘀血壅滞所致。症见胃脘灼痛或刺痛，恶心呕吐，或伴呃逆，纳差，苔黄腻或黄燥，脉弦数或细数 2. 食管癌：因热毒瘀血壅滞，梗塞不利而致。症见吞咽困难，胸骨后灼痛，进行性消瘦，口干口苦，烦躁不安，大便干燥，小便短赤，或伴发热，舌红或紫黯，苔黄腻或黄燥，脉弦数或细数 3. 直肠癌：因邪毒瘀血阻滞，大肠传导失司所致。症见便频便细，或便鲜血，或伴里急后重，肛门坠胀，口干口苦，烦躁不安，舌红或红绛，苔黄腻，脉弦数
制剂与规格	浓缩丸：每瓶装 1g
用法与用量	口服：一次 0.5~1.0g，一日 3 次。饭后半小时服，或遵医嘱
注意事项	1. 孕妇禁用 2. 脾胃虚寒者慎用 3. 服药期间忌食辛辣、油腻、生冷食物 4. 本品含蟾酥有毒，不可过量、久用
禁忌	孕妇禁用
不良反应	目前尚未检索到不良反应报道
特殊人群用药	尚不明确
药典	
其他推荐依据	
■ 药品名称	金蒲胶囊　Jinpu Jiaonang
药物组成	人工牛黄、金银花、蒲公英、半枝莲、白花蛇舌草、苦参、龙葵、炮穿山甲、莪术、大黄、乳香（制）、没药（制）、醋延胡索、红花、蜈蚣、山慈菇、珍珠、黄药子、姜半夏、蟾酥、党参、黄芪、刺五加、砂仁

续 表

功能与主治	清热解毒，消肿镇痛，益气化痰。用于晚期胃癌、食管癌患者痰湿瘀阻及气滞血瘀证
临床应用	1. 胃癌：因痰湿瘀阻，气滞血瘀所致胃脘疼痛饱胀，纳差，消瘦乏力，或恶心呕吐，舌淡或淡黯，舌苔薄黄或黄腻，脉弦细或细涩 2. 食管癌：因痰湿瘀阻，气滞血瘀所致吞咽困难，胸痛，或伴呃逆、呕吐，形体消瘦，舌质紫黯，舌苔黄厚腻，脉弦细或弦数
制剂与规格	胶囊剂：每粒装 0.3g
用法与用量	饭后用温开水送服：一次 3 粒，一日 3 次，或遵医嘱。42 天为一疗程
注意事项	1. 孕妇禁用 2. 脾胃虚弱者慎用 3. 服药期间饮食宜清淡，忌辛辣食物 4. 本品所含蜈蚣、黄药子、蟾酥有毒，应在医师指导下使用，不可过量、久用
禁忌	孕妇禁用
不良反应	目前尚未检索到不良反应报道
特殊人群用药	尚不明确
药典	
其他推荐依据	国家药典委员会. 中华人民共和国药典临床用药须知（2020 年版）［M］. 北京：中国医药科技出版社，2020.
■ 药品名称	肝复乐片 Ganfule Pian
药物组成	党参、鳖甲（醋制）、重楼、白术（炒）、黄芪、茯苓、薏苡仁、桃仁、土鳖虫、大黄、郁金、苏木、牡蛎、半枝莲、败酱草、陈皮、香附（制）、沉香、木通、茵陈、柴胡
功能与主治	健脾理气，化瘀软坚，清热解毒。适用于以肝郁脾虚为主证的原发性肝癌，症见上腹肿块，胁肋疼痛，神疲乏力，食少纳呆，脘腹胀满，心烦易怒，口苦咽干
临床应用	原发性肝癌：因肝郁脾虚所致，症见上腹肿块，胁肋疼痛，神疲乏力，食少纳呆，脘腹胀满，心烦易怒，口苦咽干，舌淡黯，苔薄白，脉弦细
制剂与规格	片剂[保(乙)]：每片重 ①0.3g（糖衣片）；②0.5g（薄膜衣片）
用法与用量	口服：一次 10 片（糖衣片）或 6 片（薄膜衣片），一日 3 次。Ⅱ期原发性肝癌疗程 2 个月，Ⅲ期患者疗程 1 个月，或遵医嘱
注意事项	忌食肥甘厚味
禁忌	孕妇禁用
不良反应	目前尚未检索到不良反应报道
特殊人群用药	尚不明确
药典	
其他推荐依据	

续　表

■ 药品名称	西黄丸
药物组成	牛黄、乳香（醋制）、没药（醋制）、麝香
功能与主治	清热解毒，消肿散结。用于热毒壅结所致的痈疽疔毒、瘰疬、流注、癌肿
临床应用	1. 痈肿疮疖：因热毒内壅所致。症见局部皮肤红肿热痛，或溃破渗液，伴口干口苦，大便干燥，小便黄赤，或见恶寒发热，舌红苔黄，脉数 2. 疔疮：因热毒壅盛所致。症见局部皮肤有粟米样小疮或脓头，或麻或痒，红肿热痛，伴口苦咽干或痛，大便干燥，小便黄赤，或见恶寒发热，舌红苔黄，脉数 3. 肿瘤：因热毒内结，经络不通所致，症见局部肿块，不痛不痒，或伴红肿热痛，烦躁不安，口干口苦，便秘，尿黄，舌红苔黄，脉数 4. 还有用本品治疗耳疖的报道
制剂与规格	丸剂[基,保(乙)]：每 20 粒重 1g
用法与用量	口服：一次 3g，一日 2 次
注意事项	1. 脾胃虚寒者慎用 2. 服药期间忌食辛辣刺激食物
禁忌	孕妇禁用
不良反应	目前尚未检索到不良反应
特殊人群用药	尚不明确
药典	
其他推荐依据	国家药典委员会. 中华人民共和国药典临床用药须知（2020 年版）［M］. 北京：中国医药科技出版社，2020.
■ 药品名称	复方苦参注射液　Fufang Kushen Zhusheye
药物组成	苦参、白土苓
功能与主治	清热利湿，解毒消肿，散结镇痛。用于湿热瘀毒内结所致的癌性疼痛，出血
临床应用	1. 癌性疼痛，出血：因湿热瘀毒内阻，血脉不利，或毒邪炽盛，灼伤血络，迫血妄行所致。症见灼热疼痛，出血，口苦口干而不多饮，身热不扬，纳差，便溏或便秘，小便黄赤，舌红，苔黄腻，脉滑数或弦数 2. 还有用于治疗寻常型银屑病的报道
制剂与规格	注射液[保(乙)]：每支①2ml；②5ml
用法与用量	肌内注射，一次 2～4ml，一日 2 次；或静脉滴注，一次 12ml，以 0.9%氯化钠注射液 200ml 稀释后使用，一日 1 次，儿童酌减。全身用药总量 200ml 为一疗程，一般可使用 2～3 个疗程
注意事项	1. 据文献报道复方苦参注射液可致皮肤瘙痒、药疹、恶心、呕吐、头晕、便秘等不良反应，有速发型和迟发型二类。复方苦参注射液与注射用胸腺肽配伍静脉滴注可致患者过敏性休克死亡

续 表

	2. 对本药有过敏反应者禁用；孕妇禁用 3. 阴虚火旺、脾胃虚寒者慎用 4. 用药期间饮食宜清淡，忌辛辣油腻食物 5. 本品不宜与其他药物同时滴注 6. 若发现浑浊、沉淀、变色、漏气或瓶身细微破裂，均不得使用
禁忌	对本药有过敏反应者禁用；孕妇禁用
不良反应	据文献报道，复方苦参注射液可致皮肤瘙痒、药疹、恶心、呕吐、头晕、便秘等不良反应，有速发型和迟发型二类。复方苦参注射液与注射用胸腺肽配伍静脉滴注可致患者过敏性休克死亡
特殊人群用药	孕妇禁用
药典	
其他推荐依据	
■ 药品名称	**参苓白术散 Shenling Baizhu San**
药物组成	人参、白术（炒）、茯苓、山药、莲子、白扁豆（炒）、薏苡仁（炒）、砂仁、桔梗、甘草
功能与主治	补脾胃，益肺气。用于脾胃虚弱，食少便溏，气短咳嗽，肢倦乏力
临床应用	1. 泄泻：脾胃气虚，运化失常所致，症见大便溏泻，饮食不消，或大便次数增多，或大便稀薄，脘腹胀闷不舒，纳食减少，或咳嗽无力，痰白清稀，面色萎黄，肢倦乏力，舌淡苔白腻，脉濡而弱；肠易激综合征、胃肠功能紊乱、慢性结肠炎、消化不良、放射性直肠炎见上述证候者 2. 厌食：脾胃气虚，升降失司所致，症见厌食或拒食，纳呆腹胀，面色萎黄，乏力，自汗，精神欠佳，肌肉不实，或形体羸瘦，大便溏薄，舌淡苔腻，脉无力；小儿厌食症、消化不良、小儿缺锌症、神经性厌食见上述证候者 3. 咳嗽：脾肺气虚，夹湿生痰所致，症见咳嗽，气短，痰白量多，咳声重浊，因痰而嗽，痰出咳平，进甘甜腻食物加重，胸脘痞闷，呕恶食少，体倦乏力，大便时溏，舌苔白腻，脉濡滑；支气管哮喘、肺气肿、慢性肺源性心脏病、老年慢性呼吸道感染见上述证候者 4. 本品有治疗老年人急性腹泻、艾滋病相关性腹泻、周期性麻痹、口腔黏膜病、中心性浆液性脉络膜视网膜病变的报道
制剂与规格	散剂[基,保(甲)]：每袋装 3g、6g、9g 丸剂[基,保(甲)]：每 100 粒重 6g 颗粒刘[基,保(甲)]：每袋装 3g、6g
用法与用量	口服：一次 6~9g，一日 2~3 次
注意事项	1. 湿热内蕴所致泄泻、厌食、水肿及痰火咳嗽者不宜使用 2. 宜饭前服用 3. 服药期间忌食荤腥油腻，不易消化食物 4. 孕妇慎用 5. 忌恼怒、忧郁、劳累过度，保持心情舒畅
禁忌	尚不明确
不良反应	目前尚未检索到不良反应报道

续　表

特殊人群用药	尚不明确
药典	Chin. P.（2010 年版）
其他推荐依据	国家药典委员会. 中华人民共和国药典临床用药须知（2020 年版）［M］. 北京：中国医药科技出版社，2020.
■ 药品名称	健脾益肾颗粒　Jianpi Yishen Keli
药物组成	党参、枸杞子、白术、女贞子、菟丝子、补骨脂（盐炙）
功能与主治	健脾益肾。用于脾肾两虚所致的脘腹胀满、纳呆、面色㿠白、体倦乏力、腰膝酸软；能减轻肿瘤患者放、化疗不良反应，提高机体免疫功能
临床应用	1. 脾肾两虚证：因先天不足，或后天失调，或劳倦伤脾，或房事不节，或久病不愈，脾肾两虚所致，症见脘腹胀满、纳呆、面色㿠白、体倦乏力、腰膝酸软，舌淡红，苔薄白，脉沉细弱；肿瘤患者出现放、化疗不良反应见上述证候者 2. 本品还有治疗慢性乙型肝炎的报道
制剂与规格	颗粒剂[保(乙)]：每袋装 10g
用法与用量	开水冲服：一次 10g，一日 2 次
注意事项	1. 外感表证及内有湿热证者慎用 2. 服药期间饮食宜选清淡易消化食物，忌食辛辣、生冷食物
禁忌	尚不明确
不良反应	目前尚未检索到不良反应报道
特殊人群用药	尚不明确
药典	
其他推荐依据	崔爱玲，范天利. 健脾益肾颗粒对慢性乙型病毒性肝炎患者 T 淋巴细胞亚群的影响［J］. 中国药业，2008，17（15）：22-23.
■ 药品名称	紫芝多糖片　Zizhiduotang Pian
药物组成	紫芝多糖
功能与主治	滋补强壮，养心安神。用于神经衰弱，白细胞和血小板减少症，电离辐射及职业性造血损伤及肿瘤患者放、化疗后白细胞减少
临床应用	1. 气血两虚证：因体质虚弱，或久病不愈，或劳伤过度，气血两虚所致的神疲乏力，腰膝酸软，心悸气短，健忘，面色无华，舌淡红，脉细弱；白细胞减少症和血小板减少症，电离辐射，职业性造血损伤，肿瘤患者放、化疗后白细胞减少见上述证候者 2. 失眠：因气血两虚，心神失养所致失眠，健忘，眩晕，心慌，气短，神疲乏力，舌淡，苔薄，脉细弱；神经衰弱见上述证候者
制剂与规格	片剂：每片含紫芝多糖 0. 25g
用法与用量	口服：一次 3 片，一日 3 次。饭后服
注意事项	1. 严重感冒者慎用 2. 忌食生冷、辛辣食物

续 表

禁忌	尚不明确
不良反应	目前尚未检索到不良反应报道
特殊人群用药	尚不明确
药典	
其他推荐依据	国家药典委员会. 中华人民共和国药典临床用药须知（2010年版）［M］. 北京：中国医药科技出版社，2011.
■ 药品名称	生白口服液（合剂、颗粒） Shengbai Koufuye（Heji、Keli）
药物组成	淫羊藿、补骨脂、附子（制）、枸杞子、黄芪、鸡血藤、茜草、当归、芦根、麦冬、甘草
功能与主治	温肾健脾、补益气血。用于癌症放、化疗引起的白细胞减少属脾肾阳虚，气血不足证候者，症见神疲乏力，少气懒言，畏寒肢冷，纳差便溏，腰膝酸软等
临床应用	脾肾阳虚、气血不足证：因禀赋不足，后天失养，或久病体衰以致脾肾阳虚，气血不足而见腰膝酸软，精神疲惫，肢体倦怠，少气懒言，畏寒肢冷，面色㿠白，食少纳差，大便溏薄，舌淡苔白，脉沉弱；癌症放、化疗引起的白细胞减少症见上述证候者
制剂与规格	1. 口服液[保(乙)]：①每支装20ml，20ml×6支/盒；②每支装10ml，10ml×6支/盒 2. 合剂[保(乙)]：每瓶装250ml，250ml×1瓶/盒 3. 颗粒[保(乙)]：每袋装9g，9g×6袋/盒
用法与用量	口服： 1. 口服液、合剂：一次40ml，每日3次；或遵医嘱。摇匀服用 2. 颗粒：开水冲服。一次1袋，每日3次；或遵医嘱
注意事项	尚不明确
禁忌	阴虚火旺及有出血倾向者，热毒证患者，孕妇禁用
不良反应	个别患者服后有轻度胃脘不适
特殊人群用药	妊娠及哺乳期妇女：孕妇禁用
药典	Chin. P.
其他推荐依据	《抗肿瘤药物引起骨髓抑制中西医结合诊治专家共识》（2021年版）
■ 药品名称	紫龙金片 Zilongjin Pian
药物组成	黄芪、当归、白英、龙葵、丹参、半枝莲、蛇莓、郁金
功能与主治	益气养血，清热解毒，理气化瘀。用于气血两虚证原发性肺癌化疗者，症见神疲乏力、少气懒言、头昏眼花、食欲不振、气短自汗、咳嗽、疼痛
临床应用	肺积肺脾两虚证，症见久嗽痰稀，胸闷气短，神疲乏力，腹胀纳呆，浮肿便溏。舌质淡，苔薄，边有齿痕，脉沉细
制剂与规格	片剂[保(乙)]：每片重0.65g
用法与用量	口服：一次4片，一日3次，与化疗同时使用。每4周为1个周期，2个周期为1个疗程

续　表

注意事项	尚不明确
禁忌	孕妇禁用
不良反应	尚不明确
特殊人群用药	肝功能、肾功能不全患者：尚不明确 儿童：尚不明确 老年人：尚不明确 妊娠与哺乳期妇女：孕妇禁用；哺乳期妇女用药尚不明确
药典	Chin. P.
其他推荐依据	中国标准化协会中医药标准化分会. 中成药临床应用指南：呼吸系统疾病分册［M］. 北京：中国中医药出版社，2016：144，147.
■ 药品名称	康力欣胶囊　Kanglixin Jiaonang
药物组成	阿魏、九香虫、丁香、木香、大黄、姜黄、冬虫夏草、诃子
功能与主治	扶正祛邪，软坚散结。用于消化道恶性肿瘤、乳腺恶性肿瘤、肺恶性肿瘤见于气血瘀阻证者
临床应用	1. 乳岩：正虚毒盛证，症见乳房肿块扩大，溃后愈坚，溃流血水，不痛或剧痛，精神萎靡，面色晦暗或苍白，饮食少进，心悸失眠；舌紫或有瘀斑，苔黄，脉弱无力；乳腺癌见上述证候者 2. 反胃：气滞血瘀证，症见胃脘刺痛，心下痞硬，脘腹胀满，饥不欲食，呕吐宿食或呕吐物如赤豆汁，便血，肌肤甲错，舌紫暗，脉沉细涩；胃癌见上述证候者 3. 噎膈：血瘀痰滞证，症见吞咽困难，胸背疼痛，甚则饮水难下，食后即吐，吐物如豆汁，大便燥结，小便黄赤，形体消瘦，肌肤甲错，舌质暗红少津，或与瘀斑瘀点，苔黄白，脉细涩或细滑；食管癌见上述证候者 4. 癥瘕：瘀毒内阻证，症见腹胀痛拒按，腹部可扪及包块，里急后重，便下黏液脓血，舌质紫暗有瘀斑，苔薄黄，脉弦或涩；大肠癌见上述证候者 5. 肺积：气滞血瘀证，症见咯痰不畅，痰中带暗红色血或血块，胸胁胀痛或刺痛，痛有定处，颈部及胸壁青筋显露，舌暗红或青紫，有瘀点或瘀斑，舌苔薄黄，脉细弦或涩；肺癌见上述证候者
制剂与规格	胶囊剂[保(乙)]：每粒装 0.5g
用法与用量	口服：一次 2~3 粒，一日 3 次；或遵医嘱
注意事项	尚不明确
禁忌	孕妇禁服
不良反应	尚不明确
特殊人群用药	肝功能、肾功能不全患者：尚不明确 儿童：尚不明确 老年人：尚不明确 妊娠与哺乳期妇女：孕妇禁服；哺乳期妇女用药尚不明确
药典	

续 表

其他推荐依据	中国标准化协会中医药标准化分会. 中成药临床应用指南：呼吸系统疾病分册［M］. 北京：中国中医药出版社，2016：149.
■ 药品名称	康莱特注射液 Kanglaite Injection
药物组成	注射用薏苡仁油。辅料为大豆磷脂（供注射用）、甘油（供注射用）
功能与主治	益气养阴，消癥散结。适用于不宜手术的气阴两虚、脾虚湿困型原发性非小细胞肺癌及原发性肝癌。配合放化疗有一定的增效作用。对中晚期肿瘤患者具有一定的抗恶病质和镇痛作用
临床应用	康莱特注射液在缓解癌灶，对证候、体重、生存治疗、免疫功能和血象方面有改善作用。能够改善患者临床主要症状，提高患者生活质量，改善机体免疫功能。对外周血象无明显影响，并未发现对心、肝功能、肾功能的损害作用
制剂与规格	100ml：10g
用法与用量	1. 缓慢静脉滴注 200ml，每日 1 次。21 天为 1 疗程，间隔 3~5 天后可进行下一疗程。联合放、化疗时，可酌减剂量 2. 首次使用，滴注速度应缓慢，开始 10 分钟滴速应为 20 滴/分钟，20 分钟后可持续增加，30 分钟可控制在 40~60 滴/分钟
注意事项	1. 本品不良反应包括过敏性休克，应在有抢救条件的医疗机构使用，用药后出现过敏反应或其他严重不良反应应该立即停药并及时救治 2. 严格按照药品说明书规定使用 3. 本品性状发生改变或容器破损时均禁止使用 4. 严禁混合配伍，谨慎联合用药 5. 过敏体质者、肝肾功能异常者、初次使用中药注射剂的患者应慎重使用，如确需使用请遵医嘱，并加强监测。不建议儿童使用 6. 如有轻度静脉炎出现，可在注射本品前和后适量（50~100ml）输注 0.9%氯化钠注射液或 5%葡萄糖注射液
禁忌	1. 对本品或含有薏苡仁油制剂及成份中所列辅料有过敏史或有严重不良反应病史者禁用 2. 脂肪代谢严重失调者（急性休克、急性胰腺炎、病理性高脂血症、脂性肾病变等患者）、孕妇禁用。
不良反应	1. 过敏反应：皮肤潮红、皮疹、瘙痒、呼吸苦难、憋气、心悸、血压下降、过敏性休克等 2. 全身性损害：畏寒、寒战、发热、乏力、疼痛、多汗等 3. 呼吸系统：呼吸急促等 4. 心血管系统：胸闷等 5. 消化系统：恶心、呕吐、腹痛、腹泻、肝生化指标异常等 6. 神经精神系统：头晕、头痛、抽搐等 7. 用药部位：注射部位疼痛、红肿、静脉炎等
特殊人群用药	
药典	
其他推荐依据	中华人民共和国国家卫生健康委员会医政医管局. 原发性肝癌诊疗规范（2019 年版）
■ 药品名称	康莱特软胶囊 （Kanglaite Soft Capsules）
药物组成	薏苡仁油三酰甘油

续　表

功能与主治	益气养阴，消癥散结。适用于手术前及不宜手术的脾虚痰湿型、气阴两虚型原发性非小细胞肺癌
临床应用	限中晚期肺癌
制剂与规格	胶囊[保(乙)]：每粒装 0.45g
用法与用量	口服。一次 6 粒，一日 4 次。宜联合放、化疗使用
注意事项	脂质代谢严重异常者（急性休克、急性胰腺炎、病理性高脂血症、脂性肾病等患者）慎用。如确需使用请遵医嘱，并加强监测
禁忌	1. 孕妇忌服 2. 对本品及所含成分过敏者禁用
不良反应	本品上市以来收集的不良反应来自数量不定的人群中的自发报告，因此无法可靠估算不良反应发生率，或建立药物暴露与不良反应的因果关系。上市后监测数据显示本品可见恶心、呕吐、腹痛、腹胀、腹泻、胃部不适等胃肠系统反应，以及皮疹、瘙痒等过敏反应
特殊人群用药	
药典	
其他推荐依据	中国抗癌协会癌症康复与姑息治疗专业委员会．肿瘤姑息治疗中成药使用专家共识（2013 版）.
■ 药品名称	康艾注射液　Kang'ai Zhusheye
药物组成	黄芪、人参、苦参素
功能与主治	益气扶正，增强机体免疫功能。用于治疗原发性肝癌、肺癌、直肠癌、恶性淋巴瘤、妇科恶性肿瘤，各种原因引起的白细胞低下及减少症以及慢性乙型肝炎
临床应用	肿瘤：配合放化疗使用，适用于原发性肝癌、肺癌、直肠癌、恶性淋巴瘤、妇科恶性肿瘤等患者，可改善临床症状，提高机体免疫功能 本品也可用于各种原因引起的白细胞低下及减少症和慢性乙型肝炎的治疗
制剂与规格	注射剂：每支装 20ml
用法与用量	缓慢静脉注射或滴注：一日 1~2 次，一日 40~60ml，临用前用 5%葡萄糖或生理盐水 250~500ml 稀释。30 天为一疗程，或遵医嘱
注意事项	1. 本品可能发生罕见严重过敏反应，表现为过敏性休克等，应在有抢救条件的医疗机构使用，用药后出现过敏反应或其他严重不良反应须立即停药并及时救治 2. 过敏体质患者，老人、儿童等特殊人群和初次使用本品的患者应慎重，用药后密切观察 3. 严格按照药品说明书规定的功能主治使用，禁止超功能主治用药 4. 严格掌握用法用量，按照药品说明书推荐剂量及疗程使用 5. 本品应单独使用，严格混合配伍。谨慎联合用药，如确需联合使用其他药品时，应充分考虑与本品的间隔时间以及药物相互作用等问题 6. 输液速度：成年人以 40~60 滴/分钟为宜 7. 用药过程中，应密切观察用药反应，特别是开始 30 分钟，用药后出现过敏反应或其他严重不良反应须立即停药并及时救治
禁忌	禁止和含有藜芦的制剂配伍使用

续 表

不良反应	本品偶见皮疹、瘙痒、寒战、发热、恶心、呕吐、胸闷、心悸等不良反应，罕见严重过敏反应，表现为过敏性休克等
特殊人群用药	肝功能、肾功能不全患者：尚不明确 儿童：输液滴速勿快，以 20~40 滴/分钟为宜 老年人：输液滴速勿快，以 20~40 滴/分钟为宜 妊娠与哺乳期妇女：尚不明确
药典	
其他推荐依据	凌春，徐士云，牛小伟，等. 康艾注射液在淋巴造血系统肿瘤患者治疗中价值的 Meta 分析 [J]. 中国医药导报，2017，14 (29)：98-102.
■ 药品名称	金复康口服液 Jinfukang Koufuye
药物组成	黄芪、北沙参、麦冬、女贞子（酒制）、山茱萸、绞股蓝、淫羊藿、葫芦巴（盐炒）、石上柏、石见穿、重楼、天冬
功能与主治	益气养阴，清热解毒。用于原发性非小细胞肺癌气阴两虚证不适合手术、放疗、化疗的患者。或与化疗并用，有助于提高化疗效果，改善免疫功能，减轻化疗引起的白细胞减少等不良反应
临床应用	原发性非小细胞肺癌：用于改善气阴两虚引起的咳嗽、咳痰、气急、神疲乏力、食欲缺乏、口干舌燥、自汗盗汗等症状；联合化疗使用可提高化疗效果，改善化疗引起的白细胞减少等不良反应
制剂与规格	口服液体剂[保(乙)]：每支装 30ml
用法与用量	口服：一次 30ml，一日 3 次，30 天为 1 个疗程，可连续使用 2 个疗程，或遵医嘱
注意事项	尚不明确
禁忌	尚不明确
不良反应	个别患者服药后可出现轻度恶心，呕吐或便秘
特殊人群用药	肝功能、肾功能不全患者：尚不明确 儿童：尚不明确 老年人：尚不明确 妊娠与哺乳期妇女：尚不明确
药典	
其他推荐依据	林洪生. 恶性肿瘤中医诊疗指南 [M]. 北京：人民卫生出版社，2014：260.
■ 药品名称	益血生胶囊 Yixuesheng Jiaonang
药物组成	阿胶、龟甲胶、鹿角胶、鹿血、牛髓、紫河车、鹿茸、茯苓、黄芪（蜜制）、白芍、当归、党参、熟地黄、白术（麸炒）、制何首乌、大枣、炒山楂、炒麦芽、炒鸡内金、知母（盐制）、大黄（酒制）、花生衣
功能与主治	健脾补肾，生血填精。用于脾肾两虚，精血不足所致的面色无华，眩晕气短，体倦乏力，腰膝疲软，缺铁性贫血，慢性再生障碍性贫血见上述证候者

续　表

临床应用	1. 眩晕：脾肾两亏，气血虚损所致，症见眩晕，面色无华，食少纳呆，体倦乏力，腰膝酸软，舌淡胖苔白，脉沉弱；缺铁性贫血、再生障碍性贫血见上述证候者 2. 本品可用于白细胞减少症，对化疗药物有增效作用
制剂与规格	胶囊剂[保(乙)]：每粒装 0.25g
用法与用量	口服：一次 4 粒，一日 3 次，儿童酌减
注意事项	虚热者慎用
禁忌	尚不明确
不良反应	尚不明确
特殊人群用药	肝功能、肾功能不全患者：尚不明确 儿童：儿童酌减 老年人：尚不明确 妊娠与哺乳期妇女：尚不明确
药典	Chin. P.
其他推荐依据	林洪生. 恶性肿瘤中医诊疗指南［M］. 北京：人民卫生出版社，2014：260.
■ 药品名称	蟾酥注射液　Chansu Zhusheye
药物组成	蟾酥。辅料：氯化钠、注射用水
功能主治	清热解毒。用于急性、慢性化脓性感染；亦可作为抗肿瘤辅助用药
临床应用	中、晚期肺、肝、消化道等肿瘤的治疗；亦可用于急性、慢性化脓性感染
制剂与规格	注射剂：每支装①2ml；②10ml
用法与用量	肌内注射，一次 2~4ml，一日 2 次。静脉注射，一次 10~20ml，用 5%葡萄糖注射液 500ml 稀释后缓慢滴注，一日 1 次。抗感染，7 天为 1 个疗程：抗肿瘤，30 天为 1 个疗程，或遵医嘱
注意事项	孕妇慎用；本品不宜与其他药物在同一容器内混合使用；如发现药液出现浑浊、沉淀、变色、漏气等现象请勿使用
禁忌	对本品有过敏者或者有严重不良反应病史者禁用
不良反应	滴速过快，可致疼痛、出现过敏反应，可致心律失常
特殊人群用药	肝功能、肾功能不全患者：尚不明确 儿童：尚不明确 老年人：尚不明确 妊娠与哺乳期妇女：孕妇慎用
药典	
国家处方集	
其他推荐依据	滕晓弘，刘威. 蟾酥注射液治疗晚期恶性肿瘤临床观察［J］. 中国医药指南，2008，6（1）：57-58.

续 表

■ 药品名称	养正合剂 Yangzheng Heji
药物组成	红参、黄芪、枸杞子、女贞子（酒蒸）、猪苓、茯苓
功能与主治	益气健脾，滋养肝肾。用于肿瘤患者化疗后引起的气阴两虚，症见神疲乏力，少气懒言，五心烦热，口干咽燥等症及白细胞减少
临床应用	同“功能主治”
制剂与规格	口服液[保(乙)]：每支装 10ml，每 1mL 相当于饮片 0.6g
用法与用量	口服。一次 20ml，一日 3 次
注意事项	忌食辛辣之品
禁忌	尚不明确
不良反应	尚不明确
特殊人群用药	尚不明确
药典	
其他推荐依据	柴丽霞. 养正合剂在肿瘤化疗患者中的应用与价值评估［J］. 系统医学. 2019，4（15）：150-152.

第九章

手术预防用抗菌药物

第一节　抗菌药物预防性应用的基本原则*

一、非手术患者抗菌药物的预防性应用

（一）预防用药目的

预防特定病原菌所致的或特定人群可能发生的感染。

（二）预防用药基本原则

1. 用于尚无细菌感染征象但暴露于致病菌感染的高危人群。

2. 预防用药适应证和抗菌药物选择应基于循证医学证据。

3. 应针对一种或二种最可能细菌的感染进行预防用药，不宜盲目地选用广谱抗菌药或多药联合预防多种细菌多部位感染。

4. 应限于针对某一段特定时间内可能发生的感染，而非任何时间可能发生的感染。

5. 应积极纠正导致感染风险增加的原发疾病或基础状况。可以治愈或纠正者，预防用药价值较大；原发疾病不能治愈或纠正者，药物预防效果有限，应权衡利弊决定是否预防用药。

6. 以下情况原则上不应预防使用抗菌药物：普通感冒、麻疹、水痘等病毒性疾病；昏迷、休克、中毒、心力衰竭、肿瘤、应用肾上腺皮质激素等患者；留置导尿管、留置深静脉导管以及建立人工气道（包括气管插管或气管切口）患者。

（三）对某些细菌性感染的预防用药指征与方案

在某些细菌性感染的高危人群中，有指征的预防性使用抗菌药物，预防对象和推荐预防方案，见附录1：抗菌药物在预防非手术患者某些特定感染中的应用。此外，严重中性粒细胞缺乏（ANC$\leqslant 0.1\times 10^9$/L）持续时间超过7天的高危患者和实体器官移植及造血干细胞移植的患者，在某些情况下也有预防用抗菌药物的指征，但由于涉及患者基础疾病、免疫功能状态、免疫抑制剂等药物治疗史等诸多复杂因素，其预防用药指征及方案需参阅相关专题文献。

二、围手术期抗菌药物的预防性应用

围手术期抗菌药物预防用药，应根据手术切口类别（表1-1）、手术创伤程度、可能的污染细菌种类、手术持续时间、感染发生机会和后果严重程度、抗菌药物预防效果的循证医学证据、对细菌耐药性的影响和经济学评估等因素，综合考虑决定是否预防用抗菌药物。但抗菌药物的预防性应用并不能代替严格的消毒、灭菌技术和精细的无菌操作，也不能代替术中保温和血糖控制等其他预防措施。

---

*内容引自：《关于印发抗菌药物临床应用指导原则（2015年版）的通知》（国卫办医发〔2015〕43号）

1. 清洁手术（Ⅰ类切口）：手术脏器为人体无菌部位，局部无炎症、无损伤，也不涉及呼吸道、消化道、泌尿生殖道等人体与外界相通的器官。手术部位无污染，通常不需预防用抗菌药物。但在下列情况时可考虑预防用药：①手术范围大、手术时间长、污染机会增加；②手术涉及重要脏器，一旦发生感染将造成严重后果者，如头颅手术、心脏手术等；③异物植入手术，如人工心瓣膜植入、永久性心脏起搏器放置、人工关节置换等；④有感染高危因素如高龄、糖尿病、免疫功能低下（尤其是接受器官移植者）、营养不良等患者。

2. 清洁-污染手术（Ⅱ类切口）：手术部位存在大量人体寄殖菌群，手术时可能污染手术部位引致感染，故此类手术通常需预防用抗菌药物。

3. 污染手术（Ⅲ类切口）：已造成手术部位严重污染的手术。此类手术需预防用抗菌药物。

4. 污秽-感染手术（Ⅳ类切口）：在手术前即已开始治疗性应用抗菌药物，术中、术后继续，此不属预防应用范畴。

表 1-1　手术切口类别

切口类别	定义
Ⅰ类切口（清洁手术）	手术不涉及炎症区，不涉及呼吸道、消化道、泌尿生殖道等人体与外界相通的器官
Ⅱ类切口（清洁-污染手术）	上、下呼吸道，上、下消化道，泌尿生殖道手术，或经以上器官的手术，如经口咽部手术、胆道手术、子宫全切除术、经直肠前列腺手术，以及开放性骨折或创伤手术等
Ⅲ类切口（污染手术）	造成手术部位严重污染的手术，包括：手术涉及急性炎症但未化脓区域；胃肠道内容物有明显溢出污染；新鲜开放性创伤但未经及时扩创；无菌技术有明显缺陷如开胸、心脏按压者
Ⅳ类切口（污秽-感染手术）	有失活组织的陈旧创伤手术；已有临床感染或脏器穿孔的手术

注：1. 本指导原则均采用以上分类。而目前我国在病案首页中将手术切口分为Ⅰ、Ⅱ、Ⅲ类，其Ⅰ类与本指导原则中Ⅰ类同，Ⅱ类相当于本指导原则中Ⅱ、Ⅲ类，Ⅲ类相当于本指导原则中Ⅳ类。参考本指导原则时应注意两种分类的区别。

2. 病案首页 0 类系指体表无切口或经人体自然腔道进行的操作以及经皮腔镜操作，其预防用药参考附录 3。

（三）抗菌药物品种选择

1. 根据手术切口类别、可能的污染菌种类及其对抗菌药物敏感性、药物能否在手术部位达到有效浓度等综合考虑。

2. 选用对可能的污染菌针对性强、有充分的预防有效的循证医学证据、安全、使用方便及价格适当的品种。

3. 应尽量选择单一抗菌药物预防用药，避免不必要的联合使用。预防用药应针对手术路径中可能存在的污染菌。如心血管、头颈、胸腹壁、四肢软组织手术和骨科手术等经皮肤的手术，通常选择针对金黄色葡萄球菌的抗菌药物。结肠、直肠和盆腔手术，应选用针对肠道革兰阴性菌和脆弱拟杆菌等厌氧菌的抗菌药物。

4. 头孢菌素类药物过敏者，针对革兰阳性菌可用万古霉素、去甲万古霉素、克林霉素；针对革兰阴性杆菌可用氨曲南、磷霉素或氨基糖苷类。

5. 对某些手术部位感染会引起严重后果者，如心脏人工瓣膜置换术、人工关节置换术等，若术前发现有耐甲氧西林金黄色葡萄球菌（MRSA）定植的可能或者该机构 MRSA 发生率高，可选用万古霉素、去甲万古霉素预防感染，但应严格控制用药持续时间。

6. 不应随意选用广谱抗菌药物作为围手术期预防用药。鉴于国内大肠埃希菌对氟喹诺酮类药物耐药率高，应严格控制氟喹诺酮类药物作为外科围手术期预防用药。

7. 常见围手术期预防用抗菌药物的品种选择，见附录 2：抗菌药物在围手术期预防应用的品种选择。

（四）给药方案

1. 给药方法：给药途径大部分为静脉输注，仅有少数为口服给药。静脉输注应在皮肤、黏膜切开前0.5~1小时内或麻醉开始时给药，在输注完毕后开始手术，保证手术部位暴露时局部组织中抗菌药物已达到足以杀灭手术过程中沾染细菌的药物浓度。万古霉素或氟喹诺酮类等由于需输注较长时间，应在手术前1~2小时开始给药。

2. 预防用药维持时间：抗菌药物的有效覆盖时间应包括整个手术过程。手术时间较短（＜2小时）的清洁手术术前给药一次即可。如手术时间超过3小时或超过所用药物半衰期的2倍以上，或成人出血量超过1500ml，术中应追加一次。清洁手术的预防用药时间不超过24小时，心脏手术可视情况延长至48小时。清洁-污染手术和污染手术的预防用药时间亦为24小时，污染手术必要时延长至48小时。过度延长用药时间并不能进一步提高预防效果，且预防用药时间超过48小时，耐药菌感染机会增加。

三、侵入性诊疗操作患者的抗菌药物的预防应用

随着放射介入和内镜诊疗等微创技术的快速发展和普及，我国亟待规范诊疗操作患者的抗菌药物预防应用。根据现有的循证医学证据、国际有关指南推荐和国内专家的意见，对部分常见特殊诊疗操作的预防用药提出了建议，见附录3：特殊诊疗操作抗菌药物预防应用的建议。

第二节　第一代头孢菌素类

■ 药品名称	头孢唑林　Cefazolin
□ 其他名称	新泰林
抗菌谱与适应证	第一代头孢菌素。除肠球菌属、耐甲氧西林葡萄球菌属外，对其他革兰阳性球菌均有良好抗菌活性，肺炎链球菌和溶血性链球菌对其高度敏感，对部分大肠埃希菌、奇异变形杆菌和肺炎克雷伯菌有良好抗菌活性。临床用于敏感菌所致的呼吸道感染、尿路感染、皮肤软组织感染、骨和关节感染、肝胆系统感染、感染性心内膜炎、败血症及眼、耳、鼻、咽喉部感染；外科手术预防用药
制剂与规格	注射用头孢唑林钠[保(甲)]：①0.5g[基]；②1g[基]；③1.5g；④2g 注射用五水头孢唑林钠[保(甲乙)]：①0.5g[基]；②1g[基]；③1.5g；④2g
用法与用量	成人常用剂量：一次0.5~1g，一日2~4次，严重感染可增至一日6g，分2~4次静脉给予，或遵医嘱 用于预防外科手术后感染时，一般为术前0.5~1小时肌内注射或静脉给药1g，手术时间超过6小时者术中加用0.5~1.0g，术后每6~8小时给药0.5~1.0g，至手术后24小时止 儿童：一日50~100mg/kg，分2~3次静脉缓慢推注，静脉滴注或肌内注射
注意事项	1. 交叉过敏反应：对青霉素过敏患者应用本品时应根据患者情况充分权衡利弊后决定 2. 对诊断的干扰：应用本品和其他头孢菌素的患者抗球蛋白（Coombs）试验可出现阳性；孕妇产前应用这类药物，此阳性反应也可出现于新生儿。当应用本品的患者尿中头孢类含量超过10mg/ml时，以磺基水杨酸进行尿蛋白测定可出现假阳性反应。以硫酸铜法测定尿糖可呈假阳性反应。血清丙氨酸氨基转移酶、门冬氨酸氨基转移酶、碱性磷酸酶和血尿素氮在应用本品过程中皆可升高。如采用Jaffe反应进行血清和尿肌酐值测定时可有假性增高

续 表

	3. 有胃肠道疾病史者，特别是溃疡性结肠炎、局限性肠炎或抗菌药物相关性结肠炎（头孢菌素类很少产生假膜性结肠炎）者和有肾功能减退者应慎用头孢菌素类
禁忌	对头孢菌素类药物过敏者及有青霉素过敏性休克或即刻反应史者禁用本品
不良反应	应用头孢唑林的不良反应发生率低，静脉注射发生的血栓性静脉炎和肌内注射区域疼痛均较头孢噻吩少而轻。药疹发生率为 1.1%，嗜酸性粒细胞增多的发生率为 1.7%，单独以药物热为表现的过敏反应仅偶有报道。本品与氨基糖苷类抗菌药合用是否增加后者的肾毒性尚不能肯定。临床上本品无肝损害现象，但个别患者可出现暂时性血清氨基转移酶、碱性磷酸酶升高。肾功能减退患者应用高剂量（每日 12g）的头孢唑林时可出现脑反应。白念珠菌二重感染偶见
特殊人群用药	肝功能、肾功能不全患者：因本品部分在肝脏代谢，因此肝功能损害患者应慎用；对肾功能减退患者应在减少剂量情况下谨慎使用；肾功能减退者的肌酐清除率>50ml/min 时，仍可按正常剂量给药；与庆大霉素或其他肾毒性抗菌药合用有增加肾损害的危险性 儿童：早产儿及 1 个月以下的新生儿不推荐应用本品 老年人：本品在老年人中消除半衰期较年轻人明显延长，应按肾功能适当减量或延长给药间期 妊娠与哺乳期妇女：头孢菌素类可经乳汁排出，哺乳期妇女应用头孢菌素类虽尚无发生问题报道，但其应用仍需权衡利弊后决定
药典	Chin. P.
国家处方集	CNF
推荐依据	单爱莲，马序竹，童荣生，等.《抗菌药物超说明书专家共识》解读［J］. 中国临床药理学杂志，2015，24（31）：2489-2491.
■ 药品名称	头孢拉定　Cefradine
抗菌谱与适应证	第一代头孢菌素，适用于外科手术预防用药
制剂与规格	注射用头孢拉定：①0.5g；②1.0g
用法与用量	静脉给药，常规单次剂量：1~2g
注意事项	应用头孢拉定的患者以硫酸铜法测定尿糖时可出现假阳性反应
禁忌	对头孢菌素类药物过敏者及有青霉素过敏性休克或即刻反应史者禁用
不良反应	恶心、呕吐、腹泻、上腹部不适等胃肠道反应较为常见
特殊人群用药	肝功能、肾功能不全患者：头孢拉定主要经肾排出，肾功能减退者需减少剂量或延长给药间期 儿童：慎用 老年人：肾功能减退的老年患者应适当减少剂量或延长给药时间 妊娠与哺乳期妇女：孕妇及哺乳期妇女慎用，妊娠安全性分级为 B 级，哺乳期妇女应用时需权衡利弊
药典	USP、Eur. P.、Chin. P.
国家处方集	CNF
其他推荐依据	

■ 药品名称	头孢硫脒 Cefathiamidine
抗菌谱与适应证	第一代头孢菌素，适用于外科手术预防用药
制剂与规格	注射用头孢硫脒[保(乙)]：①0.5g；②1.0g；③2.0g
用法与用量	静脉滴注，一次 2g，一日 2~4 次
注意事项	1. 有胃肠道疾病史者，特别是溃疡性结肠炎、局限性肠炎或抗生素相关性结肠炎者应慎用 2. 应用本品的患者抗球蛋白试验可出现阳性
禁忌	对头孢菌素类抗生素过敏者或对青霉素过敏性休克者禁用
不良反应	偶见荨麻疹、哮喘、瘙痒、寒战、高热、血管神经性水肿、非蛋白氮、ALT 及 AST 升高
特殊人群用药	肝功能、肾功能不全患者：肾功能减退者需适当减量 老年人：老年患者肾功能减退，应用时需适当减量 妊娠与哺乳期妇女：妊娠早期妇女慎用；哺乳妇女使用需权衡利弊
药典	Chin. P.
国家处方集	CNF
其他推荐依据	

■ 药品名称	头孢西酮钠 Cefazedone Sodium
抗菌谱与适应证	第一代头孢菌素，适用于外科手术预防用药。本品对金黄色葡萄球菌、凝固酶阴性葡萄球菌、肺炎链球菌、β-溶血链球菌等革兰阳性菌具有良好的抗菌活性
制剂与规格	注射用头孢西酮钠：①0.5g；②1.0g
用法与用量	静脉给药，成人一日 1~4g，分2~3 次用药。4 周以上儿童一日 50mg/kg，分 2~3 次，静脉注射或静脉滴注
注意事项	青霉素过敏者慎用
禁忌	对本品或其他头孢菌素类抗生素过敏者禁用；早产儿及新生儿禁用
不良反应	发热、皮疹、红斑等过敏反应
特殊人群用药	肝功能、肾功能不全患者：肾功能不全者慎用 儿童：早产儿及新生儿禁用 妊娠与哺乳期妇女：孕妇、哺乳期妇女用药要权衡利弊
药典	
国家处方集	韩国抗生物质医药品基准（韩抗基）
其他推荐依据	

■ 药品名称	头孢替唑钠 Ceftezole Sodium
抗菌谱与适应证	第一代头孢菌素，适用于外科手术预防用药。本品对革兰阳性菌，尤其是球菌，包括产青霉素酶和不产生青霉素酶的金黄色葡萄球菌、化脓性链球菌、肺炎球菌、B 组溶血性链球菌、草绿色链球菌、表皮葡萄球菌，以及白喉杆菌、炭疽杆菌皆比较敏感
制剂与规格	注射用头孢替唑钠：①0.5g；②0.75g；③1.0g；④1.5g；⑤2.0g

续 表

用法与用量	静脉给药，成人一次0.5~4g，一日2次。儿童日用量为20~80mg/kg体重，分1~2次静脉给药
注意事项	青霉素过敏者慎用
禁忌	对本品或其他头孢菌素类抗生素过敏者禁用；对利多卡因或酰基苯胺类局部麻醉剂有过敏史者禁用本品肌注
不良反应	少见过敏反应，如皮疹、荨麻疹、皮肤发红、瘙痒、发热等；偶见血肌酐升高；罕见严重肾功能异常、粒细胞计数减少、白细胞计数减少等
特殊人群用药	肝功能、肾功能不全患者：肾功能不全者慎用 妊娠与哺乳期妇女：孕妇、哺乳期妇女用药要权衡利弊
药典	Chin. P.
国家处方集	日本抗生物质医药品基准（日抗基）
其他推荐依据	

第三节　第二代头孢菌素类

■ 药品名称	头孢呋辛钠　Cefuroxime Sodium
抗菌谱与适应证	第二代头孢菌素，适用于颅脑手术，周围血管外科手术，胃十二指肠手术，阑尾手术，结、直肠手术，肝胆系统手术，胸外科手术、心脏大血管手术，泌尿外科手术，应用人工植入物的骨科手术，妇科手术的预防用药
制剂与规格	注射用头孢呋辛钠：①0.25g[基]；②0.5g[基]；③0.75g[基]；④1.0g；⑤1.5g[基]；⑥2.0g；⑦2.25g；⑧2.5g；⑨3.0g
用法与用量	静脉给药，常规单次剂量：1.5g
注意事项	1. 对青霉素类药物过敏者，慎用 2. 使用时应注意监测肾功能，特别是对接受高剂量的重症患者 3. 肾功能不全者应减少一日剂量 4. 头孢呋辛能引起抗生素相关性肠炎，应警惕。抗生素相关性肠炎诊断确立后，应给予适宜的治疗。轻度者停药即可，中、重度者应给予液体、电解质、蛋白质补充，并需选用对梭状芽胞杆菌有效的抗生素类药物治疗 5. 有报道少数患儿使用本品时出现轻、中度听力受损
禁忌	对头孢菌素类药物过敏者及有青霉素过敏性休克史者禁用
不良反应	过敏反应（皮疹、瘙痒、荨麻疹等），局部反应（血栓性静脉炎），胃肠道反应（腹泻，恶心、抗生素相关性肠炎等）
特殊人群用药	肝功能、肾功能不全患者：严重肝功能、肾功能不全者慎用 儿童：5岁以下小儿禁用 老年人：老年患者口服本药，不必根据年龄调整剂量

续　表

	妊娠与哺乳期妇女：妊娠安全性分级为B级；哺乳妇女用药应权衡利弊，如需使用，应暂停哺乳
药典	USP、Eur. P.、Chin. P.
国家处方集	CNF
其他推荐依据	
■ 药品名称	头孢替安　Cefotiam
抗菌谱与适应证	第二代头孢菌素，适用于颅脑手术，周围血管外科手术，胃十二指肠手术，阑尾手术，结、直肠手术，肝胆系统手术，胸外科手术、心脏大血管手术，泌尿外科手术，应用人工植入物的骨科手术，妇科手术的预防用药
制剂与规格	注射用盐酸头孢替安[保(乙)]：①0.5g；②1g
用法与用量	静脉给药，常规单次剂量：1~2g
注意事项	1. 有胃肠道疾病史者，特别是溃疡性结肠炎、局限性肠炎或抗生素相关性结肠炎者慎用 2. 本品可引起血象改变，严重时应立即停药
禁忌	对头孢菌素类药物过敏者及有青霉素过敏性休克史者禁用
不良反应	偶见过敏、胃肠道反应、血象改变及一过性AST及ALT升高；可致肠道菌群改变，造成维生素B和维生素K缺乏；偶可致继发感染；大量静脉注射可致血管和血栓性静脉炎
特殊人群用药	肝功能、肾功能不全患者：肾功能不全者应减量并慎用 儿童：早产儿和新生儿使用本药的安全性尚未确定 老年人：老年患者用药剂量应按其肾功能减退情况酌情减量 妊娠与哺乳期妇女：孕妇或可能已妊娠的妇女、哺乳妇女应权衡利弊后用药
药典	USP、Eur. P.、Chin. P.
国家处方集	CNF
其他推荐依据	
■ 药品名称	头孢西丁　Cefoxitin
抗菌谱与适应证	第二代头孢菌素，适用于颅脑手术，周围血管外科手术，胃十二指肠手术，阑尾手术，结、直肠手术，肝胆系统手术，胸外科手术、心脏大血管手术，泌尿外科手术，应用人工植入物的骨科手术，妇科手术的预防用药
制剂与规格	注射用头孢西丁钠[保(乙)]：①1g；②2g
用法与用量	静脉给药，常规单次剂量：1~2g
注意事项	1. 青霉素过敏者慎用 2. 肾功能损害者及有胃肠疾病史（特别是结肠炎）者慎用 3. 本品与氨基糖苷类抗生素配伍时，会增加肾毒性
禁忌	对头孢菌素类药物过敏者及有青霉素过敏性休克史者禁用
不良反应	最常见的为局部反应，静脉注射后可出现血栓性静脉炎，肌内注射后可有局部硬结压痛；偶见变态反应、低血压、腹泻等

续　表

特殊人群用药	儿童：3个月以内婴儿不宜使用本药 妊娠与哺乳期妇女：妊娠安全性分级为B级；哺乳妇女应权衡利弊后用药
药典	USP、Eur. P.、Chin. P.
国家处方集	CNF
其他推荐依据	
■ 药品名称	头孢美唑　Cefmetazole
抗菌谱与适应证	第二代头孢菌素，适用于颅脑手术，周围血管外科手术，胃十二指肠手术，阑尾手术，结、直肠手术，肝胆系统手术，胸外科手术、心脏大血管手术，泌尿外科手术，应用人工植入物的骨科手术，妇科手术的预防用药
制剂与规格	注射用头孢美唑钠[保(乙)]：①1g；②2g
用法与用量	静脉给药，常规单次剂量：1~2g
注意事项	1. 下述患者慎用：对青霉素类抗生素有过敏史者，或双亲、兄弟姐妹等亲属属于过敏体质者，严重肾损害者（有可能出现血药浓度升高、半衰期延长），经口摄食不足患者或非经口维持营养者、全身状态不良者（通过摄食，可能出现维生素K缺乏）等 2. 给药期间及给药后至少1周内避免饮酒
禁忌	对本品有过敏性休克史者禁用
不良反应	过敏反应（如皮疹、瘙痒、荨麻疹、红斑、发热等），罕见休克、肝功能异常等
特殊人群用药	肝功能、肾功能不全患者：严重肝功能、肾功能障碍者慎用 儿童：早产儿、新生儿慎用 老年人：慎用 妊娠与哺乳期妇女：慎用
药典	USP、Eur. P.、Chin. P.
国家处方集	CNF
其他推荐依据	

第四节　第三代头孢菌素类

■ 药品名称	头孢曲松　Ceftriaxone
抗菌谱与适应证	第三代头孢菌素，适用于颅脑手术，结、直肠手术，有反复感染史患者的肝胆系统手术，胸外科手术，应用人工植入物的骨科手术，妇科手术的预防用药
制剂与规格	注射用头孢曲松钠[保(甲)]：①0.25g；②0.5g；③0.75g；④1.0g；⑤1.5g；⑥2.0g；⑦3.0g；⑧4.0g

续　表

用法与用量	静脉给药，成人：每 24 小时 1~2g 或每 12 小时 0.5~1.0g，最高剂量一日 4g。小儿常用量，按体重一日 20~80mg/kg
注意事项	1. 对青霉素过敏患者应用本品时应根据患者情况充分权衡利弊后决定。有青霉素过敏性休克或即刻反应者，不宜再选用头孢菌素类 2. 有胃肠道疾病史者，特别是溃疡性结肠炎、局限性肠炎或抗生素相关性结肠炎（头孢菌素类很少产生抗生素相关性肠炎）者应慎用
禁忌	1. 禁用于对本品及其他头孢菌素抗生素过敏的患者。有青霉素过敏性休克史的患者避免应用本品 2. 头孢曲松不得用于高胆红素血症的新生儿和早产儿的治疗。体外研究显示头孢曲松可从血清蛋白结合部位取代胆红素，从而引起这些患者的胆红素脑病 3. 在新生儿中，不得与补钙治疗同时进行，否则可能导致头孢曲松的钙盐沉降的危险
不良反应	胃肠道反应、过敏反应等
特殊人群用药	儿童：出生体重＜2kg 的新生儿使用本药的安全性尚未确定。本药可将胆红素从血清白蛋白上置换下来，患有高胆红素血症的新生儿（尤其是早产儿），应避免使用本药 老年人：除非患者虚弱、营养不良或有重度肾功能损害时，老年人应用头孢曲松一般不需调整剂量 妊娠与哺乳期妇女：妊娠安全性分级为 B 级；哺乳期妇女应权衡利弊后应用
药典	USP、Eur. P.、Chin. P.
国家处方集	CNF
其他推荐依据	
■ 药品名称	头孢噻肟　Cefotaxime
抗菌谱与适应证	第三代头孢菌素，适用于颅脑手术，结、直肠手术，有反复感染史患者的肝胆系统手术，胸外科手术，应用人工植入物的骨科手术，妇科手术的预防用药
制剂与规格	注射用头孢噻肟钠[保(甲)]：①0.5g；②1g；③2g
用法与用量	1. 成人静脉给药一日 2~6g，分 2~3 次给药 2. 儿童：静脉给药：新生儿一次 50mg/kg；7 日内新生儿每 12 小时 1 次；7~28 日新生儿每 8 小时 1 次
注意事项	1. 有胃肠道疾病者慎用 2. 用药前需确定是否需进行过敏试验 3. 本品与氨基糖苷类抗生素不可同瓶滴注
禁忌	对头孢菌素类药物过敏者及有青霉素过敏性休克史者禁用
不良反应	不良反应发生率低（3%~5%），包括皮疹和药物热、静脉炎、腹泻、恶心、呕吐、食欲缺乏等
特殊人群用药	肝功能、肾功能不全患者：严重肾功能减退患者应用本药时需根据肌酐清除率调整剂量 儿童：婴幼儿不宜做肌内注射 老年人：老年患者应根据肾功能适当减量 妊娠与哺乳期妇女：妊娠安全性分级为 B 级；哺乳期妇女用药时宜暂停哺乳
药典	USP、Eur. P.、Chin. P.
国家处方集	CNF

续 表

其他推荐依据	
■ 药品名称	头孢哌酮 Cefoperazone
抗菌谱与适应证	第三代头孢菌素，适用于有反复感染史患者的肝胆系统手术的预防用药
制剂与规格	注射用头孢哌酮钠：①0.5g；②1.0g；③1.5g；④2.0g
用法与用量	1. 成人：一次1~2g，每12小时1次 2. 儿童：一日50~200mg/kg，分2~3次给药
注意事项	1. 肝病、胆道梗阻严重或同时有肾功能减退者，用药剂量应予以适当调整 2. 部分患者可引起维生素K缺乏和低凝血酶原血症，用药期间应进行出血时间、凝血酶原时间监测
禁忌	对头孢菌素类药物过敏者及有青霉素过敏性休克史者禁用
不良反应	皮疹较为多见；少数患者尚可发生腹泻、腹痛；嗜酸性粒细胞增多，轻度中性粒细胞减少；暂时导性AST及ALT、碱性磷酸酶、尿素氮或血肌酐升高等
特殊人群用药	儿童：新生儿和早产儿用药需权衡利弊 妊娠与哺乳期妇女：妊娠安全性分级为B级；哺乳期妇女用药时宜暂停哺乳
药典	USP、Eur. P.、Chin. P.
国家处方集	CNF
其他推荐依据	
■ 药品名称	头孢哌酮舒巴坦
抗菌谱与适应证	第三代头孢菌与含β-内酰胺酶抑制剂适用于有反复感染史患者的肝胆系统手术的预防用药
制剂与规格	注射用头孢哌酮钠舒巴坦钠（1：1）[保(乙)]：①1.0g；②2.0g
用法与用量	成人：一次2~4g，每12小时1次
注意事项	接受β-内酰胺类或头孢菌素类抗生素治疗的患者可发生严重的及偶可发生的致死性过敏反应。一旦发生过敏反应，应立即停药并给予适当的治疗
禁忌	对头孢菌素类药物过敏者及有青霉素过敏性休克史者禁用
不良反应	皮疹较为多见；少数患者尚可发生腹泻、腹痛；嗜酸性粒细胞增多，轻度中性粒细胞减少；暂时性AST及ALT、碱性磷酸酶、尿素氮或血肌酐升高等
特殊人群用药	肝功能、肾功能不全患者：根据患者情况调整用药剂量 儿童：新生儿和早产儿用药须权衡利弊 老年人：老年人呈生理性的肝功能、肾功能减退，因此应慎用本药并需调整剂量 妊娠与哺乳期妇女：妊娠安全性分级为B级；哺乳期妇女用药时宜暂停授乳
药典	USP、Eur. P.、Chin. P.
国家处方集	CNF
其他推荐依据	

第五节　其他类别抗菌药

■ 药品名称	环丙沙星　Ciprofloxacin
抗菌谱与适应证	适用于泌尿外科手术预防用药
制剂与规格	环丙沙星注射液[保(甲)]：100ml：0.2g 环丙沙星葡萄糖注射液[保(乙)]：100ml：0.2g 乳酸环丙沙星注射液：①100ml：0.1g；②100ml：0.2g；③250ml：0.25g 乳酸环丙沙星0.9%氯化钠注射液：①100ml：0.2g；②200ml：0.4g 注射用乳酸环丙沙星：①0.2g；②0.4g
用法与用量	一次0.1~0.2g，每12小时1次
注意事项	1. 宜空腹服用 2. 患中枢神经系统疾病者（如癫痫、脑动脉硬化患者）慎用
禁忌	对环丙沙星及任何一种氟喹诺酮类药过敏的患者禁用；孕妇、哺乳期妇女及18岁以下患者禁用
不良反应	胃肠道反应较为常见，可表现为腹部不适或疼痛、腹泻、恶心或呕吐；中枢神经系统反应可有头晕、头痛、嗜睡或失眠；过敏反应有皮疹、皮肤瘙痒、面部潮红、胸闷等
特殊人群用药	肝功能、肾功能不全患者：慎用 儿童：18岁以下患者禁用 老年人：应减量给药 妊娠与哺乳期妇女：禁用
药典	USP、Eur. P.、Chin. P.
国家处方集	CNF
其他推荐依据	
■ 药品名称	甲硝唑　Metronidazole
抗菌谱与适应证	适用于经口咽部黏膜切口的大手术，阑尾手术，结、直肠手术，涉及阴道的妇科手术
制剂与规格	甲硝唑注射液[保(甲)]：①20ml：100mg；②100ml：0.2g；③100ml：0.5g；④250ml：0.5g；⑤250ml：1.25g 甲硝唑葡萄糖注射液[保(乙)]：250ml，内含甲硝唑0.5g、葡萄糖12.5g 注射用甲硝唑磷酸二钠：0.915g
用法与用量	静脉给药，常规单次剂量：0.5g
注意事项	1. 出现运动失调或其他中枢神经系统症状时应停药 2. 用药期间应戒酒，饮酒后出现腹痛、呕吐、头痛等症状
禁忌	对本药或其他硝基咪唑类药物过敏或有过敏史者、活动性中枢神经系统疾病者、血液病者、孕妇及哺乳期妇女禁用

续 表

不良反应	1. 消化系统：恶心、呕吐、食欲缺乏、腹部绞痛，一般不影响治疗 2. 神经系统：头痛、眩晕，偶有感觉异常、肢体麻木、共济失调、多发性神经炎等，大剂量可致抽搐 3. 少数病例发生荨麻疹、面部潮红、瘙痒、膀胱炎、排尿困难、口中金属味及白细胞减少等，均属可逆性，停药后自行恢复
特殊人群用药	肝功能、肾功能不全患者：肝功能不全患者慎用 老年人：老年患者应注意监测血药浓度并调整剂量 妊娠与哺乳期妇女：孕妇及哺乳期妇女禁用，妊娠安全性分级为B级
药典	USP、Eur. P.、Chin. P.
国家处方集	CNF
其他推荐依据	
■ 药品名称	克林霉素　Clindamycin
抗菌谱与适应证	适用于对β-内酰胺类抗菌药物过敏者，预防葡萄球菌、链球菌感染的外科手术
制剂与规格	盐酸克林霉素注射液[保(甲)]：①4ml：0.3g；②8ml：0.6g；③2ml：0.3g 注射用盐酸克林霉素[保(甲)]：0.5g 克林霉素磷酸酯注射液[保(甲)]：①2ml：0.3g；②4ml：0.6g 注射用克林霉素磷酸酯[保(甲)]：①0.3g；②0.6g；③1.2g
用法与用量	静脉给药，常规单次剂量：0.6~0.9g
注意事项	1. 有胃肠疾病或病史者，特别是溃疡性结肠炎、克罗恩病或假膜性肠炎患者、有哮喘或其他过敏史者慎用 2. 本品不能通过血-脑脊液屏障，故不能用于脑膜炎 3. 不同细菌对本品的敏感性可有相当大的差异，故药敏试验有重要意义
禁忌	本品与林可霉素有交叉耐药性，对克林霉素或林可霉素有过敏史者禁用
不良反应	1. 消化系统：恶心、呕吐、食欲缺乏、腹部绞痛，一般不影响治疗 2. 血液系统：偶可发生白细胞减少、中性粒细胞减少、嗜酸性粒细胞增多和血小板减少等 3. 少数病例发生荨麻疹、潮红、瘙痒、膀胱炎、排尿困难、口中金属味及白细胞减少等，均属可逆性，停药后自行恢复
特殊人群用药	肝功能、肾功能不全患者：肝功能不全者、严重肾功能障碍者慎用 儿童：新生儿禁用，4岁以内儿童慎用，16岁以内儿童应用应注意重要器官功能监测 老年人：老年患者用药时需密切观察 妊娠与哺乳期妇女：孕妇应用需充分权衡利弊，FDA妊娠安全性分级为B级；哺乳期妇女慎用，用药时宜暂停哺乳
药典	USP、Eur. P.、Chin. P.
国家处方集	CNF
其他推荐依据	

■ 药品名称	氨曲南　Aztreonam
抗菌谱与适应证	适用于对 β-内酰胺类抗菌药物过敏者，预防革兰阴性杆菌感染的外科手术
制剂与规格	注射用氨曲南[保(乙)]：①0.5g；②1.0g；③2.0g
用法与用量	静脉给药，常规单次剂量：1~2g
注意事项	1. 氨曲南与青霉素之间无交叉过敏反应，但对青霉素、头孢菌素过敏及过敏体质者仍需慎用 2. 有不同程度的抗生素相关性肠炎
禁忌	对氨曲南有过敏史者禁用
不良反应	常见为恶心、呕吐、腹泻及皮肤过敏反应等
特殊人群用药	老年人：老年人用药剂量应按其肾功能减退情况酌情减量 妊娠与哺乳期妇女：妊娠安全性分级为 B 级，哺乳期妇女使用时应暂停哺乳
药典	USP、Eur. P.、Chin. P.
国家处方集	CNF
其他推荐依据	
■ 药品名称	万古霉素　Vancomycin
抗菌谱与适应证	适用于耐甲氧西林葡萄球菌检出率高的医疗机构进行工人材料植入手术（如人工心脏瓣膜置换、永久性心脏起搏器置入、人工关节置换等）预防感染
制剂与规格	注射用盐酸万古霉素[保(乙)]：①0.5g（50 万 U）；②1.0g（100 万 U）
用法与用量	静脉给药，一次 1g，每 12 小时给药 1 次
注意事项	1. 听力减退或有耳聋病史者慎用 2. 不宜肌内注射，静脉滴注时尽量避免药液外漏，且应经常更换注射部位，滴速不宜过快 3. 在治疗过程中应监测血药浓度
禁忌	对万古霉素过敏者，严重肝功能、肾功能不全者，孕妇及哺乳期妇女禁用
不良反应	休克、过敏样症状、急性肾功能不全等
特殊人群用药	肝功能、肾功能不全患者：严重肝功能、肾功能不全者禁用 儿童：儿童（尤其是低体重出生儿、新生儿）应监测血药浓度，慎重给药 老年人：老年患者确有指征使用时必须调整剂量或调整用药间隔 妊娠与哺乳期妇女：禁用
药典	USP、Eur. P.、Chin. P.
国家处方集	CNF
其他推荐依据	
■ 药品名称	去甲万古霉素　Norvancomycin
抗菌谱与适应证	适用于耐甲氧西林葡萄球菌检出率高的医疗机构进行工人材料植入手术（如人工心脏瓣膜置换、永久性心脏起搏器置入、人工关节置换等）预防感染
制剂与规格	注射用盐酸去甲万古霉素[保(乙)]：①0.4g（40 万 U）；②0.8g（80 万 U）

续 表

用法与用量	静脉给药，一次 400~800mg，每 12 小时给药 1 次
注意事项	1. 听力减退或有耳聋病史者慎用 2. 不可肌内注射或静脉注射 3. 治疗期间应定期检查听力，检查尿液中蛋白、管型、细胞数及测定尿相对密度等
禁忌	对本药或万古霉素类抗生素过敏者禁用
不良反应	可出现皮疹、恶心、静脉炎等；可引致耳鸣、听力减退、肾功能损害等
特殊人群用药	肝功能、肾功能不全患者：肾功能不全患者慎用，如有应用指征时需在治疗药物浓度监测下，根据肾功能减退程度减量应用 儿童：新生儿、婴幼儿用药必须充分权衡利弊 老年人：用于老年患者有引起耳毒性与肾毒性的危险（听力减退或丧失）。老年患者即使肾功能测定在正常范围内，使用时应采用较小治疗剂量 妊娠与哺乳期妇女：妊娠期患者避免应用；哺乳期妇女慎用
药典	Chin. P.
国家处方集	CNF
其他推荐依据	

注：1. Ⅰ类切口手术常用预防抗菌药物为第一代头孢菌素：头孢唑林或头孢拉定等

2. Ⅰ类切口手术常用预防抗菌药物单次使用剂量：头孢唑林 1~2g；头孢拉定 1~2g；头孢呋辛 1.5g；头孢曲松 1~2g；甲硝唑 0.5g；其他详见具体药品表单。头孢菌素应在 30 分钟内滴完

3. 对β-内酰胺类抗菌药物过敏者，可选用克林霉素预防葡萄球菌、链球菌感染，可选用氨曲南预防革兰阴性杆菌感染。必要时可联合使用

4. 耐甲氧西林葡萄球菌检出率高的医疗机构，如进行人工材料植入手术（如人工心脏瓣膜置换、永久性心脏起搏器置入、人工关节置换等），也可选用万古霉素或去甲万古霉素预防感染

第十章

治疗用抗感染药物

第一节　青霉素类

■ 药品名称	青霉素　Benzylpenicillin
抗菌谱与适应证	适用于溶血性链球菌、肺炎链球菌、不产青霉素酶葡萄球菌的感染；炭疽、破伤风、气性坏疽等梭状芽胞杆菌感染及梅毒、钩端螺旋体病、回归热、白喉。与氨基糖苷类药物联合用于治疗草绿色链球菌心内膜炎。亦可用于流行性脑脊髓膜炎、放线菌病、淋病、樊尚咽峡炎、莱姆病、鼠咬热、李斯特菌病、除脆弱拟杆菌以外的厌氧菌感染。风湿性心脏病或先天性心脏病患者手术前预防用药
制剂与规格	注射用青霉素钠[保(甲)]：①0.12g（2万U）；②0.24g（40万U）[基]；③0.48g（80万U）[基]；④0.6g（100万U）；⑤0.96g（160万U）[基]；⑥2.4g（400万U） 注射用青霉素钾[保(甲)]：①0.125g（20万U）；②0.25g（40万U）[基]；③0.5g（80万U）[基]；④0.625g（100万U）
用法与用量	1. 肌内注射：成人：一日（80~200）万U，分3~4次给药；小儿：按体重2.5万U/kg，每12小时给药1次 2. 静脉滴注：成人一日（200~2000）万U，分2~4次给药；小儿每日按体重（5~20）万U/kg，分2~4次给药
注意事项	1. 应用前询问药物过敏史并进行青霉素皮肤试验 2. 对一种青霉素过敏者可能对其他青霉素类药物、青霉胺过敏，有哮喘、湿疹、花粉症、荨麻疹等过敏性疾病患者应慎用 3. 大剂量使用时应定期检测电解质
禁忌	有青霉素类药物过敏史或青霉素皮肤试验阳性患者禁用
不良反应	青霉素过敏反应较常见，包括荨麻疹等各类皮疹、白细胞减少、间质性肾炎、哮喘发作等和血清病样反应
特殊人群用药	肝功能、肾功能不全患者：轻、中度肾功能损害者使用常规剂量不需减量，严重肾功能损害者应延长给药间隔或调整剂量 妊娠与哺乳期妇女：妊娠期妇女给药属FDA妊娠风险B级；哺乳期妇女用药时宜暂停哺乳
药典	USP、Eur. P.、Chin. P.
国家处方集	CNF
其他推荐依据	

续 表

■ 药品名称	青霉素 V Phenoxymethylpenicillin
抗菌谱与适应证	1. 青霉素敏感菌株所致的轻、中度感染，包括链球菌所致的扁桃体炎、咽喉炎、猩红热、丹毒等 2. 肺炎球菌所致的支气管炎、肺炎、中耳炎、鼻窦炎及敏感葡萄球菌所致的皮肤软组织感染等 3. 螺旋体感染和作为风湿热复发和感染性心内膜炎的预防用药
制剂与规格	青霉素 V 钾片[保(甲)]：①100 万 U；②60 万 U；③0. 25g（40 万 U）；④0. 5g（80 万 U）
用法与用量	口服：①成人：链球菌感染：一次 125~250mg，每 6~8 小时 1 次，疗程 10 日。肺炎球菌感染：一次 250~500mg，每 6 小时 1 次，疗程至退热后至少 2 日。葡萄球菌感染、螺旋体感染：一次250~500mg，每6~8 小时 1 次。预防风湿热复发：一次 250mg，一日 2 次。预防心内膜炎：在拔牙或上呼吸道手术前 1 小时口服 2g，6 小时后再加服 1g（27kg 以下小儿剂量减半）。②小儿：按体重，一次 2. 5~9. 3mg/kg，每 4 小时 1 次；或一次 3. 75~14mg/kg，每 6 小时 1 次；或一次 5~18. 7mg/kg，每 8 小时 1 次
注意事项	1. 对头孢菌素类药物过敏者及有哮喘、湿疹、花粉症、荨麻疹等过敏性疾病患者应慎用 2. 患者一次开始服用前，必须先进行青霉素皮试 3. 长期或大剂量服用者，应定期检查肝、肾、造血系统功能和检测血清钾或钠
禁忌	青霉素皮试阳性反应者、对青霉素类药物过敏者及传染性单核细胞增多症患者禁用
不良反应	常见恶心、呕吐、上腹部不适、腹泻等胃肠道反应及黑毛舌；皮疹、荨麻疹等过敏反应
特殊人群用药	肝功能、肾功能不全患者：肾功能减退者应根据血浆肌酐清除率调整剂量或给药间期 老年人：老年患者应根据肾功能情况调整用药剂量或用药间期 妊娠与哺乳期妇女：妊娠期妇女给药属 FDA 妊娠风险 B 级；哺乳期妇女慎用或用药时暂停哺乳
药典	USP、Eur. P.
国家处方集	CNF
其他推荐依据	
■ 药品名称	普鲁卡因青霉素 Procaine Benzylpenicillin
抗菌谱与适应证	1. 与青霉素相仿，但由于血药浓度较低，故仅限于青霉素高度敏感病原体所致的轻、中度感染，如 A 组链球菌所致的扁桃体炎、猩红热、肺炎链球菌肺炎、青霉素敏感金黄色葡萄球菌所致皮肤软组织感染、樊尚咽峡炎等 2. 可用于治疗钩端螺旋体病、回归热和早期梅毒等
制剂与规格	注射用普鲁卡因青霉素[保(乙)]：①40 万 U［普鲁卡因青霉素 30 万 U，青霉素钠（钾）10 万 U］；②80 万 U［普鲁卡因青霉素 60 万 U，青霉素钠（钾）20 万 U］
用法与用量	肌内注射，每次（40~80）万 U，每日 1~2 次
注意事项	1. 哮喘、湿疹、花粉症、荨麻疹等过敏性疾病患者应慎用本品 2. 应用前需详细询问药物过敏史并进行青霉素、普鲁卡因皮肤试验
禁忌	有青霉素类药物或普鲁卡因过敏史者禁用；青霉素或普鲁卡因皮肤试验阳性患者禁用
不良反应	过敏反应（如荨麻疹、间质性肾炎、白细胞减少等）；赫氏反应和治疗矛盾；二重感染等

续　表

特殊人群用药	妊娠与哺乳期妇女：妊娠期妇女给药属 FDA 妊娠风险 B 级；哺乳期妇女用药时宜暂停哺乳
药典	USP、Eur. P.、Chin. P.
国家处方集	CNF
其他推荐依据	
■ 药品名称	苄星青霉素　Benzathine Benzylpenicillin
抗菌谱与适应证	用于预防风湿热、治疗各期梅毒也可用于控制链球菌感染的流行
制剂与规格	注射用苄星青霉素[基,保(甲)]：①30 万 U；②60 万 U；③120 万 U
用法与用量	肌内注射：成人，一次（60~120）万 U，2~4 周 1 次；小儿一次（30~60）万 U，2~4 周 1 次
注意事项	同青霉素
禁忌	有青霉素类药物过敏史者或青霉素皮肤试验阳性患者禁用
不良反应	过敏反应（同青霉素）；二重感染等
特殊人群用药	妊娠与哺乳期妇女：妊娠期妇女给药属 FDA 妊娠风险 B 级；哺乳期妇女用药时宜暂停哺乳
药典	USP、Eur. P.、Chin. P.
国家处方集	CNF
其他推荐依据	
■ 药品名称	阿莫西林　Amoxicillin
抗菌谱与适应证	适用于治疗敏感菌所致的下列感染：①中耳炎、鼻窦炎、咽炎、扁桃体炎等上呼吸道感染；②急性支气管炎、肺炎等下呼吸道感染；③泌尿、生殖道感染；④皮肤、软组织感染；⑤适用于治疗急性单纯性淋病；⑥尚可用于治疗伤寒、伤寒带菌者及钩端螺旋体病；⑦亦可与克拉霉素、兰索拉唑联合治疗幽门螺杆菌感染
制剂与规格	片剂[基,保(甲)]：①0. 125g；②0. 25g 胶囊[基,保(甲)]：①0. 125g；②0. 25g 干混悬剂[基,保(甲)]：袋装，①0. 125g；②0. 25g。瓶装，①1. 25g；②2. 5g 颗粒剂[保(甲)]：125mg 注射用阿莫西林钠：①0. 5g；②2g
用法与用量	口服：成人一次 0. 5g，每 6~8 小时 1 次，日剂量不超过 4g；小儿每日按体重 20~40mg/kg，每 8 小时 1 次；3 个月以下婴儿：一日 30mg/kg，每 12 小时 1 次 肌内注射或稀释后静脉滴注：成人一次 0. 5~1. 0g，每 6~8 小时 1 次；小儿一日 50~100mg/kg，分3~4 次给药 肾功能不全时剂量：肌酐清除率为 10~30ml/min 者，一次 0. 25~0. 50g，每 12 小时 1 次；肌酐清除率＜10ml/min 者，一次 0. 25~0. 50g，每 24 小时 1 次 透析时剂量：每次血液透析后应补充给予 1g 剂量
注意事项	1. 巨细胞病毒感染、淋巴细胞白血病、淋巴瘤等患者不宜使用 2. 传染性单核细胞增多症患者应避免使用 3. 哮喘、湿疹、花粉症、荨麻疹等过敏性疾病史者慎用

续 表

禁忌	有青霉素类药物过敏史者或青霉素皮肤试验阳性患者禁用
不良反应	恶心、呕吐、腹泻及抗生素相关性肠炎等胃肠道反应；皮疹、药物热和哮喘等过敏反应；贫血、血小板减少、嗜酸性粒细胞增多等
特殊人群用药	肝功能、肾功能不全患者：肾功能严重损害者慎用 老年人：老年人用药时可能需要调整剂量 妊娠与哺乳期妇女：妊娠期妇女应仅在确有必要时应用本品；由于乳汁中可分泌少量阿莫西林，哺乳期妇女服用后可能导致婴儿过敏
药典	Eur. P、Chin. P.
国家处方集	CNF
其他推荐依据	
■ 药品名称	磺苄西林 Sulbenicillin
抗菌谱与适应证	适用于敏感的铜绿假单胞菌、某些变形杆菌属以及其他敏感革兰阴性菌所致肺炎、尿路感染、复杂性皮肤软组织感染和败血症等。对本品敏感菌所致腹腔感染、盆腔感染宜与抗厌氧菌药物联合应用
制剂与规格	注射用磺苄西林钠：1.0g∶100 万 U
用法与用量	静脉滴注或静脉注射；中度感染成人一日剂量 8g，重症感染或铜绿假单胞菌感染时剂量需增至一日 20g，分 4 次静脉给药；儿童根据病情每日剂量按体重 80~300mg/kg，分 4 次给药
注意事项	1. 使用本品前需详细询问药物过敏史并进行青霉素皮肤试验，呈阳性反应者禁用 2. 对一种青霉素过敏者可能对其他青霉素类药物、青霉胺过敏
禁忌	有青霉素类药物过敏史者或青霉素皮肤试验阳性患者禁用
不良反应	过敏反应较常见，包括皮疹、发热等，偶见过敏性休克，一旦发生必须就地抢救，保持气道畅通、吸氧并给予肾上腺素、糖皮质激素等治疗措施；恶心、呕吐等胃肠道反应；实验室检查异常包括白细胞或中性粒细胞减少，ALT 及 AST 一过性增高等
特殊人群用药	肝功能、肾功能不全患者：严重肝功能、肾功能不全者慎用 妊娠与哺乳期妇女：妊娠期妇女应仅在确有必要时应用本品
药典	Chin. P.
国家处方集	CNF
其他推荐依据	
■ 药品名称	替卡西林 Ticarcillin
抗菌谱与适应证	对大肠埃希菌、奇异变形杆菌、普通变形杆菌等肠杆菌属、流感嗜血杆菌、沙门菌属、铜绿假单胞菌等具有良好的抗菌活性。①适用于治疗敏感菌所致的下呼吸道感染、骨和骨关节感染、皮肤及软组织感染、尿路感染及败血症等；②与氨基糖苷类、喹诺酮类等抗菌药联用，可用于治疗铜绿假单胞菌所致感染
制剂与规格	注射用替卡西林钠：①0.5g；②1g；③3g；④6g

续　表

用法与用量	成人：肌内注射：泌尿系统感染，一次 1g，一日 4 次；静脉给药：一日 200~300mg/kg，分次给药。儿童：①静脉给药：一日 200~300mg/kg，分次给药；②婴儿：一日 225mg/kg，分次给药；③对 7 日龄以下新生儿：一日 150mg/kg，分次给药
注意事项	对头孢菌素类药物过敏者、凝血功能异常者慎用
禁忌	对本品或其他青霉素类过敏者禁用
不良反应	低钾血症及出血时间延长；皮疹、瘙痒、药物热等过敏反应较多见
特殊人群用药	肝功能、肾功能不全患者：严重肝功能、肾功能不全者慎用 妊娠与哺乳期妇女：妊娠期妇女慎用，妊娠安全性分级为 B 级；哺乳期妇女慎用
药典	USP、Eur. P.
国家处方集	CNF
其他推荐依据	
■ 药品名称	注射用哌拉西林　Piperacillin for Injection
抗菌谱与适应证	1. 治疗铜绿假单胞菌和敏感革兰阴性杆菌所致的各种感染，如败血症、尿路感染、呼吸道感染、胆道感染、腹腔感染、盆腔感染以及皮肤、软组织感染等 2. 与氨基糖苷类药联用治疗粒细胞减少症免疫缺陷患者的感染
制剂与规格	注射用哌拉西林钠（按哌拉西林计）[基,保(甲)]：①0.5g；②1g；③2g
用法与用量	成人：中度感染一日 8g，分 2 次给药；严重感染一次 3~4g，每 6 小时 1 次。一日最大剂量不可超过 24g 儿童：①婴幼儿和 12 岁以下儿童：一日 100~200mg/kg；②新生儿：体重＜2kg 者：出生后第 1 周内，一次 50mg/kg，每 12 小时 1 次；1 周以上，一次 50mg/kg，每 8 小时 1 次；体重 2kg 以上者：出生后第 1 周内，一次 50mg/kg，每 8 小时 1 次；1 周以上，一次 50mg/kg，每 6 小时 1 次
注意事项	1. 有出血史者，溃疡性结肠炎、克罗恩病或假膜性肠炎者，体弱者慎用 2. 哌拉西林不可加入碳酸氢钠溶液中静脉滴注
禁忌	对青霉素、头孢菌素或其他 β-内酰胺类抗生素过敏或有过敏史者禁用
不良反应	青霉素类药物过敏反应较常见；局部注射部位疼痛、血栓性静脉炎等；腹泻、稀便、恶心、呕吐等
特殊人群用药	肝功能、肾功能不全患者：慎用 儿童：12 岁以下儿童的用药安全性剂量尚未正式确定，应慎用 老年人：慎用 妊娠与哺乳期妇女：妊娠期妇女应仅在确有必要时才能使用本药，妊娠安全性分级为 B 级；哺乳期妇女用药应权衡利弊或暂停哺乳
药典	USP、Eur. P.、Chin. P.
国家处方集	CNF
其他推荐依据	

续 表

■ 药品名称	注射用阿洛西林 Azlocillin for Injection
抗菌谱与适应证	敏感的革兰阳性及革兰阴性菌（包括铜绿假单胞菌）所致的呼吸道、泌尿道、生殖器官、胆道、胃肠道、败血症、脑膜炎、心内膜炎等严重感染，手术、烧伤后感染，骨、皮肤及软组织感染
制剂与规格	注射用阿洛西林钠[保(乙)]：①0.5g；②1g；③2g；④3g
用法与用量	成人：一日 6~10g，严重病例可增至 10~16g，分 2~4 次滴注。儿童：一次 75mg/kg，一日 2~4 次。婴儿及新生儿：一次 100mg/kg，一日 2~4 次
注意事项	同美洛西林
禁忌	对青霉素类抗生素过敏者禁用
不良反应	恶心、呕吐、腹泻及抗生素相关性肠炎等胃肠道反应；皮疹，药物热和哮喘等过敏反应
特殊人群用药	肝功能、肾功能不全患者：肾功能减退患者应适当降低用量 老年人：老年患者肾功能减退，须调整剂量 妊娠与哺乳期妇女：妊娠安全性分级为 B 级；哺乳期妇女应权衡利弊用药
药典	Pol. P.
国家处方集	CNF
其他推荐依据	

第二节 头孢菌素类

一、第一代头孢菌素类

■ 药品名称	头孢唑林 Cefazolin
□ 其他名称	新泰林
抗菌谱与适应证	第一代头孢菌素。除肠球菌属、耐甲氧西林葡萄球菌属外，对其他革兰阳性球菌均有良好抗菌活性，肺炎链球菌和溶血性链球菌对其高度敏感，对部分大肠埃希菌、奇异变形杆菌和肺炎克雷伯菌有良好抗菌活性。临床用于敏感菌所致的呼吸道感染、尿路感染、皮肤软组织感染、骨和关节感染、肝胆系统感染、感染性心内膜炎、败血症及眼、耳、鼻、咽喉部感染；外科手术预防用药
制剂与规格	注射用头孢唑林钠[保(甲)]：①0.5g[基]；②1g[基]；③1.5g；④2g 注射用五水头孢唑林钠[保(甲)]：①0.5g[基]；②1g[基]；③1.5g；④2g
用法与用量	成人常用剂量：一次 0.5~1.0g，一日 2~4 次，严重感染可增至一日 6g，分 2~4 次静脉给予，或遵医嘱 用于预防外科手术后感染时，一般为术前 0.5~1.0 小时肌内注射或静脉给药 1g，手术时间超过 6 小时者术中加用 0.5~1.0g，术后每 6~8 小时给药 0.5~1.0g，至手术后 24 小时止 儿童：一日 50~100mg/kg，分 2~3 次静脉缓慢推注，静脉滴注或肌内注射

续　表

注意事项	1. 交叉过敏反应：对青霉素过敏患者应用本品时应根据患者情况充分权衡利弊后决定 2. 对诊断的干扰：应用本品和其他头孢菌素的患者抗球蛋白（Coombs）试验可出现阳性；孕妇产前应用这类药物，此阳性反应也可出现于新生儿。当应用本品的患者尿中头孢类含量超过10mg/ml时，以磺基水杨酸进行尿蛋白测定可出现假阳性反应。以硫酸铜法测定尿糖可呈假阳性反应。血清丙氨酸氨基转移酶、门冬氨酸氨基转移酶、碱性磷酸酶和血尿素氮在应用本品过程中皆可升高。如采用Jaffe反应进行血清和尿肌酐值测定时可有假性增高 3. 有胃肠道疾病史者，特别是溃疡性结肠炎、局限性肠炎或抗菌药物相关性结肠炎（头孢菌素类很少产生假膜性结肠炎）者和有肾功能减退者应慎用头孢菌素类
禁忌	对头孢菌素类药物过敏者及有青霉素过敏性休克或即刻反应史者禁用本品
不良反应	应用头孢唑林的不良反应发生率低，静脉注射发生的血栓性静脉炎和肌内注射区域疼痛均较头孢噻吩少而轻。药疹发生率为1.1%，嗜酸性粒细胞增多的发生率为1.7%，单独以药物热为表现的过敏反应仅偶有报道。本品与氨基糖苷类抗菌药合用是否增加后者的肾毒性尚不能肯定。临床上本品无肝损害现象，但个别患者可出现暂时性血清氨基转移酶、碱性磷酸酶升高。肾功能减退患者应用高剂量（每日12g）的头孢唑林时可出现脑反应。白念珠菌二重感染偶见
特殊人群用药	肝功能、肾功能不全患者：因本品部分在肝脏代谢，因此肝功能损害患者应慎用；对肾功能减退患者应在减少剂量情况下谨慎使用；肾功能减退者的肌酐清除率>50ml/min时，仍可按正常剂量给药；与庆大霉素或其他肾毒性抗菌药合用有增加肾损害的危险性 儿童：早产儿及1个月以下的新生儿不推荐应用本品 老年人：本品在老年人中消除半衰期较年轻人明显延长，应按肾功能适当减量或延长给药间期 妊娠与哺乳期妇女：头孢菌素类可经乳汁排出，哺乳期妇女应用头孢菌素类虽尚无发生问题报道，但其应用仍需权衡利弊后决定
药典	Chin. P.
国家处方集	CNF
推荐依据	单爱莲，马序竹，童荣生，等.《抗菌药物超说明书专家共识》解读［J］. 中国临床药理学杂志，2015，24（31）：2489-2491.
■ 药品名称	**头孢拉定　Cefradine**
抗菌谱与适应证	第一代头孢菌素。适用于治疗敏感菌所致的轻、中度感染，如急性咽炎、扁桃体炎、中耳炎、支气管炎急性发作、肺炎等呼吸道感染、泌尿生殖道感染及皮肤软组织感染等
制剂与规格	头孢拉定胶囊[基,保(甲)]：①0.25g；②0.5g 头孢拉定片[基,保(甲)]：①0.25g；②0.5g 头孢拉定颗粒[保(乙)]：①0.125g；②0.25g 头孢拉定干混悬剂：①0.125g；②0.25g；③1.5g；④3g 注射用头孢拉定[保(乙)]：①0.5g；②1g
用法与用量	1. 成人：口服给药，一次0.25~0.50g，每6小时1次；严重感染时可增至一次1g，一日最高剂量为4g。肌内注射及静脉给药，一次0.5~1g，每6小时1次。一日最高剂量为8g 2. 儿童：口服给药，一次6.25~12.50mg/kg，每6小时1次。肌内注射及静脉给药，1周岁以上小儿，一次12.5~25.0mg/kg，每6小时1次 3. 肌酐清除率>20ml/min时，其推荐剂量为每6小时0.5g；肌酐清除率为5~20ml/min时，其剂量为每6小时0.25g；肌酐清除率<5ml/min时，其剂量为每12小时0.25g

续　表

注意事项	应用头孢拉定的患者以硫酸铜法测定尿糖时可出现假阳性反应
禁忌	对头孢菌素类药物过敏者及有青霉素过敏性休克或即刻反应史者禁用
不良反应	恶心、呕吐、腹泻、上腹部不适等胃肠道反应较为常见
特殊人群用药	肝功能、肾功能不全患者：头孢拉定主要经肾排出，肾功能减退者需减少剂量或延长给药间期 儿童：慎用 老年人：肾功能减退的老年患者应适当减少剂量或延长给药时间 妊娠与哺乳期妇女：慎用。妊娠安全性分级为 B 级，哺乳期妇女应用时需权衡利弊
药典	USP、Eur. P.、Chin. P.
国家处方集	CNF
其他推荐依据	
■ 药品名称	注射用头孢硫脒　Cefathiamidine for Injection
抗菌谱与适应证	第一代头孢菌素。用于敏感菌所引起呼吸系统、肝胆系统、五官、尿路感染及心内膜炎、败血症
制剂与规格	注射用头孢硫脒[保(乙)]：①0.5g；②1g；③2g
用法与用量	1. 成人：肌内注射，一次 1.5~1g，一日 4 次；静脉滴注，一次 2g，一日 2~4 次 2. 儿童：肌内注射，一日 50~150mg/kg，分 3~4 次给药；静脉滴注，一日 50~100mg/kg，分 2~4 次给药
注意事项	1. 有胃肠道疾病史者，特别是溃疡性结肠炎、局限性肠炎或抗生素相关性结肠炎者应慎用 2. 应用本品的患者抗球蛋白试验可出现阳性
禁忌	对头孢菌素类抗生素过敏者或对青霉素过敏性休克者禁用
不良反应	偶见荨麻疹、哮喘、瘙痒、寒战、高热、血管神经性水肿、非蛋白氮、ALT 及 AST 升高
特殊人群用药	肝功能、肾功能不全患者：肾功能减退者须适当减量 老年人：老年患者肾功能减退，应用时需适当减量 妊娠与哺乳期妇女：妊娠早期妇女慎用；哺乳期妇女慎用，用药需权衡利弊
药典	
国家处方集	CNF
其他推荐依据	
■ 药品名称	头孢氨苄　Cefalexin
抗菌谱与适应证	第一代口服头孢菌素。用于金黄色葡萄球菌、大肠埃希菌、肺炎杆菌、流感杆菌等敏感菌所致的下列感染： 1. 扁桃体炎、扁桃体周炎、咽喉炎、支气管炎、肺炎、支气管扩张感染以及手术后胸腔感染 2. 急性及慢性肾盂肾炎、膀胱炎、前列腺炎及泌尿生殖系感染 3. 中耳炎、外耳炎、鼻窦炎

续 表

	4. 上颌骨周炎、上颌骨骨膜炎、上颌骨骨髓炎、急性腭炎、牙槽脓肿、根尖性牙周炎、智齿周围炎、拔牙后感染 5. 睑腺炎、睑炎、急性泪囊炎 6. 毛囊炎、疖、丹毒、蜂窝织炎、脓疱、痈、痤疮感染、皮下脓肿、创伤感染、乳腺炎、淋巴管炎等
制剂与规格	头孢氨苄胶囊[基,保(甲)]：①125mg；②250mg 头孢氨苄片[基,保(甲)]：①125mg；②250mg 头孢氨苄颗粒[基,保(甲)]：①50mg；②125mg 头孢氨苄干混悬剂：1.5g 头孢氨苄泡腾片：125mg
用法与用量	1. 成人：口服，一般剂量一次250~500mg，每6小时1次。一日最高剂量为4g。单纯性膀胱炎、单纯皮肤软组织感染以及链球菌咽峡炎一次500mg，每12小时1次 2. 儿童：口服，一日25~50mg/kg，一日4次。皮肤软组织感染及链球菌咽峡炎一次12.5~50mg/kg，每12小时1次
注意事项	有胃肠道疾病史者，特别是溃疡性结肠炎、局限性肠炎或抗生素相关性结肠炎者应慎用
禁忌	对头孢菌素类药物过敏者及有青霉素过敏性休克或即刻反应史者禁用
不良反应	恶心、呕吐、腹泻和腹部不适较为多见；皮疹、药物热等过敏反应
特殊人群用药	肝功能、肾功能不全患者：慎用 儿童：6岁以下小儿慎用 老年人：老年患者应根据肾功能情况调整用药剂量或用药间期 妊娠与哺乳期妇女：妊娠早期妇女慎用；哺乳妇女慎用，用药需权衡利弊
药典	USP、Eur. P.、Chin. P.
国家处方集	CNF
其他推荐依据	
■ 药品名称	头孢羟氨苄 Cefadroxil
抗菌谱与适应证	第一代口服头孢菌素。主要用于敏感菌所致的尿路感染，呼吸道感染，皮肤软组织感染，骨关节感染
制剂与规格	头孢羟氨苄胶囊[保(乙)]：①0.125g；②0.25g；③0.5g 头孢羟氨苄片[保(乙)]：①0.125g；②0.25g 头孢羟氨苄颗粒[保(乙)]：①0.125g；②0.25g
用法与用量	1. 成人：口服，一次0.5~1g，一日2次。肾功能不全者首次给予1g负荷剂量，然后根据肌酐清除率（Ccr）调整剂量。Ccr为25~50ml/min者，一次0.5g，每12小时1次；Ccr为10~25ml/min者，一次0.5g，每24小时1次；Ccr为0~10ml/min者，一次0.5g，每36小时1次 2. 儿童：口服，一次15~20mg/kg，一日2次。A组溶血性链球菌咽炎或扁桃体炎：一次15mg/kg，每12小时1次，共10日
注意事项	有胃肠道疾病史者，特别是溃疡性结肠炎、局限性肠炎或抗生素相关性结肠炎者应慎用
禁忌	对头孢菌素类药物过敏者及有青霉素过敏性休克或即刻反应史者禁用

续 表

不良反应	以恶心、上腹部不适等胃肠道反应为主；少数患者尚可发生皮疹等过敏反应
特殊人群用药	肝功能、肾功能不全患者：慎用 老年人：老年患者肾功能减退，用药时需调整剂量 妊娠与哺乳期妇女：妊娠安全性分级为B级；哺乳期妇女需权衡利弊后应用
药典	USP
国家处方集	CNF
其他推荐依据	

二、第二代头孢菌素类

■ 药品名称	头孢呋辛 Cefuroxim
抗菌谱与适应证	第二代注射用头孢菌素。对革兰阳性球菌的活性与第一代头孢菌素相似或略差，但对葡萄球菌和革兰阴性杆菌产生的β-内酰胺酶显得相当稳定。适用于治疗敏感菌或敏感病原体所致的下列感染：①呼吸系统感染；②泌尿生殖系统感染；③骨和关节感染；④皮肤软组织感染；⑤预防手术感染；⑥其他，如败血症、脑膜炎等严重感染
制剂与规格	注射用头孢呋辛钠[保(甲)]：①0.25g[基]；②0.5g[基]；③0.75g[基]；④1.0g；⑤1.5g[基]；⑥2.0g；⑦2.25g；⑧2.5g；⑨3.0g
用法与用量	深部肌内注射，静脉注射或滴注 1. 成人为每8小时0.75~1.50g，疗程5~10日。对于生命受到威胁的感染或罕见敏感菌所引起的感染，每6小时1.5g 2. 预防手术感染：术前0.5~1小时静脉注射1.5g，若手术时间过长，则每隔8小时静脉或肌内注射0.75g 3. 儿童：3个月以上患儿，按体重一日50~100mg/kg，分3~4次给药。重症感染，按体重一日用量不低于0.1g/kg，但不能超过成人使用的最高剂量 4. 肾功能不全患者应根据肌酐清除率调整
注意事项	1. 对青霉素药物过敏者慎用 2. 使用时应注意监测肾功能，特别是对接受高剂量的重症患者
禁忌	对头孢菌素类药物过敏者及有青霉素过敏性休克史者禁用
不良反应	过敏反应（皮疹、瘙痒、荨麻疹等），局部反应（血栓性静脉炎），胃肠道反应（腹泻、恶心、抗生素相关性肠炎等）等
特殊人群用药	肝功能、肾功能不全患者：严重肝功能、肾功能不全者慎用 儿童：5岁以下小儿禁用 老年人：老年患者口服本药，不必根据年龄调整剂量 妊娠与哺乳期妇女：妊娠安全性分级为B级；哺乳妇女用药应权衡利弊，如需使用，应暂停哺乳
药典	USP、Eur. P.、Chin. P.
国家处方集	CNF
其他推荐依据	

续　表

■ 药品名称	注射用头孢替安　Cefotiam for Injection
抗菌谱与适应证	第二代注射用头孢菌素。用于敏感菌所致的肺炎、支气管炎、胆道感染、腹膜炎、尿路感染以及手术和外伤所致的感染和败血症
制剂与规格	注射用盐酸头孢替安[保(乙)]：①0.5g；②1g
用法与用量	肌内注射或静脉给药。成人：一日 1~2g，分 2~4 次给予；败血症时可增至一日 4g。儿童：一日 40~80mg/kg，分 3~4 次给予，重症感染时可增至一日 160mg/kg。肌酐清除率≥16.6ml/min 者，不需调整剂量；肌酐清除率＜16.6ml/min 者，每 6~8 小时用量应减为常用剂量的 75%
注意事项	1. 有胃肠道疾病史者，特别是溃疡性结肠炎、局限性肠炎或抗生素相关性结肠炎者慎用 2. 本品可引起血象改变，严重时应立即停药
禁忌	对头孢菌素类药物过敏者及有青霉素过敏性休克史者禁用
不良反应	偶见过敏、胃肠道反应、血象改变及一过性 AST 及 ALT 升高；可致肠道菌群改变，造成维生素 B 和维生素 K 缺乏；偶可致继发感染；大量静脉注射可致血管和血栓性静脉炎
特殊人群用药	肝功能、肾功能不全患者：肾功能不全者应减量并慎用 儿童：早产儿和新生儿使用本药的安全性尚未确定 老年人：老年患者用药剂量应按其肾功能减退情况酌情减量 妊娠与哺乳期妇女：孕妇或可能妊娠的妇女、哺乳妇女应权衡利弊后用药
药典	USP、Jpn. P.
国家处方集	CNF
其他推荐依据	
■ 药品名称	头孢丙烯　Cefprozil
抗菌谱与适应证	第二代口服头孢菌素。用于敏感菌所致的下列轻、中度感染： 1. 呼吸道感染，如化脓性链球菌性咽炎或扁桃体炎；肺炎链球菌、流感嗜血杆菌和卡他莫拉菌引起的中耳炎或急性鼻窦炎、急性支气管炎继发细菌感染和慢性支气管炎急性发作 2. 金黄色葡萄球菌（包括产青霉素酶菌株）和化脓性链球菌等引起的非复杂性皮肤和皮肤软组织感染
制剂与规格	头孢丙烯片[保(乙)]：①0.25；②0.5g 头孢丙烯分散片[保(乙)]：0.25g 头孢丙烯咀嚼片[保(乙)]：0.25g 头孢丙烯胶囊[保(乙)]：①0.125g；②0.25g 头孢丙烯颗粒[保(乙)]：0.125g 头孢丙烯干混悬剂：①0.125g；②0.75g；③1.5g；④3.0g
用法与用量	口服。成人：呼吸道感染，一次 0.5g，一日 1~2 次；皮肤或皮肤软组织感染，一日 0.5g，分 1~2 次给药；严重病例，一次 0.5g，一日 2 次。儿童：①对 0.5~12 岁患儿：中耳炎，一次 15mg/kg，一日 2 次；急性鼻窦炎，一次 7.5mg/kg，一日 2 次；严重感染，一次 15mg/kg，一日 2 次。②对2~12 岁患儿：急性扁桃体炎、咽炎，一次 7.5mg/kg，一日 2 次；皮肤或皮肤软组织感染，一次 20mg/kg，一日 1 次。肾功能不全时，根据肌酐清除率进行剂量调整。肝功能不全患者无须调整剂量

续 表

注意事项	1. 有青霉素过敏史者慎用。对青霉素类药物所致过敏性休克或其他严重过敏反应者不宜使用 2. 如发生过敏反应，应停止用药 3. 长期使用可诱发二重感染，尤其是抗生素相关性肠炎 4. 同时服用强利尿药治疗的患者使用头孢菌素应谨慎，因这些药物可能会对肾功能产生有害影响 5. 患有胃肠道疾病，尤其是肠炎患者慎用
禁忌	对头孢丙烯及其头孢菌素类过敏患者禁用
不良反应	1. 胃肠道反应：软便、腹泻、胃部不适、食欲减退、恶心、呕吐、嗳气等 2. 过敏反应，常见为皮疹、荨麻疹、嗜酸性粒细胞增多、药物热等。儿童发生过敏反应较成人多见，多在开始治疗后几天内出现，停药后几天内消失
特殊人群用药	儿童：慎用 老年人：65 岁以上老人使用本药，与健康成人志愿者对比，药物浓度-时间曲线下面积增高 35%~60%，肌酐清除率下降 40% 妊娠与哺乳期妇女：妊娠安全性分级为 B 级。哺乳妇女应慎用或暂停哺乳
药典	USP
国家处方集	CNF
其他推荐依据	
■ 药品名称	注射用头孢尼西　Cefonicid for Injection
抗菌谱与适应证	适用于敏感菌引起的下列感染：下呼吸道感染、尿路感染、败血症、皮肤软组织感染、骨和关节感染，也可用于手术预防感染。在外科手术前单剂量注射 1g 头孢尼西可以减少由于手术过程中污染或潜在污染而导致的术后感染发生率。在剖宫产手术中使用头孢尼西（剪断脐带后）可以减少某些术后感染发生率
制剂与规格	注射用头孢尼西钠：①0.5g；②1.0g
用法与用量	肾功能正常患者： 1. 一般轻度至中度感染：成人每日剂量为 1g，每 24 小时 1 次；在严重感染或危及生命的感染中，可每日 2g，每 24 小时给药 1 次 2. 无并发症的尿路感染：每日 0.5g，每 24 小时 1 次 3. 手术预防感染：手术前 1 小时单剂量给药 1g，术中和术后没有必要再用。必要时如关节成形手术或开胸手术可重复给药 2 天；剖宫产手术中，应脐带结扎后才给予本品。疗程依病情而定 肾功能不全患者：对于肾功能损害患者使用本品必须严格依据患者的肾功能损害程度调整剂量。初始剂量为 7.5mg/kg，维持剂量应根据肌酐清除率进行调整，患者在进行透析之后，无须再追加剂量
注意事项	1. 有青霉素过敏史或其他药物过敏病史者应慎用。对麻醉药过敏患者禁止使用利多卡因作为溶剂 2. 本品治疗开始和治疗中可引起肠道紊乱，严重的导致假膜性肠炎，出现腹泻时应引起警惕。一旦出现，轻度停药即可，中、重度患者应给予补充电解质、蛋白质以及适当的抗生素（如万古霉素）治疗 3. 重症患者在大剂量给药或合用氨基糖苷类抗生素治疗时，必须经常注意肾功能情况

续　表

禁忌	对头孢菌素类抗生素过敏者禁用
不良反应	1. 对青霉素过敏患者也可能对本品过敏 2. 长期使用任何广谱抗生素都可能导致其他非敏感菌过度生长，可诱发二重感染
特殊人群用药	肝功能、肾功能不全患者：肾脏或肝脏损害患者在使用该药物时，应加倍小心
药典	USP、Eur. P.、Chin. P.
国家处方集	
其他推荐依据	
■ 药品名称	头孢克洛　Cefaclor
抗菌谱与适应证	第二代口服头孢菌素。适用于敏感菌所致下列部位的轻、中度感染： 1. 呼吸系统感染 2. 泌尿生殖系统感染 3. 皮肤软组织感染 4. 口腔科感染 5. 眼科感染
制剂与规格	头孢克洛胶囊[保(乙)]：125mg；250mg 头孢克洛缓释胶囊[保(乙)]：187.5mg 头孢克洛片[保(乙)]：250mg 头孢克洛缓释片[保(乙)]：375mg 头孢克洛分散片[保(乙)]：①125mg；②375mg 头孢克洛颗粒[保(乙)]：①100mg；②125mg；③250mg 头孢克洛混悬液[保(乙)]：①30ml：0.75g；②60ml：1.5g
用法与用量	1. 成人：口服，一次 250mg，每 8 小时 1 次；较重的感染或敏感性较差的细菌引起的感染，剂量可加倍，但一日总量不超过 4g 2. 儿童：口服，一日 20mg/kg，分 3 次（每 8 小时 1 次）给药，宜空腹服用；重症感染可增至一日 40mg/kg，但一日总量不超过 1g
注意事项	1. 对于有胃肠道病史（特别是结肠炎）的患者、使用抗生素（包括头孢菌素）要慎重 2. 长期使用的患者应细心观察，如发生二重感染，必须采取适当措施
禁忌	禁用于已知对头孢菌素类药物过敏者
不良反应	过敏反应（皮疹、瘙痒、荨麻疹等）；腹泻等胃肠道反应
特殊人群用药	肝功能、肾功能不全患者：肾功能轻度不全者可不减量；肾功能中度和重度减退者的剂量应分别减为正常剂量的 1/2 和 1/4 儿童：新生儿用药的安全性尚未确定 老年人：老年患者除虚弱、营养不良或严重肾功能损害外，一般不需要调整剂量 妊娠与哺乳期妇女：妊娠安全性分级为 B 级；哺乳期妇女应慎用或用药时暂停哺乳
药典	USP、Eur. P.、Chin. P.
国家处方集	CNF
其他推荐依据	

续 表

■ 药品名称	头孢呋辛酯 Cefuroxime Axetil
抗菌谱与适应证	第二代口服头孢菌素。适用于溶血性链球菌、金黄色葡萄球菌（耐甲氧西林株除外）及流感嗜血杆菌、大肠埃希菌、肺炎克雷伯菌、奇异变形杆菌等肠杆菌科细菌敏感菌株所致成人急性咽炎或扁桃体炎、急性中耳炎、上颌窦炎、慢性支气管炎急性发作、急性支气管炎、单纯性尿路感染、皮肤软组织感染及无并发症淋病奈瑟菌性尿道炎和宫颈炎。儿童咽炎或扁桃体炎、急性中耳炎及脓疱病等
制剂与规格	头孢呋辛酯片[基,保(甲)]：①0. 125g；②0. 25g
用法与用量	口服。①成人：一般一日 0. 5g；下呼吸道感染患者一日 1g；单纯性下尿路感染患者一日 0. 25g。均分 2 次服用。单纯性淋球菌尿道炎单剂疗法剂量为 1g。②5~12 岁小儿：急性咽炎或急性扁桃体炎，按体重一日 20mg/kg，分 2 次服用，一日不超过 0. 5g；急性中耳炎、脓疱病，按体重一日 30mg/kg，分 2 次服用，一日不超过 1g
注意事项	1. 有胃肠道疾病史者，特别是溃疡性结肠炎、局限性肠炎或抗生素相关性结肠炎者慎用 2. 应于餐后服用，以增加吸收，提高血药浓度，并减少胃肠道反应
禁忌	对本品及其他头孢菌素类过敏者、有青霉素过敏性休克或即刻反应史者及胃肠道吸收障碍者禁用
不良反应	常见腹泻、恶心和呕吐等胃肠反应；少见皮疹、药物热等过敏反应
特殊人群用药	肝功能、肾功能不全患者：肾功能减退及肝功能损害者慎用 儿童：5 岁以下小儿禁用胶囊剂、片剂，宜服用头孢呋辛酯干混悬液 老年人：85 岁以上的老年患者的血浆消除半衰期可延至约 3. 5 小时，因此应在医师指导下根据肾功能情况调整用药剂量或用药间期 妊娠与哺乳期妇女：仅在有明确指征时，孕妇方可慎用；哺乳期妇女应慎用或暂停哺乳
药典	USP、Eur. P.、Chin. P.、Jpn. P.
国家处方集	CNF
其他推荐依据	

三、第三代头孢菌素类

■ 药品名称	注射用头孢唑肟 Ceftizoxime for Injection
抗菌谱与适应证	第三代注射用头孢菌素。用于治疗由敏感菌引起的下呼吸道感染、胆道感染、腹腔感染、盆腔感染。尿路感染、脑膜炎、皮肤软组织感染、骨和关节感染、败血症、感染性心内膜炎及创伤、烧伤、烫伤后的严重感染
制剂与规格	注射用头孢唑肟钠[保(乙)]：①0. 5g；②1g；③2g
用法与用量	静脉滴注。成人：一次 1~2g，每8~12 小时 1 次；严重感染，剂量可增至一次 3~4g，每 8 小时 1 次。治疗非复杂性尿路感染，一次 0. 5g，每 12 小时 1 次。儿童：6 个月及 6 个月以上的婴儿和儿童常用量，按体重一次 50mg/kg，每 6~8 小时 1 次。肾功能损害的患者在给予 0. 5~1. 0g 的首次负荷剂量后，需根据其损害程度调整剂量
注意事项	1. 青霉素类过敏史患者，有指征应用本品时，必须充分权衡利弊后在严密观察下慎用 2. 有胃肠道疾病病史者，特别是结肠炎患者慎用

续　表

禁忌	对本品及其他头孢菌素类药物过敏者禁用
不良反应	皮疹、瘙痒和药物热等变态反应、腹泻、恶心、呕吐、食欲缺乏等
特殊人群用药	儿童：6个月以下小儿使用本药的安全性和有效性尚未确定 老年人：老年患者常伴有肾功能减退，应适当减少剂量或延长给药时间 妊娠与哺乳期妇女：妊娠期妇女仅在有明确指征时应用，妊娠安全性分级为B级；哺乳期妇女应用本药时应暂停哺乳
药典	USP
国家处方集	CNF
其他推荐依据	
■ 药品名称	注射用头孢噻肟　Cefotaxime for Injection
抗菌谱与适应证	第三代注射用头孢菌素。用于敏感细菌所致的肺炎及其他下呼吸道感染、尿路感染、脑膜炎、败血症、腹腔感染、盆腔感染、皮肤软组织感染、生殖道感染、骨和关节感染等。头孢噻肟可以作为小儿脑膜炎的选用药物
制剂与规格	注射用头孢噻肟钠[保(甲)]：①0.5g；②1g；③2g
用法与用量	肌内注射或静脉给药。成人：肌内注射0.5~2g，每8~12小时1次。静脉给药一日2~6g，分2~3次给药；严重感染者，每6~8小时2~3g，一日最高剂量为12g。无并发症的肺炎链球菌肺炎或急性尿路感染：每12小时1g。儿童：静脉给药，新生儿一次50mg/kg，7日内新生儿每12小时1次，7~28日新生儿每8小时1次
注意事项	1. 有胃肠道疾病者慎用 2. 用药前需确定是否需进行过敏试验 3. 本品与氨基糖苷类抗生素不可同瓶滴注
禁忌	对头孢菌素类药物过敏者及有青霉素过敏性休克或即刻反应史者禁用
不良反应	不良反应发生率低，3%~5%。有皮疹和药物热、静脉炎、腹泻、恶心、呕吐、食欲缺乏等
特殊人群用药	肝功能、肾功能不全患者：严重肾功能减退患者应用本药时须根据肌酐清除率调整减量 儿童：婴幼儿不宜做肌内注射 老年人：老年患者应根据肾功能适当减量 妊娠与哺乳期妇女：妊娠安全性分级为B级；哺乳期妇女用药时宜暂停哺乳
药典	USP、Eur. P.、Chin. P.
国家处方集	CNF
其他推荐依据	
■ 药品名称	注射用头孢曲松　Ceftriaxone for Injection
抗菌谱与适应证	第三代注射用头孢菌素。用于敏感致病菌所致的下呼吸道感染、尿路、胆道感染，以及腹腔感染、盆腔感染、皮肤软组织感染、骨和关节感染、败血症、脑膜炎等及手术期感染预防。本品单剂可治疗单纯性淋病
制剂与规格	注射用头孢曲松钠[保(甲)]：①0.25g[基]；②0.5g[基]；③0.75g；④1g[基]；⑤1.5g；⑥2g[基]；⑦3g；⑧4g

续 表

用法与用量	成人：肌内注射或静脉给药，每24小时1~2g或每12小时0.5~1.0g。最高剂量一日4g。小儿：常用量静脉给药，按体重一日20~80mg/kg
注意事项	1. 对青霉素过敏患者应用本品时应根据患者情况充分权衡利弊后决定。有青霉素过敏性休克或即刻反应者，不宜再选用头孢菌素类 2. 有胃肠道疾病史者，特别是溃疡性结肠炎、局限性肠炎或抗生素相关性结肠炎（头孢菌素类很少产生抗生素相关性肠炎）者应慎用
禁忌	1. 禁用于对本品及其他头孢菌素类抗生素过敏的患者。有青霉素过敏性休克史的患者避免应用本品 2. 头孢曲松不得用于高胆红素血症的新生儿和早产儿的治疗。体外研究显示头孢曲松可从血清蛋白结合部位取代胆红素，从而引起这些患者的胆红素脑病 3. 在新生儿中，不得与补钙治疗同时进行，否则可能导致头孢曲松的钙盐沉降的危险
不良反应	胃肠道反应、过敏反应等
特殊人群用药	儿童：出生体重＜2kg的新生儿使用本药的安全性尚未确定。本药可将胆红素从血清白蛋白上置换下来，患有高胆红素血症的新生儿（尤其是早产儿），应避免使用本药 老年人：除非患者虚弱、营养不良或有重度肾功能损害时，老年人应用头孢曲松一般不需调整剂量 妊娠与哺乳期妇女：妊娠安全性分级为B级；哺乳期妇女应权衡利弊后应用
药典	USP、Eur. P.、Chin. P.
国家处方集	CNF
其他推荐依据	
■ 药品名称	**注射用头孢哌酮　Cefoperazone for Injection**
抗菌谱与适应证	第三代注射用头孢菌素。用于治疗敏感菌所致的呼吸道感染、泌尿道感染、胆道感染、皮肤软组织感染、败血症、脑膜炎、创伤及手术后感染。与抗厌氧菌药联用，用于治疗敏感菌所致的腹膜炎、盆腔感染
制剂与规格	注射用头孢哌酮钠：①0.5g；②1g；③1.5g；④2g
用法与用量	肌内注射或静脉给药。成人：一般感染：一次1~2g，每12小时1次；严重感染：一次2~3g，每8小时1次。一日剂量不宜超过9g，但免疫缺陷患者伴严重感染时剂量可增至一日12g。儿童：一日50~200mg/kg，分2~3次给药
注意事项	1. 肝病、胆道梗阻严重或同时有肾功能减退者，用药剂量应予以适当调整 2. 部分患者可引起维生素K缺乏和低凝血酶原血症，用药期间应进行出血时间、凝血酶原时间监测
禁忌	对头孢菌素类药物过敏者及有青霉素过敏性休克史者禁用
不良反应	皮疹较为多见；少数患者尚可发生腹泻、腹痛；嗜酸性粒细胞增多，轻度中性粒细胞减少；暂时性AST及ALT、碱性磷酸酶、尿素氮或血肌酐升高等
特殊人群用药	儿童：新生儿和早产儿用药须权衡利弊 妊娠与哺乳期妇女：妊娠安全性分级为B级；哺乳期妇女用药时宜暂停哺乳
药典	USP、Eur. P.、Chin. P.

续 表

国家处方集	CNF
其他推荐依据	
■ 药品名称	注射用头孢他啶 Ceftazidime for Injection
抗菌谱与适应证	第三代注射用头孢菌素。用于敏感革兰阴性杆菌所致的败血症、下呼吸道感染、腹腔和胆道感染、复杂性尿路感染和严重皮肤软组织感染等。对于由多种耐药革兰阴性杆菌引起的免疫缺陷者感染、医院内感染以及革兰阴性杆菌或铜绿假单胞菌所致中枢神经系统感染尤为适用
制剂与规格	注射用头孢他啶[保(乙)]：①0.25g；②0.5g[基]；③1g[基]；④2g
用法与用量	静脉注射或静脉滴注。①败血症、下呼吸道感染、胆道感染等，一日4~6g，分2~3次静脉滴注或静脉注射；②泌尿系统感染和重度皮肤软组织感染等，一日2~4g，分2次静脉滴注或静脉注射；③对于某些危及生命的感染、严重铜绿假单胞菌感染和中枢神经系统感染，可酌情增量至一日0.15~0.2g/kg，分3次静脉滴注或静脉注射；④婴幼儿常用剂量为一日30~100mg/kg，分2~3次静脉滴注
注意事项	在应用头孢他啶治疗前应仔细询问对头孢菌素类、青霉素类或其他药物的过敏反应史
禁忌	禁用于对本品及其他头孢菌素类药物过敏的患者
不良反应	感染和侵袭性疾病，血液和淋巴系统紊乱，免疫系统紊乱等
特殊人群用药	肝功能、肾功能不全患者：肾功能不全患者用药时，剂量需根据肾功能的降低程度而相应减少 儿童：早产儿及2个月以内新生儿慎用 妊娠与哺乳期妇女：妊娠初期和妊娠早期3个月妇女应慎用，妊娠安全性分级为B级；哺乳期妇女需权衡利弊后用药
药典	USP、Eur. P.、Chin. P.
国家处方集	CNF
其他推荐依据	
■ 药品名称	头孢地尼 Cefdinir
抗菌谱与适应证	第三代口服头孢菌素。用于对本品敏感的葡萄球菌、大肠埃希菌、克雷伯菌、奇异变形杆菌等引起的下列感染： 1. 咽喉炎、扁桃体炎、支气管炎急性发作、肺炎 2. 中耳炎、鼻窦炎 3. 肾盂肾炎、膀胱炎、淋菌性尿道炎 4. 附件炎、宫内感染、前庭大腺炎 5. 乳腺炎、肛门周围脓肿、外伤或手术伤口的继发感染 6. 皮肤软组织感染 7. 眼睑炎、睑板腺炎、猩红热
制剂与规格	头孢地尼胶囊[保(乙)]：①50mg；②100mg 头孢地尼分散片[保(乙)]：①50mg；②100mg
用法与用量	口服：成人一次100mg，一日3次。儿童9~18mg/kg，分3次服用。严重肾功能障碍者应酌减剂量及延长给药间隔时间。血液透析患者，建议剂量为一次100mg，一日1次

续 表

注意事项	1. 因有出现休克等过敏反应的可能，应详细询问过敏史 2. 下列患者应慎重使用：对青霉素类抗生素有过敏史者；本人或亲属中有易发生支气管哮喘、皮疹、荨麻疹等过敏症状体质者；患有严重基础疾病、不能很好进食或非经口摄取营养者、恶病质等患者
禁忌	对本品有休克史者禁用；对青霉素或头孢菌素类药物有过敏史者慎用
不良反应	常见腹泻、腹痛、皮疹、瘙痒、AST 及 ALT 升高等
特殊人群用药	肝功能、肾功能不全患者：严重的肾功能障碍者慎用 儿童：新生儿和小于 6 个月婴儿的安全性和疗效尚未确定；可用于儿童急性上颌鼻窦炎 老年人：高龄者慎用；老年患者可能会有出血倾向，应根据对患者的临床观察调整剂量和给药间隔 妊娠与哺乳期妇女：妊娠安全性分级为 B 级；哺乳期妇女仅在利大于弊时，才能使用
药典	Chin. P.
国家处方集	CNF
其他推荐依据	
■ 药品名称	头孢克肟 Cefixime
抗菌谱与适应证	第三代口服头孢菌素。用于敏感菌所致的咽炎、扁桃体炎、急性支气管炎和慢性支气管炎急性发作、中耳炎、尿路感染、单纯性淋病等
制剂与规格	头孢克肟片[保(乙)]：①0.05g；②0.1g 头孢克肟分散片[保(乙)]：0.1g 头孢克肟咀嚼片[保(乙)]：①0.05g；②0.1g 头孢克肟胶囊[保(乙)]：①0.05g；②0.1g 头孢克肟颗粒[保(乙)]：0.05g
用法与用量	口服。成人：一次 50~100mg，一日 2 次；严重感染时，可增加至一次 200mg，一日 2 次。儿童：体重 30kg 以下一次 1.5~3mg/kg，一日 2 次；严重感染时，一次 6mg/kg，一日 2 次
注意事项	1. 因有出现休克等过敏反应的可能，应详细询问过敏史 2. 下列患者应慎重使用：对青霉素类抗生素有过敏史者；本人或亲属中有易发生支气管哮喘、皮疹、荨麻疹等过敏症状体质者；经口给药困难或非经口摄取营养者、恶病质等患者
禁忌	对头孢克肟及其成分或其他头孢菌素类药物过敏者禁用
不良反应	主要不良反应有腹泻等消化道反应、皮疹等皮肤症状、临床检查值异常，包括肝功能指标升高、嗜酸性粒细胞增多等
特殊人群用药	肝功能、肾功能不全患者：严重的肾功能障碍者应根据肾功能状况适当减量，给药间隔应适当增大 儿童：6 个月以下儿童使用本药的安全性和有效性尚未确定 老年人：老年人使用本药的血药浓度峰值和 AUC 可较年轻人分别高 26% 和 20%，老年患者可以使用本品 妊娠与哺乳期妇女：妊娠安全性分级为 B 级；哺乳期妇女使用时应暂停哺乳
药典	USP、Eur. P.

续　表

国家处方集	CNF
其他推荐依据	
■ 药品名称	头孢泊肟酯　Cefpodoxime Proxetil
抗菌谱与适应证	第三代口服头孢菌素。适用于敏感菌引起的下列轻至中度感染：①呼吸系统感染；②泌尿、生殖系统感染；③皮肤及皮肤附件感染：如毛囊炎、疖、痈、丹毒、蜂窝织炎、淋巴管（结）炎、化脓性甲沟（周）炎、皮下脓肿、汗腺炎、感染性粉瘤、肛周脓肿等；④耳鼻喉感染：中耳炎、鼻窦炎等；⑤其他：乳腺炎等
制剂与规格	头孢泊肟酯片：①100mg；②200mg 头孢泊肟酯分散片：100mg 头孢泊肟酯胶囊：100mg 头孢泊肟酯颗粒：40mg 头孢泊肟酯干混悬剂：①50mg；②100mg
用法与用量	餐后口服。成人：上呼吸道感染；一次 0.1g，一日 2 次，疗程 5~10 天；下呼吸道感染：慢性支气管炎急性发作：一次 0.2g，一日 2 次，疗程 10 天；急性社区获得性肺炎：一次 0.2g，一日 2 次，疗程 14 天；单纯性泌尿道感染：一次 0.1g，一日 2 次，疗程 7 天；急性单纯性淋病：单剂 0.2g；皮肤和皮肤软组织感染：一次 0.4g，一日 2 次，疗程 7~14 天。儿童：急性中耳炎：每日剂量 10mg/kg，一次 5mg/kg，每 12 小时 1 次，疗程 10 天。每日最大剂量不超过 0.4g。扁桃体炎、鼻窦炎：每日剂量 10mg/kg，一次 5mg/kg，每 12 小时 1 次，疗程 5~10 天。每日最大剂量不超过 0.2g
注意事项	1. 避免与抗酸药、H_2受体阻断药、质子泵抑制药同时服用 2. 下列患者应慎重使用：易引起支气管哮喘、荨麻疹、湿疹等过敏症状体质的患者，全身营养状态不佳者
禁忌	对头孢菌素类药物过敏者及有青霉素过敏性休克或即刻反应史者禁用
不良反应	严重不良反应包括休克、严重肠炎等，其他不良反应包括腹泻等消化道反应、皮疹等过敏反应等
特殊人群用药	肝功能、肾功能不全患者：严重的肾功能损害者应慎用，如必须使用时，应调节给药剂量和给药间隔 老年人：老年患者多见生理功能降低，易出现不良反应及维生素 K 缺乏引起的出血倾向，应慎用 妊娠与哺乳期妇女：妊娠安全性分级为 B 级；哺乳期妇女使用时应停止哺乳或换用其他药物
药典	USP、Jpn. P.
国家处方集	CNF
其他推荐依据	

四、第四代头孢菌素类

■ 药品名称	注射用头孢吡肟 Cefepime for Injection
抗菌谱与适应证	第四代头孢菌素。用于治疗敏感菌所致的下列中、重度感染： 1. 下呼吸道感染，如肺炎、支气管炎等 2. 泌尿系统感染 3. 非复杂性皮肤或皮肤软组织感染 4. 复杂性腹腔内感染 5. 妇产科感染 6. 其他，如败血症、儿童脑脊髓膜炎及中性粒细胞减少性发热患者的经验治疗
制剂与规格	注射用盐酸头孢吡肟[保(乙)]：①0.5g；②1g
用法与用量	肌内注射或静脉滴注。成人：一次1~2g，每12小时1次；轻、中度感染：一次0.5~1.0g，每12小时1次；重度泌尿道感染：一次2g，每12小时1次；严重感染、中性粒细胞减少性发热的经验治疗：一次2g，每8小时1次。儿童：对2月龄至12岁儿童或体重＜40kg的患儿：最大剂量不可超过成人剂量，按体重一次40mg/kg，每12小时1次，疗程7~14日
注意事项	1. 可诱发抗生素相关性肠炎 2. 有胃肠道疾患，尤其是肠炎患者慎用
禁忌	禁用于对头孢吡肟或*L*-精氨酸，头孢菌素类药物，青霉素或其他β-内酰胺类抗生素有过敏反应的患者
不良反应	常见腹泻，皮疹和注射局部反应，如静脉炎，注射部位疼痛和炎症；其他可见呕吐、恶心、过敏、瘙痒等
特殊人群用药	肝功能、肾功能不全患者：肝功能、肾功能不全患者应监测凝血酶原时间；对肾功能不全的患者，用量应根据肾功能调整 儿童：对13岁以下儿童的疗效尚不明确，必须慎用 老年人：老年患者使用本药的半衰期延长，且65岁及以上老年患者的药物总清除率下降 妊娠与哺乳期妇女：妊娠安全性分级为B级；哺乳期妇女应慎用或用药时暂停哺乳
药典	USP、Jpn. P.
国家处方集	CNF
其他推荐依据	

■ 药品名称	注射用头孢匹罗 Cefpirome for Injection
抗菌谱与适应证	第四代头孢菌素。适用于治疗敏感菌引起的下列严重感染： 1. 严重的下呼吸道感染（如大叶性肺炎、肺脓肿、支气管扩张合并感染等） 2. 严重的泌尿道感染（如复杂性尿路感染） 3. 严重的皮肤及软组织感染 4. 中性粒细胞减少患者所患严重感染 5. 败血症、化脓性脑膜炎、腹腔内感染、肝胆系统感染、盆腔内感染
制剂与规格	注射用头孢匹罗[保(乙)]：①0.25g；②0.5g；③1g；④2.0g

续　表

用法与用量	静脉给药。成人：上、下泌尿道合并感染，严重皮肤及软组织感染：一次1g，每12小时1次；严重下呼吸道感染：一次1~2g，每12小时1次；败血症：一次2g，每12小时1次；中性粒细胞减少患者所患严重感染：一次2g，每12小时1次。肾功能不全时剂量：先给予1~2g负荷剂量，再根据肌酐清除率进行剂量调整。血液透析患者（肌酐清除率＜5ml/min），一次0.5~1.0g，一日1次，透析后再给予0.25~0.50g的补充剂量
注意事项	1. 本品与氨基糖苷类或袢利尿药合用时应监测肾功能 2. 一旦发生假膜性结肠炎，应立即停止用药并开始特异性的抗生素治疗 3. 应事先询问患者是否有β-内酰胺抗生素过敏史 4. 疗程超过10日，应监测血象
禁忌	对头孢菌素类药物过敏者、儿童、妊娠及哺乳期妇女禁用
不良反应	1. 超敏反应：过敏性皮肤反应如皮疹、荨麻疹、瘙痒、药物热；有可能发生严重的急性过敏反应；血管性水肿、支气管痉挛 2. 胃肠道反应：恶心、呕吐、腹泻 3. 局部反应：静脉壁炎性刺激及注射部位疼痛
特殊人群用药	儿童：小于12岁儿童用药的有效性及安全性尚未确定。不推荐在该年龄组使用本药 妊娠与哺乳期妇女：妊娠期间用药应权衡利弊；哺乳妇女用药应权衡利弊
药典	Jpn. P.
国家处方集	CNF
其他推荐依据	

第三节　其他β-内酰胺类

■ 药品名称	注射用头孢美唑　Cefmetazole for Injection
抗菌谱与适应证	第二代注射用头霉素类，抗菌活性与第二代头孢菌素相近。适用于葡萄球菌、大肠埃希菌、克雷伯菌、变形杆菌、脆弱拟杆菌、消化球菌等所致的下列感染：①呼吸道感染；②尿路感染；③胆管炎、胆囊炎；④腹膜炎；⑤女性生殖系统感染；⑥败血症；⑦颌骨周围蜂窝织炎、颌炎
制剂与规格	注射用头孢美唑钠[保(乙)]：①1g；②2g
用法与用量	静脉给药。成人：一日1~2g，分2次给药；重度感染剂量可至一日4g，分2~4次静脉滴注。儿童：一日25~100mg/kg，分2~4次给药；重度感染一日150mg/kg，分2~4次静脉滴注。肾功能不全者本药血药浓度升高，半衰期延长，应调整用量
注意事项	1. 下述患者慎用：对青霉素类抗生素有过敏史者，或双亲、兄弟姐妹等血缘亲属属于过敏体质者，严重肾损害者（有可能出现血药浓度升高、半衰期延长），经口摄食不足患者或非经口维持营养者、全身状态不良者（通过摄食，可能出现维生素K缺乏）等 2. 给药期间及给药后至少1周内避免饮酒
禁忌	对本品有过敏性休克史者禁用

续 表

不良反应	过敏反应（如皮疹、瘙痒、荨麻疹、红斑、发热等），罕见休克，肝功能异常等
特殊人群用药	儿童：早产儿、新生儿慎用 老年人：慎用 妊娠与哺乳期妇女：妊娠安全性分级为 B 级。哺乳期妇女慎用
药典	USP
国家处方集	CNF
其他推荐依据	
■ 药品名称	注射用头孢西丁 Cefoxitin for Injection
抗菌谱与适应证	第二代注射用头霉素类。适用于治疗敏感菌所致的下呼吸道、泌尿生殖系统、骨、关节、皮肤软组织、心内膜感染以及败血症。尤适用于需氧菌和厌氧菌混合感染导致的吸入性肺炎、糖尿病患者下肢感染及腹腔或盆腔感染
制剂与规格	注射用头孢西丁钠[保(乙)]：①1g；②2g
用法与用量	肌内注射或静脉给药。成人，一次 1~2g，每 6~8 小时 1 次。①单纯感染：每 6~8 小时 1g，一日总量3~4g；②中、重度感染：每 4 小时 1g 或每 6~8 小时 2g，一日总量 6~8g；③严重感染：每 4 小时 2g 或每 6 小时 3g，一日总量 12g；④肾功能不全者首次剂量为 1~2g，此后按其肌酐清除率制订给药方案
注意事项	1. 青霉素过敏者慎用 2. 有胃肠疾病史（特别是结肠炎）者慎用 3. 本品与氨基糖苷类抗生素配伍时，会增加肾毒性
禁忌	对本品及头孢菌素类抗生素过敏者禁用
不良反应	最常见的为局部反应，静脉注射后可出现血栓性静脉炎，肌内注射后可有局部硬结压痛；偶见变态反应、低血压、腹泻等
特殊人群用药	肝功能、肾功能不全患者：肾功能损害者慎用 儿童：3 个月以内婴儿不宜使用本药 妊娠与哺乳期妇女：妊娠安全性分级为 B 级；哺乳妇女应权衡利弊后用药
药典	USP、Eur. P.
国家处方集	CNF
其他推荐依据	
■ 药品名称	注射用头孢米诺 Cefminox for Injection
抗菌谱与适应证	第三代头霉素类，抗菌活性与第三代头孢菌素相近。用于治疗敏感菌所致的下列感染：①呼吸系统感染；②腹腔感染；③泌尿生殖系统感染：肾盂肾炎、膀胱炎、盆腔腹膜炎、子宫附件炎、子宫内感染、子宫旁组织炎；④其他：败血症等
制剂与规格	注射用头孢米诺钠[保(乙)]：①0. 5g；②1g；③1. 5g；④2g
用法与用量	静脉给药。成人：一次 1g，一日 2 次。败血症和重症感染，一日 6g，分 3~4 次给药。儿童：一次 20mg/kg，一日 3~4 次

续　表

注意事项	1. 对β-内酰胺类抗生素有过敏史的患者慎用 2. 本人或双亲、兄弟姐妹等血缘亲属为支气管哮喘、皮疹、荨麻疹等过敏体质者慎用 3. 用药期间及用药后至少1周避免饮酒
禁忌	对头孢米诺或头孢烯类抗生素过敏的患者禁用
不良反应	严重不良反应包括休克、全血细胞减少症、假膜性肠炎、史-约综合征、中毒性表皮坏死症、急性肾衰竭、溶血性贫血、间质性肺炎、肺嗜酸性粒细胞浸润症、变态反应（如皮疹、发红、瘙痒、发热等）等
特殊人群用药	肝功能、肾功能不全患者：肾功能不全者可调整剂量使用，严重肾功能损害患者慎用 儿童：新生儿、早产儿的用药安全尚未确定，满月后的小儿可参照体重用药 老年人：老年患者有可能出现维生素K缺乏引起的出血倾向 妊娠与哺乳期妇女：孕妇、哺乳期妇女用药应权衡利弊
药典	Jpn. P.
国家处方集	CNF
其他推荐依据	
■ 药品名称	注射用拉氧头孢　Latamoxef for Injection
抗菌谱与适应证	第三代注射用头霉素类，抗菌性能与第三代头孢菌素相近。适用于治疗敏感菌所致的下列感染： 1. 呼吸系统感染，如肺炎、支气管炎、支气管扩张症继发感染、肺脓肿、脓胸等 2. 消化系统感染，如胆囊炎、胆管炎等 3. 腹腔内感染，如肝脓肿、腹膜炎等 4. 泌尿生殖系统感染 5. 骨、关节、皮肤和软组织感染等 6. 其他严重感染，如败血症、脑膜炎等
制剂与规格	注射用拉氧头孢钠[保(乙)]：①1g；②2g
用法与用量	静脉给药。成人：一次0.5~1g，一日2次。重度感染，一日剂量可增加至4g。儿童：一日60~80mg/kg，分3~4次给药。危重病例剂量可递增至一日150mg/kg
注意事项	1. 对青霉素有过敏史者、胆道阻塞患者慎用 2. 大量静脉注射应选择合适部位，缓慢注射，以减轻对管壁的刺激及减少静脉炎的发生
禁忌	对本品过敏者禁用
不良反应	常见皮疹、荨麻疹、瘙痒、恶心、呕吐、腹泻、腹痛等；少见过敏性休克，偶见AST及ALT升高，停药后均可自行消失
特殊人群用药	肝功能、肾功能不全患者：严重肾功能不全者慎用 儿童：新生儿、早产儿慎用 妊娠与哺乳期妇女：妊娠安全性分级为C级；哺乳期妇女慎用
药典	Jpn. P.
国家处方集	CNF
其他推荐依据	

续 表

■ 药品名称	注射用舒巴坦 Sulbactam for Injection
抗菌谱与适应证	β-内酰胺酶抑制剂，与青霉素类或头孢菌素类药合用，治疗敏感菌所致的尿路感染、肺部感染、支气管感染、胆道感染、腹腔和盆腔感染、耳鼻喉科感染、皮肤软组织感染、骨和关节感染、周围感染、败血症等
制剂与规格	注射用舒巴坦[保(乙)]：①0.25g；②0.5g；③1.0g
用法与用量	舒巴坦与氨苄青霉素以1∶2剂量比应用。一般感染，成人剂量为舒巴坦每日1~2g，氨苄西林每日2~4g，一日量分2~3次，静脉滴注或肌注；轻度感染可舒巴坦每日0.5g，氨苄青霉素1g，分2次，静脉滴注或肌注；重度感染可增大剂量至每日舒巴坦3~4g，氨苄青霉素6~8g，一日量分3~4次，静脉滴注
注意事项	1. 本品必须和β-内酰胺类抗生素联合使用，单独使用无效 2. 本品配成溶液后必须及时使用，不宜久置 3. 当与青霉素类药物合用时，用药前必须做青霉素皮肤试验，阳性者禁用
禁忌	对青霉素类药物过敏者禁用
不良反应	注射部位疼痛、皮疹，静脉炎、腹泻、恶心等反应偶有发生。偶见一过性嗜酸性粒细胞增多，血清ALT、AST升高等。极个别患者发生剥脱性皮炎、过敏性休克
特殊人群用药	肝功能、肾功能不全患者：肾功能减退者，根据血浆肌酐清除率调整用药 老年人：老年患者肾功能减退，需调整剂量 妊娠与哺乳期妇女：妊娠及哺乳期妇女应用仍需权衡利弊
药典	USP、Eur. P.、Chin. P.、Jpn. P.
国家处方集	CNF
其他推荐依据	
■ 药品名称	注射用氨曲南 Aztreonam for Injection
抗菌谱与适应证	单环β-内酰胺类，适用于治疗敏感需氧革兰阴性菌所致的多种感染，如败血症、下呼吸道感染、尿路感染、腹腔内感染、子宫内膜炎、盆腔炎、术后伤口及烧伤、溃疡等皮肤软组织感染等
制剂与规格	注射用氨曲南[保(乙)]：①0.5g；②1.0g；③2.0g
用法与用量	肌内注射或静脉给药。成人：泌尿道感染，一次0.5~1.0g，每8~12小时1次；中度感染，一次1~2g，每8~12小时1次；危重患者或由铜绿假单胞菌所致的严重感染，一次2g，每6~8小时1次，一日最大剂量不宜超过8g。肾功能不全时剂量：应根据肌酐清除率调整剂量；每次血液透析后，除维持量外，应另给予起始量的1/8
注意事项	1. 氨曲南与青霉素之间无交叉过敏反应，但对青霉素、头孢菌素过敏及过敏体质者仍需慎用 2. 有不同程度的抗生素相关性肠炎
禁忌	对氨曲南有过敏史者禁用
不良反应	常见为恶心、呕吐、腹泻及皮肤过敏反应等

续　表

特殊人群用药	儿童：婴幼儿的安全性尚未确立应慎用 老年人：老年人用药剂量应按其肾功能减退情况酌情减量 妊娠与哺乳期妇女：妊娠安全性分级为 B 级，哺乳期妇女使用时应暂停哺乳
药典	USP、Jpn. P.
国家处方集	CNF
其他推荐依据	

第四节　碳青霉烯类

■ 药品名称	注射用亚胺培南西司他丁　Imipenem and Cilastatin for Injection
抗菌谱与适应证	对大多数革兰阳性、革兰阴性的需氧菌和厌氧菌有抗菌作用。适用于治疗敏感革兰阳性菌及革兰阴性杆菌所致的严重感染（如败血症、感染性心内膜炎、下呼吸道感染、腹腔感染、盆腔感染、皮肤软组织感染、骨和关节感染、尿路感染等）以及多种细菌引起的混合感染
制剂与规格	注射用亚胺培南西司他丁钠（1∶1）[保(乙)]：①0.5g；②1g；③2g
用法与用量	静脉滴注。成人：轻度感染，每 6 小时 0.25g；中度感染，一次 1g，一日 2 次；严重感染，每 8 小时 1g。日最高剂量不超过 4g。儿童：体重＜40kg，一次 15mg/kg，每 6 小时 1 次。一日总剂量不超过 2g。肾功能不全时剂量：肌酐清除率为30～70ml/min 者，每 6～8 小时用 0.5g；肌酐清除率为 20～30ml/min 者，每 8～12 小时用 0.25～0.5g；肌酐清除率＜20ml/min 者，每 12 小时用 0.25g。透析时建议血液透析后补充 1 次用量
注意事项	1. 患过胃肠道疾病尤其是结肠炎的患者，需慎用 2. 有癫痫史或中枢神经系统功能障碍者发生痉挛、意识障碍等不良反应增加
禁忌	本品禁用于对本品任何成分过敏的患者
不良反应	局部反应（红斑、局部疼痛和硬结、血栓性静脉炎）；过敏反应/皮肤（皮疹、瘙痒、荨麻疹、多形性红斑、史-约综合征等）；胃肠道反应（恶心、呕吐、腹泻等）等
特殊人群用药	肝功能、肾功能不全患者：严重肾功能不全患者应根据肌酐清除率调节用量 儿童：婴儿及肾功能不全的儿童使用本药需权衡利弊 妊娠与哺乳期妇女：妊娠安全性分级为 C 级，哺乳期妇女使用时应暂停哺乳
药典	USP、Eur. P.、Jpn. P.
国家处方集	CNF
其他推荐依据	

■ 药品名称	注射用帕尼培南倍他米隆　Panipenem Betamipron for Injection
抗菌谱与适应证	用于敏感的金黄色葡萄球菌、表皮葡萄球菌、大肠埃希菌、肺炎杆菌、流感杆菌、阴沟杆菌、变形杆菌、枸橼酸杆菌、类杆菌属、铜绿假单胞菌等所致的下列感染：①呼吸系统感染；②腹腔感染；③泌尿、生殖系统感染；④眼科感染、皮肤、软组织感染；⑤耳、鼻、喉感染；⑥骨、关节感染；⑦其他严重感染，如败血症、感染性心内膜炎等

续 表

制剂与规格	注射用帕尼培南倍他米隆（1∶1）：①250mg（以帕尼培南计）；②500mg（以帕尼培南计）
用法与用量	静脉滴注：成人，一日 1g，分 2 次给药；重症或顽固性感染疾病，剂量可增至一日 2g，分 2 次静滴，儿童，一日 30~60mg/kg，分 3 次静滴；重症或顽固性感染疾病，剂量可增至一日 100mg/kg，分 3~4 次静滴。一日总量不超过 2g
注意事项	1. 既往对碳青霉烯类、青霉素类及头孢菌素类等抗生素有过敏体质者，经口摄食品不足患者或非经口维持营养患者，全身状态不良者需慎用 2. 推荐使用前需进行皮试 3. 本品禁止与丙戊酸钠合并使用
禁忌	既往对本品的成分发生过休克反应或正在使用丙戊酸钠的患者
不良反应	腹泻、恶心、呕吐，肝功能损害，皮疹，抽搐等；临床检验值异常，如 ALT 及 AST 上升，嗜酸性粒细胞增多等
特殊人群用药	肝功能、肾功能不全患者：严重肾功能损害患者慎用 儿童：用药的安全性尚未确定，早产儿、新生儿不宜使用 老年人：慎用 妊娠与哺乳期妇女：孕妇用药的安全性尚未确定，用药应权衡利弊；对哺乳的影响尚不明确
药典	Jpn. P.
国家处方集	CNF
其他推荐依据	
■ 药品名称	注射用厄他培南 Ertapenem for Injection
抗菌谱与适应证	用于敏感菌引起的下列感染： 1. 社区获得性肺炎 2. 复杂性皮肤和/或皮下组织感染 3. 复杂性腹部感染 4. 复杂性泌尿道感染 5. 急性盆腔感染
制剂与规格	注射用厄他培南[保(乙)]：1g
用法与用量	13 岁及以上患者中的常用剂量为 1g，每日 1 次。3 个月至 12 岁患者中的剂量是 15mg/kg，每日 2 次（每天不超过 1g）。静脉输注给药，最长可使用 14 天；肌内注射给药，最长可使用 7 天
注意事项	1. 治疗以前必须向患者仔细询问有关对青霉素、头孢菌素、其他 β-内酰胺类抗生素及其他过敏原的过敏情况 2. 肌内注射本品时应避免误将药物注入血管 3. 已知或怀疑中枢神经系统障碍（包括）癫痫病史者慎用
禁忌	1. 对本品中任何成分或对同类的其他药物过敏者 2. 由于使用盐酸利多卡因作为稀释剂，所以对酰胺类局麻药过敏的患者、伴有严重休克或心脏传导阻滞的患者禁止肌内注射本品

续　表

不良反应	最常见的有腹泻、输药静脉的并发症、恶心和头痛；常见的有头痛、静脉炎、血栓性静脉炎、腹泻、恶心、呕吐、皮疹、阴道炎；偶见的有头晕、嗜睡、失眠、癫痫发作等
特殊人群用药	儿童：不推荐用于儿童脑膜炎患者 妊娠与哺乳期妇女：妊娠安全性分级为B级；哺乳期妇女使用时应权衡利弊
药典	USP、Eur. P.、Jpn. P.
国家处方集	CNF
其他推荐依据	
■ 药品名称	法罗培南　Faropenem
抗菌谱与适应证	用于由葡萄球菌、链球菌、肺炎球菌、肠球菌、柠檬酸杆菌、肠杆菌、消化链球菌、拟杆菌等所致的下列感染：①泌尿系统感染；②呼吸系统感染；③子宫附件炎、子宫内感染、前庭大腺炎；④浅表性皮肤感染症、深层皮肤感染症、痤疮；⑤淋巴管炎、淋巴结炎、乳腺炎、肛周脓肿、外伤、烫伤和手术创伤等继发性感染
制剂与规格	法罗培南钠片[保(乙)]：①0.15g；②0.2g 法罗培南钠胶囊[保(乙)]：0.1g
用法与用量	口服。成人：①浅表性皮肤感染症、深层皮肤感染症等轻度感染：一次150~200mg，一日3次；②肺炎、肺脓肿、肾盂肾炎、膀胱炎、前列腺炎、睾丸炎、中耳炎、鼻窦炎：一次200~300mg，一日3次。老年人剂量：老年患者应从一次150mg开始用药
注意事项	1. 对青霉素类、头孢菌素类或碳青霉烯类药有过敏史者慎用 2. 本人或血缘亲属为易于发生支气管哮喘、皮疹、荨麻疹等过敏反应体质者慎用 3. 经口摄取不良的患者或正接受非口服营养疗法患者、全身状态不良患者（有时会出现维生素K缺乏症）慎用
禁忌	对本品过敏者禁用
不良反应	常见腹泻、腹痛、稀便、皮疹、恶心、ALT及AST升高、嗜酸性粒细胞增多；偶见休克、过敏样症状、急性肾功能不全、假膜性肠炎、史-约综合征、中毒性表皮坏死症、间质性肺炎、肝功能不全、黄疸、粒细胞缺乏症、横纹肌溶解症
特殊人群用药	儿童：儿童的安全性尚未确立 老年人：老年患者用药可能因维生素K缺乏而发生出血倾向，应慎用 妊娠与哺乳期妇女：孕妇用药应权衡利弊；哺乳期用药应避免哺乳
药典	Jpn. P.
国家处方集	CNF
其他推荐依据	

第五节 β-内酰胺类复方制剂

■ 药品名称	阿莫西林克拉维酸钾 Amoxicillin and Clavulanate Potassium
抗菌谱与适应证	1. 上呼吸道感染：鼻窦炎、扁桃体炎、咽炎等 2. 下呼吸道感染：急性支气管炎、慢性支气管炎急性发作、肺炎、肺脓肿和支气管合并感染等 3. 泌尿系统感染：膀胱炎、尿道炎、肾盂肾炎、前列腺炎、盆腔炎、淋病奈瑟菌尿路感染 4. 皮肤和软组织感染：疖、脓肿、蜂窝织炎、伤口感染、腹内脓毒症等 5. 其他感染：中耳炎、骨髓炎、败血症、腹膜炎和手术后感染等
制剂与规格	阿莫西林克拉维酸钾片[保(甲)]：①375mg；②1g 阿莫西林克拉维酸钾分散片[保(甲)]：①156. 25 mg；②228. 5mg 阿莫西林克拉维酸钾咀嚼片[保(甲)]：228. 5mg 阿莫西林克拉维酸钾颗粒[保(甲)]：①156. 25 mg；②187. 5mg；③228. 5 mg 阿莫西林克拉维酸钾干混悬剂[保(甲)]：①1g：156. 25mg；②1. 5g：228. 5mg；③2g：156. 25mg 阿莫西林克拉维酸钾混悬液[保(甲)]：①5ml：228mg；②5ml：312. 5mg 注射用阿莫西林钠克拉维酸钾[保(乙)]：①0. 6g；②1. 2g
用法与用量	1. 口服。成人：轻至中度感染，一次 375mg，每 8 小时 1 次，疗程 7～10 日；肺炎及其他中度严重感染，一次 625mg，每 8 小时 1 次，疗程 7～10 日。3 个月以下婴儿：每 12 小时 15mg/kg。儿童（40kg 以下）：一般感染，每 12 小时 25mg/kg，或每 8 小时 20mg/kg；严重感染，每 12 小时 45mg/kg，或每 8 小时 40mg/kg，疗程 7～10 日。儿童（40kg 以上）：可按成人剂量给药 2. 静脉滴注。成人及 12 岁以上儿童：一次 1. 2g，一日2～3 次，疗程 7～14 日；严重感染者可增加至一日 4 次。3 个月以下婴儿：一次 30mg/kg，每 12 小时 1 次，随后加至每 8 小时 1 次。3 个月至 12 岁儿童：一次 30mg/kg，一日 2～3 次，疗程 7～14 日
注意事项	1. 对头孢菌素类药物过敏者及有哮喘、湿疹、花粉症、荨麻疹等过敏性疾病史者慎用 2. 长期使用本品，应定期检查肝、肾、造血系统功能和检测血清钾或钠
禁忌	青霉素皮试阳性反应者、对本品及其他青霉素类药物过敏者及传染性单核细胞增多症患者禁用；孕妇禁用
不良反应	少数患者可见恶心、呕吐、腹泻等胃肠道反应；偶见荨麻疹、皮疹；可见过敏性休克、药物热和哮喘等
特殊人群用药	肝功能、肾功能不全患者：严重肝功能障碍者、中度或中度肾功能障碍者慎用，肾功能减退者应根据肌酐清除率调整剂量 老年人：老年患者应根据肾功能情况调整剂量 妊娠与哺乳期妇女：孕妇禁用；哺乳期妇女慎用或用药期间暂停哺乳
药典	USP、Eur. P.、Chin. P.、Jpn. P.
国家处方集	CNF
其他推荐依据	

续　表

■ 药品名称	注射用氨苄西林钠舒巴坦钠　Ampicillin Sodium and Sulbactam Sodium for Injection
抗菌谱与适应证	1. 用于治疗敏感菌（包括产β-内酰胺酶菌株）所致的呼吸道感染、肝胆系统感染、泌尿系统感染、皮肤软组织感染 2. 用于治疗需氧菌与厌氧菌混合感染（特别是腹腔感染和盆腔感染）
制剂与规格	注射用氨苄西林钠舒巴坦钠[保(乙)]：①0.75g（氨苄西林钠0.5g、舒巴坦钠0.25g）；②1.5g（氨苄西林钠1g、舒巴坦钠0.5g）；③2.25g（氨苄西林1.5g、舒巴坦0.75g）；④3g（氨苄西林钠2g、舒巴坦钠1g）
用法与用量	深部肌内注射、静脉注射或静脉滴注。成人一次1.5~3.0g，每6小时1次。肌内注射一日剂量不超过6g，静脉用药一日剂量不超过12g（舒巴坦一日剂量最高不超过4g）。儿童按体重一日100~200mg/kg，分次给药
注意事项	1. 传染性单核细胞增多症、巨细胞病毒感染、淋巴细胞白血病、淋巴瘤等患者不宜应用 2. 下列患者应慎用：有哮喘、湿疹、花粉症、荨麻疹等过敏性疾病史者
禁忌	禁用于对任何青霉素类抗生素有过敏反应史的患者
不良反应	注射部位疼痛，过敏性反应和过敏性休克，胃肠道反应（恶心、呕吐、腹泻等），皮肤反应（瘙痒、皮疹）等
特殊人群用药	肝功能、肾功能不全患者：肾功能减退者应根据血浆肌酐清除率调整剂量 老年人：老年患者肾功能减退，需调整剂量 妊娠与哺乳期妇女：孕妇及哺乳期妇女应用仍需权衡利弊
药典	USP、Eur. P.、Chin. P.、Jpn. P.
国家处方集	CNF
其他推荐依据	
■ 药品名称	注射用替卡西林钠克拉维酸钾　Ticarcillin Disodium and Clavulanate Potassium for Injection
抗菌谱与适应证	适用于治疗敏感菌所致的败血症、腹膜炎、呼吸道感染、胆道感染、泌尿系统感染、骨和关节感染、术后感染、皮肤和软组织感染、耳鼻喉感染等
制剂与规格	注射用替卡西林钠克拉维酸钾[保(乙)]：①1.6g（替卡西林钠1.5g、克拉维酸钾0.1g）；②3.2g（替卡西林钠3g、克拉维酸钾0.2g）
用法与用量	1. 成人：静脉滴注，一次1.6~3.2g，每6~8小时1次；最大剂量，一次3.2g，每4小时1次 2. 肾功能不全时剂量：肌酐清除率>30ml/min者，每8小时3.2g；肌酐清除率为10~30ml/min者，每8小时1.6g；肌酐清除率<10ml/min者，每16小时1.6g 3. 儿童：小儿用量，一次80mg/kg，每6~8小时1次 4. 早产儿及足月新生儿：一次80mg/kg，每12小时1次
注意事项	1. 对头孢菌素类药物过敏者、凝血功能异常者慎用 2. 注射用溶液应随用随配，配制好的注射液应立即使用 3. 与氨基糖苷类抗生素合用治疗，两种药物应分别给药
禁忌	对β-内酰胺类抗生素过敏者禁用
不良反应	低钾血症及出血时间延长；皮疹、瘙痒、药物热等过敏反应较多见；可发生胃肠道反应

续 表

特殊人群用药	肝功能、肾功能不全患者：严重肝功能、肾功能不全患者慎用 老年人：老年患者肾功能减退，需调整剂量 妊娠与哺乳期妇女：孕妇用药应权衡利弊；可用于哺乳期妇女
药典	USP、Eur. P.、Jpn. P.
国家处方集	CNF
其他推荐依据	
■ 药品名称	注射用哌拉西林舒巴坦 Piperacillinand Sulbactam for Injection
抗菌谱与适应证	用于对哌拉西林耐药对本品敏感的产β-内酰胺酶致病菌引起的感染： 1. 呼吸系统感染（如急性支气管炎、肺炎、慢性支气管炎急性发作、支气管扩张伴感染等） 2. 泌尿生殖系统感染（如单纯型泌尿系感染、复杂型泌尿系感染等）
制剂与规格	注射用哌拉西林钠舒巴坦钠[保(乙)]：①1. 25g；②2. 5g
用法与用量	1. 成人：静脉滴注一次2. 5~5. 0g，每12小时1次；严重或难治性感染时，每8小时1次。一日最大用量不得超过20g（舒巴坦最大剂量为一日4g）。疗程通常为7~14日 2. 肾功能不全时应酌情调整剂量 3. 老年患者剂量酌减
注意事项	1. 用前需做青霉素皮肤试验 2. 哌拉西林可能引起出血，有出血倾向的患者应检查凝血时间、血小板聚集时间和凝血酶原时间 3. 哌拉西林钠与溶栓药合用时可能发生严重出血，不宜同时使用
禁忌	对青霉素类、头孢菌素类或β-内酰胺酶抑制药过敏或对上述药物有过敏史者禁用
不良反应	仅少数患者可能发生，包括胃肠道反应、皮肤反应、变态反应等
特殊人群用药	肝功能、肾功能不全患者：肾功能不全者慎用 老年人：老年患者（>65岁）由于肾功能减退，用药剂量宜酌减 妊娠与哺乳期妇女：用药应权衡利弊
药典	USP、Eur. P.、Chin. P.
国家处方集	CNF
其他推荐依据	
■ 药品名称	注射用哌拉西林钠他唑巴坦钠 Piperacillin Sodium and Tazobactam Sodium for Injection
抗菌谱与适应证	用于对哌拉西林耐药，但对哌拉西林他唑巴坦敏感的产β-内酰胺酶的细菌引起的中、重度感染： 1. 大肠埃希菌和拟杆菌属所致的阑尾炎、腹膜炎 2. 金黄色葡萄球菌所致的中、重度医院获得性肺炎、非复杂性和复杂性皮肤软组织感染 3. 大肠埃希菌所致的产后子宫内膜炎或盆腔炎性疾病 4. 流感嗜血杆菌所致的社区获得性肺炎
制剂与规格	注射用哌拉西林钠他唑巴坦钠：①1. 125g（哌拉西林钠1g、他唑巴坦钠0. 125g）；②2. 25g（哌拉西林钠2g、他唑巴坦钠0. 25g）[基]；③3. 375g（哌拉西林钠3g、他唑巴坦钠0. 375g）；④4. 5g（哌拉西林钠4g、他唑巴坦钠0. 5g）[基]

续　表

用法与用量	1. 成人：静脉滴注。一般感染，一次 3.375g，每 6 小时 1 次，或 4.5g，每 8 小时 1 次，疗程 7~10 日。医院获得性肺炎，起始量 3.375g，每 4 小时 1 次，疗程 7~14 日，也可根据病情及细菌学检查结果进行调整 2. 肾功能不全者应根据肌酐清除率调整剂量 3. 血液透析者一次最大剂量为 2.25g，每 8 小时 1 次，并在每次血液透析后可追加 0.75g
注意事项	1. 有出血史，溃疡性结肠炎、克罗恩病或假膜性肠炎慎用 2. 用药期间应定期检查血清电解质水平、造血功能等
禁忌	对青霉素类、头孢菌素类抗生素或 β-内酰胺酶抑制药过敏者禁用
不良反应	皮肤反应（皮疹、瘙痒等）；消化道反应（腹泻、恶心、呕吐等）；过敏反应；局部反应（注射局部刺激反应、疼痛等）
特殊人群用药	肝功能、肾功能不全患者：严重肝功能、肾功能障碍者慎用 妊娠与哺乳期妇女：妊娠安全性分级为 B 级；哺乳期妇女慎用
药典	USP、Eur. P.、Chin. P.
国家处方集	CNF
其他推荐依据	
■ 药品名称	注射用头孢哌酮舒巴坦　Cefoperazone and Sulbactam for Injection
抗菌谱与适应证	用于治疗敏感细菌所致的下列感染： 1. 呼吸系统感染 2. 腹内感染，如腹膜炎、胆囊炎、胆管炎 3. 泌尿、生殖系统感染，如尿路感染、盆腔炎、子宫内膜炎、淋病等 4. 皮肤、软组织感染 5. 骨、关节感染 6. 其他严重感染，如败血症、脑膜炎等
制剂与规格	注射用头孢哌酮钠舒巴坦钠（1：1）[保(乙)]：①1g（头孢哌酮钠 0.5g、舒巴坦钠 0.5g）；②2g（头孢哌酮钠 1g、舒巴坦钠 1g） 注射用头孢哌酮钠舒巴坦钠（2：1）[保(乙)]：①1.5g（头孢哌酮钠 1g、舒巴坦钠 0.5g）；②3g（头孢哌酮钠 2g、舒巴坦钠 1g）
用法与用量	静脉滴注 1. 成人：一日2~4g，严重或难治性感染可增至一日 8g。分等量每 12 小时静脉滴注 1 次。舒巴坦每日最高剂量不超过 4g 2. 儿童：常用量一日 40~80mg/kg，等分 2~4 次滴注。严重或难治性感染可增至一日 160mg/kg。等分 2~4 次滴注。新生儿出生第一周内，应每隔 12 小时给药 1 次。舒巴坦每日最高剂量不超过 80mg/kg
注意事项	接受 β-内酰胺类或头孢菌素类抗生素治疗的患者可发生严重的及偶可发生的致死性过敏反应。一旦发生过敏反应，应立即停药并给予适当的治疗
禁忌	已知对青霉素类，舒巴坦、头孢哌酮及其他头孢菌素类抗生素过敏者禁用
不良反应	皮疹较为多见；少数患者尚可发生腹泻、腹痛；一过性嗜酸性粒细胞增多，轻度中性粒细胞减少；暂时性 AST 及 ALT、碱性磷酸酶、尿素氮或血肌酐升高等

续 表

特殊人群用药	肝功能、肾功能不全患者：根据患者情况调整用药剂量 儿童：新生儿和早产儿用药须权衡利弊 老年人：老年人呈生理性的肝功能、肾功能减退，因此应慎用本药并需调整剂量 妊娠与哺乳期妇女：妊娠安全性分级为B级；哺乳期妇女用药时宜暂停哺乳
药典	USP、Eur. P.、Chin. P.
国家处方集	CNF
其他推荐依据	

第六节　氨基糖苷类

■ 药品名称	注射用链霉素　Streptomycin for Injection
抗菌谱与适应证	1. 与其他抗结核药联合用于治疗结核分枝杆菌所致的各种结核病或其他分枝杆菌感染 2. 用于治疗土拉菌病，或与其他抗菌药联合用于治疗鼠疫、腹股沟肉芽肿、布鲁菌病、鼠咬热 3. 与青霉素联合用于预防或治疗草绿色链球菌或肠球菌所致的心内膜炎
制剂与规格	注射用硫酸链霉素[保(甲)]：①0.75g（75万U）[基]；②1g（100万U）[基]；③2g（200万U）；④5g（500万U）
用法与用量	肌内注射。成人：①结核病：一次0.5g，每12小时1次；或一次0.75g，一日1次；②草绿色链球菌心内膜炎：一次1g，每12小时1次，连续用药1周；然后一次0.5g，每12小时1次，连续用药1周；③肠球菌心内膜炎：一次1g，每12小时1次，连续用药2周；然后一次0.5g，每12小时1次，连续用药4周；④土拉菌病、鼠疫：一次0.5~1.0g，每12小时1次；⑤布鲁菌病：一日1~2g，分2次给药
注意事项	下列情况应慎用链霉素：①脱水，可使血药浓度增高，易产生毒性反应；②第Ⅷ对脑神经损害，因本品可导致前庭神经和听神经损害；③重症肌无力或帕金森病，因本品可引起神经肌肉阻滞作用，导致骨骼肌软弱；④肾功能损害，因本品具有肾毒性
禁忌	对链霉素或其他氨基糖苷类过敏的患者禁用
不良反应	血尿、排尿次数减少或尿量减少、食欲减退、口渴等肾毒性症状，少数可产生血液中尿素氮及肌酐值增高。影响前庭功能时可有步履不稳、眩晕等症状；影响听神经出现听力减退、耳鸣、耳部饱满感
特殊人群用药	肝功能、肾功能不全患者：肾功能不全患者慎用 儿童：慎用 老年人：老年患者应采用较小治疗量，并且尽可能在疗程中监测血药浓度 妊娠与哺乳期妇女：妊娠安全性分级为D级；哺乳期妇女用药期间暂停哺乳
药典	USP、Eur. P.、Chin. P.、Jpn. P.
国家处方集	CNF
其他推荐依据	

续　表

■ 药品名称	庆大霉素　Gentamicin
抗菌谱与适应证	1. 适用于治疗敏感革兰阴性杆菌，如大肠埃希菌、克雷伯菌属、肠杆菌属、铜绿假单胞菌以及甲氧西林敏感的葡萄球菌所致的严重感染，如败血症、下呼吸道感染、肠道感染、盆腔感染、腹腔感染、皮肤软组织感染、复杂性尿路感染等。治疗腹腔感染及盆腔感染应与抗厌氧菌药物合用。与青霉素（或氨苄西林）合用治疗肠球菌属感染 2. 用于敏感细菌所致中枢神经系统感染，可鞘内注射作为辅助治疗
制剂与规格	硫酸庆大霉素片（每 10mg 相当于 1 万 U）[保(乙)]：①20mg；②40mg 硫酸庆大霉素注射液[保(甲)]：①1ml：20mg；②1ml：40mg[基]；③2ml：80mg[基] 硫酸庆大霉素颗粒：10mg
用法与用量	1. 肌内注射、静脉滴注：①成人，一次 80mg，或按体重一次 1～1.7mg/kg，每 8 小时 1 次；体重＜60kg 者，一日 1 次给药 3mg/kg；体重＞60kg 者，总量不超过 160mg，每 24 小时 1 次。疗程为 7～10 日。②小儿，一次 2.5mg/kg，每 12 小时 1 次；或一次 1.7mg/kg，每 8 小时 1 次。疗程为 7～10 日 2. 鞘内及脑室内给药：成人一次 4～8mg，小儿（3 个月以上）一次 1～2mg，每 2～3 日 1 次 3. 肾功能减退患者根据肌酐清除率调整剂量
注意事项	1. 下列情况应慎用：①脱水，可使血药浓度增高，易产生毒性反应；②第Ⅷ对脑神经损害，因本品可导致前庭神经和听神经损害；③重症肌无力或帕金森病，因本品可引起神经肌肉阻滞作用，导致骨骼肌软弱；④肾功能损害，因本品具有肾毒性 2. 长期应用可能导致耐药菌过度生长 3. 不宜用于皮下注射；本品有抑制呼吸作用，不得静脉注射
禁忌	对本品或其他氨基糖苷类过敏者禁用
不良反应	用药过程中可能引起听力减退、耳鸣或耳部饱满感等耳毒性反应，影响前庭功能时可发生步态不稳、眩晕。也可能发生血尿、排尿次数显著减少或尿量减少、食欲减退、极度口渴等肾毒性反应。发生率较低者有因神经肌肉阻滞或肾毒性引起的呼吸困难、嗜睡、软弱无力等。偶有皮疹、恶心、呕吐、肝功能减退、白细胞减少、粒细胞减少、贫血、低血压等
特殊人群用药	肝功能、肾功能不全患者：肾功能不全患者慎用 儿童：慎用 老年人：应采用较小治疗量且尽可能在疗程中监测血药浓度 妊娠与哺乳期妇女：妊娠安全性分级为 D 级；哺乳期妇女用药期间暂停哺乳
药典	USP、Eur. P.
国家处方集	CNF
其他推荐依据	
■ 药品名称	妥布霉素　Tobramycin
抗菌谱与适应证	1. 适用于铜绿假单胞菌、大肠埃希菌、克雷伯菌属、沙雷菌属所致的新生儿脓毒血症、败血症、中枢神经系统感染、泌尿生殖系统感染、肺部感染、胆道感染、腹腔感染及腹膜炎、骨骼感染、烧伤感染、皮肤软组织感染、急性及慢性中耳炎、鼻窦炎等 2. 与其他抗菌药物联合用于治疗葡萄球菌所致感染（耐甲氧西林菌株感染除外）
制剂与规格	硫酸妥布霉素注射液（每 10mg 相当于 1 万 U）[保(乙)]：2ml：80mg

续 表

用法与用量	肌内注射或静脉滴注。成人：一次1~1.7mg/kg，每8小时1次，疗程7~14日。儿童：早产儿或0~7日小儿，一次2mg/kg，每12~24小时1次；大于7日小儿，一次2mg/kg，每8小时1次
注意事项	1. 前庭功能或听力减退者、脱水、重症肌无力或帕金森病慎用 2. 本品不宜皮下注射；不能静脉注射
禁忌	对本品或其他氨基糖苷类过敏者、本人或家族中有人因使用链霉素引起耳聋或其他耳聋者禁用；肾衰竭者禁用；孕妇禁用
不良反应	发生率较多者有听力减退、耳鸣或耳部饱满感（耳毒性）、血尿、排尿次数显著减少或尿量减少、食欲减退、极度口渴（肾毒性）、步态不稳、眩晕（耳毒性、影响前庭、肾毒性）。发生率较低者有呼吸困难、嗜睡、极度软弱无力（神经肌肉阻滞或肾毒性）。本品引起肾功能减退的发生率较庆大霉素低
特殊人群用药	肝功能、肾功能不全患者：肾功能不全、肝功能异常患者慎用 儿童：儿童慎用 老年人：慎用，老年患者应采用较小治疗量且尽可能在疗程中监测血药浓度 妊娠与哺乳期妇女：孕妇禁用；哺乳期妇女慎用或用药期间暂停哺乳
药典	USP
国家处方集	CNF
其他推荐依据	
■ 药品名称	阿米卡星 Amikacin
抗菌谱与适应证	1. 对大肠埃希菌、铜绿假单胞菌及其他假单胞菌、变形杆菌、克雷伯菌、不动杆菌、沙雷杆菌和肠杆菌等敏感革兰阴性杆菌与葡萄球菌属所致严重感染，如下呼吸道感染，腹腔感染，胆道感染，骨、关节、皮肤及软组织感染，泌尿系统感染，细菌性心内膜炎，菌血症或败血症等 2. 对庆大霉素、妥布霉素和卡那霉素耐药菌株所致的严重感染
制剂与规格	硫酸阿米卡星注射液[基,保(甲)]：①1ml：100mg（10万U）；②2ml：200mg（20万U） 注射用硫酸阿米卡星[保(甲)]：200mg
用法与用量	肌内注射或静脉滴注。①成人：单纯性尿路感染：每12小时200mg；其他全身感染：每8小时5mg/kg，或每12小时7.5mg/kg，一日不超过1.5g；烧伤合并感染：一次5~7.5mg/kg，每6小时1次。②肾功能不全者根据肌酐清除率调整剂量。③儿童：首剂10mg/kg，然后每12小时7.5mg/kg
注意事项	脱水患者、重症肌无力或帕金森患者慎用。其他见链霉素
禁忌	对阿米卡星或其他氨基糖苷类过敏的患者禁用
不良反应	患者可发生听力减退、耳鸣或耳部饱满感，少数患者亦可发生眩晕、步态不稳等症状。听力减退一般于停药后症状不再加重，但个别在停药后可能继续发展至耳聋
特殊人群用药	肝功能、肾功能不全患者：肾功能损害患者慎用 儿童：慎用 老年人：老年患者应用本药后较易产生各种毒性反应

续　表

	妊娠与哺乳期妇女：孕妇使用前应充分权衡利弊，妊娠安全性分级为 D 级；哺乳期妇女在用药期间暂停哺乳
药典	USP、Eur. P.、Chin. P.
国家处方集	CNF
其他推荐依据	
■ 药品名称	注射用奈替米星　Netilmicin for Injection
抗菌谱与适应证	1. 主要适用于治疗敏感革兰阴性杆菌所致的严重感染。如大肠埃希菌、肠杆菌属、变形杆菌、铜绿假单胞菌等所致的下呼吸道感染、复杂性尿路感染、腹腔感染、胃肠感染、骨及关节感染、皮肤软组织感染、烧伤或创伤感染、手术感染、败血症等 2. 与其他抗菌药物联合用于治疗葡萄球菌感染（耐甲氧西林葡萄球菌除外） 3. 某些耐庆大霉素菌株所致严重感染
制剂与规格	注射用硫酸奈替米星[保(乙)]：①1ml（5 万 U）；②2ml（10 万 U）
用法与用量	肌内注射或静脉滴注。成人 1.3~2.2mg/(kg・8h）或 2~3.25mg/（kg・12h），疗程 7~14 日。一日最高剂量不超过 7.5mg/kg；复杂性尿路感染：一次 1.5~2mg/kg，每 12 小时 1 次，疗程 7~14 日。一日最高剂量不超过 7.5mg/kg；肾功能不全者：按照血药浓度进行调整，或根据肌酐清除率计算调整剂量
注意事项	脱水、第Ⅷ对脑神经损害、重症肌无力或帕金森病患者慎用
禁忌	对奈替米星或任何一种氨基糖苷类抗生素过敏或有严重毒性反应者禁用；孕妇和新生儿禁用
不良反应	1. 肾毒性轻微并较少见。常发生于原有肾功能损害者，或应用剂量超过一般常用剂量的感染患者 2. 神经系统毒性：可发生第Ⅷ对脑神经的毒性反应，但本品的毒性发生率较低，程度亦较轻，易发生在原有肾功能损害者，或治疗剂量过高、疗程过长的感染患者，表现为前庭及听力受损的症状，如出现头晕、眩晕、听觉异常等 3. 其他：偶可出现头痛、全身不适、视觉障碍、心悸、皮疹、发热、呕吐及腹泻等
特殊人群用药	肝功能、肾功能不全患者：肝功能、肾功能损害者慎用 儿童：儿童（尤其是早产儿及新生儿）慎用。新生儿禁用 老年人：老年患者使用时按轻度肾功能减退者减量用药，且尽可能在疗程中监测血药浓度 妊娠与哺乳期妇女：妊娠安全性分级为 D 级，孕妇禁用；哺乳期妇女在用药期间暂停哺乳
药典	USP、Eur. P.、Chin. P.
国家处方集	CNF
其他推荐依据	
■ 药品名称	注射用依替米星　Etimicin for Injection
抗菌谱与适应证	用于敏感菌所致的感染： 1. 呼吸系统感染：如急性支气管炎、慢性支气管炎急性发作、社区肺部感染、支气管扩张并发肺部感染等

续 表

	2. 泌尿生殖系统感染：如急性肾盂肾炎、膀胱炎、前列腺炎、慢性肾盂肾炎或慢性膀胱炎急性发作等 3. 皮肤软组织感染 4. 创伤和手术后感染
制剂与规格	注射用硫酸依替米星[保(乙)]：①50mg（5万U）；②100mg（10万U）
用法与用量	静脉滴注：一次100~150mg，每12小时1次，疗程为5~10日；肾功能不全者：应调整剂量，并应监测本药血药浓度
注意事项	1. 在用本品治疗过程中应密切观察肾功能和第Ⅷ对脑神经功能的变化，并尽可能进行血药浓度检测 2. 本品可能发生神经肌肉阻滞现象 3. 大面积烧伤患者、脱水患者慎用
禁忌	对本品及其他氨基糖苷类抗生素过敏者禁用
不良反应	不良反应为耳、肾的毒性，发生率和严重程度与奈替米星相似
特殊人群用药	肝功能、肾功能不全患者：肾功能不全患者慎用 儿童：用药需权衡利弊 老年人：老人需调整给药剂量与用药间期 妊娠与哺乳期妇女：孕妇用药须权衡利弊；哺乳期妇女在用药期间暂停哺乳
药典	
国家处方集	CNF
其他推荐依据	
■ 药品名称	新霉素 Neomycin
抗菌谱与适应证	1. 敏感菌所致肠道感染 2. 用于肠道感染和结肠手术前准备
制剂与规格	硫酸新霉素片（以新霉素计）[保(乙)]：①100mg（10万U）；②250mg（25万U）
用法与用量	口服给药。①成人：常用剂量一次250~500mg，一日4次；感染性腹泻，一次8.75mg/kg，每6小时1次，疗程2~3日；结肠手术前准备，每小时700mg，用药4小时；继以每4小时700mg，共24小时；肝性脑病的辅助治疗，一次500~1000mg，每6小时1次，疗程5~6日；②儿童：一日25~50mg/kg，分4次服用
注意事项	下列情况应慎用：脱水、第Ⅷ对脑神经损害、重症肌无力、帕金森病、溃疡性结肠炎及有口腔牙病患者（新霉素可引起口腔刺激或疼痛）
禁忌	对本品及其他氨基糖苷类抗生素过敏者、肠梗阻者禁用
不良反应	1. 可引起食欲减退、恶心、腹泻等 2. 较少发现听力缺乏、耳鸣或耳部饱满感；头晕或步态不稳；尿量或排尿次数显著减少或极度口渴 3. 偶可引起肠黏膜萎缩而导致吸收不良综合征及脂肪性腹泻，甚至抗生素相关性肠炎

续 表

特殊人群用药	肝功能、肾功能不全患者：肾功能损害患者慎用 儿童：慎用 老年人：应采用较小治疗量且尽可能在疗程中监测血药浓度 妊娠与哺乳期妇女：妊娠安全性分级为D级；哺乳期妇女用药期间暂停哺乳
药典	USP、Eur. P.、Chin. P.、Jpn. P.
国家处方集	CNF
其他推荐依据	

■ 药品名称	异帕米星 Isepamicin
抗菌谱与适应证	用于治疗敏感菌所致肺炎、支气管炎、肾盂肾炎、膀胱炎、腹膜炎、败血症、外伤或烧伤创口感染
制剂与规格	硫酸异帕米星注射液[保(乙)]：①2ml：200mg（20万U）；②2ml：400mg（40万U）
用法与用量	肌内注射或静脉滴注。成人：一日400mg，分1~2次注射。静脉滴注时一日400mg，分1~2次滴注
注意事项	1. 前庭功能或听力减退者、脱水、依靠静脉高营养维持生命的体质衰弱者、重症肌无力或帕金森病患者慎用 2. 本品不能静脉注射
禁忌	对本品或其他氨基糖苷类及杆菌肽过敏者、本人或家族中有人因使用其他氨基糖苷类抗生素引起耳聋者禁用；肾衰竭者及妊娠期妇女禁用；早产儿、新生儿和婴幼儿禁用
不良反应	常见听力减退、耳鸣或耳部饱满感（耳毒性）、血尿、排尿次数显著减少或尿量减少、食欲减退、极度口渴（肾毒性）、步态不稳、眩晕（耳毒性，影响前庭）、恶心或呕吐（耳毒性，影响前庭；肾毒性）
特殊人群用药	肝功能、肾功能不全患者：严重肝功能、肾功能不全者慎用，肾衰竭者禁用 儿童：儿童慎用。早产儿、新生儿和婴幼儿禁用 老年人：年老体弱者慎用 妊娠与哺乳期妇女：孕妇禁用；哺乳期妇女应慎用或暂停哺乳
药典	Jpn. P.
国家处方集	CNF
其他推荐依据	

第七节 四环素类

■ 药品名称	四环素 Tetracycline
抗菌谱与适应证	1. 立克次体病，包括流行性斑疹伤寒、地方性斑疹伤寒、落基山斑疹热、恙虫病和Q热 2. 支原体属感染

续 表

	3. 回归热 4. 布鲁菌病（与氨基糖苷类联合应用） 5. 霍乱 6. 鼠疫（与氨基糖苷类联合应用） 7. 兔热病
制剂与规格	盐酸四环素片：①0.125g；②0.25g 盐酸四环素胶囊：0.25g 注射用盐酸四环素：①0.125g；②0.25g；③0.5g
用法与用量	1. 口服给药：成人一次0.25~0.5g，每6小时1次；8岁以上小儿一日25~50mg/kg，分4次服用，疗程一般为7~14日 2. 静脉滴注：成人一日1~1.5g，分2~3次给药；8岁以上小儿一日10~20mg/kg，分2次给药，一日剂量不超过1g 3. 支原体肺炎、布鲁菌病需3周左右
注意事项	长期用药期间应定期随访检查血常规及肾功能
禁忌	有四环素类药物过敏史者禁用
不良反应	胃肠道症状如恶心、呕吐、上腹不适、腹胀、腹泻等，偶可发生胰腺炎等；可致肝毒性；变态反应，多为斑丘疹和红斑等
特殊人群用药	肝功能、肾功能不全患者：肝功能、肾功能不全者慎用 儿童：8岁以下儿童不宜使用 老年人：慎用 妊娠与哺乳期妇女：孕妇应避免使用本药，如确有指征应用时每日静滴剂量以1g为宜，不应超过1.5g，其血药浓度应保持在15μg/ml以下；妊娠安全性分级为D级。哺乳期妇女用药须权衡利弊或暂停哺乳
药典	USP、Eur. P.
国家处方集	CNF
其他推荐依据	
■ 药品名称	土霉素 Oxytetracycline
抗菌谱与适应证	1. 立克次体病，包括流行性斑疹伤寒、地方性斑疹伤寒、落基山斑疹热、恙虫病和Q热 2. 支原体属感染 3. 衣原体属感染，包括鹦鹉热、性病淋巴肉芽肿、非特异性尿道炎、输卵管炎、宫颈炎及沙眼 4. 回归热 5. 布鲁菌病（与氨基糖苷类药联用） 6. 霍乱 7. 鼠疫（与氨基糖苷类药联用） 8. 兔热病 9. 软下疳
制剂与规格	土霉素片：0.25g

续　表

用法与用量	口服给药：①成人：一次 250~500mg，每 6 小时 1 次；②儿童：8 岁以上患儿，一次 6.25~12.5mg/kg，每 6 小时 1 次
注意事项	1. 长期用药期间应定期随访检查血常规及肝肾功能 2. 口服本品时，宜饮用足量水（约 240ml） 3. 本品宜空腹口服，即餐前 1 小时或餐后 2 小时服用
禁忌	有四环素类药物过敏史者禁用；本品可导致恒牙黄染，牙釉质发育不良和骨生长抑制，8 岁以下小儿禁用；妊娠及哺乳期妇女禁用
不良反应	胃肠道症状如恶心、呕吐、上腹不适、腹胀、腹泻等，偶可发生胰腺炎等；可致肝毒性；变态反应，多为斑丘疹和红斑等；偶可引起溶血性贫血、血小板减少等
特殊人群用药	肝功能、肾功能不全患者：慎用 儿童：8 岁以下小儿禁用 老年人：慎用 妊娠与哺乳期妇女：孕妇应避免使用本药，妊娠安全性分级为 D 级；哺乳期妇女禁用
药典	USP、Eur. P.
国家处方集	CNF
其他推荐依据	
■ 药品名称	多西环素　Doxycycline
抗菌谱与适应证	1. 首选药用于：立克次体病、支原体属感染、衣原体属感染、回归热、布鲁菌病（与氨基糖苷类药联用）、霍乱、鼠疫（与氨基糖苷类药联用）、兔热病、软下疳 2. 可用于治疗对青霉素类过敏患者的破伤风、气性坏疽、梅毒、淋病和钩端螺旋体病 3. 中、重度痤疮患者的辅助治疗
制剂与规格	盐酸多西环素片[基,保(甲)]：①50mg；②100mg 盐酸多西环素胶囊[保(甲)]：①250mg；②100mg
用法与用量	口服给药。成人：一般感染，首次 200mg，以后一次 100mg，一日 1~2 次，疗程为 3~7 日；抗寄生虫感染，第 1 日，一次 100mg，每 12 小时 1 次；以后一次 100~200mg，一日 1 次（或一次 50~100mg，每 12 小时 1 次）；淋病奈瑟菌性尿道炎和宫颈炎、沙眼衣原体所致的单纯性尿道炎、宫颈炎或直肠感染，一次 100mg，一日 2 次，疗程至少 7 日；梅毒，一次 150mg，每 12 小时 1 次，疗程至少 10 日
注意事项	1. 应用本品时可能发生耐药菌的过度繁殖。一旦发生二重感染，即停用本品并予以相应治疗 2. 长期用药时应定期随访检查血常规及肝功能
禁忌	有四环素类药物过敏史者禁用
不良反应	胃肠道症状如恶心、呕吐、上腹不适、腹胀、腹泻等，偶可发生胰腺炎等；可致肝毒性；变态反应，多为斑丘疹和红斑等；偶可引起溶血性贫血、血小板减少等

续 表

特殊人群用药	肝功能、肾功能不全患者：原有肝病患者慎用；肾功能减退患者可以应用，不必调整剂量，应用时通常亦不引起血尿素氮的升高 儿童：8岁以下小儿禁用 妊娠与哺乳期妇女：孕妇不宜使用本药，妊娠安全性分级为D级；本药可分泌入乳汁，哺乳期妇女应用时应暂停哺乳
药典	USP、Eur. P.
国家处方集	CNF
其他推荐依据	
■ 药品名称	米诺环素 Minocycline
抗菌谱与适应证	用于对本品敏感的葡萄球菌、链球菌、肺炎球菌、淋病奈瑟菌、大肠埃希菌、克雷伯菌、变形杆菌、衣原体、梅毒螺旋体等引起的感染： 1. 浅表性化脓性感染 2. 深部化脓性疾病：乳腺炎、淋巴管（结）炎、骨髓炎、骨炎等 3. 呼吸道感染 4. 痢疾、肠炎、感染性食物中毒、胆管炎、胆囊炎等 5. 泌尿生殖道感染等 6. 败血症、菌血症
制剂与规格	盐酸米诺环素片[保(乙)]：①50mg（5万U）[基]；②100mg（10万U） 盐酸米诺环素胶囊[基,保(乙)]：①50mg（5万U）；②100mg（10万U）
用法与用量	口服给药： 1. 成人：每12小时100mg；或每6小时50mg 2. 儿童：8岁以上儿童，每日2~4mg/kg，分1~2次口服，首剂量4mg/kg
注意事项	1. 食管通过障碍者、口服吸收不良或不能进食者及全身状态恶化患者（因易引发维生素K缺乏症）慎用 2. 用药期间应定期检查肝功能、肾功能
禁忌	对本品及其他四环素类药物过敏者禁用
不良反应	米诺环素引起菌群失调较为多见；消化道反应如食欲减退、恶心、呕吐、腹痛、腹泻、口腔炎、舌炎、肛门周围炎等；影响牙齿和骨发育等
特殊人群用药	肝功能、肾功能不全患者：肝功能、肾功能不全者慎用 儿童：8岁以下小儿禁用 老年人：老年患者慎用本药，对有肾功能障碍者，推荐减少给药剂量 妊娠与哺乳期妇女：妊娠安全性分级为D级；哺乳期妇女需权衡利弊后用药或暂停哺乳
药典	USP、Eur. P.、Jpn. P.
国家处方集	CNF
其他推荐依据	

第八节 大环内酯类

■ 药品名称	红霉素 Erythromycin
抗菌谱与适应证	1. 作为青霉素过敏患者治疗下列感染的替代用药：溶血性链球菌、肺炎链球菌所致的急性扁桃体炎、急性咽炎、鼻窦炎；溶血性链球菌所致的猩红热、蜂窝织炎；白喉及白喉带菌者；气性坏疽、炭疽、破伤风；放线菌病；梅毒；李斯特菌病等 2. 肺炎支原体肺炎、肺炎衣原体肺炎 3. 军团菌病 4. 百日咳 5. 泌尿生殖系统感染 6. 沙眼衣原体结膜炎 7. 空肠弯曲菌肠炎 8. 厌氧菌所致口腔感染
制剂与规格	红霉素片[基,保(甲)]：①0.125g；②0.25g 红霉素软膏[保(甲)]：①1%[基]；②0.5% 红霉素栓剂：①0.1g；②0.2g 红霉素硬脂酸红霉素片[保(甲)]：①0.05g；②0.125g；③0.25g 红霉素硬脂酸红霉素胶囊[保(甲)]：①0.1g；②0.125g 红霉素硬脂酸红霉素颗粒：50mg 注射用乳糖酸红霉素[基,保(甲)]：①0.25g；②0.3g
用法与用量	口服给药： 1. 成人：一日0.75~2g，分3~4次；军团菌病，一日1~4g，分3次服用；风湿热复发的预防，一次250mg，一日2次；感染性心内膜炎的预防，术前1小时口服1g，术后6小时再服用500mg 2. 儿童：一日20~40mg/kg，分3~4次服用 静脉滴注： 1. 成人：一次0.5~1.0g，一日2~3次。军团菌病，一日3~4g，分4次 2. 儿童：一日20~30mg/kg，分2~3次 栓剂直肠给药：成人一次0.1g，一日2次；儿童一日20~30mg/kg
注意事项	用药期间定期随访肝功能
禁忌	对红霉素类药物过敏者禁用
不良反应	胃肠道反应多见，有腹泻、恶心、呕吐、中上腹痛、口舌疼痛等；肝毒性少见，偶见黄疸；过敏性反应表现为药物热、皮疹等
特殊人群用药	肝功能、肾功能不全患者：慎用 妊娠与哺乳期妇女：孕妇用药应权衡利弊，妊娠安全性分级为B级；哺乳期妇女应慎用
药典	USP、Eur. P.、Chin. P.、Jpn. P.
国家处方集	CNF
其他推荐依据	

续 表

■ 药品名称	阿奇霉素 Azithromycin
抗菌谱与适应证	1. 用于化脓性链球菌引起的急性咽炎、急性扁桃体炎以及敏感细菌引起的鼻窦炎、急性中耳炎、急性支气管炎、慢性支气管炎急性发作 2. 用于肺炎链球菌、流感杆菌以及肺炎支原体所致的肺炎 3. 用于衣原体及非多种耐药淋病奈瑟菌所致的尿道炎、宫颈炎及盆腔炎 4. 用于敏感菌所致的皮肤软组织感染
制剂与规格	阿奇霉素片（每 100mg 相当于 10 万 U）[保(甲)]：①250mg[基]；②500mg 阿奇霉素分散片[保(甲)]：①125mg；②250mg[基] 阿奇霉素胶囊[保(甲)]：①125mg；②250mg[基] 阿奇霉素颗粒[保(甲)]：①100mg[基]；②250mg；③500mg 阿奇霉素干混悬剂：2g：0.1g 阿奇霉素混悬剂：①0.125g；②0.25g 阿奇霉素糖浆[保(乙)]：25ml：500mg 注射用乳糖酸阿奇霉素（以阿奇霉素计）[保(乙)]：①125mg；②250mg；③500mg 阿奇霉素注射液[保(乙)]：①2ml：125mg；②2ml：250mg；③5ml：500mg 阿奇霉素葡萄糖注射液[保(乙)]：①100ml（阿奇霉素 125mg、葡萄糖 5g）；②100ml（阿奇霉素 200mg、葡萄糖 5g）
用法与用量	口服：饭前 1 小时或餐后 2 小时服用。成人：沙眼衣原体、杜克嗜血杆菌或敏感淋球菌所致的性传播疾病，仅需单次口服 1g；其他感染的治疗，第一日，0.5g 顿服，第 2~5 日，一日 0.25g 顿服；或一日 0.5g 顿服，连服 3 日；儿童：中耳炎、肺炎，第 1 日 10mg/kg 顿服，一日最大量不超过 500mg；第 2~5 日，一日 5mg/kg 顿服，一日最大量不超过 250mg；咽炎、扁桃体炎，一日 12mg/kg 顿服（一日最大量不超过 0.5g），连用 5 日 静脉滴注：成人社区获得性肺炎，静脉滴注至少 2 日后转为口服给药，一次 500mg，一日 1 次，7~10 日为一疗程；盆腔炎，静脉滴注 1~2 日后转为口服给药，一次 250mg，一日 1 次，7 日为一疗程
注意事项	1. 用药期间如果发生过敏反应（如血管神经性水肿、皮肤反应、Stevens-Johnson 综合征及中毒性表皮坏死松解症等），应立即停药，并采取适当措施 2. 进食可影响阿奇霉素的吸收，口服用药需在饭前 1 小时或餐后 2 小时服用
禁忌	对阿奇霉素、红霉素或其他任何一种大环内酯类药物过敏者禁用
不良反应	常见反应为胃肠道反应如腹泻、腹痛、稀便、恶心、呕吐等；局部反应如注射部位疼痛、局部炎症等；皮肤反应如皮疹、瘙痒；其他反应如畏食、头晕或呼吸困难等
特殊人群用药	肝功能、肾功能不全患者：严重肝功能不全者、严重肾功能不全者不应使用 儿童：用于 6 个月以下幼儿中耳炎或社区获得性肺炎及 2 岁以下小儿咽炎或扁桃体炎的疗效与安全性尚未确定 妊娠与哺乳期妇女：孕妇需充分权衡利弊后用药，妊娠安全性分级为 B 级；哺乳期妇女需充分权衡利弊后用药
药典	USP、Eur. P.、Chin. P.
国家处方集	CNF
其他推荐依据	

续　表

■ 药品名称	地红霉素　Dirithromycin
抗菌谱与适应证	用于12岁以上患者，对本品敏感菌所致的轻、中度感染：慢性阻塞性肺疾病急性加重或慢性支气管炎急性发作、急性支气管炎、社区获得性肺炎、咽炎和扁桃体炎、单纯性皮肤和软组织感染
制剂与规格	地红霉素肠溶胶囊：250mg
用法与用量	口服给药： 1. 慢性支气管炎急性发作：一次500mg，一日1次，疗程5~7日 2. 急性支气管炎：一次500mg，一日1次，疗程7日 3. 社区获得性肺炎：一次500mg，一日1次，疗程14日 4. 咽炎和扁桃体炎：一次500mg，一日1次，疗程10日 5. 单纯性皮肤和软组织感染：一次500mg，一日1次，疗程5~7日
注意事项	可能产生假膜性结肠炎。轻度者停药即能奏效，对于中度至严重病例，应采取适当的治疗措施
禁忌	对地红霉素、红霉素和其他大环内酯类抗生素严重过敏的患者禁用；可疑或潜在菌血症患者禁用
不良反应	常见的有头痛、腹痛、腹泻、恶心、消化不良、眩晕/头晕、皮疹、呕吐等
特殊人群用药	肝功能、肾功能不全患者：轻度肝损伤、肾功能不全者，不必调整剂量。肝功能不全者慎用 妊娠与哺乳期妇女：孕妇慎用，妊娠安全性分级为C级；哺乳期妇女用药应权衡利弊后
药典	USP、Eur. P.
国家处方集	CNF
其他推荐依据	
■ 药品名称	琥乙红霉素　Erythromycin Ethylsuccinate
抗菌谱与适应证	适用于治疗敏感菌或敏感病原体引起的下列感染性疾病： 1. 呼吸系统感染：轻、中度呼吸道感染；肺炎支原体及肺炎衣原体所致的肺炎；白喉（辅助抗毒素作用）；军团菌病；李斯特菌病；百日咳 2. 泌尿生殖系统感染：淋球菌引起的急性盆腔炎；梅毒；沙眼衣原体、衣原体引起的孕期泌尿生殖器感染及成人无并发症的尿道、宫颈或直肠感染等 3. 轻、中度皮肤和软组织感染 4. 其他：肠阿米巴病；空肠弯曲菌肠炎；厌氧菌所致口腔感染；沙眼衣原体结膜炎；放线菌病；猩红热；气性坏疽、炭疽；破伤风。预防风湿热初发或复发；细菌性心内膜炎
制剂与规格	琥乙红霉素片[保(乙)]：①200mg；②400mg
用法与用量	口服给药： 1. 成人：一般用量，每6小时400mg；预防链球菌感染，一次400mg，一日2次；军团菌，一次400~1000mg，一日4次；沙眼衣原体和解脲脲原体引起的尿道炎，一次800mg，一日3次，连服7日 2. 儿童：一般感染，一日30~50mg/kg，分4次服用，每6小时服1次；可每12小时服药1次，一次服日剂量的一半；也可每8小时服药1次，一次服日剂量的1/3；对于更严重的感染，剂量可加倍；百日咳，一次10~12.5mg/kg，一日4次，疗程14日；肠阿米巴，一日40~50mg/kg，分4次服，连服5~14日

续 表

注意事项	用药期间定期检查肝功能
禁忌	对本品或其他红霉素制剂过敏者、慢性肝病患者、肝功能损害者及孕妇禁用
不良反应	服药数日或1~2周后患者可出现乏力、恶心、呕吐、腹痛、皮疹、发热等，有时出现黄疸，停药后常可恢复；胃肠道反应有腹泻、恶心、呕吐、中上腹痛、口舌疼痛、胃纳减退等
特殊人群用药	肝功能、肾功能不全患者：轻度肝功能不全者慎用，严重肝功能不全者禁用 妊娠与哺乳期妇女：孕妇用药应权衡利弊，妊娠安全性分级为B级；哺乳期妇女慎用或暂停哺乳
药典	USP、Eur. P.、Chin. P.、Jpn. P.
国家处方集	CNF
其他推荐依据	
■ 药品名称	罗红霉素　Roxithromycin
抗菌谱与适应证	1. 呼吸道感染：化脓性链球菌引起的咽炎及扁桃体炎；敏感菌所致的鼻窦炎、中耳炎、急性支气管炎、慢性支气管炎急性发作；肺炎支原体或肺炎衣原体所致的肺炎 2. 泌尿生殖系统感染：沙眼衣原体引起的尿道炎和宫颈炎 3. 皮肤软组织感染
制剂与规格	罗红霉素片[保(乙)]：150mg 罗红霉素胶囊[保(乙)]：50mg；150mg 罗红霉素细粒剂[保(乙)]：50mg
用法与用量	口服给药： 1. 成人一次150mg，一日2次；或一次300mg，一日1次。疗程一般为5~12日 2. 肾功能不全者可发生累计效应，肾功能轻度减退者不需调整剂量，严重肾功能不全者给药时间延长1倍（一次150mg，一日1次） 3. 严重肝硬化者的半衰期延长至正常水平2倍以上，如确实需要使用，则150mg一日1次给药 4. 儿童一次2.5~5mg/kg，一日2次
注意事项	1. 进食后服药会减少吸收，与牛奶同服可增加吸收 2. 服用本品后可影响驾驶及机械操作
禁忌	对本药过敏者禁用
不良反应	常见腹痛、腹泻、呕吐等胃肠道反应；偶见皮疹、头晕、头痛等
特殊人群用药	肝功能、肾功能不全患者：慎用 妊娠与哺乳期妇女：慎用
药典	Eur. P.、Chin. P.、Jpn. P.
国家处方集	CNF
其他推荐依据	

续　表

■ 药品名称	乙酰螺旋霉素　Acetylspiramycin
抗菌谱与适应证	1. 适用于治疗敏感菌所致的呼吸系统感染和皮肤软组织感染，包括：咽炎、扁桃体炎、急性支气管炎、慢性支气管炎急性发作、肺炎、脓皮病、丹毒和猩红热等 2. 适用于治疗敏感菌所致的口腔及耳鼻咽喉科感染，如中耳炎、牙周炎、急性鼻窦炎等 3. 可作为治疗隐孢子虫病以及弓形虫病的选用药物
制剂与规格	乙酰螺旋霉素片：100mg（10 万 U）
用法与用量	口服给药。成人：一日 800~1200mg，分 3~4 次服；重症一日可用至 1600~2000mg；儿童：一日量为 20~30mg/kg，分 2~4 次给药
注意事项	如有变态反应，立即停药
禁忌	对本品、红霉素及其他大环内酯类药物过敏的患者禁用
不良反应	腹痛、恶心、呕吐等胃肠道反应，常发生于大剂量用药时，程度大多轻微，停药后可自行消失。变态反应极少，主要为药疹
特殊人群用药	肝功能、肾功能不全患者：严重肝功能、肾功能不全者慎用 妊娠与哺乳期妇女：本品可透过胎盘屏障，故孕妇慎用，妊娠安全性分级为 C 级；哺乳期妇女应用时应暂停哺乳
药典	Eur. P.、Jpn. P.
国家处方集	CNF
其他推荐依据	
■ 药品名称	克拉霉素　Clarithromycin
抗菌谱与适应证	适用于敏感菌所致下列感染：①耳鼻咽喉感染：急性中耳炎、扁桃体炎、咽炎、鼻窦炎；②下呼吸道感染：急性支气管炎、慢性支气管炎急性发作、肺炎；③皮肤软组织感染：脓疱病、丹毒、蜂窝织炎、毛囊炎、疖及伤口感染；④沙眼衣原体感染的尿道炎及宫颈炎；⑤与其他药物联用，可根除幽门螺杆菌，减低十二指肠溃疡复发率
制剂与规格	克拉霉素片[基,保(乙)]：①125mg；②250mg 克拉霉素分散片[保(乙)]：①50mg；②125mg[基]；③250mg[基] 克拉霉素缓释片：500mg 克拉霉素胶囊[基,保(乙)]：①125mg；②250mg 克拉霉素颗粒[保(乙)]：①2g：125mg；②2g：100mg 克拉霉素干混悬剂：①1g：125mg；②2g：125mg；③2g：250mg
用法与用量	口服给药。①成人：轻症一次 250mg，一日 2 次；重症，一次 500mg，一日 2 次。疗程 5~14 日；②儿童：6 个月以上的小儿，一般感染可一次 7.5mg/kg，一日 2 次。根据感染的严重程度应连续服用 5~10 日
注意事项	1. 与红霉素及其他大环内酯类药物之间有交叉过敏和交叉耐药性 2. 可能出现真菌或耐药细菌导致的严重感染 3. 可空腹口服，也可与食物或牛奶同服，与食物同服不影响其吸收

续 表

禁忌	对克拉霉素或大环内酯类药物过敏者禁用；孕妇、哺乳期妇女禁用；严重肝功能损害者、水电解质紊乱患者、服用特非那丁者禁用；某些心脏病（包括心律失常、心动过缓、QT间期延长、缺血性心脏病、充血性心力衰竭等）患者禁用
不良反应	主要有口腔异味，腹痛、腹泻、恶心、呕吐等胃肠道反应，头痛，AST及ALT短暂升高
特殊人群用药	肝功能、肾功能不全患者：肝功能不全者、中度至重度肾功能不全者慎用 儿童：6个月以下小儿中的疗效和安全性尚未确定 妊娠与哺乳期妇女：妊娠安全性分级为C级，孕妇禁用；可分泌入乳汁，哺乳期妇女使用应暂停授乳
药典	USP、Eur. P.、Chin. P.、Jpn. P.
国家处方集	CNF
其他推荐依据	

第九节　酰胺醇类

■ 药品名称	氯霉素　Chloramphenicol
抗菌谱与适应证	1. 用于敏感菌所致伤寒、副伤寒 2. 用于沙门菌属感染的胃肠炎合并败血症 3. 用于耐氨苄西林的B型流感杆菌脑膜炎、青霉素过敏者的肺炎链球菌脑膜炎、脑膜炎球菌脑膜炎及敏感的革兰阴性杆菌脑膜炎 4. 用于需氧菌和厌氧菌混合感染的耳源性脑脓肿 5. 可与氨基糖苷类药联用治疗腹腔感染、盆腔感染以及敏感菌所致的其他严重感染，如败血症及肺部感染 6. 用于Q热、落基山斑疹热、地方性斑疹伤寒和立克次体病
制剂与规格	氯霉素片：0.25g 棕榈氯霉素片：0.05g 氯霉素胶囊：0.25g 棕榈氯霉素颗粒：0.1g 棕榈氯霉素混悬液：1ml：25mg 氯霉素注射液[保(甲)]：①1ml：0.125g；②2ml：0.25g 注射用琥珀氯霉素：①0.125g；②0.25g；③0.5g 氯霉素甘油滴耳液：10ml：0.25g
用法与用量	1. 成人：口服给药一日1.5~3.0g，分3~4次给药；静脉静滴一次0.5~1g，一日2次 2. 儿童：口服给药一日25~50mg/kg，分3~4次给药；新生儿必需用药时，一日不能超过25mg/kg，分4次给药；静脉静滴一日25~50mg/kg，分次给药
注意事项	1. 可能发生不可逆性骨髓抑制，应避免重复疗程使用 2. 体弱患者慎用
禁忌	对本品过敏者禁用；精神病患者禁用；孕妇和哺乳期妇女禁用

续　表

不良反应	血液系统反应如贫血、淤点、淤斑、鼻出血等；灰婴综合征；周围神经炎和视神经炎；过敏反应较少见；消化道反应如腹泻、恶心及呕吐等
特殊人群用药	肝功能、肾功能不全患者：肝功能、肾功能损害者慎用 儿童：新生儿（尤其早产儿）不宜应用本药，确有指征必须用药时应在监测血药浓度条件下使用 老年人：慎用 妊娠与哺乳期妇女：妊娠期尤其是妊娠末期或分娩期禁用，妊娠安全性分级为 C 级；禁用于哺乳期妇女，必须应用时应暂停哺乳
药典	USP、Eur. P.、Chin. P.、Jpn. P.
国家处方集	CNF
其他推荐依据	

第十节　林可霉素类

■ 药品名称	林可霉素　Lincomycin
抗菌谱与适应证	1. 适用于治疗敏感葡萄球菌属、链球菌属、肺炎球菌及厌氧菌所致的呼吸道感染、腹腔感染、女性生殖道感染、盆腔感染、皮肤软组织感染等 2. 用于对青霉素过敏的或不适于用青霉素类药物的感染性疾病的治疗
制剂与规格	盐酸林可霉素片：①0.25g；②0.5g 盐酸林可霉素胶囊：①0.25g；②0.5g 盐酸林可霉素口服溶液：①10ml：0.5g；②100ml：5g 盐酸林可霉素注射液：[保(甲)]①1ml：0.2g；②2ml：0.6g
用法与用量	1. 成人：口服给药，一日 1.5~2.0g，分 3~4 次给药；肌内注射，一日 0.6~1.2g，分次注射；静脉滴注，严重感染时一次 0.6~1.0g，每 8~12 小时 1 次 2. 儿童：口服给药，一日 30~60mg/kg，分 3~4 次给药；肌内注射，一日 10~20mg/kg，分次注射；静脉滴注，剂量同肌内注射，分 2~3 次给药
注意事项	肠道疾病或有既往史者（特别如溃疡性结肠炎、局限性肠炎或抗生素相关肠炎）、既往有哮喘或其他过敏史者慎用，白念珠菌阴道炎和鹅口疮患者慎用。用药期间需密切注意抗生素相关性肠炎的可能
禁忌	对林可霉素和克林霉素有过敏史的患者禁用；新生儿、深部真菌感染者禁用
不良反应	消化系统反应如恶心、呕吐、腹痛、腹泻等症状，严重者有腹绞痛、腹部压痛、严重腹泻等；偶可发生白细胞减少、中性粒细胞减低等；过敏反应可见皮疹、瘙痒等；静脉给药可引起血栓性静脉炎，快速滴注可能发生低血压、心电图变化甚至心搏、呼吸停止
特殊人群用药	肝功能、肾功能不全患者：肝功能减退和肾功能严重减退者慎用 儿童：新生儿禁用 老年人：患有严重基础疾病的老年人用药时需密切观察 妊娠与哺乳期妇女：妊娠安全性分级为 C 级；哺乳期妇女用药时应暂停哺乳

续 表

药典	USP、Eur. P.、Chin. P.、Jpn. P.
国家处方集	CNF
其他推荐依据	
■ 药品名称	克林霉素 Clindamycin
抗菌谱与适应证	用于革兰阳性菌和厌氧菌引起的感染： 1. 呼吸系统感染 2. 泌尿系统感染 3. 厌氧菌所致的妇产科感染如子宫内膜炎、非淋病奈瑟球菌性卵巢-输卵管脓肿、盆腔炎等 4. 皮肤软组织感染 5. 骨、关节感染，如骨髓炎（是金黄色葡萄球菌性骨髓炎的首选治疗药物）、化脓性关节炎 6. 腹腔内感染 7. 其他如心内膜炎、败血症、扁桃体炎和口腔感染等
制剂与规格	盐酸克林霉素胶囊[基,保(甲)]：①75mg；②150mg 注射用盐酸克林霉素[保(甲)]：0.5g 盐酸克林霉素注射液[保(甲)]：①2ml∶0.3g；②4ml∶0.3g；③8ml∶0.6g 注射用克林霉素磷酸酯[保(甲)]：①0.3g；②0.6g；③1.2g 克林霉素磷酸酯注射液[保(甲)]：①2ml∶0.3g；②4ml∶0.6g；③1ml∶0.15g 盐酸克林霉素棕榈酸酯颗粒[保(乙)]：①1g∶37.5mg；②2g∶75mg；③24g∶0.9g 盐酸克林霉素棕榈酸酯分散片[基,保(甲)]：75mg
用法与用量	1. 成人：肌内注射或静脉滴注，一次量不宜超过600mg；中度感染或革兰阳性需氧菌感染，一日0.6~1.2g，分2~4次给药，每12或8或6小时1次；严重感染或厌氧菌感染，一日1.2~2.4g，分2~4次给药，每12或8或6小时1次 2. 轻中度肾功能损害的患者不需调整剂量，无尿及重度肾功能损害患者的剂量应减至正常剂量的一半 3. 中度以上肝功能损害患者应避免使用本药，如确有指征使用时应减量 4. 儿童：用于4周及4周以上患儿。静脉滴注，一日15~25mg/kg，分3~4次给药，每8或6小时1次；重度感染，一日25~40mg/kg，分3~4次给药，每8或6小时1次
注意事项	有胃肠疾病或病史者，特别是溃疡性结肠炎、克罗恩病或假膜性肠炎患者，有哮喘或其他过敏史者慎用
禁忌	本品与林可霉素、克林霉素有交叉耐药性，对克林霉素或林可霉素有过敏史者禁用
不良反应	消化系统反应如恶心、呕吐、腹痛、腹泻等症状，严重者有腹绞痛、腹部压痛、严重腹泻等；偶可发生白细胞减少、中性粒细胞减低等；过敏反应可见皮疹、瘙痒等；肝肾功能异常；静脉滴注可能引起静脉炎，肌内注射局部可能出现疼痛、硬结和无菌性脓肿；其他如耳鸣、眩晕、念珠菌感染等
特殊人群用药	肝功能、肾功能不全患者：肝功能不全者、严重肾功能障碍者慎用 儿童：新生儿禁用，4岁以内儿童慎用，16岁以内儿童应用时应注意重要器官功能监测 老年人：用药时需密切观察 妊娠与哺乳期妇女：孕妇用药需充分权衡利弊，妊娠安全性分级为B级；哺乳妇女慎用，用药时宜暂停哺乳
药典	USP、Eur. P.、Chin. P.、Jpn. P.

续　表

国家处方集	CNF
其他推荐依据	

第十一节　多肽类抗生素

■ 药品名称	万古霉素　Vancomycin
抗菌谱与适应证	1. 用于耐甲氧西林金黄色葡萄球菌、肠球菌所致严重感染（如心内膜炎、脑膜炎、骨髓炎、肺炎、败血症或软组织感染等）；亦用于对 β-内酰胺类抗生素过敏者的上述严重感染 2. 用于血液透析患者发生葡萄球菌属所致的动静脉分流感染 3. 口服适用于对甲硝唑无效的难辨梭状芽胞杆菌相关性肠炎或葡萄球菌性肠炎
制剂与规格	注射用盐酸万古霉素[保(乙)]：①500mg（50 万 U）；②1000mg（100 万 U） 盐酸万古霉素胶囊：①125mg（12.5 万 U）；②250mg（25 万 U）
用法与用量	1. 成人：口服给药，难辨梭状芽胞杆菌引起的假膜性结肠炎，经甲硝唑治疗无效者一次 125~500mg，每 6 小时 1 次，治疗 5~10 日，每日剂量不宜超过 4g；静脉滴注，通常用盐酸万古霉素每天 2g（效价），可分为每 6 小时 500mg 或每 12 小时 1g，每次静滴在 60 分钟以上，可根据年龄、体重、症状适量增减。老年人每 12 小时 500mg 或每 24 小时 1g，每次静滴在 60 分钟以上 2. 儿童：口服给药，肠道感染一次 10mg/kg，每 6 小时 1 次，治疗 5~10 日。静脉滴注，一次 10mg/kg，每 6 小时 1 次；或一次 20mg/kg，每 12 小时 1 次
注意事项	1. 听力减退或有耳聋病史者慎用 2. 不宜肌内注射，静脉滴注时尽量避免药液外漏，且应经常更换注射部位，滴速不宜过快 3. 在治疗过程中应监测血药浓度 4. 治疗葡萄球菌性心内膜炎，疗程应不少于 4 周
禁忌	对万古霉素过敏者，严重肝功能、肾功能不全者，孕妇及哺乳期妇女禁用
不良反应	休克、过敏样症状、急性肾功能不全等
特殊人群用药	肝功能、肾功能不全患者：严重肝功能、肾功能不全者禁用 儿童：儿童（尤其是低体重出生儿、新生儿）应监测血药浓度，慎重给药 老年人：老年患者确有指征使用时必须调整剂量或调整用药间隔 妊娠与哺乳期妇女：应充分权衡利弊
药典	USP、Eur. P.、Jpn. P.
国家处方集	CNF
其他推荐依据	

续　表

■ 药品名称	去甲万古霉素　Norvancomycin
抗菌谱与适应证	1. 可用于对青霉素过敏的肠球菌、棒状杆菌属心内膜炎患者的治疗 2. 可用于对青霉素类或头孢菌素类药物过敏，或经上述抗生素治疗无效的严重葡萄球菌感染所致心内膜炎、骨髓炎、肺炎、败血症或软组织感染患者的治疗 3. 可用于治疗血液透析患者发生葡萄球菌属所致动静脉分流感染
制剂与规格	注射用盐酸去甲万古霉素[保(乙)]：①400mg（40万U）；②800mg（80万U）
用法与用量	1. 成人：静脉滴注一日800~1600mg，分2~3次给药 2. 肾功能减退者需减少维持剂量。可延长给药间期，每次剂量不变，或减少每次剂量，给药间期不变 3. 儿童：静脉滴注一日16~24mg/kg，一次或分次给药
注意事项	1. 听力减退或有耳聋病史者慎用 2. 不可肌内注射或静脉注射 3. 治疗期间应定期检查听力、尿液中蛋白、管型、细胞数及测定尿相对密度等
禁忌	对万古霉素类抗生素过敏者禁用
不良反应	可出现皮疹、恶心、静脉炎等；可引致耳鸣、听力减退，肾功能损害等
特殊人群用药	肝功能、肾功能不全患者：肾功能不全患者慎用，如有应用指征时需在治疗药物浓度监测下，根据肾功能减退程度减量应用 儿童：新生儿、婴幼儿用药必须充分权衡利弊 老年人：用于老年患者有引起耳毒性与肾毒性的危险（听力减退或丧失）。老年患者即使肾功能测定在正常范围内，使用时应采用较小治疗剂量 妊娠与哺乳期妇女：妊娠期患者避免应用；哺乳期妇女慎用
药典	Chin. P.
国家处方集	CNF
其他推荐依据	
■ 药品名称	替考拉宁　Teicoplanin
抗菌谱与适应证	1. 用于治疗严重的革兰阳性菌感染，尤其是不能用青霉素类及头孢菌素类抗生素治疗或用上述抗生素治疗失败的严重葡萄球菌感染，或对其他抗生素耐药的葡萄球菌感染。皮肤和软组织感染、泌尿道感染、呼吸道感染、骨和关节感染、败血症、心内膜炎及持续不卧床腹膜透析相关性腹膜炎 2. 作为万古霉素和甲硝唑的替代药
制剂与规格	注射用替考拉宁[保(乙)]：200mg
用法与用量	1. 成人肌内、静脉滴注或静脉注射：中度感染，负荷量为第1日单次给药400mg；维持量为一次200mg，一日1次；严重感染，负荷量为一次400mg，每12小时1次，共给药3次；维持量为一次400mg，一日1次；严重烧伤感染或金黄色葡萄球菌心内膜炎，维持量可能需达一日12mg/kg

续　表

	2. 儿童肌内、静脉滴注或静脉注射：中度感染，推荐前 3 次剂量为 10mg/kg，每 12 小时 1 次，随后剂量为 6mg/kg，一日 1 次；严重感染和中性粒细胞减少的患儿（2 个月以上），推荐前 3 次剂量为 10mg/kg，每 12 小时 1 次，随后维持量为一次 10mg/kg，一日 1 次；严重感染和中性粒细胞减少的新生儿，第 1 日的推荐剂量为 16mg/kg，只用 1 剂；以后维持剂量为一次 8mg/kg，一日 1 次
注意事项	治疗期间定期做血液及肝功能、肾功能的检查
禁忌	对本药过敏者，对万古霉素、去甲万古霉素等糖肽类抗生素过敏者禁用
不良反应	局部反应可见注射部位疼痛、血栓性静脉炎；过敏反应可见皮疹、瘙痒、支气管痉挛、药物热等；胃肠道反应可见恶心、呕吐、腹泻等；神经系统反应可见头痛、嗜睡等
特殊人群用药	肝功能、肾功能不全患者：肾功能不全患者慎用 儿童：可用于 2 个月以上儿童的革兰阳性菌感染 老年人：除非有肾损害，否则老年患者无需调整剂量 妊娠与哺乳期妇女：本药一般不应用于妊娠期或可能妊娠的妇女，除非权衡利弊后必须使用；建议哺乳期妇女用药时暂停授乳
药典	Jpn. P.
国家处方集	CNF
其他推荐依据	
■ 药品名称	**黏菌素　Colistin**
抗菌谱与适应证	用于肠道手术前准备，用于大肠埃希菌性肠炎和对其他药物耐药的菌痢
制剂与规格	硫酸黏菌素片[保(乙)]：①50 万 U；②100 万 U；③300 万 U 硫酸黏菌素颗粒：1g：100 万 U 注射用黏菌素：50mg
用法与用量	1. 成人：口服一日（100~150）万 U，分 2~3 次服用；肌内注射或静脉滴注，一日（100~150）万 U 2. 儿童：口服一日（2~3）万 U/kg，分 2~3 次服用。肌内注射或静脉滴注一日（2~3）万 U/kg
注意事项	不宜与其他肾毒性药物合用
禁忌	对黏菌素过敏者禁用
不良反应	食欲减退、恶心和呕吐等胃肠道反应和皮疹、瘙痒等过敏反应
特殊人群用药	肝功能、肾功能不全患者：肾功能不全患者慎用 妊娠与哺乳期妇女：孕妇用药应权衡利弊，妊娠安全性分级为 B 级
药典	USP、Eur. P.、Chin. P.、Jpn. P.
国家处方集	CNF
其他推荐依据	

第十二节　其他抗菌药

■ 药品名称	呋喃妥因　Nitrofurantoin
抗菌谱与适应证	1. 用于治疗敏感菌如大肠埃希菌、肠球菌属以及克雷伯菌属、肠杆菌属所致的急性单纯性下尿路感染 2. 也可用于尿路感染的预防
制剂与规格	呋喃妥因片[保(甲)]：50mg 呋喃妥因肠溶胶囊[保(甲)]：50mg 呋喃妥因栓：①50mg；②100mg
用法与用量	口服给药。①成人：尿路感染，一次 50~100mg，一日 3~4 次；单纯性下尿路感染用低剂量，疗程不低于 1 周，或用至尿培养阴性后至少 3 日，不宜超过 14 日；预防尿路感染，对尿路感染反复发作者，可一日 50~100mg 作预防应用，临睡前服用。②儿童：尿路感染，1 个月以上儿童，一日 5~7mg/kg，分 4 次服；疗程不低于 1 周，或用至尿培养阴性后至少 3 日；预防尿路感染，一日 1mg/kg，临睡前服用
注意事项	1. 宜与食物同服，以减少对胃肠道的刺激 2. 疗程至少 7 日，或继续用药至尿液中细菌清除 3 日以上 3. 葡萄糖-6-磷酸脱氢酶缺乏症患者、周围神经病变者、肺部疾病患者慎用
禁忌	新生儿、孕妇、哺乳期妇女、肾功能减退及对硝基呋喃类药过敏者禁用
不良反应	常见恶心、呕吐、食欲减退和腹泻；少见药物热、皮疹、粒细胞减少等变态反应；偶见头痛、头晕、嗜睡、肌痛等
特殊人群用药	肝功能、肾功能不全患者：肾功能减退者禁用 儿童：新生儿禁用 老年人：慎用，必须使用时宜根据肾功能调整给药剂量。老年患者的前列腺感染不宜使用本药 妊娠与哺乳期妇女：孕妇不宜应用，妊娠晚期妇女禁用，妊娠安全性分级为 B 级；哺乳期妇女用药期间应暂停哺乳
药典	Eur. P.、Chin. P.
国家处方集	CNF
其他推荐依据	
■ 药品名称	呋喃唑酮　Furazolidone
抗菌谱与适应证	主要用于治疗细菌性痢疾、肠炎、霍乱。也可用于治疗伤寒、副伤寒、梨形鞭毛虫病和阴道滴虫病。还可与制酸剂等药物合用于治疗幽门螺杆菌所致的胃窦炎
制剂与规格	呋喃唑酮片[保(甲)]：①10mg；②30mg；③100mg
用法与用量	口服给药：肠道感染疗程为 5~7 日，梨形鞭毛虫病疗程为 7~10 日。成人一次 100mg，一日 3~4 次；儿童一日 5~10mg/kg，分 4 次服用

续　表

注意事项	1. 不宜用于溃疡病或支气管哮喘患者 2. 用药期间和停药后5日内禁止饮酒 3. 葡萄糖-6-磷酸脱氢酶缺乏症患者、溃疡病患者、支气管哮喘患者慎用
禁忌	对本药或其他硝基呋喃类药过敏者、新生儿、哺乳妇女禁用
不良反应	主要有恶心、呕吐、腹泻、头痛、头晕、药物热、皮疹、肛门瘙痒、哮喘、直立性低血压、低血糖、肺浸润等，偶可出现溶血性贫血、黄疸及多发性神经炎
特殊人群用药	肝功能、肾功能不全患者：肾功能不全者慎用 儿童：新生儿禁用 妊娠与哺乳期妇女：妊娠安全性分级为C级；哺乳期妇女禁用
药典	USP、BP、Fr. P.
国家处方集	CNF
其他推荐依据	
■ 药品名称	甲硝唑　Metronidazole
抗菌谱与适应证	1. 用于治疗阴道滴虫病 2. 可用于治疗肠道及组织内阿米巴病 3. 可用于治疗小袋虫病和皮肤利什曼病、麦地那龙线虫感染、贾第虫病等 4. 适用于治疗各种厌氧菌感染
制剂与规格	甲硝唑注射液[保(甲)]：①20ml：100mg；②100ml：200mg；③100ml：500mg[基]；④250ml：500mg；⑤250ml：1250mg 甲硝唑葡萄糖注射液[保(乙)]：250ml（甲硝唑0.5g、葡萄糖12.5g） 甲硝唑片[基,保(甲)]：0.2g 甲硝唑胶囊[基,保(甲)]：0.2g 甲硝唑阴道泡腾片[保(甲)]：0.5g 甲硝唑栓[保(甲)]：①0.5g[基]；②1g 甲硝唑口含片[保(甲)]：①2.5mg；②3mg
用法与用量	1. 成人口服给药：滴虫病，一次0.2g，一日4次，疗程7日，可同时使用栓剂。厌氧菌感染，一次0.5g，一日3次，疗程不低于7日。一日最大剂量不宜超过4g 2. 成人静脉滴注：厌氧菌感染，首次剂量为15mg/kg，继以7.5mg/kg维持，一次最大剂量不超过1g，每6~8小时1次，疗程不低于7日 3. 成人阴道栓剂：用于滴虫病，每晚0.5g置入阴道内，连用7~10日 4. 儿童口服给药：滴虫病，一日15~25mg/kg，分3次给药，服用7~10日。厌氧菌感染，一日20~50mg/kg 5. 儿童静脉滴注剂量同成人
注意事项	1. 出现运动失调或其他中枢神经系统症状时应停药 2. 用药期间应戒酒，饮酒后出现腹痛、呕吐、头痛等症状
禁忌	对本药或其他硝基咪唑类药物过敏或有过敏史者、活动性中枢神经系统疾病者、血液病者、孕妇及哺乳期妇女禁用

续 表

不良反应	1. 消化系统：恶心、呕吐、食欲缺乏、腹部绞痛，一般不影响治疗 2. 神经系统：头痛、眩晕，偶有感觉异常、肢体麻木、共济失调、多发性神经炎等，大剂量可致抽搐 3. 少数病例发生荨麻疹、潮红、瘙痒、膀胱炎、排尿困难、口中金属味及白细胞减少等，均属可逆性，停药后自行恢复
特殊人群用药	肝功能、肾功能不全患者：肝功能不全患者慎用 老年人：应注意监测血药浓度并调整剂量 妊娠与哺乳期妇女：禁用，妊娠安全性分级为 B 级
药典	USP、Eur. P.、Chin. P.
国家处方集	CNF
其他推荐依据	
■ 药品名称	替硝唑 Tinidazole
抗菌谱与适应证	1. 用于治疗多种厌氧菌感染，如败血症、骨髓炎、腹腔感染、盆腔感染、鼻窦炎、支气管感染、肺炎、皮肤蜂窝织炎、口腔感染及术后伤口感染 2. 用于结肠或直肠手术、妇产科手术及口腔手术的术前预防用药 3. 也可用于肠道及肠道外阿米巴病、阴道滴虫病、贾第虫病的治疗 4. 还可作为甲硝唑的替代药，用于治疗幽门螺杆菌所致的胃窦炎及消化性溃疡
制剂与规格	替硝唑片[基,保(甲)]：0.5g 替硝唑注射液[保(乙)]：①100ml：0.4g；②200ml：0.8g 替硝唑葡萄糖注射液[保(乙)]：①100ml：0.2g；②100ml：0.4g；③200ml：0.4g 替硝唑栓[保(乙)]：0.2g
用法与用量	成人：口服给药：厌氧菌感染，常用量为一次 1g，一日 1 次，首剂加倍，疗程多为 5~6 日，口腔感染时疗程 3 日；外科预防用药，一次 2g，术前 12 小时单次服用。阴道滴虫病、贾第虫病，一次 2g，单次服用。必要时 3~5 日可重复 1 次。滴虫感染时也可一次 1g，一日 1 次，首剂加倍，连服 3 日。静脉滴注：厌氧菌感染，一次 0.8g，一日 1 次。疗程为 5~6 日。外科预防用药，总量为 1.6g，分 1~2 次给药，第一次于术前 2 小时，第二次于术中或术后 12~24 小时内给药。阴道给药：一次 0.2g，一日 2 次
注意事项	1. 如疗程中发生中枢神经系统不良反应，应及时停药 2. 用药期间不应饮用含乙醇的饮料，因可引起体内乙醇蓄积，干扰乙醇的氧化过程，导致双硫仑样反应，患者可出现腹部痉挛、恶心、呕吐、头痛、面部潮红等 3. 念珠菌感染者应用本品，其症状会加重，需同时抗真菌治疗 4. 治疗阴道滴虫病时，需同时治疗其性伴侣
禁忌	1. 对替硝唑或吡咯类药物过敏患者 2. 有活动性中枢神经疾病和血液病者
不良反应	1. 不良反应少见而轻微，主要为恶心、呕吐、上腹痛、食欲下降及口腔金属味，可有头痛、眩晕、皮肤瘙痒、皮疹、便秘及全身不适 2. 高剂量时也可引起癫痫发作和周围神经病变

续　表

特殊人群用药	肝功能、肾功能不全患者：肝功能不全者慎用 儿童：12 岁以下禁用 老年人：用药时应注意监测血药浓度并调整剂量 妊娠与哺乳期妇女：妊娠早期禁用本药，妊娠中、晚期应充分权衡利弊后谨慎使用。FDA 妊娠安全性分级为 C 级。哺乳妇女暂停哺乳，治疗结束 3 日后方可重新哺乳
药典	USP、Eur. P.、Chin. P.
国家处方集	CNF
其他推荐依据	
■ 药品名称	**奥硝唑　Ornidazole**
抗菌谱与适应证	1. 用于由厌氧菌感染引起的多种疾病 2. 用于男女泌尿生殖道毛滴虫、贾第鞭毛虫感染引起的疾病（如阴道滴虫病） 3. 用于肠、肝阿米巴病（如阿米巴痢疾、阿米巴肝脓肿） 4. 用于手术前预防感染和手术后厌氧菌感染的治疗 5. 阴道栓用于细菌性阴道病、滴虫性阴道炎
制剂与规格	奥硝唑注射液[保(乙)]：5ml：500mg 注射用奥硝唑[保(乙)]：250mg 奥硝唑氯化钠注射液[保(乙)]：100ml（奥硝唑 250mg、氯化钠 825mg） 奥硝唑葡萄糖注射液[保(乙)]：100ml（奥硝唑 500mg、葡萄糖 5g）
用法与用量	成人：静脉滴注：①厌氧菌感染：手术前后预防感染，术前 1~2 小时滴注 1000mg，术后 12 小时滴注 500mg，术后 24 小时滴注 500mg。治疗厌氧菌引起的感染，初始剂量为 500~1000mg。然后每 12 小时滴注 500mg，连用 3~6 日。②治疗严重阿米巴病：初始剂量为500~1000mg，以后每 12 小时滴注 500mg，连用 3~6 日。阴道给药：一次 500mg，每晚 1 次，连续 5~7 日。儿童：静脉滴注，一日 20~30mg/kg，每 12 小时滴注 1 次，时间为 30 分钟
注意事项	中枢神经系统疾病患者、肝脏疾病患者、多毛性硬化症患者、酗酒者慎用
禁忌	对本药或其他硝基咪唑类药物过敏者、各种器官硬化症、造血功能低下、慢性酒精中毒患者、有脑和脊髓病变的患者禁用
不良反应	1. 消化系统：胃部不适、胃痛、口腔异味 2. 神经系统：头痛及困倦、眩晕、颤抖、运动失调、周围神经病、癫痫发作、痉挛等 3. 过敏反应：皮疹、瘙痒等 4. 局部反应：刺感、疼痛等
特殊人群用药	儿童：慎用，建议 3 岁以下儿童不用 妊娠与哺乳期妇女：建议孕妇（特别是妊娠早期）、哺乳期妇女慎用本药
药典	USP、Eur. P.、Chin. P.
国家处方集	CNF
其他推荐依据	

续 表

■ 药品名称	磷霉素 Fosfomycin
抗菌谱与适应证	1. 口服制剂适用于治疗敏感菌所致的单纯性下尿路感染、肠道感染（包括细菌性痢疾）、呼吸道感染、皮肤软组织感染、眼科感染及妇科感染等 2. 注射制剂适用于治疗敏感菌所致的呼吸道感染、尿路感染、皮肤软组织感染等。也可与其他抗菌药联合用于治疗敏感菌所致的严重感染（如败血症、腹膜炎、骨髓炎等）
制剂与规格	磷霉素钙片[保(乙)]：①0.1g；②0.2g；③0.5g 磷霉素钙胶囊[保(乙)]：0.1g 磷霉素钙颗粒：0.5g 注射用磷霉素钠[基,保(甲)]：①1.0g；②2.0g；③4.0g
用法与用量	成人：口服给药，治疗尿路感染等轻症感染，一日2~4g，分3~4次服用。静脉给药，治疗中度或重度系统感染，一日4~12g，严重感染可增至16g，分2~3次静脉滴注或缓慢静脉推注。肌内注射，一日2~8g，分3~4次肌内注射。儿童：口服给药，一日0.05~0.10g/kg，分3~4次服用。静脉滴注，一日0.1~0.3g/kg，分2~3次静脉滴注。肌内注射，一日0.05~0.20g/kg，分3~4次肌内注射
注意事项	1. 静脉滴注速度宜缓慢，静脉滴注时间1~2小时 2. 应用较大剂量时应监测肝功能
禁忌	对磷霉素过敏者、妊娠及哺乳期妇女、5岁以下儿童
不良反应	主要有恶心、食欲减退、腹部不适、稀便或轻度腹泻；偶见皮疹，嗜酸性粒细胞增多，红细胞、血小板、白细胞计数降低，头晕、头痛等反应；注射部位静脉炎等
特殊人群用药	肝功能、肾功能不全者：肝功能、肾功能减退者慎用 儿童：5岁以上儿童应减量及慎用 老年人：应酌减剂量并慎用 妊娠与哺乳期妇女：建可通过胎盘屏障，迅速进入胎儿循环，但对胎儿的影响尚无足够和严密的对照观察，妊娠安全性分级为B级；哺乳期妇女应避免使用，必须用药时暂停哺乳
药典	Eur. P.、Chin. P.、Jpn. P.
国家处方集	CNF
其他推荐依据	
■ 药品名称	夫西地酸 Fusidic Acid
抗菌谱与适应证	1. 用于敏感菌所致的骨髓炎或皮肤、软组织感染 2. 用于其他抗菌药治疗失败的深部感染，如败血症、肺炎、心内膜炎等
制剂与规格	夫西地酸片：250mg 注射用夫西地酸[保(乙)]：①0.125g；②0.5g 夫西地酸混悬液：5ml：250mg 夫西地酸乳膏[保(乙)]：15g：0.3g
用法与用量	口服给药：成人：一次500mg，一日3次；重症加倍。对1岁以下患儿：一日50mg/kg，分3次给药。对1~5岁患儿：一次250mg，一日3次。对5~12岁患儿：用法与用量同成人 局部给药：一日2~3次，涂于患处，疗程为7日。治疗疥疮时可根据病情需要延长疗程 静脉注射：成人一次500mg，一日3次；儿童及婴儿一日按体重20mg/kg，分3次给药

续　表

注意事项	1. 早产儿、黄疸、酸中毒及严重病弱的新生儿使用时需留意有无胆红素脑病症状 2. 静脉注射时不能与卡那霉素、庆大霉素、万古霉素、头孢噻啶或阿莫西林混合；亦不可与全血、氨基酸溶液或含钙溶液混合
禁忌	对夫西地酸过敏者禁用；妊娠初始3个月内禁用
不良反应	静脉滴注可能导致血栓性静脉炎和静脉痉挛等
特殊人群用药	肝功能、肾功能不全者：肝功能不全者慎用 儿童：早产儿、严重病弱的新生儿使用时需留意有无胆红素脑病症状 妊娠与哺乳期妇女：在动物实验中有致胎仔畸形的报道，但目前尚无临床对照研究；可经皮肤吸收，哺乳期妇女禁止局部用于乳房部位的皮肤感染
药典	Eur. P.
国家处方集	CNF
其他推荐依据	
■ 药品名称	利奈唑胺　Linezolid
抗菌谱与适应证	1. 用于由肺炎链球菌（包括多重耐药株）或金黄色葡萄球菌（甲氧西林敏感株）引起的社区获得性肺炎 2. 用于由肺炎链球菌（包括多重耐药株）或金黄色葡萄球菌（甲氧西林敏感和耐药株）引起的医院内获得性肺炎 3. 用于由金黄色葡萄球菌、化脓性链球菌或无乳链球菌引起的复杂性皮肤和皮肤组织感染 4. 用于由金黄色葡萄球菌或化脓性链球菌引起的非复杂性皮肤和皮肤组织感染 5. 用于耐万古霉素的粪肠球菌感染
制剂与规格	利奈唑胺注射液：①100ml：200mg；②300ml：600mg 利奈唑胺片[保(乙)]：①200mg；②600mg 利奈唑胺口服混悬液：5ml：100mg
用法与用量	口服或静脉滴注。①复杂性皮肤或皮肤软组织感染、社区获得性肺炎，包括伴发的菌血症、院内获得性肺炎、甲氧西林耐药金葡菌感染：成人和青少年（12岁及以上）每12小时，600mg。儿童患者（出生至11岁）每8小时，10mg/kg。②万古霉素耐药的屎肠球菌感染，包括伴发的菌血症，成人和青少年（12岁及以上）每8小时，10mg/kg。儿童患者（出生至11岁）每8小时，10mg/kg。③非复杂性皮肤和皮肤软组织感染，成人每12小时口服400mg，青少年每12小时口服600mg；＜5岁，每8小时，10mg/kg口服；5~11岁，每12小时，10mg/kg口服
注意事项	有骨髓抑制病史者、苯丙酮尿症患者、类癌综合征患者、未控制的高血压患者、嗜铬细胞瘤患者、未治疗的甲状腺功能亢进患者慎用
禁忌	对本药过敏者禁用
不良反应	常见失眠、头晕、头痛、腹泻、恶心、呕吐、便秘、皮疹、瘙痒、发热、口腔念珠菌病、阴道念珠菌病、真菌感染等
特殊人群用药	肝功能、肾功能不全者：肾功能不全者慎用 儿童：不推荐本品经验性用于儿童患者的中枢神经系统感染 妊娠与哺乳期妇女：孕妇慎用，妊娠安全性分级为C级；哺乳期妇女慎用

续 表

药典	
国家处方集	CNF
其他推荐依据	
■ 药品名称	小檗碱 Berberine
抗菌谱与适应证	主要用于治疗敏感病原菌所致的胃肠炎、细菌性痢疾等胃肠道感染
制剂与规格	盐酸小檗碱片[保(甲)]：①50mg；②100mg
用法与用量	成人：口服，胃肠道感染，一次0.1~0.3g，一日3次
注意事项	本品静脉注射后可发生严重溶血性贫血和循环障碍，严格禁止静脉给药
禁忌	对本药过敏者禁用；溶血性贫血患者禁用；对葡萄糖-6-磷酸脱氢酶缺乏儿童禁用
不良反应	口服给药时有令人不快的鱼腥味，也偶见皮疹等过敏反应症状，但停药后可自行消退；静脉给药时有出现呼吸困难、过敏性休克的报道
特殊人群用药	妊娠与哺乳期妇女：慎用
药典	Chin. P.、Jpn. P.
国家处方集	CNF
其他推荐依据	
■ 药品名称	利福昔明 Rifaximin
抗菌谱与适应证	治疗由敏感菌所致的肠道感染，包括急慢性肠道感染、腹泻综合征、夏季腹泻、旅行者腹泻和小肠结肠炎等
制剂与规格	利福昔明胶囊[保(乙)]：100mg
用法与用量	口服给药。①成人：一次200mg，一日3~4次；②儿童：6~12岁，一次100~200mg，一日4次；12岁以上儿童，剂量同成人。一般连续用药不宜超过7日
注意事项	长期大剂量用药或肠黏膜受损时，会有极少量（<1%）被吸收，导致尿液呈粉红色
禁忌	对本药或其他利福霉素类药过敏者、肠梗阻者、严重的肠道溃疡性病变者禁用
不良反应	常见恶心、呕吐、腹胀、腹痛；少见荨麻疹、足部水肿等
特殊人群用药	儿童：连续服用本药不能超过7日；6岁以下儿童不要服用本药 妊娠与哺乳期妇女：妊娠期妇女需权衡利弊后用药；哺乳期妇女可在有适当医疗监测的情况下服用本药
药典	USP、Eur. P.、Chin. P.、Jpn. P.
国家处方集	CNF
其他推荐依据	

第十三节 磺胺类与甲氧苄啶

■ 药品名称	磺胺甲噁唑 Sulfamethoxazole
抗菌谱与适应证	1. 治疗敏感菌所致的急性单纯性尿路感染 2. 与甲氧苄啶联用，治疗对其敏感的流感杆菌、肺炎链球菌和其他链球菌所致的中耳炎 3. 与乙胺嘧啶联用，治疗鼠弓形虫引起的弓形虫病 4. 治疗星形奴卡菌病 5. 作为治疗沙眼衣原体所致宫颈炎、尿道炎、新生儿包含体结膜炎的次选药物 6. 作为治疗杜克雷嗜血杆菌所致软下疳的可选药物 7. 预防敏感脑膜炎球菌所致的流行性脑脊髓膜炎 8. 作为对氯喹耐药的恶性疟疾治疗的辅助用药
制剂与规格	磺胺甲噁唑片：0.5g 复方磺胺甲噁唑片[基,保(甲)]：磺胺甲噁唑 0.4g 和甲氧苄啶 80mg
用法与用量	口服给药 1. 成人：一般感染，首次剂量为 2g，以后一日 2g，分 2 次服用。治疗尿路感染时疗程至少为 7 日 2. 肾功能不全患者用量应调整为常用量的 1/2 3. 儿童：2 个月以上患儿的一般感染，首次剂量为 50~60mg/kg（总量不超过 2g），以后一日 50~60mg/kg，分 2 次服用
注意事项	1. 葡萄糖-6-磷酸脱氢酶缺乏者、血卟啉病患者、艾滋病患者、休克患者慎用 2. 治疗中须注意检查：全血象，尿液，肝功能、肾功能
禁忌	对磺胺类药过敏者、巨幼红细胞性贫血患者、孕妇、哺乳期妇女、小于 2 个月的婴儿和重度肝肾功能损害者禁用
不良反应	过敏反应较为常见，可表现为药疹、剥脱性皮炎等；中性粒细胞减少或缺乏症、血小板减少症及再生障碍性贫血等
特殊人群用药	肝功能、肾功能不全患者：肝功能、肾功能损害者慎用 儿童：2 个月以下婴儿禁用 老年人：慎用 妊娠与哺乳期妇女：妊娠安全性分级为 C 级，孕妇、哺乳妇女禁用
药典	USP、Eur. P.、Chin. P.、Jpn. P.
国家处方集	CNF
其他推荐依据	

■ 药品名称	磺胺嘧啶 Sulfadiazine
抗菌谱与适应证	1. 用于预防、治疗敏感脑膜炎球菌所致的流行性脑膜炎 2. 用于治疗敏感菌所致的急性支气管炎、轻症肺炎、中耳炎及皮肤软组织等感染 3. 用于治疗星形诺卡菌病 4. 作为治疗沙眼衣原体所致宫颈炎和尿道炎的次选药物

续 表

	5. 作为治疗由沙眼衣原体所致的新生儿包含体结膜炎的次选药物 6. 可作为对氯喹耐药的恶性疟疾治疗的辅助用药 7. 与乙胺嘧啶联合用药治疗鼠弓形虫引起的弓形虫病
制剂与规格	磺胺嘧啶片[基,保(甲)]：0.5g 注射用磺胺嘧啶钠[保(甲)]：①0.4g；②1g 磺胺嘧啶混悬液：10%（g/ml）
用法与用量	成人：①口服给药：一般感染，首剂量为2g，以后一次1g，一日2次。治疗流行性脑膜炎，首次量为2g，维持量一次1g，一日4次。②静脉给药：一般感染，一次1~1.5g，一日3次。治疗流行性脑膜炎，首剂量为50mg/kg，维持量一日100mg/kg，分3~4次静脉滴注或缓慢静脉注射 儿童：①口服给药：2个月以上婴儿及儿童的一般感染，首次剂量为50~60mg/kg（总量不超过2g），以后一次25~30mg/kg，一日2次。②静脉给药：一般感染，一日50~75mg/kg，分2次静脉滴注或缓慢静脉注射。流行性脑膜炎，一日100~150mg/kg，分3~4次静脉滴注或缓慢静脉注射
注意事项	葡萄糖-6-磷酸脱氢酶缺乏者、血卟啉病患者、艾滋病患者、休克患者慎用
禁忌	对本药或其他磺胺类药过敏者、严重肝肾功能不全者、孕妇、哺乳期妇女、小于2个月的婴儿禁用
不良反应	过敏反应较为常见，可表现为药疹、剥脱性皮炎等；中性粒细胞减少或缺乏症、血小板减少症及再生障碍性贫血等；溶血性贫血及血红蛋白尿；高胆红素血症和新生儿胆红素脑病
特殊人群用药	肝功能、肾功能不全患者：轻、中度肝肾功能损害者慎用 儿童：2个月以下婴儿禁用 老年人：慎用 妊娠与哺乳期妇女：孕妇、哺乳妇女禁用，妊娠安全性分级为B级（妊娠早、中期）、D级（妊娠晚期）
药典	USP、Eur. P.、Chin. P.
国家处方集	CNF
其他推荐依据	
■ 药品名称	甲氧苄啶 Trimethoprim
抗菌谱与适应证	1. 可单独用于治疗敏感菌所致的急性单纯性尿路感染和细菌性前列腺炎 2. 与磺胺甲噁唑或磺胺嘧啶联用，可用于治疗敏感菌所致的败血症、脑膜炎、中耳炎、肺部感染、急慢性支气管炎、菌痢、尿路感染、肾盂肾炎、肠炎、伤寒等 3. 与磺胺-2,6-二甲氧嘧啶联用，还可用于治疗对氯喹耐药的疟疾
制剂与规格	甲氧苄啶片[保(乙)]：100mg 甲氧苄啶颗粒：1g：50mg
用法与用量	口服给药。①成人：治疗急性单纯性尿路感染，一次0.1g，每12小时1次；或一次0.2g，每12小时1次。疗程为7~10日。预防尿路感染，一次0.1g，一日1次。②肾功能不全者根据肌酐清除率调整剂量。肌酐清除率＜15ml/min，不宜使用。③儿童：对6个月至5岁患儿，甲氧苄啶颗粒一次1g（含甲氧苄啶50mg）；一日2次；对6~12岁患儿，甲氧苄啶颗粒一次2g（含甲氧苄啶100mg）；一日2次

续　表

注意事项	1. 由于叶酸缺乏的巨幼细胞贫血或其他血液系统疾病患者慎用 2. 用药期间应定期进行外周血象检查
禁忌	对本药过敏者、早产儿、新生儿、严重肝肾疾病患者、严重血液病患者禁用
不良反应	可出现白细胞减少，血小板减少或高铁血红蛋白性贫血等；过敏反应：可发生瘙痒、皮疹，偶可呈严重的渗出性多形红斑；恶心、呕吐、腹泻等胃肠道反应等
特殊人群用药	肝功能、肾功能不全患者：轻、中度肝肾功能损害者慎用 儿童：早产儿、新生儿、2个月以下婴儿禁用 老年人：老年患者应减少用量 妊娠与哺乳期妇女：妊娠期间应权衡利弊后用药，妊娠安全性分级为C级；哺乳期妇女用药应权衡利弊
药典	USP、Eur. P.、Chin. P.
国家处方集	CNF
其他推荐依据	

第十四节　氟喹诺酮类

■ 药品名称	吡哌酸　PipemidicAcid
抗菌谱与适应证	用于治疗敏感菌所致的尿路感染及肠道感染
制剂与规格	吡哌酸片[保(甲)]：①0.25g；②0.5g 吡哌酸胶囊[保(甲)]：0.25g
用法与用量	口服给药：成人一次0.5g，一日总量1~2g，疗程不宜超过10日
注意事项	1. 本品可与饮食同服，以减少胃肠道反应 2. 长期应用，宜定期监测血常规和肝功能、肾功能 3. 有中枢神经系统疾病患者慎用
禁忌	禁用于对本品和萘啶酸过敏的患者；孕妇、哺乳期妇女禁用；18岁以下小儿及青少年禁用
不良反应	主要为恶心、嗳气、上腹不适、食欲减退、稀便或便秘等胃肠道反应；皮疹或全身瘙痒少见，偶见眩晕、头痛等。停药后可自行恢复
特殊人群用药	肝功能、肾功能不全患者：严重肝功能、肾功能损害者慎用 儿童：婴幼儿及18岁以下青少年不宜使用 老年人：应减少用量 妊娠与哺乳期妇女：禁用
药典	USP、Chin. P.、Jpn. P.
国家处方集	CNF
其他推荐依据	

续 表

■ 药品名称	诺氟沙星 Norfloxacin
抗菌谱与适应证	主要用于敏感菌所致的下列感染：泌尿生殖道感染，消化系统感染，呼吸道感染如急性支气管炎、慢性支气管炎急性发作、肺炎，急慢性肾盂肾炎，膀胱炎，伤寒等
制剂与规格	诺氟沙星片[基,保(甲)]：100mg 诺氟沙星胶囊[基,保(甲)]：100mg 诺氟沙星注射液：100ml：200mg 诺氟沙星葡萄糖注射液：100ml（诺氟沙星 200mg、葡萄糖 5g） 诺氟沙星栓：200mg 诺氟沙星药膜：20mg
用法与用量	成人口服给药：①一般用法：一次 100～200mg，一日 3～4 次；②下尿路感染：一次 400mg，一日 2 次；③复杂性尿路感染：剂量同上，疗程 10～21 日；④单纯性淋菌性尿道炎：单次 800～1200mg；⑤急、慢性前列腺炎：一次 400mg，一日 2 次，疗程 28 日；⑥一般肠道感染：一次300～400mg，一日 2 次，疗程 5～7 日 成人静脉滴注：一日 200mg，分 2 次，急性感染 7～14 日为一疗程，慢性感染 14～21 日为一疗程
注意事项	1. 不宜静脉注射，静脉滴注速度不宜过快 2. 本类药物可引起中、重度光敏反应，应避免过度暴露于阳光，发生后需停药 3. 有癫痫病史者、有胃溃疡史者、重症肌无力患者慎用
禁忌	对本药及其他喹诺酮类药过敏者、糖尿病患者、孕妇、哺乳期妇女、18 岁以下儿童禁用
不良反应	胃肠道反应较为常见，可表现为腹部不适或疼痛、腹泻、恶心或呕吐；中枢神经系统反应可有头晕、头痛、嗜睡或失眠；过敏反应有皮疹、皮肤瘙痒、面部潮红、胸闷等
特殊人群用药	肝功能、肾功能不全患者：肝功能、肾功能减退者慎用 儿童：不宜用于 18 岁以下患者。如感染由多重耐药菌引起者，细菌仅对喹诺酮类药呈敏感时，可在充分权衡利弊后应用 老年人：老年患者常有肾功能减退，因本品部分经肾排出，须减量应用 妊娠与哺乳期妇女：妊娠安全性分级为 C 级；哺乳期妇女应用时应停止哺乳
药典	USP、Eur. P.、Chin. P.、Jpn. P.
国家处方集	CNF
其他推荐依据	
■ 药品名称	氧氟沙星 Ofloxacin
抗菌谱与适应证	用于敏感菌所致的下列感染： 1. 泌尿生殖系统感染，包括单纯性及复杂性尿路感染、细菌性前列腺炎、淋球菌尿道炎、宫颈炎（包括产酶株所致者）等 2. 呼吸系统感染，包括急性支气管炎、慢性支气管炎急性发作、肺炎及其他肺部感染等 3. 消化系统感染，包括胃肠道、胆道、腹腔的沙门菌属感染等 4. 骨、关节、皮肤软组织感染及败血症 5. 结核病，作为抗结核病的二线药物，多与异烟肼、利福平等合用

续　表

制剂与规格	氧氟沙星片：0.1g 氧氟沙星颗粒：0.1g 氧氟沙星注射液：100ml：200mg 氧氟沙星氯化钠注射液：100ml（氧氟沙星 200mg、氯化钠 900mg）
用法与用量	口服或静脉给药。成人： 1. 下呼吸道感染：一次 300mg，一日 2 次，疗程 7~14 日 2. 急性单纯性下尿路感染：一次 200mg，一日 2 次，疗程 5~7 日 3. 复杂性尿路感染：一次 200mg，一日 2 次，疗程 10~14 日。缓释片，一次 400mg，一日 1 次，疗程 10 日 4. 细菌性前列腺炎：一次 300mg，一日 2 次，疗程 6 周 5. 衣原体宫颈炎或尿道炎：一次 300mg，一日 2 次，疗程 7~14 日 6. 单纯性淋病：单次口服 400mg 7. 铜绿假单胞菌感染或重度感染：一次 400mg，一日 2 次 8. 抗结核：一日 300mg，一日 1 次
注意事项	患有中枢神经系统疾病者（如癫痫、脑动脉硬化者）慎用
禁忌	对本药及其他喹诺酮类药过敏者、妊娠期及哺乳期妇女、18 岁以下儿童禁用
不良反应	胃肠道反应较为常见，可表现为腹部不适或疼痛、腹泻、恶心或呕吐；中枢神经系统反应可有头晕、头痛、嗜睡或失眠；过敏反应有皮疹、皮肤瘙痒、面部潮红、胸闷等
特殊人群用药	肝功能、肾功能不全患者：严重肝功能减退者、严重肾功能不全者慎用 儿童：18 岁以下患者用药的安全性尚未确立，不宜使用 老年人：老年患者多有肾功能减退，应减量给药 妊娠与哺乳期妇女：妊娠安全性分级为 C 级；哺乳期妇女全身用药时，应暂停哺乳
药典	USP、Eur. P.、Chin. P.、Jpn. P.
国家处方集	CNF
其他推荐依据	
■ 药品名称	环丙沙星　Ciprofloxacin
抗菌谱与适应证	可用于敏感菌所致的下列感染： 1. 泌尿生殖系统感染：包括单纯性或复杂性尿路感染、细菌性前列腺炎、淋球菌尿道炎、肾盂肾炎、宫颈炎（包括产酶株所致者）等 2. 呼吸系统感染：包括扁桃体炎、咽炎、急性支气管炎及肺部感染等 3. 消化系统感染：包括胃肠道感染、胆囊炎、肛周脓肿等 4. 其他：还可用于骨关节感染、皮肤软组织感染及败血症等
制剂与规格	盐酸环丙沙星片[基,保(甲)]：0.25g 盐酸环丙沙星胶囊[基,保(甲)]：0.25g 乳酸环丙沙星注射液[保(甲)]：①100ml：0.1g；②100ml：0.2g；③250ml：0.25g 注射用乳酸环丙沙星[保(甲)]：0.2g 盐酸环丙沙星栓：0.2g 乳酸环丙沙星阴道泡腾片：0.1g

续 表

用法与用量	成人：口服，①常用量：一日 0.5～1.5g，分 2～3 次口服；②骨、关节感染：一日 1.0～1.5g，分 2～3 次服，疗程不低于 4～6 周；③肺炎、皮肤软组织感染：一日 1.0～1.5g，分 2～3次服，疗程 7～14 日；④肠道感染：一日 1g，分 2 次服，疗程 5～7 日；⑤伤寒：一日 1.5g，分 2～3 次服，疗程 10～14 日；⑥急性单纯性下尿路感染：一日 0.5g，分 2 次服，疗程 5～7 日；复杂性尿路感染：一日 1g，分 2 次服，疗程 7～14 日。静脉滴注，常用量：一次 0.1～0.2g，每 12 小时 1 次。严重感染或铜绿假单胞菌感染可加大剂量至一次 0.4g，一日 2～3次
注意事项	1. 宜空腹服用 2. 患中枢神经系统疾病者（如癫痫、脑动脉硬化患者）慎用
禁忌	对环丙沙星及任何一种氟喹诺酮类药过敏的患者禁用；孕妇、哺乳期妇女及 18 岁以下者禁用
不良反应	胃肠道反应较为常见，可表现为腹部不适或疼痛、腹泻、恶心或呕吐；中枢神经系统反应可有头晕、头痛、嗜睡或失眠；过敏反应有皮疹、皮肤瘙痒、面部潮红、胸闷等
特殊人群用药	肝功能、肾功能不全患者：肝功能、肾功能不全患者慎用 儿童：18 岁以下患者禁用 老年人：应减量给药 妊娠与哺乳期妇女：禁用
药典	USP、Eur. P.、Chin. P.
国家处方集	CNF
其他推荐依据	
■ 药品名称	左氧氟沙星　Levofloxacin
抗菌谱与适应证	用于敏感细菌引起的下列中、重度感染：①呼吸系统感染；②泌尿系统感染；③生殖系统感染：急性前列腺炎、急性附睾炎、宫腔感染、子宫附件炎、盆腔炎（疑有厌氧菌感染时可合用甲硝唑）；④皮肤软组织感染；⑤肠道感染；⑥败血症、粒细胞减少及免疫功能低下患者的各种感染；⑦其他感染：乳腺炎、外伤、烧伤及手术后伤口感染、腹腔感染（必要时合用甲硝唑）、胆囊炎、胆管炎、骨与关节感染以及五官科感染等
制剂与规格	左氧氟沙星片[保(甲)]：①0.1g；②0.2g；③0.5g 甲磺酸左氧氟沙星片：100mg 盐酸左氧氟沙星片：100mg 盐酸左氧氟沙星分散片：100mg 盐酸左氧氟沙星胶囊：0.1g 盐酸左氧氟沙星注射液：①2ml : 0.1g；②2ml : 0.2g[基]；③3ml : 0.3g；④100ml : 0.1g；⑤100ml : 0.2g；⑥100ml : 0.3g 左氧氟沙星注射液[保(甲)]：100ml 乳酸左氧氟沙星注射液：①100ml : 100mg；②100ml : 200mg 乳酸左氧氟沙星氯化钠注射液：100ml 甲磺酸左氧氟沙星注射液 100ml : 200mg 甲磺酸左氧氟沙星氯化钠注射液：250ml : 500mg 注射用盐酸左氧氟沙星：①100mg；②200mg

续　表

用法与用量	成人：口服，一日 300~400mg，分 2~3 次服用，如感染较重或感染病原敏感性较差者剂量可增至一日 600mg，分 3 次服用。①呼吸道感染：一次 200mg，一日 2 次；或一次 100mg，一日 3 次，疗程为 7~14 日；②急性单纯性下尿路感染：一次 100mg，一日 2 次，疗程 5~7 日；③复杂性尿路感染：一次 200mg，一日 2 次；或一次 100mg，一日 3 次，疗程 10~14 日；④细菌性前列腺炎：一次 200mg，一日 2 次，疗程 6 周。静脉滴注，一次 100~200mg，一日 2 次。重度感染患者或病原菌对本药敏感性较差者，一日剂量可增至 600mg，分 2 次静脉滴注
注意事项	1. 癫痫史者、低钾血症或心肌病患者避免使用 2. 皮肤有药物过敏使者禁用本药软膏 3. 有中枢神经系统疾病史者慎用
禁忌	对左氧氟沙星及氟喹诺酮类药过敏者、妊娠及哺乳期妇女、18 岁以下儿童禁用
不良反应	胃肠道反应较为常见，可表现为腹部不适或疼痛、腹泻、恶心或呕吐；中枢神经系统反应可有头晕、头痛、嗜睡或失眠；过敏反应有皮疹、皮肤瘙痒、面部潮红、胸闷等
特殊人群用药	肝功能、肾功能不全患者：肝功能、肾功能受损者慎用 儿童：18 岁以下儿童禁用 老年人：应减量给药 妊娠与哺乳期妇女：禁用，妊娠安全性分级为 C 级
药典	USP、Eur. P.、Chin. P.
国家处方集	CNF
其他推荐依据	
■ 药品名称	氟罗沙星　Fleroxacin
抗菌谱与适应证	用于敏感菌所致的下列感染： 1. 呼吸系统感染：急性支气管炎，慢性支气管炎急性发作及肺炎等 2. 泌尿生殖系统感染：膀胱炎、肾盂肾炎、前列腺炎、附睾炎、淋病奈瑟菌性尿道炎等 3. 消化系统感染：伤寒沙门菌感染、细菌性痢疾等 4. 其他：皮肤软组织、骨、关节、耳鼻喉、腹腔及盆腔感染
制剂与规格	氟罗沙星片：①100mg；②150mg；③200mg
用法与用量	口服。成人，一次 200mg，一日 1~2 次，一般疗程为 7~14 日。重症患者一次 300~400mg，3~5 日后剂量减至常用量
注意事项	有中枢神经系统疾病（包括脑动脉硬化或抽搐及癫痫史）者慎用
禁忌	对本品或喹诺酮类药物过敏者禁用；妊娠、哺乳期妇女及 18 岁以下儿童禁用
不良反应	胃肠道反应较为常见，可表现为腹部不适或疼痛、腹泻、恶心呕吐、食欲缺乏等；中枢神经系统反应可有头晕、头痛、兴奋、嗜睡或失眠；变态反应有皮疹、皮肤瘙痒等
特殊人群用药	肝功能、肾功能不全患者：肝功能、肾功能损害者慎用 儿童：18 岁以下儿童禁用 老年人：高龄患者慎用 妊娠与哺乳期妇女：禁用
药典	Chin. P.

续 表

国家处方集	CNF
其他推荐依据	
■ 药品名称	吉米沙星 Gemifloxacin
抗菌谱与适应证	1. 慢性支气管炎急性发作 2. 社区获得性肺炎 3. 急性鼻窦炎
制剂与规格	甲磺酸吉米沙星片[保(乙)]：320mg
用法与用量	口服。成人：一次320mg，一日1次，慢性支气管炎急性发作、社区获得性肺炎和急性鼻窦炎的疗程分别为5日、7日和5日。不应超过推荐的剂量和疗程
注意事项	1. 以下情况慎用：QT间期延长、心动过缓、急性心肌缺血等心脏疾病患者，葡萄糖-6-磷酸脱氢酶缺乏症患者，患中枢神经系统疾病者，未治疗的电解质紊乱（低血钾或低血镁）者 2. 用药前后及用药时应当检查或监测：全血细胞计数及白细胞分类、细菌培养及药敏试验、血药浓度监测、尿液分析
禁忌	对本品或其他氟喹诺酮类抗生素过敏者，妊娠及哺乳期妇女，18岁以下患者禁用
不良反应	可引起头痛、眩晕等中枢神经系统反应；腹泻、恶心、腹痛、呕吐等胃肠道症状；ALT、AST升高，皮疹等
特殊人群用药	儿童：18岁以下患者用药的安全性及有效性未确定 妊娠与哺乳期妇女：妊娠安全性分级为C级；哺乳期妇女用药应权衡利弊
药典	USP
国家处方集	CNF
其他推荐依据	
■ 药品名称	洛美沙星 Lomefloxacin
抗菌谱与适应证	用于敏感菌所致的下列感染： 1. 泌尿生殖系统感染 2. 呼吸系统感染 3. 消化系统感染，包括肠炎、胆囊炎、肛周脓肿等 4. 如结膜炎、角膜炎、角膜溃疡、泪囊炎等 5. 中耳炎、外耳道炎、鼓膜炎 6. 其他：伤寒、骨和关节、皮肤软组织感染以及败血症等全身感染
制剂与规格	盐酸洛美沙星片：①0.1g；②0.2g；③0.3g；④0.4g 盐酸洛美沙星胶囊：①0.1g；②0.2g 盐酸洛美沙星注射液：①2ml：100mg；②10ml：100mg；③10ml：200mg；④100ml：200mg；⑤250ml：200mg
用法与用量	口服：成人一次400mg，一日1次；或一次300mg，一日2次；急性单纯性尿路感染：一次400mg，一日1次；单纯性淋病：一次300mg，一日2次。静脉滴注：一次200mg，一日2次；尿路感染：一次100mg，每12小时1次

续　表

注意事项	1. 中枢神经系统疾病患者（包括脑动脉硬化或癫痫病史者）慎用 2. 本品每次滴注时间不少于60分钟 3. 本品可引起光敏反应 4. 当出现皮肤灼热、发红、肿胀、水疱、皮疹、瘙痒及皮炎时应停药
禁忌	对本品或其他氟喹诺酮类抗生素过敏者，妊娠及哺乳期妇女，18岁以下患者
不良反应	口服时个别患者可出现中上腹部不适、食欲缺乏、恶心、口干、轻微头痛、头晕等症状，偶可出现皮疹、皮肤瘙痒等过敏反应和心悸、胸闷等，偶有ALT、AST或尿素氮（BUN）值升高
特殊人群用药	肝功能、肾功能不全患者：肝功能不全者、肾功能减退者慎用 儿童：18岁以下患者禁用 妊娠与哺乳期妇女：禁用。妊娠安全性分级为C级
药典	USP、Eur. P.、Chin. P.
国家处方集	CNF
其他推荐依据	
■ 药品名称	莫西沙星　Moxifloxacin
抗菌谱与适应证	用于敏感菌所致的呼吸道感染，如慢性支气管炎急性发作、社区获得性肺炎（包括青霉素耐药的社区获得性肺炎）、急性鼻窦炎等。也可用于皮肤及软组织感染
制剂与规格	盐酸莫西沙星片[基,保(乙)]：0.4g 盐酸莫西沙星氯化钠注射液[保(乙)]：250ml（莫西沙星0.4g、氯化钠2.25g）
用法与用量	成人：口服给药：一次0.4g，一日1次。慢性支气管炎急性发作疗程为5日；急性鼻窦炎、皮肤及软组织感染的疗程为7日；社区获得性肺炎的疗程为10日。静脉滴注：推荐剂量为一次0.4g，一日1次，滴注时间为90分钟。慢性支气管炎急性发作疗程为5日；急性鼻窦炎、皮肤及软组织感染的疗程为7日；社区获得性肺炎采用序贯治疗，疗程为7~14日
注意事项	1. 避免用于QT间期延长的患者、患有低钾血症及接受Ⅰa类（如奎尼丁、普鲁卡因胺）或Ⅲ类（如胺碘酮、索托洛尔）抗心律失常药物治疗的患者 2. 转氨酶高于正常值上限5倍以上者禁用 3. 在致心律失常的条件（如严重的心动过缓或急性心肌缺血）存在时慎用 4. 有或怀疑有可导致癫痫发作或降低癫痫发作阈值的中枢神经系统疾病的患者慎用
禁忌	对莫西沙星任何成分或其他喹诺酮类或任何辅料过敏者；妊娠和哺乳期妇女；18岁以下儿童禁用
不良反应	常见腹痛、头痛、恶心、腹泻、呕吐、消化不良、肝功能实验室检查异常、眩晕等；少见乏力、口干、胃肠失调、便秘等
特殊人群用药	肝功能、肾功能不全患者：严重肝功能损害者禁用 儿童：18岁以下儿童禁用 妊娠与哺乳期妇女：禁用。妊娠安全性分级为C级
药典	USP、Eur. P.、Chin. P.
国家处方集	CNF

续 表

其他推荐依据	
■ 药品名称	帕珠沙星 pazufloxacinctam
抗菌谱与适应证	本品适用于敏感细菌引起的下列感染： 1. 慢性呼吸道疾病继发性感染，如慢性支气管炎、弥漫性细支气管炎、支气管扩张、肺气肿、肺间质纤维化、支气管哮喘、陈旧性肺结核、肺炎、肺脓肿 2. 肾盂肾炎、复杂性膀胱炎、前列腺炎 3. 烧伤创面感染，外科伤口感染 4. 胆囊炎、胆管炎、肝脓肿 5. 腹腔内脓肿、腹膜炎 6. 生殖器官感染，如子宫附件炎、子宫内膜炎、盆腔炎
制剂与规格	甲磺酸帕珠沙星注射液：①100ml：0.3g；② 100ml：0.5g
用法与用量	静脉滴注。①（100ml：0.3g）一次 0.3g，一日 2 次，静脉滴注时间为 30~60 分钟，疗程为 7~14 天。可根据患者的年龄和病情酌情调整剂量；②（100ml：0.5g）一次 0.5g，一日 2 次，静脉滴注时间为 30~60 分钟。可根据患者的年龄和病情酌情减量，如一次 0.3g，一日 2 次。疗程为 7~14 天
注意事项	下列情况下慎用：支气管哮喘、皮疹、荨麻疹等过敏性疾病家族史的患者，心脏或循环系统功能异常者，有抽搐或癫痫等中枢神经系统疾病的患者，葡萄糖-6-磷酸脱氢酶缺乏患者，有休克病史者
禁忌	对帕珠沙星及喹诺酮类药物有过敏史的患者禁用
不良反应	腹泻、皮疹、恶心、呕吐，实验室检查可见 ALT、AST、ALP、r-GTP 升高，嗜酸性粒细胞增加等
特殊人群用药	肝功能、肾功能不全患者：肾功能不全患者慎用或调整剂量 儿童：用药的安全性尚未确立，建议儿童禁用本品 老年人：应用本品时应注意剂量 妊娠与哺乳期妇女：孕妇及有可能怀孕的妇女禁用；因药物可通过乳汁分泌，哺乳期妇女应用时应停止哺乳
药典	USP、Eur. P.、Chin. P.
国家处方集	
其他推荐依据	

第十五节 抗结核药

■ 药品名称	利福平 Rifampicin
抗菌谱与适应证	1. 与其他抗结核药联用于结核病初治与复治，包括结核性脑膜炎的治疗 2. 可与其他药物联合用于麻风、非结核分枝杆菌感染的治疗 3. 与万古霉素可联合用于耐甲氧西林金黄色葡萄球菌（MRSA）所致的感染

续　表

	4. 可与红霉素合用治疗军团菌感染 5. 可用于无症状脑膜炎球菌带菌者，以消除鼻咽部奈瑟脑膜炎球菌
制剂与规格	利福平片[基,保(甲)]：150mg 利福平胶囊[基,保(甲)]：①150mg；②300mg 利福平注射液[保(甲)]：5ml：0.3g 注射用利福平[保(甲)]：①0.15g；②0.45g；③0.6g
用法与用量	1. 成人口服给药：抗结核，与其他抗结核药合用，一日 450~600mg，早餐前顿服；脑膜炎球菌带菌者（无症状），成人 5mg/kg，每 12 小时 1 次，连续 2 日；其他感染，一日600~1000mg，分 2~3 次，餐前 1 小时服用 2. 肝功能不全：一日不超过 8mg/kg。严重肝功能不全者禁用 3. 老年人一日口服 10mg/kg，顿服 4. 儿童口服给药：抗结核，1 个月以上患儿，一日 10~20mg/kg，顿服；新生儿，一次 5mg/kg，一日 2 次；脑膜炎球菌带菌者（无症状），1 个月以上患儿一日 10mg/kg，每 12 小时 1 次，连服 4 次
注意事项	1. 酒精中毒者慎用 2. 可能引起白细胞和血小板减少，并导致齿龈出血和感染、伤口愈合延迟等。用药期间应避免拔牙等手术，并注意口腔卫生、刷牙及剔牙。用药期间应定期检查外周血象 3. 应于餐前 1 小时或餐后 2 小时服用，最好清晨空腹一次服用，因进食影响吸收
禁忌	对本药及其他利福霉素类药物过敏者、严重肝功能不全者、胆道阻塞者、3 个月以内孕妇禁用
不良反应	1. 多见消化道反应，如厌食、恶心、呕吐、上腹部不适、腹泻等胃肠道反应，但均能耐受 2. 肝毒性为主要不良反应 3. 变态反应
特殊人群用药	肝功能、肾功能不全患者：肝功能不全者慎用，肾功能减退者不需减量 儿童：婴儿慎用，5 岁以下小儿慎用 老年人：老年患者肝功能有所减退用药应酌减 妊娠与哺乳期妇女：妊娠早期妇女禁用，妊娠中、晚期妇女应慎用，妊娠安全性分级为 C 级；哺乳期妇女慎用
药典	USP、Eur. P.、Chin. P.、Jpn. P.
国家处方集	CNF
其他推荐依据	
■ 药品名称	异烟肼　Isoniazid
抗菌谱与适应证	1. 与其他抗结核药联合用于治疗重症或不能口服给药的多型结核病，包括结核性脑膜炎以及部分非结核分枝杆菌感染 2. 单用或与其他抗结核药联合用于预防结核病
制剂与规格	异烟肼片[基,保(甲)]：①50mg；②100mg；③300mg 异烟肼注射液[基,保(甲)]：①2ml：50mg；②2ml：100mg 异福片（胶囊）0.25g 异福酰胺片（胶囊）0.45g

续　表

	异烟肼/利福平片[保(甲)]：用于结核病的治疗。①利福平 150mg，异烟肼 75mg；体重＜50kg，一日 3 片；②利福平 300mg，异烟肼 150mg
用法与用量	成人：口服治疗，结核病：①预防：一日 300mg，顿服。②治疗：与其他抗结核药合用时，一日 5mg/kg，最高日剂量为 300mg。或一次 15mg/kg，最高 900mg，一周 2~3 次。③急性粟粒型肺结核、结核性脑膜炎：适当增加剂量，一日 400~600mg。④间歇疗法：一日最高剂量为 900mg 或10~15mg/kg，一周 2~3 次，用前亦可先用正规剂量 1~3 个月。肌内注射，结核病：一日 5mg/kg，最高日剂量为 300mg；或一日 15mg/kg，最高 900mg，一周 2~3 次。静脉滴注：一日 300~400mg，或 5~10mg/kg。儿童：口服给药，一日 10~20mg/kg，最高日剂量为 300mg，顿服。肌内注射和静脉滴注，治疗剂量为一日 10~20mg/kg，最高日剂量为 300mg；某些严重结核病患儿，一日剂量可增加至 30mg/kg，但最高日剂量为 500mg
注意事项	1. 有精神病史者、癫痫病史者、嗜酒者慎用本品或剂量酌减 2. 如疗程中出现视神经炎症状，需立即进行眼部检查，并定期复查 3. 慢乙酰化患者较易产生不良反应，故宜用较低剂量
禁忌	对本药及乙硫异烟胺、吡嗪酰胺、烟酸及其他化学结构相关的药物过敏者，精神病患者，癫痫患者，有本药引起肝炎病史者禁用
不良反应	常用剂量的不良反应发生率低。剂量加大至 6mg/kg 时，不良反应发生率显著增加，主要为周围神经炎及肝脏毒性，加用维生素 B_6 虽可减少毒性反应，但也可影响疗效
特殊人群用药	肝功能、肾功能不全患者：有严重肾功能损害者慎用 儿童：新生儿用药时应密切观察不良反应 老年人：50 岁以上患者使用本药肝炎的发生率较高 妊娠与哺乳期妇女：本品可透过胎盘，导致胎儿血药浓度高于母体血药浓度；孕妇应用时须权衡利弊，妊娠安全性分级为 C 级。在乳汁中浓度可达 12μg/ml，与血药浓度相近，哺乳期妇女用药需权衡利弊，如需使用应暂停哺乳
药典	USP、Eur. P.、Chin. P.、Jpn. P.
国家处方集	CNF
其他推荐依据	
■ 药品名称	利福霉素　Rifamycin
抗菌谱与适应证	1. 用于治疗结核杆菌感染 2. 用于治疗耐甲氧西林的金黄色葡萄球菌、表皮葡萄球菌的重症感染 3. 用于难治性军团菌感染的联合治疗
制剂与规格	利福霉素钠注射液[保(乙)]：5ml∶0.25g（25 万 U，以利福霉素计）
用法与用量	1. 成人：静脉滴注：轻度感染，一次 500mg，用 5%葡萄糖注射液 250ml 溶解，一日 2 次；中、重度感染，一次 1000mg，一日 2 次。静脉注射：一次 500mg，一日 2~3 次 2. 儿童：静脉滴注：一日 10~30mg/kg，一日 2 次
注意事项	1. 胆道阻塞者、慢性酒精中毒者慎用 2. 用药期间应监测肝功能 3. 本品不宜与其他药物混合使用，以免药物析出 4. 用药后患者尿液呈红色，属于正常现象
禁忌	对本药过敏者、肝病或严重肝损害者禁用

续 表

不良反应	滴注过快时可出现暂时性巩膜或皮肤黄染；少数患者可出现一过性肝脏损害、黄疸及肾损害；其他不良反应有恶心、食欲缺乏及眩晕，偶见耳鸣及听力下降、过敏性皮炎等
特殊人群用药	肝功能、肾功能不全患者：肝功能不全者慎用，肝病或严重肝损害者禁用 妊娠与哺乳期妇女：用药应权衡利弊
药典	Eur. P.
国家处方集	CNF
其他推荐依据	
■ 药品名称	乙胺丁醇 Ethambutol
抗菌谱与适应证	1. 与其他抗结核药联合治疗结核分枝杆菌所致的肺结核和肺外结核，也适用于不能耐受链霉素注射的患者 2. 可用于治疗结核性脑膜炎及非典型结核分枝杆菌感染
制剂与规格	盐酸乙胺丁醇片[基,保(甲)]：0.25g 盐酸乙胺丁醇胶囊[基,保(甲)]：0.25g
用法与用量	成人：口服给药 1. 结核初治：①一次 0.015g/kg，一日 1 次，顿服；②一次 0.025~0.03g/kg，最高 2.5g，一周 3 次；③一次 0.05g/kg，最高 2.5g，一周 2 次 2. 结核复治：一次 0.025g/kg，一日 1 次，连续 60 日，继以一次 0.015g/kg，一日 1 次，顿服 3. 非结核分枝杆菌感染：一日 0.015~0.025g/kg，顿服 儿童：口服，13 岁以上用量与成人相同，13 岁以下不宜应用本药
注意事项	1. 痛风患者、视神经炎患者、糖尿病已发生眼底病变者慎用 2. 治疗期间应检查眼部，如视野、视力、红绿鉴别力等，以及血清尿酸浓度 3. 单用时可迅速产生耐药性，必须与其他抗结核药联合应用
禁忌	对本药过敏者、已知视神经炎患者、酒精中毒者禁用
不良反应	常见视物模糊、眼痛、红绿色盲或视力减退、视野缩小等；少见畏寒、关节肿痛等
特殊人群用药	肝功能、肾功能不全患者：肝功能、肾功能减退患者慎用 儿童：13 岁以下儿童禁用 老年人：老年患者因生理性肾功能减退，应按肾功能调整用量 妊娠与哺乳期妇女：妊娠安全性分级为 B 级；哺乳期妇女用药时须权衡利弊
药典	USP、Eur. P.、Chin. P.、Jpn. P.
国家处方集	CNF
其他推荐依据	
■ 药品名称	吡嗪酰胺 Pyrazinamide
抗菌谱与适应证	本药对人型结核杆菌有较好的抗菌作用，而对其他非结核分枝杆菌不敏感。与其他抗结核药（如链霉素、异烟肼、利福平及乙胺丁醇）联合用于治疗结核病，也可用于结核性脑膜炎

续 表

制剂与规格	吡嗪酰胺片[保(甲)]：①0.25g[基]；②0.5g 吡嗪酰胺胶囊[基,保(甲)]：0.25g
用法与用量	成人：口服，与其他抗结核药联合，一日15~30mg/kg，顿服，或者一次50~70mg/kg，每周2~3次。每日服用者最大剂量为一日3g，每周服2次者最大剂量为一次4g。亦可采用间歇给药法，一周用药2次，一次50mg/kg
注意事项	糖尿病患者、痛风患者、血卟啉病患者、慢性肝病患者慎用
禁忌	对本药及乙硫异烟胺、异烟肼、烟酸或其他与本药化学机构相似的药物过敏者不宜使用，急性痛风患者、高尿酸血症患者、儿童禁用
不良反应	常见肝损害、关节痛，偶见过敏反应
特殊人群用药	肝功能、肾功能不全患者：慢性肝病及严重肝功能减退者、肾功能不全患者慎用 儿童：禁用 妊娠与哺乳期妇女：妊娠安全性分级为C级
药典	USP、Eur. P.、Chin. P.、Jpn. P.
国家处方集	CNF
其他推荐依据	
■ 药品名称	利福喷汀 Rifapentine
抗菌谱与适应证	1. 与其他抗结核药联合用于治疗各类型、各系统初治与复治的结核病；对骨关节结核疗效较好，但不宜用于治疗结核性脑膜炎 2. 可用于治疗非结核性分枝杆菌感染 3. 可与其他抗麻风药联合治疗麻风病 4. 也可用于对其他抗金黄色葡萄球菌抗生素耐药的重症金黄色葡萄球菌感染
制剂与规格	利福喷汀胶囊[保(甲)]：①100mg；②150mg；③200mg；④300mg
用法与用量	成人口服给药，抗结核：一次600mg，一日1次，空腹时用水送服（体重＜55kg者应酌减）；一周服药1~2次。需与其他抗结核药物联合应用，疗程6~9个月
注意事项	1. 嗜酒者及酒精中毒者慎用 2. 应用过程中，应经常检查血象和肝功能的变化情况 3. 应在空腹时（餐前1小时）用水送服；服利福平出现胃肠道刺激症状时患者可改服利福喷汀 4. 单独用于治疗结核病可能迅速产生细菌耐药性，必须与其他抗结核药合用
禁忌	对本药或其他利福霉素类抗菌药过敏者、胆道阻塞者、肝病及肝功能异常者（尤其是黄疸患者）、血细胞显著减少者、孕妇禁用
不良反应	少数病例可出现白细胞、血小板减少；AST及ALT升高；皮疹、头晕、失眠等。少见胃肠道反应
特殊人群用药	儿童：5岁以下小儿应用的安全性尚未确定 老年人：老年患者肝功能有所减退，用药量应酌减 妊娠与哺乳期妇女：孕妇禁用，妊娠安全性分级为C级；哺乳期妇女使用时须权衡利弊后决定，用药应暂停哺乳

续　表

药典	
国家处方集	CNF
其他推荐依据	
■ 药品名称	利福布汀　Rifabutin
抗菌谱与适应证	1. 用于耐药、复发性结核病治疗 2. 用于鸟复合型分枝杆菌（MAC）感染 3. 用于预防及治疗早期 HIV 感染患者中的 MAC 复合体疾病
制剂与规格	利福布汀胶囊[保(乙)]：150mg
用法与用量	成人：口服给药，抗结核：一日 150～300mg，一日 1 次。抗鸟复合型分枝杆菌：一日 300mg，一日 1 次
注意事项	1. 中性粒细胞减少或血小板减少患者，肌炎或眼葡萄膜炎患者慎用 2. 胆管梗阻、慢性酒精中毒患者应适当减量
禁忌	对本药或其他利福霉素类药物过敏者、用药后出现过血小板减少性紫癜的患者禁用
不良反应	常见皮疹、胃肠道反应、中性粒细胞减少症等
特殊人群用药	肝功能、肾功能不全患者：肝功能不全患者慎用 妊娠与哺乳期妇女：慎用。妊娠初始 3 个月内应避免使用
药典	USP、Eur. P.
国家处方集	CNF
其他推荐依据	
■ 药品名称	对氨基水杨酸钠　Sodium Aminosalicylate
抗菌谱与适应证	适用于结核分枝杆菌所致的肺及肺外结核病。静脉滴注可用于治疗结核性脑膜炎及急性血行播散型结核病
制剂与规格	对氨水杨酸钠片[保(甲)]：0.5g 对氨水杨酸钠肠溶片[基,保(甲)]：0.5g 注射用对氨水杨酸钠[保(甲)]：①2g[基]；②4g
用法与用量	成人：口服给药，结核病一日 8～12g，分 4 次服。静脉滴注，结核性脑膜炎及急性血行播散型结核病一日 4～12g。儿童：口服给药，一日 0.2～0.3g/kg，分 3～4 次服，一日剂量不超过 12g。静脉滴注，一日 0.2～0.3g/kg
注意事项	充血性心力衰竭患者、消化性溃疡患者、葡萄糖-6-磷酸脱氢酶缺乏者慎用
禁忌	对本药及其他水杨酸类药过敏者禁用
不良反应	常见食欲缺乏、恶心、呕吐、腹痛、腹泻；过敏反应有瘙痒、皮疹、药物热、哮喘、嗜酸性粒细胞增多
特殊人群用药	肝功能、肾功能不全患者：严重肝功能、肾功能损害者慎用 妊娠与哺乳期妇女：妊娠安全性分级为 C 级；哺乳期妇女使用时须权衡利弊

续　表

药典	USP
国家处方集	CNF
其他推荐依据	
■ 药品名称	帕司烟肼　Pasiniazid
抗菌谱与适应证	1. 常与其他抗结核药合用于治疗结核病 2. 可作为与结核相关手术的预防用药
制剂与规格	帕司烟肼片[保(乙)]：①100mg；②140mg 帕司烟肼胶囊[保(乙)]：100mg
用法与用量	成人：与其他抗结核药合用，一日 10~20mg/kg，顿服。儿童：一日20~40mg/kg，顿服。预防：一日按体重 10~15mg/kg，顿服
注意事项	1. 精神病及癫痫患者、充血性心力衰竭患者、消化性溃疡患者、葡萄糖-6-磷酸脱氢酶缺乏者慎用 2. 用药期间应定期进行肝功能检查 3. 如疗程中出现视神经炎症状，需立即进行眼部检查，并定期复查
禁忌	对本药过敏者、曾因使用异烟肼而致肝炎的患者禁用
不良反应	偶见头晕、头痛、失眠、发热、皮疹、恶心、乏力、黄疸、周围神经炎、视神经炎及血细胞减少等不良反应发生
特殊人群用药	肝功能、肾功能不全患者：慢性肝病及肾功能不全患者慎用 儿童：12 岁以下儿童慎用 妊娠与哺乳期妇女：孕妇使用应权衡利弊；哺乳期妇女应暂停哺乳
药典	
国家处方集	CNF
其他推荐依据	
■ 药品名称	卷曲霉素　Capreomycin
抗菌谱与适应证	主要用于经一线抗结核药（如链霉素、异烟肼、利福平和乙胺丁醇等）治疗失败者，或用于因药物毒性或细菌产生耐药性而不适用上述一线抗结核药者
制剂与规格	注射用硫酸卷曲霉素[保(乙)]：①0.5g（50 万 U）；②0.75g（75 万 U）
用法与用量	成人：肌内注射，一日 1g，连用60~120 日，然后改为一次 1g，每周 2~3 次。现多推荐一次 0.75g，一日 1 次
注意事项	1. 脱水患者、听力减退者、重症肌无力患者、帕金森病患者慎用 2. 用药期间应注意检查：听力、前庭功能、肝肾功能、血钾浓度 3. 卷曲霉素单用时细菌可迅速产生耐药，故只能与其他抗菌药物联合用于结核病的治疗 4. 注射时需作深部肌内注射，注射过浅可加重疼痛并发生无菌性脓肿
禁忌	对本药过敏者、孕妇、哺乳期妇女禁用
不良反应	具有肾毒性、对第Ⅷ对脑神经有损害、有一定神经肌肉阻滞作用等

续　表

特殊人群用药	肝功能、肾功能不全患者：肾功能不全患者慎用 儿童：不推荐在儿童患者中使用 老年人：需根据肾功能调整剂量 妊娠与哺乳期妇女：禁用
药典	USP、Chin. P.
国家处方集	CNF
其他推荐依据	
■ 药品名称	丙硫异烟胺　Protionamide
抗菌谱与适应证	与其他抗结核药联合用于结核病经一线药物（如链霉素、异烟肼、利福平和乙胺丁醇等）治疗无效者。本药仅对分枝杆菌有效
制剂与规格	丙硫异烟胺肠溶片[保(乙)]：100mg
用法与用量	成人：口服给药，与其他抗结核药合用，一次 250mg，每 8~12 小时 1 次；儿童：口服给药，与其他抗结核药合用，一次 4~5mg/kg，每 8 小时 1 次
注意事项	1. 糖尿病患者、营养不良者、酗酒者、卟啉病患者慎用 2. 治疗期间须进行丙氨酸氨基转移酶、天冬氨酸氨基转移酶及眼部检查
禁忌	对本药及异烟肼、吡嗪酰胺、烟酸或其他与本化学结构相近的药物过敏者禁用
不良反应	精神忧郁、步态不稳或麻木、针刺感、烧灼感等
特殊人群用药	肝功能、肾功能不全患者：严重肝功能减退者慎用 儿童：12 岁以下儿童不宜服用 妊娠与哺乳期妇女：本药可致畸胎，孕妇禁用
药典	Jpn. P.、Chin. P.
国家处方集	CNF
其他推荐依据	

第十六节　抗病毒药

■ 药品名称	阿德福韦酯　Adefovir Dipivoxil
适应证	用于治疗乙型肝炎病毒活动复制并伴有 ALT 或 AST 持续升高的肝功能代偿的成年慢性乙型肝炎患者
制剂与规格	阿德福韦酯片[保(乙)]：10mg
用法与用量	用法：口服，饭前或饭后均可。用量：成人（18~65 岁）推荐剂量为每日 1 粒，每粒 10mg

续 表

注意事项	1. 患者停止治疗会发生急性加重，停止治疗的患者应密切监测肝功能，若必要，应重新进行抗乙肝治疗 2. 使用前应进行人类免疫缺陷病毒（HIV）抗体检查。使用药物，可能出现 HIV 耐药 3. 单用核苷类似物或合用其他抗逆转录病毒药物会导致乳酸性酸中毒和严重的伴有脂肪变性的肝大，包括致命事件 4. 建议用阿德福韦酯治疗的育龄妇女要采取有效的避孕措施
禁忌	对阿德福韦酯过敏者禁用
不良反应	常见虚弱、头痛、恶心、腹痛、腹胀、腹泻和消化不良
特殊人群用药	肝功能、肾功能不全患者：肾功能不全者慎用 儿童：不宜使用本药 老年人：65 岁以上患者用药的安全及有效性尚未确定 妊娠与哺乳期妇女：妊娠安全性分级为 C 级；哺乳妇女用药期间应暂停哺乳
药典	
国家处方集	CNF
其他推荐依据	
■ 药品名称	拉米夫定 Lamivudine
适应证	1. 用于乙型肝炎病毒（HBV）感染：治疗伴有 HBV 复制的慢性乙型肝炎；用于慢性肝硬化活动期 2. 与其他抗逆转录病毒药联用于治疗人类免疫缺陷病毒（HIV）感染
制剂与规格	拉米夫定片[保(乙)]：100mg
用法与用量	用于治疗 HBV：每日口服 1 次，每次 100mg。儿童剂量每日 3mg/kg。艾滋病患者合并慢性乙型肝炎时剂量需加大至每日口服 2 次，每次 150mg；并需与其他抗 HIV 药联合应用。拉米夫定-齐多夫定片：齐多夫定 300mg，拉米夫定 150mg。用于治疗 HIV 感染。口服：12 岁以上患者，一次 1 片，一日 2 次
注意事项	1. 治疗期间应对患者的临床情况及病毒学指标进行定期检查 2. 少数患者停止使用后，肝炎病情可能加重。因此如果停用，需对患者进行严密观察，若肝炎恶化，应考虑重新使用拉米夫定治疗 3. 肌酐清除率＜30ml/min 者，不建议使用。肝脏损害者不影响拉米夫定的药物代谢过程 4. 拉米夫定治疗期间不能防止患者感染他人，故应采取适当保护措施
禁忌	对拉米夫定或制剂中任何成分过敏者及妊娠早期 3 个月内的患者禁用
不良反应	常见上呼吸道感染样症状、头痛、恶心、身体不适、腹痛和腹泻，症状一般较轻并可自行缓解
特殊人群用药	肝功能、肾功能不全患者：严重肝大和肝脏脂肪变性者慎用 妊娠与哺乳期妇女：妊娠早期 3 个月内禁用；哺乳期妇女用药期间应暂停哺乳；妊娠安全性分级为 C 级
药典	USP、Eur. P.
国家处方集	CNF

续　表

其他推荐依据	
■ 药品名称	恩夫韦地　Enfuvirtide
适应证	本药为 HIV 融合抑制药，为 HIV-1 跨膜融合蛋白 gp41 内高度保守序列衍生而来的一种合成肽类物质，可防止病毒融合及进入细胞内。用于 HIV 感染，常与其他抗逆转录病毒药联用
制剂与规格	注射用恩夫韦地：每瓶内含恩夫韦肽 108mg
用法与用量	成人：恩夫韦地的推荐剂量为每次 90mg，每日 2 次。注射于上臂、前股部或腹部皮下。每次注射的部位应与前次不同，并且此部位当时没有局部注射反应 儿童：对 6~16 岁儿童患者推荐剂量为一次 2mg/kg，最大剂量为一次 90mg，一日 2 次
注意事项	1. 与其他抗逆转录病毒药物一样，本品必须作为联合方案中的一部分使用 2. 对非 HIV-1 感染个体（如用于暴露后预防）使用可能会诱导产生抗恩夫韦肽抗体，可能导致抗 HIV ELISA 测试出现假阳性结果
禁忌	已知对本品或所含成分过敏的患者禁用
不良反应	注射部位轻至中度疼痛或不适，不影响日常活动。少量引起的过敏反应，包括皮疹、发热、恶心呕吐、颤抖、僵直、低血压和血清 ALT 及 AST 升高等
特殊人群用药	肝功能、肾功能不全患者：慎用 儿童：6 岁以下儿童用药的安全性及有效性尚未确定 妊娠与哺乳期妇女：妊娠安全性分级为 B 级。正在使用本品者停止母乳喂养
药典	
国家处方集	CNF
其他推荐依据	
■ 药品名称	恩曲他滨　Emtricitabine
适应证	1. 用于成人人类免疫缺陷病毒 1 型（HIV-1）感染，常与其他抗逆转录病毒药联用 2. 用于慢性乙型肝炎
制剂与规格	恩曲他滨胶囊[保(乙)]：200mg
用法与用量	成人：口服给药，一次 200mg，一日 1 次或 2 次，空腹或餐后服用
注意事项	心功能不全者慎用
禁忌	对本品过敏者禁用
不良反应	常见有恶心、呕吐、腹泻、嗜睡、咽炎、疲乏、无力、感染、咳嗽、鼻炎等反应
特殊人群用药	肝功能、肾功能不全患者：肾功能不全者慎用 儿童：不推荐使用 老年人：慎用 妊娠与哺乳期妇女：妊娠安全性分级为 B 级；哺乳期妇女用药期间应避免哺乳
药典	
国家处方集	CNF

续　表

其他推荐依据	
■ 药品名称	恩替卡韦　Entecavir
适应证	用于治疗病毒复制活跃、血清丙氨酸氨基转移酶（ALT）持续升高或肝脏组织学显示有活动性病变的慢性成人乙型肝炎
制剂与规格	恩替卡韦片[基,保(乙)]：0.5mg
用法与用量	口服给药，一次 0.5mg，一日 1 次，餐前或餐后至少 2 小时空腹服用。拉米夫定治疗时发生病毒血症或出现耐药突变者，一次 1mg，一日 1 次
注意事项	1. 有慢性乙型肝炎患者停止治疗后，出现重度急性肝炎发作的报道。应在医师的指导下改变治疗方法 2. 核苷类药物在单独或与其他抗逆转录病毒药物联合使用时，已经有乳酸型酸中毒和重度的脂肪性肝大，包括死亡病例的报道 3. 使用恩替卡韦治疗并不能降低经性接触或污染血源传播 HBV 的危险性。因此，需要采取适当的防护措施
禁忌	对恩替卡韦或制剂中任何成分过敏者禁用
不良反应	常见 ALT 升高、疲乏、眩晕、恶心、腹痛、腹部不适、肝区不适、肌痛、失眠和皮疹
特殊人群用药	肝功能、肾功能不全患者：接受肝移植者，脂肪性肝大者，肾功能损害者慎用 儿童：16 岁以下患儿用药的安全性和有效性尚未建立 妊娠与哺乳期妇女：妊娠安全性分级为 C 级；不推荐哺乳期妇女使用
药典	
国家处方集	CNF
其他推荐依据	
■ 药品名称	替比夫定　Telbivudine
适应证	本药用于有病毒复制证据以及有血清氨基转移酶（ALT 或 AST）持续升高或肝组织活动性病变证据的慢性乙型肝炎成人患者
制剂与规格	替比夫定片[保(乙)]：600mg
用法与用量	口服给药：推荐剂量为一次 600mg，一日 1 次。本品可用于有肾功能受损的慢性乙型肝炎患者。对于肌酐清除率≥50ml/min 的患者，无须调整推荐剂量。对于肌酐清除率＜50ml/min 的患者及正接受血透治疗的终末期肾病（ESRD）患者需要调整给药间隔。对于终末期肾病患者，应在血透后服用本品 替比夫定在肾功能不全患者中的给药间隔调整：肌酐清除率≥50 ml/min，600 mg，每天 1 次；肌酐清除率 30~49 ml/min，600 mg，每 48 小时 1 次；肌酐清除率＜30 ml/min（无须透析），600 mg，每 72 小时 1 次；终末期肾疾病患者，600 mg，每 96 小时 1 次
注意事项	1. 停止治疗可能发生肝炎急性加重，停止治疗时应密切监测肝功能，若必要，应重新进行抗乙肝治疗 2. 单用核苷类药物或合用其他抗反转录病毒药物会导致乳酸性酸中毒和严重的伴有脂肪变性的肝大，包括致命事件 3. 在治疗过程中可出现肌无力、触痛或疼痛，应及时报告医师

续　表

	4. 使用替比夫定治疗并不能降低经性接触或污染血源传播 HBV 的危险性，需要采取适当的防护措施 5. 服用本品期间，应当定期监测乙型肝炎生化指标、病毒学指标和血清标志物，至少每 6 个月 1 次
禁忌	对替比夫定及本品的其他任何成分过敏的患者禁用
不良反应	常见恶心、腹泻、腹胀、消化不良、头晕、头痛、皮疹、血淀粉酶升高、脂肪酶升高、ALT 升高、CK 升高等
特殊人群用药	肝功能、肾功能不全患者：在肾功能障碍或潜在肾功能障碍风险的患者，使用时应调整给药间隔，并密切监测肾功能 儿童：不推荐儿童使用本药 老年人：慎用 妊娠与哺乳期妇女：妊娠安全性分级为 B 级。对妊娠妇女只有在利益大于风险时，方可使用。建议用药时停止哺乳
药典	
国家处方集	CNF
其他推荐依据	
■ 药品名称	奥司他韦　Oseltamivir
适应证	1. 用于治疗成人和 1 岁及以上儿童的甲型和乙型流行性感冒 2. 用于预防成人和 13 岁及以上青少年的甲型和乙型流行性感冒
制剂与规格	磷酸奥司他韦胶囊[基,保(乙)]：75mg
用法与用量	成人和青少年（13 岁以上）：口服给药，①预防：推荐用量为一次 75mg，一日 1 次。与感染者密切接触后，预防用药的时间不少于 7 日，流感流行期间则应为 6 周。②治疗：推荐用量为一次 75mg，一日 2 次，连用 5 日。儿童（1 岁以上）治疗用药：体重≤15kg，一次 30ml，一日 2 次，共 5 日。体重23~40kg，一次 60ml，一日 2 次，共 5 日。体重＞40kg，一次 75mg，一日 2 次，共 5 日
注意事项	1. 奥司他韦不能取代流感疫苗；其使用不应影响每年接种流感疫苗；只有在可靠的流行病学资料显示社区出现了流感病毒感染后才考虑用于治疗和预防 2. 对肌酐清除率 10~30ml/min 的患者，用于治疗和预防的推荐剂量应做调整。不推荐用于肌酐清除率＜10ml/min 的患者和严重肾衰竭需定期进行血液透析和持续腹膜透析的患者 3. 应对患者自我伤害和谵妄事件进行密切监测
禁忌	对奥司他韦及其制剂中任何成分过敏者禁用
不良反应	极少见皮肤发红、皮疹、皮炎和大疱疹、肝炎和 AST 及 ALT 升高、胰腺炎、血管性水肿、喉部水肿、支气管痉挛、面部水肿、嗜酸性粒细胞增多、白细胞减少和血尿
特殊人群用药	肝功能、肾功能不全患者：肌酐清除率（Ccr）＜10ml/min 或严重肾衰竭需定期血液透析或持续腹膜透析者不推荐使用，肾功能不全者（Ccr 为 10~30ml/min）慎用 儿童：慎用 妊娠与哺乳期妇女：妊娠安全性分级为 C 级；哺乳期妇女应权衡利弊后使用
药典	

续 表

国家处方集	CNF
其他推荐依据	
■ 药品名称	利巴韦林 Ribavirin
适应证	1. 主要用于呼吸道合胞病毒（RSV）引起的病毒性肺炎与支气管炎 2. 用于流感病毒感染 3. 用于皮肤疱疹病毒感染 4. 局部用于单纯疱疹病毒性角膜炎 5. 与干扰素 α-2b 联用，用于治疗慢性丙型肝炎
制剂与规格	利巴韦林片[保(甲)]：①20mg；②50mg；③100mg[基] 利巴韦林含片[保(甲)]：①20mg；②100mg[基] 利巴韦林分散片[基,保(甲)]：100mg 利巴韦林胶囊[保(甲)]：①100mg[基]；②150mg 利巴韦林颗粒：①50mg；②100mg；③150mg 利巴韦林泡腾颗粒：①50mg；②150mg 利巴韦林口服液：5ml：150mg 利巴韦林滴眼液[保(甲)]：0.1%（8ml：8mg）
用法与用量	成人：口服，①体重＜65kg 者，一次 400mg，一日 2 次；②体重 65～85kg 者早 400mg，晚 600mg；③体重＞85kg 者一次 600mg，一日 2 次
注意事项	长期或大剂量服用对肝功能、血象有不良反应。有严重贫血、肝功能异常者慎用
禁忌	对本药过敏者，有心脏病史或心脏病患者，肌酐清除率＜50ml/min 的患者，有胰腺炎症状或胰腺炎患者，自身免疫性肝炎患者，活动性结核患者，地中海贫血和镰状细胞贫血患者，孕妇和可能妊娠的妇女，计划妊娠妇女的男性配偶禁用
不良反应	常见贫血、乏力等，停药后即消失。少见疲倦、头痛、失眠、食欲减退、恶心、呕吐、轻度腹泻、便秘等
特殊人群用药	肝功能、肾功能不全患者：肝功能、肾功能异常者慎用 老年人：不推荐使用 妊娠与哺乳期妇女：妊娠安全性分级为 X 级。孕妇及可能妊娠的妇女禁用，不推荐哺乳期妇女使用
药典	USP、Eur. P.、Chin. P.
国家处方集	CNF
其他推荐依据	
■ 药品名称	金刚烷胺 Amantadine
适应证	1. 用于原发性帕金森病，脑炎、一氧化碳中毒、老年人合并脑动脉硬化所致的帕金森叠加综合征及药物诱发的锥体外系反应 2. 也用于预防或治疗亚洲 A-Ⅱ型流感病毒引起的呼吸道感染
制剂与规格	盐酸金刚烷胺片[基,保(甲)]：100mg 盐酸金刚烷胺胶囊[保(甲)]：100mg

续　表

用法与用量	成人：口服给药，抗帕金森病：一次100mg，一日1~2次。一日最大剂量为400mg；抗病毒，一次200mg，一日1次；或一次100mg，每12小时1次。儿童：口服给药，①1~9岁儿童，抗病毒，每8小时用1.5~3mg/kg，或每12小时用2.2~4.4mg/kg，也有推荐每12小时用1.5mg/kg。一日最大量不宜超过150mg。疗程3~5日，不宜超过10日。②9~12岁儿童，抗病毒，每12小时口服100mg。③12岁或12岁以上儿童，抗病毒，同成人用量
注意事项	1. 有癫痫史、精神错乱、幻觉、充血性心力衰竭、肾功能不全、外周血管性水肿或直立性低血压的患者应在严密监护下使用 2. 治疗帕金森病时不应突然停药 3. 用药期间不宜驾驶车辆、操纵机械或高空作业 4. 每日最后一次服药时间应在下午4时前，以避免失眠
禁忌	对金刚烷胺过敏、新生儿和1岁以下婴儿、哺乳期妇女禁用
不良反应	常见眩晕、失眠和神经质，恶心、呕吐、畏食、口干、便秘
特殊人群用药	肝功能、肾功能不全患者：肾功能不全者，肝脏疾病患者慎用 老年人：慎用 妊娠与哺乳期妇女：妊娠安全性分级为C级；孕妇慎用；哺乳妇女禁用
药典	USP、Eur. P.、Chin. P.、Jpn. P.
国家处方集	CNF
其他推荐依据	
■ 药品名称	金刚乙胺　Rimantadine
适应证	1. 本药适用于预防成人A型（包括H1N1、H2N2、H3N2）流感病毒感染 2. 本药适用于预防儿童A型流感病毒感染
制剂与规格	盐酸金刚乙胺片[保(乙)]：0.1g 盐酸金刚乙胺口服颗粒[保(乙)]：2g：50mg
用法与用量	成人及10岁以上儿童：口服给药，①预防：一次100mg，一日2次。②治疗：一次100mg，一日2次。从症状开始连续治疗约7日。肾功能不全时剂量：对于肾衰竭（Ccr≤10ml/min）患者，推荐剂量为一日100mg。肝功能不全时剂量：对于严重的肝功能不全患者，推荐剂量为一日100mg。老年人剂量：对于中老年家庭护理患者，推荐剂量为一日100mg。儿童（10岁以下）：口服给药用于预防：5mg/kg，一日1次，但总量不超过150mg
注意事项	癫痫患者慎用。金刚烷类药物可改变患者的注意力和反应性
禁忌	对金刚烷类药物过敏者及严重肝功能不全者禁用
不良反应	1. 胃肠道反应：恶心、呕吐、腹痛、食欲缺乏、腹泻 2. 神经系统障碍：神经过敏、失眠、集中力差、头晕、头痛、老年人步态失调 3. 其他：无力、口干
特殊人群用药	肝功能、肾功能不全者：慎用 儿童：本药用于1岁以下儿童的有效性和安全性尚不明确 老年人：慎用 妊娠与哺乳期妇女：妊娠安全性分级为C级；哺乳期妇女用药应权衡利弊
药典	USP

续　表

国家处方集	CNF
其他推荐依据	
■ 药品名称	伐昔洛韦　Valaciclovir
适应证	1. 主要用于带状疱疹 2. 用于治疗单纯疱疹病毒感染及预防复发，包括生殖器疱疹的初发和复发
制剂与规格	盐酸伐昔洛韦片[保(乙)]：①150mg；②300mg
用法与用量	口服给药：一次 0.3g，一日 2 次，饭前空腹服用。带状疱疹连续服药 10 日。单纯性疱疹连续服药 7 日
注意事项	1. 严重免疫功能缺陷者长期或多次应用本品治疗后可能引起单纯疱疹和带状疱疹病毒对本品耐药 2. 服药期间应给予患者充分的水，防止药物在肾小管内沉淀 3. 生殖器复发性疱疹感染以间歇短程疗法给药有效。生殖器复发性疱疹的长期疗法也不应超过 6 个月
禁忌	对本品及阿昔洛韦过敏者禁用
不良反应	偶有头晕、头痛、关节痛、恶心、呕吐、腹泻、胃部不适、食欲减退、口渴、白细胞减少、蛋白尿及尿素氮轻度升高、皮肤瘙痒等
特殊人群用药	肝功能、肾功能不全患者：慎用 儿童：2 岁以下儿童禁用，2 岁以上儿童慎用 老年人：老年患者由于生理性肾功能衰退，剂量与用药间期需调整 妊娠与哺乳期妇女：孕妇禁用。妊娠安全性分级为 B 级；哺乳妇女应慎用
药典	Chin. P.
国家处方集	CNF
其他推荐依据	
■ 药品名称	沙奎那韦　Saquinavir
适应证	与其他抗逆转录病毒药物联用，治疗 HIV-1 感染
制剂与规格	甲磺酸沙奎那韦片：600mg
用法与用量	口服给药：一次 600mg，一日 3 次，饭后服用
注意事项	糖尿病或高血糖症患者，A 型和 B 型血友病患者慎用
禁忌	对本药过敏者，严重肝功能受损者禁用
不良反应	腹泻、恶心和腹部不适
特殊人群用药	肝功能、肾功能不全患者：严重肝功能受损者禁用；中度肝功能受损者，严重肾功能不全者慎用 儿童：16 岁以下患者使用本药的安全性及有效性尚不明确 老年人：60 岁以上老年患者用药研究尚不充分 妊娠与哺乳期妇女：妊娠安全性分级为 B 级；用药妇女应暂停哺乳
药典	USP

续　表

国家处方集	CNF
其他推荐依据	
■ 药品名称	阿昔洛韦　Aciclovir
适应证	1. 单纯疱疹病毒（HSV）感染：①口服用于生殖器疱疹病毒感染初发和复发患者；对反复发作患者可用作预防。②静脉制剂用于免疫缺陷者初发和复发性皮肤黏膜 HSV 感染的治疗以及反复发作患者的预防；也用于单纯疱疹性脑炎的治疗。③外用可用于 HSV 引起的皮肤和黏膜感染 2. 带状疱疹病毒（HZV）感染：①口服用于免疫功能正常者带状疱疹和免疫缺陷轻症患者的治疗；②静脉制剂用于免疫缺陷者严重带状疱疹或免疫功能正常者弥散型带状疱疹的治疗；③外用可用于 HZV 引起的皮肤和黏膜感染 3. 免疫缺陷者水痘的治疗 4. 眼部疾病：①结膜下注射或全身用药（口服或静脉滴注）：用于急性视网膜坏死综合征（ARN）、视网膜脉络膜炎、HSV 性葡萄膜炎；②局部用药：滴眼液或眼膏，用于 HZV 性角膜炎、结膜炎、眼睑皮炎及 HSV 性角膜炎
制剂与规格	阿昔洛韦片[保(甲)]：①100mg；②200mg[基]；③400mg 阿昔洛韦咀嚼片[保(甲)]：①400mg；②800mg 阿昔洛韦胶囊[保(甲)]：①100mg；②200mg[基] 注射用阿昔洛韦[保(乙)]：①250mg；②500mg 阿昔洛韦氯化钠注射液：①100ml（阿昔洛韦 100mg、氯化钠 900mg）；②250ml（阿昔洛韦 250mg、氯化钠 2.25g） 阿昔洛韦眼膏[保(甲)]：2g：60mg 阿昔洛韦滴眼液[基,保(甲)]：8ml：8mg
用法与用量	口服给药： 1. 急性带状疱疹：①片剂、分散片、咀嚼片：一次 200~800mg，每 4 小时 1 次，一日 5 次，连用 7~10 日；②缓释片：一次 1600mg，每 8 小时 1 次，连用 10 日 2. 生殖器疱疹： （1）初发：①片剂、分散片、咀嚼片：一次 200mg，每 4 小时 1 次，一日 5 次，连用 10 日；②缓释片、缓释胶囊：一次 400mg，每 8 小时 1 次，连用 10 日 （2）慢性复发：①片剂、分散片、咀嚼片：一次 200~400mg，一日 2 次，持续治疗 4~6 个月或 12 个月，然后进行再评价。根据再评价结果，选择一次 200mg，一日 3 次，或一次 200mg、一日 5 次的治疗方案。在症状初期，可及时给予间歇性治疗：一次 200mg，每 4 小时 1 次，一日 5 次，连用 5 日以上。②缓释片、缓释胶囊：一次 200~400mg，一日 3 次，持续治疗6~12 个月，然后进行再评价。根据再评价结果，选择适宜的治疗方案 3. 水痘：①片剂、分散片、咀嚼片：一次 800mg，一日 4 次，连用 5 日。②缓释片：一次 1600mg，一日 2 次，连用 5 日 静脉滴注：一日最大剂量为 30mg/kg 1. 重症生殖器疱疹初治：一次 5mg/kg，每 8 小时 1 次，共 5 日 2. 免疫缺陷者皮肤黏膜单纯疱疹或严重带状疱疹：一次 5~10mg/kg，每 8 小时 1 次，滴注 1 小时以上，共 7~10 日 3. 单纯疱疹性脑炎：一次 10mg/kg，每 8 小时 1 次，共 10 日 4. 急性视网膜坏死综合征：一次 5~10mg/kg，每 8 小时 1 次，滴注 1 小时以上，连用 7~10 日，然后改为口服给药，一次 800mg，一日 5 次，连续用药 6~14 周

续 表

注意事项	1. 对本品不能耐受者，精神异常或对细胞毒性药出现精神反应者（因静脉应用本药易产生精神症状），脱水者慎用 2. 宜缓慢静脉滴注，以避免本品在肾小管内沉淀，导致肾功能损害，并应防止药液漏至血管外，以免引起疼痛及静脉炎
禁忌	对阿昔洛韦过敏者禁用
不良反应	常见注射部位的炎症或静脉炎、皮肤瘙痒或荨麻疹、皮疹、发热、轻度头痛、恶心、呕吐、腹泻、蛋白尿、血液尿素氮和血清肌酐值升高、肝功能异常如 AST、ALT、碱性磷酸酶、乳酸脱氢酶、总胆红素轻度升高等
特殊人群用药	肝功能、肾功能不全者：慎用 儿童：儿童用药尚未发现特殊不良反应，但仍应慎用 老年人：无充分的研究资料表明对 65 岁以上老人用药和年轻人用药有明显不同，但老年人用药仍应谨慎 妊娠与哺乳期妇女：能透过胎盘，孕妇用药应权衡利弊，妊娠安全性分级为 B 级；哺乳妇女用药应权衡利弊
药典	USP、Eur. P.、Chin. P.
国家处方集	CNF
其他推荐依据	
■ 药品名称	泛昔洛韦 Famciclovir
适应证	用于治疗带状疱疹和原发性生殖器疱疹
制剂与规格	泛昔洛韦片[保(乙)]：①125mg；②250mg 泛昔洛韦胶囊[保(乙)]：125mg
用法与用量	口服给药：一次 250mg，每 8 小时 1 次。治疗带状疱疹的疗程为 7 日，治疗急性原发性生殖器疱疹的疗程为 5 日
注意事项	乏昔洛韦不能治愈生殖器疱疹，是否能够防止疾病传播尚不清楚
禁忌	对泛昔洛韦及喷昔洛韦过敏者禁用
不良反应	常见头痛、恶心。此外尚可见头晕、失眠、嗜睡、感觉异常、腹泻、腹痛、消化不良、疲劳、发热、寒战、皮疹、皮肤瘙痒等
特殊人群用药	肝功能、肾功能不全患者：肾功能不全者慎用 儿童：不推荐使用 老年人：需注意调整剂量 妊娠与哺乳期妇女：本药的妊娠安全性分级为 B 级；哺乳期妇女用药时应暂停哺乳
药典	Chin. P.
国家处方集	CNF
其他推荐依据	
■ 药品名称	喷昔洛韦 Penciclovir
适应证	用于口唇及面部单纯疱疹、生殖器疱疹等

续　表

制剂与规格	喷昔洛韦乳膏[保(乙)]：①2g：20mg；②5g：50mg；③10g：100mg 注射用喷昔洛韦：250mg
用法与用量	局部给药：外涂患处，一日4~5次，应尽早（有先兆或损害出现时）开始治疗。静脉滴注：一次5mg/kg，每12小时1次
注意事项	1. 仅用静脉滴注给药，且应缓慢（1小时以上），防止局部浓度过高，引起疼痛及炎症 2. 溶液配制后应立即使用，不能冷藏，用剩溶液应废弃，稀释药液时出现白色浑浊或结晶则不能使用 3. 软膏不用于黏膜，因刺激作用，勿用于眼内及眼周
禁忌	对喷昔洛韦及泛昔洛韦过敏者禁用
不良反应	注射后可见头痛、头晕、肌酐清除率少量增加，血压轻度下降等。外用时偶见头痛、用药局部灼热感、疼痛、瘙痒等
特殊人群用药	儿童：12岁以下儿童用药的安全性和有效性尚未确立 妊娠与哺乳期妇女：妊娠安全性分级为B级
药典	
国家处方集	CNF
其他推荐依据	
■ 药品名称	更昔洛韦　Ganciclovir
适应证	1. 主要用于免疫缺陷患者（包括艾滋病患者）并发巨细胞病毒（CMV）视网膜炎的诱导期和维持期治疗 2. 也用于接受器官移植的患者预防CMV感染 3. 用于单纯疱疹病毒性角膜炎
制剂与规格	更昔洛韦胶囊[保(乙)]：250mg 更昔洛韦注射液[保(乙)]：①10ml：500mg；②5ml：250mg 注射用更昔洛韦[保(乙)]：①50mg[基]；②150mg[基]；③250mg[基]；④500mg 更昔洛韦滴眼液：8ml：8mg 更昔洛韦眼膏：2g：20mg 更昔洛韦眼用凝胶[保(乙)]：5g：7.5mg
用法与用量	静脉滴注： 1. 治疗CMV视网膜炎：①初始剂量：5mg/kg，每12小时1次，连用14~21日；②维持剂量：5mg/kg，一日1次，一周5日；或6mg/kg，一日1次，一周5日 2. 预防器官移植受者的CMV感染：①初始剂量：5mg/kg，每12小时1次，连用7~14日；②维持剂量：5mg/kg，一日1次，一周7日；或6mg/kg，一日1次，一周5日 口服给药： 1. CMV视网膜炎的维持治疗：在诱导治疗后，推荐维持量为一次1000mg，一日3次。也可在非睡眠时一次服500mg，每3小时1次，一日6次。维持治疗时若CMV视网膜炎有发展，则应重新进行诱导治疗 2. 晚期HIV感染患者CMV感染的预防：预防剂量为一次1000mg，一日3次 3. 器官移植受者CMV感染的预防：预防剂量为一次1000mg，一日3次。用药疗程根据免疫抑制的时间和程度确定。经眼给药：一次1滴，一日4次，疗程3周

续 表

注意事项	1. 本品可引起中性粒细胞减少、血小板减少，并易引起出血和感染，用药期间应注意口腔卫生 2. 用药期间应每2周进行血清肌酐或肌酐清除率的测定
禁忌	对本药或阿昔洛韦过敏者，严重中性粒细胞减少（$<0.5\times10^9$/L）或严重血小板减少（$<25\times10^9$/L）的患者禁用
不良反应	1. 常见的为骨髓抑制 2. 可出现中枢神经系统症状，如精神异常、紧张、震颤等 3. 可出现皮疹、瘙痒、药物热、头痛、头晕、呼吸困难等
特殊人群用药	儿童：由于本药有致癌和影响生殖能力的远期毒性，在儿童中静脉或口服使用本药应充分权衡利弊后再决定是否用药 妊娠与哺乳期妇女：孕妇应充分权衡利弊后再决定是否用药。妊娠安全性分级为C级；哺乳妇女在用药期间应停止哺乳
药典	USP、Chin. P.
国家处方集	CNF
其他推荐依据	
■ 药品名称	碘苷 Idoxuridine
适应证	用于治疗带状疱疹病毒感染、单纯疱疹性角膜炎和牛痘病毒性角膜炎
制剂与规格	碘苷滴眼液：①8ml∶8mg；②10ml∶10mg
用法与用量	经眼给药：滴于患侧结膜囊内，一次1~2滴，每1~2小时1次
注意事项	1. 碘苷对单纯疱疹病毒Ⅱ型感染无效 2. 可与睫状肌麻痹药、抗生素及肾上腺皮质激素合用。激素能促使病毒感染扩散，故禁用于浅层角膜炎，但可用于基质性角膜炎、角膜水肿或虹膜炎
禁忌	眼外科手术创伤愈合期，对本药及碘制剂过敏的患者禁用
不良反应	有畏光、局部充血、水肿、痒或疼痛等不良反应；也可发生过敏反应眼睑水肿。长期滴用，可引起接触性皮炎、点状角膜病变、滤泡性结膜炎、泪点闭塞等
特殊人群用药	儿童：儿童用药尚缺乏资料，一般不用于婴幼儿 妊娠与哺乳期妇女：孕妇不宜使用；哺乳期妇女不宜使用
药典	USP、Eur. P.、Chin. P.、Jpn. P.
国家处方集	CNF
其他推荐依据	
■ 药品名称	阿糖腺苷 Vidarabine
适应证	用于治疗疱疹病毒感染所致的口炎、皮疹、脑炎及巨细胞病毒感染
制剂与规格	注射用阿糖腺苷：200mg 注射用单磷酸阿糖腺苷：①100mg；②200mg
用法与用量	肌内注射或缓慢静脉注射：成人，按体重一次5~10mg/kg，一日1次

续　表

注意事项	如注射部位疼痛，必要时可加盐酸利多卡因注射液解除疼痛症状
禁忌	妊娠与哺乳期妇女禁用
不良反应	可见注射部位疼痛
特殊人群用药	肝功能、肾功能不全患者：慎用 妊娠与哺乳期妇女：孕妇禁用。妊娠安全性分级为 C 级；哺乳妇女禁用
药典	USP
国家处方集	CNF
其他推荐依据	
■ 药品名称	酞丁安　Ftibamzone
适应证	1. 用于各型沙眼 2. 用于单纯疱疹、带状疱疹 3. 用于尖锐湿疣、扁平疣 4. 用于浅部真菌感染，如体癣、股癣、手足癣等
制剂与规格	酞丁安滴眼液：0. 1%（8ml：8mg） 酞丁安搽剂：5ml：25mg 酞丁安软膏：①10g：100mg；②10g：300mg
用法与用量	经眼给药：摇匀后滴眼，一次 1 滴，一日 2~4 次。局部给药：①单纯疱疹、带状疱疹：涂于患处，一日 3 次；②尖锐湿疣、扁平疣：涂于患处，一日 3 次；③浅部真菌感染：涂于患处，早晚各 1 次，体癣、股癣连用 3 周，手足癣连用 4 周
注意事项	1. 软膏剂、搽剂使用时注意勿入口内和眼内 2. 涂布部位有灼烧感、瘙痒、红肿等，应停止用药，洗净
禁忌	对制剂药品中任何成分过敏者禁用
不良反应	少数病例有局部瘙痒刺激反应，如皮肤红斑、丘疹及刺痒感
特殊人群用药	儿童：儿童用药尚缺乏资料，一般不用于婴幼儿 妊娠与哺乳期妇女：哺乳期妇女不宜使用；孕妇禁用，育龄妇女慎用
药典	
国家处方集	CNF
其他推荐依据	
■ 药品名称	膦甲酸钠　Foscarnet Sodium
适应证	1. 主要用于免疫缺陷者（如艾滋病患者）的巨细胞病毒性视网膜炎 2. 免疫功能损害患者耐阿昔洛韦单纯疱疹病毒性皮肤黏膜感染
制剂与规格	膦甲酸钠注射液[保(乙)]：①100ml：2. 4g；②250ml：3g；③250m：6g；④500ml：6g 膦甲酸钠氯化钠注射液[保(乙)]：①100ml：2. 4g；②250ml：3g 膦甲酸钠乳膏：①5g：150mg；②10g：300mg

续 表

用法与用量	静脉滴注： 1. 艾滋病患者巨细胞病毒性视网膜炎：①诱导期，推荐初始剂量60mg/kg，每8小时1次，连用2~3周，视治疗后的效果而定，也可每12小时90mg/kg；②维持期，维持剂量一日90~120mg/kg，滴注时间不得少于2小时。如患者在维持期视网膜炎症状加重时，应仍恢复诱导期剂量 2. 艾滋病患者巨细胞病毒性鼻炎：初始剂量60mg/kg，每8小时1次，滴注时间至少1小时，连用2~3周。根据患者肾功能和耐受程度调整剂量和给药时间。维持量一日90~120mg/kg，滴注2小时 3. 耐阿昔洛韦的皮肤黏膜单纯疱疹病毒感染和带状疱疹病毒感染：推荐剂量一次40mg/kg，每8小时（或12小时）1次，滴注时间不得少于1小时，连用2~3周或直至治愈。外用：耐阿昔洛韦的皮肤黏膜单纯疱疹病毒感染：乳膏，一日3~4次，连用5日为一疗程
注意事项	1. 用药期间必须密切监测肾功能，根据肾功能情况调整剂量 2. 不能与其他肾毒性药物同时使用，不能与喷他脒联合静脉滴注，以免发生低钙血症 3. 注射剂避免与皮肤、眼接触，若不慎接触，应立即用清水洗净 4. 乳膏剂严格限用于免疫功能损害患者耐阿昔洛韦的单纯疱疹病毒性皮肤、黏膜感染
禁忌	对膦甲酸钠过敏者禁用
不良反应	肾功能损害、电解质紊乱、惊厥、贫血或血红蛋白降低、注射部位静脉炎、生殖泌尿道刺激症状或溃疡等
特殊人群用药	肝功能、肾功能不全患者：肌酐清除率＜0.4ml/min者（以kg计）禁用。肝肾功能不全者慎用 儿童：用药应权衡利弊 老年人：老年患者的肾小球滤过率下降，故用药前及用药期间应检查肾功能 妊娠与哺乳期妇女：妊娠安全性分级为C级；哺乳期妇女用药期间应暂停哺乳
药典	Eur. P.
国家处方集	CNF
其他推荐依据	

第十七节 抗真菌药

■ 药品名称	两性霉素B Amphotericin B
抗菌谱与适应证	1. 用于治疗隐球菌病、北美芽生菌病、播散性念珠菌病、球孢子菌病、组织胞质菌病 2. 用于治疗由毛霉菌、根霉属、犁头霉菌属、内胞霉属和蛙粪霉属等所致的毛霉病 3. 用于治疗由申克孢子丝菌引起的孢子丝菌病 4. 用于治疗由烟曲菌所致的曲菌病 5. 外用制剂适用于着色真菌病、烧伤后皮肤真菌感染、呼吸道念珠菌、曲菌或隐球菌感染、真菌性角膜溃疡
制剂与规格	注射用两性霉素B[基,保(甲)]：①5mg（5000U）；②25mg（2.5万U）；③50mg（5万U） 注射用两性霉素B脂质体[保(乙)]：①2mg（2000U）；②10mg（1万U）；③50mg（5万U）；④100mg（10万U）

续　表

用法与用量	静脉滴注：①起始剂量为1～5mg或按体重一次0.02～0.10mg/kg，以后根据患者耐受情况每日或隔日增加5mg，当增加至一次0.6～0.7mg/kg时即可暂停增加剂量。②最高单次剂量不超过1mg/kg，每日或隔1～2日给药1次，总累积量1.5～3.0g，疗程1～3个月，视患者病情也可延长至6个月。治疗鼻脑毛霉病时，累积治疗量至少3～4g，治疗白念珠菌感染，疗程总量约为1g；治疗隐球菌脑膜炎，疗程总量约为3g。③对敏感真菌所致的感染宜采用较小剂量，即一次20～30mg，疗程也宜较长。鞘内注射对隐球菌脑膜炎，除静脉滴注外尚需鞘内给药。首次剂量为0.05～0.10mg，以后逐渐增至一次0.5mg，最大量一次不超过1mg，每周2～3次，总量15mg左右。雾化吸入：5～10mg，一日分2次喷雾，疗程1个月。两性霉素B脂质体：静脉注射，起始剂量一日0.1mg/kg，如无不良反应，第2日开始增加一日0.25～0.50mg/kg，剂量逐日递增至维持剂量一日1～3mg/kg。输液速度以不大于0.15mg/ml为宜
注意事项	1. 治疗期间定期严密随访血、尿常规，肝肾功能，血钾，心电图等，如血尿素氮或血肌酐明显升高时，则需减量或暂停治疗，直至肾功能回复 2. 为减少不良反应，给药前可给非类固醇抗炎药和抗组胺药 3. 本品宜缓慢避光滴注，每剂滴注时间至少6小时 4. 药液静脉滴注时应避免外漏，因其可致局部刺激
禁忌	对两性霉素B过敏及严重肝病患者禁用
不良反应	1. 静脉滴注过程中或静脉滴注后发生寒战、高热、严重头痛、食欲缺乏、恶心、呕吐，有时可出现血压下降、眩晕等 2. 几乎所有患者在疗程中均可出现不同程度的肾功能损害，尿中可出现红细胞、白细胞、蛋白和管型、血尿素氮和肌酐增高，肌酐清除率降低，也可引起肾小管性酸中毒 3. 低钾血症 4. 血液系统毒性反应有正常红细胞性贫血，偶有白细胞或血小板减少
特殊人群用药	肝功能、肾功能不全患者：肝病患者，肾功能损害者慎用。严重肝病患者禁用 老年人：减量慎用 妊娠与哺乳期妇女：妊娠安全性分级为B级。哺乳期妇女应避免应用本药或用药时暂停哺乳
药典	USP、Eur. P.、Chin. P.、Jpn. P.
国家处方集	CNF
其他推荐依据	
■ 药品名称	氟康唑　Fluconazol
抗菌谱与适应证	1. 念珠菌病：①全身性念珠菌病：如念珠菌败血症、播散性念珠菌病及其他非浅表性念珠菌感染等，包括腹膜、心内膜、肺部、尿路的感染；②黏膜念珠菌病：包括口咽部及食管感染、非侵入性肺及支气管感染、念珠菌尿症等；③阴道念珠菌病 2. 隐球菌病：用于治疗脑膜以外的新型隐球菌病；也用于两性霉素B与氟胞嘧啶联用初治后的维持治疗 3. 皮肤真菌病：如体癣、手癣、足癣、头癣、指（趾）甲癣、花斑癣等，还可用于皮肤着色真菌病 4. 用于真菌感染所引起的睑缘炎、结膜炎、角膜炎等 5. 预防真菌感染的发生，常见于恶性肿瘤、免疫抑制、骨髓移植、接受细胞毒类药化疗或放疗等患者 6. 球孢子菌病、芽生菌病、组织胞质菌病等

续 表

制剂与规格	氟康唑片[保(甲)]：①50mg[基]；②100mg[基]；③150mg；④200mg 氟康唑胶囊[保(甲)]：①50mg[基]；②100mg[基]；③150mg 氟康唑注射液[保(乙)]：①50ml∶100mg；②100ml∶200mg[基]
用法与用量	静脉滴注： 1. 念珠菌败血症、播散性念珠菌病及其他非浅表性念珠菌感染：常用剂量为第 1 日 400mg，以后一日 200mg。根据临床症状，可将日剂量增至 400mg 2. 口咽部念珠菌病：常用剂量为一次 50mg，一日 1 次，连用 7~14 日 3. 食管感染、非侵入性肺及支气管感染、念珠菌尿症等：剂量为一次 50mg，一日 1 次，连用 14~30 日。对异常难以治愈的黏膜念珠菌感染，剂量可增至一次 100mg，一日 1 次 4. 阴道念珠菌病：单剂 150mg 5. 隐球菌性脑膜炎及其他部位隐球菌感染：常用剂量为第 1 日 400mg，以后一日 200~400mg，疗程根据临床症状而定，但对隐球菌性脑膜炎，疗程至少为 6~8 周。为防止艾滋病患者的隐球菌性脑膜炎的复发，在完成基本疗程治疗后，可继续给予维持量，一日 200mg 6. 预防真菌感染（如恶性肿瘤患者等）：患者在接受化疗或放疗时，一次 50mg，一日 1 次
注意事项	1. 需定期监测肝肾功能，用于肝肾功能减退者需减量应用 2. 在免疫缺陷者中的长期预防用药，已导致念珠菌属等对氟康唑等吡咯类抗真菌药耐药性的增加，应避免无指征预防用药 3. 与肝毒性药物合用、需服用氟康唑 2 周以上或接受多倍于常用剂量的本品时，可使肝毒性的发生率增高，需严密观察
禁忌	对氟康唑或其他吡咯类药物有过敏史者禁用
不良反应	1. 常见恶心、呕吐、腹痛或腹泻等 2. 过敏反应，可表现为皮疹，偶可发生严重的剥脱性皮炎、渗出性多形红斑 3. 肝毒性，治疗过程中可发生轻度一过性 AST 及 ALT 升高 4. 可见头晕、头痛
特殊人群用药	肝功能、肾功能不全患者：肝功能、肾功能损害者慎用 儿童：本药对小儿的影响缺乏充足的研究资料，用药需谨慎 妊娠与哺乳期妇女：孕妇用药须权衡利弊。妊娠安全性分级为 C 级；不推荐哺乳期妇女使用
药典	USP、Chin. P.
国家处方集	CNF
其他推荐依据	
■ 药品名称	伊曲康唑　Itraconazole
抗菌谱与适应证	1. 注射液：用于全身性真菌感染，如曲霉病、念珠菌病、隐球菌病（包括隐球菌性脑膜炎）、组织胞质菌病、孢子丝菌病、巴西副球孢子菌病、芽生菌病和其他多种少见的全身性或热带真菌病。用于口腔、咽部、食管、阴道念珠菌感染以及真菌性结膜炎、真菌性角膜炎 2. 胶囊剂：适用于治疗肺部及肺外芽生菌病；组织胞质菌病，包括慢性空洞性肺部疾病和非脑膜组织胞质菌病，以及不能耐受两性霉素 B 或两性霉素 B 治疗无效的肺部或肺外曲霉病。浅部真菌感染，如手足癣、体癣、股癣、花斑癣等。口腔、咽部、食管、阴道念珠菌感染，以及真菌性结膜炎、真菌性角膜炎。用于皮肤癣菌和/或酵母菌所致甲真菌病

续　表

	3. 口服液：适用于粒细胞缺乏患者怀疑真菌感染的经验治疗，口咽部和食管念珠菌病的治疗 4. 静脉注射液：适用于粒细胞缺乏患者怀疑真菌感染的经验治疗，还适用于治疗肺部及肺外芽生菌病；组织胞质菌病，包括慢性空洞性肺部疾病和非脑膜组织胞质菌病；以及不能耐受两性霉素 B 或两性霉素 B 治疗无效的肺部或肺外曲霉病
制剂与规格	伊曲康唑胶囊[基,保(乙)]：100mg 伊曲康唑口服液[基,保(乙)]：150ml：1.5g 伊曲康唑注射液[基,保(乙)]：25ml：250mg
用法与用量	口服给药： 1. 体癣、股癣：一日 100mg，疗程 15 日；手足癣：一次 200mg，一日 2 次，疗程 7 日，或一日 100mg，疗程 30 日 2. 花斑癣：一次 200mg，一日 1 次，疗程 7 日 3. 甲真菌病：①冲击疗法：一次 200mg，一日 2 次，连服 1 周。指（趾）甲感染分别需要 2 个和 3 个冲击疗程，每个疗程间隔 3 周。②连续治疗：一次 200mg，一日 1 次，连用 3 个月 4. 真菌性角膜炎：一次 200mg，一日 1 次，疗程 21 日 5. 曲霉病：一次 200mg，一日 1 次，疗程 2~5 个月；对侵袭性或播散性感染者，可增加剂量至一次 200mg，一日 2 次 6. 念珠菌病：①常用量一次 100~200mg，一日 1 次，疗程 3 周至 7 个月；②口腔念珠菌病：一次 100mg，一日 1 次，疗程 15 日；③念珠菌性阴道炎：一次 200mg，一日 1 次，疗程 3 日 7. 非隐球菌性脑膜炎：一次 200mg，一日 1 次，疗程 2 个月至 1 年 8. 隐球菌性脑膜炎：一次 200mg，一日 2 次，疗程 2 个月至 1 年。维持量一日 1 次
注意事项	1. 对持续用药超过 1 个月者，及治疗过程中出现畏食、恶心、呕吐、疲劳、腹痛或尿色加深的患者，建议检查肝功能。如出现异常，应停止用药 2. 发生神经系统症状时应终止治疗 3. 对有充血性心力衰竭危险因素的患者，应谨慎用药，并严密监测
禁忌	1. 禁用于已知对伊曲康唑及辅料过敏的患者 2. 注射液禁用于不能注射 0.9%氯化钠注射液的患者 3. 注射液禁用于肾功能损伤患者肌酐清除率＜30ml/min 者 4. 禁止与特非那定、阿司咪唑、咪唑斯汀、西沙比利、多非利特、奎尼丁等合作
不良反应	1. 常见畏食、恶心、腹痛和便秘 2. 已有潜在病理改变并同时接受多种药物治疗的大多数患者，长疗程治疗时可见低钾血症、水肿、肝炎和脱发等症状
特殊人群用药	肝功能、肾功能不全患者：肝功能、肾功能不全者，肝酶升高、活动性肝病或有其他药物所致肝毒性史者不宜使用本药 儿童：用药应权衡利弊 老年人：慎用 妊娠与哺乳期妇女：孕妇用药应权衡利弊。本药的妊娠安全性分级为 C 级；哺乳期妇女用药应权衡利弊
药典	Eur. P.
国家处方集	CNF
其他推荐依据	

续 表

■ 药品名称	伏立康唑 Voriconazole
抗菌谱与适应证	1. 侵袭性曲霉病 2. 对氟康唑耐药的念珠菌（包括克柔念珠菌）引起的严重侵袭性感染 3. 由足放线病菌属和镰刀菌属引起的严重感染 4. 非中性粒细胞减少患者的念珠菌血症 5. 应主要用于治疗免疫功能减退患者的进展性、可能威胁生命的感染
制剂与规格	伏立康唑薄膜衣片[保(乙)]：①50mg；②200mg 伏立康唑干混悬剂：40mg/ml 注射用伏立康唑[保(乙)]：200mg
用法与用量	口服给药： 1. 患者体重≥40kg：①用药第1日给予负荷剂量：一次400mg，每12小时1次；②开始用药24小时后给予维持剂量：一次200mg，一日2次 2. 患者体重＜40kg：①用药第1日给予负荷剂量：一次200mg，每12小时1次；②开始用药24小时后给予维持剂量：一次100mg，一日2次 静脉给药： 1. 用药第1日给予负荷剂量：一次6mg/kg，每12小时1次 2. 开始用药24小时后给予维持剂量：一次4mg/kg，一日2次 3. 如果患者不能耐受维持剂量，可减为一次3mg/kg，一日2次
注意事项	1. 治疗前或治疗期间应监测血电解质，如有电解质紊乱应及时纠正 2. 连续治疗超过28日者，需监测视觉功能 3. 片剂应在餐后或餐前至少1小时服用，其中含有乳糖成分，先天性的半乳糖不能耐受者、Lapp乳糖酶缺乏或葡萄糖-半乳糖吸收障碍者不宜应用片剂 4. 在治疗中患者出现皮疹需严密观察，如皮损进一步加重则需停药。用药期间应避免强烈的、直接的阳光照射
禁忌	已知对伏立康唑或任何一种赋形剂有过敏史者、孕妇禁用
不良反应	常见视觉障碍、发热、皮疹、恶心、呕吐、腹泻、头痛、败血症、周围性水肿、腹痛及呼吸功能紊乱、肝功能试验值增高
特殊人群用药	肝功能、肾功能不全患者：严重肝功能减退患者慎用 儿童：12岁以下儿童的用药安全性和有效性尚未建立 妊娠与哺乳期妇女：孕妇用药应权衡利弊。妊娠安全性分级为D级。哺乳期妇女用药应权衡利弊
药典	
国家处方集	CNF
其他推荐依据	
■ 药品名称	卡泊芬净 Caspofungin
抗菌谱与适应证	1. 用于对其他药物治疗无效或不能耐受的侵袭性曲霉菌病 2. 用于念珠菌所致的食管炎、菌血症、腹腔内脓肿、腹膜炎及胸膜腔感染 3. 用于考虑系真菌感染引起的发热、中性粒细胞减少患者的经验治疗
制剂与规格	注射用醋酸卡泊芬净[基,保(乙)]：①50mg；②70mg

续　表

用法与用量	静脉滴注：首日给予单次 70mg 的负荷剂量；之后给予一日 50mg 的维持剂量。对疗效欠佳且对本药耐受较好的患者，可将维持剂量加至一日 70mg
注意事项	与环孢素同时使用，需权衡利弊
禁忌	对本品任何成分过敏者、哺乳期及妊娠期妇女禁用
不良反应	常见发热、头痛、腹痛、疼痛、恶心、腹泻、呕吐、AST 升高、ALT 升高、贫血、静脉炎/血栓性静脉炎。静脉输注并发症、皮肤皮疹、瘙痒等
特殊人群用药	肝功能、肾功能不全患者：肝功能不全或肝脏疾病患者，肾功能不全患者慎用 儿童：不推荐 18 岁以下的患者使用本药 妊娠与哺乳期妇女：除非必要，孕妇不得使用本药。妊娠安全性分级为 C 级；用药期间不宜哺乳
药典	
国家处方集	CNF
其他推荐依据	
■ 药品名称	米卡芬净　Micafungin
抗菌谱与适应证	由曲霉菌和念珠菌引起的下列感染：真菌血症、呼吸道真菌病、胃肠道真菌病
制剂与规格	注射用米卡芬净钠[保(乙)]：50mg
用法与用量	静脉给药：成人一次 50~150mg，一日 1 次，严重或难治性患者，可增加至一日 300mg。切勿使用注射用水溶解本品。剂量增加至一日 300mg 用以治疗严重或难治性感染的安全性尚未完全确立。体重为 50kg 或以下的患者，一日剂量不应超过 6mg/kg
注意事项	1. 可能出现肝功能异常或黄疸，应严密监测患者的肝功能 2. 溶解本品时勿用力摇晃输液袋，因易起泡，且泡沫不易消失 3. 本品在光线下可慢慢分解，给药时应避免阳光直射
禁忌	禁用于对本品任何成分有过敏史的患者
不良反应	1. 血液学异常：中性粒细胞减少症、血小板减少或溶血性贫血 2. 可能发生休克、过敏样反应 3. 可能出现肝功能异常或黄疸 4. 可能发生严重的肾功能不全如急性肾衰竭
特殊人群用药	儿童：儿童静脉使用本药的安全性和有效性尚未建立 妊娠与哺乳期妇女：妊娠安全性分级为 C 级；哺乳妇女用药需权衡利弊
药典	
国家处方集	CNF
其他推荐依据	
■ 药品名称	特比萘芬　Terbinafine
抗菌谱与适应证	1. 口服给药：①由毛癣菌、小孢子菌和絮状表皮癣菌等所致皮肤、头发和指（趾）甲的感染；由念珠菌所致皮肤酵母菌感染。②多种癣病，如体癣、股癣、手癣、足癣和头癣等。③由丝状真菌引起的甲癣

续 表

	2. 局部给药：由皮肤真菌、酵母菌及其他真菌所致体癣、股癣、手癣、足癣、头癣、花斑癣
制剂与规格	盐酸特比萘芬片[保(乙)]：①125mg；②250mg 特比萘芬乳膏：①1g：10mg（1%）；②10g：100mg（1%） 盐酸特比萘芬软膏[保(乙)]：①10g：100mg；②15g：150mg 特比萘芬溶液剂：30ml：300mg（1%） 盐酸特比萘芬搽剂：15ml：150mg 盐酸特比萘芬喷雾剂：15ml：150mg 盐酸特比萘芬散：10g：100mg
用法与用量	口服给药：一次125mg～250mg，一日1次。疗程视感染程度及不同的临床应用而定：体、股癣2～4周；手、足癣2～6周；皮肤念珠菌病2～4周；头癣4周；甲癣6～12周。局部给药：涂（或喷）于患处及其周围。①乳膏、搽剂、散剂：一日1～2次。一般疗程：体癣、股癣1～2周；花斑癣2周；足癣2～4周。②溶液剂：用于体癣、股癣，一日2次，连用1～2周；用于手癣、足癣、花斑癣，一日2次，连用2～4周。③喷雾剂：一日2～3次，1～2周为一疗程，喷于患处
注意事项	1. 口服对花斑癣无效 2. 使用过程中如出现不良反应症状，应停止用药 3. 软膏、凝胶及擦剂仅供局部皮肤使用皮肤涂敷后，可不必包扎。不宜用于开放性伤口，不能用于眼内，避免接触鼻、口腔及其他黏膜
禁忌	对特比萘芬或萘替芬及本药制剂中其他成分过敏者禁用
不良反应	1. 最常见胃肠道症状（腹满感、食欲减退、恶心、轻度腹痛及腹泻）或轻型的皮肤反应（皮疹、荨麻疹等） 2. 个别严重的有皮肤反应病例，如Stevens-Johnson综合征、中毒性表皮坏死松解症
特殊人群用药	肝功能、肾功能不全患者：肝功能、肾功能不全者慎用；严重肝功能、肾功能不全者禁用 儿童：不推荐用于2岁以下的儿童 老年人：适当调整给药剂量 妊娠与哺乳期妇女：孕妇用药应权衡利弊。本药的妊娠安全性分级为B级；哺乳期妇女用药期间应暂停哺乳
药典	Eur. P.
国家处方集	CNF
其他推荐依据	
■ 药品名称	氟胞嘧啶　Flucytosine
抗菌谱与适应证	用于治疗念珠菌属心内膜炎、隐球菌属脑膜炎、念珠菌属或隐球菌属真菌败血症、肺部感染和尿路感染
制剂与规格	氟胞嘧啶片[保(乙)]：①250mg；②500mg 氟胞嘧啶注射液[保(乙)]：250ml：2.5g
用法与用量	口服给药：一次1000～1500mg，一日4次，用药疗程为数周至数月。为避免或减少恶心、呕吐，一次服药时间持续15分钟 静脉注射：一日50～150mg/kg，分2～3次给药 静脉滴注：一日100～150mg/kg，分2～3次给药，静脉滴注速度为4～10ml/min

续　表

注意事项	1. 单用氟胞嘧啶在短期内可产生真菌对本品的耐药菌株。治疗播散性真菌病时通常与两性霉素 B 联合应用 2. 骨髓抑制、血液系统疾病或同时接受骨髓移植药物者慎用 3. 用药期间应检查外周血象、肝肾功能，肾功能减退者需监测血药浓度
禁忌	对本品过敏者禁用
不良反应	1. 可致恶心、呕吐、畏食、腹痛、腹泻等胃肠道反应 2. 皮疹、嗜酸性粒细胞增多等变态反应 3. 可发生肝毒性反应，一般表现为 ALT 及 AST 一过性升高，偶见血清胆红素升高 4. 可致白细胞或血小板减少，偶可发生全血细胞减少，骨髓抑制和再生障碍性贫血
特殊人群用药	肝功能、肾功能不全患者：肝功能、肾功能损害者，尤其是同时应用两性霉素 B 或其他肾毒性药物时慎用；严重肝功能、肾功能不全者禁用 儿童：不宜使用 老年人：需减量 妊娠与哺乳期妇女：孕妇用药应权衡利弊。妊娠安全性分级为 C 级；哺乳期妇女用药应暂停授乳
药典	USP、Eur. P.、Chin. P.、Jpn. P.
国家处方集	CNF
其他推荐依据	
■ 药品名称	制霉菌素　Nystatin
抗菌谱与适应证	用于念珠菌属引起的消化道、口腔、阴道、皮肤等念珠菌感染
制剂与规格	制霉菌素片：①10 万 U；②25 万 U；③50 万 U 制霉菌素阴道片：10 万 U 制霉菌素阴道泡腾片：10 万 U 制霉菌素阴道栓：10 万 U 制霉菌素口含片：10 万 U 制霉菌素软膏：①1g：10 万 U；②1g：20 万 U
用法与用量	口服给药：①消化道念珠菌病：一次（50~100）万 U，一日 3 次，连用 7~10 日。小儿按体重一日（5~10）万 U/kg。②口腔念珠菌病：取适量糊剂涂抹，2~3 小时一次；口含片一次 1~2 片，一日 3 次。 外用：皮肤念珠菌病，应用软膏，一日1~2 次，一次 1~2g 或适量涂抹于患处 阴道给药：①阴道片或栓剂：阴道念珠菌病，一次 10 万 U，一日 1~2 次；②阴道泡腾片：一次 10 万 U，一日 1~2 次，置于阴道深处，疗程 2 周或更久
注意事项	1. 本品对全身真菌感染无治疗作用 2. 本品混悬剂在室温中不稳定，临用前宜新鲜配制并于短期用完
禁忌	对本品过敏者禁用
不良反应	只服较大剂量时可发生腹泻、恶心、呕吐和上腹疼痛等消化道反应，减量或停药后迅速消失。局部应用可引起过敏性接触性皮炎
特殊人群用药	儿童：5 岁以下儿童慎用 妊娠与哺乳期妇女：妊娠安全性分级为 C 级。孕妇慎用；哺乳期妇女慎用

续 表

药典	USP、Eur. P.、Jpn. P.
国家处方集	CNF
其他推荐依据	

药品名称索引（汉英对照）

A

阿德福韦酯　Adefovir Dipivoxil　725，726
阿米卡星　Amikacin　684
阿莫西林　Amoxicillin　48，653，654，707
阿莫西林克拉维酸钾　Amoxicillin and Clavulanate Potassium　678
阿奇霉素　Azithromycin　692
阿柔比星　Aclarubicin　580
阿糖胞苷　Cytarabine　577，578
阿糖腺苷　Vidarabine　736
阿昔洛韦　Aciclovir　732-734，736-738
艾司奥美拉唑　Esomeprazole　619，620
氨甲蝶呤　Methotrexate　571，572
氨鲁米特　Aminoglutethimide　592
氨曲南　Aztreonam　416，451，471，649，650，674
昂丹司琼　Ondansetron　434，611
奥司他韦　Oseltamivir　729
奥硝唑　Ornidazole　705

B

白细胞介素-2　Interleukin-2　594
白消安　Busualfan　556
斑蝥酸钠注射液　Disodium Cantharidinate Injection　589
贝伐单抗　Bevacizumab　601
吡哌酸　PipemidicAcid　711
吡嗪酰胺　Pyrazinamide　720-722，725
吡柔比星　Pirarubicin　256，565
苄星青霉素　BenzathineBenzylpenicillin　653
表柔比星　Epirubicin　158，162，187，191，192，256，259-261，386，564565
丙卡巴肼　Procarbazine　587
丙硫异烟胺　Protionamide　725
博来霉素　Bleomycin　78，81，568，569

C

草分枝杆菌 F. U. 36　Mycobacterium Phlei F. U. 36　596
蟾酥注射液　Chansu Zhusheye　635
长春地辛　Vindensine　585
长春碱　Vinblastine　585
长春瑞滨　Vinorelbine　306，319，322，586
长春新碱　Vincristine　306，569，584，599

醋酸钠林格注射液 Sodium Acetate Ringer's Injection 139，621

D

达卡巴嗪 Dacarbazine 560，587，612
氮甲 N-Formylmerphalan 557
氮芥 Chlormethine 553，571
地红霉素 Dirithromycin 693
碘苷 Idoxuridine 736
对氨基水杨酸钠 Sodium Aminosalicylate 723
多柔比星 Doxorubicin 192，256，257，259，260，306，384，386，563-567，569，570，580，599
多西环素 Doxycycline 689

E

厄洛替尼 Erlotinib 602
恩夫韦地 Enfuvirtide 727
恩曲他滨 Emtricitabine 727
恩替卡韦 Entecavir 387，728

F

伐昔洛韦 Valaciclovir 732
法罗培南 Faropenem 677
泛昔洛韦 Famciclovir 734，735
放线菌素 D Dactinomycin 579
夫西地酸 Fusidic Acid 706，707
呋喃妥因 Nitrofurantoin 702
呋喃唑酮 Furazolidone 702
伏立康唑 Voriconazole 742
氟胞嘧啶 Flucytosine 739，744，745
氟达拉滨 Fludarabine 578，579
氟康唑 Fluconazol 739，740，742
氟罗沙星 Fleroxacin 715
氟尿嘧啶 Fluorouracil 79-84，87，138，162，175，177，188，190，192，203，206，256，349，351，362，384，386，432，433，435，465，509，524，525，529，542，544，549，572，581，559，561，567，569，572，574，581，601
氟他胺 Flutamide 593
福莫司汀 Fotemustine 559，560
复方苦参注射液 Fufang Kushen Zhusheye 334，627，628

G

干扰素 α1b Interferon α1b 595
干扰素 γ Interferonγ 595
肝复乐片 Ganfule Pian 626
高三尖杉酯碱 Homoharringtonine 588
格拉司琼 Granisetron 176，611
更昔洛韦 Ganciclovir 735

H

红霉素 Erythromycin 691-695，719

琥乙红霉素 Erythromycin Ethylsuccinate 693
环孢素 Ciclosporin 605，743
环丙沙星 Ciprofloxacin 49，647，713，714
环磷酰胺 Cycophosphamide 256，257，259-261，306，554，561，599，600，609，610
磺胺甲噁唑 Sulfamethoxazole 709，710
磺胺嘧啶 Sulfadiazine 709，710
磺苄西林 Sulbenicillin 654

J

吉非替尼 Gefitinib 601
吉米沙星 Gemifloxacin 716
吉西他滨 Gemcitabine 5，8，9，78，81，306，319，322，323，348-351，577
甲氨蝶呤 Methotrexate 561
甲硝唑 Metronidazole 49，141，412，413，416，448，451，467，471，647，650，699，700，703，704，714
甲氧苄啶 Trimethoprim 709，710
甲异靛 Meisoindigo 588
健脾益肾颗粒 Jianpi Yishen Keli 629
金复康口服液 Jinfukang Koufuye 634
金刚烷胺 Amantadine 730，731
金刚乙胺 Rimantadine 731
金蒲胶囊 Jinpu Jiaonang 625
精氨酸 670
卷曲霉素 Capreomycin 724
枸橼酸托烷司琼注射液 Tropisetron Citrate Injection 620

K

卡泊芬净 Caspofungin 742
卡铂 Carboplatin 5，79，80，89，98，257，261，305，306，308，319，322，323，335 - 337，562，623，756
卡莫氟 Carmofur 574
卡莫司汀 Carmustine（BCNU） 558
康艾注射液 Kang'ai Zhusheye 258，320，385，633
康莱特软胶囊 （Kanglaite Soft Capsules） 632
康莱特注射液 Kanglaite Injection 632
康力欣胶囊 Kanglixin Jiaonang 631
抗癌平丸 Kang'aiping Wan 625
克拉霉素 Clarithromycin 653，695，696
克林霉素 Clindamycin 361，648，650，697，698

L

拉米夫定 Lamivudine 363，385，726，728
来曲唑 Letrozol 591
榄香烯注射液 Elemene Injection 623
利巴韦林 Ribavirin 730
利多卡因 642，662
利福布汀 Rifabutin 723

利福霉素 Rifamycin 361, 708, 719, 720, 722, 723
利福喷汀 Rifapentine 722
利福平 Rifampicin 712, 718-722, 724, 725
利福昔明 Rifaximin 708
利奈唑胺 Linezolid 707
利妥昔单抗 Rituximab 599
两性霉素 B AmphotericinB 738-741, 745
林可霉素 Lincomycin 648, 697, 698
磷霉素 Fosfomycin 706
膦甲酸钠 Foscarnet Sodium 737, 738
硫鸟嘌呤 Tioguanine 576
六甲蜜胺 Altretamine 556
氯膦酸二钠 Disodium Clodronate 613
氯霉素 Chloramphenicol 696
罗红霉素 Roxithromycin 694
洛铂 Lobaplatin 305, 308, 563
洛美沙星 Lomefloxacin 716
洛莫司汀 Lomustine 561

M

吗啡 Morphine 616, 617
美法仑 Melphalan 557
美司钠 Mesna 554, 555, 610
门冬酰胺酶 Asparaginase 586
米卡芬净 Micafungin 743
米诺环素 Minocycline 690
米托蒽醌 Mitoxantrone 567
莫西沙星 Moxifloxacin 49, 361, 717

N

尼莫司汀 Nimustine 560
黏菌素 Colistin 701
诺氟沙星 Norfloxacin 49, 712

P

帕米膦酸二钠 Pamidronate Disodium 613
帕司烟肼 Pasiniazid 724
帕珠沙星 pazufloxacinctam 718
喷昔洛韦 Penciclovir 734, 735
平阳霉素 Pingyangmycin 569
葡萄糖 647, 692, 703, 705, 712, 720
普鲁卡因青霉素 Procaine Benzylpenicillin 652

Q

羟基脲 Hyroxycarbamide 576
羟喜树碱 Hydroxycamptothecin 386, 581, 582
青霉素 48-50, 109, 138, 141, 364, 416, 418, 451, 640-646, 649, 651-656, 658-674, 676-

683，689，691，696，697，700，717
青霉素 V　Phenoxymethylpenicillin　652
青霉素　Benzylpenicillin　651，657
庆大霉素　Gentamicin　640，657，683-685，707
巯嘌呤　Mercaptopurine　575
曲妥珠单抗　Tratuzumab　159，188-192，253，255-257，259，261，262，273，600
去甲万古霉素　Norvancomycin　649，650，700，701
去氧氟尿苷　Doxifluridine　574

R

柔红霉素　Daunorubicin　565，566

S

塞替派　Thiotepa　555
沙奎那韦　Saquinavir　620，732
鲨肝醇　Batilol　609
生白口服液（合剂、颗粒）　Shengbai Koufuye（Heji、Keli）　630
舒尼替尼　Sunitinib　398-400，603
顺铂　Cisplatin　5，8，9，78-82，89，98，158，159，162，187-192，206，207，305，306，308，319，322，323，335-337，348-351，384，386，561，562，570，577
司莫司汀　Semustine　559
丝裂霉素　Bleomycin　81，384，386，567
四环素　Tetracycline　687-690
索拉非尼　Sorafenib　398-400，602

T

他莫昔芬　Tamoxifen　272，590-592
酞丁安　Ftibamzone　737
特比萘芬　Terbinafine　743，744
替比夫定　Telbivudine　728，729
替加氟　Tegafur　573
替卡西林　Ticarcillin　654，679
替考拉宁　Teicoplanin　700
替莫唑胺　Temozolomide　306，612
替尼泊苷　Teniposide　583
替硝唑　Tinidazole　704
头孢氨苄　Cefalexin　140，364，658，659
头孢丙烯　Cefprozil　141，364，661，662
头孢泊肟酯　Cefpodoxime Proxetil　669
头孢地尼　Cefdinir　667
头孢呋辛　Cefuroxim　140，141，364，416，451，642，650，660
头孢呋辛钠　Cefuroxime Sodium　642，660
头孢呋辛酯　Cefuroxime Axetil　664
头孢克洛　Cefaclor　141，364，663
头孢克肟　Cefixime　668
头孢拉定　Cefradine　140，364，640，650，657，658
头孢硫脒　Cefathiamidine　641

头孢美唑 Cefmetazole 644
头孢哌酮 Cefoperazone 49，50，361，646，681
头孢哌酮舒巴坦 646
头孢羟氨苄 Cefadroxil 140，364，659
头孢曲松 Ceftriaxone 49，50，361，412，413，416，448，467，471，644，645，650，666
头孢噻肟 Cefotaxime 49，412，413，416，448，645，665
头孢替安 Cefotiam 140，364，416，451，643，661
头孢替唑钠 Ceftezole Sodium 641
头孢西丁 Cefoxitin 643
头孢西酮钠 Cefazedone Sodium 641
头孢唑林 Cefazolin 140，364，639，640，650，656，657
土霉素 Oxytetracycline 688
托瑞米芬 Toremifene 590
托烷司琼 Tropisetron 612，620，621
妥布霉素 Tobramycin 683，684
拓扑替康 Topotecan 305，306，582

W

万古霉素 Vancomycin 649，650，662，699-701，707，718
乌苯美司胶囊 Ubenimex Capsules 320，598

X

西黄丸 627
西妥昔单抗 Cetuximab 434，527，600
腺嘌呤 Adenine 608
香菇多糖注射液 Lentinan Injection 320，615
小檗胺 Berbamine 609
小檗碱 Berberine 708
小牛脾提取物注射液 Calf Spleen Extractive Injection 607
小牛血清去蛋白注射液 Deproteinised Calf Blood Serum Injection 617
新霉素 Neomycin 686
新泰林 639，656
胸腺五肽 Thymopentin 320，622

Y

盐酸多柔比星脂质体注射液 Doxorubicin Hydrochloride Liposome Injection 569
盐酸左旋咪唑 Levamisole Hydrochloride 606
养正合剂 Yangzheng Heji 636
氧氟沙星 Ofloxacin 49，712，713
伊立替康 Irinotecan 79-83，187，188，192，193，305，306，308，432-436，525，526，528，529，581，600，601
伊马替尼 Imatinib 603，604
伊曲康唑 Itraconazole 740，741
依托泊苷 Etoposide 305，306，308，335-337，583，588
依西美坦 Exemestane 591
乙胺丁醇 Ethambutol 721，724，725
乙酰螺旋霉素 Acetylspiramycin 695

异环磷酰胺 Ifosfamide 306, 554, 610
异帕米星 Isepamicin 687
异烟肼 Isoniazid 618, 712, 719-722, 724, 725
益肺清化膏 Yifei Qinghua Gao 624
益血生胶囊 Yixuesheng Jiaonang 634

Z

参莲胶囊 Shenlian Jiaonang 624
参苓白术散 Shenling Baizhu San 628
制霉菌素 Nystatin 745
重组人促红素 RecombinantHuman Erythropoietin 608
重组人血管内皮抑制素 Recombinant Human Endostatin 323, 610
注射用阿洛西林 Azlocillin for Injection 656
注射用氨苄西林钠舒巴坦钠 Ampicillin Sodium and Sulbactam Sodium for Injection 679
注射用氨曲南 Aztreonam for Injection 649, 674
注射用厄他培南 Ertapenem for Injection 676
注射用复方三维 B（Ⅱ） Compound Trivitamin B for Injection（Ⅱ） 618
注射用甘氨双唑钠 Sodium Glycididazole for Injection 615
注射用核糖核酸Ⅱ Ribonucleic Acid for InjectionⅡ 597
注射用拉氧头孢 Latamoxef for Injection 673
注射用链霉素 Streptomycin for Injection 682
注射用磷酸肌酸钠 Creatine Phosphate Sodium for Injection 614
注射用奈达铂 Nedaplatin for lnjection 570
注射用奈替米星 Netilmicin for Injection 685
注射用帕尼培南倍他米隆 Panipenem Betamipron for Injection 675, 676
注射用哌拉西林 Piperacillin for Injection 655
注射用哌拉西林钠他唑巴坦钠 Piperacillin Sodium and Tazobactam Sodium for Injection 680
注射用哌拉西林舒巴坦 Piperacillinand Sulbactam for Injection 680
注射用舒巴坦 Sulbactam for Injection 674
注射用替卡西林钠克拉维酸钾 Ticarcillin Disodium and Clavulanate Potassium for Injection 679
注射用头孢吡肟 Cefepime for Injection 670
注射用头孢硫脒 Cefathiamidine for Injection 641, 658
注射用头孢美唑 Cefmetazole for Injection 644, 671
注射用头孢米诺 Cefminox for Injection 672
注射用头孢尼西 Cefonicid for Injection 662
注射用头孢哌酮 Cefoperazone for Injection 646, 666, 681
注射用头孢哌酮舒巴坦 Cefoperazone and Sulbactam for Injection 681
注射用头孢匹罗 Cefpirome for Injection 670
注射用头孢曲松 Ceftriaxone for Injection 644, 665
注射用头孢噻肟 Cefotaxime for Injection 645, 665
注射用头孢他啶 Ceftazidime for Injection 667
注射用头孢替安 Cefotiam for Injection 661
注射用头孢西丁 Cefoxitin for Injection 643, 672
注射用头孢唑肟 Ceftizoxime for Injection 664
注射用亚胺培南西司他丁 Imipenem and Cilastatin for Injection 675
注射用盐酸罗沙替丁醋酸酯 Roxatidine Acetate Hydrochloride For Injection 619

注射用依替米星 Etimicin for Injection 685
紫龙金片 Zilongjin Pian 320，630
紫杉醇 Paclitaxel 600
紫芝多糖片 Zizhiduotang Pian 629
左氧氟沙星 Levofloxacin 49，714，715

名词缩略语

6-MP6	硫基嘌呤
AAO-HNS	美国耳鼻咽喉头颈外科学会头颈外科及肿瘤委员会
AC	阿霉素+环磷酰胺
AC-H	阿霉素+环磷酰胺+紫杉醇+赫赛汀
AC-T	阿霉素+环磷酰胺+紫杉醇
ADM	阿霉素+多柔比星
AFP	甲胎蛋白
AJCC	美国癌症联合委员会
ALK	间变性淋巴瘤激酶
AML	急性单核细胞性白血病/急性髓细胞白血病/急性髓性白血病
ANC	中性粒细胞计数
APL	急性早幼粒细胞白血病
Ara-C	阿糖胞苷
ATA	美国甲状腺协会
ATC	未分化癌
ATO	三氧化二砷
ATRA	全反式视黄酸/全反式维 A 酸
AUC	药-时曲线下面积
Bid	一日 2 次
BLM	博莱霉素
BNF	英国国家处方集
BNFC	英国国家儿童处方集
BNP	脑钠素，脑促尿钠排泄肽
BP	英国药典（未特殊标明系指 2010 版）
BPC	英国药方集
BSA	牛血清白蛋白
CA125	糖抗原 125
CA19-9	糖抗原 19-9
CA242	糖抗原 242
CA724	糖抗原 724
CAV	环磷酰胺+表阿霉素+长春新碱
CEA	癌胚抗原
Chin. P.	中国药典（未特殊标明系指 2005 版）
CK	肌酸激酶
CLL	慢性淋巴性白血病/慢性淋巴细胞性白血病
CMF	环磷酰胺+氨甲蝶呤+氟尿嘧啶
CNF	环磷酰胺+米托蒽醌+氟尿嘧啶
CNF	中国国家处方集（2010 版）
CNFC	中国国家处方集（儿童版）2013 年版
CNSL	中枢神经系统白血病
CT	电子计算机 X 射线断层扫描技术
CTPCT	灌注成像
CTUCT	尿路造影
CTV	临床肿瘤靶区
CYP450	细胞色素 P450
DA	柔红霉素+阿糖胞苷
DC	多西紫杉醇+顺铂
DCF	西紫杉醇+联合顺铂+5-氟尿嘧啶
DIC	弥散性血管内凝血
DNR	柔红霉素
DP	多西他赛+顺铂
DT	多西他赛+吡柔比星
DXM	地塞米松
EBUS-TBNA	支气管内超声引导针吸活检术
EC	表阿霉素，环磷酰胺
ECOG	美国东部肿瘤协作组
ECT	发射单光子计算机断层扫描仪
EGFR	表皮生长因子受体
EM	快代谢型
EOF	表柔比星+奥沙利铂+5-氟尿嘧啶
EOX	表柔比星+奥沙利铂+卡培他滨
EP	足叶乙苷+顺铂
EPO	红细胞生成素
ER	雌激素受体
ETA	欧洲甲状腺协会
Eur. P.	欧洲药典（2008 版及补充本 6.1～6.8）
EUS-FNA	超声内镜引导下细针抽吸细胞学检查

FAC5	氟尿嘧啶+阿霉素+环磷酰胺
FAM5	氟尿嘧啶+阿霉素+丝裂霉素
FAP	奥沙利铂+表阿霉素+氟尿嘧啶
FEC5	氟尿嘧啶+表阿霉素+环磷酰胺
FNA	细针抽吸细胞学检查
Fr. P.	法国药典（1982 版及 2003 现版）
FTC	滤泡性甲状腺癌
GC	吉西他滨+卡铂
G-CSF	粒细胞集落刺激因子
Ger. P.	德国药典（2007 版）
GIST	胃肠道间质肿瘤
GP	吉西他滨+顺铂
GTV	大体肿瘤靶区
Gy	辐射吸收剂量单位
HA	血凝素
HACA	人抗嵌合抗体
HAMA	人抗小鼠抗体
Hb	血红蛋白
HER2	人表皮生长因子受体 2（ErbB2 蛋白）
HGB	血红蛋白
HHT	高三尖杉酯碱
HIV	人免疫缺陷病毒
HNPCC	遗传性非息肉性结直肠癌
HR	激素受体
ICD	国际代码标识符
ICU	重症加强护理病房
Int. P.	国际药典（第 4 版及 2008 补充本 1）
It. P.	意大利药典（2002 版）
IVU	静脉尿路造影
Jpn. P.	日本药典（2006 版及补充本 1）
KPS	Karnofsky 功能量表
LHRH	黄体生成素释放激素
MA	米托蒽醌+阿糖胞苷
MHRA	英国药品和健康产品管理局
MRI	磁共振成像
MRU	磁共振尿路成像
MTC	髓样癌
MTX	氨甲蝶呤
MTZ	米托蒽醌
NC	诺维本+卡铂
NCCN	美国国家综合癌症网络
NP	长春瑞滨+顺铂
OB	大便隐血试验
PC	环磷酰胺+顺铂
PET-CT	正电子发射断层显像/X 线计算机体层成像
PICC	经外周静脉置入中心静脉导管
PLT	血小板计数
PM	慢代谢型
PML	早幼粒白血病基因
Pol. P.	波兰药典（2002 版及补充本 2005）
PPI	质子泵抑制药
PR	P-R 间期（心电图）
PRO-BNP	B 型钠尿肽前体
PTC	乳头状甲状腺癌/甲状腺乳头状癌
PTH	甲状旁腺激素
RARα	维甲酸受体基因
RECIST	实体肿瘤疗效评估标准
rhEPO	外源性促红细胞生成素
RNA	核糖核酸
Rt	常规检查
RTOG	美国放射治疗肿瘤组
SCC	小细胞癌
Span. P.	西班牙药典（2002 版及补充本 2.1）
Swiss P.	瑞士药典（2006 版）
TAC	多西他赛+表阿霉素+环磷酰胺
TC	紫杉醇+卡铂
TCH	紫杉醇+顺铂+赫塞定
THC	四氢大麻酚
Tis	原位肿瘤
TNM	肿瘤淋巴结转移
TP	紫杉醇+顺铂
TURBT	经尿道膀胱肿瘤切除术
UICC	国际抗癌联盟
USNF	美国国家处方集（2010 及补充本 1）
USP	美国药典（2006 版及补充本 1）
VATS	视频辅助胸外科
VCR	长春新碱
Viet. P.	越南药典（2002 版）
WBC	白细胞计数
WHO	世界卫生组织

参考文献

[1] CSCO 黑色素瘤专家委员会．中国黑色素瘤诊治指南（2015 版）．北京：人民卫生出版社，2015.

[2] 白雪，杜峻峰，苑树俊，等．手术后应用尖吻蝮蛇血凝酶止血的安全性评价．中国临床药理学杂志，2011，27（4）：255-258.

[3] 曹轶俊，周梁，吴海涛，等．下咽癌 386 例临床特征及疗效分析．中华耳鼻咽喉头颈外科杂志，2016，51（6）：433-439.

[4] 储大同．当代肿瘤内科治疗方案评价．第 3 版．北京：北京大学医学部，2010.

[5] 段梅梅，张耀晴，付佳佳，等．注射用磷酸肌酸钠联合注射用复合辅酶对蒽环类药物所致恶性肿瘤患儿心肌损伤的防治效果研究．实用心脑肺血管病杂志，2016，24（9）：29-32.

[6] 葛均波，徐永健．内科学．第 8 版．北京：人民卫生出版社，2013.

[7] 郭军．黑色素瘤．北京：人民卫生出版社，2014.

[8] 郭晓冬，韩克起，方盛泉，等．紫杉醇、顺铂和替吉奥联合化疗方案治疗晚期胃癌的疗效和安全性．肿瘤，2012，32（6）：457-453.

[9] 何丽琳，沈永祥，许晓东．紫杉醇联合奥沙利铂为主的化疗方案治疗晚期胃癌的临床观察．中国医药导报，2014，11（6）：56-58，61.

[10] 黄伟炜，郑弘宇，陈强，等．预防乳腺癌术后辅助化疗心脏毒性初探．实用肿瘤杂志，2010，25（3）：342-345.

[11] 金涛，李铁晶，吴桐，等．紫杉醇抗肿瘤机理与毒副作用．东北农业大学学报，2005，36（6）：816-819.

[12] 抗菌药物临床应用指导原则．国卫办医发〔2015〕43 号．

[13] 兰迎春，刘明芝，王敏，等．单病种限价评价及其发展趋势．中国卫生质量管理，2011，2：95-98.

[14] 李宝林，周彩云，孙红革，等．重组人血管内皮抑素联合化疗治疗晚期胃癌的临床观察．中国医药导报，2013，10（7）：40-41.

[15] 李刚，夏玉军．胸腺五肽对胃癌患者化疗前后淋巴细胞亚群的影响及其临床意义．泰山医学院学报，2009，30（11）：838-840.

[16] 李怡斯，敖舒婷，金言．胸腺五肽辅助治疗肺癌对免疫功能影响及其疗效的系统评价．集成技术，2015（4）：75-81.

[17] 连宝涛，黄超原，庄振杰，等．康莱特注射液联合放疗用于非小细胞肺癌的系统评价．中国药房，2016，27（12）：1634-1637.

[18] 刘春香，王辉，翟静波，等．紫龙金治疗非小细胞肺癌的系统评价．辽宁中医杂志，2013，40（12）：2448-2453，2637.

[19] 刘罡，向明飞，邹江，等．临床路径在肿瘤专科医院应用情况分析．四川医学，2015，36（8）：1095-1098.

[20] 龙惠东，林云恩，王桦，等．磷酸肌酸钠对含紫杉烷类药物化疗非小细胞肺癌患者心脏的影响．中华临床医师杂志：电子版，2013，7（14）：6666-6668.

[21] 马云飞，孙旭，念家云，等．香菇多糖联合化疗治疗晚期胃癌的 Meta 分析．辽宁中医杂

志，2016（11）：2260-2265.
[22] 欧阳超珩，马建辉，何铁强，等．结肠癌临床路径导入精细化目标管理模式探讨．中国肿瘤，2015，24（3）：204-207.
[23] 彭东旭，方晓娟，杜均详，等．奥沙利铂联合替吉奥或紫杉醇脂质体化疗方案一线治疗晚期胃癌的疗效比较．中国肿瘤临床与康复，2016，23（6）：686-688.
[24] 盛蕾，李岩，陈健鹏．斑蝥酸钠维生素 B_6 注射液联合化疗治疗非小细胞肺癌的系统评价．中国循证医学杂志，2012，12（5）：589-595.
[25] 石远凯，顾晋．临床路径释义·肿瘤疾病分册．北京：中国协和医科大学出版社，2015.
[26] 石远凯，孙燕，于金明，等．中国晚期原发性肺癌诊治专家共识（2016 年版）．中国肺癌杂志，2016，19（1）：1-15.
[27] 石远凯，孙燕．临床肿瘤内科手册．6 版．北京：人民卫生出版社，2015.
[28] 孙燕．抗肿瘤药物手册．北京：北京大学医学出版社，2007.
[29] 王峰，胡世莲，赵卫刚．斑蝥酸钠对晚期非小细胞肺癌治疗之 Meta 分析．中国循证医学杂志，2010，9（增刊）：130-131.
[30] 徐兵河．乳腺癌．北京：北京大学医学出版社，2006.
[31] 徐晓卫，林观样，袁拯忠，等．康莱特联合化疗治疗非小细胞肺癌的系统评价．中华中医药学刊，2014，32（4）：733-739.
[32] 许夕霞，檀碧波，宿桂霞，等．磷酸肌酸钠对胃癌术后疲劳综合征患者免疫功能的影响．中国中西医结合外科杂志，2014，20（2）：120-123.
[33] 许钟，曹辉，白班俊．斑蝥酸钠注射液联合肝动脉化疗栓塞术治疗原发性肝癌的 Meta 分析．中国生化药物杂志，2015，35（5）：66-71.
[34] 游如旭，王凯平，黄璞，等．香菇多糖注射液联合化疗治疗非小细胞肺癌的疗效与安全性的 Meta 分析．中国药房，2014，11（32）：3033-3037.
[35] 郑舒文，马建辉，尹世全，等．肿瘤医院电子化临床路径管理系统实施效果评价．中国肿瘤，2016，25（5）：353-356.
[36] 支修益，石远凯，于金明，等．中国原发性肺癌诊疗规范（2015 年版）．中华肿瘤杂志 2015，37（1）：67-78.
[37] 中国鼻咽癌临床分期工作委员会．2010 鼻咽癌调强放疗靶区及剂量设计指引专家共识．中华放射肿瘤学杂志，2011，20（4）：267-269.
[38] 中国抗癌协会癌症康复与姑息治疗专业委员会．肿瘤姑息治疗中成药使用专家共识（2013 版）．中国中西医结合杂志，2016，36（3）：269-279.
[39] 中国抗癌协会鼻咽癌专业委员会．中国鼻咽癌诊疗指南．南宁：第八届全国鼻咽癌学术会议，2007.
[40] 中国抗癌协会肝癌专业委员会，中国抗癌协会临床肿瘤学协作委员会，中华医学会肝病学分会肝癌学组．原发性肝癌规范化诊治专家共识．临床肿瘤学杂志，2009，14（3）：259-269.
[41] 中国抗癌协会头颈肿瘤专业委员会，中国抗癌协会放射肿瘤专业委员会．头颈部肿瘤综合治疗专家共识．中华耳鼻咽喉头颈外科杂志，2010，45（7）：535-541.
[42] 中华耳鼻咽喉头颈外科杂志编辑委员会头颈外科组，中华医学会耳鼻咽喉头颈外科学分会头颈外科学组．下咽癌外科手术及综合治疗专家共识．中华耳鼻咽喉头颈外科杂志，2017，52（1）：16-24.
[43] 中华医学会．临床治疗指南·耳鼻喉头颈外科分册．北京：人民卫生出版社，2009.
[44] 中华医学会肠外肠内营养学分会加速康复外科协作组．结直肠手术应用加速康复外科中国专家共识（2015 年版）．中国实用外科杂志，2015，35（8）：841-843.
[45] 中华医学会放射学分会介入学组协作组．原发性肝细胞癌经导管肝动脉化疗性栓塞治疗技

术操作规范专家共识．中华放射学杂志，2011，45（10）：908-912.

[46] 中华医学会内分泌学分会，中华医学会外科学分会内分泌学组，中国抗癌协会头颈肿瘤专业委员会，等．甲状腺结节和分化型甲状腺癌诊治指南．中华内分泌代谢杂志，2012，28（10）：779-797.

[47] 周际昌．抗癌药物的临床应用．北京：化学工业出版社，2003.

[48] 周际昌．实用肿瘤内科治疗．第 2 版．北京：北京科学技术出版社，2016.

[49] André T，Boni C，Mounedji-Boudiaf L，et al. Oxaliplatin，fluorouracil，and leucovorin as adjuvant treatment for colon cancer. N Engl J Med，2004，350（23）：2343-2351.

[50] André T，Louvet C，Maindrault-Goebel F，et al. CPT-11（irinotecan）addition to bimonthly，high-dose leucovorin and bolus and continuous-infusion 5-fluorouracil（FOLFIRI）for pretreated meta static colorectal cancer. GERCOR. Eur J Cancer，1999，35（9）：1343-1347.

[51] Cheeseman SL，Joel SP，Chester JD，et al. A´modified de Gramont´ regimen of fluorouracil，alone and with oxaliplatin，for advanced colorectal cancer. Br J Cancer，2002，87（4）：393-399.

[52] Cunningham D，Pyrhönen S，James RD，et al. Randomised trial of irinotecan plus supportivecare versus supportive care alone after fluorouracil failure for patients with metastatic colorectalcancer. Lancet，1998，352（9138）：1413-1418.

[53] Dummer R，Hauschild A，Guggenheim M，et al. Cutaneous melanoma：ESMO Clinical Practice Guidelines for diagnosis，treatment and follow-up. Ann Oncol，2012，23 Suppl 7：vii86-91.

[54] Early Breast Cancer Trialists' Group. Tamoxifen for early breast cancer：an overview of the randomized trials. Lancet，1998，351（9114）：1451-1467.

[55] Escudier B，Pluzanska A，Koralewski P，et al. Bevacizumab plus interferon alfa-2a for treatment of metastatic renal cell carcinoma：a randomised，double-blind phase Ⅲ trial. Lancet，2007，370（9605）：2103-2111.

[56] Falcone A，Ricci S，Brunetti I，et al. Phase Ⅲ trial of infusional fluorouracil，leucovorin，oxaliplatin，and irinotecan（FOLFOXIRI）compared with infusional fluorouracil，leucovorin，and irinotecan（FOLFIRI）as first-line treatment for metastatic colorectal cancer：The Gruppo Oncologico Nord Ovest. J Clin Oncol，2007，25（13）：1670-1676.

[57] Fuchs CS，Marshall J，Mitchell E，et al. Randomized，controlled trial of irinotecan plus infusional，bolus，or oral fluoropyrimidines in first-line treatment of metastatic colorectal cancer：resultsfrom the BICC-C Study. J Clin Oncol，2007，25（30）：4779-4786.

[58] Fuchs CS，Moore MR，Harker G，et al. Phase Ⅲ comparison of two irinotecan dosing regimens in second-line therapy of metastatic colorectal cancer. J Clin Oncol，2003，21（5）：807-814.

[59] Golden EB，Chhabra A，Chachoua A，et al. Local radiotherapy and granulocyte-macrophage colony-stimulating factor to generate abscopal responses in patients with metastatic solid tumours：a proof-of-principle trial. Lancet Oncol，2015，16（7）：795-803.

[60] Haller DG，Tabernero J，Maroun J，et al. Capecitabine plus oxaliplatin compared with fluorouracil and folinic acid as adjuvant therapy for stage Ⅲ colon cancer. J Clin Oncol，2011，29（11）：1465-1471.

[61] Haugen BR，Alexander EK，Bible KC，et al. 2015 American Thyroid Association Management Guidelines for Adult Patients with Thyroid Nodules and Differentiated Thyroid Cancer：The American ThyroidAssociation Guidelines Task Force on Thyroid Nodules and Differentiated Thyroid Cancer. Thyroid，2016，26（1）：1-133.

[62] Maindrault-Goebel F，de Gramont A，Louvet C，et al. Evaluation of oxaliplatin dose intensity in bimonthly leucovorin and 48-hour 5-fluorouracil continuous infusion regimens（FOLFOX）in pre-

treatedmetastatic colorectal cancer. Ann Oncol，2000，11（11）：1477-1483.

[63] Motzer RJ，Hutson TE，Tomczak P，et al. Sunitinib versus interferon alfa in metastatic renal-cell carcinoma. N Engl J Med，2007，356（2）：115-124.

[64] Noh SH，Park SR，Yang HK，et al. Adjuvant capecitabine plus oxaliplatin for gastric cancer after D2 gastrectomy（CLASSIC）：5 - year follow - up of an open - label，randomised phase 3 trial. Lancet Oncol，2014，15（12）：1389-1396.

[65] Reddy GK. Efficacy of adjuvant capecitabine compared with bolus 5 - fluorouracil/leucovorin regimen in dukes C colon cancer：results from the X-ACT trial. Clin Colorectal Cancer，2004，4（2）：87-88.

[66] Ribic CM，Sargent DJ，Moore MJ，et al. Tumor microsatellite-instability status as a predictor of benefit from fluorouracil-based adjuvant chemotherapy for colon cancer. N Engl J Med，2003，349（3）：247-257.

[67] Saltz LB，Clarke S，Díaz-Rubio E，et al. Bevacizumab in combination with oxaliplatin-based chemotherapy as first-line therapy in metastatic colorectal cancer：a randomized phase Ⅲ study. JClinOncol，2008，26（12）：2013-2019.

[68] Sargent DJ，Marsoni S，Monges G，et al. Defective mismatch repair as a predictive marker for lack of efficacy of fluorouracil-based adjuvant therapy in colon cancer. J ClinOncol，2010，28（20）：3219-3226.

[69] Sasako M，Sakuramoto S，Katai H，et al. Five-year outcomes of a randomized phase Ⅲ trial comparing adjuvant chemotherapy with S-1 versus surgery alone in stage Ⅱ or Ⅲ gastric cancer. J Clin Oncol，2011，29（33）：4387-4393.

[70] Schmoll HJ，Cartwright T，Tabernero J，et al. Phase Ⅲ trial of capecitabine plus oxaliplatin as adjuvant therapy for stage Ⅲ colon cancer：a planned safety analysis in 1，864 patients. JClin Oncol，2007，25（1）：102-109.

[71] Schmoll HJ，Tabernero J，Maroun J，et al. Capecitabine Plus Oxaliplatin Compared With Fluorouracil/Folinic Acid As Adjuvant Therapy for Stage Ⅲ Colon Cancer：Final Results of the NO16968RandomizedControlled Phase Ⅲ Trial. J Clin Oncol，2015，33（32）：3733-3740. Sternberg CN，Davis ID，Mardiak J，et al. Pazopanib in locally advanced or metastatic renal cell carcinoma：results of a randomized phase Ⅲ trial. J Clin Oncol，2010，28（6）：1061-1068.

[72] Twelves C，Wong A，Nowacki MP，et al. Capecitabine as adjuvant treatment for stage Ⅲ colon cancer. N Engl J Med，2005，352（26）：2696-2704.

[73] Yamakido M，Ishioka S，Onari K，et al. Changes in natural killer cell，antibody-dependent cell-mediated cytotoxicity and interferon activities with administration of Nocardia rubra cell wall skeletonto subjects with high risk of lung cancer. Gan，1983，74（6）：896-901.

[74] 贡联兵. 北京市基本医疗保险和工伤保险用药信息参考［M］. 北京：中国医药科技出版社，2006.

[75] 国家药典委员会. 中国药典［M］. 北京：中国医药科技出版社，2010.

[76] 津岛雄二. 韩国抗生物质医药品基准（韩抗基）［M］. 东京：日本厚生省，1990.

[77] 抗菌药物临床应用指导原则［J］. 中华医学杂志，2004，84（22）：1857-1862.

[78] 刘连新，张忠涛. 肝脏外科感染的治疗策略［J］. 中国实用外科杂志，2011，31（9）：883-884.

[79] 美国药典委员会. 美国药典［M］. 第37版. 罗克维尔：美国药典委员会，2013.

[80] 那彦群. 中国泌尿外科疾病诊断治疗指南手册：2014版［M］. 北京：人民卫生出版社，2014.

[81] 欧洲药典委员会. 欧洲药典 [M]. 8 版. 斯特拉斯堡：欧洲药品质量管理局，2010.

[82] 日本抗生物质学术协议会. 日本抗生物质医药品基准（日抗基）[M]. 东京：药业时报社，1998.

[83] 日本药局方编辑委员会. 日本药典 [M]. 16 版. 东京：日本厚生省，2011.

[84] 世界卫生组织专家委员会. 国际药典 [M]. 日内瓦：世界卫生组织，2011.

[85] 希恩 C. 斯威曼编. 李大魁，金有豫，汤光，等译. 马丁代尔大药典 [M]. 北京：化学工业出版社，2008.

[86] 张之南，郝玉书，赵永强，等. 血液病学 [M]. 2 版. 北京：人民卫生出版社，2011.

[87] 张之南，沈悌. 血液病诊断和疗效标准 [M]. 3 版. 北京：科学出版社，2008 年

[88] 中国国家处方集编委会. 中国国家处方集（儿童版）[M]. 北京：人民军医出版社，2012.

[89] 中国国家处方集编委会. 中国国家处方集（化学药品与生物制品卷）[M]. 北京：人民军医出版社，2010.

[90] 中华医学会儿科分会血液学组. 儿科血液系统疾病诊疗规范 [M]. 北京：人民卫生出版社，2014.

[91] 中华医学会外科学分会肝脏外科学组. 胆管癌诊断与治疗——外科专家共识 [J]. 中国实用外科杂志，2013，1：34.

[92] 中华医学会血液学分会. 急性早幼粒细胞白血病（APL）治疗的专家共识 [J]. 中华血液学杂志，2010，31：69.

[93] 中华医学会血液学学分会，中国医师协会血液科医师分会. 中国急性早幼粒细胞白血病诊疗指南 [J]. 中华血液学杂志，35（5）：475-477.

[94] 中华医学会血液学学分会，中国医师协会血液科医师分会. 中国中性粒细胞缺乏伴发热患者抗菌药物临床应用指南 [J]. 中华血液学杂志，2012，33（8）：693-696.

[95] Andrew D. Zelenetz, Leo I. Gordon, William G. Wierda, et al. NCCN Clinical Practice Guideline in Oncology: Diffuse Large B-Cell Lymphomas [S]. Bethesda: National Comprehensive Cancer Network. 2014.

[96] Avramis VI, Sencer S, Periclou AP, et al. A Randomized comparison of native Ecoli asp and PEGasp for treatment of children with newly diagnosed standard-risk acute lymphoblastic leukemia: a CCG study [J]. Blood, 2002, 99: 1986-1994.

[97] Coiffier B, Thieblemont C, Van Den Neste E, et al. Long-term outcome of patients in the LNH-98.5 trial, the first randomized study comparing rituximab-CHOP to standard CHOP chemotherapy in DLBCL patients: a study by the Groupe d'Etudes des Lymphomes de l'Adulte [J]. Blood, 2010, 116 (12): 2040-2045.

[98] Pfreundschuh M, Trümper L, Osterborg A, et al. CHOP-like chemotherapy plus rituximab versus CHOP-like chemotherapy alone in young patients with good-prognosis diffuse large-B-cell lymphoma: a randomised controlled trial by the MabThera International Trial (MInT) Group [J]. Lancet Oncol, 2006, 7 (5): 379-391.

[99] Steven H. Swerdlow, Elias Campo, Nancy Lee Harris, et al. World Health Organization Classification of Tumors of Haematopoietic and Lymphoid Tissue [M]. 3rd edition. Lyon: IARC Press, 2008.

[100] Tilly H, Vitolo U, Walewski J, et al. Diffuse large B-cell non-Hodgkin's lymphoma: ESMO Clinical Practice Guidelines for diagnosis, treatment and follow-up [J]. Ann Oncol, 2012, 23 Suppl 7: vii78-82.

致读者

本系列图书中介绍的药物剂量和用法是编写专家根据当前医疗观点和临床经验、参考本书附录中的相关文献资料慎重制订的，并与通用标准保持一致，编校人员也尽了最大努力来保证书中所推荐药物剂量的准确性。但必须强调的是，临床医师开出的每一个医嘱都必须以自己的理论知识、临床实践为基础，以高度的责任心对患者负责。本书列举的药物用法和用量主要供临床医师作参考，并且主要是针对诊断明确的疾病的典型患者。读者在选用药物时，还应该认真研读药品说明书中所列出的该药品的适应证、禁忌证、用法、用量及不良反应等，并参考《中华人民共和国药典》《中国国家处方集》等权威著作为依据。此书仅为参考，我社不对使用此书所造成的医疗后果负责。

中国协和医科大学出版社

《临床路径治疗药物释义》专家组